医疗卫生信息标准化技术与应用

（第2版）

TECHNOLOGY AND APPLICATION OF STANDARDIZATION OF HEALTHCARE INFORMATION

主　审　王才有
主　编　李小华
副主编（按姓氏笔画排序）
　　　　冯前进　刘丹红　陈玉兵　周　毅　赵　霞　高昭昇　潘晓雷
编　委（按姓氏笔画排序）

丁昕炜	依据数据(湖南)科技有限公司	张少典	上海森亿医疗科技有限公司
弓孟春	神州医疗科技股份有限公司	陆慧菁	广州医科大学附属第二医院
王　志	神州医疗科技股份有限公司	陈　翔	肇庆市第一人民医院
王　欢	医利捷(上海)信息科技有限公司	陈玉兵	暨南大学附属第一医院
王　琼	广州医科大学附属第三医院	陈联忠	北京嘉和美康信息技术有限公司
王　锴	和宇健康科技股份有限公司	易传亮	广东省中医院
王亚南	依据数据(湖南)科技有限公司	周　祺	医利捷(上海)信息科技有限公司
冯东雷	上海信医科技有限公司	周　毅	中山大学
冯前进	南方医科大学	周赞和	和宇健康科技股份有限公司
任亚颖	南部战区总医院	赵　霞	南部战区总医院
刘丹红	空军军医大学	赵新远	北京英泰科隆科研有限公司
刘汇文	北京嘉和美康信息技术有限公司	洪　娜	神州数码医疗科技股份有限公司
刘国庆	南方医科大学	姚惠东	南部战区总医院
许德俊	上海信医科技有限公司	徐　华	美国德州大学休斯敦健康科学中心
李　琳	中山大学	徐　勇	广东省疾病预防控制中心
李小华	南部战区总医院	徐　静	广州市卫生健康技术鉴定和人才
李自强	广州华资软件技术有限公司		评价中心
李敬东	北京康维金桥科技有限公司	高　峰	中山大学附属口腔医院
李翠华	广州市卫生健康技术鉴定和人才	高昭昇	广州市卫生健康技术鉴定和人才
	评价中心		评价中心
杨　眉	南方医科大学皮肤病医院	曹茂诚	深圳市宝安区人民医院
杨　喆	空军军医大学	曹晓均	广州市妇女儿童医疗中心
杨广黔	广州医科大学附属第二医院	梁志伟	广州中医药大学
连万民	广东省第二人民医院	傅昊阳	广东省中医院
吴桂良	南部战区空军医院	谭红霞	泰康保险集团股份有限公司
吴庆斌	暨南大学附属第一医院	潘晓雷	广东省医院协会
张　林	泰康保险集团股份有限公司	薛颜波	上海森亿医疗科技有限公司

人民卫生出版社
·北京·

图书在版编目（CIP）数据

医疗卫生信息标准化技术与应用/李小华主编. —
2版. —北京：人民卫生出版社，2020.8
　ISBN 978-7-117-29714-1

　Ⅰ.①医…　Ⅱ.①李…　Ⅲ.①医疗卫生服务-信息服
务-标准化　Ⅳ.①R197.324-65

中国版本图书馆 CIP 数据核字（2020）第 122726 号

人卫智网　**www. ipmph. com**	医学教育、学术、考试、健康，	
	购书智慧智能综合服务平台	
人卫官网　**www. pmph. com**	人卫官方资讯发布平台	

医疗卫生信息标准化技术与应用

Yiliaoweisheng Xinxibiaozhunhua Jishu yu Yingyong

（第 2 版）

主　　编：李小华
出版发行：人民卫生出版社（中继线 010-59780011）
地　　址：北京市朝阳区潘家园南里 19 号
邮　　编：100021
E – mail：pmph @ pmph. com
购书热线：010-59787592　010-59787584　010-65264830
印　　刷：三河市潮河印业有限公司
经　　销：新华书店
开　　本：889×1194　1/16　　印张：36　　插页：2
字　　数：1115 千字
版　　次：2017 年 3 月第 1 版　　2020 年 8 月第 2 版
印　　次：2020 年 9 月第 1 次印刷
标准书号：ISBN 978-7-117-29714-1
定　　价：115.00 元

打击盗版举报电话：010-59787491　E-mail：WQ @ pmph. com
质量问题联系电话：010-59787234　E-mail：zhiliang @ pmph. com

本书得到下列科技项目和基金项目支持

基于 EHR 结构模型和 DCM 的医学术语协同化方法研究，国家自然科学基金
（81471757）

基于非线性动力学驱动的癫痫发作预测深度学习研究，国家自然科学基金项目
（61876194）

2017 高水平大学-高层次人才引进配套科研经费(C1034224)

基于人工智能的临床辅助决策支持新型服务模式解决方案，国家重点研发计划项目
（2018YFC0116902）

医疗大数据健康服务平台关键技术研究与社会服务示范，广东省前沿与关键技术创
新专项（重大科技专项）(2014B010118003)

移动医疗关键技术研究与应用示范，广东省省级科技计划项目（重大科技项目）
(2015B010106008)

基于天河二号的生物医学健康大数据应用支撑平台，NSFC-广东大数据科学中心联
合基金项目(U1611261)

国家发改委 2018 年数字经济试点"广东健康医疗大数据分级协同诊疗创新体系建设
与示范"重大项目

第 2 版前言

四年前的国庆节,《医疗卫生信息标准化技术与应用》一书与读者见面了。作为国内首部医疗卫生信息标准化的技术专著,出版发行后受到读者广泛欢迎。

本书与《医疗卫生信息标准化技术与应用》的出版时间间隔了四年,四年在人类发展的历史长河中只是瞬间,但这四年我国医疗卫生信息化却经历了前所未有的长足发展。

2015 年以来,国家先后印发了《关于积极推进"互联网+"行动的指导意见》《促进大数据发展行动纲要》《新一代人工智能发展规划》等重要文件,将"互联网+"、大数据和人工智能等新一代信息技术发展上升到国家行动和国家战略的层面。新一代的信息技术与国家经济、社会、国防各领域的深度融合,带动国家竞争力整体跃升和跨越式发展。新一代的信息技术在医疗卫生领域的广泛和深入应用,成为我国医疗改革的催化剂和助推器,引领医疗卫生领域进入了创新和变革的时代,并对医疗卫生信息标准化提出了更加迫切的需求。

2018 年国家新修订的《中华人民共和国标准化法》开始实施。新修订的《中华人民共和国标准化法》鼓励社会团体、机构和企业共同参与制定标准,促进互联互通,支撑产业发展、推动科技进步。在新兴技术应用发展和国家政策的共同促进下,医疗卫生领域有越来越多的学术团体、医疗机构、高等院校和研究部门加入卫生信息标准的研究和开发中。

面对医疗卫生信息标准应用的迫切需求和医疗卫生信息标准开发的积极性,2018 年初,本书编委会对上一版图书进行了全面审视和评价,分析了第 1 版存在的不足和问题后,本着为促进我国医疗卫生信息标准化发展做出贡献的初心,决定启动第 2 版的编写。

在保持第 1 版体系完整、重在应用和突出互联互通特色的基础上,第 2 版主要做了以下三个方面的改进。

补概强基:补概就是充实基本概念,强基就是加强基础知识。第 2 版增加了信息模型、医学术语、分类编码、数据元等专题章节,对信息标准的基本概念和基础知识进行了详细叙述,帮助读者全面系统地掌握医疗卫生信息标准化知识。

注重方法:增加信息标准开发方法学内容,介绍基于面向对象、信息建模、语义互操作性的医疗卫生信息标准开发的技术与方法,为开发结构清晰、稳定,具有良好语义互操作性的医疗卫生信息标准,提供科学和适宜的方法学。

精炼提升:在全书的组织和架构方面,本着精炼和实用的目标,对第 1 版的结构、内容和篇幅都做了较大的修改、优化和调整。第 1 版的概述篇、标准篇、应用篇和实例篇整合为第 2 版的基础篇和应用篇;第 1 版共 46 章优化为第 2 版的 30 章;第 1 版的 180 万字篇幅,精简为第 2 版的 115 万字。为了提高编著质量和便于读者阅读,第 2 版增加了索引词和参考文献的正文标注。修改后的第 2 版,内容更完整、叙述更简练、篇幅更合理,是基于第 1 版的跨越式升级。

经过本书编委会各位专家两年多的不懈努力,饱含编者知识和汗水的《医疗卫生信息标准化技术与应用(第 2 版)》得以与读者见面。在此,谨向主审、各位编委和参编人员表示衷心的感谢和崇高的敬意。

本书适用于医疗卫生领域信息标准化研究、开发、应用以及教学、培训等。编者期望能为读者奉献一部内容完整、技术领先、实用有效的医疗卫生信息标准化技术专著,虽然第 2 版的内容在第 1 版的基础上做了较大改进和提高,但囿于作者的知识和能力,书中内容难免存在各种问题和不足,敬请各位读者批评指正。

李华

2020 年 9 月 1 日

读者现在看到的《医疗卫生信息标准化技术与应用》一书,是医疗卫生信息化领域的一部分量很重、具有重要价值的学术专著。

说这部学术著作的分量很重,是因为它在目前国内以医疗卫生信息标准化为专题的学术著作中,对医疗卫生信息标准化的新知识、新理念、新技术、新方法论述最系统、阐述最详细。本书分为概述篇、标准篇、应用篇、实例篇四部分,共计46章,篇幅有180万字之多。论述从医疗卫生信息标准化的理论概念、历史沿革、发展动向、体系分类,到医疗卫生信息标准化的实现途径、管理政策、技术建设、经验教训,其内容丰富和展示明晰的程度,可以说达到了一个空前的水平。这是以李小华教授为首的广东省医院协会医院信息化专业委员会20多位专家,以及国内其他地区10多位医院信息化专家,共同研讨、精心撰写、反复审改、集体创作达两年之久的成果,是他们呕心沥血、夜以继日为中国医疗卫生信息化事业做出的新贡献。

说这部学术著作具有重要价值,首先在于在医疗卫生信息化的建设和应用中,标准化是一个关键性问题。能不能透彻地了解和理解标准化,能不能有力地实施和推进标准化,直接关系到医疗卫生信息化的进展、效益,甚至成败。我国医疗卫生信息化的建设与应用,经过30多年的发展,规模日益扩大、水平日益提高,对标准化的要求也日益强烈和迫切。要实现医疗卫生信息化的技术支撑作用,无论是大型医院、中小型医院的信息化,还是纵横连接的区域卫生信息化;无论是支持深化医改所要求的医疗、医保、医药联动和分级诊疗制度的运行,还是支持医保支付方式改革、综合监督管理和医疗业务绩效考核的落地,相关业务信息都必须做到互联互通、数据交换、信息共享。所有这些,离开医疗卫生信息标准化,离开实现医疗卫生信息标准化的正确方法和适宜技术,都是难以落实的。至于大数据、云计算、物联网、移动通信等高新技术的健康医疗应用,离开信息标准化更是无从谈起。

说这部学术著作具有重要价值,还在于当前我国医疗卫生信息化的建设和应用已经到了一个能否突破瓶颈、能否真正承担起对深化医改和健康中国建设的技术支撑作用的紧要时刻。30多年来,国内医疗卫生信息化遍地开花,突飞猛进,产生了较好的作用和效益,也带来了一系列新的问题亟待解决。特别是出现了大量的异构信息系统,业务信息的互联互通、数据交换、信息共享不能真正实现,"烟囱林立""信息孤岛"的情况比比皆是。为此,对医疗卫生信息标准化的问题也喊了多年、抓了多年,但现在仍然没有普遍地、顺畅地解决这个难题,许多异构系统之间达不到满足互操作性的要求。主管部门为制定和颁发信息标准做了大量工作,但是至今可以落地、可以检测的标准还不足。实践证明,标准化工作的有效进展,不是以标准文档的发布数量来衡量,而只能以能够使用的广度和深度来衡量,以医院和区域用户采用标准真正实现了哪些信息共享和医疗服务协同能力来衡量。医疗卫生信息标准化不能局限于研发各类基本数据集、各不同领域的数据元,而应当紧紧抓住业务数据交换和信息共享相关的标准,抓住信息技术标准和业务规则制定的结合,也就是要抓住标准化最迫切需要解决的重点。为了解决异构信息系统的数据交换、信息共享问题,不少HIT企业下过功夫,在互联互通、数据集成上各寻招数。有的逐个系统做接口,费时费力却效果很差;有的应用集成引擎、临床数据中心(CDR)等技术解决异构系统问题,虽然各有其用,但是与能够及时、准确地实现业务数据交换的要求,都有很大的差距,且存在不同程度的弊端。近些年,美国经过长期的调查论证和研究开发,用基于信息标准、满足互操作性的医疗卫生信息交换平台(HIE)解决了这个问题,效率高、投入少、功能到位,美国和欧洲都在大力地加以推广。本书也以专门章节对此进行了介绍。国内已经有自主创新 HIE 技术应用的企业,也有应用 HIE 技术解决异构系统数据交换、信息共享难题的医院和区域用户,但是尚属凤毛麟角。

在国内医院信息化知名专家集体研究、撰写的《2008—2013 中国医院信息化发展研究报告(白皮书)》中,曾经向主管部门、医院用户、相关企业强烈呼吁:"医疗卫生信息化的标准涵盖范围极广,我们手中的资源只够解决当前迫切需要、必须解决的问题,这就是为什么美国当前卫生信息标准化的工作,主要精力集中在 HIE 的推广应用上,这正是互联互通需求驱动的结果。把标准化的工作重点放到信息交换与互联互通上,缩小目标,一切围绕医疗卫生信息的可交换、可共享,才是正确的选择。""再不集中人力、财力在互操作相关标准的推进上,'孤岛'和'烟囱'的问题只会愈演愈烈。"近年来,由著名的医院信息化专家李包罗教授、王才有主任牵头,先后组织召开了互联互通技术专题研讨会、中华医院信息网络大会的 HIE 技术应用专题论坛,中山大学附属医院、苏州市卫生计生委、山东省医学影像研究所等单位先后介绍了应用 HIE 技术实现异构系统数据交换、信息共享的实践经验。我们殷切地希望业界广大学者、用户和企业,进一步认识和重视这个动向,在突破异构系统信息共享的瓶颈中,走出歧路,踏上坦途。

在习近平总书记发出"把人民健康放在优先发展战略地位"的号令、全国卫生与健康大会隆重召开、健康中国建设宏伟事业大力推进的形势下,《医疗卫生信息标准化技术与应用》一书的问世,恰逢其时,正可助力。愿它不仅能够帮助业界人士了解相关知识,掌握技术概念,提供工作思路,能够再一次唤起大家重视医疗卫生信息标准化工作、抓住标准化工作重点和要害的自觉。

原中国人民解放军总后勤部卫生部副部长、少将
现任国务院深化医改领导小组专家咨询委员会委员
国家卫生计生委信息化专家咨询委员会副主任委员
2016 年 10 月 1 日

医学是一个信息密集型学科,无论是基础医学、临床服务、医疗管理、医院运行过程中,都会产生和记录大量数据和信息。临床服务和医学技术进步使现代医学悄然进入了大数据时代,医学检查和检验设备产生了越来越多的结构化和非结构化数据,临床服务和医疗保险加速了电子病历数据的产生,分子生物学、环境医学、行为医学等新的信息源促使数据呈爆炸式增长。

医学又是一个复杂的学科,特别是现代医学的临床分科越来越细,专业化分工在提高人们对疾病认知和理解的同时,却加剧了医学信息和数据的碎片化、复杂性,电子病历中需要使用不同领域的信息表达和编码标准,如使用 ICD-10 用于疾病统计和医疗质量管理,使用 ICD-9-CM 表示临床治疗和手术操作的分类用于医疗保险的支付,使用 SNOMED CT 表达医学概念术语,使用 LOINC 表达医学检验观察项目命名与编码等。恰如德国著名科学家普朗克所述,科学是内在的整体(系统),它被分解为单独的整体(组成)不是取决于事物的本身,而是取决于人类认识能力的局限性。

医学信息的密集性和复杂性,导致医学信息具有天然的分散性特征。从空间上,患者的健康信息,分散在不同的卫生系统、医疗机构和医院科室;从时间上,健康档案是人的健康信息的终生记录,需要连续收集、整合与累积,如患者药物过敏记录、免疫接种记录、手术记录、患病史等。近年来,我国医疗卫生信息化呈跨越式发展,越来越多的数据被记录下来。

当今无处不在的网络,特别是移动互联网的出现,使得信息利用更方便、数据传输和交换成本更低,促进了医疗卫生信息的交换和共享,因而对医疗卫生信息标准化技术开发与应用,提出了更高的要求和新的挑战。在这种特定的环境下,来自医疗卫生机构、医疗信息标准研究和开发机构、医疗信息软件厂商以及医疗信息化社会团体的有志之士,收集整理国内外相关医疗卫生信息标准和应用实践,编写了《医疗卫生信息标准化技术与应用》,以飨读者。

医学信息是复杂的,医疗卫生信息标准必然也是复杂的,其标准化技术与应用绝非一日之功。医疗卫生信息化建设中最常见的词语就是"统一标准",几十年过去了,至今很多人仍在抱怨"信息孤岛"问题,抱怨"标准滞后"问题,抱怨"标准统一开发"方面存在的问题……更有甚者把医疗信息标准不统一误认为医疗信息软件厂商太多所致,甚至不切实际地建议全国统一开发出医院信息系统。且不说统一软件必然导致软件发展缺乏活力(当今社会福利型国家医疗信息化统一建设导致发展滞后已成为不争的事实)。更为重要的是,统一软件与统一标准并不是一回事。同一个软件厂商开发的系统,在不同地区、不同医院使用,其药品编码统一吗?检验编码统一吗?操作项目编码统一吗?都是不统一的。医院选用标准时要考虑的是医保支付的要求、地方价格管理部门的要求、医疗管理部门的要求,以及临床医生的要求。

鉴于医疗卫生信息标准复杂性的本质,我们必须摒弃那些期望开发一本"万能宝典"去解决所有"标准不统一问题"的不切实际的幻想。各国实践证明,医疗卫生信息标准化发展只能坚持理论与实践相结合的原则,以需求为驱动,以问题为导向,采取渐进式发展的策略,逐步形成一个多元化的医疗卫生信息标准"社会生态系统"。在这个生态系统中,各种标准开发组织(SDO)都是在特定领域内,针对特定问题,开发和完善其产出的标准;标准的使用者则是根据其信息共享和协同的业务要求,选择和协调若干现有标准,实现特定的信息互操作性目标。我们的任务是构建一个生态系统,而不是开发一本"万能宝典"。这是由医疗卫生信息标准的多样性、专业性和动态发展性所决定的,是一种客观存在,是不以人的意志为转移的。

　　尽管医疗卫生信息标准世界尚未大同,但是医疗卫生信息交换和共享的步伐并未停滞。可以看到,一些医院利用现有的信息标准,建立了患者临床信息存储库(CDR),实现了医院内部患者碎片化信息的整合与共享;实现了患者就医结算异地报销。一些区域卫生信息平台或医疗集团的信息集成平台建设,实现了检查检验结果交换和共享,实现了患者转诊和电子病历信息共享。实践证明,医疗卫生信息标准在渐进的发展并逐步走向完善。

　　本书根据我国医疗卫生信息化现状要求,收集和整理医疗卫生领域常用的各种各类信息标准。第一篇介绍了医疗卫生信息标准概况,国内外信息标准开发与应用与政策,信息标准体系分类和我国医院信息标准化情况。第二篇从医疗卫生信息标准开发组织(SDO)和信息标准体系两个维度,系统介绍了医疗卫生信息标准的关键要素,包括数据标准、信息标准、交换标准、标识标准、功能与流程标准、信息安全标准、信息集成规范等。第三篇是从医疗卫生信息交互与共享应用角度,研究不同医疗业务领域中的信息标准化问题。信息标准化是根据特定的应用需求,遴选或完善现有标准,实现互操作性。

　　医疗卫生行业决定了其信息的多样性和统一性,所谓多样性是信息要满足多学科专业化和精细化要求,所谓统一性,就是只有形成统一的信息链条,才能实现以患者为中心的医疗团队协同服务。医疗卫生信息标准类似人类语言的产生和发展。语言是由于人类需要交换信息而产生,并不断地进化,用以表达各自的想法、描述复杂的事物,然而到目前为止全世界的语言尚未统一。医疗卫生信息标准则是用以表达医学概念、描述复杂的医疗活动和事物,实现人与人、人与计算机对共同客观事实的共同理解和信息共享、使用,因而其标准化技术也只能在实践中产生,在应用中发展和完善。

　　《医疗卫生信息标准化技术与应用》一书内容全面、实用性强、通俗易懂,可作为医疗卫生信息化建设实践者的工作指南和培训教材,在加强医疗卫生信息标准化建设和应用、促进信息共享和业务协同发展、支撑健康中国建设中发挥积极作用。

王才有

2016 年 10 月 1 日于北京

第1版前言

标准是人类文明进步的成果。从古代的"车同轨、书同文",到现代工业规模化生产,这些都是标准化的生动实践。随着经济全球化的深入发展,标准已经成为世界的"通用语言",标准化在完善全球治理、促进可持续发展中正在发挥积极的作用。"标准化"是近年来在医疗卫生信息化领域中出现频率最高的词汇之一,医院信息平台、区域医疗卫生信息平台、"互联网+健康医疗"、健康医疗大数据的建设和应用都离不开标准化。

"胜日寻芳泗水滨,无边光景一时新"。2009年中共中央、国务院《关于深化医药卫生体制改革的意见》提出建立实用共享的医药卫生信息系统,我国的医疗卫生信息化建设迎来了发展的春天。为了配合区域卫生信息化和医院信息化的建设发展,国内相关部门先后出台了270多项医疗卫生信息标准,今年8月又一次公布了57项医疗卫生信息行业标准,为我国医疗卫生标准化应用奠定了基础。

在参与区域、医院信息化建设和"互联网+医疗"应用中,编者充分认识到标准化的重要,但又深深体会到标准化的复杂和艰辛。虽然国内医疗卫生信息标准制定工作取得了长足的进步,但标准实施应用环节薄弱,标准难以落地,形成了国内医疗卫生信息化的短板。因此,研究和探讨医疗卫生信息标准化应用实施的原理和方法,推进国内医疗卫生信息标准化发展应用进程,成为一代医疗卫生信息人的追求。

怀着忐忑的心情,2015年我们启动了这部书的编写工作。随着国内专家的加入,特别是两位主审老师的坐镇,编写人员终于树立信心、鼓足勇气、艰辛上路。本书编写过程经历了近两年的时间,先后召开了6次编委全会和10多次编委专题讨论会。每章内容发回作者修改的少则几次,多则十几次,目录修改调整也达到14次之多。

作为本书的主审,李包罗教授和王才有教授级高级工程师,是国内医疗卫生信息标准领域的领军人物。包罗老师对医疗卫生信息标准的深刻理解,才有老师对医疗卫生信息标准的高度把握,始终指引着本书的编写方向。两位主审老师对本书倾注了大量的心血,参与了本书编写的全过程。2016年2月下旬在广州举行了本书的第三次编委会,这是包罗老师经历大手术后首次单独外出。当时包罗老师身上还挂着辅助医疗装置,他强忍着不适和疼痛,坚持全程参加讨论,对全书初稿进行逐章点评。包罗老师的坚持,深深地感动了每位参会编委,大家切身感受到老一代医疗卫生信息工作者对事业的执着和奉献精神。我参加过很多会议,这次是最令我难以忘怀的一次。在全书的主审过程中,两位主审老师花了两个月的时间逐章审阅、修正,对个别问题进行批注。才有老师上班繁忙,周六、周日和节假日成为他主审书稿的专用时间,这些日子是主审微信群最繁忙的时段。正是在两位主审老师的悉心指导和严格把关下,本书才能够以高质量与读者见面。

本书的指导专家都是国内医疗卫生信息标准领域的知名专家,他们对本书的内容给予了全面深入的指导,并亲自参与了书中内容的编写。

本书的编者是来自医疗卫生信息行业的专家学者和技术骨干,他们长期工作在医疗卫生信息战线的前沿,对医疗卫生信息标准化有着切身的体会。他们在繁忙的日常工作中,以极大的热忱和精力投入到本书的编写之中。

傅征少将担任了本书的名誉主编,傅征少将长期从事医疗卫生信息化的领导工作,对医疗卫生信息标准化有着深刻的理解和把握,在本书的编写过程中给予了重要的指导和热情的鼓励。他在序言中写道:"在习近平总书记发出'把人民健康放在优先发展战略地位'的号令、全国卫生与健康大会隆重召开、健康中国建设宏伟事业大力推进的形势下,《医疗卫生信息标准化技术与应用》一书的问世,恰逢其时,正可助力。愿它不仅能够帮助业界人士了解相关知识,掌握技术概念,提供工作思路,能够再一次唤起大家重视医疗卫生信息标准化工作、抓住标准化工作重点和要害的自觉。"

在此,谨向本书的名誉主编、主审、各位指导专家、编委和参与本书编写的各位编者表示衷心的感谢和崇高的敬意。

本书详细地介绍了医疗卫生信息标准化技术与应用的原理和方法,分为概述篇、标准篇、应用篇、实例篇,共 46 章。概述篇介绍了国内外医疗卫生信息标准化现状与发展;标准篇介绍了国内外常用的医疗卫生信息标准;应用篇和实例篇介绍了医疗卫生信息标准的实际应用方法和成功案例。

本书的主要特色有以下三个方面。

一是以完整的体系介绍医疗卫生信息标准。目前多部国外医疗卫生信息标准被引入国内,其中部分已被作为国家标准,国家卫生计生委近年来发布了 300 多部医疗卫生信息规范和标准,地方各级卫生计生部门也编制了许多地方医疗卫生信息规范和标准。本书用了 15 章(标准篇)的篇幅,对目前常用的医疗卫生信息标准,按照美国医疗卫生信息技术标准委员会(HITSP)的标准分类,详细介绍各类标准的作用意义和相关标准物。之所以采用 HITSP 标准体系,是因为 HITSP 的分类比较适于理解医疗卫生信息标准原理。本书并不介绍标准的具体内容和条文,读者在应用标准时可以参考标准原文。

二是重点介绍医疗卫生信息标准的应用。应用是指标准化的实施执行环节,即标准的落地过程,这也是国内目前医疗卫生信息标准化最薄软的环节。本书用了 22 章(应用篇)的篇幅,详细介绍了在面对医疗卫生业务标准化需求以及众多各类标准时,如何分析需求、选择标准、解决实际问题。应用篇介绍了医疗卫生信息标准化应用实施的原理和方法,并针对国内医疗卫生的主要业务应用系统,详细介绍了这些业务应用系统的标准化应用步骤和方法。最后,本书还用了 4 章(实例篇),介绍了医院信息系统、临床数据中心(CDR)、中医院信息系统和区域卫生信息平台的信息标准化应用实例。

三是突出医疗卫生信息互联互通标准化的应用。医疗卫生信息标准化的应用通常包括数据交换和共享标准化、业务系统功能和流程标准化、系统架构标准化、隐私保护与安全标准化等几个方面。在目前医疗卫生信息化建设中,特别是区域医疗卫生信息平台的建设,数据的交换共享是首要问题。近年来国家发布的医疗卫生信息标准,数据、文档和交换类标准占了多数,例如《WS 365-2011 城乡居民健康档案基本数据集》《WS 445-2013 电子病历基本数据集》《GB/T 30107-2013 健康信息学 HL7 V3 参考模型》《WS/T 447-2014 基于电子病历的医院信息平台技术规范》,以及 2016 年 9 月发布的《WS/T 500. X-2016 电子病历共享文档规范》等。因此,本书在标准应用篇中,着重介绍了数据交换和共享标准化应用内容,详细介绍了基于语义互操作的标准化实施应用方法。

本书适用于医院信息平台、区域卫生信息平台的信息标准化研究、开发、应用以及教学、培训等。

编者期望能为读者奉献一部内容完整、技术领先、实用有效的医疗卫生信息标准化技术专著,但限于编者的知识和能力,现实与愿望还有相当差距,书中内容难免存在各种问题和不足,敬请各位读者指正。

李包华

2016 年 10 月 1 日

目 录

基 础 篇

应　用　篇

基础篇

第一章　医疗卫生信息标准化概述

第一章作为全书概述,概要性地介绍了医疗卫生信息标准化的要点内容。通过学习本章内容,读者可以初步了解医疗卫生信息标准化的相关知识,为后续章节的阅读做好准备。本章内容(第一节第四部分"标准的编制"除外),特别是医疗卫生信息标准化的基础知识和应用方法,在本书中都有专门章节进行详细介绍。

第一节　标准与标准化

一、标准

标准(standard)是指由一个公认的机构制定和批准的文件。它对活动或活动的结果制定了规则、导则或特殊值,供共同和反复使用,以实现在预定领域内的最佳秩序。

国家标准 GB/T 20000.1-2014《标准化工作指南 第 1 部分:标准化和相关活动的通用术语》对标准的定义为:通过标准化活动,按照规定的程序经协商一致制定,为各种活动或其结果提供规则、指南或特性,供共同使用和重复使用的一种文件。

在上述标准的定义中,标准的制定应以科学、技术和经验的综合成果为基础,按照制定标准的机构颁布的标准制定程序进行。协商一致是指特定范围内的普遍同意,即在此范围内的重要利益相关方对于实质性问题没有坚持反对意见,同时按照程序考虑了有关各方的观点并且协调了所有争议,但并不意味着全体一致同意,作为标准一经通过,大家应共同遵守。标准的特定范围可以是全球、部分地区、国家、行业、团体、企业等,于是有类似国际标准、欧盟标准、中国标准、中国医疗卫生行业标准等特定范围内适用的标准。

标准从其作用上看还可以有更多的外延表述,标准是生产经营活动的依据,是重要的市场规则;标准是经济活动和社会发展的技术支撑,是国家治理体系和治理能力现代化的基础性制度。标准不仅使不同的对象交换或交流,而且可以使符合标准的产品扩大市场,降低成本,形成生产、制造业的规模经济。

信息技术标准,是指在信息科学和信息技术领域,针对重复性事物和概念所作的规定,提供有关的材料、产品、流程和服务持续地符合其用途的要求、规格、指南或特性的文档,使不同的人、计算机和信息系统之间的数据信息可以互相感知、传输、保存、理解、定向或调控。

二、标准化

国家标准 GB/T 20000.1-2014 对标准化(standardization)的定义:为了在既定范围内获得最佳秩序、促进共同效益,对现实或潜在问题确立共同使用和重复使用的条款以及编制、发布和应用文件的活动。

标准化过程包括标准的制定、发布和应用三个活动。标准化是一个活动过程,它由一系列相互关联的活动组成,其中每一项活动有可能由一系列更具体的活动组成。图 1-1 显示了标准化的基本过程:A→B 是标准的制定、颁布过程;B→C 是标准的执行、实施过程;C→A 是标准的反馈、调整过程[1]。

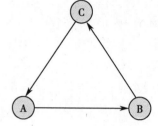

图 1-1 标准化基本过程

图 1-1 是一个等腰三角形,说明这三个过程具有同等的重要性。三角形的三条边连接在一起,形成一个闭环连接。在标准的制定、执行和反馈过程中,任意环节发生问题或中断,都无法实现标准化的活动。同时图 1-1 说明,标准化过程是一个循环过程,使之在原来的基础上有所创新、改进,即通过标准的重新制定或修订,使标准更加符合应用要求。

三、标准组织

(一) 组织和机构

1. 组织(organization) 指以其机构或个人作为成员组成的,具有既定章程和自身管理部门的机构。

2. 机构(body) 指负责标准和法规并有特定任务和组成的法定实体或行政实体,包括组织、权力机关、公司和基金会等。

3. 标准机构(standards body) 指根据自身章程的规定,以编制、批准或采用公开发布的标准为主要职能,在国家、区域或国际层次上公认的标准化机构。

4. 标准技术组织(standardizing technical organization) 指由标准机构或标准化机构设立的负责标准的起草或编制的组织,通常包括:技术委员会(technical committee)和工作组(working group)等。

5. 权力机关(authority) 指法规的制定机关(regulatory authority)和执行机关(enforcement authority)等具有法律上权力和权利的机构。

(二) 医疗卫生相关的信息技术标准组织

1. 国际卫生信息标准组织机构

(1) 国际标准组织(International Organization for Standardization,ISO):国际标准组织于 1947 年在瑞士日内瓦成立,是世界上最大的国际标准化机构,中国为 ISO 的创始成员国。ISO 先后发布了 1 300 多项医药卫生行业标准,包括卫生信息、药品器械等诸多领域。

(2) 世界卫生组织(World Health Organization,WHO):世界卫生组织成立于 1948 年,总部位于瑞士日内瓦,中国为 WHO 的创始成员国。WHO 作为国际上最大的政府间卫生组织,制定了国际疾病分类代码(ICD)、国际药典(IP)、国际卫生条例(IHR)等与卫生医疗信息相关的标准,同时促进和监测标准的实施。

(3) 国际电信联盟(International Telecommunication Union,ITU):国际电信联盟于 1865 年在瑞士日内瓦成立,主要负责分配和管理全球无线电频谱与卫星轨道资源,制定全球电信标准,向发展中国家提供电信援助,促进全球电信发展。ITU 通常每年推出或修订 100 多项标准,内容涉及从核心网络功能到 IPTV 等下一代业务等各个方面。目前,ITU 正随着卫生行业的需求,加快制定电子卫生类相关标准。

(4) 国际电工委员会(International Electrotechnical Commission,IEC):国际电工委员会于 1906 年在瑞士日内瓦成立,是一个制定和出版所有电气、电子及相关技术国际标准的世界领先组织。中国于 1957 年参加 IEC,现在是以中国国家标准化管理委员会的名义参加 IEC 工作。

(5) HL7(health level seven):HL7 于 1987 年在美国成立,是美国国家标准学会(ANSI)认可的标准组织之一。HL7 致力于为电子健康信息的交换、整合和共享提供完整的标准体系,以支持临床实践和管理,以及卫生服务提供和评估。

2. 国内卫生信息标准组织机构 国内卫生信息标准组织机构主要有三个层次：

（1）政府行政机构：包括国家市场监督管理总局、国家标准化管理委员会、国家卫生健康委员会（简称国家卫生健康委）、国家中医药管理局、国家食品药品监督管理总局，以及下属的相关机构和地方政府相关部门等，其中，国家市场监督管理总局和国家标准化管理委员会是负责组织全国标准化工作的政府机构和行政实体。

（2）各级专业学术团体：如国家卫生标准委员会信息标准专业委员会、中国卫生信息学会卫生信息标准专业委员会、中国医院协会信息管理专业委员会、中国医药信息学会、中国中医药信息研究会、中国电子学会医药信息分会，以及地方学会等。

（3）国际标准组织的中国机构：包括 HL7 China、IHE-C、ISO 国际标准化组织、国际 DICOM 标准中国委员会等。

四、标准的编制

（一）标准类型

《中华人民共和国标准化法》第二条指出：标准包括国家标准、行业标准、地方标准和团体标准、企业标准。国家标准分为强制性标准、推荐性标准，行业标准、地方标准是推荐性标准。强制性标准必须执行，国家鼓励采用推荐性标准。

1. 国家强制性标准 由国家标准机构通过并公开发布，保障人身健康和财产安全、国家安全、生态环境安全和满足社会经济管理基本要求的标准和法律、行政法规规定强制执行的标准，具有法律上的强制要求和约束力。

2. 国家推荐性标准 由国家标准机构通过并公开发布，除强制性标准之外的推荐执行标准。

3. 行业标准 由行业机构通过并公开发布，除强制性标准之外的推荐执行标准。

4. 地方标准 由省、自治区、直辖市标准化行政主管部门制定的工业产品的安全、卫生要求的地方标准，在本行政区域内推荐执行的标准。

5. 团体标准 为满足市场、科技快速变化及多样性需求，由专业领域内具有影响力并具备相应能力的学会、协会、商会、联合会等社会组织和产业技术联盟制定的标准。

6. 企业标准 由企业自行制定和通过的，供企业使用的标准，属市场自主制定标准。

表 1-1 是标准的制定权限，规定了不同种类标准的起草、审批、发布和监管权限。

表 1-1 标准的制定权限

标准类型	制定权限
国家强制性标准	国务院有关行政主管部门依据职责负责国家强制性标准的项目提出、组织起草、征求意见和技术审查。国务院标准化行政主管部门负责国家强制性标准的立项、编号和对外通报。省、自治区、直辖市人民政府标准化行政主管部门、社会团体、企业事业组织以及公民可以向国务院标准化行政主管部门提出国家强制性标准的立项建议。国家强制性标准由国务院批准发布或者授权批准发布
国家推荐性标准	对满足基础通用、与国家强制性标准配套、对各有关行业起引领作用等需要的技术要求，可以制定国家推荐性标准。国家推荐性标准由国务院标准化行政主管部门制定
行业标准	对没有国家推荐性标准、需要在全国某个行业范围内统一的技术要求，可以制定行业标准。行业标准由国务院有关行政主管部门制定，报国务院标准化行政主管部门备案
地方标准	为满足地方自然条件、风俗习惯等特殊技术要求，可以制定地方标准。地方标准由省、自治区、直辖市人民政府标准化行政主管部门制定；设区的市级人民政府标准化行政主管部门根据本行政区域的特殊需要，经所在地省、自治区、直辖市人民政府标准化行政主管部门批准，可以制定本行政区域的地方标准。地方标准由省、自治区、直辖市人民政府标准化行政主管部门报国务院标准化行政主管部门备案
团体标准	国家鼓励学会、协会、商会、联合会、产业技术联盟等社会团体协调相关市场主体共同制定满足市场和创新需要的团体标准，由本团体成员约定采用或者按照本团体的规定供社会自愿采用。国务院标准化行政主管部门会同国务院有关行政主管部门对团体标准的制定进行规范、引导和监督
企业标准	企业可以根据需要自行制定企业标准，或者与其他企业联合制定企业标准

（二）标准的编号

标准的编号规则由国务院标准化行政主管部门制定并公布。标准编号通常由标准代号、标准发布顺序和标准发布年号三个部分构成。表1-2列出了各类标准的标准代号。

表1-2　标准代号

标准类型	标准代号	标准类型	标准代号
国家强制性标准	GB	地方标准	DBXX
国家推荐性标准	GB/T	团体标准	T/XXX
行业标准	由大写汉语拼音字母组成	企业标准	Q/XXX

1. 国家标准代号　由大写汉字拼音字母构成,国家强制性标准代号为GB,国家推荐性标准代号为GB/T。

2. 行业标准代号　由汉语拼音大写字母组成,行业标准代号如表1-3所示。

表1-3　行业标准的代号（部分）

行业类型	标准代号	行业类型	标准代号
医药	YY	电子	SJ
卫生	WS	通信	YD
物资管理	WB	环境保护	HJ
公共安全	GA	中医药	ZY
民政	MZ	安全生产	AQ
教育	JY		

3. 地方标准代号　由大写汉语拼音DB加上省、自治区、直辖市行政区划代码的前面两位数字组成（DBXX）[2]。按照国家新修订的《中华人民共和国标准化法》关于"设区的市级人民政府标准化行政主管部门根据本行政区域的特殊需要,经所在地省、自治区、直辖市人民政府标准化行政主管部门批准,可以制定本行政区域的地方标准。"的规定,地方标准代号中的行政区划代码应扩展为前面四位数字。

4. 团体标准代号　由汉语拼音大写字母T加斜线再加团体代号组成（T/XXX）,团体代号由各团体自主拟定,可用大写拼音字母或与阿拉伯数字两者兼用组成。

5. 企业标准代号　由汉字大写拼音字母Q加斜线再加企业代号组成（Q/XXX）,企业代号可用大写拼音字母或阿拉伯数字或者两者兼用组成。

图1-2是国家标准的编号构成示意图。

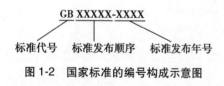

图1-2　国家标准的编号构成示意图

（三）标准的构成

标准由各类要素构成,一项标准的要素可分类:资料性概述要素、规范性一般要素、技术要素的选择和资料性补充要素[3]。标准的要素分为必备要素和可选要素,必备要素是指标准的构成中必须采用的要素。

1. 资料性概述要素　资料性概述要素是指标示标准、介绍内容、说明背景、制定情况以及该标准与其他标准或文件的关系的要素。

（1）封面:封面(必备要素)给出标示标准的信息,包括:标准的名称、英文译名、层次、标志、编号、国际标准分类号(ICS号)、中国标准文献分类号、发布日期、实施日期、发布部门等[4]。

（2）目次:目次(可选要素)显示标准的结构,目次所列的各项内容和顺序如下:前言、引言、章、附录、参考文献、索引、图、表等。

（3）前言：前言（必备要素）应视情况依次给出下列内容：标准结构的说明；标准编制所依据的起草规则；标准代替的全部或部分其他文件的说明；与国际文件、国外文件关系的说明；有关专利的说明；标准的提出信息或归口信息；标准的起草单位和主要起草人；标准所代替标准的历次版本发布情况。

（4）引言：引言（可选要素）给出标准技术内容的特殊信息或说明，以及编制该标准的原因。

2. 规范性一般要素　规范性一般要素描述标准的名称、范围，给出对于标准的使用必不可少的文件清单等要素。

（1）标准名称：标准名称（必备要素）表示标准的主题，使之与其他标准相区分。标准名称应简练明确，不应涉及不必要的细节，必要的补充说明可在范围中给出。

（2）范围：范围（必备要素）明确界定标准化对象和所涉及的各个方面，由此指明标准或其特定部分的适用界限。必要时，可指出标准不适用的界限。范围的陈述应简洁，以便能作为内容提要使用。范围不应包含要求。

（3）规范性引用文件：规范性引用文件（可选要素）列出标准中规范性引用其他文件的文件清单，这些文件经过标准条文的引用后，成为标准应用时必不可少的文件。文件清单中，对于标准条文中注日期引用的文件，应给出版本号或年号以及完整的标准名称；对于标准条文中不注日期引用的文件，则不应给出版本号或年号。

3. 技术要素的选择　技术要素规定标准技术内容要素，要素的确定取决于编制标准的目的，最重要的目的是保证有关产品、过程或服务的适用性。只要可能，要求应由性能特性来表达，而不用设计和描述特性来表达，这种方法给技术发展留有最大的余地。如果采用性能特性的表述方式，要注意保证性能要求中未疏漏重要的特征。

（1）术语和定义：术语和定义（可选要素）给出为理解标准中某些术语所必需的定义。术语按照概念层级进行分类和编排，分类的结果和排列顺序应由术语的条目编号来明确，应给每个术语一个条目编号。对某个概念建立有关术语和定义以前，应查找在其他标准中是否已经为该概念建立了术语和定义。如果已经建立，宜引用定义该概念的标准，不必重复定义；如果没有建立，则术语和定义部分中只应定义标准中所使用的并且是属于标准范围所覆盖的概念，以及有助于理解这些定义的附加概念；如果标准中使用了属于标准范围之外的术语，可在标准中说明其含义，而不宜在术语和定义部分中给出该术语及其定义。

（2）符号、代号和缩略语：符号、代号和缩略语（可选要素）给出为理解标准所必需的符号、代号和缩略语清单。

（3）要求：要求（可选要素）应包含下述内容：直接或以引用方式给出标准涉及的产品、过程或服务等方面的所有特性；可量化特性所要求的极限值；针对每个要求，引用测定或检验特性值的试验方法，或者直接规定试验方法。

（4）分类、标记和编码：分类、标记和编码（可选要素）为符合规定要求的产品、过程或服务建立一个分类、标记和/或编码体系。

（5）规范性附录：规范性附录（可选要素）给出标准正文的附加或补充条款。

4. 资料性补充要素　资料性补充要素是指提供有助于标准的理解或使用的附加信息的要素。

（1）资料性附录：资料性附录（可选要素）给出有助于理解或使用标准的附加信息。

（2）参考文献：参考文献（可选要素）是指在标准的编制过程中，对某一著作或论文的参考和借鉴。要注意"参考文献"与"规范性引用文件"的区别，后者是指标准中规范性引用的其他文件，而且这些文件经过引用后，成为标准应用时必不可少的文件。

（3）索引：索引（可选要素）是指将标准中具有检索意义的事项（如词语、概念、章节、条目等）按照一定方式有序编排起来，以供检索使用。

（四）标准的编排格式

标准出版的格式编排有具体的规范和要求，包括封面、目次、前言和引言、正文、附录、参考文献和索引、公式、图和表等。图1-3是国家标准封面格式。

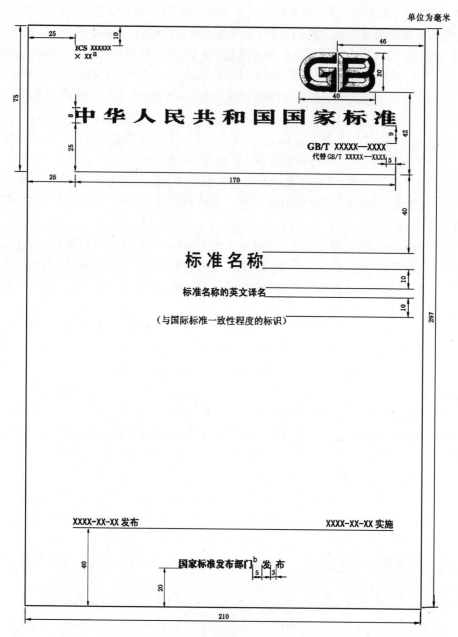

图1-3 国家标准封面格式
a.填写中国标准文献分类号;b.国家标准的发布部门按有关规定填写

　　需要详细了解标准编排格式的读者,可参考 GB/T 1.1-2009《标准化工作导则第 1 部分:标准的结构和编写》的相关内容。

第二节　医疗卫生信息标准与标准化

一、医疗卫生信息标准

　　医疗卫生信息标准是针对医疗卫生领域的产品、过程或服务,综合信息科学与技术领域知识的事物和概念,通过确立共同使用和重复使用的条款以及编制、发布和应用文件的活动,以获得最佳秩序和社会效益的过程。这些标准在某一区域范围内具有统一效力或复用共识性,既有社会或政府管理的上层意志,又有社团或市场自治的基层意识。其效益在于为了信息技术产品、过程或服务的预期目的改进它们的适用性,促进贸易、交流以及技术合作,支撑公共卫生、医疗服务、医疗保障、健康管理、药品管理和综合管理等医疗卫生业务。

医疗卫生信息标准化的目的,是在医疗卫生实践与服务乃至大健康产业过程中,在基于安全和保护隐私的前提下,实现卫生信息的互联互通、共享互认、重复应用、互动协作、支持管理和临床辅助决策等目标,提升医疗工作效率、降低医疗成本、改善医疗质量、减少医疗差错,以及开展国际化交流与合作。

医疗卫生信息化行业的发展,同时也伴随着信息标准化的发展过程。纵观欧美发达国家的经验不难发现,它们都经历过医疗机构忽略信息标准化应用而造成"数据烟囱"和"信息孤岛"的阶段,然后才逐渐认识到标准对于行业整体发展的重要作用。只有当医疗卫生服务机构(医院、社区中心、诊所、卫生院等)的信息化建设发展到一定程度,电子病历共享、健康档案管理与服务、区域卫生信息网络建设需求提上日程时,标准化的重要性才会逐步显现出来。这种重要性一旦显现出来,就意味着医疗卫生信息标准化踏上了漫长而艰难的里程[5]。

随着国内医疗卫生信息化的发展,特别是物联网、大数据和人工智能等新一代信息技术的兴起,人们已经认识到信息标准在信息技术应用发展中的关键作用。医疗卫生信息标准是实现信息互联互通、业务协同的基础要素,对推进全民健康信息化建设、深化医药卫生体制改革和健康中国战略的实施具有重要作用。

二、医疗卫生信息标准类型与分类

(一) 医疗卫生信息标准的基本概念

1. 术语 术语是界定特定领域或学科中使用的概念的指称及其定义的集合。术语是通过语音或文字来表达或限定科学概念的约定性语言符号,是思想和认识交流的工具。医学术语是指医学领域使用的术语(名词、医学名词)。

2. 分类 分类是根据信息内容的属性和特征,将信息按一定的原则和方法进行区分和归类,并建立起一定的分类体系和排列顺序。信息分类有两个要素:①分类对象:分类对象由若干实体组成;②分类依据:分类依据取决于分类对象的属性和特征。

3. 编码 编码是将事物或概念(编码对象)赋予具有一定规律、易于计算机和人识别处理的符号,形成代码元素集合。代码元素集合中的代码元素就是赋予编码对象的符号,即编码对象的代码值。

4. 数据 在计算机科学中,数据是指所有能输入计算机并处理的数字、字母、符号等的通称。在卫生信息学中,医疗数据通常是指在医疗服务过程中计算机采集和处理的信息。在医疗卫生信息标准中,数据特指数据单元,即可以进行编码和赋予属性的最小数据单元。其他类型的数据则分为文档、图像、声音等类。

5. 文档 在卫生信息学中,医学文档是指在医疗服务过程中产生的文字记录,如患者的病程记录、护理记录、患者知情同意书等。医学文档与医疗数据不同,一段医学文档可以包括若干个数据单元。文档和数据的标准化格式也是不同的。

6. 图像 在卫生信息学中,医学图像是指通过医学影像设备采集、重建的患者二维或三维图像。

(二) 医疗卫生信息标准的类型

不同类型的医疗卫生信息标准在信息化中具有不同的作用,每个标准都在范围要素中对其标准化对象和适用范围做了明确界定,为该标准的应用做了明确指引。下面概要介绍国内部分常用的医疗卫生信息标准。

1. 术语(terminologies)、分类(classification)、编码(coding) 术语、分类和编码作为一种信息标准类型,是指将经过定义和解释的术语、分类、编码作为标准发布实施[6]。

对术语、概念等信息的分类和编码为其查询、检索、索引、应用和管理提供了科学的手段和方法,广泛用于医学信息学领域的临床诊疗和科学研究。

2. 元数据(metadata) 元数据是指定义和解释其他数据的数据,是对数据的说明,提供的是准确理解和精确解释数据所需的信息[7]。

3. 数据元(data element) 数据元是一组属性规定定义、标识、表示和允许值的数据单元。数据单元是信息的基本单位,例如住院病案首页中的病案号、姓名、入院诊断、主要诊断等都是基本的数据单元,为数据单元赋予属性就称为数据元。数据元的目的是建立标准化的数据表达、采集、存储和传输格式,以实现数据的正确表达和理解[8]。

4. 数据集(dataset) 数据元是卫生信息的最基本的结构化(标准)单元,每一项医疗卫生业务信息都可由若干数据元组成,例如一张标准格式的病案首页就由 100 多个数据元组成。围绕一定业务主题形成的数据元集合称为数据集,数据元的实际应用通常是以基本数据集的形式实现的。

5. 共享文档规范(specification for sharing document) 共享文档规范是关于临床文档的结构和语义方面的规范。共享文档规范采用的是 HL7 CDA(clinical document architecture)架构,它通过数据元约束卫生信息共享文档中的数据元素,利用模板结构化、规范化描述卫生信息共享文档所承载的具体业务内容,利用值域代码记载卫生信息共享文档的编码型数据元素,清晰展示应用文档的业务语境以及数据单元之间的相互关系,从而支持更高层次的语义上的信息互联互通和数据共享。与数据元类似,共享文档规范目的是建立标准化的临床文档表达、存储和交换格式,以实现临床文档的正确表达和理解。

6. 交互规范(interactive specification) 交互规范描述和规范信息系统(平台)之间信息交互过程的角色、交易、触发条件、交互流程、交互信息等参数,实现互联互通、数据共享和业务协同。

7. 功能规范(function specification) 功能规范是规范信息系统(平台)的指标和参数,描述和规范信息系统(平台)的业务范围、功能和流程,以及用户之间信息数据接口。

8. 标准体系(standard system) 标准体系指根据特定的标准化应用需求,选择该领域中相关的标准,确立各个标准之间的关系,并加以综合应用,使之密切衔接成为一个有机整体并实际解决问题。标准体系体现标准的适用性原则,力求达到标准之间的相互关联、互相协调,形成一个最佳体系,达到标准整体最佳效能[9,10]。

（三）医疗卫生信息标准的分类

不同的学科、行业,关注的信息种类不同,因此不同的学科领域、不同的行业范畴,信息标准的分类方式是不一样的。制造业关注的是数字设计、企业资源、工艺流程、质量控制和物流经营等信息;物流业则主要关注货物运单、运输资源、地理信息、运输安全等信息;卫生健康业主要关注的是卫生资源、诊疗过程、医疗安全等信息。不同的学科、行业会形成不同的信息标准分类模式,目前国内尚无医疗卫生信息标准的分类规范,国外不同的标准组织对医疗卫生信息标准的分类也不一致。

2009 年原国家卫生部卫生信息标准化专业委员会提出的医疗健康信息标准体系概念模型将医疗卫生信息标准分类为基础标准、数据标准、技术标准、信息安全与隐私保护标准、管理标准,这是国内目前通常引用的卫生信息标准分类[11]。

图 1-4 是参考上述卫生信息标准分类,提出卫生信息标准的类别属性,为卫生信息标准的分类提供了基本明确的标准特性(内容、范畴和边界规范)[12]。

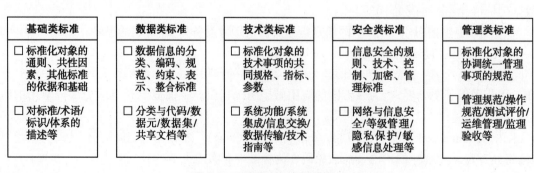

图 1-4 卫生信息标准分类属性

1. 基础标准属性 是规范标准化对象的通则、共性因素,是其他标准的依据和基础。基础标准用于规范卫生信息标准体系中所有的标准元素,尤其是数据和信息的元素,在整个卫生信息标准体系中作为"标准的标准"。

2. 数据标准属性　是信息的分类、编码、规范、表示、整合等标准。卫生信息主要包括健康档案数据、电子病历数据、卫生统计数据等,在大数据和人工智能等新一代信息技术广泛应用的时代,数据还包括知识、图谱、模板等。

3. 技术标准属性　是标准化对象的技术事项的共同规格、指标、参数。技术标准包括应用信息技术对信息的传输、交换,信息系统功能,以及信息平台和信息系统等相关信息技术标准,即以卫生信息为处理对象的技术的相关标准。

4. 信息安全与隐私保护标准属性　是信息安全的规则、技术、控制、加密、管理标准。信息安全与隐私保护标准包括卫生信息网络和信息安全的各类标准,以及患者隐私保护的相关标准。

5. 管理标准属性　是标准化对象的协调统一管理事项的规范。管理标准是卫生信息应用和管理层面上的标准,用于规范卫生信息和卫生信息系统的使用、管理、实施、验收和测评等。

按照图 1-4 给出的标准分类属性,对国内目前常用的医疗卫生信息标准进行分类,如表 1-4 所示。

表 1-4　医疗卫生信息标准分类

标准分类	相关的标准内容	标准分类	相关的标准内容
基础类标准	医学术语	技术类标准	功能规范
	信息模型		技术规范
	元数据/元模型		接口机制
	标识标准	安全类标准	信息安全
	体系框架		隐私保护
数据类标准	分类与代码		敏感信息处理
	数据元	管理类标准	应用规范
	数据集		操作规程
	共享文档规范		运维管理
	知识库		测试评价
技术类标准	传输与交换		监理验收

上述的标准规范,以及表 1-4 中所列出的其他标准规范的详细介绍,请阅读本书相关章节。

三、国内医疗卫生信息标准管理

根据《中华人民共和国标准化法》,行业标准由国务院有关行政主管部门制定,报国务院标准化行政主管部门备案。国家卫生健康委负责卫生行业标准管理工作。国家卫生健康委设立国家卫生标准管理委员会,下设卫生标准专业委员会。卫生信息标准专业委员会是卫生标准专业委员会之一,负责开展卫生信息行业标准(WS)的制(修)订和管理。

2014 年,原国家卫生和计划生育委员会(以下简称国家卫生计生委)发布《卫生标准管理办法》(国卫法制发〔2014〕43 号〕,加强卫生标准工作科学化、规范化管理,保证卫生标准质量,促进卫生标准实施。

《卫生标准管理办法》规定卫生标准工作包括:①编制中长期卫生标准规划和年度计划;②卫生标准制定、修订;③卫生标准解释;④卫生标准宣贯;⑤卫生标准实施;⑥卫生标准复审;⑦其他相关工作。

《卫生标准管理办法》鼓励科研院所、教育机构、行业协会和学会、社会团体参与卫生标准的起草。多个单位参与标准起草时,主要负责单位为第一起草单位,主要负责人为第一起草人。审定发布的卫生标准属科技成果,并作为标准主要起草人专业技术资格评审依据。同时要求卫生标准实施后,专业委员会应当根据科学技术的发展和社会的需要适时进行复审,提出继续有效、修订或废止的建议。复审周期一般不超过 5 年。

各省、自治区、直辖市卫生行政部门制定、修订地方卫生标准需要参照《卫生标准管理办法》。

四、国内医疗卫生信息标准化发展历程

国内医疗卫生信息标准化建设起步于 20 世纪 90 年代,国家先后出台了一系列卫生信息分类与代码,用于医疗机构信息系统的采集、存储和处理。国际疾病分类(international classification of diseases, ICD)是我国最早引进的国际医疗卫生信息标准之一,1981 年我国成立世界卫生组织疾病分类合作中心后即开始推广应用国际疾病分类第 9 次修订本(ICD-9)的工作,并于 1987 年正式使用 ICD-9 进行疾病和死亡原因的统计分类。1993 年,原国家技术监督局发布了等效采用 ICD-9 编制的国家标准 GB/T 14396-1993《疾病分类与代码》。WHO 发布 ICD-10 后,我国先后发布了 GB/T 14396-2001《疾病分类与代码》和 GB/T 14396-2016《疾病分类与代码》,GB/T 14396-2016 在 GB/T 14396-2001 的基础上增加了 13 403 条疾病分类名称与代码,代码位数也由原来的 4 位扩展至 6 位。2018 年国家卫生健康委发布《国际疾病编码分类第十一次修订本(ICD-11)中文版》,并于 2019 年 3 月 1 日起执行。

2003 年原国家卫生部印发《全国卫生信息化发展规划纲要 2003—2010 年》,从宏观规划和顶层设计的高度,提出"标准化是卫生信息化建设的重要基础,尽快建立统一的卫生信息化标准体系,制定卫生信息化规章、政策是卫生信息化建设的首要任务"。先后启动了《中国医院信息系统基本数据集标准》《中国公共卫生信息系统基本数据集标准》《中国妇幼保健信息系统标准》《社区卫生服务信息系统标准》《国家卫生信息标准基础框架及技术指南》《国家医院信息基本数据集标准研究》《国家公共卫生基本数据集标准研究》《社区卫生信息基本数据集标准研究》等一系列标准的研究课题,推进国内医疗卫生信息标准化进程。

2009 年,国家《深化医药卫生体制改革实施方案》出台,医疗卫生信息化成为新医改构建基本医疗卫生服务制度目标的"四梁八柱"之一。政府加大了对医疗卫生领域的投入,医疗卫生信息标准化建设取得长足发展。2009 年原国家卫生部发布了 WS/T 303-2009《卫生信息数据元标准化规则》、WS/T 304-2009《卫生信息数据模式描述指南》、WS/T 305-2009《卫生信息数据集元数据规则》、WS/T 306-2009《卫生信息数据集分类与编码规则》等系列卫生信息元数据标准,为后期国内医疗卫生信息标准化发展奠定基础。这一阶段医疗卫生信息标准化建设主要集中在卫生信息元数据、数据元、数据集,以及信息系统功能规范的研究、开发和实施上,为医疗卫生各类业务信息系统提供信息标准支撑。其中,数据元有 WS 363-2011《卫生信息数据元目录》及配套的 WS 364-2011《卫生信息数据元值域代码》;数据集有 WS 365-2011《城乡居民健康档案基本数据集》、WS 372-2012《疾病管理基本数据集》、WS 373-2012《医疗服务基本数据集》、WS 375-2013《疾病控制基本数据集》、WS 445-2014《电子病历基本数据集》等60 多项;信息系统功能规范有《电子病历系统功能规范》(2010 年)、《远程医疗信息系统基本功能规范》(2013 年)、《院前医疗急救指挥信息系统基本功能规范》(2014 年)、WS/T 517-2016《基层医疗卫生信息系统基本功能规范》等 10 余项。医疗卫生信息标准建设从主要面向卫生统计业务需求,向面向卫生、临床服务和管理需求的整体发展转变。

医疗卫生信息化建设发展以及新一代信息技术的应用,信息系统互联互通性日益受到重视。按照实现卫生信息互联互通的目标要求,卫生信息学模型、卫生信息平台、共享文档等相关标准成为发展重点。2013 年,国家发布 GB/T 30107-2013《健康信息学 HL7 V3 参考信息模型》,引进国际医疗卫生信息标准 HL7 V3 作为国家标准。2020 年,基于 GB/T 30107-2013,发布了 WS/T 671-2020《国家卫生与人口信息数据字典》和 WS/T 627-2020《国家卫生与人口信息概念数据模型》,建立了国内医疗卫生信息标准化顶层模型(详细内容可参考第十八章第二节)。在信息平台建设方面发布了《基于健康档案的区域卫生信息平台建设指南(试行)》(2009 年)、《基于电子病历的医院信息平台建设技术解决方案(1.0 版)》(2011 年)、WS/T 447-2014《基于电子病历的医院信息平台技术规范》、WS/T 448-2014《基于居民健康档案的区域卫生信息平台技术规范》等技术规范,在信息平台功能方面发布了《省统筹区域人口健康信息平台应用功能指引》(2016 年)、《医院信息平台应用功能指引》(2016)、《全国医院信息化建设标准与规范》(2018 年)等功能规范。在共享文档方面发布了 WS/T 482-2016《卫生信息共享文档编制规范》、

WS/T 483-2016《健康档案共享文档规范》和 WS/T 500-2016《电子病历共享文档规范》等标准规范。这一系列互联互通相关标准的发布,有力地促进了国内卫生信息互联互通的技术和应用发展。

据统计,"十二五"以来,国家层面上正式发布的医疗卫生信息标准有 200 多项,包括基础类标准 60 多项、医院信息化标准 80 多项、区域卫生信息化标准 70 多项。

第三节　医疗卫生信息标准化过程

一、标准的开发

(一) HL7 标准开发框架

信息标准的编制是一个过程,应遵循科学的流程和方法。国家标准组织 HL7 对其 HL7 V2 和 HL7 V3 标准的编制先后提出了消息开发框架(Message Development Framework,MDF)和 HL7 医疗信息标准开发框架(HL7 Healthcare Development Framework,HDF),对 HL7 相关标准的开发制定了程序和方法学的指引[13]。图 1-5 是 HDF 的标准开发流程图。

图 1-6 展开了图 1-5 标准开发的分析和设计环节,其中包括分析、设计、约束和扩展等内容。

1. 分析　通过域分析模型(domain analysis model,DAM)描述业务过程、用例、流程、业务触发器和信息交换的分析模型,用于域分析和需求建档的工件。

2. 设计　通过标准设计模型(standard design model,SDM)描述标准的功能、互操作性的设计模型,包括信息建模工件[参考信息模型(RIM)、设计信息模型(DIM)、局部信息模型(LIM)、约束信息模型(CIM)等]和动态建模工件[功能模型(FM)、状态机、接口机制、交互机制等]。

3. 约束与扩展　采用标准术语(standard terminology)和 HL7 技术规范(HL7 Profile),对标准设计与开发进行规范、约束和扩展。例如 HL7 的功能规范(functional profile)用于指导电子病历系统(EHRS)标准的开发。

经过上述环节后,产出标准草案。标准草案还要通过一系列的征求意见、测试、试用、评审、投票环节后才正式发布。

(二) 标准开发方法学

方法学(methodology)表示在某一学科、调研或研究中所采用的实践(practice)、规程(procedure)、模型(model)和规则(rule),通常指适用于一个研究领域的理论分析,或者特定于一个知识分支的主要方法和基本原则。

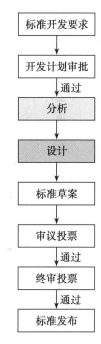

图 1-5　HDF 的标准开发流程图

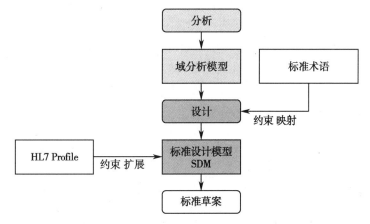

图 1-6　HDF 的标准开发分析与设计框图

信息标准的目标是建立标准化的信息表达方法、存储和传输格式,以实现信息的正确表达及无误差传播,实现信息在含义、格式和内容上的统一,为信息的互联互通提供支撑。为了使信息的意义和表示能够被无歧义地理解、传播和应用,必须采用科学的方式、方法对其标准建立过程中的实践、模型、规程和规则进行研究,并在所形成的方法学的指导下产生所需的标准物[14]。

卫生信息标准的开发如果缺乏方法学指导,将导致以下问题:①标准与具体业务紧密相关,导致标准的共用性和稳定性不高;②标准互联互通性和语义互操作性差,难以满足国家对医疗健康信息互联互通标准化的要求,更无法达到物联网、大数据和人工智能等新一代信息技术的应用需求。

通过信息建模,将实际业务领域的应用场景投影到虚拟域中进行抽象和分析,提取共同特征、定义通用属性,形成互操作性标准,达到语义水平的信息复用和共享。基于信息模型的标准开发技术是典型的采用统一建模语言(UML)的模型驱动、面向对象的系统开发方式,其标准产出物能够具备优良的共用性、复用性和稳定性。

(三) 医疗卫生信息标准开发框架

医疗卫生信息标准开发框架基于方法学的研究,借鉴 HL7 提出的医疗信息标准开发框架(HDF),结合我国卫生信息标准化的特色、需求和发展,由标准应用、标准开发、约束扩展、软件工程、标准产物和软件开发六个模块组成,用于标准开发的分析与设计过程。医疗卫生信息标准开发框架如图 1-7 所示[12]。

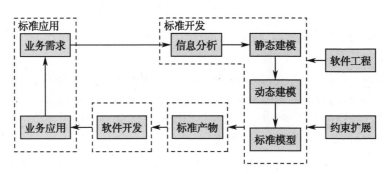

图 1-7　医疗卫生信息标准开发框架

1. 标准应用模块　包括业务需求和业务应用两部分。

(1) 业务需求:是卫生信息标准开发的起点,用户根据自身的医疗卫生业务提出对信息标准化的需求,例如业务所需要的数据信息、诊疗操作规范、临床治疗护理路径、电子病历的共享等。

(2) 业务应用:是根据用户的信息标准化需求所产生的标准,以及基于该标准所提供给用户的应用软件和应用方案。

业务需求和业务应用是卫生信息标准开发的起点和终点,用户在业务应用中对产生的标准提出的问题和改进可以形成新需求,进入开发框架进行修改、升级,实现闭环质量改进。

2. 标准开发模块　包括信息分析、静态建模、动态建模和标准模型四个主要部分,主要借助软件工程学的方法,实现业务需求分析、用例分析、概括抽象、信息建模、交互建模等标准开发过程。静态模型主要指 HL7 信息模型、约束信息模型和标准词汇等;动态模型包括 UML 活动图、状态图、时序图以及交互模型等;标准模型则包括国内卫生信息标准中应用较多的数据元模型、标准体系模型和互操作性模型等。

3. 约束扩展模块　采用已有的标准、术语等资源对卫生标准的开发作出约束和扩展,目的是赋予和增加标准的语义互操作性。采用国际、国家、地区和行业等相关标准对开发中的标准进行约束规范,是卫生信息标准规范化和本地化的过程,通常涉及映射、绑定、对照和转换等操作。

4. 软件工程模块　包括统一建模语言(UML)、可扩展标记语言(XML)和相关的软件工具等。卫生信息标准的开发基本上是采用了计算机软件开发的技术方法和开发工具,UML 主要用于信息分析和建模环节,XML 则用于接口规范和交互规范的描述,以及标准产物模块的共享文档规范。

统一建模语言(UML)、可扩展标记语言(XML)是国际标准化组织 ISO/IEC 推荐的信息技术建模标准,我国也同等采用。需要了解这方面内容的读者,可以参考 GB/T 32913-2016/ISO/IEC 19502:2005《信息技术 元对象设施(MOF)》、GB/T 32392-2015/ISO/IEC 19763:2007《信息技术 互操作性元模型框架(MFI)》等相关资料。

5. 标准产物模块　包括数据元、数据集、消息传输规范、共享文档规范、交互规范、功能规范、标准体系等部分,是标准产物的产出类型。

6. 软件开发模块　包括应用软件编程、数据库编程和 API 编程等部分。得到标准产物之后,标准的开发过程并没有结束,还需要通过软件操作界面等方式提供给用户使用。

二、标准的实施

(一) 实施是对标准的检验

标准的实施是指在社会生产实践中,为实现标准规定的各项内容所采取的专门措施和进行的有关活动。标准实施是整个标准化活动中重要的一环,在标准制定发布后,实施就成为标准化工作的中心任务。标准实施的意义在于:

1. 通过标准实施才能实现制定标准的目的。

2. 通过标准实施才能检验标准的适用性。

3. 通过标准实施才能促进标准的发展。

标准的实施是一项复杂、细致的工作,包括组织宣传、贯彻执行和监督检查等几项主要任务。

(二) 实施标准是法定责任

标准具有法规、法律的约束力和强制力[15]。

新修订的《中华人民共和国标准化法》第三十六条规定:生产、销售、进口产品或者提供服务不符合强制性标准,或者企业生产的产品、提供的服务不符合其公开标准的技术要求的,依法承担民事责任。第三十七条规定:生产、销售、进口产品或者提供服务不符合强制性标准的,依照《中华人民共和国产品质量法》《中华人民共和国进出口商品检验法》《中华人民共和国消费者权益保护法》等法律、行政法规的规定查处,记入信用记录,并依照有关法律、行政法规的规定予以公示;构成犯罪的,依法追究刑事责任。

(三) 信息互联互通标准化成熟度测评

"十二五"以来,国家、地方和卫生行政部门先后发布了一系列医疗卫生信息标准,为国内医疗卫生信息化提供了有力支撑。各级、各类医疗服务和管理机构,在开展信息化建设时应充分采用国家、行业和地方的相关标准,保证其信息化建设基于标准化、规范化的起点,为本机构信息化建设的持续发展奠定良好基础。

为了促进医疗卫生信息标准化的实施,国家卫生健康委从 2015 年开始,在全国范围内开展国家医疗健康信息区域信息互联互通标准化成熟度测评和医院信息互联互通标准化成熟度测评。信息互联互通标准化成熟度测评,采用现场考察和定量测试的方法,考察区域和医院信息平台对国内医疗卫生信息标准的执行和遵循程度。

三、标准的管理

(一) 反馈评估

标准在实施过程中,需要对标准的实施情况进行统计、分析、反馈、评估和复审。新修订的《中华人民共和国标准化法》规定:国家建立强制性标准实施情况统计分析报告制度。国务院标准化行政主管部门和国务院有关行政主管部门、设区的市级以上地方人民政府标准化行政主管部门应当建立标准实施信息反馈和评估机制,根据反馈和评估情况对其制定的标准进行复审。

(二) 修订和废止

目前国内医疗卫生信息标准存在重制定、轻管理的现象,有的标准发布后缺乏分析反馈、没有评估复审,也不修订废止。新修订的《中华人民共和国标准化法》规定:"国家强制性标准的复审周期一般不超过五年。经过复审,对不适应经济社会发展需要和技术进步的应当及时修订或者废止"。尽管新修订的《中华人民共和国标准化法》没有对国家推荐性标准、行业标准、地方标准、团体标准和企业标准提出同等要求,但对标准的定期复审,对不适应经济社会发展需要和技术进步的标准修订或者废止都是十分必要的。

(三)版本管理

标准的版本管理包括标准名称、编号(标准代号、发布顺序号、发布年号)、版本状态、发布日期、废止日期等内容。科学的版本管理方法保证了标准的应用质量和效果。良好的标准版本管理还能有效管理和充分利用医疗机构长期积累的"标准化数据",避免因标准升级修订导致的数据失效。例如,国内医疗机构广泛使用的疾病分类代码 ICD,先后经历了 ICD-9、ICD-10、ICD-11 三个版本,由于不同版本之间代码结构的差异,可能导致部分原代码数据在新版中无法使用。如果能在版本管理的基础上采用对照、映射等技术方法,就能够最大程度地保持原代码数据在新版本环境中的使用。

(李小华　梁志伟　赵霞)

参 考 文 献

[1] 李小华.医疗卫生信息标准化技术与应用[M].北京:人民卫生出版社,2016.

[2] 全国信息分类与编码标准化技术委员会.中华人民共和国行政区划代码:GB/T 2260-2007[S].北京:中国标准出版社,2007.

[3] 全国标准化原理与方法标准化技术委员会.标准化工作导则:第1部分:标准的结构和编写:GB/T 1.1-2009[S].北京:中国标准出版社,2009.

[4] 中国标准化研究院国家标准馆.国际标准分类法[M].北京:中国标准出版社,2019.

[5] 王才有,李包罗.信息集成共享与信息标准化[J].中国数字医学,2012,7(5):2-5.

[6] 中国标准化研究院.信息分类和编码的基本原则与方法:GB/T 7027-2002[S].北京:中国标准出版社,2002.

[7] 全国信息技术标准化技术委员会.信息技术:元数据注册系统(MDR)第3部分:注册系统元模型与基本属性:GB/T 18391.3-2009[S].北京:中国标准出版社,2009.

[8] 卫生部卫生信息标准专业委员会.卫生信息数据元标准化规则:WS/T 303-2009[S].北京:中国标准出版社,2009.

[9] 中国标准化研究院.标准体系构建原则和要求:GB/T 13016-2018[S].北京:中国标准出版社,2018.

[10] 李春田.现代标准化方法—综合标准化[M].北京:中国标准出版社,2011.

[11] 汤学军,董方杰,张黎黎.我国医疗健康信息标准体系建设实践与思考[J].中国卫生信息管理杂志,2016,13(1):31-36.

[12] 赵霞.医疗卫生信息标准开发方法学研究与应用[D].广州:南方医科大学,2019.

[13] HL7 Development Framework (HDF)[EB/OL].(2010-12-15)[2020-05-01]. https://gforge.hl7.org/gf/HL7 Healthcare Development Framework Version 1.5.

[14] 刘丹红,王霞,徐勇勇,等.卫生信息标准化:从整理数据元到构建语义模型[J].中国卫生信息管理杂志,2015,9(4):7-12.

[15] 甘藏春,田世宏.中华人民共和国标准化法释义[M].北京:中国法制出版社,2018.

第二章 医疗卫生信息标准化发展

　　随着信息技术的迅速发展及其在医疗领域的广泛应用,健康医疗信息化建设取得了长足进展。在加快建设卫生信息化基础设施的同时,信息共享和数据利用的需求不断增强,信息标准的重要性日益彰显。虽然世界各国卫生信息化建设发展的进程各异,信息化建设策略和技术路线也不尽相同,但是信息标准化都是关键的基础性工作。通过采用标准实现互操作性是卫生信息化领域的国际共识。在政府的倡导下,相关学术机构、HIT企业、国际组织及标准研发机构研究制定了大量卫生信息标准,其中一些标准获得了广泛认可和采用。本章以美国、英国、加拿大及我国等国家卫生信息化和信息标准化建设及ISO、HL7、WHO、IHTSDO等国际组织的信息标准研发和应用为例,介绍国内外医疗卫生信息标准化发展现状。

第一节 信息标准化与卫生信息化建设

一、美国卫生信息化与信息标准化发展战略

　　高度市场化的美国在卫生信息化建设方面加强了国家层面的统一规划和指导,2004年成立了国家卫生信息技术协调官办公室(Office of the National Coordinator of Health Information Technology,ONC),作为全国卫生信息化建设的高层管理协调部门,其地位通过2009年的HITECH法案得到进一步确认[1]。ONC的主要任务是通过应用最先进的卫生信息技术和实施电子化卫生信息交换,改善卫生服务的质量和安全性,降低卫生费用。主要包括:在全国范围内开展卫生信息技术基础设施建设,推动医疗机构及医疗从业者间的诊疗协作和信息共享,促进公共卫生及临床服务与研究,努力减少卫生服务不均等;领导卫生信息标准的认证、应用及卫生信息技术产品的认证;开展卫生信息技术政策协调;制定卫生信息

技术和卫生信息交换的政策规划;建立和管理全国范围的卫生信息网络。

2014 年,ONC 制定了美国联邦政府卫生信息化战略规划 2015—2020(Federal Health IT Strategic Plan 2015—2020)[2],其中提出了 4 个目标,包括在信息收集方面扩大卫生信息技术使用;通过提高卫生信息技术的安全性与互操作性,促进信息共享;通过卫生信息利用,强化卫生服务提供,改善个体及人群的健康,促进科学研究和知识创新,通过可互操作的卫生 IT 基础架构连接医疗和健康数据。互操作性是实施本规划的核心,而实现互操作不仅需要采取管理协调措施,更需要标准研发组织开发有关信息内容、语义和传输的标准和应用指南。为此,ONC 于 2015 年制定了实现互操作性卫生信息技术基础设施的 10 年愿景(A 10-Year Vision to Achieve an Interoperable Health IT Infrastructure)及与之配套的全国互操作路线图(Connecting Health and Care for the Nation:A Shared Nationwide Interoperability Roadmap)[3]。互操作路线图中描绘了三个实现互操作的关键环节,见图 2-1。2017 年,ONC 还提出了互操作性标准测量框架(Proposed Interoperability Standards Measurement Framework),用来测量和评估卫生信息技术(产品)及终端用户使用互操作性标准的进展情况,同时也帮助发现标准实施过程中需要克服的主要障碍。

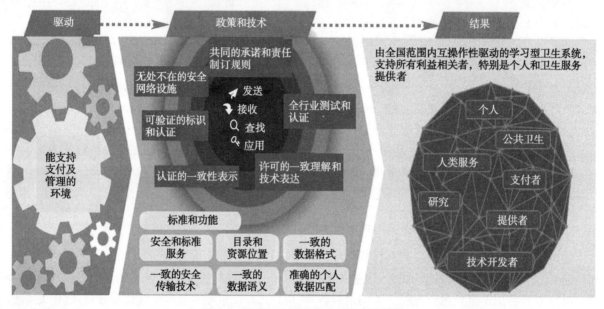

图 2-1　美国卫生信息技术互操作路线图

根据 HITECH 法案,美国联邦政府制定和实施了很多项目和政策措施,激励卫生服务提供者积极参与国家卫生信息交换战略的实施,例如州卫生信息交换项目(State Health Information Exchange Cooperative Agreement Program)、联邦卫生互操作建模和标准项目(The Federal Health Interoperability Modeling and Standards program)。为了保证所有州在统一的指导原则下使用信息技术,形成一个相互协调的卫生系统,实现有效沟通,ONC 提出了卫生信息交换所必需的一组构件(building blocks),包括为卫生信息交换设定清晰的目标,并对其进度和产出(例如患者医疗结果的改善)进行测量;开发可以解决互操作问题、降低应用成本的政策和标准;保证患者始终位于卫生信息交换的中心,并能够访问他们自己的电子健康信息。在这些措施的推动下,参与交换和共享卫生信息的卫生服务提供者越来越多,卫生信息交换的网络及方法和路径不断涌现。

二、英国国家卫生信息化及标准化策略及其演变

英国政府一直高度重视卫生信息化和标准化建设,认为信息和技术的应用是改善医疗服务质量和效率,应对 NHS 面临的经费困难和国民健康需求增长等挑战的重要手段。2013 年以前,英国 NHS CFH(NHS Connecting for Health)是国家卫生服务(NHS)卫生信息技术的开发和维护机构,负责英国卫生部 2003 年发起的、为期 10 年的全国卫生信息化项目 NHS National Programme for IT(NPfIT),其构成详见表 2-1。该项目包括 NpfIT 主干(Spine)和若干个单元(Cluster),旨在将 NHS 建成一个一体化的、中央管控的个人电子健康记录系统,连接大约 3 万名全科医生和 200 多所医院,为授权的医疗专家提供安全的、可追溯的数据访问服务,患者也可以通过 Health Space 在线访问自己的健康记录。NpfIT 项目终止后,英国卫生部的卫生信息化方向由建设强制性全国一体化系统转向寻求本地化解决方案,即放弃中心化的举国卫生信息化路径,在现有全国性应用软件继续存在的情况下,由地方牵头,采购多个系统。随后,采取了新的模块化实施方法,允许 NHS 机构进行小的、可管理的改造,以适应其业务需求和能力。NHS 潜在的核心愿景是建设和形成连接所有(connect all)而不是取代所有(replace all)的系统。目前,Spine 为英格兰 20 500 个医疗保健机构的 23 000 个信息系统提供 IT 基础设施,信息能够通过电子处方、病历摘要和电子转诊等国家级 HIT 服务实现安全共享[4]。

表 2-1 NpfIT 项目的主要构成

成 果	软 件 名 称
集成的健康记录服务	NHS Care Records Service(NCRS)
电子处方	NHS Electronic Prescription Service
电子预约	Choose and Book
IT 基础建设	New National Network(N3)
医学影像软件	Picture Archiving and Communication System (PACS)
初级保健绩效管理	Quality Management and Analysis System (QMAS)
中央 e-mail 和目录服务	NHSmail

2013 年成立的英国卫生与社会保健信息中心(HSCIC)是英国医疗卫生信息、数据和 IT 系统及其标准的提供者,负责开发、保障和审批全国范围内相关信息的收集工作,同时支持 IT 基础设施、信息系统和标准建设,保证卫生系统内信息的有效和安全流动,提高医疗服务产出。HSCIC 的 2015—2020 战略规划是基于信息和技术改善医疗服务(Health and Social Care Information Centre Strategy 2015—2020:Information and technology for better care)[5]。该战略提出的目标,首先是保证个人健康信息在医疗卫生领域内安全有效流动,并且按照个人意愿保护数据的私密性;其次是构建共享的架构和标准,促进互操作性和实施新的、数字化的服务,鼓励安全的信息共享。本目标强调信息标准的研发与应用,指出数字化服务应该有助于所有居民最大程度地利用信息维护自己的健康,且必须在正确的时间、以正确的格式为医疗专业人员提供正确的信息,能够随时随地帮助他们提供更加安全和有效的医疗服务。为此,规划提出要继续开发信息和技术标准,加强对软件和医疗服务供方的支持,鼓励他们采纳和使用标准。同时,开发标准及应用系统,方便居民浏览自己的健康记录并参与电子健康记录的生成和维护。通过全行业协作,形成跨区域、跨机构的一体化医疗服务体系。通过设定上述战略目标,HSCIC 的角色实现了战略性转变,即从自上而下的发布标准,转变为更深入地参与各项事务,成为联合行动的策划者。HSCIC 的工作包括:发布路线图,建立机构访问核心业务交易服务所必需的技术路径,比如 Spine 和 NHS 转诊服务;与合作者一起设计和实施服务,认证数字服务和应用,提供技术和数据标准指导;鼓励地方创新,协助采用标准,支持互操作性和医疗保健的连续性;与企业界联合,开发标准并将标准更完整地植入软件产品。

2014 年,为了响应和落实英国政府的保健法案(Care Act 2014)、政府数字化战略(the Government Digital Strategy)以及英国卫生部的数字化战略(Leading the Culture Change in Health and Care),英国卫生部成立了国家信息理事会(NIB),将 NHS 所属的国家医疗卫生机构以及公共卫生、临床研究、社会照护、地方政府等各方力量联合起来,负责制定医疗卫生领域信息和技术发展的优先战略,提出投资和行动建议,使政府及卫生服务提供者、患者、居民从信息及技术中获取最大收益[6]。NIB 于 2014 年底发布了个性化健康医疗 2020(Personalized Health and Care 2020)——利用数据和技术改变患者和居民健康的行动框架,HSCIC 的地位得到进一步强化,成为国家医疗卫生系统信息技术合作者(partner)——NHS Digital。NHS Digital 的使命虽有很大程度的扩展,但主要还是通过数字化技术提供中心(provider centre)继续开发和维护 Spine,例如最近通过儿童信息系统实现了儿童保护信息共享、通过 Spine 迷你服务为便捷地访问人口信息开发了路径等。

三、加拿大卫生信息化建设及其互操作蓝图

为了促进卫生领域的信息化建设,加拿大联邦政府于 2001 年成立了一个独立的非营利性组织——Health Infoway,与各省及其他领地(territories)协作,共同资助全国数字健康项目。Infoway 的总体目标是与所有合作伙伴密切配合,通过创新信息化解决方案,加快数字化项目的开发和卫生信息技术的使用,提高卫生服务的质量、效率和可及性,促进加拿大人民的健康水平。Infoway 的方案涉及卫生信息化建设的各个方面,包括:数字医疗投资、电子健康记录、电子病历、临床人员电子服务(e-Services)、消费者电子健康服务、电子处方、公共卫生监测、远程医疗、收益评估、临床互操作性、新兴技术、厂商认证服务等。截至 2018 年,Infoway 已经从联邦政府获得了 24.5 亿美元的资助,与地方政府的投资一起,用于大约400 多个卫生信息化项目[7]。目前 85% 的初级保健医生使用电子病历,100% 的 X 线、CT 和磁共振等影像学检查实现了数字化,98% 的医院能够开展远程会诊,97% 的医学实验室检查结果实现了数字化[8]。

Infoway 的项目涉及健康医疗的各个方面:在消费者健康方面,为居民提供个人健康信息的数字化访问,帮助他们进行自我健康管理;在医学影像方面,促进获得授权的医疗服务提供者以电子化途径访问和浏览影像数据(X 线、超声、磁共振、CT 等),无论这些数据在何处生成;在药物信息系统方面,Infoway 的投资保证卫生服务提供者访问、管理、共享和保护患者的用药历史数据,检查药物的交互作用,防止药物滥用;在电子病历及其集成方面,Infoway 努力促使更多的临床工作者使用电子病历系统,为他们提供全面完整的患者健康数据;在卫生信息化基础建设方面,Infoway 帮助开发通用标准和技术架构,促进系统的互操作性能和卫生信息的交换共享,同时保证数据的私密性和安全性,减少无效投入。在 Infoway 的支持下,各个省和地区正在建设一个互操作性 EHR 网络,连接诊所、医院、药房及其他医疗服务点。

Infoway 制定的 EHR 通用架构,即电子健康记录建设蓝图(EHRS Blueprint)提供了一套完整解决 EHR 互操作问题的路线图,其宗旨是为所有参与方提供一个协作共享的、具备互操作性的 EHR(interoperable EHR)视角,支持在不同的卫生服务提供者之间共享患者信息,包括全科医生、专科医生、护士以及药师,覆盖所有医疗机构,而且跨越地理位置和距离。蓝图于 2003 年 7 月发布了第 1 版,2006 年 3 月发布了第 2 版。蓝图中的 EHR 系统是一个弹性的卫生行业信息化建设框架,在概念上包含核心的逻辑组件,但没有规定具体的物理架构。架构的核心见图 2-2。2016 年,Infoway 将电子健康记录建设蓝图更新为数字健康蓝图(Digital Health Blueprint:Enabling Coordinated & Collaborative Health Care),在

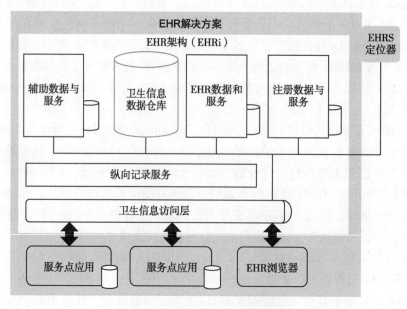

图 2-2　加拿大 EHRS 核心架构

EHRS Blueprint 基础上提供了一个构建和部署数字医疗方案的框架,阐述了战略规划和设计选择方面的问题,即基于一套原则和可重用的组件,形成多个不同的信息架构。其内容范围超越了 EHR 系统,涵盖了更广泛的数字医疗领域,同时还描述了当前及未来新兴技术与医疗服务的融合[9]。

Health Infoway 还实施了一系列具体的互操作项目,用来提高质量(Quality Improvement)、改善医疗服务的可及性(Improved Health Care Access)、为社区和公众的健康(Contributions to Community and Public Health)服务和控制成本(Cost Control)。2001 年以来,Infoway 已经批准的项目有诊断影像系统、药物信息系统、互操作性电子健康记录、实验室信息系统、公共卫生监测、远程医疗等。2018 年,Infoway 发起了推进卫生服务可及性战略(Driving Access to Care strategy-ACCESS 2022)[10],即让加拿大人通过可利用的数字卫生工具和服务,获取他们的健康信息,强化患者参与,改善卫生服务产出。这个战略包含两个覆盖全国的倡议项目:卫生服务可及(ACCESS Health)和电子处方(Prescribe IT)。Prescribe IT 项目已经在加拿大安大略、亚伯达等省的一些地区成功启动,2019 年将扩展至更大范围。ACCESS Health 重点解决个人健康信息的随时、随地访问和获取问题,包括两个实施措施:访问门户(ACCESS Gateway)和访问联盟(ACCESS Alliance),前者是一个共享的数字化服务,后者指医疗卫生领域各参与方的协作,两个项目都包含标准化环节,即通过提高标准化程度实现互操作性和信息的可携带性。

四、我国卫生信息化与信息标准化现状与发展规划

卫生信息化是我国信息化建设的重点领域和重要组成部分,是深化医药卫生体制改革的重要内容。我国的卫生信息化坚持制度先行、统筹设计、强化应用、互联共享、业务协同的总原则,统筹信息资源,强化制度、标准和安全体系建设,有效整合和共享全员健康信息资源,实现公共卫生、医疗服务、医疗保障、药品管理等业务应用,建设国家、省(市)、地市和县四级健康信息平台,以平台为连接业务应用的枢纽,以居民健康卡为连接各项卫生服务的介质,形成覆盖各级各类卫生机构的高效统一的网络,实现业务应用互联互通、信息共享和有效协同,为实现人人享有基本医疗卫生服务目标提供有力的信息技术支撑和保障[11]。国家卫生信息化总体框架见图 2-3。

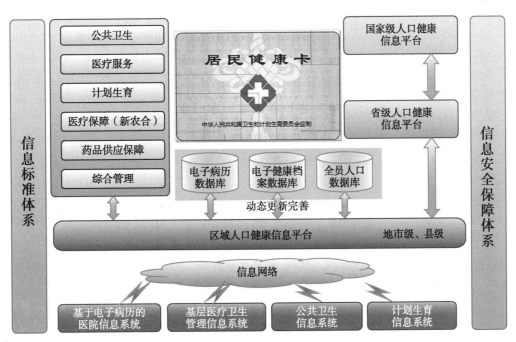

图 2-3　我国卫生信息化总体框架

中央和地方财政投入了大量资金用于卫生信息化建设,且成效显著。全国已经初步建立了全员人口信息、电子健康档案、电子病历等数据库,绝大多数省(区、市)建立了区域卫生信息平台,实现了区域内健康信息共享以及跨区域医疗卫生业务协同。国家全民健康保障信息化平台基本实现了国家、省、

市、县平台联通全覆盖。公共卫生信息体系基本建立并得到广泛应用,传染病疫情网络直报系统全面覆盖县级及以上医疗卫生机构,基本覆盖乡镇卫生院。普遍开展了基层卫生信息化建设。以电子病历为核心的医院信息平台建设加快进展,全国三级甲等医院基本实现医院内信息共享,90%以上的县及县以上医院建立了财务收费、药品器材、医疗管理等内容的医院管理信息系统,30%以上的医院建立了以患者为中心、以电子病历为基础的一体化管理信息系统。同时,中医药服务信息化建设、新农合跨省结算监管、食品药品信息监测等也取得明显成效,国家药品供应保障综合管理信息系统初步建立,并与各省(区、市)药品采购平台实现互联互通。

近几年来,顺应信息技术的发展和公众健康需求的增长,国家还积极倡导应用移动互联网、物联网、云计算、大数据、人工智能等新技术,推动惠及全民的健康信息服务和智慧医疗服务。内容包括:发展“互联网+”医疗服务,构建线上线下一体化医疗服务模式和有序分级诊疗格局;创新“互联网+”公共卫生服务,加强区域医疗卫生信息资源整合,探索运用大数据技术分析手段,提高重大疾病防控和突发公共卫生事件应对能力;优化和加强“互联网+”家庭医生签约、药品供应保障、医疗保障结算、医学教育和科普、人工智能应用等服务。同时,还提出了健康医疗大数据应用发展的指导思想、基本原则、发展目标、重点任务、重大工程和加强法规、标准保障体系建设的措施[12]。

信息标准化是国家健康医疗信息化建设的关键环节。“十二五”期间,原卫生部提出了卫生信息标准体系,为我国卫生信息标准的建立和不断完善奠定了基础。近十几年来,国家卫生健康委统计信息中心、卫生标准委员会信息标准专业委员会、国家卫生健康委医院管理研究所、中医科学院中医药信息研究所、国家卫生健康委卫生发展研究中心、中国医学科学院医学信息研究所、国家标准化研究院等官方机构,以及中国卫生信息与健康医疗大数据学会、中国医院协会、中国中医药信息研究会等各类社会团体共同努力,已经研究制定了一系列卫生信息标准。另外,我国还与世界卫生组织、国际标准化组织、HL7、DICOM、HIMSS 等国际组织广泛合作,积极借鉴国际经验,在 ICD、RIM、CDA、元数据管理、影像传输等国际标准的本地化和推广应用方面也取得了显著进展。

在信息化建设宏观层面,国家陆续制定了一系列标准和规范,包括《基于健康档案的区域卫生信息平台建设指南》《基于健康档案的区域卫生信息平台建设技术规范》等,用来指导和促进区域卫生信息平台建设。为保证以电子病历为核心的医院信息化建设工作顺利开展,国家制定了《基于电子病历的医院信息平台建设技术解决方案》《基于电子病历的医院信息平台技术规范》《电子病历系统功能应用水平分级评价方法及标准(试行)》。2018 年,国家卫生健康委在《医院信息平台应用功能指引》和《医院信息化建设应用技术指引》的基础上,又研究制定了《全国医院信息化建设标准与规范(试行)》。为了规范健康医疗领域各业务系统的建设,国家还出台了一系列功能规范和技术,例如《远程医疗信息系统基本功能规范》《基层医疗卫生信息系统基本功能规范》《慢性病监测信息系统基本功能规范》《居民健康卡技术规范》等。为了促进标准应用落地,国家卫生健康委统计信息中心还制定了《国家医疗健康信息医院卫生信息互联互通标准化成熟度测评方案》和《国家医疗健康信息区域卫生信息互联互通标准化成熟度测评方案》,并连续开展了测评工作。

在促进语义互操作的基础标准和数据标准方面,参照国际相关标准,面向我国现阶段需求,国家已制定和发布了 200 多项针对电子健康档案、公共卫生领域各业务应用系统、电子病历、卫生监督业务、健康卡应用等领域的数据集、数据元及其值域代码、共享文档标准。2019 年初又连续发布了《健康体检基本项目数据集》等 32 项团体标准,内容涉及数据集、系统功能规范和技术规范、医疗物联网等各个方面[13]。

第二节　卫生信息标准的制定与实施

一、美国的卫生信息标准开发管理和实施

美国国家标准化工作的主要内容包括自愿(voluntary)、共识(consensus)的标准制定过程和一致性(conformability,符合性)标准评价活动。美国的国家标准化体现了美国社会的政治、经济特征和价值

观,具有高度市场化特征。为了鼓励创新和改革,使全社会从标准中普遍受益,美国的标准管理采用比较分散的体系,政府对标准化活动不实行中央控制,标准化活动存在于独立的私有标准化研发组织(SDOs)和一致性评价机构。标准化既脱离政府控制,又通过必要的政府参与而得到强化。另外,美国的标准化体系是需求驱动的体系,标准的产生是对政府、企业、消费者等各方提出的特定需求的应答。最后,标准研发体系还是一个自愿(义务)的体系,即所有标准的制定及一致性遵循都是利益相关者的自愿选择,只与不断变化的市场直接相关。

美国标准化工作的参与者非常广泛。美国国家标准局(ANSI)是负责标准研发管理协调的非营利机构,牵头制定了美国国家标准发展战略,与美国政府机构、WTO、ISO、IEC 等国际组织开展合作,负责组织和协调全美各利益群体和 SDOs 的标准化工作,监督标准制定原则的贯彻执行。ANSI 中关注卫生信息领域标准的机构为卫生信息标准理事会(Health Informatics Standard Board,HISB)。ANSI 帮助各行业建立稳固的、广泛参与的标准化伙伴关系,培育和支持标准论坛(forum)或标准专门小组(panel),例如卫生信息领域的卫生信息技术标准组(HITSP)。ANSI 倡导的标准制定要按照规定程序,提倡公开公正,保证所有相关者公平参与、共同受益。为此,ANSI 开展标准研发组织认证,是美国所有自愿共识(voluntary consensus)标准研发组织 SDOs 的唯一认证者。ANSI 认证的 SDOs 必须以开放、公正、一致的程序研发标准,获得认证的 SDOs 和国家标准都要通过 ANSI 的审查程序,接受监督,保证其成为中立的第三方,不损害市场公平性。另外,ANSI 还负责产品认证的组织工作,包括 HIT 产品。

通过卫生信息标准化实现卫生信息系统互操作始终是美国国家卫生信息化战略的核心。ONC 制定了国家层面卫生信息标准研发、应用和相互协调的工作框架,主要包括:开发基于用户体验的用例;互操作规范和应用的协同;通过新的倡议、工作组和示范项目,提供实践经验和应用支持;与 ONC 的合作者例如 NIST 联合,建立反馈和测试机制。标准与互操作合作组织已经开发和定义了一系列用于项目的工件,包括规范、应用指南、信息模型、词汇和值集、测试工具和数据、参考应用等。例如,通过协同将卫生信息的不同视角融合,达成一致,同时发现未来互操作标准研发的缺口;与 SDO 合作,支持标准开发;开发独立于特定软件架构的互操作规范和国家卫生信息网络特有的互操作规范、测试方案和工具,开展标准应用测试;配合政府的 HIT 应用激励政策,进行产品认证;开发符合标准的软件解决方案,作为软件开发者的参照和范例;开展试验示范项目;开发和维护标准资源库。

除了发布互操作路线图、发起和实施信息交换项目、倡导和支持卫生信息标准研发和应用以外,ONC 每年都发布互操作标准建议(Interoperability Standards Advisory,ISA),对全国的卫生信息标准开发与应用进行引导[14]。HIT 业内的标准都针对特定的互操作需求,涉及临床、公共卫生、科学研究及管理等各个方面。互操作标准建议主要用于 ONC 对互操作性标准和应用规范方面的发现、评估和公共关切进行协调,其主要目的有三个:首先,为业界提供一个满足特定医疗健康信息互操作需求的标准和规范列表,目前 ISA 重点关注机构之间的信息共享;其次,当针对特定需求有多个可用的标准和规范时,ISA要反映业内各利益相关者持续对话、争论的结果,必要时通过公众评议展开讨论;最后,指出安全使用参考标准和规范时应予关注的局限性、前提条件以及建议。如果卫生信息技术产品的开发者或者用户寻求解决特定互操作问题的标准,ONC 鼓励他们采用 ISA 中推荐的标准和规范。国家及政府的卫生信息项目以及信息产品测试工作也都要求被测试方使用 ISA 中建议的标准和规范。ISA 向公众公布两大类标准:API 资源汇总(ARCH)和互操作核心数据(USCDI),前者主要是 HL7 FHIR 资源,后者是用于互操作的数据类和数据元。

ONC 提出的 2016 年互操作标准建议(Interoperability Standards Advisory)的概要内容如下。

第一部分:可用的词汇/编码集/术语标准和应用规范

I-A:过敏

I-B:医疗团队成员

I-C:就医诊断

I-D:民族

I-E:家族健康史

I-F:功能状态/残疾

I-G:社会性别标识、生理性别及性取向

I-H:免疫

I-I:职业与工作种类

I-J:实验室检查

I-K:用药

I-L:数值标记和值

I-M:患者健康问题(健康状态)

I-N:首选语言

I-O:操作/手术

I-P:放射(干预及操作)

I-Q:吸烟状态

I-R:设备唯一标识

I-S:生命体征

第二部分:可用的内容/结构标准及应用规范

II-A:入院、出院和转诊

II-B:医疗计划

II-C:临床决策

II-D:药物配方集及收益

II-E:电子处方

II-F:家族健康史(临床基因学)

II-G:影像

II-H:实验室

II-I:患者教育资料

II-J:患者偏好/知情同意

II-K:公共卫生报告

II-L:质量报告

II-M:将临床健康信息表达为"资源"

II-N:敏感信息的分割

II-O:临床总结

第三部分:服务性标准和应用规范

III-A:向已知的目的地主动推送临床信息

III-B:临床决策支持服务

III-C:影像交换

III-D:供方目录

III-E:公布/出版与订阅

III-F:查询

III-G:资源定位

ONC 2019 年发布的 ISA 中涉及的互操作问题(需求)有了较大的变化,范围更加广泛。互操作标准建议共分为五个部分[15]:第一部分是词汇、编码集、术语标准和应用规范,也就是语义表达;第二部分是内容、结构标准和规范,也就是语法形式;第三部分是服务标准和规范,也就是针对用户特定互操作问题,用来部署和采用的基础部件;第四部分是管理标准和应用规范,针对支付、运营及其他非临床互操性需求;第五部分是对利益相关方反馈的问题及请求。以患者临床信息当中的健康状况描述为例,ISA 对相关标准和规范的建议如表 2-2 所示。

表 2-2　患者临床健康状况

类型	标准/应用规范	标准成熟度	应用成熟度	采纳水平	是否是联邦政府要求	费用	测试工具是否可用
医学观察值的标准	SNOMED CT	最终版本	产品	……	是	免费	N/A

局限性、依赖性和考虑的先决条件	可用的值集
• 为实现医学观察互操作性需求,代码必须从临床发现(clinical finding)、语境(situation with explicit context)和事件(event)中选取 • SNOMED CT 支持联合使用多个代码(即后组合,可以使用来源于其他轴的代码)形成新的语义 • 更多信息医学观察和观察值,可以从卫生信息技术标准委员会开发的信息化资源获取	• PHINVADS Problem value set 　2. 16. 840. 1. 113883. 3. 88. 12. 3221. 7. 4 • CORE problem list subset urn:oid: 　2. 16. 840. 1. 113762. 1. 4. 1018. 240

二、英国卫生信息标准的研发与管理

英国的卫生信息化建设一贯重视信息标准的开发与应用。国家信息委员会(NIB)设国家卫生信息主管,负责健康相关领域的信息管理和信息技术应用。NIB 还专门制定了《卫生信息标准与数据收集工作实施框架》,提出建立国家层面数据资源和信息标准的统一管理体系,从 EHR 中提取数据进行二次利用,支持数据的互操作性。2014 年 3 月底以前,健康信息标准委员会(ISB)负责全国标准的研发、审批、推广、应用和管理维护。ISB 规范的标准研发和管理过程分为 7 个阶段,也反映了标准的生命周期。

1. 需要(need)　现有的国家或国际相关记录文档存在缺陷,拟通过研发标准予以解决。
2. 需求(requirement)　确认信息标准需求,要详细、具体的说明。
3. 草案(draft)　初步证明即将制定的标准能满足需求阶段的定义。
4. 完整(full)　证明通过持续的维护和更新过程,标准是可应用的、互操作的和安全的。
5. 应用(implementation)　标准正在健康领域得到应用。
6. 维护(maintenance)　信息标准已经得到实际应用,并根据用户反馈进行适时更新。
7. 退役(retirement)　标准不再被认可,即废止。

标准的研发需要历经复杂的过程,投入大量资源。所以,ISB 项目开始之前必须确认其产出与现有标准不存在重叠或重复,且有明确的责任委托和资金投入。ISB 制定了标准制定的方法框架,详细规定了每个阶段的主要任务和目的、各参与方的责任、主要产出及阶段产出的质量指标。标准管理过程充分体现了协作性。

2014 年新组建的卫生信息标准委员会(SCCI)是 NIB 的二级委员会,依托国家卫生统计信息中心(HSCIC),即 NHS digital。HSCIC 为国家卫生信息化建设提供 IT 基础设施、信息系统和信息标准支持,拥有全国唯一的健康数据资源库,与英国卫生部及 NHS 等 24 个部委级机构同属于 NIB 成员。HSCIC 负责管理和维护国家卫生信息标准[16],包括:①临床分类服务:分类编码标准支持,ICD-10 和 OPCS-4,从事标准的研发、扩展、相互映射、编码审核、培训和认证等工作;②数据模型与数据字典:用于 NHS 的数据收集和信息管理。国家医学术语中心负责维护统一医学命名系统——临床术语(SNOMED CT)、药品与设备字典、临床影像操作表达标准、临床术语(read codes)等。2017 年 4 月,英国设置了新的负责卫生信息标准、数据收集和提取的机构,即数据协作委员会(Data Coordination Board,DCB),接替了 SCCI 的标准审批职责。这项改革在 NHS Digital 内部建立了持续保证标准协同的专门团队,更新了提出新思路、新议案的程序和方法,标准研制、发布、复审等工作的流程和方法保持不变。DCB 发布卫生信息标准列表,每月召开例会对信息标准和数据收集进行审核和通过,并对所发布的标准列表进行更新。列表提供每项标准的唯一标识号、名称、类型及文本。

英国将标准划分为技术标准、数据标准和信息标准三大类。图 2-4 展示了各种标准如何产生终端到终端的解决方案。

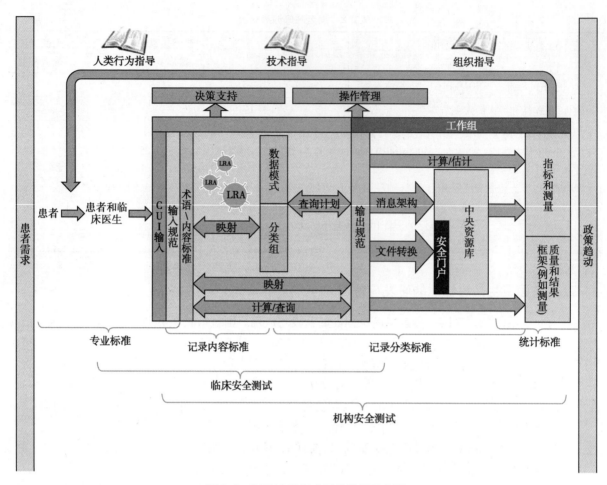

图 2-4 英国 NHS 标准及其使用示意图

NHS 通过提供标准化资源、指导性规范、标准化服务和工具,促进用户正确高效地采用已有标准开发软件产品,提高系统的互操作性能。NHS 互操作工具包(Interoperability Toolkit,ITK)是一组国家标准、框架和执行指南,支持本地和跨机构的互操作。ITK 旨在克服地区差异,并为一个或两个整合主题提供一种稳定的通用规范。ITK 应用开放性的国际标准、HL7 及 IHE。2018 年公布的 ITK 第 2 版(Release 2)发布了一个更新的 ITK 核心框架和一系列新的功能。核心框架包括核心服务定义(core service definitions)、传输规范(transport specifications)、架构规范(architecture specifications)、分布封套(distribution envelope)、确认框架(acknowledgement framework)和目标操作模型(a target operating model)。除了核心框架,ITK 还包括临床文档架构(CDA)、消息、互操作规范参考包(包含 OID 目录,HL7 V2、V3 词汇,SNOMED CT 子集)、Spine 迷你服务规范(Spine Mini Services specifications)、ITK 标准一致性(Interoperability Toolkit Standards Conformance)包等。

三、加拿大卫生信息标准及其应用推进

通过泛加拿大(Pan-Canadian)标准制定规则和开放、透明、广泛参与的标准决策过程,基于国际标准,加拿大已经由 Health Infoway 或特定项目组牵头制定了一系列促进互操作的卫生信息标准。标准遵循从开发到维护的全生命周期管理。另外,Infoway 及其项目还必须通过与相关标准制定组织,例如 HL7、ISO、IHE 等的合作,推广(引进、修订、开发)和影响标准。为了开发互操作性 EHR,作为 Infoway 战略发展方向的一部分,HL7 V3 已被作为临床消息的首选标准。Infoway 通过标准项目直接参与了 HL7 Inc、HL7、ISO、IHE 和其他标准研发组织。通过这种参与,确保加拿大 Infoway 提供足够的标准支持,并与国际标准协调一致,同时使 Infoway 有机会在标准的研发过程中充分反映加拿大的需求。积极推广这些标准为 HIT 供应商提供了所需标准和产品市场,包括未来将产品销售到其他国家的潜在市场的可能性。

加拿大全国有很多从事信息标准研发应用的社会团体及委员会[16]，包括临床互操作团体（Clinical Interoperability Community，活动平台为 InfoCentral）、泛加拿大获益评估网络（Pan-Canadian Benefits Evaluation Network）、泛加拿大变更管理网络（Pan-Canadian Change Management Network）、泛加拿大临床同行网络（Pan-Canadian Clinician Peer Network）、临床委员会（Clinical Council）等。其中的临床互操作团体工作平台成立于 2015 年 1 月，是为实施临床互操作战略而建立的合作平台，将相关知识、标准、工具和解决方案与潜在的及已有的用户连接起来，促进实施和应用团体之间的合作。目前，该平台正转化为一个动态的在线合作群，包含相互关联的两部分：一部分提供相关标准与规范的访问，另一部分是协作工作平台。该平台为参与者提供加入和观摩讨论议题、与其他同行开展工作协作的机会，一起应对共同的互操作挑战。内容包括：共享新资讯、与专家沟通、举办会议、发现即将发生的事件、参加培训、发现感兴趣的领域的相关资源。

Infoway 官方认定的标准涉及客户注册标准、供方注册标准、服务提供地注册标准、药品标识号、免疫标准、药物标准、DICOM、SNOMED CT、LOINC、癌症分期标准、标准化护理术语、实验室消息标准、急诊诊断列表、加拿大临床药物数据集、HL7 FHIR、CDA、护理术语集、pCLOCD/LOINC、初级保健记录内容标准（PHC EMR CS）、信息安全技术标准等[17]。

为了加速卫生信息标准在加拿大各地的广泛采用，Infoway 要求在其投资的项目中使用标准，并为标准的应用实施提供一系列工具，例如互操作解决方案、消息解决方案、消息合成器、HL7 探索器、术语解决方案，还有临床文档解决方案、请求管理解决方案，以及 API 集成的外部解决方案等。另外，Infoway 还为 HIT 厂商提供认证服务，认证服务的目标包括：通过认证产品符合国家规定，降低 HIT 厂商和购买者的投入和风险；促进加拿大市场上可信的、互操作性的 HIT 解决方案的使用；保证全国统一使用基于标准的 HIT 方案。认证的核心是产品检查和评估，判断其是否符合 Infoway 的评价标准。

四、我国卫生信息标准化的现状与问题

国家卫生健康委在国务院标准化行政主管部门指导下，负责卫生领域标准管理工作。国家卫生健康委设立全国行业标准委员会，由卫生标准管理委员会和若干专业委员会组成。政策法规司负责组织卫生标准的制（修）订及管理，各相关业务司局会同各专业委员会负责相关专业领域标准的制（修）订。卫生信息标准专业委员会是卫生标准专业委员会之一，负责开展卫生信息行业标准的制（修）订和管理。同时，国家标准管理委员会及国家标准化研究院也承担卫生信息领域国家标准的立项、研制和发布工作。

我国卫生信息标准的研制和管理采取多方参与、互相制约、互相促进、互相监督的工作机制。标准研制要经历多个阶段。首先由公民、法人或其他组织提出标准立项建议，经标准委员会审查通过后，由国家卫生健康委下达年度卫生标准制（修）订项目计划，选择并确定标准起草单位和第一起草人。项目承担单位和第一起草人按要求填写《卫生标准制修订项目委托协议书》，并提交至相应的专业委员会，国家卫生健康委拨付补助经费后项目正式启动。在标准起草阶段，第一起草人通过广泛公开征集标准制（修）订建议，召开有关单位、专家参加的座谈会、论证会，听取意见、研究论证，形成标准草案和标准送审稿后，由专业委员会秘书处对标准组织初审、预审、会审、函审。最后，形成根据审查意见修改的标准报批稿，由国家卫生健康委批准发布。标准的研制过程如图 2-5 所示。

国家鼓励学会、协会、商会、联合会、产业技术联盟等社会团体协调相关市场主体共同制定满足市场和创新需要的团体标准，由本团体成员约定采用或者按照本团体的规定供社会自愿采用。国务院标准化行政主管部门会同国务院有关行政主管部门对团体标准的制定进行规范、引导和监督。《中华人民共和国标准化法》规定，制定团体标准，应当遵循开放、透明、公平的原则，保证各参与主体获取相关信息，反映各参与主体的共同需求，并应当组织对标准相关事项进行调查分析、实验、论证。制定团体标准的一般程序包括：提案、立项、起草、征求意见、技术审查、批准、编号、发布、复审。

近年来，我国卫生信息技术领域也开展了标准和规范应用的测试与评估，目的是促进卫生信息标准的采纳、应用和实施，同时，了解标准的使用情况并对现有标准中存在的问题进行补充完善。测评依据国家已经发布的卫生信息标准、测评方案及相关规范性文件，构建了标准实施评价体系，包括标准符合

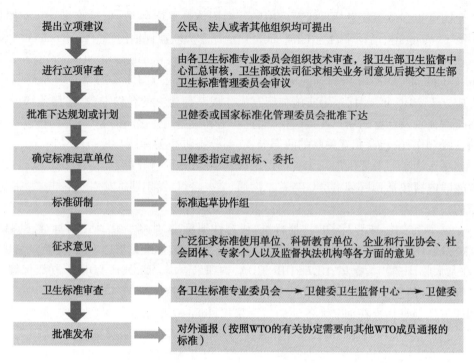

图 2-5 我国卫生信息标准研发过程

性测试规范、测评方案、独立的测试系统实验室环境和统一的测评管理信息系统,为指导全国卫生信息标准化建设、全面开展测评工作奠定了基础。自 2012 年以来,很多省、市和医院参与了测评工作,已有数十个市(县)区域平台和大型综合医院信息平台通过了测评。

虽然我国人口健康信息标准化建设取得了一定成效,但与先进国家的做法及国内的需求相比,仍然存在诸多问题和挑战。

首先,是标准化工作的宏观组织协调能力不足。因为缺乏着眼长远夯实基础的动力,加之现行体制的弊端和部门利益冲突,目前尚未在国家层面建立信息标准研发统一领导、相互协调的运作机制,有限的人力、财力资源没有得到高效利用。虽然近几年国家倡导社会力量参与标准化工作,但是民间的标准化积极性尚未充分调动起来,仍然呈现出政府单打独斗,且各部门各自为政的局面。

其次,是标准化工作的协作不够。标准研制项目从立项论证、起草、征求意见、发布,到试用、审核、测评,各利益相关方的参与不够广泛、深入和全面,角色和职责定位也不够明确,导致标准的研发未能密切结合实际需求,一方面是标准管理部门为了制定标准而制定标准,另一方面是各业务管理部门缺乏急需的标准。

最后,采用信息标准的动力不足。标准是服务于信息互操作和数据共享利用的,是问题导向的。但是,因为宏观协调和部门协作不够,标准的应用场景往往不够明确,导致标准的应用效果无法清晰展现,标准的应用价值和必要性大打折扣。在信息标准应用与部门的具体业务绩效不存在直接关联的情况下,标准的应用必然缺乏动力。另外,信息标准化的人才和资金匮乏等问题也亟待解决。随着新技术的应用,信息资源管理、个人隐私保护、行业与市场监管等方面还会不断出现新的标准需求,迫切需要从体制机制、政策导向、资源投入等方面进行优化设计和改革创新。

第三节 卫生信息标准组织及其主要工作简介

一、国际标准化组织及其卫生信息标准

(一) 概况

国际标准化组织(the International Organization for Standardization,ISO)是研制和发布国际标准的独

立、非政府国际组织[18],制定和发布了大量国际标准,涵盖几乎所有技术和业务领域。ISO 是由国家标准团体组成的网络或联盟,每个国家只能有一个成员席位。这些国家团体在其所在国则作为 ISO 的代表机构。ISO 成员有三种类型,获取 ISO 资源的权限不同,对 ISO 的影响力也不同。正式成员可通过参与 ISO 技术及政策会议并行使投票权,影响 ISO 的标准研发策略和过程;通讯成员以观察员的身份出席 ISO 技术和政策会议,参与 ISO 标准及其研制策略工作;用户成员只关注和跟进 ISO 工作。正式成员和通讯成员都可以在全国出售和采用 ISO 国际标准。ISO 现有 161 个成员,其中正式成员 117 个,包括中国,其代表机构是中国国家标准管理委员会(SAC)。

ISO 组织的最上层机构包括政策委员会、常务委员会及一些专门咨询组。中层是会员大会、理事会和秘书处。底层包括技术管理理事会(Technical Management Board,ISO/TMB)及其下设的各技术委员会(Technical Committee,TC)、技术咨询及支持组织。ISO 日常运作主要由理事会和秘书处负责,具体的标准研发由各 TC 实施。ISO 现有 250 个技术委员会(包括项目委员会)和 2 个与 IEC 合作组成的联合委员会。技术委员会下设分委员会(sub-committee,SC)和工作组(working group,WG),目前大约有 513 个 SC,2 516 个 WG。与卫生信息有关的委员会有 3 个,即 ISO/TC 215(Health informatics)、ISO/TC 249(Traditional Chinese medicine)和 ISO/IEC JTC 1(Information technology)。

（二） ISO/TC 215 的组成

ISO/TC 215 专门负责卫生信息领域的标准化工作,致力于医疗卫生领域内通信技术的标准化,以实现各个独立系统之间数据的兼容性和交互性,促进健康相关数据、信息和知识之间协调、一致的交换和使用,减少重复开发和冗余,从各方面为卫生信息系统的建设和发展提供技术支持。TC 215 的主要工作领域包括医疗保健接续、疾病预防和健康促进、公共卫生和监测以及临床研究。目前有 30 个正式成员(包括中国)、31 个观察国,秘书处设在美国国家标准局(ANSI)。图 2-6 为 ISO/TC 215 的组织结构,表 2-3 为 ISO/TC 215 目前的工作体系。截至目前,ISO/TC 215 直接制定和发布了 187 项国际标准,另有 57 项标准正在研发当中。

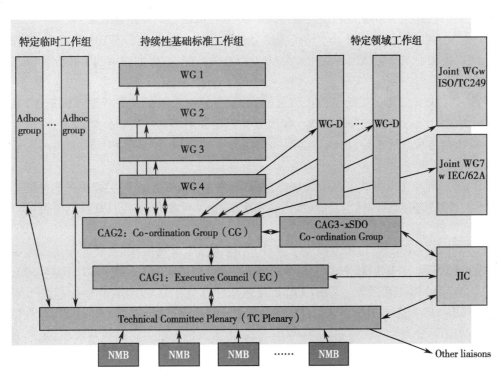

图 2-6　ISO/TC 215 的组织结构

表 2-3 ISO/TC 215 工作体系

分委员会/工作组	名 称
ISO/TC 215/CAG01	执行委员会,协调和运作
ISO/TC 215/CAG02	咨询组
ISO/TC 215/JWG 01	ISO/TC 215-ISO/TC 249 联合工作组:传统中医药信息
ISO/TC 215/JWG 07	ISO/TC 215-IEC/SC 62A 联合工作组:医疗设备与信息技术的风险管理应用
ISO/TC 215/TF01	电子医疗中使用的数量和单位
ISO/TC 215/TF02	传统医学
ISO/TC 215/WG 1	架构、框架和模型
ISO/TC 215/WG 2	系统和设备交互
ISO/TC 215/WG 3	语义内容
ISO/TC 215/WG 4	安全、保险和隐私
ISO/TC 215/WG 6	药品与用药

二、世界卫生组织及其分类标准

(一) 世界卫生组织及其分类家族

世界卫生组织(World Health Organization,WHO)负责提出国际卫生分类体系,建立一个协商的、可用的、有意义的框架,作为政府、医疗服务提供者和消费者均可使用的通用语言。国际认可的分类为数据存储、检索、分析和解释提供了便利,允许人群内不同时间的纵向比较和人群间的横向比较,也为国家和国际范围内基于一致性数据的统计汇总奠定基础。世界卫生组织分类家族(WHO-FIC)旨在为世界范围内各种卫生机构提供一个恰当的分类集合。WHO-FIC 由以下 3 种分类组成。

1. 参考分类 覆盖卫生领域最基本和必需的分类问题。这些分类由 WHO 拟定,由管理机构批准并在国际范围内使用。主要包括国际疾病分类(ICD);有关功能,残疾和健康的国际分类(ICF);国际健康干预分类(ICHI)。

2. 派生分类 基于参考分类的结构和种类,提供参考分类未能提供的其他详细描述,或者通过重构或融合一个或多个参考分类的条目而成。派生分类包括肿瘤学国际疾病分类、ICD-10 的有关精神和行为疾病的临床描述和诊断指导、神经病学国际疾病分类的应用、牙科学和口腔学的国际疾病分类应用等。

3. 相关分类 与参考分类相互联系或重叠,或是与参考分类特定结构层级相关的分类。包括初级保健国际分类、外部伤害病因国际分类、残疾人技术援助-分类与术语、限定日剂量的解剖治疗化学分类系统、国际护理常规分类。

为了支持 WHO 分类工作,1970 年成立了 WHO-FIC 协作中心网络,其主要任务是推进参考健康分类的应用、维护和更新。WHO-FIC 协作中心帮助 WHO 修订和研发参考分类,其工作遵守中心特定的工作计划并参与 WHO-FIC 战略规划。WHO-FIC 网络包括所有指定的 WHO 合作中心和支持 WHO 研发、应用和维护 WHO-FIC 的合作中心。这些合作中心代表不同地理区域和国家,也可能以某种特定语言为划分依据。除了国际分类家族协作中心,与 WHO 有官方关系的非政府组织和 WHO 指定作为合作中心的学术研究中心,都为分类计划贡献力量。这些组织共同构成 WHO-FIC 网络,WHO 成员国通过指派代表参加 WHO-FIC 网络的工作。

(二) 国际疾病分类系统及其演进

国际疾病分类(ICD)是在 WHO 领导下,由 WHO 会同若干成员国合作开发的术语标准,对疾病及症状、异常、不适、社会环境与外伤等进行分类和编码。ICD 已有 100 多年的发展历史,1990 年第四十三届世界卫生大会发布的第 10 次修改版在世界范围内得到了广泛应用,成为目前全球通用的 ICD-10,其内容囊括了一般流行病学、健康管理和临床中所有的疾病诊断分类,也包括了人群健康状况分析、发病率和患病率检测等问题涉及的术语。目前绝大多数国家使用 ICD-10 统计死亡数据,作为反映卫生状况的主要指标。ICD 分类依据疾病的 4 个主要特性,即病因、部位、病理和临床表现(包括症状、体征、分期、分型、年龄、急慢性、发病时间等)。分类有三个层次:类目、亚目和细目,层次之间是从属关系。通常同一个层次的分类围绕疾病的一个特性,例如"某些传染病和寄生虫病"的各个类目,都是以病因为分类标准。ICD-10 共包括 22 章,每章包含若干节和小节。

为了与信息技术的应用保持同步,WHO 于 2007 年正式启动了 ICD-10 更新程序,并于 2018 年 6 月发布了 ICD-11,供各成员国政府制定实施计划。ICD-11 已于 2019 年 6 月提交第七十二届世界卫生大会批准,WHO 成员国将于 2022 年起采用 ICD-11 进行疾病与死亡报告。ICD-11 的研发过程采用基于网络协作的方式,向所有感兴趣的团体开放。为了确保质量,对准确度和关联性进行同行评审。全球 31 个国家参与了现场测试,1600 多人参与了编码工作。ICD-11 在设计思路上有了较大变化,可用于电子健康应用程序和信息系统。在内容上,ICD-11 更为丰富,包含 55 000 个编码(ICD-10 只有 14 400 个编码)[19]。

三、HL7 组织及其标准家族

HL7(health level seven)于 1987 年成立于美国,目前是美国 ANSI 认可的标准研发组织之一。HL7 致力于为电子健康信息的交换、整合和共享提供完整的标准体系,以支持临床实践和管理,以及卫生服务提供和评估[20]。HL7 的会员遍布全世界 50 多个国家,代表卫生服务机构、政府、医疗费用支付方、制药公司、咨询公司及医疗卫生信息系统供应商。参与 HL7 技术合作与推广的国家和地区除美国外,还有澳大利亚、加拿大、中国、芬兰、德国、日本、荷兰、新西兰、英国、印度、阿根廷、南非、瑞典、韩国等。

HL7 的主要目的是开发卫生信息传输标准及技术规范,提高信息系统之间的互操作性和信息共享性,降低信息系统互联成本。HL7 标准基于 ISO 开放式系统互联 OSI 的最高层——应用层制定,可应用于多种操作系统和硬件环境,也可以进行多应用系统间的文件和数据交换。HL7 标准可应用于患者个人信息管理;患者入出转信息;各类医疗服务,如手术、检查、化验、用药、医用材料及饮食等服务项目的管理;财务管理信息、患者账户管理、收费管理,医疗保险理赔、支付;检查、化验结果回报;病案管理;医疗服务预约管理等。

根据所涉及的内容,HL7 标准有 Arden、CCOW、CDA、Cross-paradigm、education、EHR、FHIR、V2、V3 等。按照主要用途,HL7 将其标准分为 7 大类:主要标准(primary standards)、基础标准(foundational standards)、临床和管理领域(clinical and administrative domains)、电子健康记录框架(EHR profiles)、应用指导(implementation guides)、规则和参照(rules and references)以及教育和提示(education & awareness,试行标准及正在研制的标准)。主要标准是实现系统集成和互操作性最为常用的标准,其构成如表 2-4 所示。

表 2-4　HL7 主要标准

标准名称	描述	相关文档
HL7 Version 2 Product Suite	是卫生领域数据电子化交换的主要标准,允许临床数据在系统之间进行具备互操作性的交换,支持分散的业务系统数据环境,在全球范围内应用广泛	HL7 Messaging Standard Version 2. 2 HL7 Version 2.7 Messaging Schemas
HL7 Version 3 Product Suite	一套建立在 HL7 RIM 基础上的规范和标准开发方法学,包括 RIM、数据类型、词汇等,部分已成为 ANSI 和 ISO 标准,具备巨大的全球影响力	HL7 Version 3 DAM:Biomedical Research Integrated Domain Group HL7 Version 3 Domain Analysis Model:Allergy and Intolerance,Release 1

标准名称	描述	相关文档
CDA® Release 2	The HL7 V3 临床文档架构,文档标记标准,指定临床文档的结构和语义	Quick Start Guide for CDA R2
Context Management Specifications（CCOW）V 1.6	有关内部应用程序和运行环境基础设施的标准,通过同步和协调应用程序,自动跟踪患者和用户内容,确保访问患者信息时的安全性和一致性	CCOW Best Practices CCOW Test Cases Context Management Specifications（CCOW）V 1.5
HL7/ASTM Implementation Guide for CDA® R2-Continuity of Care Document（CCD®）Release 1	HL7 CDA 和 ASTM CCR 的结合,建立了丰富的 CDA 模板集,包括生命体征、家族史、医疗计划等,也可用于其他 CDA 文档类型,促进临床数据交互	HL7/ASTM Implementation Guide for CDA® R2-Continuity of Care Document（CCD®）Release 1 HL7 CCD to ASCII Blue Button Transform,Release 1

HL7 还提供一系列工具和资源,帮助用户开发和应用 HL7 标准。按照标准及其功能分类,已有的工具包括:ANSI 资源、CDA 工具、符合性测试、编辑器资源、外部资源、词汇表、HL7 数据模型开发、项目管理和追踪工具、需求收集、V2 工具、V3 实施工具、V3 建模和方法学工具、V3 实用工具及术语（词汇）资源。

HL7 快速医疗互操作资源(Fast healthcare Interoperability Resources,FHIR)是 HL7 基于 HL7 V2、V3,RIM 和 CDA 及其实施过程的经验而提出的新规范,既可以作为独立的数据交换标准,又能与现有信息标准协同应用。与已有的交换规范相比,FHIR 可以在保证信息完整性的前提下,最大程度地简化实施过程。通过近几年的发展,FHIR 标准逐步得到了业界的广泛关注和认可,在推进医疗卫生信息互操作方面显示出强大的应用潜力。

四、医学术语标准化组织及其主要标准

（一）SNOMED CT International 及其术语标准

系统医学命名法——临床术语(systematized nomenclature of medicine-clinical terms,SNOMED CT)是一个完整的医学术语体系,目的是精确表达医学概念,可用来编码、提取和分析临床数据,支持医学数据的一致性索引、存储、调用和跨专业、跨机构集成,促进 EHR 系统的语义互操作。SNOMED 最初由美国病理学家学会(CAP)提出,经过其他组织的联合参与和内容的数次扩充,形成了 SNOMED CT。2007 年若干国家联合发起成立了一个非营利性国际组织——国际卫生术语标准研发组织(International Health Terminology Standards Development Organization, IHTSDO)(后称 SNOMED CT International),购买了 SNOMED CT 知识产权,共同拥有并管理、维护和向成员国提供 SNOMED CT 及相关产品,包括 SNOMED CT 的技术设计、核心内容及相关技术文档。SNOMED CT International 现有包括 9 个发起国(澳大利亚、加拿大、丹麦、立陶宛、瑞典、荷兰、新西兰、英国和美国)在内的 38 个成员国,欧洲和美洲占大多数。使用 SNOMED CT 需要获得许可(license),成员可以通过每年缴纳会费的形式为全国范围内的用户获取使用许可,目前全球已经有 5 000 多个机构获得了使用许可。非成员国的单个用户则需要与 SNOMED CT International 协商购买使用权。由于目前各国卫生信息化建设中都存在比较强烈的术语标准需求,而 SNOMED CT 又具有相对全面、完整、科学的优势,在世界范围内得到了比较广泛的认可,具备较高权威性,目前还有许多国家希望成为 SNOMED CT International 成员[21]。由于入会费及年费数额较大,且存在语言障碍及应用效果方面的不确定性,加之缺乏来自国家和政府的有力推动,中国目前还不是 SNOMED CT 成员。但是近一年来,国内一些民间机构陆续与 SNOMED CT International 开展合作并达成协议,以项目的形式开展免费试用,这些合作项目将为 SNOMED CT 在中国的合法推广以及建立中文医学术语系统探索路径,积累经验。

SNOMED CT 标准研制和维护由需求驱动,内容由领域专家提供。欧美众多医学专业组织,例如美

国医学会、美国牙科协会、欧洲透析与移植协会、全球基因与健康联盟等都参与了术语研制和维护工作。另外,SNOMED CT International 还与国际卫生信息标准组织开展了广泛合作,合作伙伴包括 DICOM、HL7、LOINC 等。目前最新版本的 SNOMED CT 发布于 2019 年 1 月,包含 349 548 个概念[22]。SNOMED CT 的设计和开发见图 2-7。

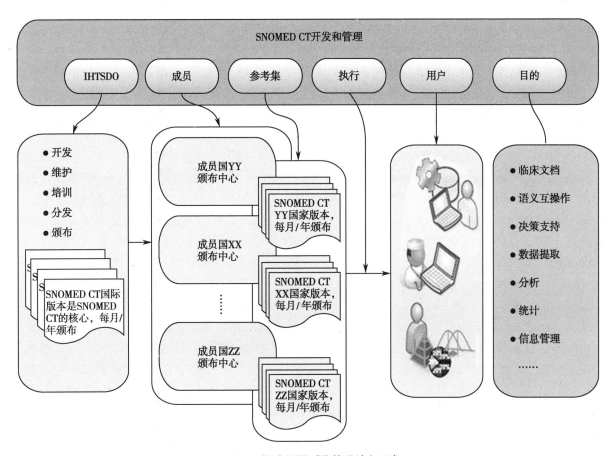

图 2-7 SNOMED CT 的设计和开发

(二) LOINC 及其应用

逻辑观察标识符命名和编码(logical observation identifiers names and codes,LOINC),是标识健康测量和观察以及文档的国际标准,是关于医学观察项目的通用语言,为实验室和临床检查提供统一的名称和标识码,从语义和逻辑上支持医学检验、检查结果的交换和数据集成共享。LOINC 由美国人 Clem J·McDonald 博士于 1994 年发起,当时属于印第安纳大学附属的非营利性医学研究机构 Regenstrief 研究院。该研究院组织成立了 LOINC 委员会,并在 Clem J·McDonald 博士(LOINC 委员会主席)的领导下开发了这个用于实验室和临床观察的通用术语,于 1994 年 2 月发布了第一个 LOINC 数据库,包含 6 000 多个实验室检验项目。Regenstrief 研究院是 LOINC 术语标准的研发者、所有者和领导者,其 LOINC 团队负责维护 LOINC 数据库和支持文档、编辑和更新内容、研发 RELMA 映射程序,并管理和协调版本发布。同时,Regenstrief 还持续培育全球 LOINC 社区。长期以来,LOINC 得到了很多机构和个人的资助,包括 Regenstrief 研究院、Regenstrief 基金会、LOINC 社区成员的捐赠以及美国官方机构如 CDC、CMS 等,美国国立医学图书馆(NLM)也是 LOINC 的赞助者之一[22]。

LOINC 可用于表达所有检验、测量及观察项目,类似于标识医学观察项目的条码,经过数十年来不断扩充完善,目前内容覆盖面非常广泛,几乎无所不包。主要内容可划分为四个部分:实验室检查、临床检查、调查问卷和信息附件(医疗费用等方面的管理信息),以前两种为主,尤其是实验室(laboratory LOINC)检查。实验室检查项目涵盖了目前开展的几乎所有医学检验项目,业务领域齐全,包括化学、血液学、血清学、血库、微生物学(包括寄生虫学和病毒学)、细胞学、毒理学、手术病理学及生殖医学等。

临床(clinical LOINC)负责非实验室诊断检查、重症医学、医疗护理指标、病史及体格检查方面的内容,包括生命体征、血流动力学、液体的摄入与排出、心电图、产科超声、心脏回波、泌尿道成像、胃镜检查、呼吸机等,基因测试类项目也已经包括其中[23]。

在 LOINC 数据库中,每条术语记录均代表一条临床观测指标(clinical observation),且均有一个由 5个或 6 个字段构成的正式名称和一个带有校验位的唯一性标识代码。同时,每条术语还有对应的同义词(synonyms)及其他相关信息。构成 LOINC 全称的 6 个字段分别是成分、测量属性、时间特征、标本类型、标尺精度及方法类型(获得观察结果所使用的方法)。

LOINC 数据库一般每年更新两次,目前的最新版本是 V2.65,发布于 2018 年 12 月。LOINC 在美国及全世界得到广泛应用,全球有 175 个国家的医学实验室、医疗机构、美国联邦机构、保险公司、软件供应商、诊断测试公司的 75 700 多个注册用户使用 LOINC 在系统之间无缝地传输数据。用户可通过注册,从 LOINC 官方网站免费获取 LOINC 数据库。LOINC 发布的文件有 Microsoft Access 格式的 LOINC表格、文本形式的 LOINC 表格、LOINC 用户指南(PDF 格式)。另外,还免费提供基于 Windows 的影射工具(regenstrief loinc mapping assistant,RELMA),用于 LOINC 数据库的浏览、查询、对照,本地术语的整理、编辑和预处理,以及新 LOINC 术语的创建、编辑与提交。为方便用户使用 RELMA 程序,Regenstrief 还提供配套的使用手册。Regenstrief 有基于网络的搜索程序,可通过浏览器搜索最新的 LOINC数据库。同时,LOINC 备有与国际上许多专业标准之间丰富的对照(映射)关系,如 SNOMED、IU-PAC、CPT 等。

(三) 美国 NLM 及其统一医学语言系统

美国国立医学图书馆(National Library of Medicine,NLM)于 1986 年开始统一医学语言系统(Unified Medical Language Systems,UMLS)的研究与应用,目的是实现跨语言和跨数据库的信息检索。UMLS 是对生物医学科学领域内已有的多个受控词表的一部纲目式汇编,提供这些词表之间的映射,使这些术语系统之间能够彼此转换。同时,UMLS 也被看作是生物医学概念所构成的一部全面完整的叙词表和本体,对促进计算机系统之间的语义互操作具有重要作用。UMLS 可看作一个智能中间件,为系统开发者提供一组多用途工具,作为知识源,克服概念表达的语言和语言形式的不一致,以及概念表达粒度和视角的不一致。NLM 提供两种 UMLS 访问路径:远程访问和本地访问。NLM 使用许可只发给个体而不是机构,获得许可的个体注册后可获得 UMLS 术语服务器账户,免费浏览、下载 UMLS[24]。UMLS 中包含的有些受控词表,如 SNOMED CT 则需要成为 IHDSDO 会员,获取许可才可以使用。

统一医学语言系统由三个部分组成:元叙词表、语义网络、专家词典。语义网络和专家词典是生成元叙词表的工具。

1. 元叙词表(metathesaurus) 元叙词表基于多种词典、分类、编码以及生物医学文献、基础医学、临床医学文献中的词汇,构成了一体化医学语言系统的基础,包含 100 多万个生物医学概念和 500 多万个名称,来源于 100 多个词典和分类系统,包括 ICD-9、ICD-10、医学主题词表(MeSH)、SNOMED-CT、LOINC、世界卫生组织不良反应术语集(WHO-ART)、英国临床术语(UK clinical terms)、临床药学标准术语(RxNORM)、基因本体(gene ontology)、人类孟德尔遗传网(OMIM)等。这些词汇称为元叙词表的"源词汇",它来源于英语、西班牙语、法语、德语、日语等 17 种语言,目前还不包括汉语。叙词表将不同源词表中的相同概念的不同名称和解释关联起来,每个概念都拥有若干用来定义其含义的具体属性,并且分别与各个源词表中对应的概念链接。除了保留词汇在源词表中的标识符外,叙词表还为其包含的概念和概念名称赋予了几种标识符。

2. 语义网络(semantic network) 语义网络对元叙词表中的每个概念进行语义分类,并描述语义类型之间的相互关系。元叙词表中的每个概念至少属于一个语义类型,从不同的语义类型之间可以获得语义关系,语义类型和语义关系构成了语义网络,如图 2-8 所示。UMLS 共有 135 种语义类型和 54 种相互关系。主要的语义类型包括有机体、解剖结构、生物功能、化学物质、事件、物体、概念等。语义网络表明了组群和概念之间的相互关系。语义网络可通过基于网络的 UMLS Semantic Navigator 浏览。

3. 专家词典 专家词典是一个自然语言处理工具,应用 Java 程序,可以通过词典完成对生物医学

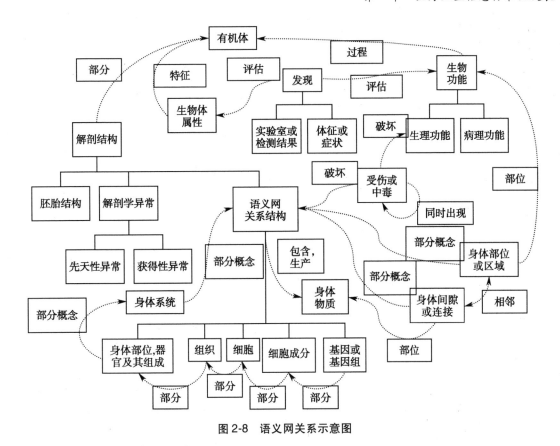

图 2-8　语义网关系示意图

文本变异的处理,这有利于网络搜索和对电子病历的搜索。

从本质上说,元叙词表对同一概念的不同名称进行关联,一个概念至少被分配到语义网络的一个语义类型,它对语义网络的所有概念进行分类。元叙词表中的许多单词和多个单词组成的术语也出现在专家词典中,该词典工具可以确定源于元叙词表的标准化词汇。

五、我国主要卫生信息标准化机构及其工作

2003 年以来,我国卫生信息标准化进入了一个相对快速的发展时期。原卫生部相继启动了一批卫生信息标准研究项目,在跟踪和学习国际先进卫生信息标准、探索卫生信息标准化理论方法、解决急需的卫生信息标准问题方面取得了长足进展。一批国际标准,如 SNOMED CT、HL7、LOINC、DICOM、IHE 等也逐步被国内业界人士认识和借鉴。2009 年国家发布的《关于深化医药卫生体制改革的意见》将医疗信息化作为医改的一个重要支撑。国家医疗卫生信息化的战略思路进一步清晰,提出了加强顶层设计、建立统一标准规范、资源合理利用、信息互通共享的全国卫生信息系统的总体思路。2010 年以来,卫生部依据相应政策和需求,相继出台了一系列卫生信息标准和规范。随着卫生信息化建设的不断深入,卫生信息标准化的策略和方法也正在调整和优化,标准化步伐将不断加快。

我国的卫生信息标准化工作经过了大约三十年的发展历史,初期以学习和引进国际标准为主。大规模卫生信息化建设开始之前,为了便于国际交流,国内就已经开展了国际标准的跟踪和引进工作,其中疾病统计分类(ICD)最具代表性。因为我国是 WHO 成员国,需采用国际统一的标准进行健康领域相关数据的统计报告。在 WHO 授权下,北京协和医院国际分类家族合作中心(WHO-FIC CC)于 20 世纪 80 年代翻译了国际疾病分类 ICD-9 和手术及医疗操作分类 ICD-9-CM,1993 年发布了国家标准 GB/T 14396-1993 疾病分类与代码,在国内临床领域推广实施,主要用于医疗机构病案统计和国家、国际间疾病与死因的统计报告。ICD-9 一致沿用至 21 世纪初。随着 WHO 发布 ICD-10,我国也等效采用并发布了国家标准 GB/T14396-2001"疾病和有关健康问题的国际统计分类",于 2002 年正式实施,目前仍在使用。2018 年 WHO 发布了 ICD-11,国内也已经作出了积极响应,正在进行实施之前的准备工作。为了保持与 WHO 药品不良反应数据库的一致性,国家药品不良反应监测中心及国家食品药品监督管理总局

药品评价中心对 WHO 药品不良反应术语集进行了翻译,虽没有发布正式国家标准或行业标准,但在国家药品不良反应监测信息网络中得到了采用。

另外,1997 年,国际医学术语集 SNOMED 发布了 3.4 版,原卫生部医院管理研究所委托李恩生教授、李包罗教授完成了中文译本,供国内同行学习借鉴。21 世纪初,HL7 被国内 HIT 业界认识,不少感兴趣的专家潜心研究 HL7 标准,在一批权威专家的倡导和支持下,建立了 HL7 中国网站,组织了学习研讨活动,翻译了大部分标准内容,并出版了专著。目前,由 HL7 爱好者组成的 HL7 中国社区非常活跃,新一代 HIT 人对 HL7 标准表现出更大的热情和关注度,尤其是最近出现的 FHIR。国际著名的医学观察项目标识标准 LOINC 同样在国内得到了关注和认可,国内用户可以在 LOINC 网站以中文方式浏览和查询。原卫生部医院管理研究所还于 2008 年翻译了 LOINC 2.19 版。美国国立医学图书馆的统一医学语言系统(UMLS)也在国内的图书情报领域得到了应用,中国医学科学院医学信息研究所据此探索了中文医学语言系统的构建方法。另外,ISO 及其他欧美国家的卫生信息标准也相继被国内同行关注和学习。总之,21 世纪初期国内相关机构和专家在国际卫生信息标准的跟踪学习方面做了不少工作,为中国卫生信息标准的起步和发展奠定了良好的基础。但是,国内自主的卫生信息标准研发数量较少,且影响力有限。例如原卫生部联合医院管理研究所编制的用于统计汇总的一系列分类代码表、原国家医药管理局编制发行的《化学药品(原料、制剂)分类与代码》等。2003 年以后,中国的卫生信息标准化进入快速发展时期,原卫生部统计信息中心先后委托有关院校和研究机构开展了卫生信息标准研究项目,探索了经验,培养了人才队伍。

总体上说,我国卫生信息标准化由国家和政府主导,具体的研发工作分散在各业务机构或学术组织。和世界先进国家相比,我国目前还没有真正意义上的卫生信息标准研发组织(SDO)。国家层面卫生信息标准的发布渠道主要包括来自国家标准委的国标(GB)及卫生标准委的行业标准(WS)。国家标准委发布的卫生信息标准以等同采用国际标准为主,包括 GB/T 30107:健康信息学 HL7 V3 参考信息模型、GB/T 21715:《健康信息学 患者健康卡数据》、GB/Z 21716:健康信息学 公钥基础设施(PKI)、GB/T 25514-2010:健康信息学 健康受控词表 结构和高层指标等[25]。国家卫生标准委卫生信息标准专业委员会组织研发的行业标准比较多,涉及以下类别。

数据类标准包括基本数据集标准:《城乡居民健康档案基本数据集》,遵照《国家基本公共卫生服务规范(2011 年版)》所涉及的信息内容而制定。此外,还陆续颁布了包括儿童保健、妇女保健、疾病控制、疾病管理、医疗服务、健康卡等领域的大约 60 多个卫生信息基本数据集标准;卫生信息数据元及数据元值域代码标准:《卫生信息数据元目录》(WS 363)及与之对应的《卫生信息数据元值域代码》(WS 364,于 2011 年发布)。该标准与基本数据集标准同步制定,规定了数据元的定义、表示格式、数据元值域代码及约束条件等。

信息内容标准主要指健康档案共享文档规范,即 2016 年颁布的 WS/T483《健康档案共享文档规范》系列标准。该标准规定了健康档案 20 个部分内容的文档模板、文档架构的要求以及对文档头和文档体的一系列约束。

功能规范及建设指南类标准的涉及面很广,例如《医院信息系统基本功能规范》《电子病历系统功能规范(试行)》《电子病历系统功能应用水平分级评价方法及标准(试行)》《全国医院信息化建设标准与规范(试行)》;《远程医疗信息系统基本功能规范》《基层医疗卫生信息系统基本功能规范》《慢性病监测信息系统基本功能规范》《居民健康卡技术规范》《基于电子病历的医院信息平台技术规范》《基于居民健康档案的区域卫生信息平台建设技术规范》等。

近几年,国家鼓励社会团体协调相关市场主体共同制定团体标准。2019 年初,中国卫生信息与健康医疗大数据学会已发布了《健康体检基本项目数据集》等 32 项团体标准,内容涉及数据集、系统功能规范和技术规范、医疗物联网等各个方面[26]。

(刘丹红　杨喆)

参 考 文 献

［1］ Official Website of The Office of the National Coordinator for Health Information Technology. Interoperability.［EB/OL］.［2020-7-26］. https：//www. healthit. gov/topic/interoperability.

［2］ Official Website of The Office of the National Coordinator for Health Information Technology. Health IT Strategic Planning ［EB/OL］.［2020-7-26］. https：//www. healthit. gov/topic/about-onc/health-it-strategic-planning.

［3］ Official Website of The Office of the National Coordinator for Health Information Technology. A Shared, Nationwide Interoperability Roadmap ［EB/OL］.［2020-7-26］. https：//www. healthit. gov/topic/interoperability/interoperability-roadmap.

［4］ Wikimili. NHS Connecting for Health［EB/OL］.［2020-7-26］. https：//wikimili. com/en/NHS_Connecting_for_Health.

［5］ NHS Digital. Strategy［EB/OL］.［2020-7-26］. https：//digital. nhs. uk/about-nhs-digital/corporate-information-and-documents/our-strategy.

［6］ NHS Digital. About NHS Digital［EB/OL］.［2020-7-26］. https：//digital. nhs. uk/.

［7］ Canada Health Infoway. Progress in Canada［EB/OL］.［2020-7-26］. https：//www. infoway-inforoute. ca/en/.

［8］ Canada Health Infoway. Research and insight［EB/OL］.［2020-7-26］. https：//www. infoway-inforoute. ca/en/what-we-do/research-and-insights.

［9］ Canada Health Infoway. Electronic Health Record Solution（EHRS）Blueprint［EB/OL］.［2020-7-26］. https：//www. infoway-inforoute. ca/en/component/edocman/resources/technical-documents/391-ehrs-blueprint-v2-full.

［10］ Canada Health Infoway. Improving Access to Care［EB/OL］.［2020-7-26］. https：//www. infoway-inforoute. ca/en/solutions/access-health.

［11］ 国家卫生健康委统计信息中心. 国家卫生信息标准体系基本框架［EB/OL］.［2020-7-26］. http：//www. nhc. gov. cn/mohwsbwst jxxzx/s8555/201503/19e51a5035ad48cfadc71dc02b12e593. shtml.

［12］ 国务院办公厅. 国务院办公厅关于促进和规范健康医疗大数据应用发展的指导意见［EB/OL］.［2020-7-26］. http：//www. gov. cn/zhengce/content/2016-06/24/content_5085091. htm.

［13］ 全国团体标准信息平台. 中国卫生信息与健康医疗大数据学会32项团体标准发布的通告［EB/OL］.［2020-7-26］. http：//www. ttbz. org. cn/upload/file/20190104/63682199125964625076190065. pdf.

［14］ Official Website of The Office of the National Coordinator for Health Information Technology. Interoperability Standards Advisory（ISA）［EB/OL］.［2020-7-26］. https：//www. healthit. gov/isa/interoperability-standards-advisory-isa.

［15］ NHS Digital. Framework Agreement between the Department of Health and the Health and Social Care Information Centre ［EB/OL］.［2020-7-26］. https：//digital. nhs. uk/about-nhs-digital/corporate-information-and-documents/nhs-digital-s-annual-reports-and-accounts/nhs-digital-annual-report-and-accounts-2016-to-2017/department-of-health-hscic-framework-agreement.

［16］ Canada Health Infoway. Communities Overview ［EB/OL］.［2020-7-26］. https：//www. infoway-inforoute. ca/en/communities/communities-overview.

［17］ International Organization for Standardization. Standards［EB/OL］.［2020-7-26］. https：//www. iso. org/home. html.

［18］ World Health Organization. ICD-11 for Mortality and Morbidity Statistics（ICD-11 MMS）2018 version［EB/OL］.［2020-7-26］. https：//icd. who. int/browse11/l-m/en.

［19］ Health Level Seven International. HL7 Standards ［EB/OL］.［2020-7-26］. http：//www. hl7. org/.

［20］ National Library of Medicine. SNOMED CT［EB/OL］.［2020-7-26］. https：//www. nlm. nih. gov/healthit/snomedct/.

［21］ National Library of Medicine. SNOMED CT International Edition［EB/OL］.（2020-01-31）［2020-7-26］. https：//www. nlm. nih. gov/healthit/snomedct/international. html.

［22］ Regenstrief Institute, Inc. The international standard for identifying health measurements, observations, and documents ［EB/OL］.［2020-7-26］. https：//loinc. org/.

［23］ Regenstrief Institute, Inc. LOINC Table, Reports, and Users' Guide［EB/OL］.［2020-7-26］. https：//loinc. org/downloads/loinc-table/.

［24］ National Library of Medicine. Unified Medical Language System（UMLS）［EB/OL］.［2020-7-26］. https：//www. nlm. nih. gov/research/umls/.

［25］ 中国标准化管理委员会. GB/T 25514-2010 健康信息学 健康受控词表 结构和高层指标［EB/OL］.［2020-7-26］. http：//www. zbgb. org/2/StandardDetail512910. htm.

［26］ 全国团体标准信息平台. 中国卫生信息与健康医疗大数据学会关于发布《健康体检基本项目数据集》等32项团体标准的通告［EB/OL］.［2020-7-26］. http：//www. ttbz. org. cn/Home/Show/6218.

第三章 医疗卫生信息标准体系

卫生信息标准化对象和应用领域非常广泛,卫生信息标准的组成非常复杂。为了满足各类卫生信息标准的需求,科学规划卫生信息标准研发工作并促进各类卫生信息标准的协调、统一和衔接,同时帮助用户正确选择采用适宜的卫生信息标准,需要对庞杂的医疗卫生信息标准进行系统的分类和整理,即建立医疗卫生信息标准体系。本章主要介绍医疗卫生信息标准体系的概念、意义,国际标准化委员会、欧洲标准化委员会,澳大利亚、英国、美国以及我国目前的医疗卫生标准体系,总结医疗卫生信息标准体系的主要组成内容。

第一节 医疗卫生信息标准体系概述

一、医疗卫生信息标准体系的概念

1. 标准　标准有多种定义,从本质上说,标准包含一组规则和定义,用来规范如何执行一个操作(处理)或如何生产一个产品。标准提供了一种解决问题的途径,让人们在遇到类似问题时不必从头开始摸索。

国际标准化组织(International Standards Organization,ISO)将标准定义为:由有关各方根据科学技术成就与先进经验,共同合作起草,公认的或基本上达成共识的技术规范或其他公开文件,由标准化机构批准,目的是促进最佳的公共利益[1]。国家标准 GB/T20000.1 中指出:标准是对重复性事物和概念所做的统一规定。它以科学、技术和实践经验的综合成果为基础,经有关方面协商一致,由主管机构批准,以特定形式发布,作为共同遵守的准则和依据[2]。

归纳起来,标准是为了在一定范围内获得最佳秩序和效益,对活动或其结果规定共同的、重复使用的规则、导则或规范性文件。该文件经协商一致制定并经公认机构批准。标准应以科学、技术和经验的综合成果为基础,以促进最佳社会效益为目的。

2. 信息标准　信息标准是为信息科学研究、信息产品生产、信息管理等制定的各类规范和准则。医疗卫生信息标准指在医疗卫生事务处理过程中,信息采集、传输、交换和利用时所采用的统一的规则、概念、名词、术语、代码和技术,包括信息表达标准和信息技术标准。

3. 标准化 标准化指以制定、修订和实施标准为主要内容的所有活动过程,信息标准化即信息标准制(修)订和实施活动。狭义的信息标准化指信息表达上的标准化,实质上就是在一定范围内人们能共同使用的、对某类、某些、某个客体抽象的描述与表达。广义的信息标准化不仅涉及信息元素的表达,而且涉及整个信息处理,包括信息传输与通讯、数据流程、信息处理的技术与方法、信息处理设备等。卫生信息标准化指信息标准化在卫生领域的具体应用,包括卫生信息(Information)本身表达的标准化、卫生信息交换与传输(Communication)的标准化和卫生信息技术(Technology)的标准化。卫生信息标准的应用可保证多个独立信息系统之间信息的兼容性(compatibility),保证数据的可得性(availability)、可比性(comparability)和明晰性(explicitness),最终使不同地域、不同机构、不同部门的信息实现共享。实现以上目标的最终路径是通过采用医疗卫生信息标准实现互操作性(Interoperability)或互联互通性。

4. 标准体系 标准体系是一定范围内的标准按其内在联系形成的科学有机整体。国家、行业标准都存在着客观的内在联系,相互制约、相互补充,构成一个有机整体。标准体系特征包括集合性、目标性、可分解性、相关性、整体性、环境适应性。一个标准体系围绕某一特定的标准化目的,标准之间在相关的质的规定方面互相一致、互相衔接、互为条件、协调发展。根据 GB/T 13016 标准体系表编制原则和要求、GB/T 13017 企业标准体系表编制指南,标准体系是一定范围内的标准按其内在联系形成的科学的有机整体,由标准体系框架和标准体系表组成,主要有层次结构和线性结构两种形式[3,4]。

标准体系特征包括集合性、目标性、可分解性、相关性、整体性、环境适应性。卫生信息标准化对象和应用领域非常广泛,卫生信息标准种类繁多、内容复杂,但都围绕医疗卫生领域信息互操作这个主题。为了满足卫生信息标准的多样性需求,科学地规划卫生信息标准研发工作,并促进各类卫生信息标准的协调、统一和衔接,同时,帮助用户正确地选择、采用适宜的卫生信息标准,需要对庞杂的医疗卫生信息标准进行系统分类和整理,即建立医疗卫生信息标准体系。

从医疗卫生信息标准和标准化的定义可见,医疗卫生信息标准大致涉及以下三类:

(1)信息表达标准:是信息标准化的基础,包括命名、分类编码等,如 SNOMED、ICD[5,6]。

(2)信息交换标准:解决信息传输与共享问题,往往比信息的表达要复杂。交换标准更注重信息的格式,其语义和内容依赖于表达标准,如 HL7、XML、DICOM 等[7-9]。随着区域医疗的开展,卫生信息交换标准变得越来越重要。

(3)信息处理与流程标准:指信息技术方面的标准,用来规范信息处理流程,与具体的领域业务规范相关联,对信息系统的开发与推广具有十分重要意义。

二、构建医疗卫生信息标准体系的意义

构建医疗卫生信息标准体系的目的和意义在于全面促进计算机系统的互操作性和信息的跨系统、跨机构、跨地域共享。互操作性(interoperability)指两个或者多个系统之间共享、通信和协作的能力。这里的系统是指各类实体,包括机构、业务、人员以及 IT 系统。对于医疗信息化来说,系统是指 IT 应用程序、解决方案及其组件。通俗来说,互操作性即系统之间能够传输数据,并且这些数据能够被准确地理解。互操作性可被划分为语义(semantic)互操作性(词法,如术语)和语法(syntax)互操作性(句法,如文档结构),但这种划分只涉及一个传输的工件(artifact)本身,不能覆盖信息传输、共享和利用的所有环节。HL7 发表的白皮书《走近术语:卫生领域的互操作》(2007)将互操作性划分为语义互操作性、技术互操作性和过程互操作性[10]。

1. 语义互操作性 能够确保每一个系统都能够理解从其他系统接收到的信息,同时确保能够无歧义地使用和解释信息。主要关注点是信息含义表达的标准化,涉及从本体提炼出的、在一定信息背景(领域知识)之上的信息含义的共享。包括:①数据和概念表达:命名和编码(标识符);标准化数据,包括参考信息模型、领域信息模型(本体、原型)、术语和代码系统、数据字典;②数据组装形式:信息以何种形式或结构在系统之间传输,如共享文档的结构;以消息形式发送/接收时消息的结构。

2. 技术互操作性 以硬件形式表现的互联互通性,更多依赖于信息技术。关注点是数据的传输而非数据的含义,比如如何建立整合的数据库、如何实现数据的访问和存取、采取何种电子报文(消息)交

换协议等,涉及系统的互联,需要采用数据集成、系统互联、数据获取和信息交换等一系列标准来实现。

技术互操作性与语义互操作性紧密关联,互为补充。一些面向技术互操作的标准包含语义方面的定义,也支持语义互操作,可以实现用标准的方法(技术互操作性)传输标准的数据(语义互操作性)。

3. 过程互操作性　将系统成功应用于工作场所,即计算机系统与实际业务工作实现最佳契合,例如清晰的用户角色说明,可用的、友好的和高效的人-机界面,数据展示/支持移动工作设备、优化工作过程(业务流程再造)、实际使用有效等,涉及 EHR 系统或卫生信息系统的可用性和有效性问题(usable & useful,Meaningful Use)[11]。

医疗卫生信息标准及其应用的关系详见图 3-1。

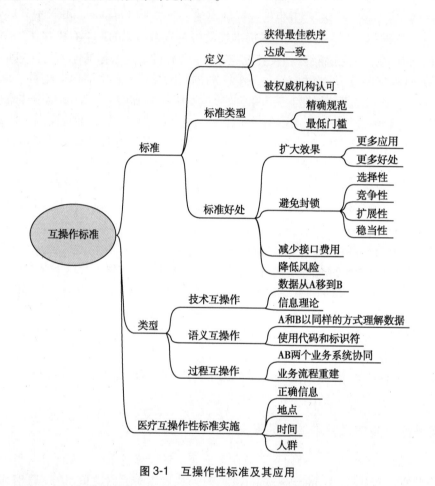

图 3-1　互操作性标准及其应用

第二节　国内外医疗卫生信息标准体系简介

一、国际组织的卫生信息标准体系

医疗卫生信息标准体系围绕互操作性这一核心目标,体系内各个标准各司其职、相互衔接、协调一致,构成一个有机整体,共同实现互操作性。实现全面互操作性需要的标准种类有词汇和术语标准、卫生信息内容标准、卫生信息交换标准、标识标准、隐私和安全标准,以及功能和业务标准。研究和分析医疗卫生信息标准体系的构成,可为发现标准化工作中存在的问题、制定科学合理的标准化规划创造条件。

语义互操作、技术互操作和过程互操作相互关联、互为补充,因此,如果按照标准化的目的对卫生信息标准进行整理分类而形成卫生信息标准体系,其中的标准也会相互关联和包含,缺乏明确的边界,很难对所有标准进行准确、唯一的定位。虽然国际卫生信息标准领域极少提及卫生信息标准体系的名词和概念,但在近30余年的卫生信息标准化实践中,很多国家或国际卫生信息标准组织都有关于卫生信息标准分类问题的研讨和分类结果,可将这些分类结果视为不同应用背景下的卫生信息标准体系。

基于不同的分类概念和应用目的,各个国家及相关国际组织对卫生信息标准提出了不同的分类方案,从而形成了不同的卫生信息标准体系。目前,还没有一个国际社会公认的卫生信息标准体系,甚至还没有发现有两个国家或国际组织采取了相同的卫生信息标准分类体系。2001年,ISO/TC 215发布了技术报告——卫生信息架构(Health Information Architecture Framework,HIAF)。该架构旨在通过建立一个分类指导,促进卫生信息标准之间的协调、沟通和兼容,其内容及基本结构见图3-2。HIAF的结构为二维分类矩阵,从不同的角度对卫生信息标准工件(指卫生信息管理的任何模型、文档或工作成果)进行鉴别和分类。框架的三行表示特异度水平,从抽象到具体,分别是概念层、逻辑层和物理层,说明卫生信息学标准工件定义的详略程度;六列表示不同的视角,分别是内容、方法、位置、人员、时间、目的,说明卫生信息学标准工件定义的关键问题。两个维度的交叉点构成一个框架单元。一个工件可以定位于一个或多个框架单元格中,该框架是描述卫生信息标准工件的通用框架,为不同领域或专业的卫生信息标准的描述和分类归档提供了统一的方法,以最大程度地发现、鉴别和复用国内外现有的各类卫生信息标准,促进卫生信息标准制定过程的相互协调,避免各种标准规范的重叠和重复[12]。

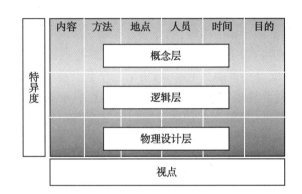

图3-2 卫生信息标准描述与归档框架的分类矩阵

(一)国际标准化组织卫生信息标准分类体系

国际标准化组织(ISO)卫生信息技术委员会(Technical Committee on Health Information,TC215)专门从事卫生信息方面国际标准与规范的研发和国际间协作,工作范围涵盖卫生信息标准的各个方面。ISO/TC 215内部按照关注标准的类型划分为若干工作组,其中有4个是相对固定、工作内容比较持久的工作组。

WG 1:架构,框架和模型。框架,架构及其构件的标准化,包括概念、逻辑及功能需求、过程及信息模型的标准化。

WG 2:系统和设备互操作。医疗和医疗系统之间的电子化信息交换,包括机构内和机构间的设备互操作。

WG 3:语义内容,概念、数据和知识的表达和使用方法的标准化,包括概念表达和描述的规范模型;术语资源内部概念表达的原则;术语资源的管理和维护的原则;知识及其他资源的表示和管理的方法。

WG 4:安全与隐私。保护和加强健康信息隐私性、完整性和可用性的方法和系统的标准化,保护健康医疗领域使用的个人信息,保证健康信息系统用户的可追溯性。

其他工作组一般都因特定领域的特定需求而临时组建,比如药房与患者用药、传统中医药、医疗实践当中的电子设备使用等。卫生信息标准所涉及的主要内容见表3-1。其中框架模型、语义内容、药品与用药等重点解决语义互操作问题,系统和设备交互、风险管理等关注技术和过程互操作问题[13]。

表3-1 ISO/TC 215 标准的范围

序号	名 称	序号	名 称
1	架构、框架和模型	5	安全、保险和隐私
2	传统中医药信息	6	药品与用药
3	系统和设备交互	7	医疗设备与信息技术的风险管理应用
4	语义内容	8	电子健康领域的数量和单位

(二)欧洲标准化委员会及卫生信息标准体系

欧洲标准化委员会(CEN)是由欧洲34个国家的国家标准化机构组成的非营利性标准化机构,是欧盟和欧洲自由贸易协定认可的欧洲标准和技术规范的主要提供者之一。CEN 的宗旨是促进成员国之间的标准化协作,制定本地区需要的欧洲标准(EN)和协调文件(HD)。欧洲标准化委员会/卫生信息技术委员会(The European Committee for Standardization/Technical Committee,CEN/TC 251)是欧洲标准化委员会的组成之一,主要致力于卫生信息技术领域的标准化工作,目标是实现独立的系统之间的兼容性和互操作性,使电子健康记录系统模块化。技术委员会建立了卫生信息架构和技术方法的需求,以支持临床、管理程序和支持互操作的系统[14]。此外,他们还建立了关于安全、安全性和质量的需求。CEN/TC 251 与 ISO/TC 215 有广泛的合作。

CEN/TC 251 内部有两个工作组(workgroup)。

1. CEN/TC 251/WG 1:企业和信息(Enterprise and Information) 该工作组主要关注电子健康领域有关信息安全使用及管理的标准和规范,内容包括但不限于以下范畴:各类数据的标准化,包含个体、人群、机构的数据,内容可能涉及基因、社会照护、医疗、用药、研究等;使用和复用数据的标准,强调质量产出(结构和过程);有关企业(机构)、信息和计算视角的规范,如 ISO 定义的开放分布处理(open distributed processing)的参考模型;其他各类信息工件,例如概念框架、架构、记录、注册、消息、分析、临床信息模型、原形、分类及本体等。以上标准和规范主要针对信息的语义互操作性问题。

2. CEN/TC 251/WG 2:技术和应用(Technology and Applications) 该工作组关注医疗卫生领域信息及通信技术(Health ICT)的标准和规范。内容包括但不限于以下范畴:医疗服务提供场所的卫生信息与通信技术应用与医疗设备(包括医学影像设备)之间即插即用的互联互通;个人医疗设备(装置)和其他系统之间的数据传输;医疗设备与其他系统之间用来交换信息的数据格式;用于医疗卫生领域的安全防护软件制作;用于 IT 基础设施及医疗设备风险管理的计算机应用;医学专业人员使用的常规医学软件的信息交换;不断出现的、医疗保健用户使用的医疗软件(通常指移动医疗),以及社会照护数据的交换。以上标准和规范主要针对信息的技术和过程互操作问题。

CEN/TC 251 发布的标准多数来源于 ISO,部分标准见表 3-2[15]。

表 3-2 CEN/TC 251 发布的部分标准

标准号	标准名称
EN ISO 1238:2018	健康信息-医学产品标识-毒品调控信息唯一标识及交换的数据元和结构(ISO 11238:2018)
CEN ISO/TS 20451:2018	健康信息-医学产品标识-ISO 11616 药用制剂调控信息唯一标识及交换的数据元和结构应用指南(ISO/TS 20451:2017)
CEN ISO/TS 20443:2018	健康信息-医学产品标识-ISO 11615 医用产品调控信息唯一标识及交换的数据元和结构应用指南(ISO/TS 20443:2017)
CEN ISO/TS 19293:2018	健康信息-医用产品配发记录需求(ISO/TS 19293:2018)
EN ISO 11615:2017	健康信息-医用产品标识-医用产品调控信息唯一标识及交换的数据元和结构(ISO 11615:2017)
EN ISO 11616:2017	健康信息-医学产品标识-药用制剂调控信息唯一标识及交换的数据元和结构(ISO 11616:2017)
CEN ISO/TS 19844:2017	健康信息-医学产品标识-毒品调控信息唯一标识及交换的数据元和结构应用指南(ISO/TS 19844:2016)
CEN ISO/TS 19256:2017	健康信息-卫生服务用医学产品词典系统需求(ISO/TS 19256:2016)
EN ISO 21298:2017	健康信息-功能和结构角色(ISO 21298:2017,修正版 2017-04)
EN ISO 25237:2017	健康信息-匿名(ISO 25237:2017)
EN ISO 27799:2016	健康信息-采用 ISO/IEC 27002 进行健康信息安全管理(ISO 27799:2016)
CEN ISO/TS 17251:2016	健康信息-医用产品结构化计量信息交换语法的业务需求(ISO/TS 17251:2016)

标准号	标准名称
EN ISO 17523:2016	健康信息-电子处方需求(ISO 17523:2016)
EN ISO 16278:2016	健康信息-人类解剖学术语系统的类别结构(ISO 16278:2016)
EN ISO 13940:2016	健康信息-支持连续医疗的概念系统(ISO 13940:2015)
CEN ISO/TS 18530:2015	健康信息-自动标识和数据捕获标签-医疗对象和个体提供者标识(ISO/TS 18530:2014)
CEN ISO/TS 13972:2015	健康信息-临床信息模型、特征和处理(ISO/TS 13972:2015)
CEN ISO/TS 16791:2015	健康信息-医用产品包装标识符可机读编码需求(ISO/TS 16791:2014)
EN 13606-1:2007	健康信息-电子健康记录通信-第1部分:参考模型
EN 13606-2:2007	健康信息-电子健康记录通信-第2部分:原型交换规范
EN 13606-3:2008	健康信息-电子健康记录通信-第3部分:参考原型和术语表
EN 13606-4:2007	健康信息-电子健康记录通信-第4部分:安全性
EN ISO 11073-10427:2018	健康信息:个人健康设备通讯-10427部分:设备规范-个人健康设备动力状态监视器(ISO/IEEE 11073-10427:2018)
EN ISO 11073-10101:2005/A1:2017	健康信息-医疗服务场所设备通讯-10101部分:术语命名修正1:增补的定义(ISO/IEEE 11073-10101:2004/Amd 1:2017)
EN ISO 12052:2017	健康信息-医学数字影像和通讯(DICOM)及工作流和数据管理(ISO 12052:2017)
EN ISO 11073-10417:2017	健康信息-个人健康设备通讯-10417部分:设备规范-葡萄糖测量仪(ISO/IEEE 11073-10417:2017)
EN ISO 11073-00103:2017	健康信息-个人健康设备通讯-00103部分:概述(ISO/IEEE 11073-00103:2015)
EN ISO 11073-10442:2017	健康信息-个人健康设备通讯-10442部分:设备规范-身体力量训练设备(ISO/IEEE 11073-10442:2015)
EN ISO 11073-10441:2017	健康信息-个人健康设备通讯-10441部分:设备规范-心血管功能训练和活力监测器(ISO/IEEE 11073-10441:2015)
EN ISO 21549-7:2016	健康信息-患者健康卡数据-第7部分:用药数据(ISO 21549-7:2016)
EN ISO 11073-20601:2016	健康信息-个人健康设备通讯-20601部分:应用框架-优化交换协议(ISO/IEEE 11073-20601:2016)
EN ISO 11073-10424:2016	健康信息-个人健康设备通讯-10424部分:设备规范-睡眠呼吸暂停治疗设备(SABTE)(ISO/IEEE 11073-10424:2016)
EN ISO 11073-10419:2016	健康信息-个人健康设备通讯-10419部分:设备规范-胰岛素泵(ISO/IEEE 11073-10419:2016)
EN ISO 21549-5:2016	健康信息-患者健康卡数据-第5部分:标识数据(ISO 21549-5:2015)

二、其他国家卫生信息标准体系

(一)澳大利亚卫生信息标准分类

澳大利亚标准化组织(Standard Australia)中的IT-014是负责卫生信息标准的专业委员会。IT-014将卫生信息标准分为:

1. 健康概念表达 包含医学概念的规范描述和表达,术语系统内部及与之相关的系统,如受控临床术语和分类系统的组织原则。

2. 消息与通讯 数据交换,主要指HL7。

3. 信息安全　私密性(访问控制)、完整性(修改追踪)、可用性(授权者能够访问)。主要包括私密性(信息只能被已授权者访问)、完整性(信息的存储、使用、传输和调用方式能确保信息不被损害或修改,除非获得授权)、可得性(当获得授权的个人需要时能随时随地访问数据)。

4. 电子健康记录互操作(electronic health records interoperability)　健康记录的结构和内容,以及用来交换和管理健康数据的过程和技术。

5. 远程医疗。

6. 临床决策支持　研发支持 CDS 信息技术应用的标准,包括临床指南和规范的计算机可处理格式表达,以及与现有业务应用的分布、集成、可靠性和稳定性及互操作性[16]。

在澳大利亚国家电子健康战略(National E-Health Strategy)中,将实施电子健康所需的标准划分为以下类别。

1. 通用术语　描述症状和体征、诊断及治疗等信息的通用语言,支持信息电子化传输。

2. 数据表示　管理数据存储方式的标准,使用一致的数据结构、以一致的方式在软件中表达数据,保证信息不会被误解或忽略。

3. 标准消息　与数据表达标准协同开发标准化消息结构,允许关键数据集通过安全消息设计在医疗机构之间安全发送和接收。

4. 消息安全传输标准　安全发送和传输、消息接收方的合理认证,保证消息以安全的传输方式传输给正确的接收者。

5. 消息收到确认标准　规定当消息被发送或打开时应该提供的应答以及如果消息未能发送或打开时应该生成的警告。确认的类型因发送消息的种类而异,可能包括一则消息已被发送、接收、阅读,以及确认一家医院是否接受或拒绝转诊[17]。

(二) 英国卫生信息标准分类

英国 NHS 信息标准理事会(ISB)在不同场合对卫生信息标准提出了不同的分类。常用的标准分类为:

1. 技术标准　指文档格式及文档通讯,主要应用于底层的 IT 基础设施,而不是卫生信息本身,如HTML。ISB 所指的大量技术标准是公共领域使用的通用国际标准。

2. 数据标准　定义数据的结构和类型,包括:①术语:SNOMED CT、Read Codes、药品与医疗设备字典、影像操作编码;②分类代码:WHO-FIC、ICD、OPCS-4;③数据模型与数据字典:④NHS 内部数据采集和管理的标准参照。

3. 信息标准　不仅定义数据的结构,而且定义数据的使用规范,与信息交换和共享场景有关,如患者的 NHS 识别号;医疗文档的标识符和结构;机构、人员的身份识别;数据集;用于质量监测报告的信息标准等。

4. 专业应用标准　规定专业人员应该如何记录、传输、管理患者的数据。例如:①方法标准:如何产生、追加、传输患者记录;②什么时候记录、谁来记录、如何记录、哪些常见的保健过程应该记录、哪些诊疗过程应该提炼出来并格式化地表示在信息传输工件中;③文档共享、存储、归档和处理的常规。

5. 内容标准　记录的医疗文档以及用来传输的医疗文档中具体该有什么内容,如医生对患者的观察及临床检查所见等[18]。

(三) 美国的卫生信息标准的分类

美国政府(ONC)对 HIT 在电子健康记录(EHR)产品中的适宜应用(Meaningful Use,MU)开展了针对 EHR 产品或者其某项功能的检测和测试。在相关规章和测试规范中,将所涉及的卫生信息标准归为如下三类:

1. 电子健康信息内容交换标准和应用规范　例如 CDA Release2、Continuity of Care Document(CCD)、HITSP/C32;ASTM E2369 CCR、NCPDP、SCRIPT、HL7 2.5.1、HL7 2.3.1。

2. 电子健康信息的词汇标准(术语)　例如 SNOMED CT、LOINC、HL7 Standard Code Set。

3. 电子健康信息生成、维护及传输中的保护标准　包括加密、授权、泄露等[19]。

美国 HITSP 于 2006 年提出了医疗信息技术标准分类,将现有的医疗信息技术标准分类为数据标准、信息内容、信息交换、标识、隐私与安全、功能规范和其他标准,如表3-3 所示[20-22]。

表 3-3 HITSP 医疗信息技术标准类别

序号	类别	主要标准
1	数据标准	ICD、SNOMED、LOINC、UMLS
2	信息内容标准	HL7 CDA、CCD
3	信息交换标准	HL7 V2、HL7 V3、DICOM 3.0
4	标识标准	HIPAA、CMS
5	隐私与安全标准	HIPAA
6	功能标准	EHR-S FM
7	其他标准	IHE、HIE、HTML、ActiveMQ、XML

三、我国卫生信息标准体系

根据卫生信息标准化的目的,即实现信息有意义的共享和有控制的访问,对照上述卫生信息标准的分类架构,目前我国的医疗卫生信息标准还不够全面,在信息共享方面存在源于信息标准的障碍。例如缺乏全面系统的标准医学术语系统;信息共享所需的各类统一标识符不足,包括个体、机构、文档等对象和电子病历中常用的药品、设备、器械、检查检验和操作项目等的统一、唯一标识符;数据标准中涉及的临床信息还不够丰富,不能全面满足电子病历信息共享的需求;还没有正式颁布的国家或行业卫生信息技术和集成规范;针对健康信息的访问、泄露、利用等问题,可操作的技术规范比较零碎和局限等。根据上述问题,可按照卫生信息化建设不同阶段的需求,开展优先度论证,制定科学的医疗卫生信息标准研制规划,通过合理利用标准化资源,对各类卫生信息标准实施系统、高效的研发、管理和维护。

2009 年,原国家卫生部信息标准专业委员会提出了卫生信息标准体系架构,将卫生信息标准大致划分为基础类标准、数据类标准、技术类标准和管理类标准四大类,如图3-3 所示[23]。

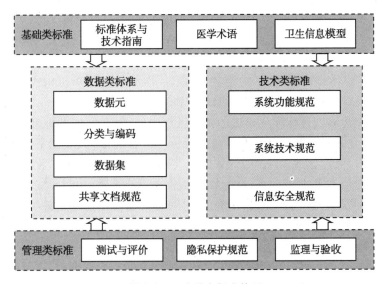

图 3-3 卫生信息标准体系

1. 基础类标准 其他各类标准的上位标准,具有指导性和全局性,如参考信息模型、数据标准编制规范等,涉及卫生信息标准的体系框架、理论与方法、术语及高层信息模型等。

2. 数据类标准 指卫生信息采集、表达、处理与传输交换过程中涉及的相关数据标准,是保证语义无歧义的重要基础,如术语体系、数据元标准、值域代码标准、数据集标准等。

3. 技术类标准　对业务应用系统设计、开发、实施、运行等各建设环节的技术要求、系统架构、技术实现方式以及信息网络安全和隐私保护等予以规范约束,涉及业务应用系统设计、开发、实施、运行等各建设环节,如系统功能规范、平台技术规范等。

4. 管理类标准　用于指导业务应用系统合理应用相关标准以及对标准应用实施水平的评价与监督管理,指导业务应用系统合理应用相关标准,如标准符合性测试规范、测试方案等。

在图 3-3 的基础上,又进一步将信息安全规范从技术类标准中分离出来,列为安全与隐私类标准,形成由基础类标准、数据类标准、技术类标准、安全与隐私类标准和管理类标准五大类标准构成的卫生信息标准体系。

关于医疗卫生信息标准的分类,业内一直存在争论,尚未形成广泛一致的意见。上述分类体系对我国卫生信息标准进行了初步归纳整理,内容比较全面,分类比较完整,但也存在一些问题。例如体系中各大类标准从命名和内容上边界不是非常清楚;没有充分体现标准之间相互衔接的关系;颗粒度及分类层次不够清晰,与 HIT 有关的技术标准不够全面等。另外,从信息标准应用目的和互联互通性上分析,该体系过于宽泛和庞杂,其中有些内容与互联互通缺乏直接的关联。

数据的语境(context)和内容(content)对准确一致地理解和管理数据都很重要。实现全面互操作性需要的标准种类有:词汇和术语标准、卫生信息内容标准、卫生信息交换标准、标识标准、隐私和安全标准,以及功能和业务标准。前两项标准重点关注信息的语义。虽然世界各国和有关国际组织提出的卫生信息标准分类体系不同,但都包含语义互操作标准,只是分类和命名方法不同,如语义内容、数据结构(ISO/TC215)、健康概念表达(澳大利亚)、数据标准(英国)、信息模型、术语和知识表达(CEN/TC251)等。目前国际上已有大量促进语义互操作的标准问世并得到应用,例如标准医学术语、分类代码系统、信息模型、元数据标准及数据字典、数据集、文档及其模板等,其中有些已成为国际通用的标准,如 SNOMED CT、LOINC、ICD、HL7 RIM、CDA 等。

从满足语义、技术和过程互操作性的需求出发,在综合上述国内外分类体系的基础上,通过分析标准的主要功能、标准化的对象和内容,按照颗粒度和复合程度逐渐增大的顺序,原卫生部统计信息中心委托有关专家对卫生信息标准体系进行了全面系统研究,初步将医疗卫生信息标准归纳为以下八大类。

1. 术语和标识标准　属于最细颗粒度的标准。主要涉及卫生领域的概念和实体的描述,包括定义、概念和实体的标识以及概念和实体之间的相互关系。为了保证信息的完整性和清晰性,此类标准通常需要针对客观存在或医学概念的模型和/或本体作为命名和标识的逻辑支撑,可以是清晰、具体的或者潜在、假设的模型或本体。此类标准的实例包括 SNOMED CT(概念的定义、标识和相互关系,有潜在的本体结构)、LOINC(医学观察项目的定义、标识,有明确的语义结构)、UMLS(术语体系的交叉参照,有明确的本体结构);药品术语体系(药品的定义、标识、层次结构)、组织机构代码(名称定义、标识符、类别及相互关系)、居民身份证件号码(标识及组织逻辑)等。

2. 数据标准　在概念和实体标准化描述的基础上产生的、针对数据的标准及规范,主要是描述和说明数据的含义(数据元的元数据规范),需要与术语标准联合应用(数据元字典必须有术语和词汇支持),为收集、存储、传输、统计分析等过程中的数据提供标准化内容和格式。数据标准的描述对象非常庞杂,为了表示各项数据之间的相互关系,避免数据标准之间的矛盾、冲突或交叉、重叠,从而使数据标准得到恰当的应用,通常需要建立概念数据模型,通过明确数据所描述的对象类及其属性,给每个数据标准一个准确的定位。因此,数据元标准应该有所对应的对象类、特性和表示,而表示又通过词汇(vocabulary)和值域代码(value set)表达。

3. 卫生信息传输标准　一组标准化数据以特定形式组合在一起而形成,主要指健康记录内容的结构化、格式化表示。特定的文档(document)或消息(message)以一组特定的数据为内容,并通过预设的、公认的形式或格式组装成一个整体,实现在不同系统之间有意义的传输或交换,即实现语义互操作性。消息是信息传输时的存在形式,结构化文档通常也是为信息传输而创建的,有时也可以作为临床文档的标准化展示形式,但此时不涉及计算机的自动化处理,无关乎语义互操作性。

4. 卫生信息技术规范　即 Health Information Technology(HIT)规范,指与某个特定卫生信息对象或工件(消息、文档、术语、字典)交换和共享相关的 IT 应用规范,涉及信息共享对象的传输和交换过程的实施,是卫生领域业务以及健康信息传输共享机制与 IT 技术的结合。例如医疗消息和文档交换协议、HL7 通用术语服务、健康信息获取规范等。一般与具体的业务应用场景无关。

5. 卫生信息集成规范　是 HIT 技术规范的综合应用,定义某一个或一组具体业务场景上的卫生信息交换过程,即面向具体互操作性问题的标准化解决方案,以标准化文档、消息和 HIT 规范为基础。此类标准的典型代表是美国 Integrating Healthcare Enterprise(IHE)开发的一系列技术框架(technical frame-work,TF),如 IT Infrastructure(II)、Patient Care Coordination(PCC)等。每一个 TF 都包含一组集成架构(Integration Profile),规定了如何采用标准解决特定需求、消除含糊和歧义,保证高水平的实际互操作性。集成架构由发生在行为者(actors)之间的事物处理或交易(transaction)构成,每个处理都有一个唯一的名称和编码,并且在行为者之间传递指定的信息。

6. 业务应用规范　此类标准的集成程度更高、颗粒度更大,一般指针对某一业务领域的、完整的互操作解决方案。例如信息系统建设指南及技术规范、系统功能模型等,涉及业务流程和需求描述、信息系统架构设计及技术实施方法等,以上述 5 类标准为基础。此类标准的实例包括 HL7 电子健康记录(EHR)系统功能模型、EHR 记录互操作模型、加拿大 Health Infoway 的电子健康记录系统标准化蓝图(EHR-S blueprint)、我国的区域卫生信息平台、医院信息平台建设指南、技术规范,居民健康卡规范等。

7. 安全与隐私保护规范　指从信息技术角度解决健康信息的安全与隐私保护问题的规范,可通过 HIT 规范及业务应用规范得到体现,因此也可列入业务应用规范的范畴。因为此类标准以相关的法律、法规、规章、制度为基础和依据,而且信息的隐私保护不仅是健康领域特有的问题,其他个人敏感信息的保护也需要相关的 IT 规范予以约束,所以安全与隐私保护规范与上述六类标准不在同一个概念层面,与如何实现互操作性无关,是信息共享机制上的约束,目的是保证信息有控制地共享。考虑到健康信息不恰当传播可能产生的严重后果,可在卫生信息标准体系中将此类标准单列。

8. 通用信息技术标准和规范　指卫生领域必须或可能采用的通用信息技术(IT)标准,与卫生领域的特殊性无关。因为不具备领域特色,是各行业信息化中普遍需要和采用的标准,因此也可不列入卫生信息标准体系。如果考虑到卫生信息标准化的根本目的,即实现互操作性,同时为了保证医疗卫生信息标准体系的完整性,也可将通用信息标准纳入医疗卫生信息标准体系。

第三节　医疗卫生信息标准体系主要内容简介

如前所述,不同国家、不同组织对卫生信息标准的分类维度和颗粒度不同,所形成的卫生信息标准体系也不同。本节仅以 HITSP 提出的分类为依据,对各类卫生信息标准进行简要介绍。

一、卫生信息数据标准

数据标准一般指通用数据(common data)的一致性表示,包括格式和定义。狭义的数据指数据元(data element),用以装载数据。此处的数据包含了数据元及为其提供语义的通用术语标准。以下举例说明。

1. 临床操作术语　临床操作术语(current procedural terminology,CPT)是由美国医学协会(America Medical Association)开发并维护的医学代码集,至今已有 50 多年的历史[24]。CPT 主要描述内科、外科和诊断相关信息,目的是在医生、编码者、患者、认证机构和付款者之间传达有关医学数据和操作的统一信息,满足管理、财务和分析需求。新版本每年十月发布,目前的版本是 2015 CPT,提供标准版和专业版两个版本。CPT 编码类似 ICD-9 和 ICD-10 编码,不同之处在于 CPT 侧重医疗服务和操作,而 ICD-9 和 ICD-10 侧重诊断。ICD 也含有操作代码,但只在住院信息中使用。CPT 目前由医疗保险和医疗补助服务中心(CMS)确定并作为医疗保健通用操作编码系统[25,26]。

2. 国际疾病分类(international classification of diseases,ICD)　是世界卫生组织牵头制定的国际标准统计分类体系,已经有一百多年的历史,历经 11 次修订,从最初仅用于死亡原因统计,目前已涉及所有疾病和死亡原因,应用范围除了死因、疾病、损伤等统计外,还涉及流行病学调查(现场、临床、公卫、环境)及健康预测、卫生经济、医疗保险等。ICD 具有权威性、科学性以及宏观反映居民健康状况的特征,目的是对不同国家、地区在不同时间收集的死亡和疾病数据应用同一标准进行系统的记录、分析、解释和比较。目前使用的 ICD-10 分类为树状层次结构,编码包括三位数类目码(疾病的种类,如 J15 表示细菌性肺炎)和四位数细目码(如 J15.1 表示衣原体肺炎)。即将使用的 ICD-11 分类的颗粒度更细,编码容量也显著扩大,例如 CA40 表示肺炎、CA40.0 表示细菌性肺炎、CA40.00 表示衣原体肺炎[27]。另外,ICD-11 对每种疾病还提供了附加信息,允许用户进行编码的组合使用,表达的疾病信息更为丰富[28]。

3. 系统医学命名法(systematized nomenclature of medicine,SNOMED)　最初由美国病理学家学会(College of American Pathologists,CAP)提出。1999 年,CAP 和英国 NHS 联合,将 SNOMED 参考术语 SNOMED RT 和临床术语(曾称为 Read Codes)V3 结合,形成了系统医学命名法——临床术语(systematized nomenclature of medicine-clinical terms,SNOMED CT)[29]。SNOMED CT 采用多轴编码的命名方法,形成了完整的医学术语体系,目的是精确表达医学概念,可用来编码、提取和分析临床数据。2007 年由若干成员国组成的国际卫生术语标准研发组织(International Health Terminology Standards Development Organization,IHTSDO)成立,共同拥有并管理、维护和向成员国提供 SNOMED CT 及相关产品,包括 SNOMED CT 的技术设计、核心内容及相关技术文档。SNOMED CT 主要由概念、描述及关系三个部分组成[30]。同一类概念根据颗粒度大小组成隶属关系,每个概念均赋予唯一的标识符;概念的描述包括规范化全称及同义词,每个描述均有其唯一的标识符;概念之间的关系除了上下隶属关系,还有几十种属性关系。最新版本的 SNOMED CT 包含近 35 万个概念。

4. 逻辑观察标识符命名和编码(logical observation identifiers names and codes,LOINC)　为实验室和临床检查提供了一套统一的名称和标识码,从语义和逻辑上支持医学检验、检查结果的交换。LOINC 由美国 Regenstrief 医疗卫生研究院发起和创建,已被 NLM 的 UMLS 收录。LOINC 分为四个部分,以实验室 LOINC 为主,其中临床 LOINC 负责非实验室诊断检查、重症医学、医疗护理、病史及体格检查方面的内容。另外,还设有调查问卷和信息附件两个大类。LOINC 数据库中的医学观察项目一般通过成分、测量属性、时间特征、标本类型、标尺精度及方法类型六个概念维度定义,每个项目均有一个永久的唯一标识符。目前 LOINC 数据库已收录观测指标 46 000 条以上,在美国及全世界得到广泛应用,用户可通过注册从 LOINC 官方网站免费获取 LOINC 数据库[31]。

5. 数据元及数据集标准　作为装载数据的容器,数据元一直被作为重要的元数据标准而开发和维护,在国家层面的数据收集和统计报告中,数据元及由数据元集合而成的数据集的地位尤其重要。澳大利亚国家卫生数据字典(National Health Data Dictionary,NHDD)是澳大利亚卫生和福利研究所(AIHW)制定的数据标准之一,遵从 ISO/IEC 11179 标准,用数千个元数据项目对数据元及其构件(数据元概念、值域、对象类等)和数据集进行规范化描述,其中包含的数据集主要有国家最小数据集(National Minimum Data Sets)和数据集规范(Data Set Specifications),用于国家官方的统计报告[31]。

2011 年,我国原国家卫生部制定发布了《卫生信息数据元目录》标准(WS 363-2011)[32],该标准规定了电子健康档案和电子病历数据元的描述规范,对常用数据元的定义、数据元值域代码及约束条件分 17 个部分进行了描述,内容包含卫生服务对象信息(人口学及社会经济学特征、健康史),健康危险因素(职业危险因素、行为危险因素、环境及其他危险因素)、医学观察信息(主诉与症状、体格检查、临床辅助检查、实验室检查)、诊断与评估信息(医学诊断、医学评估)、计划与干预信息(计划与干预)、卫生经济信息(卫生费用)、卫生资源信息(卫生机构、卫生人员、药品、设备与材料)、卫生管理信息(卫生管理)。与数据元目录对应,原卫生部同时制定颁布了《卫生信息数据元值域代码》标准(WS 364-2011)[33],该标准根据当时电子健康档案和电子病历领域数据元的描述习惯和规范,对数据元值域代码的描述格式及 WS 363-2011 中涉及的编码型数据元的值域做了规定。为了与数据元目录中数据元的分类保持一致,数据元值域代码也分为 17 个部分。同时,我国还发布了 80 多个卫生信息基本数据集标准,以《城乡居民健康档案基本数据集》(WS365-2011)和《电子病历基本数据集》(WS 445-2014)为重点[34,35]。数据集标准规定了各领域的数据集元数据、数据元公用属性及专用属性的描述格式,其中数据元名称、定义、数据元值的数据类型、数据元允许值与 WS363-2011 保持一致,可编码的数据元的值域通过(WS364-2011)表达。

二、卫生信息内容标准

数据能够在异构系统中进行互操作性的传输是实现信息共享的关键。无论基于何种通信协议或交换技术,信息内容的标准化表达是信息共享的核心问题。只有按照标准化的形式定义信息内容,才能真正实现互操作,尤其是语义层面的互操作,即做到机器可读(machine-readable)。信息内容通常指用来共享、交换或使用的信息工件(information artifact)或信息单元(information unit)的语义或者含义,由以特定形式组合在一起的一组标准化数据形成,主要指医疗记录内容的结构化、格式化表示。医疗文档(document)或消息(message)以一组特定的数据为内容,并通过预设的、公认的形式或格式组装成一个整体,实现在不同系统之间有意义的传输或交换。本节主要介绍以文档和消息为传输形式时的信息内容标准。

文档和消息规范包括文档架构及其应用指南、模板等类型,例如 HL7 的临床文档架构 CDA、CDA 应用指南、CCR 的 CDA 标准化指南 CCD,以及 HL7 及其合作组织 IHE、HITSP 的文档模板/模块(template,module)等。在标准化数据的基础上,重用已有的丰富的文档模板资源,即可构建满足不同需求的各种标准化医疗文档,实现信息交换工件的共享。

无论数据以何种结构组装,其基本元素或构件是数据。所以,数据标准是信息内容标准的基石。数据标准如前所述。

1. HL7 临床文档架构及其模板　HL7 临床文档架构(clinical document architecture,CDA)是 HL7 制定的以交换为目的的、指定结构和语义的文档标记标准。CDA 文档是一个完整的信息对象,可以包括文本、图像、声音和其他多媒体内容。CDA R1 和 R2 分别于 2000 年、2005 年成为美国国家标准学会(American National Standards Institute,ANSI)批准的标准。CDA 结构化文档构建从 HL7 RIM 和 V3 数据类型获得语义[36]。文档水平(document-level)、段水平(section-level)和条目水平(entry-level)的模板用来限定通用 CDA 规范。CDA 文档可打包在 HL7 消息中进行传输。CDA 文档包含文档头(标题)和文档体,文档头描述文档本身,文档体包含临床报告,可以是非结构化或结构化形式。结构化文档体由元素(structured body)封装,可逐步分解为嵌套的文档段(section)。文档段由元素(section)封装,每个段可包含单个叙述性单元(block)和若干个 CDA 条目(entries)。

CDA 文档结构通过使用模板来实现。CDA 内容表达空间非常大,通过模板,将 CDA 约束到某个具体的文档。CDA 模板具有由上、下继承关系构成的层次结构,依次是文档模板、章节模板、条目模板等。有很多种类的 HL7 模板,其中基于文档类型限定文档段(段水平的模板)和文档段内部限定条目的模板(条目水平模板)与信息内容的语义密切相关。相关国际组织已经制定大量 CDA 模板。HL7 通过制定 CDA 应用指南发布文档模板库。IHE 的 PCC(patient care coordination)TF(technical framework)已经形成了内容丰富的 CDA 章节和条目模板(module)库;HITSP 医疗文档模板以 CDA 为基础,与 CCD 和 PCC 模板保持协调一致,在其临床文档架构内容模板组件(CDA content modules component,HITSP C83)中定义了用于共享和重用的 47 个段内容模板和 22 个条目内容模板[37]。HL7、IHE 和 HITSP 在开发模板过程中保持了高度一致和协调性。

2. 持续医疗文档　持续医疗记录(continuity of care record,CCR)是由美国 ASTM 及其合作者联合研发的标准,是关于患者基本信息和临床特征的核心数据集,提供了一个医疗机构将患者相关信息汇总起来并传递给另一个医疗机构的方法。CCR 可通过对 CDA 的约束,形成一个临床摘要文档[38]。ASTM 和 HL7 合作,将二者结合起来,产生了一个卫生信息技术规范——持续医疗文档(continuity of care document,CCD),即根据 CCR 对 CDA 内容做进一步约束,制定包含临床语义的模板。CCD 共制定了 17 个段内容模板,通过不同模板组合来表达具体临床活动内容,促进临床信息的共享与交换[39]。

3. HL7 FHIR　医疗卫生信息标准的主要挑战是如何应对各种医疗过程导致的变异。随着时间的推移,已有规范被不断扩展,应用系统的成本和复杂性也随之上升,客户化也产生了诸多实施问题。FHIR(fast health interoperable resources)是由 HL7 创建的新一代标准框架,整合了 HL7 V2、V3 和 CDA 的优点,同时利用了最新的 Web 标准,重点关注标准的可实现性。FHIR 解决方案基于一些称为"资源"的模块化组件,这些资源易于组装进生产系统,以已有方案的小部分成本来解决临床和管理上存在的实际问题。FHIR 通过定义一个简单的、用于扩展和调适现有资源的框架来应对上述挑战。所有系统,无论它们是如何开发的,都可以很容易地读取这些扩展,且能够使用与调用其他资源同样的框架调用这些扩展定义。另外,FHIR 的每个资源都包含用 html 表达的人可读的文本,作为临床安全的备用显示。这对于复杂的临床信息尤其重要,因为很多系统还采用简单的基于文本/文件的方法[40]。

FHIR 定义了医疗卫生流程相关的信息交互中使用到的一些资源,这些资源具备模块化、独立、简单等特征,可用于 RESTful 交换语境。FHIR 具备灵活性、可扩展性、支持 Web,且可免费使用。FHIR 已有的资源包括用于管理的概念,例如患者、医疗服务提供者、组织机构和设备,以及各种各样的临床概念,涉及健康问题、用药、免疫、诊断、诊疗计划、费用等。所有资源都可用以下元素和属性进行定义:标识、元数据、基本语言和固有规则参照。

4. openEHR 结构化文档 openEHR 通过其参考模型与原型模型构建卫生信息平台。参考模型是抽象的概念信息模型,原型与模板则在参考模型的基础上特例和约束具体的领域知识。为了解决不稳定性问题,openEHR 将参考模型与原型模型分开,前者针对的是稳定的通用信息,后者针对灵活的领域信息,约束具体的临床知识。通过参考模型与原型模型的结合保证 openEHR 的稳定性及灵活性。openEHR 通过模板的约束,利用不同原型的组合来完成实际应用。在实际应用中,openEHR 通过将不同的原型模型进行组装搭建模板对临床信息进行约束,相比 CDA 通用的结构具有更高的灵活性。CDA 和 openEHR 在设计思路上是相互渗透的。在结构上,openEHR 参考模型(RM)中的 FOLDER、SECTION、ENTRY 等概念,与 HL7 CDA 中的 DOCUMENT、SECTION、ENTRY 层级结构基本相似;两者在顶层都有信息模型支持,底层都对应了标准术语系统,实际应用都靠模板实现[41]。

5. 消息标准 消息(message)是电子数据交换(EDI)经常采用的信息载体,联合国开发的电子数据交换国际标准 UN/EDIFACT、美国 ASC 开发的电子数据交换标准 X12 及 HL7 开发的用于医疗信息交换的消息标准都在一定程度上定义了消息的内容。HL7 定义了完整的消息结构、表达、传输和解析机制。在 HL7 V2. x 版本中,数据以消息为基本构成单位。一个消息由多个段(segments)组成,一个段由多个字段(fields)组成,字段是由一个或多个数据元组成的字符串。HL7 V2. x 版本消息采用自下而上的设计方式,其定义没有专门的方法学指导,其中的触发事件和数据字段都采用自然语言描述,数据字段间的结构化关系并不明确[42]。HL7 V3.0 的主体设计采用了从上而下、面向对象的构架,HL7 开发框架(HL7 development framework,HDF)取代了 2. x 版本中的消息开发框架(message development framework,MDF)。HL7 V3 针对不同范畴定义三种模型:参考信息模型(RIM)、领域消息信息模型(D-MIM)和精细化消息模型(R-MIM)。这些模型互相关联一致,而且具有相同的符号和基本结构。对于 HL7 中所有消息的数据内容来说,RIM 是一个具有一致性的共享信息模型资源,能够在包括消息和临床文档在内的多重信息结构中提供数据和概念重用[43]。

三、卫生信息交换标准

信息交换标准定义信息电子化传输的结构和语法,作为发送和接收信息的标准方式。有两种信息交换标准,一种基于消息,即信息被作为消息发送;另一种基于文档,即信息以结构化文档(形式)发送。

1. HL7 交换标准 HL7 致力于卫生信息的交换,其产品为一系列标准,涉及知识表达的标准化(Arden 语法)、XML 文档结构的标准化、词汇术语系统在消息和文档中的应用等。近年来,HL7 广泛涉足 EHR 系统的互操作研究领域,2007 年发布了电子病历系统功能模型(HL7 EHR-S FM)和电子病历记录互操作模型草案(HL7 EHR IM DSTU)。HL7 标准的应用范围大到卫生服务整体,小到为满足一项具体业务而进行的特定场景的信息交换,为不同目的和场景定义了不同类型的信息模型,包括参考信息模型(reference information model,RIM)、领域消息信息模型(domain message information model,D-MIM)和精确消息信息模型(refined message information model,R-MIM)。

2. 医学数字影像和通讯(DICOM) 医学数字影像和通讯(digital imaging and communication in medicine,DICOM)标准是一个国际信息技术标准,用来生成、存储、展示、提取、查询和打印医学影像及派生的结构化文档,同时管理相关工作流。主要的用户包括影像设备和信息系统的供应商和影像的外围设备(阅片机、打印机、计算机监视器和工作台,图像归档等)。DICOM 的目的是满足上述各种设备的影像数据传输,已成为全世界医院影像系统(picture archiving and communication system,PACS)普遍遵循的标准,世界医学影像设备的主要供应商都宣布支持 DICOM 标准。DICOM 由美国放射医学会(American College of Radiology,ACR)和国家电子制造商协会(National Electronic Manufacturers Association,NEMA)为主发起制定,产生于 1985 年,当前已修订为第 3 版,正式命名为 DICOM 3。目前 DICOM 标准委员会的成员已经接近 50 个,包括产品供应商、用户及其他卫生信息化组织。1993~2002 年,DICOM 3.0 标准文件内容已经由 9 个部分发展到了 16 个部分,当前版本的标准文件有 20 个部分,每部分都在不断得到更新和补充。其中第一部分为引言与概述,第五部分为数据结构及编码,第六部分为数据字典,第七部分定义了进行消息通讯的医学图像所用到的服务和协议,第十六部分规定了作为 DICOM 信息对象的结构文档的模板、一组编码术语以及 DICOM 维护的词汇,第二十部分规定了使用 HL7 CDA 为图像报告编码的模板[9]。

3. IEEE 信息交换标准　IEEE 是电信、信息技术和发电(power generation)标准开发的领先者。在医疗领域,IEEE 一直致力于开发用于医疗设备的信息交换标准,例如 IEEE P11073-10419——IEEE 卫生信息标准草案,个人健康设备通信设备专业化,胰岛素泵标准;IEEE11073-10407——ISO/IEEE 卫生信息个人健康设备通讯部分 10407:设备专业血压计;IEEE 802.1——IEEE 信息技术标准,本地和城域网系统之间电信和信息交换;IEEE P2301——云计算等。

4. NCPDP(National Council for Prescription Drug Programs)标准　NCPDP 是美国 ANSI 认证的标准研发组织,在药品行业(药品制造商、批发零售商、在线药房、药品费用支付者、健康管理/维护组织、咨询公司、信息系统厂商和数据库管理者等)拥有 1 500 多个成员,通过基于共识的操作过程制定了诸多相关标准,包括电子通讯和批量交易标准、用于电子处方的 SCRIPT 标准、对药品制造商的减退税标准,以及很多旨在改进药品行业信息交换的标准,用于药品使用过程中的处方、配药、监测、管理、支付等环节伴随的医疗卫生信息的实时电子化交换[44]。美国的相关联邦法律中明确要求遵守这些标准,包括 HIPAA、HITECH、医疗保险现代化法案 MMA 和 EHR Meaningful Use[54]。

四、卫生信息系统功能规范类标准

功能标准以一个有组织的格式,描述参与者(人员和信息系统)满足软件应用(Software Application)必需的功能及特征和业务能力,如有资质的用户(领域的专家/利益相关者)给予的定义。功能需求来自用户业务活动(业务需求)描述。功能标准确保使用者特定业务活动的工作流程,如患者护理管理、公共卫生监督等,若涉及电子数据交换,使用者自身能够很好地理解,并能清晰地传达给应用软件功能需求的开发者。

随着信息技术的发展及医院运行机制的转变,医院信息系统已成为现代化医院必不可少的重要基础设施与支撑环境。为加强卫生信息化工作的规范管理,进一步加快卫生信息化基础设施建设,保证医院信息系统的质量,减少不必要的重复研制和浪费,保护用户利益,推动和指导医院信息化建设。2002年,原卫生部印发了《医院信息系统基本功能规范》,目的是为卫生部信息化工作领导小组评审医院信息系统提供一个基本依据,医师现阶段商品化医院信息系统必须达到的基本要求[45]。为规范医疗机构电子病历管理,明确医疗结构电子病历系统应当具有的功能,更好地发挥电子病历在医疗工作中的支持作用,促进以电子病历为核心的医院信息化建设工作,原卫生部还组织制定了《电子病历系统功能规范(试行)》[46]。该规范适用于医疗机构电子病历系统的建立、使用、数据保存、共享和管理。本规范是医疗机构建立和完善电子病历的功能评价标准,侧重于提高医疗质量、保障医疗安全、提高医疗效率相关的重要功能,不涉及实现各项功能的技术和方式。除了以上两个规范,各个子系统也分别制定了相应的功能规范,例如《人口死亡登记信息系统基本功能规范》规定了人口死亡登记信息系统的基本功能,包括业务管理、系统管理和数据交换,适用于各级疾病预防控制中心及各类医疗机构死亡登记信息系统的开发和建设[47];《医院感染管理信息系统基本功能规范》规定了医院感染管理信息系统、医院感染监测、重点部门重点环节和重点人群监测、医务人员血源性病原体职业暴露监测等功能要求,适用于设置有住院床位的医疗机构中医院感染管理信息系统的设计开发与数据共享[48];《远程医疗信息系统基本功能规范》规定了远程医疗信息系统的功能构成、功能要求和系统总体要求,适用于各级各类医疗机构远程医疗信息系统的规划、设计、开发、部署和应用[49];《妇幼保健服务信息系统基本功能规范》规定了妇幼健康服务信息系统的基本功能、系统安全要求,信息系统各功能之间相互关系、数据共享与协同,适用于承担妇幼健康服务的医疗卫生机构以及其他相关机构进行妇幼健康服务信息系统功能的规划、设计、开发、应用和评价[50]。已经发布的功能规范还包括《基层医疗卫生信息系统基本功能规范》《卫生监督业务信息系统基本功能规范》《院前医疗急救指挥信息系统基本功能规范》《新型农村合作医疗管理信息系统基本功能规范》《慢性病监测信息系统基本功能规范》等[51]。

关于信息系统功能规范，国际标准化组织也颁布了相应的标准。例如 ISO/HL7 10781-2015《健康信息学 HL7 电子健康记录-系统功能模型》，提供了存在于电子健康记录系统（EHR-S）中的功能参考列表，目的是要明确电子病历系统应该具备的功能，这些功能按用户的视角描述，使电子病历系统的功能表达标准化[52]；同时，通过建立特定服务单元（care settings）和区域（realms）的功能范例（Functional Profiles, FP），使不同国家、不同卫生机构电子病历系统的功能描述有统一的方法和共同的理解。这些特定的服务单元和区域可以是同一个国家的不同卫生机构（如重症监护室、心脏病区、诊察室），也可以是不同国家的卫生机构（如某些国家的初级卫生保健机构）。

五、安全与隐私保护标准

隐私和安全标准旨在确保信息安全和保密性。信息安全意味着保护信息和信息系统免遭未经授权的访问、使用、披露、中断、修改或破坏。安全性指用于保护可识别的卫生信息，防止未经授权的访问或披露身份，包括物质的、技术的或管理的保障措施或工具。安全性是机构采取措施保护信息的一组活动。ISO 对保密性定义为"确保信息只有在得到授权时才能访问"，是信息安全的基石之一。保密性是许多密码系统设计目标，使现代密码学的技术在实践中成为可能。

ISO/IEC JTC1 SC27（ISO 和 IEC 信息技术联合委员会的下属委员会）负责制定安全与隐私保护方面的方法、技术和指南。目前下设五个工作组，分别为信息安全管理体系工作组（WG1）、密码技术与安全机制工作组（WG2）、安全评价、测试和规范工作组（WG3）、安全控制与服务工作组（WG4）和身份管理与隐私保护技术工作组（WG5）。各工作组负责各自工作范围内的多项标准开发，并根据需要设立相应的研究项目。目前发布的标准有 ISO/IEC 29100:2011《信息技术安全技术隐私保护框架》、ISO/IEC 29191:2012《信息技术安全技术部分匿名、部分不可链接鉴别要求》、ISO/IEC 29101:2013《信息技术安全技术隐私保护体系结构框架》、ISO/IEC 27018:2014《信息技术安全技术可识别个人信息（PII）处理者在公有云中保护 PII 的实践指南》、ISO/IEC 29190:2015《信息技术安全技术隐私保护能力评估模型》、ISO/IEC 29184《在线隐私通知和准许指南》、ISO/IEC 27550《隐私保护工程》、ISO/IEC 27551《对 ISO/IEC 27001 在隐私保护管理方面的增强要求》和 ISO20547-4《信息技术大数据参考架构第 4 部分：安全与隐私》等[53]。

1996 年，美国健康和人类服务部颁布了健康保险流通与责任法案（HIPAA）行政简化规定，允许行政和金融交易的标准化，降低医疗成本和管理负担。HIPAA 还推出了第一个全面的联邦隐私和安全规则和准则，以支持和实现数据和交易标准化和交流。HIPAA 隐私法规（Privacy Rule）保护个人医疗记录和其他个人健康信息，并适用于健康计划、医疗保健所以及实施特定电子医疗保健业务的卫生保健提供者。法规要求采取适当的措施，保护个人健康信息的隐私，并设置未经患者授权使用和披露的合适范围和条件。该法规规定了患者自己使用其健康信息的权利，包括审查、获得健康记录的复印件、要求更正。HIPAA 安全规则（Security Rule）保护个人电子健康信息的创建、接收、使用以及维护，要求通过适当的管理、物理和技术保障措施，确保信息私密、完整和安全。安全规则补充了隐私规则，安全规则的标准和规范包含很多方面，主要内容包括：制定行政保障措施和业务程序设计规范，以清楚地说明业务程序如何遵守信息安全规则；医疗保险覆盖的相关实体（医疗保健机构、健康计划资助者、保险公司等），必须采用一套书面的保密程序，指定隐私内容，负责制定和实施所有必要的政策和程序；业务程序应该明确规定，电子化保护的健康信息（EPHI）仅限于参与相关工作的员工访问；程序必须解决访问的授权、设立、变更和终止；关于 PHI 的处理，医疗保险覆盖的相关实体必须有适当的持续培训计划，帮助员工进行健康计划管理；医疗保险覆盖的相关实体的业务流程，第三方必须保证自己的供应商也有一个适当的框架，以符合 HIPAA 要求。公司通常在合同中说明，如该供应商符合 HIPAA 数据保护要求的条款；制定相应的计划应对紧急情况。涉及的相关机构负责备份数据，并具备灾难恢复能力。应急计划应记录数据的优先级和故障分析、测试活动和变更控制程序;内部审计通过识别潜在的安全违规,审查业务是否遵守 HIPAA[54]。同时,业务规程还应该记录、说明事件处理、审计或操作过程中发现的安全漏洞;控制物理访问,防止非法访问受保护的数据。另外,必须对使用和报废的硬件和软件进行控制管理,如当设备报废后,必须妥善处理,以确保 PHI 不会受到损害。

为了加快推动我国大数据安全标准化工作,全国信息安全标准化技术委员会在 2016 年 4 月成立大数据安全标准特别工作组,主要负责制定和完善我国大数据安全领域标准体系,组织开展大数据安全相关技术和标准研究。近年来颁布许多信息安全方面的标准,例如 GB/T 35274-2017《信息安全技术大数据服务安全能力要求》、GB/T 35282-2017 信息安全技术电子政务移动办公系统安全技术规范、GB/T 35285-2017 信息安全技术公钥基础设施基于数字证书的可靠电子签名生成及验证技术要求、GB/T 35289-2017 信息安全技术电子认证服务机构服务质量规范、GB/T 35288-2017 信息安全技术电子认证服务机构从业人员岗位技能规范、GB/T 35278-2017 信息安全技术移动终端安全保护技术要求、GB/T 35275-2017 信息安全技术 sm2 密码算法加密签名消息语法规范、GB/T 35291-2017 信息安全技术智能密码钥匙应用接口规范和 GB35273-2017《信息安全技术个人信息安全规范》等。其中 GB/T 35273-2017《信息安全技术个人信息安全规范》标准针对个人信息面临的安全问题,规范个人信息控制者在收集、保存、使用、共享、转让、公开披露等信息处理环节中的相关行为,旨在遏制个人信息非法收集、滥用、泄露等乱象,最大程度地保障个人的合法权益和社会公共利益。同时,特别工作组组织开展了针对大数据安全能力成熟度模型、大数据交易安全要求、数据出境安全评估等国家标准的研究工作。

六、其他卫生信息标准

1. 医疗健康信息集成规范　医疗健康信息集成规范(Integrating the Healthcare Enterprise,IHE)是美国北美放射学会和美国卫生信息和管理系统协会早年启动的一个项目,目的是提出一个互操作框架,将卫生领域内的信息化技术集成起来,通过采用医疗卫生信息标准,促进卫生信息在系统间、机构间实现无缝传递。IHE 因为其成功的协作性工作过程及其互操作解决方案,在制定、测试和实施基于标准的互操作性 EHR 系统方面具有不可替代的位置[55]。

IHE 不制定新的标准,而是针对医疗领域的特定需求,通过制定 IHE 技术框架或规范(Technical Framework,TF),推动标准的联合协同应用。IHE TF 是详细的、严格组织起来的规范性文档,描绘了基于标准的各个系统之间的信息交流,为形成特定的系统集成能力提供全面指导。每一个 TF 都包含一组集成规范(integration profile),规定了如何采用标准满足特定需求,消除含糊和歧义,减少系统建设成本,实现高水平的互操作性能。IHE 集成规范由一组发生在行为者或角色(actors)之间的事务或交易(transaction)构成。每个事务都有一个唯一的名称和编码,在行为者之间传递指定的信息。依据不同的专业领域,IHE 成立了若干技术委员会,制定相应的 TF。

2. 美国卫生信息交换　卫生信息交换(health information exchange,HIE)是实现信息系统之间数据交换和共享的软件平台。采用医疗信息交换标准,完成系统间和机构间医疗卫生信息具有互操作性能的交换,目前已经成为美国国家卫生信息技术标准。HIE 的目的是为医生提供全面、及时和准确的电子病历信息,减少重复治疗,避免严重的医疗差错避免再次入院,提高诊断,减少重复检测。HIE 是健康信息交换管理实体合作协议计划,这个项目将允许 ONC 与已经参与医疗信息交换管理的机构协作,鼓励政策的持续发展,依据互联互通的要求,提高互操作水平,通过业务实践提高电子健康信息交换的易用性,降低实施成本,并确保隐私和安全性数据进行交换,推动可信赖的信息交换。HIE 目前有三种形式:①定向交流;②基于查询的交换;③消费者介导的交换(Consumer Mediated Exchange)[56]。

(刘丹红　杨喆)

参 考 文 献

[1] International Organization for Standardization. Standards [EB/OL]. [2020-7-26]. https://www.iso.org/home.html.

[2] 中国国家标准化管理委员会. 标准化工作指南 第 1 部分:标准化和相关活动的通用术语:GB/T 20000.1:2014[S/

OL］．［2020-7-26］．http：∥www. bzfxw. com/soft/sort055/sort054/54252958. html.

［3］ 中国国家标准化管理委员会. 标准体系构建原则和要求：GB/T 13016：2018［S/OL］．［2020-7-26］．http：∥down. foodmate. net/standard/sort/3/52631. html.

［4］ 中国国家标准化管理委员会. 企业标准体系表编制指南：GB/T 13017：2018［S/OL］．［2020-7-26］．http：∥ down. foodmate. et/standard/sort/3/52629. html.

［5］ SNOMED International. SNOMED CT Editorial Guide［EB/OL］．［2020-7-26］．https：∥www. snomed. org/.

［6］ World Health Organization. International Statistical Classification of Diseases and Related Health Problems 10th Revision［EB/OL］．［2020-7-26］．https：∥icd. who. int/browse10/2016/en.

［7］ Health Level Seven International. HL7 standards［EB/OL］．［2020-7-26］．http：∥www. hl7. org/.

［8］ W3C. Extensible Markup Language［EB/OL］．［2020-7-26］．https：∥www. xml. com/.

［9］ Digital Imaging and Communications in Medicine. Current Edition［EB/OL］．［2020-7-26］．https：∥www. dicomstandard. org/.

［10］ Kathryn J. Hannah Marion j. Ball. Health Informatics：Principles of Health Interoperability HL7 and SNOMED（2010）［EB/OL］．［2020-7-26］．https：∥www. doc88. com/p-6671375046615. html.

［11］ US Centers of Disease Control and Prevention. Public Health and Promoting Interoperability Programs［EB/OL］．［2020-7-26］．https：∥www. cdc. gov/ehrmeaningfuluse/index. html.

［12］ International Organization for Standardization. ISO/TC 215 Health informatics［EB/OL］．［2020-7-26］．https：∥isotc. iso. org/livelink/livelink？func＝ll&objAction＝browse&objId＝8862396.

［13］ International Organization for Standardization. TECHNICAL COMMITTEES［EB/OL］．［2020-7-26］．https：∥www. iso. org/technical-committees. html.

［14］ European Committee for Standardization. Standards Evolution and Forecast［EB/OL］．［2020-7-26］．https：∥standards. cen. eu/dyn/www/f？p＝CENWEB：84：：：NO：：：.

［15］ International Organization for Standardization. Asset management：ISO/TC 251［EB/OL］．［2020-7-26］．https：∥www. iso. org/committee/604321. html.

［16］ Standards Australia. About IT-014［EB/OL］．［2020-7-26］．http：∥e-health. standards. org. au/ABOUTIT014. aspx.

［17］ Wikipedia. Australian National E-Health Strategy［EB/OL］．［2020-7-26］．https：∥itlaw. wikia. org/wiki/National_E-Health_Strategy.

［18］ NHS Digital. Information Standards［EB/OL］．（2018-05-21）［2020-7-26］．https：∥digital. nhs. uk/data-and-information/information-standards/.

［19］ Official Website of The Office of the National Coordinator for Health Information Technology. Interoperability. ［EB/OL］．［2020-7-26］．https：∥www. healthit. gov/topic/interoperability.

［20］ Healthcare Information Technology Standards Panel. About HITSP. PROGRAM OF WORK［EB/OL］．［2020-7-26］．http：∥www. hitsp. org/about_hitsp. aspx.

［21］ Healthcare Information and Management Systems Society，Inc. About HIMSS［EB/OL］．［2020-7-26］．https：∥www. himss. org/hitsp.

［22］ Healthcare Information Technology Standards Panel. PROGRAM OF WORK［EB/OL］．［2020-7-26］．http：∥www. hitsp. org/default. aspx.

［23］ 中国卫生标准管理. 我国卫生信息标准体系建设［EB/OL］．［2020-7-26］．https：∥www. jianshu. com/p/3ec90887e264.

［24］ OpenClinical. CPT：Current Procedural Terminology［EB/OL］．［2020-7-26］．http：∥www. openclinical. org/medTerm-CPT. html.

［25］ Centers for Medicare and Medicaid Services. License for Use of Current Procedural Terminology，Fourth Edition［EB/OL］．［2020-7-26］．https：∥www. cms. gov/apps/physician-fee-schedule/license-agreement. aspx.

［26］ Centers for Medicare and Medicaid Services. Medicare Risk Adjustment Eligible CPT/HCPCS Codes［EB/OL］．［2020-7-26］．https：∥www. cms. gov/Medicare/Health-Plans/MedicareAdvtgSpecRateStats/Risk-Adjustors-Items/CPT-HCPCS. html.

［27］ Centers of Disease Control and Prevention. International Classification of Diseases，Tenth Revision，Clinical Modification（ICD-10-CM）［EB/OL］．［2020-7-26］．https：∥www. cdc. gov/nchs/icd/icd10cm. htm.

［28］ World Health Organization. Classifications［EB/OL］．［2020-7-26］．https：∥www. who. int/classifications/icd/en/.

［29］ SNOMED International. SNOMED CT［EB/OL］．［2020-7-26］．https：∥www. snomed. org/.

［30］ Regenstrief Institute，Inc. The international standard for identifying health measurements，observations，and documents［EB/OL］．［2020-7-26］．https：∥loinc. org/.

［31］ Australia Institute of Health and Welfare. National health data dictionary（NHDD）browser［EB/OL］．［2020-7-26］．

https://meteor.aihw.gov.au/content/index.phtml/itemId/268110.

［32］ 中华人民共和国卫生部.卫生信息数据元目录：WS363.1-17：2011［S/OL］.［2020-7-26］.http://www.nhc.gov.cn/wjw/s9497/201108/52741.shtml.

［33］ 中华人民共和国卫生部.卫生信息数据元值域代码：WS364.1-17：2011［S/OL］.［2020-7-26］.http://www.nhc.gov.cn/wjw/s9497/201108/52758.shtml.

［34］ 中华人民共和国国家卫生和计划生育委员会.城乡居民健康档案基本数据集：WS365：2011［S/OL］.［2020-7-26］.http://www.nhc.gov.cn/wjw/s9497/201108/52775.shtml.

［35］ 中华人民共和国国家卫生和计划生育委员会.电子病历基本数据集：WS445.1-12：2014［S/OL］.［2020-7-26］.http://www.nhc.gov.cn/wjw/s9497/wsbz_8.shtml.

［36］ Health Level Seven International.HL7 Version 3 Standard：Data Types-Abstract Specification, Release 2［EB/OL］.［2020-7-26］.http://www.hl7.org/implement/standards/product_brief.cfm?product_id=264.

［37］ Healthcare Information Technology Standards Panel.HITSP CDA Content Modules Component［EB/OL］.［2020-7-26］.https://ushik.ahrq.gov/portals/hitsp/reference_documents/HITSP_v2.0.1_2010_C83_-_CDA_Content_Modules.pdf.

［38］ Wikipedia.Continuity of Care Record［EB/OL］.［2020-7-26］.https://en.wikipedia.org/wiki/Continuity_of_Care_Record.

［39］ Wikipedia.Continuity of Care Document［EB/OL］.［2020-7-26］.https://en.wikipedia.org/wiki/Continuity_of_Care_Document.

［40］ HL7 FHIR Foundation.Welcome to the HL7 FHIR Foundation［EB/OL］.［2020-7-26］.http://www.fhir.org/.

［41］ openEHR.What is openEHR［EB/OL］.［2020-7-26］.https://openehr.org/about/what_is_openehr.

［42］ Health Level Seven International.HL7 Version 2 Product Suite［EB/OL］.［2020-7-26］.http://www.hl7.org/implement/standards/product_brief.cfm?product_id=185.

［43］ HL7 international.HL7 Reference Information Model［EB/OL］.［2020-7-26］.http://www.hl7.org/implement/standards/rim.cfm?ref=nav.

［44］ Wikipedia.National Council for Prescription Drug Programs［EB/OL］.［2020-7-26］.https://en.wikipedia.org/wiki/National_Council_for_Prescription_Drug_Programs.

［45］ 中华人民共和国卫生部.医院信息系统基本功能规范：2002.［EB/OL］.［2020-7-26］.http://www.nhc.gov.cn/wjw/zcjd/201304/877ea1a0f8214181bf544e55703b3b8f.shtml.

［46］ 中华人民共和国卫生部.电子病历系统功能规范（试行）：2011.［EB/OL］.［2020-7-26］.http://www.gov.cn/gzdt/2011-01/04/content_1778059.htm.

［47］ 中华人民共和国国家卫生健康委员会.中华人民共和国卫生行业标准.人口死亡登记信息系统基本功能规范：WS/T596：2018［S/OL］.［2020-7-26］.http://www.nhc.gov.cn/wjw/s9497/201805/3fc65637a0a34f68bfe64d0524218274.shtml.

［48］ 中华人民共和国国家卫生和计划生育委员会.医院感染管理信息系统基本功能规范 WS/T547：2017.［S/OL］.［2020-7-26］.http://www.nhc.gov.cn/wjw/s9497/201707/7cdcbf47811b4a7b907c3182271ffb14.shtml.

［49］ 中华人民共和国国家卫生健康委员会.远程医疗信息系统技术规范：WS/T545：2017［S/OL］.［2020-7-26］.http://www.nhc.gov.cn/wjw/s9497/201707/3a4f81f87c3b40a4a3f1e928209604e9.shtml.

［50］ 中华人民共和国国家卫生和计划生育委员会.妇幼健康服务信息系统基本功能规范：WS/T526：2016［S/OL］.［2020-7-26］.https://max.book118.com/html/2017/0725/124224468.shtm.

［51］ 中华人民共和国国家卫生健康委员会.慢性病监测信息系统基本功能规范：WS/T449：2014［S/OL］.［2020-7-26］.http://www.nhc.gov.cn/wjw/s9497/wsbz.shtml.

［52］ International Organization for Standardization.Health Informatics — HL7 Electronic Health Records-System Functional Model, Release 2（EHR FM）：ISO/HL7 10781：2015［S/OL］.［2020-7-26］.https://www.iso.org/standard/57757.html.

［53］ International Organization for Standardization.Information technology — Big data reference architecture-Part 4：Security and privacy：ISO/IEC FDIS 20547-4［S/OL］.［2020-7-26］.https://www.iso.org/standard/71278.html.

［54］ Health Insurance Portability and Accountability Act.HIPAA Definitions and Glossary［EB/OL］.［2020-7-26］.https://www.hippa.com/.

［55］ Integrating the Healthcare Enterprise.IHE Domains［EB/OL］.［2020-7-26］.https://www.ihe.net/ihe_domains/.

［56］ The Office of the National Coordinator for Health Information Technology.Health Information Exchange［EB/OL］.［2020-7-26］.https://www.healthit.gov/topic/health-it-basics/health-information-exchange.

第四章 信 息 模 型

本章首先阐述了信息建模的一般原则、三种常用的模型类型(信息模型、行为模型和结构模型),以及为确保这些模型足够完整、一致和正确,以满足预期目标而常用的模型分析技术。随后,介绍了统一建模语言(UML)这一可视化的面向对象建模语言,并结合医疗卫生信息标准化介绍了两种建模机制及其常用图形。本章最后重点概括了医疗卫生信息建模所使用的各种参考模型和对应的建模技术,介绍了医疗卫生信息建模过程、步骤和技术路线、CIMI 临床信息模型和 CIMI 已经评审通过的几个组织机构的一些现有模型。

第一节 信息模型与建模

信息模型(information model)是一种用来定义信息常规表示方式的方法,通过使用信息模型,计算机系统可以对所管理的数据进行重用、变更和分享。信息模型独立于具体技术,用于反映一个领域、机构或系统的信息基本状况。使用信息模型的意义不仅在于对象的建模,同时也在于对象间相关性的描述。在多数情况下,信息模型以层次化的形式来表示[1]。

模型最主要的优点在于它可以将一个复杂问题分解为几个可以控制的组成部分。建立卫生信息模型,可以使信息收集、记录、整理、传输、分析、利用的每个环节上的人都能在概念上对数据有统一的理解,在格式上有统一的标准,从而实现语法上的互操作以及语义上的互操作。标准的信息模型,相当于为所有系统建立了统一的信息基础框架,基于该框架的术语编码、数据交换等都将具备一致的语义基础。

一、建模原则

软件建模正在成为一种普遍的技术,以帮助软件工程师理解、设计软件,并就软件的各个方面与有关的涉众进行沟通。这里的涉众是指那些与该软件有着明确或隐含利害关系的人或机构,例如用户、买方、供应商、架构师、认证权威机构、评估人员、开发人员、软件工程师,也许还有其他人员。虽然在文献和实践中有许多建模语言、符号、技术和工具,但是有一些统一的一般概念以某种形式适用于所有这一切。下面将介绍这些一般概念的背景知识[2,3]。

(一)建模原则

建模为软件工程师提供了一种有组织的和系统化的方法,用于表示正在研究中的软件的一些重要方面,这有助于就软件或其构成元素作出决策,并将这些重要决策与涉众群体中的其他人进行沟通。指导此类建模活动的一般原则有 3 个。

1. 为要点建模　即使是好的模型通常也并不能表达软件在各种可能的条件下的各个方面或功能特征。建模通常只涉及开发那些需要特定答案的软件功能特征,这就需要抽取掉所有不必要的信息。这种方法保持了模型的可管理性和实用性。

2. 提供视图　建模是利用已经定义好的、在每个视图中用于表达该模型的一组规则来为正在研究中的软件提供一个全景视图。这种视图驱动的方法为模型确立了维度,例如结构视图、行为视图、时间视图、组织视图和其他相关视图。使用适当的符号、词汇、方法和工具,将信息组织到这些视图中,可将软件建模工作的重点放在与视图相关的特定关注点上。

3. 实现有效的通信　建模使用软件的应用领域词汇、建模语言和语义表达(换句话说,就是上下文含义)。当这些能够严格且系统地使用时,这种建模会产生一种报告方法,从而促进软件信息与项目涉众的有效沟通。

模型是软件组件的抽象或简化。使用抽象方法的结果是,没有任何一个单一的抽象能完全描述软件组件。因此,不如说软件模型是诸多抽象的集合,当把它们放在一起时,它们也只是描述选定的方面、构面或视图,只描述那些需要作出明智决策并首先对创建该模型的原因作出响应的方面或视图。这种简化就会产生构成模型背景的一组假设,那么如果要重用这一模型,就要首先验证这些假设,以建立重用模型在其新用途和其背景间的相关性。

（二）　模型的属性和表达

模型的属性是模型的特征,用于在所选的建模符号和使用的工具中描述其完整性、一致性和正确性。模型的属性包括如下几个方面。

1. 完整性　在模型中所有需求都达到得以实现及验证的程度。

2. 一致性　模型中的需求、断言、约束条件、函数或组件描述等不存在任何冲突的程度。

3. 正确性　模型满足其需求和设计规范的程度,并且没有缺陷。

构建模型是为了表示真实世界的对象及其行为,以回答有关软件有望如何运行的特定问题。对模型进行质疑检查,无论是通过探究、模拟,还是评审,都能暴露出模型和模型所涉及的软件中的不确定性区域。这样,这些有关需求、设计和/或实现的不确定性或未回答的问题随后就可得到适当的处理和解决。模型的主要表达元素是实体。实体可以是具体事物(如处理器、传感器或机器人)或抽象事物(如软件模块或通信协议)。可将模型实体利用文字、连线或文本操作符与其他实体连接起来。模型实体的表达可以使用文本或图形化建模语言来完成,建模语言类型都通过特定的语言构造来连接模型实体。实体的含义可以通过其形状、文本属性或两者兼而有之来表示。一般来说,文本信息遵循特定于语言的句法结构。与使用这些实体和关系的上下文、结构或行为建模相关的精确含义取决于所使用的建模语言、应用于建模工作的设计严谨性、正在构建的特定视图,以及可能附加特定符号元素的实体。可能需要模型的多个视图来捕获软件所需的语义。当使用自动化支持的模型时,可能要检查模型的完整性和一致性。除有明确的工具支持之外,这些检查的有用性在很大程度上取决于应用于建模工作的语义和语法严格程度。正确性通常通过模拟和/或评审来检查。

（三）　句法、语义和语用学

模型可能具有惊人的欺骗性。如果模型是一个缺失信息的抽象,那么可能会让人产生从单个模型去正确理解软件的错觉。一个完整的模型(与建模工作相关的"完整")可以是多个子模型和任何特殊功能模型的结合。在这个子模型集合中,与单个模型相关的检查和决策可能是有问题的。理解建模构造的精确含义也很困难。建模语言是由句法和语义规则定义的。对于文本语言,语法是使用定义有效语言结构(如巴科斯-诺尔范式)的符号语法来定义的。对于图形语言,语法是使用被称为元模型的图形模型定义的。与巴科斯-诺尔范式一样,元模型定义图形建模语言的有效语法结构;元模型定义了如何组合这些构造来生成有效的模型。

建模语言的语义详细说明了模型中实体和关系的含义。例如,由一条线连接的两个框的这类简单关系图可以有多种解释。了解这些可能是对象关系图,也可能是活动关系图的框-线图,可以帮助解释这个模型。实际上,通常很好地理解选定的建模语言下的一个特定的软件模型的语义,要了解所用的建模语言是如何表达模型中实体和关系的,要了解建模师的经验基础和建模所依据的上下文背景,以及是如何表示的。即使在信息不完整的情况下,意义也是通过抽象的模型来传达的;语用学解释了意义如何在模型及其上下文中体现,以及如何有效地与其他软件工程师进行沟通。然而,仍然有一些实例需要在建模和语义方面保持谨慎。例如,必须检查从另一个模型或库导入的所有模型构成,以确定在新的建模环境下是否存在冲突的语义假设。应该检查模型是否有文档化的假设。虽然建模语法可能是相同的,但是模型在新环境(即不同的上下文)中可能意味着完全不同的东西。另外,考虑到随着软件的成熟和变化,可能会引入语义不一致,从而导致错误。随着时间的推移,与模型各部分打交道的软件工程师会越来越多,加上工具更新和可能的新需求,模型的某些部分有可能会表达与原始作者的意图和初始模型上下文完全不同的含义。

(四) 前置条件、后置条件和不变条件

当对功能或方法建模时,软件工程师通常是从功能或方法执行前、中、后三种软件状态的一组假设开始的。这些假设对于功能或方法的正确运行是必不可少的,为便于讨论,将其分为前置条件、后置条件和不变条件三组。

1. 前置条件 在执行功能或方法之前必须满足的一组条件。如果这些先决条件在功能或方法执行之前不成立,则功能或方法可能产生错误的结果。

2. 后置条件 一组在功能或方法成功执行后保证为"真"的条件。通常,后置条件表示软件的状态是如何变化的、传递给功能或方法的参数是如何变化的、数据值是如何变化的,或者返回值是如何受到影响的。

3. 不变条件 在功能或方法执行之前和之后,运行环境中始终存在的一组条件。换句话说,就是一组不变的条件,这些不变条件对软件和功能或方法的正确运行是相关和必要的。

二、模型类型

典型的模型是由若干子模型集合而成。每个子模型都是一个部分的描述,并且是为特定目的而创建的;它可以由一个或多个图组成。这些子模型可以使用多种建模语言,也可使用单一建模语言。统一建模语言(UML)识别许多种建模图。使用这些图以及建模语言构件,可产生三种常用的模型类型:信息模型、行为模型和结构模型。

(一) 信息建模

信息模型主要关注数据和信息。信息模型是一种抽象表示,用于标识和定义数据实体的一组概念、属性、关系和约束。语义或概念信息模型通常用于从问题的角度为建模的软件提供某种形式体系和上下文,而不关心该模型如何实际映射到软件的实现。语义或概念信息模型是一种抽象,因此仅包括概念化信息的真实视图所需的概念、属性、关系和约束。语义或概念信息模型的后续转换,就是软件中实现的逻辑和物理数据模型的细化。

(二) 行为建模

行为模型是确定和定义被建模软件的功能。行为模型通常有三种基本形式:状态机、控制流模型和数据流模型。状态机向软件模型提供的是已定义好的状态、事件和转换。软件通过模型环境中发生的受保护或未受保护的触发事件从一种状态转换到下一种状态。控制流模型描述一系列事件如何使流程被激活或停用。数据流行为被归类为一系列步骤,在这些步骤中,数据经过流程向数据存储或数据接收器移动。

(三) 结构建模

结构模型从软件的各个组成部分说明软件的物理或逻辑组成。结构建模在被实现或建模的软件与将要在其中运行的环境之间建立已定义的边界。在结构建模中使用的一些常见结构构造是实体的组合、分解、泛化和专门化;实体之间的相关关系和基数的确定;以及流程或功能接口的定义。UML 为结构建模提供的结构图包括类图、组件图、对象图、部署图和包图。

三、模型分析

模型的开发为软件工程师提供了一个研究、推理和理解与软件相关的结构、功能、运行使用和组装考虑事项的机会。需要对构建的模型进行分析，以确保这些模型足够完整、一致和正确，以满足涉众的预期目标。下面的部分简要描述了软件模型通常使用的分析技术，以确保软件工程师和其他相关的涉众从模型的开发和使用中获得适当的价值。

（一）完整性分析

为了使软件完全满足涉众的需求，完整性是至关重要的——从需求获取过程到代码实现。完整性是指所有指定的需求是否都已得到实现和验证的程度。可以使用结构分析和状态空间可达性分析等技术的建模工具检查模型的完整性（这些技术确保状态模型中的所有路径都由一组正确的输入到达）；可以使用检查或其他评审技术人工检查模型的完整性。这些分析工具产生的错误和警告信息，以及通过检查或评审发现的错误和警告信息，表明可能需要采取纠正措施，以确保模型的完整性。

（二）一致性分析

一致性是模型不包含任何冲突的需求、断言、约束、功能或组件描述的程度。通常，一致性检查是通过使用自动化分析功能的建模工具来完成的；还可以使用检查或其他评审技术人工检查模型的一致性。与完整性一样，这些分析工具产生的错误和警告信息以及通过检查或评审发现的错误和警告信息表明需要采取纠正措施。

（三）正确性分析

正确性是模型满足其软件需求和软件设计规范、不存在缺陷并最终满足涉众需求的程度。正确性分析包括验证模型的语法正确性（即正确使用建模语言语法和构造）和验证模型的语义正确性（即使用建模语言构造来正确表示建模对象的含义）。为了分析一个模型的语法和语义的正确性，可以自动化分析（如使用建模工具来检查模型的语法正确性）或人工分析（使用检查或其他评审技术）以便找到可能的缺陷，然后在软件的发布之前删除或修复已确认的缺陷。

（四）可追溯性

开发软件通常涉及许多工作产品的使用、创建和修改，如计划文档、过程规范、软件需求、图表、设计和伪代码、手写和工具生成的代码、手动和自动测试用例和报告，以及文件和数据。这些工作产品可以通过各种依赖关系（如应用、实现和测试）进行关联。随着软件的开发、管理、维护或扩展，需要映射和控制这些可追溯关系，以证明软件需求与软件模型和工作产品的一致性。通常，可追溯性可改进软件工作产品和软件过程质量的管理；它还能向涉众提供所有的需求均已得到满足的保证。可追溯性使得在软件开发和发布之后进行变更分析成为可能，因为可以很容易地遍历变更与软件工作产品的关系来评估变更的影响。通常，建模工具会提供一些自动化或人工的方法来规范和管理模型和其他软件工作产品中所表示的需求、设计、代码和/或测试实体之间的可追溯性连接关系。

（五）交互分析

交互分析着重于实体之间的通信或控制流关系，这些实体用于在软件模型中完成特定的任务或功能。此分析检查软件模型的不同部分，包括其他软件层（如操作系统、中间件和应用程序）之间交互的动态行为。对于某些软件应用程序来说，检查计算机软件应用程序和用户界面软件之间的交互也很重要。一些软件建模环境为研究建模软件的动态行为提供了模拟工具。逐步通过模拟，为软件工程师提供了一个分析选项，以审查交互设计并验证软件的预期功能。

第二节　面向对象的系统分析、设计与 UML 建模

一、面向对象分析与设计

1. 面向对象分析和设计（object oriented analysis design，OOAD）　是一种流行的技术方法，它通过应

用面向对象编程,以及在整个开发生命周期中使用可视化建模来分析和设计应用程序、系统或业务,从而促进涉众之间更好地沟通,提升产品质量。

现代软件工程中的 OOAD 最好以迭代和增量的方式进行。通过一次又一次的迭代,OOAD 活动的输出、OOA(object oriented analysis)的分析模型、OOD(object oriented design)的设计模型,都在风险和业务价值等关键因素的驱动下不断地被细化和演进。

2. 面向对象建模(object-oriented modeling,OOM) 是在整个开发生命周期中使用面向对象范式对应用程序、系统和业务领域进行建模的一种常见方法。面向对象建模(OOM)是现代软件工程中 OOD 和 OOA 活动广泛使用的一种主要技术。

面向对象建模通常分为两个方面:动态行为(如业务流程和用例)的建模,以及静态结构(如类和组件)的建模。面向对象分析(OOA)和面向对象设计(OOD)是面向对象建模(OOM)过程中两个不同的抽象层次(即分析层次和设计层次)。统一建模语言(UML)和系统建模语言(SysML)是用于面向对象建模的两种流行的国际标准语言。面向对象建模有如下两大好处。

(一) 高效的沟通

用户通常很难理解全面的文档和编程语言代码,而可视化的模型图却更易于理解,并且能让用户和涉众就系统的适当需求和结构向开发人员提供反馈。面向对象方法的一个关键目标是减少系统和现实世界之间的"语义鸿沟",并采用与涉众在日常业务中使用的术语几乎相同的术语来构建系统。面向对象建模是实现这一目标的必要工具。

(二) 有用且稳定的抽象

建模可以帮助编写代码。大多数现代软件方法的目标是首先解决"是什么"的问题,然后解决"如何"的问题,即首先确定系统要提供的功能而不考虑实现的约束,然后考虑如何实现针对这些抽象需求的具体解决方案,并根据技术和预算等约束条件细化成详细的设计和编码。面向对象建模通过生成对系统需求和设计的抽象和可理解的描述来实现这一点,也就是说,模型定义了它们的基本结构和行为,比如过程和对象,这些都是重要和有价值的开发资产,具有比具体和复杂的源代码更高的抽象级别。

二、UML 统一建模语言

(一) 综述

软件工程的目标是利用工程化的方法在给定成本、进度等前提下,开发出具有可维护性、正确性、可移植性的软件,提高软件产品的质量和开发效率,降低维护的难度。

随着软件工程的发展以及系统愈加复杂和庞大,IT 界迫切需要用一种语言来描述它们所完成的需求、设计,但是不同的公司开发了自己的产品,应运而生的数量不在少数的各种建模语言,使得人们无所适从,一是人们没有能力区别各种建模语言时间的差别,二是它们之间的差异也影响了用户之间的交流。

为了统一起来,成立了对象管理组织(object management group,OMG),这个组织建立了描述需求与设计的规范语言,称为统一建模语言(unified modeling language,UML)[4,5]。

软件系统开发过程中会有不同的涉众参与其中,如分析师、设计师、程序员、测试员、质量保证员、技术文档撰写员、客户等。这些人对系统的不同方面持不同兴趣,会从不同的角度来审视系统,故此在建模时需要考虑不同的细节层次。例如程序员需要了解系统的设计,并将设计转换为代码;技术文件撰稿员则对整个系统的行为感兴趣,借以了解产品的功能。UML 提供了极富表达能力的建模语言,可让所有涉众从 UML 图表得到感兴趣的信息。

UML 的主要目的或目标如下。

1. 为用户提供现成的、有表现力的可视化建模语言,以便他们用对象的概念来构造系统模型。

2. 建立直观地从模型直至可执行体之间的对应关系。

3. 为复杂的系统建立衡量的标准。

4. 创建一种对人和机器都合适的语言,即可用人工描述,也可以用机器实现的计算机辅助建模。

5. 整合最佳的工作实践(best practices)。

实践证明,面向对象分析设计(OOAD)方法比传统方法能更加准确、全面地描述现实世界。UML 是用来表述面向对象概念的一种语言工具。很奇妙的是,它本身作为一件产品同样也是用面向对象方法来设计的,这使得 UML 具有传统建模语言所不具备的很强的语义表达能力和非常灵活的可扩展性。

UML 的用途非常广泛,可以概括为描述、可视化、构造、记载 4 种基本功能,在业务建模、需求分析、系统设计、实现和测试、数据建模、项目管理等阶段任务中均可根据需要采用。

（二）UML 基本内容和常用图表

1. UML 基本内容　UML 是一种可视化的面向对象的建模语言,描述了一个系统的静态结构和动态行为,用图形方式表现典型的面向对象系统的整个结构,从不同的角度为系统建模,并形成系统的不同视图。

结构性图表显示了系统在不同抽象层次和实现层次上的静态结构以及它们之间的相互关系。结构性图表中的元素表示系统中具意义的概念,可能包括抽象的、现实的和实现的概念。结构性图表有 7 种类型:①类图(class diagram);②组件图(component diagram);③部署图(deployment diagram)、配置图;④对象图(object diagram);⑤包图(package diagram);⑥复合结构图(composite structure diagram);⑦轮廓图(profile diagram)。

行为性图表显示了系统中对象的动态行为,可用以表达系统随时间的变化。行为性图表有 7 种类型:①用例图(use case diagram);②活动图(activity diagram);③状态机图(state machine diagram);④序列图(sequence diagram);⑤通讯图(communication diagram);⑥交互概述图(interaction overview diagram);⑦时序图(timing diagram)。

2. 两种建模机制及其图形　从应用的角度看,当采用面向对象技术设计系统时,第一步是描述需求;第二步是根据需求建立系统的静态模型以构造系统的结构;第三步是描述系统的行为。其中在第一步与第二步中所建立的模型都是静态的,例图、类图、包图、对象图、组件图和配置图 6 个图形是标准建模语言 UML 的静态建模机制。第三步中所建立的模型表示执行时的时序状态或交互关系,它包括状态图、活动图、顺序图和合作图 4 个图形,是标准建模语言 UML 的动态建模机制。建模常用的五类 10 种图如下。

UML 建模常用的 UML 图通常可以分为五类。

第一类:用例图(图 4-1),从用户角度描述系统功能,并指出各功能的操作者。

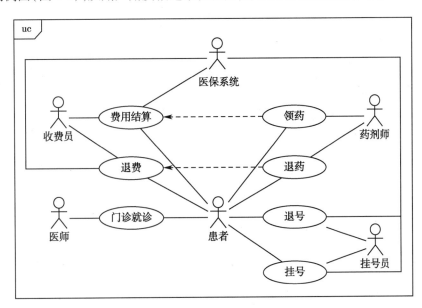

图 4-1　用例图

第二类:静态图,包括类图、对象图和包图。

(1) 类图:描述系统中类的静态结构。不仅定义系统中的类,表示类之间的联系,如关联、依赖、聚合等,也包括类的内部结构(类的属性和操作),如图4-2所示。类图描述的是一种静态关系,在系统的整个生命周期都是有效的。

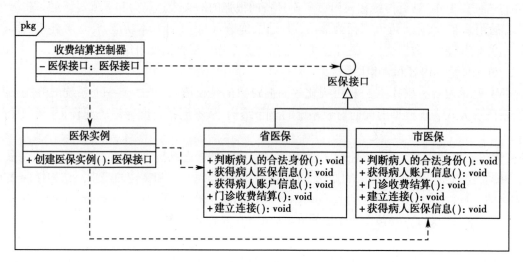

图 4-2　类图

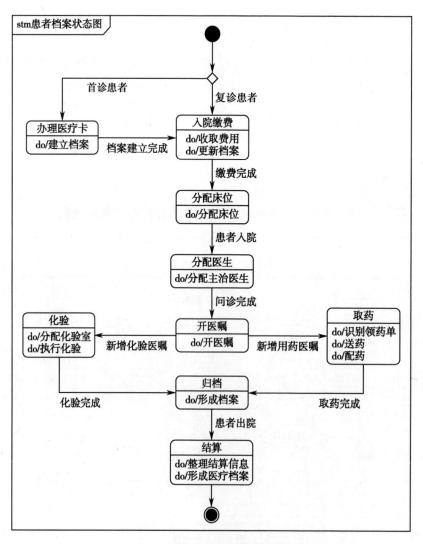

图 4-3　医院病房管理系统状态图示例

（2）对象图：是类图的实例，几乎使用与类图完全相同的标识。它们的不同点在于对象图显示类的多个对象实例，而不是实际的类。一个对象图是类图的一个实例。由于对象存在生命周期，因此对象图只能在系统某一时间段存在。

（3）包图：由包或类组成，表示包与包之间的关系。包图用于描述系统的分层结构。

第三类：行为图（behavior diagram），描述系统的动态模型和组成对象间的交互关系。

（1）状态图：描述类的对象所有可能的状态以及事件发生时状态的转移条件。通常状态图是对类图的补充。在实用上并不需要为所有的类画状态图，仅为那些有多个状态其行为受外界环境的影响并且发生改变的类画状态图。图4-3是医院病房管理系统状态图示例。

（2）活动图：描述满足用例要求所要进行的活动以及活动间的约束关系，有利于识别并行活动。图4-4是门诊就诊业务活动图示例。

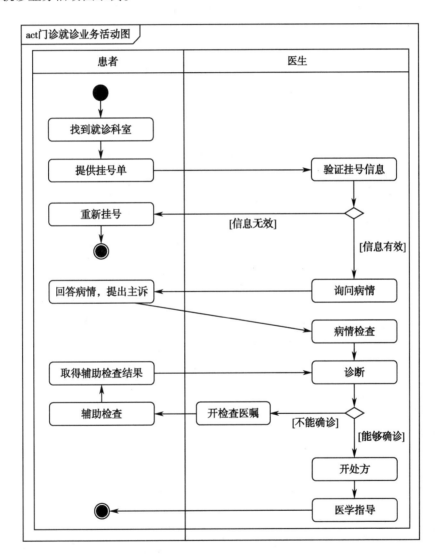

图4-4　门诊就诊业务活动图示例

第四类：交互图（interactive diagram），描述对象间的交互关系。其中：

（1）序列图：显示对象之间的动态合作关系，它强调对象之间消息发送的顺序，同时显示对象之间的交互，如图4-5所示。

（2）合作图：描述对象间的协作关系，合作图与时序图相似，显示对象间的动态合作关系。除显示信息交换外，合作图还显示对象以及它们之间的关系。如果强调时间和顺序则使用时序图；如果强调上下级关系则选择合作图。这两种图合称为交互图。

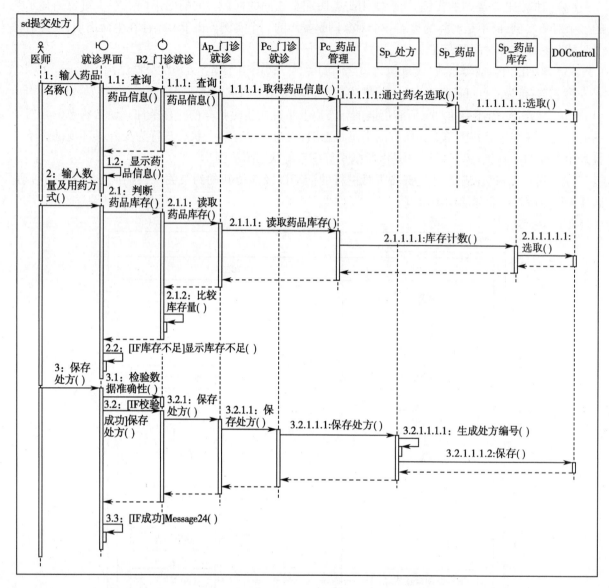

图 4-5 序列图

第五类:实现图(Implementation diagram)。

(1) 组件图(图 4-6):又称为构件图,描述代码部件的物理结构及各部件之间的依赖关系。一个构件可能是一个资源代码部件、一个二进制部件或一个可执行部件。它包含逻辑类或实现类的有关信息。组件图有助于分析和理解部件之间的相互影响程度。

(2) 部署图(图 4-7):定义系统中软硬件的物理体系结构。它可以显示实际的计算机和设备(用节点表示)以及它们之间的连接关系,也可显示连接的类型及部件之间的依赖性。在节点内部,放置可执行部件和对象以显示节点与可执行软件单元的对应关系。

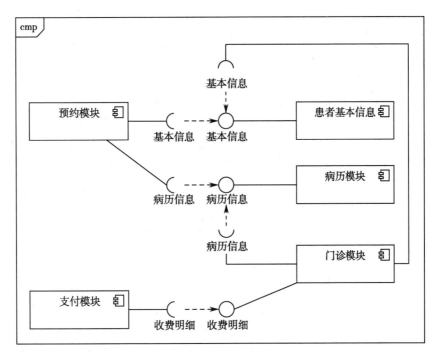

图 4-6　组件图

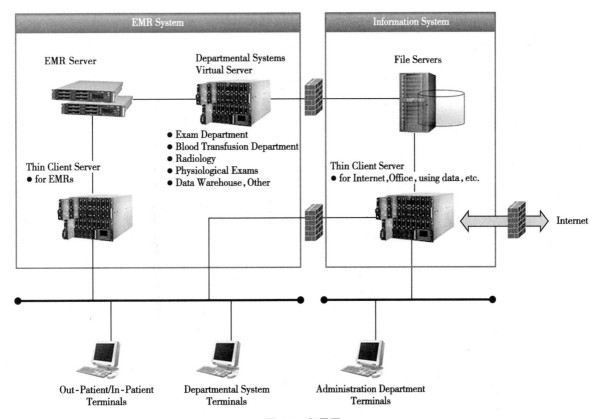

图 4-7　部署图

第三节　医疗卫生信息模型与建模

医疗卫生信息模型是应用于医疗卫生领域的信息模型。ISO 对临床信息模型的定义为：信息模型就是可用于效仿或参考的方式、计划、例子或者标准等[6]。

一、医疗卫生信息建模及其技术

居民健康档案和电子病历的日益普及可使跨多个医疗机构共享患者信息成为可能，以支持医疗的连续性。为此，制定标准和技术规范，定义了居民健康档案、电子病历中包含的信息应该如何进行结构化处理，如何进行语义描述和通信。当前的趋势是，大多数规范都依赖于将数据实例的表示与医疗卫生信息模型的定义区分开来。

在健康医疗领域，医疗卫生信息模型有多种类型，例如 HL7 的 RIM、DMIM、RMIM、数据元模型等，具体的医疗卫生信息应用都可以建立相应的信息模型。本部分通过临床信息模型（clinical information modeling，CIM），介绍医疗卫生信息建模技术原理和方法。

CIM 作为一个通用术语，它包含所有技术规范，这些规范定义了如何在 EHR 系统或存储库中组织和描述临床信息，或用于 EHR 通信。CIM 定义了文档化临床概念的信息结构和形式语义。CIM 是结构化的语义工件，有助于组织、存储、查询和显示临床数据；在不同的信息系统之间交换数据；并进行数据分析。通常，CIM 是通过约束底层参考模型（RM）的通用数据结构来定义的，CIM 提供了表示数据实例所需的基本特征和属性。SNOMED CT、ICD 或 LOINC 等术语在定义 CIM 方面也发挥着重要作用。CIM 的结构可以绑定（精确映射）到临床术语，以提供模型的统一定义。此外，术语还用于对值集进行详细说明，即可以将这些术语指定为临床信息值。

因此，只有同时使用标准 RM 和术语来描述信息结构的语义，才能实现 CIM 完整的语义互操作定义。Goossen 等人描述了一些遵循 CIM 方法的计划，指出了它们的不同之处和相似之处[7]。HL7 V3 建模方法基于表示任何医疗环境的主要业务逻辑的标准参考信息模型，可以采用该模型定义特定的消息和文档。HL7 V3 消息和 HL7 临床文档架构（HL7 CDA）是基于 HL7 参考信息模型的标准。可以以 HL7 模板的形式为 HL7 CDA 定义 CIM，HL7 模板指定如何在每种文档中包含和组织临床信息，以实现特定的临床通信目的。HL7 FHIR（快速医疗互操作资源）是一种新一代规范，使用的模块化组件称为资源。这些资源（对临床信息的常见可重用范式的定义）可以进行组合或加以扩展，以便为医疗信息系统提供特定的解决方案[8]。因此，在某种程度上它们也是 CIM。另一种重要的建模方法是基于双层方法，而双层方法又基于合成的通用 RM 的定义，该 RM 旨在表示任何 EHR 最基本的属性和结构。CIM 是以原型的形式定义的，原型定义了数据的结构，以便在 EHR 系统中无缝存储或传输。双层模型方法由 EN ISO 13606 标准和 openEHR 规范支持[9]。另外，也出现了一些其他建模方法，这些方法侧重于在概念级别定义通用信息模型，而不依赖于特定的实现，临床信息建模计划（CMMI）、详细临床模型（DCM）和临床元素模型规范（CEMS）就是此类通用模型的例子[10,11]。

二、医疗卫生信息建模过程与方法

（一）过程

CIM 的使用已被公认为创建标准化和可互操作的 EHR 系统的基本条件之一。虽然存在不同的标准和技术方法（如使用原型的 EN ISO 13606 和 openEHR，或使用模板的 HL7 V3），但是所有这些方法都有一个基本和共同的想法，即将 CIM 的定义与数据值的实际表示和持久化分离开来。此外，国际建模计划（如临床信息建模计划）的工作表明，人们对创建可重用的临床信息模型（CIM）越来越感兴趣。因此，重要的是，用于创建这些模型的临床信息建模过程（clinical information modeling processes，CIMP）必须遵循清晰且定义良好的步骤。

在关于 CIM 方法的研究论文中发现,创建 CIM 的方法是相似的。图 4-8 概括了归纳分析 CIMP 相关内容后而得出的步骤以及它们之间的关系。临床信息建模的第一步是选择确定信息域的范围和组建工作团队,第二步是信息域分析(包括研究引用或现有的可再利用的 CIM);第三步和第四步是设计和定义新的临床信息模型(CIM)的结构和语义(或修改现有的);第五步是由医务人员进行验证;最后一步是临床信息模型(CIM)的发布和维护。

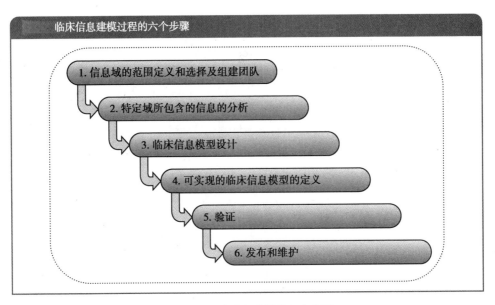

图 4-8　临床信息建模的六个步骤

虽然这些步骤是根据已发表的文献中提供的部分信息定义的,但是发现的相似性表明,可以定义一个统一的过程来指导 CIM 的定义,包括对提高 CIM 质量的最佳实践的描述。

最后,确定的 CIMP 步骤由一般治理过程包含。这种治理负责确定何时需要创建新的 CIM,以及何时应该审查现有的 CIM。CIM 的治理是一个独立的主题,也受到了研究人员的关注。

（二）技术方法

图 4-9 为数据建模的技术路线图。

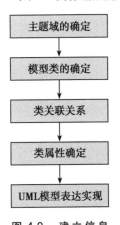

图 4-9　建立信息模型的技术路线

1. 场景分析　场景就是指某场合所发生的或可能发生的事件的描述,可以理解为现实活动的实例。完整的场景体现了事件的触发、发展、结局的过程。在概念模型建模场景分析里,对信息从医疗机构内部信息系统到健康档案平台存储过程的描述就是一个场景。场景分析则是对这些场景进行重现、域的定义、归纳、提取类、类关联、类属性的过程。

2. 信息域分析　在信息域分析中主要考虑要存储信息的域的范围,以及与其他域的信息之间的关系,如"新生儿出生证明"信息域与"计划免疫接种卡"信息域之间存在着一定的关系。

3. 主题域的确定　在信息域分析的基础上再对信息拆解、对比、描述、再定义、组合等分析,即对各组成元素进行分析、判别、抽象并归纳。根据信息概念模型,将信息泛化到实体、角色、活动、参与、活动关联、角色关系 6 个主题域中,活动作为信息的主体,其余 5 个均为事件的关联方,要深刻理解各个主题域内容以及主题域之间的关系,将分析抽象的结果与数据概念模型主题域结合。

4. 类的确定　确定信息在主题域中确定使用的类对象。如新生儿信息使用实体表达,登记事件信息使用活动表达等。

5. 类关联　按照信息概念关系,描述出泛化后的实体、角色、活动、参与、活动关联、角色关系等对象之间的关系,有 HL7 相关标准的要使用 HL7 标准。

6. 类属性　将要保存的信息元素与信息模型的对象属性做对应关系映射。首先需要了解信息模型的数据类型的概念及其之间的关系,如 LIST<ADXP>与 List 类型、AD 类型之间的关系、AD 类型的属性及属性取值范围、其所涉及的概念。

7. 数据库设计　对应数据库具体实现,考虑使用对象数据库模型设计方式。

三、CIMI 模型

HL7 临床信息建模首倡项目 CIMI(HL7 Clinical Information Modeling Initiative)提供了可实际使用的模型。CIMI 是 HL7 国际委员会(HL7 International)的一个工作组,旨在通过提供易于实施的临床信息模型(implementable clinical information models)所构成的开放式共享库(shared open library),改善医疗服务系统的互操作性(interoperability)。CIMI 不提供实现指南,CIMI 模型中与指南对应的是正规化的建模方法和模型本身。本部分讨论 CIMI 建模组件及其当前状态[12,13]。

(一)CIMI 临床模型

CIMI 临床模型定义为 CIMI 参考模型中的约束集。它提供了一种通用语言,可用于所有 EHR/EMR 平台或智慧医疗机构。这些约束要么使用原型定义语言(ADL)来表示,要么使用原型建模语言(AML)来表示。CIMI 临床模型包括语义绑定和值绑定,这种绑定定义可填充模型中适当部分的意义和有效值。所有模型都设计成通用型,且很灵活,使得重用和实现成为可能,同时保持最大程度的一致性。在临床模型的第一层,建模模式独立于实现目的上下文、医疗场景上下文和专科上下文。表 4-1 是用药管理的 CIMI 模型层级示例。表 4-1 从底部向上,最底层是参考模型层,包含了 CIMI 模型的所有概念组件;临床模型层选取了参考模型层中用药管理需要的相关组件(如用药细目、血压、用药清单和出院小结等);临床模型层上方是添加了不同上下文(即绑定语义)的具体临床模型层。

表 4-1　CIMI 分层模型——用药管理示例

添加实现目的上下文	已配药物GUI	EHR中新生儿血压	EHR中当前用药清单	出院小结文档或消息
添加医疗场所上下文	全科医生已配药物细目	在家时血压	门诊当前用药清单	住院患者出院小结
添加专科上下文	儿科用药细目	新生儿血压	胃病医生用药清单	心脏科出院小结
添加用例上下文	已配药物细目	站立血压	当前用药清单	用药核对报告
临床模型	用药细目	血压	用药清单	出院小结
参考模型				

在 CIMI 的建模方法中,有一些基本的实施指导性说明文件,可促进从各种来源收集到的临床组件和医疗数据的协调,这类指导性说明文件包括:①CIMI 参考模型;②原型对象模型;③CIMI 建模模式;④CIMI 风格指南。

(二)CIMI 参考模型

参考模型用于概述所有 CIMI 临床模型中使用的核心结构和数据类型。

图 4-10 展示了 CIMI 参考模型的概念组件。图 4-11 描述了 CIMI 参考模型中使用的数据类型。

(三)开发建模框架的 CIMI 方法

图 4-12 是通用 CIMI 建模流程图,用于定义 CIMI 建模组件和方法的 CIMI 建模方法。一旦定义了这个建模基线,就可以使用工具来验证并将外部提交的模型合并到 CIMI 批准的模型目录中。

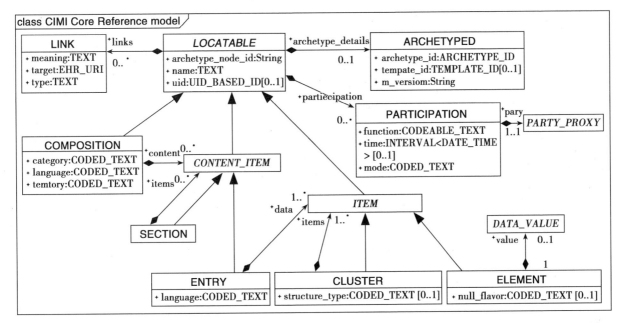

图 4-10 CIMI 核心参考模型

1. CIMI 模型包括以下数据类型。

（1）与要建模的临床概念特别相关的数据。

（2）描述已建模的临床概念属于谁、是什么、在何处、何时和如何的数据。

（3）数据在结构上应采用前后协调一致的表示，如诊断的身体部位。

2. CIMI 模型不包括以下内容。

（1）特定于实现用例的数据。

（2）特定于医疗场所的数据。

（3）特定于临床专科的数据。

（4）管理细节，如财务数据。

（5）特定于本地环境的数据，如地方立法。

（6）与要建模的临床概念无关的数据。

3. CIMI 建模模式由该模式结构的四个组件组成。

（1）属性观察（属性值）：用于表示为了查明和了解患者健康状况以及设备或与诊治相关的医疗场所的更多信息的观察或调查结果，如心率、血糖、昏迷量表。

（2）临床发现（名称）：用于表示在检查中发现或从临床推理推断出的临床状态（如"糖尿病""痰清"）和患者可能遭受的事件（如"身体虐待""汞暴露"），如诊断、不良反应、告警。

（3）活动：用于记录已经、正在或将要进行的活动，包括治疗、调查、管理过程、提供建议或信息，如药物治疗活动（请求、分发、管理）、调查活动（请求、执行）。

（4）管理：CIMI 已定义了若干个临床模型，这些临床模型与以上所建议的每种模式类型相关联。

1）心率：属性观察。

2）体重指数（BMI）：属性观察。

3）新生儿评分：属性观察。

4）葡萄糖耐受试验结果：属性观察。

5）不良反应：临床发现。

6）药物订购：活动。

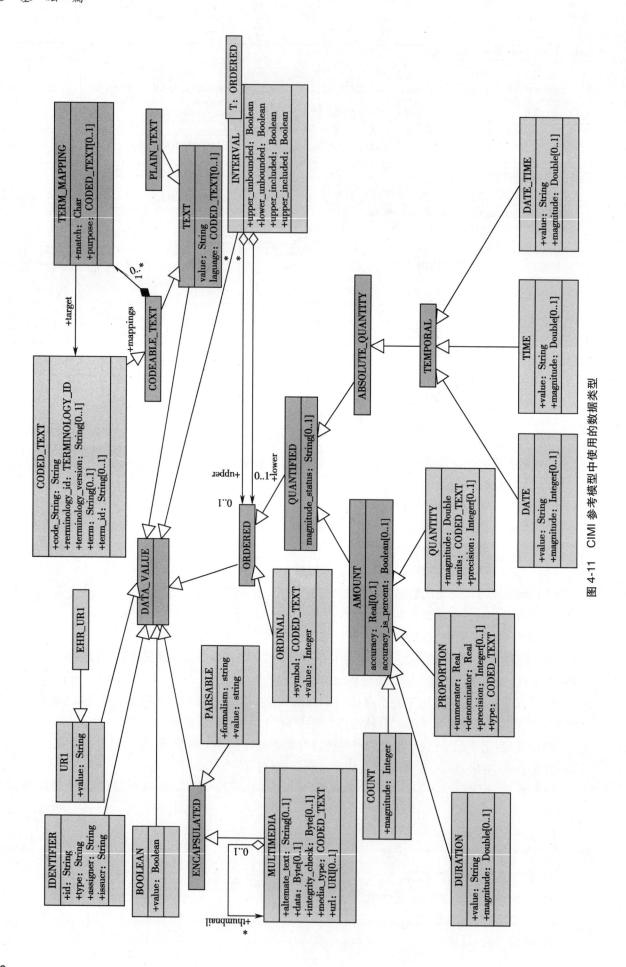

图 4-11 CIMI 参考模型中使用的数据类型

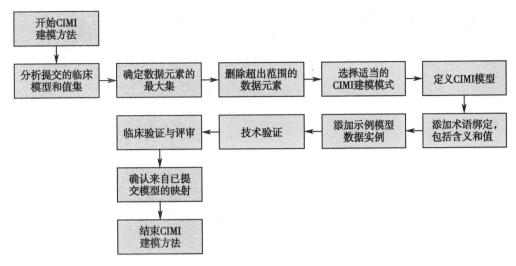

图 4-12　通用 CIMI 建模流程

7）问题清单：临床发现。

8）医护人员报告的恶心反胃：临床发现。

9）伤口分泌物标本培养结果：活动+属性观察。

四、已被 CIMI 评审通过的模型

CIMI 已经评审通过了几个组织机构的一些现有模型。表 4-2 是作为 CIMI 模型基础的已评审通过且已使用的若干模型。

表 4-2　基于 CIMI 的若干模型

组织机构	已评审的模型	技术规范说明
英国 NHS 医疗及社会照护逻辑记录架构（NHS LRA）	元素（elements）	属性观察 发现观察 活动（调查、材料一般信息） 材料实体
NHS LRA	输入（entry）	一般发现 一般诊治 一般问题
openEHR	输入（entry）	观察 评估 指令 行动 管理输入
新加坡卫生控股公司（MOHH）	输入（entry）	观察 发现 活动（用药、检查） 管理
美国山间医疗（GE）	输入（entry）	观察到的 标准的实验室操作 诊治 医嘱订单 不耐受 过敏 不良反应概述 入院/管理诊断

组织机构	已评审的模型	技术规范说明
SNOMED CT	输入（Entry）	可观察到的实体 临床发现 诊治 观察
HL7 v. 3	行为（Act）	诊治 暴露 患者就诊 财务合同 财务交易 账户 发票元素 上下文结构 设备 任务 供应

表 4-3 是每个被评审组织机构的输入模式定义。

表 4-3　输入模式定义

CMMI 输入模式	组织机构	术语	定义
属性观察	openEHR	观察	观察与患者有关的任何现象或状态（如诊断、不良反应）
	英国 NHS 医疗及社会照护逻辑记录架构（NHS LRA）	属性观察	用于表示为了解有关患者健康状况以及设备或诊治相关的参数设置的更多信息而进行的调查结果（含义与值配对出现）
	SNOMED CT	可观察实体	表示能够产生答案或结果的问题或诊治过程，用于对检查清单上的元素或任何有值元素进行编码
	EN13606 协会	观察/检查	用于定义所有可记录的关于患者身体各系统在某一时刻的特定过程状态的所有内容，这些状态可以使用视觉、听觉、味觉、触觉、嗅觉或直接通过医疗设备或服务来观察或检查到
Clinical Findings 临床发现	openEHR	评估	意见类别，包括问题/诊断、风险评估、方案、目的和建议
	英国 NHS 医疗及社会照护逻辑记录架构（NHS LRA）	发现观察	用于表示在检查中发现或从临床推理中推断出的正常或异常的临床状态（如"痰清""糖尿病"）及患者或服务用户可能曾受影响的事件（如"身体虐待""接触汞"）
	SNOMED CT	临床发现	表示临床观察、评估或判断的结果，包括正常和异常的临床状态
	EN 13606 协会	评估/考虑	用于记录对患者身体系统使用观察、专业技能和知识所作出的推断过程，或就患者身体某个系统的诊治方案或风险评估
Activity 活动	openEHR	行为	由于某个"代理"执行指令而记录的信息
		指令	未来要执行的行为

CMMI 输入模式	组织机构	术语	定义
	英国 NHS 医疗及社会照护逻辑记录架构（NHS LRA）	活动	用于记录治疗过程、调查过程、管理过程以及向患者提供建议和信息
	SNOMED CT	诊治过程	提供医疗服务时所进行的活动
	EN13606 协会	指令/医嘱订单	用于定义所有可记录的有意图的行为，这些行为旨在改变患者身体某个系统的状态或过程

（赵新远）

参 考 文 献

［1］The IEEE Computer Society（IEEE）. Guide to the Software Engineering Body of Knowledge, Version 3［M］. Washington DC：The IEEE Computer Society,2014.

［2］Ian. Sommerville, Software Engineering. 9th ed. London：Pearson Education, 2011.

［3］Glenn Brookshear. Computer Science：An Overview［M］. 12th ed. London：Pearson,2014.

［4］James Rumbaugh, Ivar Jacobson, Grady Booch. The Unified Modeling Language Reference Manual［M］. 2nd ed. Boston：Addison-Wesley Professional, 2004.

［5］袁涛,孔蕾蕾. 统一建模语言 UML［M］. 第 2 版. 北京：清华大学出版社,2014.

［6］Shortliffe Edward,Cimino James. Biomedical Informatics：Computer Applications in Health Care and Biomedicine（Health Informatics）［M］. 4th ed. Berlin：Springer, 2013.

［7］William T F Goossen. Detailed Clinical Models：Representing Knowledge, Data and Semantics in Healthcare Information Technology［J］. Healthcare Informatics Research, 2014,20（3）：163-172.

［8］Fast Health Interoperability Resources（FHIR）. Release 4［EB/OL］.［2019-05-20］. http：//www. hl7. org/fhir/.

［9］Koray Atalag, Rong Chen, Tomaž Gornik, et al. OpenEHR：A SEMANTICALLY-ENABLED, VENDOR-INDEPENDENT HEALTH COMPUTING PLATFORM［EB/OL］.［2019-06-05］. https：//www. openehr. org/static/files/resources/openEHR_vendor_independent_platform. pdf.

［10］Kuchinke T. Karakoyun C. Ohmann. Deliverable 6. 2 Clinical Research Information Model［EB/OL］.［2019-06-10］. https：//www. i-hd. eu/i-HD/assets/File/TRANSFoRM/D6. 2CRIM. pdf.

［11］Diego Boscá Tomás. Detailed Clinical Models and Their Relation with Electronic Health Records［EB/OL］.［2019-06-15］. https：//riunet. upv. es/bitstream/handle/10251/62174/Bosc% C3% A1% 20% 20DETAILED% 20CLINICAL% 20MODELS% 20AND% 20THEIR% 20RELATION% 20WITH% 20ELECTRONIC% 20HEALTH% 20RECORDS. . pdf？sequence＝1.

［12］Health Level Seven International, CIMI Modeling Architecture Guide［EB/OL］.［2019-06-18］. https：//wiki. hl7. org/CIMI_Practitioners%27_Guide.

［13］Alberto Moreno-Conde, David Moner, Wellington Dimas da Cruz, et al. Clinical Information modeling processes for semantic interoperability of electronic health records：systematic review and inductive analysis［J］. Journal of the American Medical Informatics Association, 2015,22（4）：925-934.

第五章 医学术语

在医学信息学领域,各医疗机构之间甚至医疗机构内部存在严重的信息孤岛问题,这种信息孤岛不仅存在于数据层面,同时也存在于知识层面。医学术语标准化可以对词形和词义进行统一化、标准化。医学术语在国外发展很多年,覆盖各领域的医学术语体系有八百多个;国内这方面的资源以及相关人才都十分缺乏。

医学临床术语系统化命名法(SNOMED CT)是一个设计比较完善的医学术语体系。本章将通过介绍 SNOMED CT 的设计框架、SNOMED CT 的逻辑设计、SNOMED CT 的概念模型,以及 SNOMED CT 的参考集等方面,让读者初步了解医学术语的基本原理。

第一节 医学术语概述

一、医学术语

医学信息学领域,医学术语对医疗信息化系统的重要性逐渐受到更多的重视。在过去的四五十年里,医疗信息化厂商在各自的系统里构建"字典"来解决对医学术语的需求。当这种字典规模比较小的时候,问题不是很显著;但当系统的功能和复杂性增加的时候,创建和维护统一的标准术语体系成为重中之重。例如,当电子病历系统与医学诊断专家系统协同工作的时候,为了实现二者的有效整合,需要自动化地将患者信息传输到专家系统。尽管两个系统是由同一厂商开发的,电子病历系统与专家系统术语体系的差别也会成为二者协同工作的障碍。

随着大数据时代的到来,医疗健康已成为大数据应用的重要领域,医疗健康大数据可应用于疾病的辅助诊断、治疗方案确定、流行病预测、药物副作用分析、医学临床研究等诸多方面。在医疗数据处理过程中,各医疗机构之间甚至医疗机构内部存在严重的信息孤岛问题,即各家医疗机构都在使用彼此不同的医学术语体系以及不同的编码体系。由于疾病描述的复杂性和医生知识背景的差异,现实当中的医生对于同一种疾病、同一种症状都可能采用不同的记录方式,这样记录下来的医学文档中的医疗信息,无论是从形式上,还是从语义上,均会存在一定的歧义。在这种情况下,即使临床信息汇聚到了一起也是难以有效聚合。概念表达缺乏语义规范,不仅为医疗大数据的整合带来了障碍,也为医疗大数据的分析检索,以及更高层次的医疗大数据应用带来了障碍。在大数据时代,我们需要对医学知识进行有效的、标准化组织,对其中的医学信息进行有效标引,从而达到二次利用的目的。

术语(Terminology)是界定特定领域或学科中使用的概念的指称及其定义的集合。术语是通过语音或文字来表达或限定科学概念的约定性语言符号,是思想和认识交流的工具。

术语具有以下特性:

1. 专业性　术语是表达各个专业的特殊概念,所以通行范围有限,使用的人较少。

2. 科学性　术语的语义范围准确,它不仅标记一个概念,而且使其精确,与相似的概念相区别。

3. 单义性　术语与一般词汇的最大不同点在于它的单义性,即在某一特定专业范围内是单义的。

4. 系统性　在一门科学或技术中,每个术语的地位只有在这一专业的整个概念系统中才能加以规定。

5. 本地性　术语往往由本民族使用的文字构成的词汇(包括一些词素)构成。

医学术语是指医学领域使用的术语(名词、医学名词),通俗讲,医学术语就是医学领域各种医学概念的标准化的表现形式。有了这样的标准化表现形式,可以让使用者(医生或患者)在其头脑中形成统一的认知。

经过多年的发展,有大量的医学术语体系产生。表5-1列举了目前国际上已经形成的一批受到广泛认可、应用效果良好的医学术语体系:

表 5-1　多种医学术语体系举例

术语标准	中文名称	覆盖范围
ICD-10	国际疾病分类与代码	使用最广泛的医学术语,根据疾病的病因、病理、临床表现和解剖位置等特性将疾病分门别类
SNOMED CT	医学临床术语系统化命名法	涵盖大多数方面的临床信息,如人体结构、临床发现、临床操作、事件、药物等19个方面的临床术语
LOINC	观测指标标识符逻辑命名与编码系统	涵盖实验室和临床观测术语,包含化学、血液学、微生物学、心电图、生命体征等领域术语
UMLS	统一医学语言系统	覆盖范围广泛、多样,涵盖100多种医学词表和分类表
HPO	人类表型本体	提供在人类疾病表型异常的标准化术语
RxNorm	临床药品标准命名术语表	提供临床药品标准术语
RadLex	放射医学辞典	放射学标准术语
MeSH	医学主题词表	包含生物医学领域主题词

美国哥伦比亚大学 James Cimino 教授于1998年发表的文章[1]详细介绍了构建医学术语体系应该注意的12条准则。

1. 内容的丰富性　内容丰富度是最重要的评价因素之一,往往一款术语体系受到挑战或者质疑也首先都是针对其内容不够全面。

2. 概念定位(concept orientation)　即每个概念有且仅有一个临床含义,且这个临床含义也仅与一个概念相对应。

3. 概念的永久性(concept permanence)　当一个概念有了明确的含义,其必然的结果就是概念(即其临床含义)本身不能随意改变。概念的首选名称可以不断演变,概念也可以被设置为有效和失效,但其临床含义是不变的。

4. 无语义的概念标识符　用一串数字来代表一个概念。一方面,可以节省一定的存储空间;另一方面,当一个概念有多个同义词时,用标识符来代表一个概念,可以方便地调整首选词。

5. 复合层级结构(polyhierarchy)　即一个概念拥有多个父概念或者属于多个分类。

6. 形式化定义(formal definition)　即概念表示为与词表中其他概念的关系的集合的形式。例如肺炎球菌肺炎可以定义为"是一种"（is a）"肺炎"，且由"肺炎链球菌"所"引起"（caused by）。

7. 回避"未分类概念"（not elsewhere classified，NEC）　由于任何的词表都不能保证涵盖领域内所有内容，于是某些受控词表采用未分类概念来表示无法用现有概念代表的临床含义。使用未分类概念的问题在于，它不可能有形式化定义，同时随着整个受控词表的演变，"未分类概念"本身也在变化，会导致语义漂移问题。

8. 多重颗粒度（multiple granularity）　受控词表的使用者在选取一个概念的时候头脑中都会有一个特定的目的，为满足这样的目的，受控词表中应该能够拥有多种不同语义范围的概念，从而满足使用者的要求。

9. 多重一致的视图　为满足不同的应用需求，多种不同颗粒度的概念可以实现不同程度的聚合。

10. 临床语境（context）　临床语境与临床含义对一个临床过程或者临床事件的描述都非常重要。充分挖掘和发挥电子病历信息，需要有相应的内容来表达临床语境。

11. 适度地演进　受控词表不可避免地要随着时间不断演进。相应的变化需要用详细且清晰地描述进行记录其改变的内容和原因，从而使用者可以理解相应的变化。

12. 识别冗余　所谓冗余，即相同的信息可以用不同的方式进行记录。冗余是不可避免的，例如同义词，但需要防止相同的信息被不同的方式编码（coded）。

医学临床术语系统化命名法（SNOMED CT）作为一种临床术语，它的设计遵循了上述 12 条准则，本章着重介绍 SNOMED CT 的基本原理。

二、SNOMED CT 简介

医学临床术语系统化命名法（systematized nomenclature of medicine-clinical term，SNOMED CT）是当前国际上广为使用的规范化临床医学术语标准，最初由美国病理学会研制开发，2007 年转由国际医疗卫生术语标准发展组织（IHTSDO）负责维护和推广，2017 年初转由 SNOMED International 负责其运营。SNOMED CT 通过将临床术语编码化来实现全球医疗信息交换，能满足临床工作者、不同的利益相关者的多种多样的需求。

（一）SNOMED CT 结构框架

SNOMED CT 是世界上最全面、多语言的临床医学术语产品，包含 19 个临床领域，超过 34 万个概念，在超过 50 个国家使用[2]。SNOMED CT 的内容主要由概念、描述、关系三部分组成，并提供表达式、映射、参考集和扩展等机制以灵活的支持不同的应用需求，SNOMED CT 结构框架如图 5-1 所示。

1. 概念　概念作为 SNOMED CT 的核心部分。每个 SNOMED CT 概念都代表一种独特的临床含义，并且具有唯一的数字标识符来标识。所谓临床含义，即人们头脑中对某一医学概念的认知，例如左肺肿块；标识则是对这一临床含义的唯一代号，是一串无临床含义的数字，主要为计算机计算和存储目的而设立。SNOMED CT 的概念均以层级结构进行组织，形成一种有向无环图（directed acyclic graph），这样的方式可以让所有的概念按照其所代表的临床含义的颗粒度大小进行组织和排列[3]。图 5-1 中概念的颗粒度（代表的临床含义范围）从左到右逐渐变细，同时表达的临床含义也逐渐更加精准。有关SNOMED CT 概念的详细介绍，详见本章第二节相关内容。

2. 关系　SNOMED CT 中的关系是两个概念之间的联系，并且用计算机可以处理的方式对概念的含义进行逻辑定义[3]。早期的 SNOMED CT 版本中，关系类型包括如下类型。

（1）定义关系：定义了描述概念所需的必要条件，包括如下两种类型：①子类型关系（is-a relationship）；②属性关系（attribute relationship）。

（2）非定义关系：定义了描述概念所需的非必要条件，包括如下三种类型：①修饰关系（qualifier relationship）：包括一些修饰词，如有关疾病轻重程度（mild、severe）、发病缓急程度（acute、subacute）等；②演变关系（historical relationship）：表示概念的演进变化；③补充关系（additional relationship）。

SNOMED CT 本身也是在不断的发展和变化中，最新版的 SNOMED CT 官方版本中主要使用定义关系，非定义关系已经失效，这一点提醒读者注意。有关 SNOMED CT 关系的详细介绍，详见本章第二节

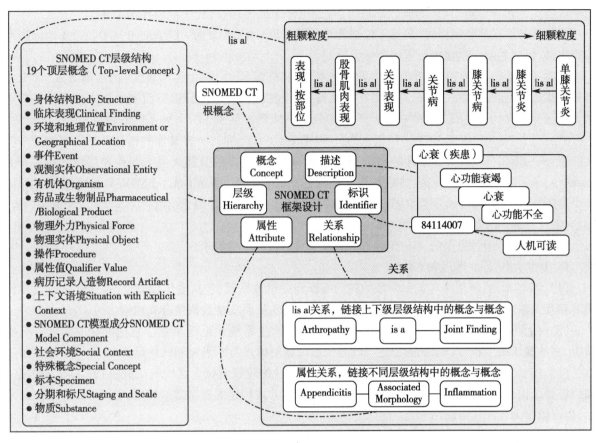

图 5-1 SNOMED CT 框架设计

SNOMED CT 相关内容。

3. 描述 为了让概念更容易理解,每一个概念都会有一套与之对应的描述(description)。在每个语言版本中,每个概念至少有两个描述,一个(些)是完全指定名称(fully specified name),另一个(些)是可接受名称(acceptable name),后者解决了同义词的问题。有关 SNOMED CT 关系的详细介绍,详见本章第二节相关内容。

4. 属性 属性(Attribute)也可称为关系类型(relationship type),用来代表概念含义的某一方面特征。

5. 标识 标识是一个唯一的代表 SNOMED CT 组件(包括概念、关系和描述)的数字。标识分为短格式和长格式,见图 5-2。

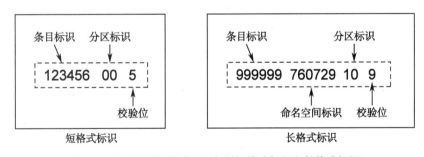

图 5-2 SNOMED CT 标识,包括短格式标识和长格式标识

(1)短格式:适用于由 SNOMED International 维护的国际版本(international release)中的组件。条目标识是随机产生的一串无临床含义的数字。分区标识用来区分该组件的类型,"00"代表此组件为概念;"01"代表此组件为描述;"02"代表此组件为关系。

(2)长格式:适用于 SNOMED International 以外的机构维护的版本中的组件。与短格式的区别在于长格式中增加了用于区别不同的结构的命名空间标识(namespace identifier)。长格式的分区标识不同于短格式，"10"代表此组件为概念；"11"代表此组件为描述；"12"代表此组件为关系。

无论是长格式还是短格式，最后一位都为校验位。SNOMED CT 使用 Verhoeff's Dihedral Group D5 校验法，以保证系统完整地接收了这个标识。

需要强调的是，SNOMED CT 作为一款临床术语，其标识采用了"无临床含义"的编码方式，即无论是长格式标识，还是短格式标识，其条目标识均为一组随机数字，与该标识所代表的临床含义无任何关联。分区标识仅代表该概念是哪一种类型的组件，这一点明显区别于分类体系(如ICD)。

6. 层级结构　SNOMED CT 中根概念为│SNOMED CT concept│，所有其他的概念都是根概念的子类型(subtype)，即根概念是所有概念的超类型(supertype)。根概念的直接子概念叫作顶层概念(top-level concept)，顶层概念是层级结构的主要分类，它以及它所属所有的子概念形成了 SNOMED CT 层级结构中一个个主要分支。如图 5-1 所示，SNOMED CT 一共有 19 个顶层概念，详细介绍请参见本章第二节相关内容。

（二）SNOMED CT 应用领域

SNOMED CT 通过提供语义丰富的临床术语来满足各种应用需求。

1. 参考术语、界面术语和本体

(1) 参考术语：是用来对某一领域的知识准确和完整地呈现，包括实体、其所代表的含义以及实体间的相互关系。每个概念都有正式的计算机可读的定义，从而支持数据整合和检索。

(2) 界面术语：可以进行数据的录入，可以让临床医生系统化地对患者信息标准化的录入计算机系统，它是临床医生相对口语化的描述与计算机系统底层的参考术语之间的桥梁。

(3) 本体：是根据领域概念的本质和相互关系，通过构建领域概念之间的层级关系，对某一领域的知识进行结构化的组织。SNOMED CT 是一种按照本体方式构建的医学术语体系，它既可以作为参考术语，也可以作为界面术语使用[4-7]。

2. 电子病历　SNOMED CT 作为术语词典支持电子病历后结构化处理和存储、辅助医生医嘱录入、语义检索[8-10]。

3. 临床决策支持　辅助生成诊断方案、创建医疗警报如药物过敏等供医生临床诊断[11-16]。

4. 医疗数据互操作　SNOMED CT 作为编码系统应用于各医疗机构，促进医疗数据互操作[17-19]。

5. 统计分析　基于 SNOMED CT 语义丰富临床概念及多层级结构提供更准确的统计分析报告[3]。

(1) 个体分析：SNOMED CT 可以通过构建病史小结、决策支持和就诊报告的方式对医疗个体提供数据分析方面的支持。

1) 病史小结：患者的就诊通常会发生在多家医疗机构；即使在同一家机构就诊，也会有多次就诊、多种医疗系统/设备间数据整合的问题。SNOMED CT 可以作为一种通用的参考术语，对不同的术语体系进行交叉映射；同时，SNOMED CT 的复合层级结构和描述逻辑可以支持概念整合。

2) 决策支持：临床辅助决策支持系统(CDSS)可以帮助医生在进行个体照护或治疗时，提供对医生给出的治疗或者照护方案与指南、临床路径等标准化的治疗方案进行比较的功能，从而帮助医生快速、高效地服务于患者。SNOMED CT 可以在 CDSS 中发挥重要作用。

3) 就诊报告：无论是在诊前、诊中、诊后等各个环节，临床医生都需要向患者提供诊治报告。SNOMED CT 的复合层级结构及丰富的与其他术语体系的交叉映射能力，可以实现数据的"一次收集、多次复用"，从而在就诊报告环节提供帮助。

(2) 群体分析[3]：SNOMED CT 对群体分析的支持包括：首先，凭借 SNOMED CT 广泛的医学概念的覆盖，能够对临床细节进行充分描述，从而实现临床数据的准确采集；其次，作为参考术语，实现分散数据来源的数据整合。同时，凭借其丰富的同义词、层级结构以及基于医学逻辑的概念定义，SNOMED CT 可以支持语义搜索。

1) 趋势分析：是一种收集一定量不同时间点的信息，去除信息中的噪声，以期发现信息内部趋势的分析方法。这会用到 SNOMED CT 的复合层级结构、概念模型以及包含关系。

2) 药物警戒性：收集、检测、评估、监控和预防在使用药物过程中所发生的副作用。这会使用到复合层级结构、定义关系进行概念聚合；同时，也会与 MedDRA 进行相互映射。

3）临床审计：通过系统性回顾诊疗过程与相关诊治标准的一致性，从而提高患者诊疗以及相关临床结局。这会使用到复合层级结构、定义关系进行概念聚合，以及与其他编码系统进行相互映射。

（3）临床分析：临床分析是医学中对药物、设备、诊断性产品及治疗方案在人体使用中的安全性和有效性的研究，可以对疾病进行预防、治疗和诊断。与治疗方案在临床实践不同的是，临床研究主要是收集临床证据，以扩展相关人员对新型治疗或者患者管理方案的了解，从而明确治疗或者管理方案的价值。

（4）语义搜索：随着大量的医学文献和临床报告的产生，基于临床含义的搜索变得越来越重要。自然语言处理技术的一个主要应用就是对自由文本中的信息建立索引，从而可以进行"主题相关"的搜索。其中的挑战在于需要超越以往的关键词搜索策略，让搜索结果具有很高的敏感性和特异性。例如："请搜索系统中所有肺部疾病的患者"或者"请显示系统中所有心率异常的患者列表"。

（三）SNOMED CT 的受益对象

SNOMED CT 在医疗领域的不同应用，医疗领域的各个参与者都是受益者。

1. 患者 标准化并共享个人健康档案及电子病历，减少重复检查和治疗，提高个人诊疗效果。
2. 民众 通过数据共享提高民众疾病监测水平及疾病预防能力。
3. 临床医生 辅助医生临床诊断，减少误诊情况。
4. 医疗机构 优化医疗机构资源分配。
5. 政府及研究机构 基于 SNOMED CT 提供更精确的统计分析报告及研究报告。

三、SNOMED CT 与 ICD

（一）ICD 发展与简介

国际疾病分类（international classification of diseases，ICD）是 WHO 制定的国际统一的疾病分类方法，它根据疾病的病因、病理、临床表现和解剖位置等特性，将疾病分类，使其成为一个有序的组合，并用编码的方法来表示的系统。ICD 已有 120 多年的发展历史，早在 1891 年为了对死亡进行统一登记，国际统计研究所组织了一个对死亡原因分类的委员会进行工作，1893 年该委员会提出了一个分类方法《国际死亡原因编目》，此即为第 1 版。以后基本上 10 年修订一次，ICD-10 是现在全世界通用的版本。2018 年 12 月，基于本体模型的 ICD-11 问世，我国已开始着手准备使用这一最新版本。

（二）SNOMED CT 与 ICD-10

作为疾病统计、汇总及分析的重要工具，ICD-10 在各个国家都起到了非常重要的作用。大数据时代，"沉睡着"的大量电子病历中结构化和非结构化的临床信息需要进行"带有临床含义的二次利用"（meaningful reuse），这需要一套具有丰富的临床语义关系的术语体系来实现。从表 5-2 的对比可以看

表 5-2　SNOMED CT 与 ICD-10 对比

	ICD-10	SNOMED CT
基本情况	国际疾病分类是一种统计学分类，监控疾病的发病率和患病率及其他的健康相关问题，为某一国家或人群提供总体的健康形式信息	• 医学临床术语系统命名法 • 复杂的国际通用的临床术语 • 电子健康档案中的临床内容的一致的和可处理的呈现方式
使用场景	• 以统计报告为目的 • 流行病学报告、管理报告、报销	对临床信息的文档化和推理为目的 实现数据采集、存储、检索、分析、共享
使用者	• 流行病学专家 • 管理者 • 规划制定者 • 政策制定者	• 临床医生 • 患者 • 临床研究者 • 知识出版商 • 流行病学专家 • 管理者 • 规划制定者 • 政策制定者

	ICD-10	SNOMED CT
概念范围	主要对疾病进行分类,对与健康相关的问题进行分类	范围更加广泛,医疗文档中的各方面的临床信息均涉及
颗粒度	为统计目的,疾病被汇总和合并成为比较宽泛的类目	每个不同的临床含义都有一个不同的编码,支持在不同的颗粒度水平上进行概念合并,超过 34 万医学概念
分类方式	简单层级结构(mono-hierarchy)	复合层级结构(poly-hierarchy)

出,SNOMED CT 与 ICD 在使用场景、使用者、概念范围、颗粒度及分类方式方面,均有很大的不同,医疗信息化从业者在进行临床大数据分析及利用时需要正确选择。

第二节 SNOMED CT 逻辑设计

一、概述

SNOMED CT 目前(2019 年 1 月国际发布版)包括大约 349 548 条概念(concepts)、超过 90 万条临床概念相关的描述(descriptions),和超过 280 万条进一步描述概念的关系(relationships)。

SNOMED CT 的核心构成为:概念表、描述表和关系表。图 5-3 反映了各个表的组成和逻辑关系。

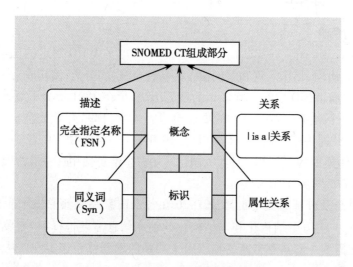

图 5-3 SNOMED CT 的逻辑模型

SNOMED CT 逻辑模型[20] 提供了 SNOMED CT 的基本结构,并指定了如何可以在实施机构中管理各组件的方法,以满足各种诊疗和二次利用的需求。

SNOMED CT 逻辑模型定义了每种 SNOMED CT 核心组件(component)和衍生物(derivative)进行关联和表达的方式。SNOMED CT 中的核心构成要素类型是概念、描述和关系。因此,逻辑模型指定了表示临床意义的结构化概念、指向这些概念的描述,以及概念之间的关系。

二、概念

概念作为 SNOMED CT 的核心部分。每个 SNOMED CT 概念都代表一种独特的临床含义,并且具有唯一的数字标识符来标识。该标识符明确地、唯一地指向一个概念,用于计算机读取和存储,其本身不具备人类可理解的意义。

SNOMED CT 的概念是一组标识符,可通过与完全指定名称(fully specified name,FSN)相关联,标识符和临床概念的含义之间的联系是永久的、不可改变的。概念由概念 ID 唯一标识,例如 SCTID:

22298006 指心肌梗死。

（一）根概念和顶层概念

SNOMED CT 中采用复合层级结构（polyhierarchy）来组织概念，即一个概念可以有两个或多个父概念。主要通过子类型关系构建概念间层级关系。｜SNOMED CT concept｜是 SNOMED CT 的根概念，是所有其他概念超类型（supertype），所有其他概念都是根概念的子类型。

根概念的直接子类型被称为顶层概念。这些概念用于命名层级结构的主要分类。SNOMED CT 包含 19 个顶层概念，见表 5-3。

表 5-3　SNOMED CT 顶层概念

英文名称（语义类型）	中文名称（语义类型）
Body structure（body structure）	身体结构（身体结构）
Clinical finding（finding）	临床表现（表现）
Environment or geographical location（environment/location）	环境和地理位置（环境/位置）
Event（event）	事件（事件）
Observable entity（observable entity）	可观测实体（可观测实体）
Organism（organism）	有机体（有机体）
Pharmaceutical/biologic product（product）	药物或生物制品（产品）
Physical force（physical force）	物理力（物理力）
Physical object（physical object）	物理性实体（物理性实体）
Procedure（procedure）	操作（操作）
Qualifier value（qualifier value）	限定值（限定值）
Record artifact（record artifact）	医学记录人造物（医学记录人造物）
Situation with explicit context（situation）	具有明确上下文关系的语境（语境）
SNOMED CT Model Component（metadata）	SNOMED CT 模型组件（元数据）
Social context（social concept）	社会学背景（社会学概念）
Special concept（special concept）	特殊概念（特殊概念）
Specimen（specimen）	标本（标本）
Staging and scales（staging scale）	分期与标尺（分期标尺）
Substance（substance）	物质（物质）

（二）复合层级结构

复合层级结构，即层级结构中每个节点拥有一个或多个父节点。例如，｜Pulmonary tuberculosis（disorder）｜拥有三个父节点，分别是｜Tuberculosis of respiratory system（disorder）｜、｜Pulmonary disease caused by Mycobacteria（disorder）｜和｜Pneumonitis（disorder）｜。

通过这种层级结构定义不同粒度的概念，既可以满足临床实际应用，同时也可灵活支撑医疗大数据各种应用场景，例如在队列研究中，构建心脏病队列，需要收集所有心脏病相关的病例数据，利用 SNOMED CT 中心脏病层级关系不仅可以收集包含"心脏疾病"的病例数据，同时包含其子概念"心律失常""纤维性颤动""房颤"及"持续性房颤"的病例数据均可以收集到，因为上述 4 个子概念的其中一个父概念是"心脏疾病"。

与分类体系（如 ICD-10）的简单层级结构（mono-hierarchy）不同的是，SNOMED CT 采用复合层级结构（Poly-hierarchy），每个概念可以同时有多个父概念，图 5-4 中"心肌梗死"有 4 个父概念，分别为"缺血性心脏病""心肌病""心肌坏死""解剖部位坏死"。这种复合层级结构更加符合医学逻辑，能够更好地实现对医学含义的存储及二次利用。也就是说，可以实现采用不同方式检索同一概念，例如本例中，当数据库中的数据已经被 SNOMED CT 这样的复合层级结构术语体系标记后，检索"缺血性心脏病""心肌病""心肌坏死""解剖部位坏死"其中任何一个疾病时，都能包含"心肌梗死"所对应的病例数据。

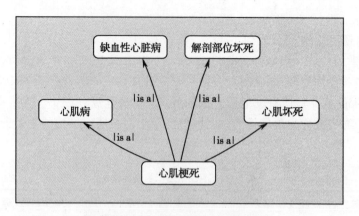

图 5-4 SNOMED CT 复合层级结构

（三）SNOMED CT 概念的覆盖程度及颗粒度

正如美国哥伦比亚大学 James Cimino 教授发表的文章[1]中所述,构建医学术语体系应该注意 12 条准则最重要的一条就是术语体系内容的覆盖程度。已有多篇文章对 SNOMED CT 的内容覆盖做了各方面的研究[21-23]。现在,SNOMED CT 已经拥有覆盖 19 个不同领域超过 34 万的概念,如表 5-4 所示。总体来说,349 548 个概念,907 283 个描述,2 876 521 个关系。平均每个概念拥有 2.6 个描述(同义词)和 8.23 个关系。可见 SNOMED CT 在医学术语方面的覆盖程度,以及对每个概念定义的阐述详细程度是非常大的。概念个数最多的是在 Clinical finding 层级结构下,共有超过 112 000 个概念。

表 5-4 SNOMED CT 概念、描述、关系在各层级结构分布表
（数据来自 SNOMED CT International Release 2019 年 1 月版本）

层级结构	概念	描述	关系	描述概念比	关系概念比
SNOMED CT Concept	349548	907283	2876521	2.60	8.23
Body structure	38608	100867	65700	2.61	1.70
Clinical finding	112936	303534	475209	2.69	4.21
Environment or geographical location	1818	4128	1851	2.27	1.02
Event	3172	7003	3476	2.21	1.10
Observable entity	8989	23234	10282	2.58	1.14
Organism	34675	95573	36352	2.76	1.05
Pharmaceutical/biologic product	22322	48677	111354	2.18	4.99
Physical force	169	439	180	2.60	1.07
Physical object	15620	34812	18973	2.23	1.21
Procedure	58213	151826	276894	2.61	4.76
Qualifier value	10809	27814	12942	2.57	1.20
Record artifact	476	1052	508	2.21	1.07
SNOMED CT Model Component	1719	3905	1738	2.27	1.01
Situation with explicit context	4631	11835	23757	2.56	5.13
Social context	4694	10572	5498	2.25	1.17
Special concept	650	1546	650	2.38	1.00
Specimen	1697	3803	6440	2.24	3.79
Staging and scales	1546	4351	1547	2.81	1.00
Substance	26798	72289	48687	2.70	1.82

以"高脂血症"为例,如图 5-5 可见,SNOMED CT 中高脂血症的各级子概念有多达 50 多个。再如表 5-5 所示,ICD-10 国际版本中与"Atrial Fibrillation"相关有三个编码,"Coronary arteriosclerosis"仅有 1 个

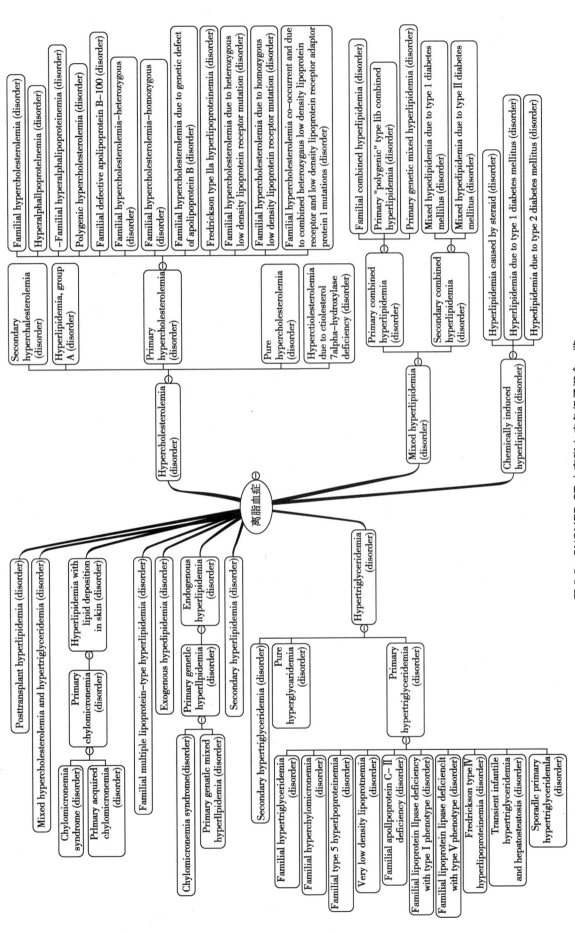

图 5-5 SNOMED CT 中高脂血症各级子概念一览

表 5-5　SNOMED CT 和 ICD-10 在概念颗粒度的比较

	ICD-10 WHO	SNOMED CT
Atrial Fibrillation	I48.0 Paroxysmal atrial fibrillation I48.1 Persistent atrial fibrillation I48.2 Chronic atrial fibrillation	426749004 Chronic atrial fibrillation 440028005 Permanent atrial fibrillation 314208002 Rapid atrial fibrillation 120041000119109 Atrial fibrillation with rapid ventricular response 282825002 Paroxysmal atrial fibrillation 440059007 Persistent atrial fibrillation 233910005 Lone atrial fibrillation 233911009 Non-rheumatic atrial fibrillation 300996004 Controlled atrial fibrillation 706923002 Longstanding persistent atrial fibrillation 715395008 Familial atrial fibrillation 195080001 Atrial fibrillation and flutter
Coronary arteriosclerosis	I25.1 Coronary（artery）: • atheroma • atherosclerosis • disease • sclerosis	443502000 Coronary atherosclerosis 315348000 Asymptomatic coronary heart disease 15960141000119102 Angina co-occurrent and due to coronary arteriosclerosis 194843003 Double coronary vessel disease 42866003 Congenital coronary artery sclerosis 194842008 Single coronary vessel disease 371805005 Significant coronary bypass graft disease 1641000119107 Coronary arteriosclerosis in native artery 371804009 Left main coronary artery disease 11018701000119109 Coronary arteriosclerosis after percutaneous coronary angioplasty 371803003 Multi vessel coronary artery disease 92517006 Calcific coronary arteriosclerosis 429245005 Recurrent coronary arteriosclerosis after percutaneous 907283 coronary angioplasty 233817007 Triple vessel disease of the heart 420006002 Obliterative coronary artery disease 719678003 Non-obstructive atherosclerosis of coronary artery 139011000119104 Coronary arteriosclerosis following coronary artery bypass graf 427919004 Coronary arteriosclerosis due to radiation 15960061000119102 Unstable angina co-occurrent and due to coronary arteriosclerosis 233844002 Accelerated coronary artery disease in transplanted heart

编码;SNOMED CT 国际版中,分别有 12 个和 21 个。SNOMED CT 中这样详细地对医学概念进行描述的好处在于:①使得对各种临床细节的描述成为可能;②当与 ICD 这样的分类体系进行映射后,可以大大地丰富其他分类体系的功能使用。

三、描述

　　每个 SNOMED CT 概念均由一组同义词(医学术语)对其进行描述。描述表用来指定人类可读的概念形式和概念之间的关系。对于同一个医学概念,可能存在几个甚至十几个与之对应的术语,而所有的概念至少有一个完全指定名称和至少一个同义词(synonym,Syn),FSN 与 Syn 是描述中术语的两种主要类型。其中,完全指定名称是一个明确描述概念的短语,是概念的权威含义。虽然 FSN 不一定在临床记录中显示,但是在相同的、通用字词或短语指向不同概念时,FSN 对于消除歧义非常有用。在某一种语言或方言中,每个概念只能拥有一个 FSN。同义词表示可用于显示或选择的术语,是被临床医生广泛用于指代某概念的单词或短语,在用户界面中被用于搜索、筛选和展示。一个概念可能有几个同义词。这一点为 SNOMED CT 的用户使用具有特定临床意义的、个人倾向性的术语提供了便利。一个概念可以有多个同义词,两个概念可以有相同的同义词,对同义词的解释取决于概念的标识符。

在指定的语言、方言或使用环境中,每个概念都有且仅有一个同义词,被标记为首选的(preferred),并且也是临床医生常用来命名该概念的短语,其他的同义词被标记为可接受的(acceptable),如图 5-6。

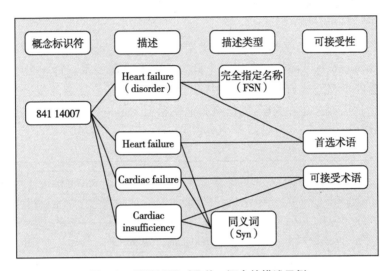

图 5-6 SNOMED CT 单一概念的描述示例

四、关系

关系用来连接 SNOMED CT 中的概念。两个概念由第三个概念,即"关系类型"进行连接,表示由"源概念"到"目标概念"的联系。在 SNOMED CT 中,有许多关系类型,每个关系都表达了一个概念的定义特征,即描述这个概念所应具备的必要条件。因此,一个概念可能是另一个概念的子类型,也可能有一个特定的属性,其值由另一个概念提供。

所有的关系类型可以分为两大类,即定义关系和非定义关系。

(一) 定义关系

定义关系(definitional relationship)用来描述源概念所"必定"拥有的"特征"或"属性"[3],它所包含关系的类型分为子类型关系(subtype relationships)和属性关系(attribute relationships),如图 5-7。

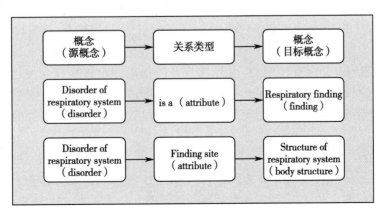

图 5-7 定义关系示例

1. 子类型关系　子类型关系是应用最广泛的关系类型。子类型关系使用|is a|来表达,因此也被认为是|is a|关系。几乎所有有效的 SNOMED CT 概念都至少是一种|is a|关系的源概念。唯一例外的是,根概念|SNOMED CT Concept|是最抽象的概念,|is a|关系表明源概念是目标概念的亚型。

如果两个概念通过单一|is a|关系直接链接,源概念就可以被认为是目标概念的子类型。如果两个概念通过多个|is a|关系链接,则源概念被认为是目标概念的派生子类型,即|is a|关系的源概念被目标概念所包含,|is a|关系的目标概念则包含源概念。

每一个概念都拥有|is a|关系,并可以关联到其他几个概念(例如一个概念可能有多个父类型概念)。因此,认为 SNOMED CT 的层级并不仅是一个简单的层级结构,而是一个复合层级结构。通过|is a|关系构成了 SNOMED CT 的层级结构,因此该关系也被称为层级关系。|is a|关系中的源概念拥有比目标概念更详细的临床意义。这就意味着,概念的颗粒度(临床细节水平)随着层级的深度增加而变得更加详细。

子类型关系提供了将概念相互关联的主要语义层次结构,子类型关系使用|is a|来表达。除根概念外,所有有效概念(active concept)都与一个或多个概念具有子类型关系。每一个子类型关系都表明一个概念是另一个概念的子概念。SNOMED CT 中每个顶层概念都是复杂的复合层级结构,概念通过|is a|关系与至少一个顶层概念建立关联,即所有其他概念至少是一个顶层概念的子类。随着层级结构的细分,概念越来越具体(图 5-8)。

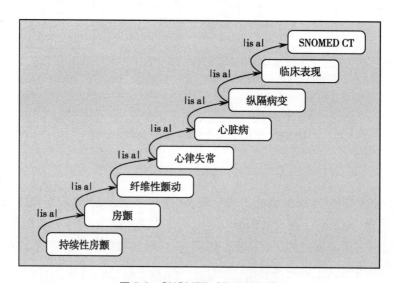

图 5-8　SNOMED CT 层级结构

2. 属性关系　通过把源概念及其特征相关联,属性关系可以对源概念进行明确定义。概念的特征(即概念的属性)可以通过属性类型和属性值来界定。

例如概念|下肢骨折|的关系定义如图 5-9 所示。属性关系中的|相关形态学(associated morphology)|和|临床发现位置(finding site)|用于把源概念|下肢骨折|和目标概念|骨折|(形态学异常)、|下肢骨结构|分别关联起来。

|is a|关系可以用于定义所有的概念,而属性关系的适用性仅限于已定义的域(domain)和值集(range)。域是指那些可以作为属性关系类型的源概念;值集是指那些可以作为属性的目标的概念。规范的域和值集能够确保定义的一致性,也可用于指向附加语义关系,以提供可靠的、基于语义的复合意义检索。

如图 5-10 所示错误关系示例,第一个样例中,|身体结构|不符合|致病因子|域的约束,不可以作为|致病因子|的域。第二个样例,|形态学异常|不符合|致病因子|的值集约束,不能作为|致病因子|的值集。

属性关系是对概念定义的细化,通过添加属性关系使概念定义更加完整,通常是对顶层概念设定属性类型,对特定顶层概念设定的属性类型适用于其所有子概念,SNOMED CT 中包含属性类型 100 余种,

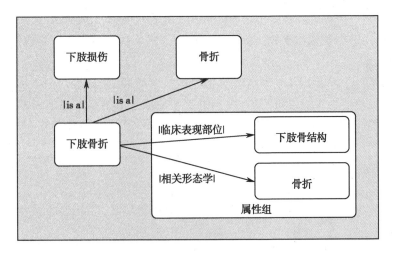

图 5-9　关系定义示例

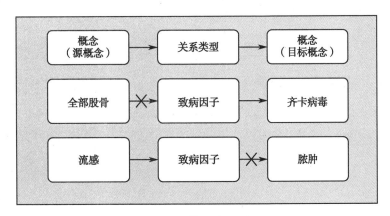

图 5-10　错误关系示例

主要用于对以下几个顶层概念及其子概念定义：①临床表现（clinical finding）；②操作（procedure）；③标本（specimen）；④身体结构（body structure）；⑤药物或生物制品（pharmaceutical/biologic product）；⑥具有明确上下文关系的情况（situation with explicit context）；⑦事件（event）；⑧物理性实体（physical object）。

（二）非定义关系

非定义关系用来描述源概念所"可能"拥有的"特征"或"属性"，包括：修饰关系、时间关系和附属关系[3]。在 SNOMED CT 最新的版本中，非定义关系已经失效。

五、SNOMED CT 表达式

（一）概述

SNOMED CT 表达式[24] 使 SNOMED CT 可以在记录中捕获更广泛的临床含义，并支持使用 SNOMED CT 表达式的软件系统对不同的临床信息进行记录、检索、计算和比较。表达式是一个或多个概念标识符的结构化组合，用于通过特定规则表示临床概念或临床含义。表达临床含义可以使用两种不同的方式，即前组表达式和后组表达式。

前组表达式是使用单个 SNOMED CT 概念对临床含义进行描述；后组表达式根据表达式规则，使用多个 SNOMED CT 概念组合来表示临床含义。无论前组还是后组表达式均使用 SNOMED CT 复合语法表示，是一种轻量级语法。

后组表达式可以表述更详细的临床细节，示例：概念|肺炎球菌肺炎|的|临床表现部位|为|肺结构|，此时如需要记录更详细的临床细节，|临床发现部位|为|肺叶|，这时可以将|肺结构|细化为|肺叶|，并通过后组的形式完成信息记录（|肺炎球菌肺炎|：|临床发现部位|=|肺叶|）。后组表达式大大增加了 SNOMED CT 可表达的临床细节的深度及灵活性，可以在不单独增加概念的情况下表达每

一种可能疾病包括的每一个可能特点。基于 SNOMED CT 概念模型,计算机将对来自不同人员、组织的相似的或相同的表达式进行识别和比较。

（二）前组表达式

前组表达式表示在 SNOMED CT 中预先定义的单个概念的表达式。除了唯一的概念标识符和描述之外,每个概念还具有一个正式的逻辑定义,由一组与其他概念的定义关系表示。图 5-11 显示了用于记录|胫骨骨折|的前组表达式,它说明表达式可以用一个标识符来表示,伴有或不伴有人类可读术语。

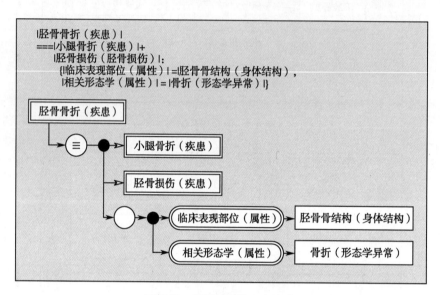

图 5-11　胫骨骨折前组表达式

（三）后组表达式

包含两个或更多概念标识符的表达式称为后组表达式。后组表达式结合了多个概念,并允许将更多细节添加到单个概念所表达的含义中。后组表达式不仅是概念标识符的列表,它遵循一组规则,通过规则内域（domain）和值集（range）定义 SNOMED CT 概念的方式（详见本章第三节）。

示例:"腹腔镜紧急阑尾切除术"的后组表达式

尽管 SNOMED CT 包含了概念|腹腔镜阑尾切除|,但是也可以使用下面的后组表达式来表达这个临床短语。

● |阑尾切除术|:|优先级|=|紧急|,|使用接入设备|=|腹腔镜|

这个后组表达式与前组表达式|腹腔镜紧急阑尾切除术|的含义完全相同。

前、后组表达式具有相同的含义,可以通过逻辑推理计算出来,因为:

|腹腔镜紧急阑尾切除术|是|阑尾切除术|的充分定义子类。

这两个概念的定义属性之间的唯一区别是增加了以下两个属性:

|优先级|=|紧急|

|使用接入设备|=|腹腔镜|

后组表达式的真正优势在于,即使 SNOMED CT 中没有精确的前组概念,SNOMED CT 也能表达临床含义。

第三节　SNOMED CT 概念模型

一、SNOMED CT 概念模型介绍

（一）概述

SNOMED CT 作为一种基于本体的医学术语体系,其中的概念代表了医学上的临床含义（clinical

meaning），或者说是尽量接近医生脑中对某种临床现象或者临床过程的认知。经过多年的专业学习及临床实践，医生会对各种医学知识根据领域的不同形成不同的认知。如何将这些认知模式转换成计算机能够"理解"和"处理"的形式，是 SNOMED CT 概念模型（concept model）要解决的问题。

SNOMED CT 概念模型是一组规则，用于指定如何定义概念，它约束了可以应用于每种类型概念的允许的属性（attribute）和值集（range）。概念模型主要包括以下内容：根概念（root concepts）和顶层概念（top level concepts）、子类型关系（subtype relationship）和属性关系（attribute relationship）、概念定义（concept definitions）和概念表示方式[25]。

（二）概念定义

概念通过子类型关系和属性关系进行定义，图 5-12 中"病毒性肺炎"定义中包括 2 个父概念和 4 个属性关系，通过这些关系使"病毒性肺炎"无歧义性，在 SNOMED CT 中为充分定义（fully defined）概念。当然与之相对的是非充分定义（primitive）概念，表示概念具有歧义性，在 SNOMED CT 中可能存在其他概念与此概念具有相同的定义，图 5-13 中"灼痛"是非充分定义概念，原因在于仅通过两个父概念的限定并不足以对其充分定义，导致此概念具有歧义性。充分定义概念在 SNOMED CT 中非常重要，其应用价值包括两方面：一方面，可通过逻辑推理机对概念自动分类；另一方面，基于充分定义概念的概念模型可以计算概念和表达式之间的等价性和包含关系，进而可应用于计算信息检索、查询、决策支持及临床研究。SNOMED CT 中充分定义概念 10 万余个。

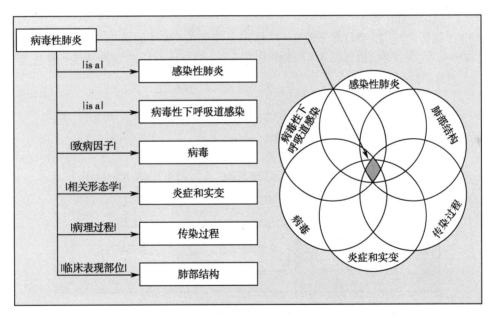

图 5-12　SNOMED CT 充分定义概念

（三）充分定义和非充分定义概念

在 SNOMED CT 中，每一个概念都要明确是充分定义（Fully Defined）还是非充分定义概念（Primitive Concepts）。

如果一个概念是充分定义，其定义特征就足以将其与其他类似概念区分开。例如，|acute disease|概念可以通过两个关系定义，形成完整定义。第一个关系是|is a|，它的值为|disease|；第二个关系是|clinical cause|，它的值为|sudden onset AND/OR short duration|。值得注意的是，一个充分定义的概念意味着其他任何概念只要符合这样的规则，就是该概念的子类型（或者就是该概念本身）。

如果一个概念的定义特征不足以把它和其他类似概念明确区分开，则该概念称为非充分定义概念。例如，尽管非充分定义概念|disease|和|drug action|指代不同的临床意义，但二者的定义特征是一样的。

（四）域和值集

概念模型是一组规则，用于指定如何定义概念，它约束了可以应用于每种类型属性允许的域和值

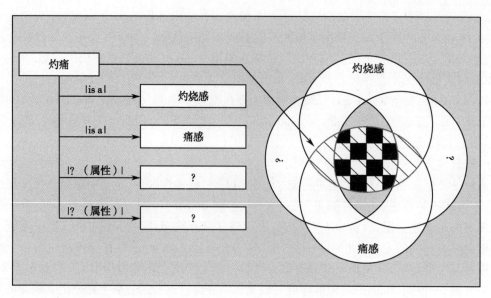

图 5-13　SNOMED CT 非充分定义概念

集。域是可以应用特定属性的层级结构,通常是顶级层级结构。值集指定每种属性类型可使用的值域,由 SNOMED CT 概念集合组成。

图 5-14 中,"临床表现"层级及其子概念的"临床表现部位"属性的值集为"解剖或后天身体结构"概念及其所有子概念,对于"病毒性肺炎"的"临床表现部位"属性对应的属性值为"解剖或后天身体结构"的子概念"肺部结构"。

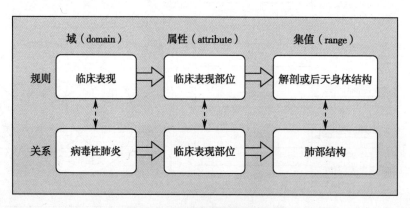

图 5-14　概念模型域和值集示例

二、概念表示方式

SNOMED CT 概念表示方式包括本章第二节中介绍的前组表达式和后组表达式,同时使用可伸缩矢量图(Scalable vector graphics,SVG)对后组表达式进行可视化展示。

图 5-15 中"病毒性肺炎"在 SNOMED CT 中对应表达式:

前组表达式:75570004 |Viral pneumonia(disorder)|

后组表达式:

= = = 312342009 |Infective pneumonia(disorder)| +

312134000 |Viral lower respiratory infection(disorder)|:

｛370135005 |Pathological process(attribute)| = 441862004 |Infectious process(qualifier value)|,

116676008 |Associated morphology(attribute)| = 707496003 |Inflammation and consolidation（morphologic abnormality）|,

       363698007 |Finding site（attribute）| = 39607008 |Lung structure（body structure）|,

       246075003 |Causative agent（attribute）| = 49872002 |Virus（organism）|}

此概念对应的 SVG 图见图 5-15。

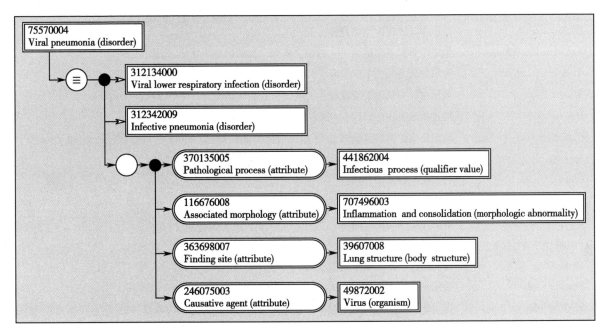

图 5-15　"病毒性肺炎"概念 SVG 图（充分定义概念）

图 5-13 中"灼痛"对应表达式：

前组表达式：36349006 |Burning pain（finding）|

后组表达式：

       <<< 410720000 |Pain by sensation quality（finding）| +

       90673000 |Burning sensation（finding）|

此概念对应的 SVG 图见图 5-16。

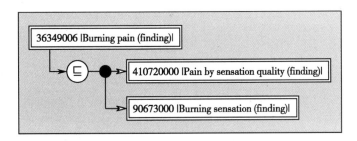

图 5-16　"灼痛"概念 SVG 图（非充分定义概念）

三、临床表现的概念模型

临床表现（Clinical finding）表示临床观察、评估或诊断结果，包括正常和异常的临床状态，例如哮喘、发热、咳嗽等概念。临床表现概念定义可用的属性，如表 5-6 所示。

四、临床操作的概念模型

操作描述的是在提供医疗保健服务中执行的多种行为，这个概念层级体系用来描述的行为较为宽泛，包括但并不局限于侵入性操作、药品使用、影像操作、教育性操作和管理型操作等，例如 287309009

|Lung cyst removal（procedure）|、767002|White blood cell count（procedure）|等。操作概念定义可用的属性如表5-7所示。

表5-6 临床表现属性类型

属性名称	属性描述
Finding site	指定临床表现发生的身体部位
Associated morphology	指定在组织或细胞水平上的作为疾病特征的形态学变化
Associated with	表示概念之间的临床关联
After	表示在另一临床表现或操作之后发生的临床事件
Due to	描述临床表现的原因，一般是另一个临床表现或者操作
Causative agent	确定疾病的直接致病体，如生物体（organism）、物质（substance）或物理量（physical force）
Severity	用于根据临床表现的严重程度对其进行细分
Clinical course	表示疾病的发作和病程
Interprets	表示被评估或判断的实体
Has interpretation	表示评估或判断的结果
Pathological process	提供有关疾病的潜在病理过程的信息
Occurrence	指病症首次出现的特定生命期
Finding method	指定确定临床表现的方法，此属性经常与 Finding informer 一起使用
Finding informer	指定获取临床发现信息的人员或其他实体（如监测设备），此属性经常与 Finding method 一起使用

表5-7 临床操作属性类型

属性名称	属性描述
Procedure site	表示操作处理的部位
Procedure morphology	某一操作中涉及的形态学或异常结构
Direct morphology	描述操作方法所直接作用的结构
Indirect morphology	表示正在执行但不是操作的直接结构
Method	指定操作采用的方法
Procedure device	指定操作设备
Direct device	表示操作直接作用的设备
Indirect device	表示操作间接作用的设备
Using device	表示操作使用的设备
Using access device	指定操作使用的通路设备，如膀胱镜
Recipient category	指定执行过程操作的类型
Revision status	指定当前操作是否是一个原始过程或修订过程
Route of administration	表示程序将给定物质引入体内的途径
Surgical approach	指定手术入路
Using energy	描述用于执行操作的能源形式
Using substance	描述了用于执行过程操作的物质
Access	描述到达操作部位所经过的通路
Direct substance	描述操作方法直接作用的物质药物/生物制品
Priority	指定分配给操作的优先级
Has focus	指定某一临床发现或操作作为操作的关键
Has intent	指定了操作的意图

属性名称	属性描述
Has specimen	指定进行测量或观察的标本类型
Component	指定操作所观察或测量的对象
Time aspect	指定操作的时间特征
Property	指定测量指标的属性类型
Scale type	指定测量指标的标尺类型
Measurement method	指定测量或观察的方法类型

五、解剖部位的概念模型

包括正常及异常的解剖结构,"正常解剖结构"概念可被用来指定某种疾病、操作所涉及的身体部位,如表5-8所示。

表5-8 身体结构属性类型

属性名称	属性描述
Laterality	提供有关身体结构偏侧性信息 如左、右、双边或者单边信息;此属性仅适用于存在于身体两侧的双侧对称的身体结构

第四节 SNOMED CT 参考集

一、概述

为了让 SNOMED CT 在卫生保健学科和临床领域能覆盖更广泛的临床细节,并能够满足不同特定环境中不同的需求。SNOMED CT 设计了参考集机制,它提供了一种标准的方式来引用 SNOMED CT 组件,并向组件中添加定制信息,以满足特定临床需求[26]。

因为 SNOMED CT 参考使用通用的规则标准及数据结构,这使得不同的组织和机构不仅可以共享参考集,还可以根据自身需要快速对所需参考集进行引用,而不是重新开发,这大大降低了组织和机构使用 SNOMED CT 的成本。对于 SNOMED CT 软件开发及部署人员来说,由于 SNOMED CT 参考集使用通用的规则标准及数据结构,这也使得 SNOMED CT 参考集的配置难度明显降低,并增强了不同的使用 SNOMED CT 的软件间互联互通的便利性。以下向读者简要介绍一下 SNOMED CT 中几种主要的参考集类型,包括简单参考集、映射参考集、语言参考集及排序参考集。

二、简单参考集

简单参考集是根据某种特定目的,指定参考集中包括或排除某些组分(概念、关系和描述),可以理解为 SNOMED CT 子集的一种扩展形式。

其表结构为:

Id	Effectivetime	Active	ModuleId	RefsetId	ReferenceCompentId

表结构注释:
- Id:表示参考集记录唯一编码,使用数据类型"UUID"进行记录。
- Effectivetime:表示参考集记录有效时间,使用数据类型"时间"进行记录。
- ModuleId:表示参考集记录所属模块,使用数据类型"SCTID"进行记录。
- RefsetId:表示参考集名称,使用数据类型"SCTID"进行记录。
- ReferenceCompentId:表示简单参考集引用的成分,使用数据类型"SCTID"进行记录。

三、映射参考集

映射参考集是存储了 SNOMED CT 与其他代码系统和分类之间的简单映射关系,如 SNOMED CT 与 ICD 间的映射。映射参考集其表结构为:

Id	Effectivetime	Active	ModuleId	RefsetId	ReferenceCompentId	MapTarget

表结构注释:
- RefsetId:表示参考集名称,使用数据类型"SCTID"进行记录。
- ·ReferenceCompentId:表示映射参考集引用的源概念,使用数据类型"SCTID"进行记录。
- MapTarget:表示映射参考集引用的目标概念,使用数据类型"String"进行记录。

四、语言参考集

语言参考集表达一个 SNOMED CT 组分用于特定语言或方言中可接受或偏好的术语集合,其表结构为:

Id	Effectivetime	Active	ModuleId	RefsetId	ReferenceCompentId	AcceptableId

表结构注释:
- RefsetId:表示参考集名称及编码,使用数据类型"SCTID"进行记录。
- ReferenceCompentId:表示语言参考集引用的描述,使用数据类型"SCTID"进行记录。
- AcceptableId:表示在特定方言或使用案例中该描述的可接受程度或偏好程度。

五、排序参考集

排序参考集用于表示一个 SNOMED CT 组成成分,按照指定优先级排序,可用于指定不同 SNOMED CT 组成成分间的排序关系。

排序参考集表结构:

Id	Effectivetime	Active	ModuleId	RefsetId	ReferenceCompentId	Order	LinkedToId

新增表结构注释:
- RefsetId:表示参考集名称,使用数据类型"SCTID"进行记录。
- ReferenceCompentId:表示简单参考集引用的成分,使用数据类型"SCTID"进行记录。
- Order:表示对引用成分排序编号,使用数据类型"数值"进行记录,在表结构中加入对应的列,表示排序值,其中"1"代表最大。
- LinkedToId:表示链接成分亚类,使用数据类型"SCTID"进行记录,链接的成分亚类可以不是当前概念在 SNOMED CT 中的子概念。

(徐华 弓孟春 王志)

附 本章词汇表

英文名称	中文名称	概念释义
Concept model	概念模型	是一组规则,用于确定特定概念类型之间允许的关系集
Attribute	属性	表示概念的含义或概念细化特征
Range	值集	概念模型中允许应用于特定域和特定属性的一组概念集合
Root concept	根概念	SNOMED CT 最顶层概念
Top level concept	顶层概念	根概念的直接子概念
Subtype relationship	子类型关系	两个概念之间的关系,指定其中一个概念是另一个概念的子概念
Attribute relationship	属性关系	两个概念之间的关系,其中一个概念指定另一个概念定义特征的值

英文名称	中文名称	概念释义
Concept definition	概念定义	一组公理可以部分或充分地指定了 SNOMED CT 概念的含义
Monohierarchy	简单层级结构	是一种层级结构,其中每个节点都只有一个父节点
Polyhierarchy	复合层级结构	是一种层级结构,其中每个节点都有一个或多个父节点
Concept	概念	临床含义
Description	描述	人类可读术语与特定概念之间的关联
Relationship	关系	概念之间的一种关联
Active concept	有效概念	可以使用的概念
Fully definedconcept	充分定义概念	概念其属性足以将其与其他概念进行区分
Primitive concept	非充分定义概念	概念其属性不足以将其与其他概念进行区分
Expression	表达式	用于表达临床概念的一个或多个概念标识符的结构化组合
Pre-coordinated Expression	前组表达式	使用单个概念标识符表示临床含义
Post-coordinated Expression	后组表达式	使用两个或更多个概念标识符的组合表示临床含义
Fully specified name,FSN	完全指定名称	是一个唯一的有效的概念描述,以一种在多个上下文中明确且稳定的方式命名概念的含义
Component	构成要素	构成逻辑模型的概念、描述或者关系
Derivative	衍生物	包括文档、子集、映射集或其他资源

参 考 文 献

[1] Cimino JJ. Desiderata for controlled medical vocabularies in the twenty-first century[J]. Methods Inf Med, 1998,37(4-5): 394-403.

[2] SNOMED CT Starter Guide[EB/OL]. (2017-7-28)[2020-8-25]. https://confluence. ihtsdotools. org/display/DOCSTART.

[3] Bhattacharyya SB. Introduction to SNOMED CT[M]. London:Springer,2016.

[4] Benson TG. Grieve, Principles of Health Interoperability[M]. 3rd ed. London:Springer,2016.

[5] Robert A Jenders. Evaluation of SNOMED CT as a Reference Terminology for Standardized Data Queries in the Arden Syntax [J]. Stud Health Technol Inform, 2017,245:1326.

[6] Kirstine Rosenbeck Gøeg,Pia Britt Elberg, Anne Randorff Højen,et al. SNOMED CT as Reference Terminology in the Danish National Home Care Documentation Standard[J]. Stud Health Technol Inform, 2017,235:461-465.

[7] F Bakhshi-Raiez, N F de Keizer,R Cornet, M Dorrepaal,et al. A usability evaluation of a SNOMED CT based compositional interface terminology for intensive care[J]. Int J Med Inform, 2012,81(5):351-362.

[8] M Diane Lougheed,Nicola J Thomas,Nastasia V Wasilewski, et al. Use of SNOMED CT(R) and LOINC(R) to standardize terminology for primary care asthma electronic health records[J]. J Asthma, 2018,55(6):629-639.

[9] Ling Chu,Vaishnavi Kannan,Mujeeb A Basit, et al. SNOMED CT Concept Hierarchies for Computable Clinical Phenotypes From Electronic Health Record Data:Comparison of Intensional Versus Extensional Value Sets[J]. JMIR Med Inform, 2019,7(1):e11487.

[10] Duwayne L Willett, Vaishnavi Kannan,Ling Chu,et al. SNOMED CT Concept Hierarchies for Sharing Definitions of Clinical Conditions Using Electronic Health Record Data[J]. Appl Clin Inform, 2018,9(3):667-682.

[11] Taqdir Ali, Sungyoung Lee. Reconciliation of SNOMED CT and domain clinical model for interoperable medical knowledge creation[J]. Conf Proc IEEE Eng Med Biol Soc, 2017:2654-2657.

[12] Bader Al-Hablani. The Use of Automated SNOMED CT Clinical Coding in Clinical Decision Support Systems for Preventive Care[J]. Perspect Health Inf Manag, 2017,14(Winter):1f.

［13］ Begoña Martínez-Salvador, Mar Marcos, Alejandro Mañas, et al. Using SNOMED CT Expression Constraints to Bridge the Gap Between Clinical Decision-Support Systems and Electronic Health Records［J］. Stud Health Technol Inform, 2016, 228:504-508.

［14］ Luis Marco-Ruiz, J Alberto Maldonado, Randi Karlsen, et al. Multidisciplinary Modelling of Symptoms and Signs with Archetypes and SNOMED-CT for Clinical Decision Support［J］. Stud Health Technol Inform, 2015, 210:125-129.

［15］ Radin Maheronnaghsh, Saeed Nezareh, Mohammad-Kazem Sayyah, et al. Developing SNOMED-CT for decision making and data gathering: a software prototype for low back pain［J］. Acta Med Iran, 2013, 51(8):548-553.

［16］ Leila Ahmadian, Ronald Cornet, Nicolette F de Keizer. Facilitating pre-operative assessment guidelines representation using SNOMED CT［J］. J Biomed Inform, 2010, 43(6):883-890.

［17］ Licong Cui, Wei Zhu, Shiqiang Tao, et al. Mining non-lattice subgraphs for detecting missing hierarchical relations and concepts in SNOMED CT［J］. J Am Med Inform Assoc, 2017, 24(4):788-798.

［18］ Walter S Campbell, Daniel Karlsson, Daniel J Vreeman, et al. A computable pathology report for precision medicine: extending an observables ontology unifying SNOMED CT and LOINC［J］. J Am Med Inform Assoc, 2018, 25(3):259-266.

［19］ Ross W Filice, Charles E Kahn Jr. Integrating an Ontology of Radiology Differential Diagnosis with ICD-10-CM, RadLex, and SNOMED CT［J］. J Digit Imaging, 2019, 32(2):206-210.

［20］ SNOMED CT Starter Guide: Logic Model［EB/OL］.［2020-8-25］. https://confluence. ihtsdotools. org/display/DOCSTART/5. +SNOMED+CT+Logical+Model.

［21］ Farid Khorrami, Maryam Ahmadi, Abbas Sheikhtaheri. Evaluation of SNOMED CT Content Coverage: A Systematic Literature Review［J］. Stud Health Technol Inform, 2018, 248:212-219.

［22］ Satyajeet Raje, Olivier Bodenreider. Interoperability of Disease Concepts in Clinical and Research Ontologies: Contrasting Coverage and Structure in the Disease Ontology and SNOMED CT［J］. Stud Health Technol Inform, 2017, 245:925-929.

［23］ J Varghese, M Dugas. Frequency analysis of medical concepts in clinical trials and their coverage in MeSH and SNOMED-CT［J］. Methods Inf Med, 2015, 54(1):83-92.

［24］ SNOMED CT Starter Guide: Expresions［EB/OL］.［2020-8-25］. https://confluence. ihtsdotools. org/display/DOCSTART/7. +SNOMED+CT+Expressions.

［25］ SNOMED CT Starter Guide: Concept Model［EB/OL］.［2020-8-25］. https://confluence. ihtsdotools. org/display/DOCSTART/6. +SNOMED+CT+Concept+Model.

［26］ SNOMED CT Reference Set［EB/OL］.［2020-8-25］. https://confluence. ihtsdotools. org/display/DOCRFSPG.

第六章 分类与编码

为实现我国医疗卫生信息领域数据的统一标识、注册、管理、索引和查询,研究并建立一套通用的分类与编码规则。通过归纳数据的公用属性和专用属性;基于分类概念和原理,建立数据集主、复分类体系框架;研究并建立医疗卫生信息数据集类目设置原则,类目界定与约束、复分类目界定与属性控制规则;根据分类体系框架进行数据编码设计。指导医药卫生领域各部门、各专业建立统一、规范的卫生信息数据集分类与编码方案,促进数据集的规范化标引、网络化管理,满足用户快速查询、有效交换和广泛共享的需求。

第一节 医疗卫生信息分类与编码综述

一、卫生信息分类与编码的概念

(一) 卫生信息的分类

1. 卫生信息　卫生信息,从广义上讲可以认为是与医药卫生有关的任何形态的信息,它是反映卫生系统的活动特征及其发展变化的各种消息、情报、数据和资料的总称。传统的卫生信息是建立在机构统计的基础上,基本数据来自卫生系统的常规报表;现代卫生信息则是以整个人群为基础,反映人们生育、生长及生活中与卫生服务相关的一系列相关信息。

2. 卫生信息分类　卫生信息分类是基于对卫生信息的规划、发展、应用和管理需求,探讨卫生领域数据信息的科学分类和标识方法,将具有共同特征的数据归并在一起,使之与不具有上述共性的数据区分开来,并通过设定的编码规则进行唯一识别,以支持在领域层面对数据信息进行统筹规划、系统描述、关联分析和应用设计,促进公共卫生信息的系统性规划、规范化管理、一致性表达,进而促进信息的有效交换和广泛共享[1]。

(二) 信息编码

信息编码是将事物或概念(编码对象)赋予具有一定规则、易于计算机和人工识别处理的符号,形成代码元素集合。代码元素集合中的代码元素就是赋予编码对象的符号,即编码对象的代码值。所有类型的信息都能够进行编码。对信息编码后,信息就能被不同用户组或应用系统共享。信息编码的主要作用是标识、分类、参照。其中标识的目的是把编码对象彼此区分开,在编码对象的集合范围内,编码对象的代码值是其唯一性标志;分类的作用实质上是对分类进行标识;参照的作用体现在编码对象的代码值可作为不同应用系统或应用领域之间发生关联的关键字。

（三）卫生信息数据及其分类

1. 数据元（data element）　数据元是数据的基本单元,其定义、标识、表示和允许值可通过一套属性来定义。在特定的语义环境中,通常用于构建一个语义正确、独立且无歧义的特定概念的信息单元,被认为是不可再分的数据单元。数据元一般来说由对象类、特性和表示三部分组成。类的属性取值以数据元的形式表现。

信息的分析利用依赖于对数据元准确、一致的理解。为了正确理解和应用数据元,需要对每个数据元进行全面的描述和解释,并在一定范围内达成一致,即形成数据标准。

2. 数据集（data set）　数据集是具有主题的、可标识的、能被计算机处理的数据集合。每个数据集所具有的属性都包括通用属性和特有属性两部分。数据集的通用属性包括数据集主题、标识、实体和数据项,又称"基本属性"。数据集特有属性包括类别、区域、专业、学科、建立时间、涉及的疾病等。

卫生信息数据集是在医药卫生领域,为满足政府卫生决策、业务处理、科学研究、信息发布与绩效评价等需求,按照数据集概念设计、归纳、整合的主题信息集合[2]。医药卫生领域的数据集主要可以归纳为三种类型。

（1）信息发布类统计数据集:如《中国卫生统计年鉴》中卫生机构设置及规模、卫生人员资源的地区分布、卫生经费的筹集及分配等数据集,各类卫生机构的统计月报、年报,以及满足某一专项统计需求通过统计收集、归纳、整理、报告形成的数据集。

（2）业务系统建设类的基本数据集:包括医疗、公共卫生、卫生监督等领域为了满足业务信息系统规范化建设和领域内部及领域间数据交换与共享需求,设计归纳的各个子系统（或者功能模块）所包含的最小数据元素的集合,如儿童出生登记、食品卫生许可、个人健康档案、住院患者入初转、居民死亡登记报告等基本数据集。

（3）为满足特定目的收集、整理制作的数据集:包括通过调查、观察、检测、检测、试验、实验等方式获取的满足科学研究、业务咨询或卫生服务决策等需求的数据集。如近年来国家投入建设的医药卫生科学数据共享数据集、卫生服务调查数据集、疾病及危险因素调查等内容的数据集。

3. 卫生信息共享文档（health information sharing document）　不同医疗机构、卫生服务机构、不同应用系统中的医疗卫生信息之间的互通共享,可以帮助提高医疗保健质量、降低成本以及减少医疗差错,进一步提升卫生管理与决策水平。具有业务逻辑特征和明确语义的卫生信息共享文档规范的制定及实施是以实现互联互通、信息共享为目的的卫生信息化建设的关键,是卫生信息化工程的支撑和重要组成部分,关系到整个卫生信息化建设的可持续发展。

作为卫生信息的一部分,专门规定临床文档内容的标准化,提供一个能够表达所有可能文档的通用架构,是目前临床文档应用中最为广泛采用的标准,得到了许多医疗卫生信息技术标准的开发和促进组织的支持。

借鉴采用国外成熟的通用架构,并在满足中国卫生信息共享实际需求前提下,以数据元和数据集来规范约束卫生信息共享文档中的数据元素,以模板库约束为手段来规范性描述卫生信息共享文档的具体业务内容,以值域代码为标准来规范性记载卫生信息共享文档的编码型数据元素,从而清晰展示了具体应用文档的业务语境以及数据单元之间的相互关系,支持更高层次的语义上的互联互通。

二、卫生信息分类与编码的原理

（一）信息分类

1. 信息分类原则　医院信息化建设离不开信息系统的应用,而医院信息系统的推广应首先制定信息分类与代码标准。在编制信息分类与代码时应遵循以下原则。

（1）科学性原则:网络环境下的医院信息系统均采用分布式数据采集方式,故在编制信息分类时应将信息（数据）发生源认为是一种稳定的分类属性作为节点。如医院中信息发生于门诊、住院或辅诊,则可将这些作为节点划分为大的分类,并以此为基础细分到信息的最终发生源。

（2）系统性原则:在整个医院信息分类中,既要强调整体性,又要充分考虑内部各组成之间的相互独立性。一般认为医院中信息发生的主线为患者,因此在保证信息分类的整体性时应以患者信息为主线贯穿整个分类体系。同时应尽量使分类体系简化,保证各分系统的独立,去掉冗余信息,优化分类体系的结构。

（3）实用性原则:实用性强的分类体系有利于设计、建立数据完整的医院信息数据库与医院信息系统。一般数据库管理系统以及针对数据库操作的应用程序都可以对数据库中数据的完整性进行约束,但这种约束是程序级的控制,仅停留在形式上,而从本质上保证数据的完整性要靠科学的信息分类和在此基础上设计的信息数据库。

2. 信息分类原理 按信息分类原则,信息分类方法采用线分类法,即将分类对象按选定的若干属性(信息发生地),逐次地分为若干层级,每个层级又分为若干类目。同一分支的同层级类目之间构成并列关系,不同层级类目之间构成隶属关系。如门诊号,其上一层为门诊就诊,再上一层为门诊管理。相应的代码类型采用数字型,即01-门诊管理,02-门诊就诊,001-序号,门诊号这个词条的最终代码为0102001,见表6-1。

表6-1 医疗信息分类与代码体系表

分类代码	分类名称	参考
01	公共部分	
0101	患者基本信息	
0101001	患者标识号	
0101002	住院号	
0101003	姓名	
0101004	姓名拼音	
0101005	性别	GB/T 2261《人的性别代码》
0101006	出生日期	
0101007	出生地	GB/T 2260《中国行政区划代码》
0101008	国籍	GB/T 2659《世界各国和地区名称代码》
0101009	民族	GB/T 3304《中国民族名称与代码》
0101010	身份证号	
0101011	身份	
……	……	……
02	门诊	
……	……	……
0203	门诊预约	
0203001	就诊日期	
0203002	号别	
0204	门诊就诊	
0204001	门诊科室	
0204002	医生	
03	住院	
04	病房	
05	卫生经济	
06	手术	
07	血液	
08	药品	
……	……	……

3. 疾病分期　是一种表达疾病严重程度的专家系统,目前已经分级的疾病有 420 多种,每种病分为 4 个阶段,表示疾病的严重程度由轻到重,预后也越来越差。做法是首先选择能包含大多数出院病例的大约 400 种常见病种,然后由专家组依据基本诊断、患者性别、年龄、入院情况、出院情况、伴随病等对每种疾病按照严重程度分为 4 级,最后由病案管理专家将临床专家的严重度分级翻译成相对应的 ICD-10 编码。由此形成的计算机软件可以从出院汇总数据中自动读取患者的主、次要诊断,并结合手术操作、性别及出院时是否死亡等记录,将患者分入 420 种疾病中的一类,并确定疾病分期等级。

4. 疾病严重度分类系统　该系统与急性生理与慢性健康评分(APACHE)类似,根据患者的原始数据,如年龄、性别、主要诊断及主要的临床检查、检验结果做严重度评价,评分计算与诊断无关。APACHE 主要用于重症监护(ICU)患者死亡危险的评价,而 MedisGroups 则试图将危险评分扩展至所有患者。

5. 病种病例分型　该方法是我国学者提出的病情评价方法,它将住院病例按病情轻重分为 A、B、C、D 四型,分别表示单纯普通病例、单纯急症病例、复杂疑难病例和危重病例 4 个严重度水平。方法是以住院患者为观察单位,经过专家评判与多元统计分析方法相结合筛选指标后,用逐步判别分析方法建立病种病例分型的判别函数方程,经过反复修改,最后由计算机模拟系统给每个病例一个严重度分型。严重度分型与诊断、治疗无关。该评价方法已被用于病例质量费用的综合评价[3]。

(二) 设计编码

为医疗卫生信息基本数据分类代码体系设计两类代码系统,一类是主分类代码系统,一类是复分类代码系统。分类框架中的所有类目按主分类代码规则进行编码,基本数据按主分类代码加复分类代码进行编码。

1. 主分类代码体系　分类框架中每个类目设定唯一的主分类代码,代码为 7 位混合码,码位结构设计如表 6-2 所示,其中主题域为 1 位英文字母,从 A、B、C、D……开始,主类、子类、小类各为 2 位数字,从 01 到 99,类层级间按从属关系逐级顺序编码。

表 6-2　码位结构设计

码位名称	主题域	主类	子类	小类
码类	字母类	数字类	数字类	数字类
位数	一位	两位	两位	两位
取值	A、B、C、D……	01～99	01～99	01～99

2. 复分类代码体系　本分类体系最终是对主题数据进行分类和标引,而每一个小类下都会有若干相同主分类编码的主题数据,因此仅通过主分类编码不能对数据进行唯一标识,需要对其进行进一步细分。如图 6-1 所示,为了增强类层级相同,但学科、地区、专业等内容不同的主题数据的标引与检索能力,并缩小分类表的篇幅和细分需求,还可以进一步设立复分类表。

复分类表主要是从基本数据主题概念、学科、地域等综合因素考虑,采用分段编码设计,其基本内容由地区、组织机构、国际疾病分类和学科分类代码四段 30 位代码组成,格式为×××××—×××××××××—×××××—×××××××,如图 6-1 所示;其中,第 1 段 6 个数字表示地区码(国标),第 2 段 9 个数字表示组织机构码(国标),第 3 段 7 位表示疾病编码(ICD-10),第 4 段 8 个数字表示学科分类码(国标)。当体现某个复分表分类属性时,整段编码用 0 标识。

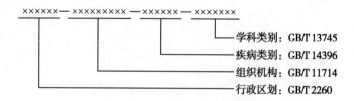

图 6-1　复分类表编码表

第二节　卫生信息分类与编码的方法

一、分类方法

（一）确定分类对象

卫生信息分类与编码的对象是医疗卫生领域各项业务、科研和管理活动中产生的，能够通过信息系统处理的，一系列满足数据交换与共享的数据，主要任务是探索这些基本数据在医疗卫生概念层的归并、编目和计算机管理。卫生信息分类对象的最小单元是数据，不涉及具体信息系统的设计和数据库字段。

（二）明确分类指征

卫生信息分类与编码以医疗卫生业务活动类别为主体，参考国内外医疗卫生学科分类、机构分类和其他领域的信息资源分类办法，依据信息资源的业务属性和活动特征，按照层次和关联进行归并，不同于医疗卫生学科、机构、文献等内容的分类，不代替学科、文献、图书分类及学术上的各种观点[4]。

（三）制定分类原则

1. 系统性原则　医疗卫生各业务领域间信息资源存在着密切的联系和广泛的交叉，因此信息资源分类坚持系统性原则，以业务一致性为基本内容，简化分类体系，减少信息冗余，优化分类结构。

2. 实用性原则　信息资源分类的终点是数据实体层，也是用户的最终应用层，因此分类体系要充分考虑用户的可操作性。操作性强的信息分类体系能满足用户对数据归属和查询的理解，也有助于数据的规范化设计和编制。

3. 可扩展性原则　医疗卫生信息资源的内容会随着时间的推移、业务的发展而不断扩展，因此分类体系应保证充分的可扩展性，确保分类体系框架适应不断丰富的信息种类和数量的增长。

4. 兼顾科学性原则　医疗卫生信息是一个相对独立的资源域，各种不同属性间存在着多角度的内在关联，因此分类系统应遵循自上向下优先选择最能代表信息资源的本质特征的内容进行分类[5]。

（四）分类法

1. 面分类法　是把给定的分类对象，依据其本身固有的各类属性，分成相互之间没有隶属关系的面，每个面都包含一组类目。将某个面中的一种类目和另一个面的一种类目组合在一起，即组成一个复合类目。

应用面分类法将所有医药卫生现有或可能产生的数据的属性或特征视为若干个"面"，每个"面"再分为彼此独立的若干个类目。根据需要将这些"面"中的类目组合在一起，形成一个复合类目。面分类法的分类原则是根据需要选择分类对象本质属性或特征作为分类对象的各个"面"，不同"面"内的条目间相互不交叉，对每个"面"都给出明确的定义。面分类法具有较大的弹性，一个面内类目的改变，不会影响其他的面；可根据需要组成任何类目，同时也便于应用计算机处理信息，易于添加和修改类目。面分类法不经常使用，往往是同线分类法结合构成混合分类法使用。

2. 线分类法　也称层次分类法，它是将初始的分类对象按选定的属性作为划分基础，逐渐分成相应的若干个层次级类目，并排列成一个有层次的逐级展开的分类体系。这种表现形式是大类、中类、小类等。将分类对象一层一层进行具体划分，逐级展开。各个类之间构成并列或隶属关系，既不重复，也不交叉。在线分类体系中，一个类目相对由它直接划分出来的下一层级的类目而言，称为上位类，其类目也叫母项。有上位类与直接划分出来的下一层级的类，相对于上位类而言，称为下位类，也叫子项。在这里上位类与下位类之间存在着从属关系，即下位类从属于上位类，也就是子项从属于母项。

线分类法遵循的基本原则由某一上位类划分出的下位类类目的总的范围应与其上位类类目的范围相等，当某一个上位类类目划分为若干个下位类的类目时，应选择一个划分基础。同位类的类目之间只对应于一个上位类分类，要依次进行，不应有空层或加层[6]。

（五）构建分类框架

1. 层级设计　根据医疗卫生信息的基础属性和本质特征分析本领域资源域的全集范畴和主体类别。按线分类和面分类相结合的方法，再将其逐次分成相应的层级，每一个层级设若干节点作为类目，由此排成一个有层次、有节点、逐级展开的分类框架。在该分类框架中，同位类之间按并列关系设置，下位类与上位类之间按隶属关系设置。为兼顾稳定性和扩展性，将分类框架设计4层，前2层按面分类，保持稳定性；第3、4层遵循线分类原则，提供扩展空间。

2. 类目设计　将上述4层分类框架分别定义为主题域、主类、子类和小类。其中前3层划分出的下位类类目范围与其上位类类目保持范围相等，第1层将医疗卫生领域信息资源域全集抽象为若干个主题域；第2层将每个主题域按现有和可能产生的信息资源的本质属性或特征分解为若干主类；第3层是对每个主类信息进行概念抽象的基础上，根据目前现有或规划的信息系统为特征进行划分，构建若干子类。不同主题域、主类和子类间相互不重复、不交叉，每个主题域、主类和子类都给出明确的释义。小类是子类的下位类，也是具体业务活动中相同属性多个数据集合的类目，内容范围等于或小于子类，即小类类目可以不是子类的全集，因为随着信息资源的扩展和信息系统建设的不断发展，小类属性需要不断地补充和完善。

3. 类目名称定义　分类框架中的每一个类目都是一个特定的主题，表达一类信息的内涵和外延，需要给出明确的定义和名称。本分类系统将4个主题域分别定义为疾病预防控制、医疗卫生服务、医疗卫生管理和卫生监督[7]。主类、子类和小类的类名称定义以"疾病预防控制"主题域内容为例说明，如将"疾病预防控制"主题域分解为5个主类，分别定义为监测、调查、干预、评价和发布，将"监测"主类目分解为4个子类目，分别将其定义为健康监测、疾病监测、伤害监测和危险因素监测。由于小类可根据所属数据基本内容进行不断补充设置，所以本研究目前已经根据需要给出可能的内容，如将"健康监测"子类目给出了出生监测、生命过程事件监测和死因监测3个小类定义，用户可以根据需求按规则扩展。

二、编码方法

编码是一个对特定对象或事物进行分类的过程，或是对事物进行多轴分类的分类集合。在大多数分类中，各类用代码表示。事实上，编码是对对象多方面性质的解释，代码可以是数字、字母或两者兼具。

根据编码对象的特征或根据所拟订的分类方法，应采用不同的编码方法。编码方法不同，产出的代码类型不同。常见的代码类型如图6-2所示。

（一）缩写码

缩写码是按一定的缩写规则从编码对象名称中抽取一个或多个字符而生成的代码。这种编码方法的本质特性是依据统一的方法缩写编码对象的名称，由取自编码对象名称中的一个或多个字符赋值成编码表示。

缩写码编码方法能有效用于那些相当稳定的，并且编码对象的名称在用户环境中已是人所共知的有限标识代码集。

1. 优点　用户容易记忆代码值，从而避免频繁查阅代码表，可以压缩冗长的数据长度。

2. 缺点　编码依赖编码对象的初始表达语言、度量系统等方法。

3. 示例　《世界各国和地区名称代码》中，部分国家的字母代码，如奥地利（Australia）代码AT；加拿大（Canada）代码CA；中国（China）代码CN。

（二）层次码

层次码编码方法以编码对象集合中的层级分

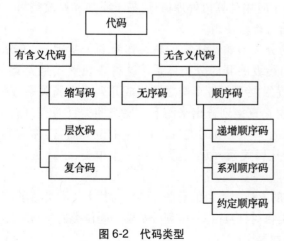

图6-2　代码类型

类为基础,将编码对象编码成为连续且递增的组(类)。

位于较高层级上的每一个组类都包含并且只能包含它下面较低层级全部的组类。这种代码类型以每个层级上编码对象特性之间的差异为编码基础[8],每个层级上特性必须互不相容。层次码的一般结构如图6-3所示。

层次码能反映编码对象间的隶属关系。层级数目的建立依赖于信息管理的需求。层次码较少用于标识和参照的目的。

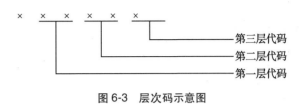

图6-3　层次码示意图

层次码非常适合于诸如统计目的、报告货物运转、基于学科的出版分类等情况。在实践中既有固定格式,也有可变格式。固定格式比可变格式更容易处理一些。

1. 优点　易于编码对象的分类或分组,能在较高的合计层级上汇总代码值。

2. 缺点　限制了理论容量的利用,因精密原则而缺乏弹性。

3. 示例　《学科分类与代码》,在数学学科(代码110)下有数理逻辑与数学基础(代码110-14)。

(三) 复合代码

复合码是由若干个完整的、独立的代码组合而成的代码。一般地,复合码编码方法包括并置码编码方法和组合码编码方法。

1. 并置码编码方法　并置码是由一些代码段组成的复合代码,这些代码段提供了描绘编码对象的特性,这些特性是相互独立的。这种方法的编码表达式可以是任意类型顺序码、缩写码、无序码的组合。并置码编码方法侧重于对编码对象特性的标识。

(1) 优点:以代码值中表现出一个或多个特性为基础,可以很容易地对编码对象进行分组,容量与每个特性可能带有的值的数量相联系,代码值可以解释。

(2) 缺点:因需要含有大量的特性,导致每个代码值有许多字符,难以适应新特性的要求。

2. 组合码编码方法　组合码也是由一些代码段组成的复合代码,这些代码段提供了编码对象的不同特性。与并置码不同的是,这些特性相互依赖,并且通常具有层次关联。

组合码编码方法常用于标识目的,以覆盖宽泛的应用领域。组合码偏重于利用编码对象的重要特性来缩小编码对象集合的规模,从而达到标识目的。

(1) 优点:代码值容易赋予有助于配置和维护代码值,能够在相当程度上解释代码值,有助于确认代码值。

(2) 缺点:理论容量不能充分利用。

(3) 示例:居民身份证号整个组合码共分4段,前两个代码段标识了编码对象公民的空间和时间特性,第三个代码段则依赖于前两个代码段所限定的范围,第四个代码段依赖于前三个代码段赋值后的校验计算结果。

(四) 顺序码

顺序码是由阿拉伯数字或拉丁字母的先后顺序来标识编码对象的。顺序码编码方法就是从一个有序的字符集合中顺序地取出字符,分配给各个编码对象。这些字符通常是自然数的整数,如以"1"打头,也可以是字母字符,如 AAA、AAB、AAC……

顺序码一般作为以标识或参照为目的的独立代码来使用,或者作为复合代码的一部分来使用,后一种情况经常附加分类代码。

在码位固定的数字字段中,应使用零填满字段的位数,直到满足码位的要求。

顺序码编码方法还可细分为以下三种方法:递增顺序码编码方法、系列顺序码编码方法、约定顺序码编码方法。

1. 递增顺序码编码方法　编码对象被赋予的代码值,可由预定数字递增决定。例如,预定数字可以是1(纯递增型),或者是10(只有10的倍数可以赋值),或者是其他数字(如偶数情况下的2)等。用这种方法,代码值不带有任何含义。为了以后始代码集的修改,可能需要使用中间的代码值,这些中间代码值的赋值根据不必按 1 递增。

（1）优点:能快速赋予代码值、简明、编码表达式容易确认。

（2）缺点:编码对象的分类或分组不能由编码表达式来决定、不能充分利用最大容量。

2. 系列顺序码编码方法　系列顺序码是根据编码对象属性或特征的相同或相似,将编码对象分为若干组,再将顺序码分为相应的若干系列,并分别赋予各编码对象组,在同一组内,对编码对象连续编码。

这种编码方法首先要确定编码对象的类别,按各个类别确定它们的代码取值范围,然后在各类别代码取值范围内对编码对象顺序地赋予代码值。系列顺序码只有在类别稳定并且每一具体编码对象在目前或可预见的将来不可能属于不同类别的条件下才能使用。

（1）优点:能快速赋予代码值简明编码表达式、容易确认。

（2）缺点:不能充分利用最大容量。

3. 约定顺序码编码方法　约定顺序码不是一种纯顺序码。这种代码只能在全部编码对象都预先知道并且编码对象集合将不会扩展的条件下才能顺利使用。

在赋予代码值之前,编码对象应按某些特性进行排列,例如依名称的字母顺序排序,按事件、活动的年代顺序排序等。这样得到的顺序再用代码值表达,而这些代码值本身也应是从有序的列表中顺序选出的。

（1）优点:能快速赋予代码值简明编码表达式、容易确认。

（2）缺点:不能适应于将来可能的进一步扩展。

（五）无序码

无序码编码方法是将无序的自然数或字母赋予编码对象。此种代码无任何编写规律,是靠机器的随机程序编写的。

无序码既可用作编码对象的自身标识,又可作为复合代码的组成部分(复合代码的其他部分则以其他编码规则为基础)。

第三节　国内外主要的卫生信息分类和编码

一、LOINC 标准

LOINC 是 Logical Observation Identifiers Names and Codes 的缩写,即观测指标标识符逻辑命名与编码系统,是一套通用的代码和名称,用于标识医学检验项目及其他的临床观测指标,其目的旨在促进临床结果的交换与汇集,使其更好地服务于临床医疗护理、患者结局管理以及科学研究工作。由一些医学信息学者和临床医生在美国 REGENSTRIEF 医疗研究所协调下开发而成。REGENSTRIEF 医疗研究所负责维护和发展该标准,并拥有对它的版权。REGENSTRIEF 研究所授予开放使用许可,允许公众免费使用 LONIC 编码[10]。

LOINC 涉及化学、血液学、血清学、微生物学及分子病理学等 34 个实验室专业。

卫生信息化建设的首条基本原则就是统一标准。统一标准是卫生信息化建设的基础工作,也是进行信息交换与共享的基本前提,是卫生信息化领域实现互联互通、资源共享的重要保证。从当前国际形势看,越来越多的政府卫生部门和商业性医疗机构认可和采用 LOINC。

各种各样的检验结果在医疗卫生数据当中占有非常大的比重,对于临床工作发挥着不可替代的决策支持作用,因而检验结果的交换与共享就成为医疗服务机构内部及其之间的多系统集成与数据共享工作的重要内容之一。无论是采用 HL7 的消息传输标准临床文档架构 CDA,还是采用其他类似的医学信息学标准,都将依赖于不同的编码系统来表示各种各样的医学数据,如医学术语系统命名法(SONMED)、观测指标标识符逻辑命名与编码系统(LOINC)。

（一）分类方法

1. 临床实验室数据标准　从医学概念表达的角度讲,LOINC 数据库的内容属于一种控制性词汇,而其内在的医学概念表达模型则是实现临床实验室数据信息标准化的一个编码方案。

LOINC 数据库的构建依据的是一个六轴概念表达模型(Six-axis Concept Representation Model)。其主要内容为 LOINC 代码(LOINC codes)和 LOINC 全称(Fully specified LOINC names)。所有 LOINC 代码(LOINC codes)均分别与该数据库中所定义的实验室检验项目及临床观测指标呈一一对应关系。临床实验室数据标准如表 6-3 所示。

表 6-3　临床实验室数据标准

LOINC 代码	5193-8	LOINC 代码	5193-8
成分(Component)	Hepatitis B virus surface Ab	体系(System)	Ser
受检属性(Property Measured)	ACnc	标尺精度(Scale)	Qn
时间特征(Timing)	Pt	方法(Method)	EIA

如下为组成 LOINC 全称的六个数据库字段(fields),并分别对应于上述模型的六个轴。

（1）成分/分析物:所测量、评价或观测(观察)的物质或实体,包括钠、葡萄糖、微生物(布鲁菌属)、甲型流感病毒抗原、巨细胞病毒抗体等。

1）成分/分析物结构为分析物名称/刺激/调整:分析物的正式名称(如钙):必须指明任何的"子分析物",例如冠状病毒抗原;可能具有某一子类-采用圆点"."隔开,例如,钙.游离型。

2）刺激:例如口服 100mg 葡萄糖之后 1 小时,两个子部分之间采用"post"分隔,即<时间延迟> post <刺激类型>。

3）调整/校正:例如调整至 pH 7.4。

（2）属性:即所测量、评价或观测(观察)的分析物的特性、品质、特征或属性。主要类别包括:

1）质量:在报告观测指标结果时,计量单位的分子为质量(毫克、克等)。

2）物质的量:在报告观测指标结果时,计量单位的分子为摩尔或毫当量。

3）催化活性:报告的是酶活性的观测指标结果。

4）任意类(人工类):在报告结果时,计量单位的分子为任意型单位(人工类单位)。

5）数量:计数。

主要类别与子类型共同构成完整的属性:MCnc,质量浓度(质量/单位体积);MCnt,质量含量(质量/单位质量);NCnc,数量浓度(数量/单位体积);TmStp,时间戳:时间;CCnc,催化浓度(活性);Prid,存在与否或身份标识;Imp,印象/解释;Find,发现(所见):主观或客观观测结果;Type,类型:"是一种…"。

（3）时间特征:用于完成当前观测或测量的时间间隔(时段)。即观测指标针对的是某一时刻,还是一段时间。前者如时间点型(at a Point in Time,PT 型,时刻型);后者如 24 小时尿液标本等类似指标。确切时间型(Timed)属于时间特征轴的一个特殊取值;赋予该值时,采集标本的确切时间(exact duration)将被单独作为 HL7 或 DICOM 等标准消息(message)中的一个部分来发送,而不包括在其全称中。

（4）体系/标本:当前观测所针对的体系(背景环境)或标本类型。包括血清、全血、尿液、动脉全血、肝脏、体液、胃液/胃内容物、食物或饲料、组织等,将在当前消息的其他组成部分之中加以详细说明。

（5）标尺类型(type of scale):即观测指标属于定性型(quantitative;其实这种才是真正的测量指标)、等级型(ordinal;或称序数型,其结果的可能取值为一套有序的或具有秩次的选项)或名义型(nominal;如大肠埃希菌、金黄色葡萄球菌等),还是叙述型(narrative;如骨髓细胞分析结果中的诊断建议)。

（6）方法（method）：获得检测结果或其他观测指标数据时所采用的方法。适当的时候才使用这一字段。对于很多指标而言，只需上述 5 个字段即可确定其 LOINC 全称。

2. 药物检测数据标准　药物检测主要包括毒理等内容，既可以检测成套的药物，也可以单独检测不同的药物。对此，建立两类 LOINC 名称和代码：分析物组，如巴比妥酸盐类；以及具体分析物，如苯巴比妥。

成组筛查检测之后，还可进行成组确认检测，或在确认水平上对具体药物或其他物质分别予以确认。结果中可报告具体药物或其他物质的有/无（序数型，ORD），亦可报告定量（QN）型标尺的质量浓度或物质的量浓度。

按照序数型标尺报告结果时，具体药物或其他物质的报告阈值（即判定结果是否阳性的界值，阳性判定值）可各自单独作为一项"结果"加以报告。这样，用于确定阴性或阳性结果的界值在报告时就可以具有各自的 LOINC 代码。

分组的原理：对于苯异丙胺和阿片等各"组"药物，将定义如下种类的 LOINC 标准：

（1）一组药物的语法规则为："X"：ACNC：PT：ORD：SYS：SCREEN；

结果取值：有/无。

（2）成组试验所筛查的一套药物的标识。其结果将是一系列离散的药物名称或代码；

语法规则："X" TESTED FOR：PRID：PT：SYS：NOM：SCREEN；

结果取值：从某一确定的药物列表中该项筛查试验可能检出的具体药物。

（3）所筛查药物的标识，结果为叙述型的文本块；

语法规则："X" TESTED FOR：PRID：PT：SYS：NAR：SCREEN；

结果取值：Individual drugs that this screening test could detect, as a "blob" of text or canned comment。

（4）表示为单个观测指标的分析物组中一个或一个以上成员阳性结果（存在与否）的确认试验；

语法规则："X"：ACNC：PT：SYS：ORD：CONFIRM；

结果取值：有/无。

（5）实际得到确认的药物列表；

语法规则："X" POSITIVE：PRID：PT：SYS：NOM：CONFIRM；

结果取值：检出的分析物列表。

（6）作为一套观测指标来报告的较为常见的确认试验。其中，每个观测指标都相应报告分析物组中一个成员的存在与否或定量检测结果。

语法规则："X"：ACNC：PT：SYS：ORD：CONFIRM；

结果取值：有/无。

3. 临床检测数据标准　临床监测数据标准在很大程度上与实验室指标是相同的，只是有一些区别，下面将详细介绍其中的细微差异。

实验室和临床的 LOINC 代码在属性类型、时间特征、标尺和方法的含义上，二者之间都是确切对应的。

体系/样本类型的机体系统的总体含义对于实验室与临床都是相同的。不过，对于实验室检测项目来说，体系/样本类型不仅表示体液类型，往往还会暗示着身体的腔室或部位，如血清和脑脊液。对于临床术语而言，体系/样本类型常常表示的是身体部位（如胸部）、器官（如心脏）或器官的具体部位（如心室），且往往还会暗示着身体的腔室部位。在某些情况下，临床术语的体系/样本类型很可能是该系统上附带的仪器或装置，如产科超声组套（OB ultrasound panel）。

成分部分：对实验室检测来说，成分部分往往表示的是体系/样本中分布的某种化学成分，如葡萄糖或 HIV 抗体。对临床术语而言，成分部分常表示的是三维或四维空间由时序变化测量方法（如左心室流出量）所得的特征指标的某种投影（投射），如心脏收缩的 QRS 间期。此外，成分部分还用于标识特定的生理性示踪指标的各种范围或变形，或用于受检区域或范围所在的三维空间中的精确定位。

当属性类型为长度，且在特定水平和轴向上测量某一身体部位时，如测量乳缘的周长，LOINC 全称的成分部分尚包括长度的各种特殊类型,如周长、直径或半径。对于所测量的投影、轴向或特定子时间帧,成分部分应彻底消除其中存在的所有模糊性。因此,若正在测定的是肾脏直径,则体系类型就得说明右肾或左肾,且在成分部分中还得标明测量直径时所采用的轴向和水平,如骨盆水平处的横断面。这样,若在乳缘处测量胸围,则其体系类型为胸部(system=chest),而属性指标为乳缘水平的周长(property=circumference),指标属性为长度(property=length)。为了有效地区别所测量的特定面积(area)或长度指标,成分部分中必须对有关器官的各种面积、长度和体积全部加以足够详细的描述。当某测量指标随某种周期变化时,如吸气、呼气、心脏舒张或收缩,也应当在成分部分中标明。其中,持续时间部分用于表示整个检查的持续时间。

医院实验室检验项目需要提供本地数据与 LOINC 代码做映射,映射工具为 Regenstrief LOINC 映射辅助程序。本地数据共计 23 项元数据,如本地检验项目组合代码、本地检验项目组合说明、本地检验项目代码、本地检验项目说明、标本、计量单位、实验室部门、代码、注释、示例数据、异常结果标记、正常参考值范围和相关代码等。

(二)编码方法

LONIC 标准的目的是为检验测量、临床结果和观测定义一套标准的字码和名字。实际中,LOINC 标准的主要应用集中在不同的检验数据源之间交换临床检验的结果数据。由于 LONIC 编码系统,这种数据交换保证了数据的临床含义精确性。LOINC 编码目前大约包含 4 万条术语,其中 3/4 用于检验观测指标数据编码。LONIC 的临床检验结果部分编码覆盖了所有常用的检验类别,如化学、血液学、血清学、微生物学(包括寄生虫学和病毒学)和毒理学,以及药物和细胞计数类别。LOINC 码已经在美国的大型医保一体化组织、商业医用检验机构和政府部门广泛应用于检验结果报告数据交换。2005 年,美国卫生部(HSS)宣布 LOINC 编码被挑选为 HIPPA 财务结算申请附件的编码标准。

在临床术语方面,除了临床观测指标,LOINC 标准还包含一组编码用于通用临床文本及其章节的命名,例如临床笔记、进展报告、放射影像诊断报告、医学摘要等。LOINC 文本命名模型包括文本种类、医疗服务类型、临床机构、主题领域、文本作者训练和专业等级等信息。由于临床文本近来被认为是通向可伸缩的 EHR 方案的关键,LOINC 医学临床文本编码和命名得到了其他开发定义临床文本内容的标准组织(如 HL7 等)的极大兴趣。LONIC 赋予概念唯一的编码及名字,每个编码定义在一个六维特征空间中,即成分、属性、时间特征、系统、标尺和方法,其中方法是一个可选的特征,只包括在需要它的概念里。在临床检验结果编码领域,LOINC 已成为业界公认的用于不同系统之间交换数据的标准,并在其他标准组织得到采用。

二、ICD 标准

国际疾病分类(international classification of diseases,ICD)作为疾病和有关健康问题的国际统计分类标准,是卫生信息标准体系的重要组成部分。它的统计范畴涵盖死因、疾病、伤害、症状、就诊原因、影响健康状况的因素以及疾病的外部原因等,被越来越多地用于临床研究、医疗结局监测、卫生事业管理以及卫生资源配置等各个方面。迄今,ICD 已有 43 种语言译本,被 117 个国家采用进行死因数据报告,全球约 70% 的卫生费用支出依据 ICD 进行医疗支付和卫生资源配置。

国际疾病分类(ICD)是根据疾病的某些特征,按照规则将疾病分门别类,并用编码的方法来表示的系统。ICD 经过世界卫生组织的 10 次修订,ICD-10 已成为一个被世界各国所接受的国际标准分类。ICD-10 在保持 ICD-9 的基础上做了较大改进,使其结构更加严谨、疾病分类更加完善、使用起来更加方便。ICD-11 在 ICD-10 版本的基础上也做了相应的改进和调整,本部分主要介绍 ICD-10 和 ICD-11 的分类原理和编码方式。

(一)分类方法

依据疾病的四个主要特征,即病因、部位、病理、临床表现(包括症状、体征、分期、分型、性别、年龄、急慢性、发病时间等)进行分类。

1. 分类单元的定义模式　ICD 的每一章、节或分类均可称为一个 ICD 分类单元。与 ICD-10 及更早的版本相比,ICD-11最本质的变化是改变了分类单元的定义模式。

ICD-10延续了传统的列表式结构,往往通过标注包括、不包括或其他说明性文字对此分类单元的范畴进行描述。每个分类单元的分类相关属性,如病因、临床表现、部位、分类层级、包括及不包括的内容等,均隐含于描述性文字中。

ICD-11旨在通过系统化的方法呈现以上属性,从而对每个分类单元予以结构化的明确定义。其实现途径即建立本体模型,也称为内容模型。通过定义模型中的13个参数(ICD实体名称、分类属性、文本定义、术语、身体系统或结构描述、时间属性、亚目严重度属性、表现属性、致因属性、功能属性、特定情况属性、治疗属性以及诊断标准)来实现ICD分类单元的标准化定义,从不同维度呈现各个分类单元的内涵,并允许计算机对其进行处理。以往的ICD版本和标准术语集是独立开发和使用,ICD-11内容模型中参数常取自现有的标准术语集(如SNOMED-CT和ICF等)取值,它们的联合应用将为数据报告和信息交换提供更高效的支持。

2. 结构体系和应用范畴　ICD-10作为疾病和死亡的统计分类,通常适用于综合性医院。ICD-11中提出了基础组件和线性组合的概念。基础组件是所有ICD分类单元的总集,包含了ICD的全部内容。由于ICD分类单元具有不同的用途属性(分类属性),可以根据不同的使用目的或分类粒度以基础组件中衍生出不同的子集,称为线性组合。ICD-11中用于疾病和死因统计目的的分类单元构成用于死因和疾病统计的联合线性组合,相当于ICD-10的第一卷。为了满足不同资源配置的初级医疗机构的疾病分类需求,ICD-11有供不同初级医疗机构使用的线性组合。不同专科适用的线性组合可以通过定义分类单元的分类属性而产生,因此ICD-11的结构体系和应用范畴要大得多。

3. 分类章节　ICD-10分为22章,ICD-11内容由27章构成。它将原来ICD-10中血液及造血器官疾病和涉及免疫机制的某些疾患分列到血液及造血器官疾病和免疫系统疾患两章,将原精神和行为障碍中与性健康有关的情况分离出来单独成章,将原分类于神经系统疾病和精神和行为障碍中的睡眠-觉醒疾患重组成章。为了在提供疾病或健康状况详细描述的前提下节省分类单元容量,ICD-11新增了扩展码一章。值得指出的是,传统医学作为独立章节被首次纳入国际疾病分类中。

为了使ICD的分类符合当今医学科学及医学实践的发展,ICD-11版对ICD-10原有的分类结构和分类知识进行了修订和完善,主要包括分类位置的调整、分类层次的改变、分类单元的增加和细化以及医学术语的更新和阐释等。

(二) 编码方法

ICD分类编码方法总体描述为类目、亚目、细目,如细目S82.01表示髌骨开放性骨折。

1. 编码框架　ICD-10与ICD-11均采用字母数字编码。ICD-10的编码框架以字母开头,缀以数字,编码范围是A00.0~Z99.9,类目容量为2600个。

ICD-11的编码框架为E1D213E4.E5E6(E7),类目编码含有4位数,小数点后有两级亚目编码。框架中E的值域为0~9和A~Z(除外O和I),共34个值,其中E1代表章节,自1开始取值,例如1A00属于第1章、AA00属于第10章。D的值域为A~Z(除外O和I),共计24个值,D2采用字母使ICD-11的编码可以明显区别于ICD-10;1的值域为0~9,13,使用数字避免ICD-11的编码构成英文单词。因此,ICD-11的编码范围是1A00.00~ZZ9Z.ZZ,类目位数增加1位,类目容量达到269 280,较ICD-10扩大了100余倍。在ICD-11的编码中,末尾的Y和Z有特定的含义,分别代表其他特指和未特指的残余分类。由于受编码容量的限制,在超过240个节的章中亦采用F和G指示残余分类。为了保持编码体系的稳定性,ICD-11的每个节中均留有未使用的编码空间,以便于今后的更新和维护。

2. 编码形式　在应用ICD编码表示某个疾病或健康状况时,有时一个编码就足以描述它的全部信息。

ICD-10采用字母数字编码形式的3位代码、4位代码、6位代码表示,但肿瘤的形态学编码除外。即采用字母数字编码的第一位为英文字母,后五位数为阿拉伯数字。

(1) 前3位编码为ICD-10类目码。3位类目码具有实际意义,可作为统计分类使用。

1）疾病（包括症状、体征和其他不明确情况）的编码范围从 A00~R99。

2）损伤和中毒性质的编码范围从 S00~T98。

3）损伤和中毒外部原因的编码范围从 V01~Y98。

4）影响健康状态和与保健机构接触的因素编码范围从 Z00~Z99。

5）用于特殊目的的编码 U00~U99。

6）肿瘤的形态学编码采用英文字母"M"加三位数字或四位数字表示，从 M800~M998。在四位数后加"/"和一位数字，表示肿瘤的性质：①/0：表示良性肿瘤；②/1：表示良性或恶性未肯定（交界恶性）；③/2：表示原位癌；④/3：表示原发部位的恶性肿瘤；⑤/6：表示继发部位的恶性肿瘤。

（2）前 4 位编码为 ICD-10 亚目码。4 位亚目码是 3 位码的亚分类，同样具有统计分类意义，例如：急性阑尾炎伴腹膜脓肿 K35.1。

（3）第 5~6 位数为扩展码。

1）疾病扩展的规则：根据解剖部位、病因、临床表现、病理的分类轴心进行。

①以解剖部位为轴心，按解剖系统的部位由上而下，先里后外，范围从大到小；器官及神经系统等，从上到下、从左向右、双在前单在后，从前到后，范围从大到小。②以临床表现、病因、病理为轴心，按拼音 A~Z 顺序排列。以下情况不按拼音 A~Z 顺序排列，按下面顺序排列。表示程度：急性、慢性、亚急性，Ⅰ、Ⅱ、Ⅲ；数字：1、2、3，一、二、三；希腊字母：按顺序。

2）5 位代码为细目编码：ICD-10 细目码是选择性使用的编码，出现在第十三章（肌肉骨骼系统和结缔组织疾病）、第十九章（损伤、中毒和外因的某些其他后果）、第二十章（疾病和死亡的外因）中。为避免条目过多，该标准仅在第十九章中表示开放性或闭合性的细目编码使用。第十九章的 5 位代码具有特定意义，其他章节 5 位代码没有特定意义。

3）代码扩展的规则：医疗机构疾病分类编码应当到 6 位数，每一个编码代表一个具体的疾病，例如原发性单侧髋关节病 M16.101。

（4）内码：凡第 5~6 位代码为"00"者，均为疾病的亚目名称或亚目修改名称。当医疗机构未能查到某一个具体的疾病名称时，可以放到相应的"00"编码中。换言之，"00"代码就是各个亚目标题的未特指情况或者特指情况但无"00"以外的编码。医院可以将"00"代码细分为"0A""0B"等（内码按照英文大写字母编码），供医院内部使用，因此称为内码。对外交换数据时要转换成"00"形式。

（5）专科医院等可以在 6 位代码之后自行扩展尾码，以满足医疗服务及院内管理需要。对外交换数据不应包括 6 位代码之后的医院扩展尾码。各地或医疗机构可建别名库，以指导临床医师及病案科编码，提高编码质量。

然而，在对复杂的疾病或健康状况进行更精细化的描述时，就需要使用多个编码。ICD-11 提出了几个新的概念，其编码形式也随之改变。

首先是主干码和扩展码的概念。主干码用来指出患者的主要健康状况，是在特定的线性组合中可单独使用的编码；扩展码与以往的概念不同，它不是在主干码的基础扩展位数，而是作为独立的编码。ICD-11 为扩展码设置了单独的章节，要求扩展码不能单独使用，而是必须与主干码搭配使用，提供附加信息，从而更为详实地描述复杂的疾病或健康状况。ICD-11 在疾病信息的精细化表达方面将更具优势。

其次对概念是预组配和后组配。预组配是指主干码本身包含了多个特征信息，后组配是指疾病和健康状况需要多个编码来共同描述。为了使分类更好地服务于肿瘤的临床和研究，ICD-11 基于肿瘤的死亡率和发病率、肿瘤登记以及临床报告等在一些主要肿瘤部位编码下扩展了组织病理学分类。也就是说，ICD-11 将部分肿瘤组织病理学特点、动态及其部位整合在一个分类单元中，以预组配的编码对肿瘤进行描述，未实现预组配的组织病理学特点收录于扩展码中，通过后组配的方式实现对肿瘤的描述。由于使用 ICD-11 编码时要求在患者的健康状况可以用一个主码来描述的情况下，不允许使用多个编码后组配的方式进行描述，因此 ICD-11 中嵌入了一些规则来避免这种错误和不可能的组配方式的产生。

三、国内医疗卫生信息分类与编码

20世纪90年代以来,国内发布了一系列医疗卫生信息分类与编码的标准规范,为医疗卫生领域的信息数据应用提供了标准化支撑。我国的医疗卫生信息分类与编码相关标准规范可以分为两类:①数据类:是指具体业务应用的信息分类和代码;②元数据类:是指具体业务应用的信息分类和代码的编制规则,是用来描述数据的组织及其关系的信息,又称为数据的数据(有关元数据与数据元的详细内容可阅读本书第七章相关内容)。

以下介绍国内常用的医疗卫生信息分类与编码。

(一)分类与代码规范

1. WS 363.1-2011《卫生信息数据元目录第1部分:总则》 该部分规定了卫生信息数据元目录内容结构、卫生信息数据元属性与描述规则、数据元目录格式和数据元索引的编制规则,适用于医药卫生领域卫生信息数据元目录的编制。

2. WS 364.1-2011《卫生信息数据元值域代码第1部分:总则》 该部分规定了卫生信息数据元值域代码标准的数据元值域的编码方法、代码表格式和表示要求、代码表的命名与标识,是本标准其他部分的数据元值域代码的编制规范。

3. WS/T 303-2009《卫生信息数据集分类与编码规则》 该标准规定了卫生信息数据集分类与编码需要遵循的基本原则、技术方法以及应用规则。分类方法分为3个步骤:①采用主题优先法构建主分类框架;②采用多属性复分法,在若干相同主题数据集中,根据其特有属性(如疾病、学科、机构等),构成辅助分类体系;③采用组配分类法,按照多维度、交叉性方式,将数据集的主分类框架和复分类表组合使用,对数据集进行分类。编码方法采用BG/T7027《信息分类和编码的基本原则与方法》规定的方式。

4. 医疗保障信息业务编码规则和方法 2019年,国家医疗保障局印发关于《医疗保障定点医疗机构等信息业务编码规则和方法的通知》(医保发〔2019〕55号),公布了《定点医疗机构编码规则和方法》《医保医师编码规则和方法》《医保护士编码规则和方法》《定点零售药店编码规则和方法》《医保药师编码规则和方法》《医保系统单位编码规则和方法》《医保系统工作人员编码规则和方法》,对医疗保障信息业务编码规则和方法进行规范。

(二)疾病分类与代码

1993年,国家技术监督局发布了等效采用ICD-9编制的国家标准GB/T 14396-1993《疾病分类与代码》。ICD-10发布后,我国先后发布了GB/T 14396-2001《疾病分类与代码》和GB/T 14396-2016《疾病分类与代码》。2018年国家卫生健康委发布《国际疾病编码分类第十一次修订本(ICD-11)中文版》。

目前国内主要使用GB/T 14396-2016《疾病分类与代码》,该版本引用的是ICD-10国际疾病分类和ICD-O-3国际肿瘤分类。GB/T 14396-2016在GB/T 14396-2001的基础上增加了13 403条疾病分类名称与代码,代码位数也由原来的4位扩展至6位。

(三)中医分类与代码

GB/T15657-1995《中医病症分类与代码》,根据病、症是中医诊疗不可分割的两个重要组成部分的特点,分为:病名分类与病症分类,以及病名分类编码与病症分类编码。病名分类以该病所属的临床科别和专科系统进行类目和分类目分类。症候分类以中医学辩证系统规划类目,以各类目中的症候属性为分类目、细目进行症候分类。病名分类编码与症候编码,都采用汉语拼音字母和阿拉伯数字符混合编码方式。

(四)器械、药品分类与代码

WS/T 118-1999《全国卫生行业医疗器械、以其设备(商品、物资)分类与代码》。该标准适用于卫生行业各医疗机构、教学、科学研究和生物制品等单位对物资管理、计划、统计及会计业务等使用。标准采用层次代码结构,共分为4层,每层均以两位阿拉伯数字表示。为了便于检索,保留了GB 7635-1987《全国工农业产品(商品、物资)分类与代码》设置的门类,仍用英文字母表示其顺序。

(五)医疗保障信息相关分类与代码

1.《国家医疗保障DRG(CHS-DRG)分组方案》 包括26个主要诊断分类(MDC)和376个核心

DRG 分组(ADRG)。

CHS-DRG 病组代码(DRG 编码)由 4 位码构成,编码方式如下。

第一位表示主要诊断大类(MDC),根据病案首页的主要诊断确定,进入相应疾病主要诊断大类,用英文字母 A~Z 表示。

第二位表示 DRG 病组的类型,根据处理方式不同分为外科部分、非手术室操作部分(接受特殊检查,如导管、内镜检查等)和内科部分。用英文字母表示。其中:A、B、C、D、E、F、G、H、J 共 9 个字母表示外科部分;K、L、M、N、P、Q 共 6 个字母表示非手术室操作部分;R、S、T、U、V、W、X、Y、Z 共 9 个字母表示内科部分。

第三位表示 ADRG 的顺序码,用阿拉伯数字 1~9 表示。

第四位表示是否有合并症和并发症或年龄、转归等特殊情况,用阿拉伯数字表示。其中"1"表示伴有严重并发症与合并症;"3"表示伴有一般并发症与合并症;"5"表示不伴有并发症与合并症;"7"表示死亡或转院;"9"表示未作区分的情况;"0"表示小于 17 岁组;其他数字表示其他需单独分组的情况。

2.《国家医疗保障疾病诊断相关分组(CHS-DRG)细分组(1.0 版)》 该细分组是对《国家医疗保障 DRG(CHS-DRG)分组方案》376 个核心 DRG 分组(ADRG)的进一步细化,是 DRG 付费的基本单元,共 618 组。CHS-DRG 的 DRG 编码方式与《国家医疗保障 DRG(CHS-DRG)分组方案》一致。

3.《国家基本医疗保险、工伤保险和生育保险药品目录》 2009 年,《国家基本药物目录(基层医疗卫生机构配备使用部分)》(2009 版)正式公布,包括化学药品、中成药共 307 个药物品种。2019 年 11 月,国家医疗保障局、人力资源和社会保障部公布完整版的 2019 年《国家基本医疗保险、工伤保险和生育保险药品目录》,目录共收录药品 2 709 个,分为凡例、西药、中成药、协议期内谈判药品、中药饮片五部分。凡例是对《药品目录》的编排格式、名称剂型规范、限定支付范围等内容的解释和说明;西药部分包括化学药品和生物制品;中成药部分包含中成药和民族药;协议期内谈判药品部分包括尚处于谈判协议有效期内的药品;中药饮片部分包括医保基金予以支付的饮片范围以及地方不得调整纳入医保基金支付的饮片范围。

（周祺 王欢 徐苒 杨靖恺）

参 考 文 献

[1] 中国标准化研究院.分类编码通用术语:GB/ T 10113-2003[S].北京:中国标准出版社,2003.
[2] 卫生部卫生信息标准专业委员会.卫生信息数据集分类与编码规则:WS/T306—2009[S].北京:中国标准出版社,2009.
[3] 潘峰,刘丹红,徐勇勇.医院信息分类与代码研究的若干问题[J].中国医院统计,2002,9(2):76-77,80.
[4] 刘丽华,金水高,郭静.公共卫生信息分类与编码研究[J].中华预防医学杂志,2007,9(5):344-347.
[5] 卫生部卫生信息标准专业委员会.卫生信息数据元目录 第 1 部分:总则:WS 363.1-2011[S].北京:中国标准出版社,2011.
[6] 中国疾病预防控制中心,中国卫生信息学会公共卫生信息专业委员会.中国公共卫生信息分类与基本数据.2007.
[7] 刘丽华,张黎黎,金水高.卫生信息数据集分类与编码规则的研究[J].中国卫生统计,2008,25(5):494-496.
[8] 卫生部卫生信息标准专业委员会.卫生信息数据元值域代码 第 1 部分:总则:WS 364.1-2011[S].北京:中国标准出版社,2011.
[9] 刘丹红,杨鹏,徐勇勇.元数据结构与数据元标准化研究[J].中国数字医学,2008,3(7):43-45.
[10] Mcdonald C J, Huff S M, Suico J G, et al. LOINC, a universal standard for identifying laboratory observations: a 5-year update[J]. Clinical Chemistry, 2003, 49(4):624.

第七章 元数据与数据元

元数据、数据元是信息标准的基本内容,广泛用于信息标准化领域中。在医疗卫生信息领域,数据元用于标识、定义和表示医疗卫生业务中最基本的数据单元,是医疗卫生信息标准的重要组成部分。

本章第一节概要介绍元数据与数据元的基本概念和原理。第二节和第三节是本章的重点内容:第二节详细介绍数据元的基本模型、属性模型、值域模型和总体模型,使读者能够较为深入地理解数据元的基础知识;第三节详细介绍卫生信息数据元模型、数据元、值域代码和数据集等内容,帮助读者掌握卫生信息数据元的相关原理和应用。

本章部分内容涉及医疗卫生信息分类与编码的原理和方法,读者可参考本书相关内容。

第一节 概　　述

一、数据

数据(data)是指对客观事件进行记录并可以鉴别的符号,是对客观事物的性质、状态以及相互关系等进行记载的物理符号或这些物理符号的组合。

数据不仅指狭义上的数字,还可以是具有一定意义的文字、字母、数字符号的组合、图形、图像、视频、音频等,也是客观事物的属性、数量、位置及其相互关系的抽象表示。

数据的概念十分宽泛,在每个领域,数据都可以有不同的表述。在计算机科学中,数据是指所有能输入到计算机并被计算机程序处理的符号的介质的总称,是用于输入电子计算机进行处理,具有一定意义的数字、字母、符号和模拟量等的通称。

信息(information)与数据既有联系,又有区别。数据是信息的表现形式和载体,而信息是数据的内涵,信息是加载于数据之上,对数据做具有含义的解释。数据和信息是不可分离的,信息依赖数据来表达。数据是符号,是物理性的,信息是对数据进行加工处理之后所得到的并对决策产生影响的数据,是逻辑性和观念性的。数据是信息的表现形式,信息是数据有意义的表示,数据只有对实体行为产生影响时才成为信息[1]。

数据语义(semantic)是数据"升华"为信息的桥梁。数据的表现形式还不能完全表达其内容,需要经过解释,经过解释的数据就成为信息。例如,40 是一个数据,可以是患者的体重,或是患者的体温,还可以是患者的诊疗费用,如果没有解释,这个40并没有实际意义。数据的解释是指对数据含义的说明,数据的含义称为数据语义。有关语义的详细内容,读者可阅读本书相关内容。

随着社会进步和科学发展,特别是进入大数据时代,数据在国民经济、社会生活和国家治理中扮演着越来越重要的角色、发挥着越来越重要的作用。2015年国务院印发《促进大数据发展行动纲要》,将大数据发展上升到国家行动和国家战略层面,未来的时代将是数据时代。

医疗卫生领域数据是社会经济活动中最常用的数据之一。医疗卫生领域数据具有以下特点:①种类繁多:包括人口健康数据、医疗保健数据、公共卫生数据、疾病控制数据、卫生监督数据等;②形态各异:包括数字、字母、符号、图形、图像、语音和光电等;③结构不同:既有连续的模拟量,也有离散的数据量,有结构化的,也有非结构化的。可以说,医疗卫生领域数据是所有数据中最复杂的一类。

例如,医院信息系统应用包括以下常用的数据类型。

1. 病历　病历数据通常由数字、字母、符号和图形等组成。病历数据可以有结构化和非结构化两类,目前常用的是非结构化的自由文档的格式(自然语言),或即在一定模板框架下医生可自由编辑书写。

2. 医嘱　医嘱数据主要由数字、字母和符号组成。医嘱数据通常可采用结构化表达。

3. 检验结果　检验结果数据主要由数字和字母组成,部分检验结果数据需要采用图表和图像表示。数字和字母组成的检验结果数据可采用结构化表达。

4. 检查结果　检查结果数据的文字报告通常由数字、字母和符号组成;图片报告则由图像、图形、线条等组成。检查结果的图像通常采用DICOM标准格式。

5. 药品　药品数据主要由数字、字母组成。药品数据可用结构化表达。

6. 耗材　耗材数据主要由数字、字母组成。耗材数据可用结构化表达。

7. 费用　费用数据主要由数字、字母组成。费用数据可用结构化表达。

8. 患者管理　患者管理数据包括患者基本信息、挂号、入出转、床位等数据,主要由数字、字母组成,可采用结构化表达。

医疗卫生领域需要使用大量类型和结构不同的卫生数据,为了便于管理和应用,人们需要对数据进行命名、分类、表达、编码等处理,这个处理过程就是数据标准化过程。

二、数据元

从上述对数据的讨论可知,数据需要解释才有使用价值。对数据的定义、命名、建模、分类、编码、赋值等都是对数据的解释。长期以来,人们对数据的解释提出了大量的技术和方法,本部分介绍目前在国内医疗卫生领域广泛应用的数据元模型。

数据元(Data Element)是指由一组属性规定定义、标识、表示和允许值的数据单元。数据单元是信息的基本单位,例如住院病案首页中的病案号、姓名、入院诊断、主要诊断等都是基本的数据单元,为数据单元赋予属性就成为数据元。

建立数据元的目的是建立标准化的数据表达方式和采集、存储格式,以实现数据的正确表达及准确交换,实现数据在形式和内容上的统一,为数据的互联互通和集成共享提供支撑。

卫生信息数据元是应用于医学信息领域的数据元,其概念与通用数据元保持一致,但具有医疗卫生领域的特点,涵盖医疗、卫生、疾控、保健、中医的服务和管理等。用于医疗机构与外部系统进行信息交换,医疗机构系统之间进行信息交换,医疗机构系统内部之间进行信息交换,设计数据模型、数据库的参考等。

数据元是卫生信息的最基本的结构化(标准)单元,每一项医疗卫生业务信息都可由若干数据元组成,例如一张标准格式的病案首页就由190个数据元组成[2]。围绕一定业务主题形成的数据元集合称为数据集,数据元的实际应用通常是以基本数据集的形式实现的。

数据元与医疗卫生信息系统常用的数据字典是有区别的,数据字典通常主要用来解释一个数据库的表、字段等数据结构意义、数据字段的取值范围、数据值代表意义等。数据元与数据库无关,它是由一组属性规定的数据单元,其属性规定来自元数据。

三、元数据

元数据(metadata)是用来定义数据的数据,是描述数据或信息资源的组织、数据域及其关系的信息,又称为数据的数据。

元数据是描述其他数据的数据,或者说是用于提供某种资源的有关信息的结构数据(structured data)。元数据是描述信息资源或数据等对象的数据,其使用目的在于:识别资源;评价资源;追踪资源在使用过程中的变化;实现简单、高效地管理大量网络化数据;实现信息资源的有效发现、查找、一体化组织和对使用资源的有效管理。

元数据具有以下基本特点。

1. 元数据一经建立,便可共享。元数据的结构和完整性依赖于信息资源的价值和使用环境,元数据的开发与利用环境往往是一个变化的分布式环境,任何一种格式都不可能完全满足不同团体的不同需要。

2. 元数据首先是一种编码体系。元数据用来描述数字化信息资源,特别是网络信息资源的编码体系,这导致了元数据和传统数据编码体系的根本区别。元数据的最为重要的特征和功能是为数字化信息资源建立一种机器可理解框架。

由于元数据也是数据,因此可以用类似数据的方法在数据库中进行存储和获取。如果提供数据元的组织同时提供描述数据元的元数据,将会使数据元的使用变得准确而高效。用户在使用数据时可以首先查看其元数据以便能够获取自己所需的信息。

卫生信息元数据体系构建了卫生信息系统的逻辑框架和基本模型,从而决定了卫生信息系统的数据结构、功能特征、运行模式和系统运行的总体性能。卫生信息系统的运作是基于元数据来实现的。

元数据可以理解为从不同角度,或用不同的属性来定义数据元,即对数据元进行标准化,这些不同的角度或属性形成了各种不同的元数据模型[3]。

除了元数据概念,信息标准化中还会经常用到元模型(metamodel)的概念。与元数据一样,元模型是用来描述其他模型的模型[4]。

元数据早期用于图书资源描述,现在广泛用于不同领域间的资源和互操作性描述。1995 年 3 月在都柏林召开的第一届元数据研讨会上,产生了一个精简的元数据集——都柏林核心元素集(Dublin Core Element Set)。由于它的简练、易于理解、可扩展及能与其他元数据形式进行桥接等特性,使它成为一个良好的网络资源描述元数据集。2003 年,都柏林核心元数据元素集(The Dublin Core Metadata Element Set)被国际标准化组织(ISO)批准为国际标准 ISO15836 Information and documentation-The Dublin Core metadata element set。我国于 2010 年修改采用 ISO15836,发布了 GB/T25100-2010《信息与文献 都柏林核心元数据元素集》,成为国家标准[5]。

基于都柏林核心元素集,国际标准化组织(ISO)和国际电工委员会(IEC),1995 年发布了 ISO/IEC 11179:1995 Information technology-Specification and standardization of data elements《信息技术-数据元的规范与标准化》,2002 年我国等同采用 ISO/IEC 11179,发布 GB/T18391-2002《信息技术-数据元的规范与标准化》,用于指导国内数据元标准的开发与管理。2004 年,ISO/IEC 11179 更名为 Information technology-Metadata Registries(MDR)《信息技术 元数据注册系统》。2009 年,GB/T18391-2002 也被 GB/T18391-2009《信息技术 元数据注册系统(MDR)》代替。

国内卫生信息数据元标准的开发,遵守的是 GB/T 18391《信息技术 元数据注册系统(MDR)》。掌握 GB/T 18391 描述的数据元模型原理和方法,是做好卫生信息数据元标准的开发的前提。

第二节　数据元模型

数据元模型是描述数据元特性、结构和相互关系的模型,是数据元的元数据。GB/T18391-2009《信息技术 元数据注册系统(MDR)》定义的数据元模型包括:数据元基本模型、数据元属性基本模型、数据元值域基本模型和数据元总体模型[6-9]。数据元模型是理解和掌握数据元概念和原理的基础。

一、数据元基本模型

1. 数据元概念 数据元概念由对象类和特性组成(图 7-1)。对象(又称为实体)是指事物或概念;对象类是指特性和其行为遵循同样规律的对象集合。特性是指对象或对象类共有特征的抽取结果。因此,数据元概念就是特定特征组合而成的,关于数据元的知识单元。在数据元概念中,基数 1:1 表示一个对象类只具有一类特性。

2. 数据元基本模型 数据元概念加上表示成为数据元。在一个数据元中,一个对象类只具有一类特性(数据元概念),一类特性只能有一种表示(1:1)。图 7-1 是数据元的基本模型。

根据数据元的表示不同,一个数据元概念可以对应多个数据元(1:N)。例如,人体的体温,可以采用测量值表示,也可以将温度分 6 档表示(1:<36℃;2:36~36.9℃;3:37~37.9℃;4:38~38.9℃;5:39~39.9℃;6:≥40℃),从而形成两个数据元。

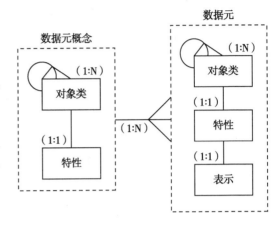

图 7-1 数据元基本模型

3. 数据元属性 数据元的特性以及表示构成数据元的属性,每一个数据元都需要若干属性对其特征和表示进行客观和完整的描述。

4. 数据元表示 数据元表示由值域、数据类型、计量单位(如果需要)、表示类(可选)组成,用于表达数据元的取值,包括取值的允许值、类型和范围。

二、数据元属性基本模型

图 7-2 是数据元的基本属性模型,该模型采用两种准则对数据元的属性进行分组,分在同一组的属性共同拥有相似的基数和逻辑相关性。

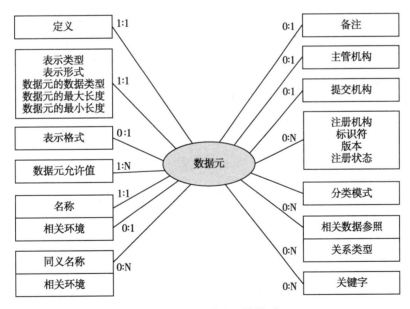

图 7-2 数据元基本属性模型

1. 基数性准则 每一个数据元规范都可能包含 0 或 1(0:1)、1 且仅是 1(1:1)、0 或多(0:N)个属性。

2. 逻辑相关性准则 属性除了有相似基础类型外,还可能彼此依赖,或者说某种属性在没有其他属性存在的情况下不能存在。

三、数据元值域基本模型

图 7-3 是值域基本模型。

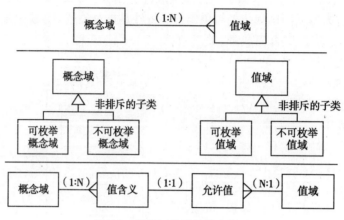

图 7-3　数据元值域的基本模型

1. 值域　模型中的值域是指数据元允许值的集合,一个允许值是某个值和该值的含义的组合,值的含义称为值含义。值域是一个或多个数据元有效值的集合,用于在信息系统或数据交换中确认数据的有效性。它也是描述一个数据元的元数据的必要构成部分。特别是值域是数据元所表示的数据内容、形式和结构的指南。值域分为可枚举值域和不可枚举值域两类。

(1) 可枚举值域:由允许值(值和它们的含义)列表规定的值域。一个可枚举值域是包含了它的所有值及关联含义的一个列表。每对值和含义称为一个允许值。每个值的含义称为值含义。图 7-4 是国家卫生行业标准 WS363.14-2011《卫生信息数据元目录 第 14 部分:卫生机构》中的两个数据元。图 7-4A 是“机构分类管理类别代码”数据元,其允许值为代码 1、2、9,分别表示非营利性医疗机构、营利性医疗机构、其他。采用代码(数字、字母等)表示允许值,适合于计算机处理。图 7-4B 是“卫生监督机构编制类别代码”数据元,其允许值是采用值域代码表的方式给出。当允许值数量较多时,可以采用代码表的方式。

数据元标识符	DE08.10.011.00
数据元名称	机构分类管理类别代码
定义	卫生监督机构分类管理的类别在特定分类中的代码
数据元值的数据类型	S2
表示格式	N1
数据元允许值	1.非营利性医疗机构　2.营利性医疗机构　9.其他

A

数据元标识符	DE08.10.033.00
数据元名称	卫生监督机构编制类别代码
定义	卫生监督机构编制种类在特定编码体系中的代码
数据元值的数据类型	S3
表示格式	N4
数据元允许值	WS364.15-2011　卫生信息数据元值域代码　第15部分 CV08.30.001　卫生监督机构人员编制类别代码表

B

图 7-4　数据元值域的表示

采用数据元值域代码表,有助于数据元允许值的使用、管理和维护。与 WS363-2011《卫生信息数据元目录》配套的 WS364-2011《卫生信息数据元值域代码》,将 WS363-2011《卫生信息数据元目录》中数量超过 3 个的数据元允许值整理为值域代码表,并以标准的形式发布。

"卫生监督机构编制类别代码"的数据元允许值,是在 WS364.15-2011《卫生信息数据元值域代码第 15 部分:卫生人员》的卫生监督机构人员编制类别代码表 CV08.30.001 中给出。

(2) 不可枚举值域:由描述规定的值域,不可枚举值域准确描述了属于该值域的允许值,例如"大于 0 小于 1 的全部实数"。

2. 概念域　模型中的概念域是指对象类的特征集合(特性),因为特征需要通过有效的值含义来表示,概念域也称为值含义的集合。概念域分为可枚举概念域和不可枚举概念域两类。

(1) 可枚举概念域:由值含义列表规定的概念域。可枚举概念域的值含义可以明确地枚举,该类型概念域对应于可枚举类型的值域。

(2) 不可枚举概念域:由描述规定的概念域。不可枚举概念域的值含义由称为不可枚举概念域描述的规则来表述。这样,值含义并非明确列出,这个规则描述了不可枚举值域中允许值的含义。

描述数据有时需要使用计量单位,例如记录温度的计量单位(华氏度或摄氏度)、记录速度的计量单位(海里/小时或米/秒)等。如果一个计量单位的任何量可以转化为另一种计量单位下同等的量,则这些计量单位彼此之间是等价的。所有等价的计量单位被认为具有相同的维。例如,以上提到的温度单位华氏度与摄氏度,速度单位海里/小时与米/秒具有相同的维。

计量单位与值域关联,维与概念域关联。图 7-3 的数据元值域的基本模型给出以下基本原理。

(1) 值域与一个概念域直接关联表示概念,一个概念域可以有多个值域来表示。例如人体温度这个概念,可以有多个值域表示,可以用体温的具体数值表示(如 37.1℃、38.0℃等),也可以用区间范围表示(如<37.0℃、37.0~39.0℃、>39.0℃),还可以用"正常""低热""高热"状态描述表示。

(2) 概念域和值域有两种(非互斥的)子类,可枚举和不可枚举的。可枚举通过列表来规定,不可枚举通过描述来规定。

(3) 一个可枚举概念域可以有多个值含义,一个可枚举值域也可以有多个允许值,但一个允许值只与一个值含义关联(1:1),即值域中的每个允许值在概念域中是有特定值含义的。这里继续以人体温度为例说明,人体体温这个概念,可以有多个值含义表示:具体数值、区间范围、状态描述,但每个值含义的允许值是一一对应的,如体温具体数值的 37.1℃、38.0℃,区间范围的<37.0℃、37.0~39.0℃、>39.0℃,状态描述的"正常""低热""高热"。

四、元数据总体模型

数据元的元数据总体模型由概念层和表示层两个部分组成,见图 7-5。概念层包括数据元概念类和概念域类,这两种类都表示概念。表示层包括数据元类和值域类,这两种类都表示数据值的容器。图 7-5 给出 4 个类的以下若干基本事实。

1. 一个数据元是一个数据元概念和一个值域的结合体。

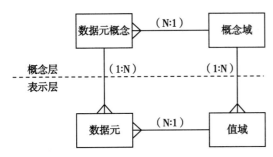

图 7-5　数据元的元数据总体模型

2. 多个数据元可以共享相同数据元概念,即一个数据元概念可以用多个数据元表示,这意味着一个数据元概念可以用多个不同方式表示。例如地址这个数据元概念,可以是患者地址、患者联系人地址、监护人地址等,即地址这个数据元概念可以用多个不同方式表示。

3. 多个数据元可以共享相同的表示,即一个值域可以被不同数据元重复利用。例如患者地址、患者联系人地址、监护人地址等数据元可以使用相同的地址值域。

4. 值域不是必然与一个数据元关联,可以单独管理。

5. 不同值域的允许值所对应的值含义相同时,这些值域在概念上是等价或相关的,因此多个值域可共享一个概念域。

6. 许多数据元概念可以共享相同的概念域。

对图 7-5 总体模型的理解,可以借助 WS363-2011《卫生信息数据元目录》和 WS364-2011《卫生信息数据元值域代码》。这两部标准,前者是数据元标准,后者是值域标准。如前所述,WS363-2011 的部分数据元允许值(允许值数量超过 3 个时)在 WS364-2011 以代码表的形式给出。WS364-2011 中的一个值域(允许值的集合)代码表,并非只与 WS363-2011 的一个数据元对应,不同的数据元可以使用同一个值域代码表。当然,前提是使用同一个值域代码的数据元,具有相同的数据元概念。在国家后续发布的卫生信息基本数据集中,部分新增加的数据元也采用 WS364-2011 中已有的值域代码。表 7-1 列出部分使用相同值域代码表的数据元。从表 7-1 中可以看到,使用相同值域代码表的数据元具有相同概念。

表 7-1　使用同一值域代码的数据元

数据元标识 WS363-2011	数据元名称 WS36-2011	值域代码表 WS364-2011
DE08.50.004.00	免疫接种疫苗名称代码	CV08.50.001 疫苗名称代码表
DE08.50.016.00	疫苗名称代码	
DE08.50.018.00	引起预防接种后不良反应的可疑疫苗名称代码	
DE05.10.048.00	农药中毒转归代码	CV05.10.010 病情转归代码表
DE05.10.074.00	体弱儿童转归代码	
DE05.10.092.00	血吸虫病转归代码	
DE05.10.105.00	孕妇高危妊娠转归代码	
DE05.10.111.00	职业病转归代码	
DE05.10.113.00	治疗结果代码	
DE05.10.121.00	转归代码	
DE05.10.058.00	身高别体重评价结果代码	CV05.10.006 儿童生长发育 评价结果代码表
DE05.10.071.00	体格发育评价代码	

第三节　卫生信息数据元

一、卫生信息数据元模型及应用

以 GB/T1839《信息技术 元数据注册系统》为规范性引用文件,原国家卫生部发布了卫生行业标准 WS/T303-2009《卫生信息数据元标准化规则》。WS/T303-2009 规定了卫生信息数据元属性,卫生信息数据元命名、定义、分类,卫生信息数据元内容标准编写格式规范等,用于卫生信息数据元的研究与制定。

与 WS/T303-2009 同期发布的,还有 WS/T304-2009《卫生信息数据模式描述指南》、WS/T305-2009《卫生信息数据集数据规范》、WS/T306-2009《卫生信息数据集分类与编码规则》,这系列标准成为国内卫生信息数据标准的元数据和元模型。

WS/T303-2009 采用 GB/T1839《信息技术 元数据注册系统》描述的数据元概念、框架、分类、模型等内容,并结合卫生信息数据特征和应用特点进行了扩展。

（一） 卫生信息数据元模型

根据 GB/T1839 和 WS/T303-2009 所描述的数据元概念,以数据元基本模型、属性基本模型、值域基本模型、概念系统基本模型和总体模型,勾画出卫生信息数据元模型(图 7-6),用于描述卫生信息数据元特性、结构和相互关系[10]。

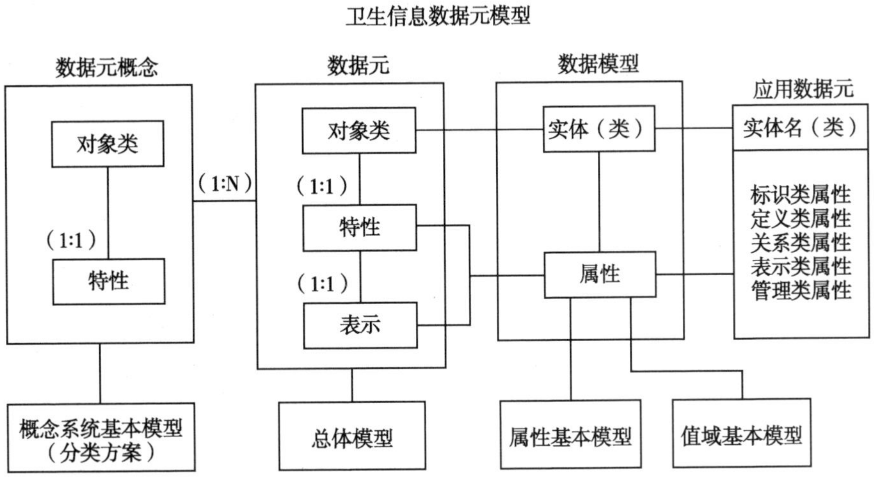

图 7-6 卫生信息数据元模型

卫生信息数据元模型描述了卫生信息数据元的开发过程,首先是将业务数据单元抽象为对象类,并概括其共有特征(即特性),将特性分解为"特性+表示",然后将"特性+表示"映射为属性。采用卫生信息数据元模型开发数据元标准,包括领域业务数据特征映射、数据分类、属性描述和值域定义等内容。

（二） 卫生信息数据元模型应用

1. 业务数据的映射 开发卫生信息数据元标准的第一步,是将相关的医疗卫生业务数据映射到模型中。映射包括提取、概括、抽象和分类等操作,表7-2 列出映射操作和内容。

表 7-2 映射操作与内容

操作	操作内容
提取	提取业务领域中具有共有特征的数据单元,集合为对象类
概括	分析提取出来的共有特征,并综合为特性
抽象	把概括形成的特性,映射到建模领域
分类	将对象类的特性进行归类、分组和排列

目前国内开发数据元标准主要采用业务表单法。每一张业务表单都包括若干数据项(又称数据单元),把这些数据单元提取出来,赋予其属性,形成该业务主题的数据元集合(数据集)。由于缺乏数据映射和信息建模过程,业务表单法基于具体业务的数据标准化方法,带有特定的应用语境和浓重的业务色彩,导致这种标准化方法过度依赖于具体的业务,很难实现信息标准体系本身的有序性和可维护性,限制了标准的演进和应用[11]。

2. 数据元属性的语境 数据元属性的语境决定了数据元标准的互操作性。为了实现数据元标准的语义互操作性,需要改善和提高数据元属性的语境能力。在卫生信息数据元的 5 类 22 项属性中,并非所有属性都有语境要求,表 7-3 列出需要重点关注的数据元属性语境以及改善和提高方法。

表7-3　数据元属性语境

属性类别	语 境 要 求
标识类	遵循或兼容国际、国家和行业标识标准
定义类	采用准确、简练的描述;使用相同的术语标准,例如SNOMED CT等受控医学术语
关系类	使用关系类型的属性,增加数据元的语境性能
表示类	采用国家、国家、行业或地方值域代码标准;采用得到行业和领域一致认可的代码

表7-4列出WS/T303-2009《卫生信息数据元标准化规则》列出的卫生信息数据元属性,分为5类22项。表中"约束"是指数据元属性中,该属性是"必选(M)",还是"条件选(C)",或者是"可选(O)"。

表7-4　卫生信息数据元属性

序号	属性种类	数据元属性名称	约束	序号	属性种类	数据元属性名称	约束
1	标识类	名称	M	12	表示类	表示类型	M
2		标识符	C	13		表示形式	M
3		版本	C	14		数据元值的数据类型	M
4		注册机构	C	15		数据元值的最大长度	M
5		同义名称	O	16		数据元值的最小长度	M
6		相关环境	C	17		表示格式	C
7	定义类	定义	M	18		数据元允许值	M
8	关系类	分类模式	O	19	管理类	主管机构	O
9		关键字(词)	O	20		注册状态	C
10		相关数据参照	O	21		提交机构	O
11		关系类型	C	22		备注	O

制定一个数据元时,并不是所有的属性都要用到,而是可以根据数据元的约束条件和应用实际选择。国内卫生信息数据元常用的属性包括标识符、名称、定义、数据类型、表示格式、允许值。

在WS363-2011《卫生信息数据元目录》中,数据元属性只采用了表7-4的22项数据元属性中的13项,如表7-5所列。

表7-5　WS363-2011《卫生信息数据元目录》采用的数据元属性

序号	属性种类	数据元属性名称	序号	属性种类	数据元属性名称
1	标识类	数据元标识符	8	表示类	数据元值的数据类型
2		数据元名称	9		表示格式
3		版本	10		数据元允许值
4		注册机构	11	管理类	主管机构
5		相关环境	12		注册状态
6	定义类	定义	13		提交机构
7	关系类	分类模式			

标识类的同义名称、相关环境属性、关系类的相关数据参照、关系类型属性等语境程度高的属性,WS363-2011并没有采用,因而限制了该目录中数据元的语义互操作性。

3. 值域代码　数据元表示类属性的允许值(值域)是开发数据元标准中的一个关键问题,即使对数据元的标识、定义和关系做了良好的描述,如果缺乏合理的值域代码,数据元也无法发挥应有的作用。

为了与WS363-2011《卫生信息数据元目录》配套,原国家卫生部同时发布了WS364-2011《卫生信息数据元值域代码》。该值域代码标准是在《健康档案基本架构与数据标准(试行)》(卫办发〔2009〕46号)基础上对数据元值域代码及约束条件进行修订,规范了数据元值域取值。WS364-2011 的值域分类与 WS 363-2011 的数据元分类保持一致,便于各类信息的表示、交换、识别和处理。除了 WS 364-2011外,WS363-2011 还使用其他值域代码标准,例如 GB/T2261《个人基本信息分类与代码》、GB/T2260《中华人民共和国行政区划代码》、GB/T12402《经济类型分类与代码》、ICD-10、ICD-9-CM、ICD-O-3 等。

　　WS 364-2011 的同样问题是缺乏语境信息,值域代码没有上下文环境。通常是一个概念域只关联一个值域(或说一个概念只对应一个值域代码),这种语境的表述在复杂的医学过程中是远远不足的。例如,一个相同疾病的编码,如果能够反映该疾病的起因等因素,则该编码就具有较强的语境,能实现较高水平的语义互操作性。

　　综上所述,卫生信息数据元模型在医学术语、分类模型、值域代码和互操作性模型的规范和约束下,建立了从卫生业务数据,到形成数据元的方法学,如图 7-7 所示。

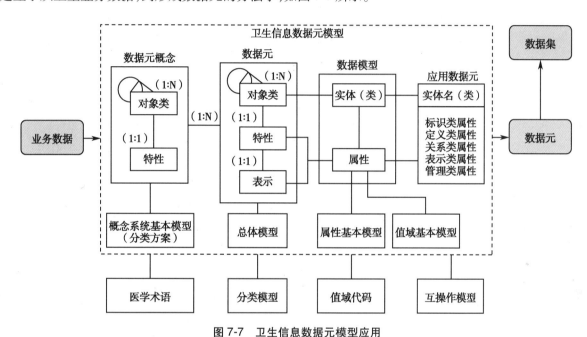

图 7-7　卫生信息数据元模型应用

二、卫生信息数据元

1. 数据元目录　WS363-2011《卫生信息数据元目录》是目前国内唯一正式发布的卫生信息数据元目录,WS363-2011 共包括 17 部分。

第 1 部分:总则

第 2 部分:标识

第 3 部分:人口学及社会经济学特征

第 4 部分:健康史

第 5 部分:健康危险因素

第 6 部分:主诉与症状

第 7 部分:体格检查

第 8 部分:临床辅助检查

第 9 部分:实验室检查

第 10 部分:医学诊断

第 11 部分:医学评估

第 12 部分:计划与干预

第 13 部分:卫生费用

第 14 部分：卫生机构

第 15 部分：卫生人员

第 16 部分：药品、设备与材料

第 17 部分：卫生管理

第 1 部分总则是该数据元目录的元数据，规定了卫生信息数据元目录内容结构、数据元属性与描述规则、数据元目录格式和数据元索引的编制规则。其余 16 部分对应不同的医疗卫生业务，整个目录共收集 1 400 多条卫生信息数据元。

WS363-2011 数据元属性采用 5 类 13 项属性(表 7-5)，并按通用性程度分为两类：数据元公用属性和数据元专用属性。数据元公用属性包括 7 项，数据元专用属性包括 6 项，如表 7-6 所示。WS363-2011 所列的 13 项数据元属性约束都是必选，表示这 13 项内容在数据元所列属性中是不可或缺的。

表 7-6　WS363-2011 数据元属性

序号	属性种类	数据元属性名称	约束	备注
1	标识类	数据元标识符	必选	专用属性
2		数据元名称	必选	专用属性
3		版本	必选	公用属性
4		注册机构	必选	公用属性
5		相关环境	必选	公用属性
6	定义类	定义	必选	专用属性
7	关系类	分类模式	必选	公用属性
8	表示类	数据元值的数据类型	必选	专用属性
9		表示格式	必选	专用属性
10		数据元允许值	必选	专用属性
11	管理类	主管机构	必选	公用属性
12		注册状态	必选	公用属性
13		提交机构	必选	公用属性

2. 数据元标识符　卫生信息数据元标识符照分类法和流水号相结合的方式，采用字母数字混合码。按照数据元对应的主题分类代码、大类代码、小类代码、顺序码、附加码从左向右顺序排列。

(1) 主题分类代码：用 2 位大写英文字母表示。卫生信息领域代码统一定为"DE"。

(2) 大类代码：用 2 位数字表示。

(3) 小类代码：用 2 位数字表示。小类与大类代码之间加"."区分。

(4) 顺序码：用 3 位数字表示，代表某一小类下的数据元序号，数字大小无含义。顺序码与小类代码之间加"."区分。

(5) 附加码：用 2 位数字表示，代表一组数据元的连用关系编码，附加码与顺序号之间加"."区分。标识符结构见图 7-8。

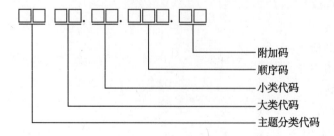

图 7-8　数据元标识符结构

3. 数据元名称　数据元"中文名称"应当是唯一的,以字母、汉字、数字形式的字符串形式表示。数据元的命名应使用一定的逻辑结构和通用的术语。

完整的数据元名称=对象类术语+特性类术语+表示类术语+(限定类术语)

(1) 对象类术语:对象类的名称(图7-1),例如在数据元名称"主治医师姓名""患者体温测量"中,术语"医师"和"患者"就是对象类术语。一个数据元需要有一个且仅有一个对象类术语。

(2) 特性类术语:对象类特性的名称,例如在数据元名称"主治医师姓名""患者体温测量"中,术语"姓名"和"体温"就是特性类术语。一个数据元需要有一个且仅有一个特性类术语。

(3) 表示类术语:表示类的名称,描述含有表示的数据元的表示形式。例如在数据元名称"患者体温测量"中,术语"测量"就是表示类术语。一个数据元需要有一个且仅有一个表示类术语。当表示类术语与特性类术语有重复或部分重复时,可从名称中将冗余词删除。

(4) 限定类术语:当必须对一个数据元与另一个加以区分,可以将限定类术语附加到对象类术语、特性类术语和表示类术语上。例如在数据元名称"主治医师姓名"中,术语"主治"就是限定类术语。

(5) 分隔符语义:用各种标点符号连接名称的各部分,这些标点符号包括空格、连字符等分隔符、圆括号等分组符号。这些符号可以:

1) 没有语义含义:命名规则规定分隔符由一个空格或一个特定字符组成,而不考虑各部分之间的语义关系。

2) 有语义含义:分隔符能表达语义含义。例如,分配给限定术语中各词之间的分隔符不同于分配给分隔其他术语中各词的分隔符。用这种方法,分隔符就把限定术语从名称的其余部分清晰地标识出来。例如,在数据元"医疗年人均费用"名称:医疗-年_人均-费用,在限定术语之间的分隔符是下划线,其他名称成分之间的分隔符是连字符。

4. 数据元值的数据类型　数据元值的数据类型如表7-7所示。

表7-7　数据元值的数据类型描述规则

数据类型	标识符	描述
字符型(string)	S	通过字符形式表达的值的类型,可包含字母字符(a-z,A-Z)、数字字符等 字符型(S)分为三种形式:S1表示不可枚举的,且以字符描述的形式;S2表示可枚举型,且列举值不超过3个;S3表示列举值超过3个,采用值域代码表的形式
布尔型(boolean)	L	0(False)或1(True)形式表示
数值型(number)	N	"0"到"9"数字形式表示
日期型(date)	D	YYYYMMDD格式表示
日期时间型(datetime)	DT	YYYYMMDDThhmmss格式表示(字符T作为时间的标志符,说明日的时间表示的开始)
时间型(time)	T	hhmmss格式表示
二进制(binary)	BY	上述无法表示的其他数据类型,如图像、音频、视频等二进制格式文件

5. 数据元值的表示格式　数据元值的表示格式见表7-8和表7-9。

表7-8　数据元值的表示格式中字符含义描述规则

字符	含义	字符	含义
A	字母字符	D8	YYYYMMDD格式表示
N	数字字符	T6	hhmmss格式表示
AN	字母或(和)数字字符	DT15	YYYYMMDDThhmmss格式表示(字符T作为时间的标志符,说明日的时间表示的开始)

表 7-9　数据元值的表示格式中字符长度描述规则

类别	表 示 方 法
固定长度	在数据类型表示符后直接给出字符长度的数目,如 N4
可变长度	(1)可变长度不超过定义的最大字符数 在数据类型表示符后加".."后给出数据元最大字符数目,如 AN..10 (2) 可变长度在定义的最小和最大字符数之间 在数据类型表示符后给出最小字符长度数后加".."后再给出最大字符数,如 AN4..20
有若干字符行表示的长度	按固定长度或可变长度的规定给出每行的字符长度数后加"X"后,再给出最大行数,如 AN..40X3
有小数位	按固定长度或可变长度的规定给出字符长度数后,在","后给出小数位数,字符长度数包含整数位数、小数点位数和小效位数,如 N6,2

数据元值的表示格式示例:

（1）S 字符型

AN10 固定为 10 个字符(相当于 5 个汉字)长度的字符。

AN..10 可变长度,最大为 10 个字符长度的字符。

AN4..10 可变长度,最小为 4 个最大为 10 个字符长度的字符。

AN..20X3 可变长度,最多 3 行,每行最大长度为 20 个字符长度的字符。

（2）N 数字型

N4 固定长度为 4 位的数字。

N..4 最大长度为 4 位的数字。

N6,2 最大长度为 6 位的十进制小效格式(包括小效点),小数点后保留 2 位效字。

（3）T 日期时间型

T8 采用 YYYYMMDD 格式(8 位定长)表示年月日。

T15 采用 YYYYMMDDThhmmss 格式(15 位定长)表示年月日时分秒。时分秒之前加大写字母"T"。如 2010 年 1 月 5 日 8 时 10 分 9 秒为 20100105TO81009。

6. 数据元允许值　数据元允许值有两种类型。

（1）可枚举值域:由允许值列表规定的值域,每个允许值的值和值含义均应成对表示。其中:可选值在 3 个或以下,在"数据元允许值"属性中直接列举;可选值在 3 个以上,在"数据元允许值"属性中写出值域代码表名称,如代码表属引用标准的,则须注明标准号。

（2）不可枚举值域:由描述规定的值域,在"数据元允许值"属性中须准确描述该值域的允许值。基于 WS363-2011,国家先后发布了一系列卫生信息基本数据集,涵盖城乡居民健康档案、电子病历、医疗服务、疾病控制、妇幼保健等数十个医疗卫生业务领域。这些基本数据集,除了直接引用 WS363-2011 的数据元外,还增加了 1 000 多个数据元,以弥补 WS363-2011 的不足。这些新增的 1 000 多条数据元,基本是按照 WS363.1-2011《卫生信息数据元目录第 1 部分:总则》的规则进行编制,可与 WS363-2011 同等使用。

三、卫生信息数据元值域代码

WS363-2011《卫生信息数据元目录》中规定,如果数据元允许值的可选值在 3 个以上时,需要采用值域代码表。WS364-2011 与 WS363-2011 对应,也分为 17 部分,其分类名称与 WS363-2011 一致。第 1 部分总则是该值域代码标准的元数据,规定了卫生信息数据元值域代码标准的数据元值域的编码方法、代码表格式和表示要求、代码表的命名与标识。

1. 数据元值域的编码方法

（1）代码结构:数据元值域代码结构设计要求如下。

1）注重代码的标识作用,避免承载过多的信息,以保证结构的简练。

2）符合信息处理的基本方法,保持系统内、外的相关标准结构协调一致。

3）不受代码的添加、删除和修改破坏。

4）采用便于使用的符号。

图 7-9 是数据元值域代码结构示意图。

（2）代码类型与形式：数据元值域代码类型与形式要求如下。

1）代码字符可选择使用数字型、字母型、字母数字型代码。

2）代码字符应正确无误，易认易读，应避免使用容易混淆和误解的字符。

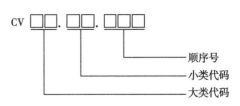

图 7-9　数据元值域代码结构示意

3）代码字符最好全部用数字或全部用字母表示。

4）选用顺序代码时，代码一般要等长。采用层次代码时，同层次代码要等长。

2. 代码表格式　数据元值域代码表以表格形式列出，依据 WS/T303《卫生信息数据元标准化规则》要求，表格由代码栏（代码指编码值，可简称为"值"）、编码对象名称栏（在代码表中可简称"值含义"）、说明栏组成，并可根据实际需要适当增减栏目。

3. 代码表的命名和标识

（1）命名：代码表应具备在特定领域背景上获得权威认可的名称。代码表的名称应准确反映代码表作为数据元表示类属性之一的特征，不应放大或缩小其使用范围。代码表的名称应简洁，传达明确的语义，体现代码表的本质内容。

（2）标识：代码表在特定使用领域内应具有唯一的标识符，用来识别表示数据元值域的编码体系。卫生信息数据元值域代码表的标识符根据卫生信息的归类确定，结构如图 7-10 所示。

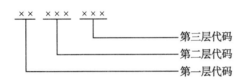

图 7-10　值域代码表标识符结构

1）CV：表示数据元值域的编码值（Coded Value）。

2）大类代码：用 2 位数字表示，表示卫生信息分类中第一层（大类）的代码。

3）小类代码：用 2 位数字表示，表示卫生信息分类中第二层（小类）的代码。

4）顺序号：用 3 位数字表示，代表每一类别下值域代码表的序号。

大类代码、小类代码、顺序号之间用"."分隔。

WS364-2011 除了与 WS363-2011 配套使用，也用于其他卫生信息数据元标准。

四、卫生信息基本数据集

1. 数据集概述　数据集是指具有一定主题，可以标识并可以被计算机化处理的数据集合。主题、标识、计算机处理、集合是数据集的四个基本要素。

（1）主题：围绕着某一项特定任务或活动进行数据规划和设计时，对其内容进行的系统归纳和描述。通常数据集主题应具有划分性和层级性，划分性是指主题间可通过不同的命名，将相同属性的主题归并在一起形成相同的类。层级性是指主题可被分成若干子主题或子子主题。

（2）标识：指能够通过规范的名称和标识符等对数据集进行标记，以供识别。标识与名称的取值需要通过具体的命名或编码规则来规范。

（3）计算机处理：指可以通过计算机技术，对数据集内容进行发布、交换、管理和查询应用。

（4）集合：指由按照数据元所形成的若干数据记录构成的集合。例如，病案首页数据集由主索引、入出转、诊疗、护理、手术、费用等数据元组成。

根据上述描述，卫生信息数据集应表述为：在特定医疗卫生业务主题下，卫生信息数据元的集合。如果不是在元数据规范下形成的标准化数据（数据元），而仅是数据的集合，那么这样的数据集作用是有限的，起码难以实现卫生信息互联互通的要求。2011 年以来国内发布的一系列卫生信息基本数据集，其中的数据都是来自 WS363-2011《卫生信息数据元目录》中的数据元，或是按照 WS363.1-2011《卫生信息数据元目录 第 1 部分：总则》规则编制的数据元。

2. 卫生信息基本数据集　基于 WS/T303《卫生信息数据元标准化规则》、WS/T305《卫生信息数据集数据规范》、WS/T306《卫生信息数据集分类与编码规则》、WS363.1《卫生信息数据元目录 第 1 部分：总则》、WS364.1《卫生信息数据元值域代码 第 1 部分：总则》，原国家卫生部发布了 WS370-2012《卫生信息基本数据集编制规范》,用于指导国内卫生信息相关数据集的编制与应用,并发布了一系列卫生信息相关基本数据集,如表7-10所列。

表7-10　近年来国内发布的卫生信息基本数据集

标准编号	基本数据集名称	首次发布时间
WS365	城乡居民健康档案基本数据集	2011 年
WS371	基本信息基本数据集	2012 年
WS372	疾病管理基本数据集	2012 年
WS373	医疗服务基本数据集	2012 年
WS375	疾病控制基本数据集	2012 年
WS537	居民健康卡数据集	2012 年
WS376	儿童保健基本数据集	2013 年
WS377	妇女保健基本数据集	2013 年
WS445	电子病历基本数据集	2014 年
WS538	医学数字影像通信基本数据集	2017 年
WS539	远程医疗信息基本数据集	2017 年
WS540	继续医学教育管理基本数据集	2017 年
WS541	新型农村合作医疗基本数据集	2017 年
WS542	院前医疗急救基本数据集	2017 年
WS599	医院人财物运营管理基本数据集	2018 年

以上卫生信息基本数据集,有的包括若干子集。例如,WS44502014《电子病历基本数据集》包括病历概要、门(急)诊病历、门(急)诊处方、检查检验记录、一般治疗处置记录、助产记录、护理操作记录、护理评估与计划、知情告知信息、住院病案首页、中医住院病案首页、入院记录、住院病程记录、住院医嘱、出院小结、转诊(院)记录、医疗机构信息共17部分。数据集在首次发布后,其子集可以继续增加和发布。

随着医疗卫生业务信息化的发展,特别是物联网、大数据和人工智能等新一代信息技术在卫生健康领域的应用,目前国内卫生信息数据元和数据集的数量都是远远不足的,因此加快卫生信息数据元的开发,特别是临床信息数据元的开发、新兴信息技术与医学领域融合应用数据元的开发,是国内卫生信息标准化发展的重要任务。

(赵　霞)

参 考 文 献

[1] Edward H. Shortliffe, James J. Cimino. Biomedical Informatics[M]. 4th ed. London:Springer, 2014.

[2] 娄苗苗,杨喆,刘丹红,等. 卫生数据标准化方法研究[J]. 中国卫生信息管理杂志,2013,10(5):400-403.

[3] 刘丹红,潘峰,王霞,等. 元数据结构与数据元标准化研究[J]. 中国数字医学,2008:3(7):43-45.

[4] 全国信息技术标准化技术委员会.信息技术 互操作性元模型框架(MFI)第 1 部分:参考模型:GB/T 32392. 1-2015 [S]. 北京:中国标准出版社,2016.

[5] 全国信息与文献标准化技术委员会.信息与文献 都柏林核心元数据元素集:GB/T25100-2010 [S]. 北京:中国标准出版社,2014.

[6] Information technology-Metadata registries(MDR)-Part 1:Framework:ISO/IEC-11179-1 2013[S].

[7] 全国信息与文献标准化技术委员会.信息技术元数据注册系统(MDR)第 1 部分:框架:GB/T18391. 1-2009 [S]. 北京:中国标准出版社,2014.

[8] 全国信息与文献标准化技术委员会.信息技术元数据注册系统(MDR)第 3 部分:注册系统元模型与基本属性:GB/T18391. 3-2009 [S]. 北京:中国标准出版社,2009.

[9] Information technology-Metadata registries(MDR)-Part 3:Registry metamodel and basic attributes:ISO/IEC-11179-3 2015 [S].

[10] 赵霞. 医疗卫生信息标准开发方法学研究与应用[D]. 广州:南方医科大学,2019.

[11] 杨喆,刘丹红,娄苗苗,等. 基于信息建模的数据元标准化方法[J]. 中国数字医学,2016. 11(2):58-60.

第八章　HL7 标准

国际医学信息标准开发组织发布的 HL7 标准(Health Level Seven International,HL7),作为医疗卫生信息的数据交换标准,广泛应用于医疗机构间,医疗机构与患者、医疗事业行政机构、保险机构以及其他机构之间的健康医疗数据交换,HL7 逐步成为医学信息专业人员耳熟能详的一个词语。

HL7 成立 30 余年来,发布了大量的医学信息数据模型和数据交换标准,篇幅所限,本章仅对常用的 HL7 标准进行介绍,为读者提供一个深入了解 HL7 的窗口。

第一节　HL7 简介

实现医院信息化的最终目的是通过对电子健康医疗数据的有效使用,来提高医疗工作流程的效率,改善医疗资源的合理配置,降低或避免医疗差错以及控制医疗费用的快速增长。电子健康医疗数据的有效使用取决于数据是否有良好的结构化水平、数据间的关系是否正确,不同医疗信息系统间的数据结构、定义、内容格式是否有良好的一致性,意义相似的数据是否通过标准医学术语编码进行了语义方面的映射和归类等。在上述几个方面达到较高程度的系统,普遍具有良好的互操作能力(interoperability),可以较好地利用数据的价值并挖掘呈现数据的深层内涵,为医疗工作提供更直观、更准确、更有效的信息服务,如临床决策辅助支持、疾病风险预测模型、数字化医疗质量控制、患者个性化治疗分析建议等。提高医院信息系统的互操作能力是提高医院管理水平、医疗质量和资源效率的一个重要技术基础,是当前医疗卫生信息领域电子健康记录(EHR)系统发展的必然趋势。但是实现医疗信息系统的互操作能力存在很多的问题和挑战,除临床工作的复杂性和 IT 技术挑战外,数据是否规范、数据的标准化程度如何,这些是影响互操作能力和数据共享水平的关键因素,也是医院信息化能否继续前行的重点。

Health Level 7 International(HL7)[1]成立于 1987 年,是一个非营利的、美国国家标准学会(American National Standards Institute,ANSI)认证的标准开发组织(Standard Development Organization,SDO)。它致力于为电子医学健康信息的交换、整合、共享和获取提供全面的框架和相关标准,以支持临床实践和卫生服务的管理、实施和评估。HL7 当前有来自 50 多个国家的 1 600 多位会员,其中包括 500 多个团体会员,代表了医疗保健机构、政府相关机构、付费方、制药企业、销售商/供应商和咨询公司等各相关方。HL7 组织下有许多的工作小组,如 HL7 术语工作组、HL7 用户工作组等,不同的工作组负责不同的工作,同时相互之间也有合作,共同完成不同标准的制定与发布。HL7 标准的发布和推广,对于在全球范围内提高医疗信息系统的互操作能力起到了积极的作用[2]。

国际标准化组织(International Organization for Standardization,ISO)的开放式系统互联(open system interconnection,OSI)通信模型共有七层,从底(第一层)到顶(第七层)分别为物理层(physical)、数据链层(data link)、网络层(network)、传输层(transport)、会话层(session)、表现层(presentation)、应用层(application)。应用层直接与应用程序交互并执行常见的应用服务。HL7 中的 Level 7(第七层)指的是 OSI 通信模型中的第七层——应用层协议[3],以此强调 HL7 主要关注在应用程序及应用服务接口层面上的标准开发。

HL7 拥有 57 个活跃的工作组,这些工作组覆盖了从临床诊疗护理、医院管理、医疗质量、临床决策辅助支持到数据安全、电子病历、移动医疗、医疗保险付费等领域,制定和发布了诸多医学信息交换和医学信息模型相关标准[4],其中在国际上得到广泛应用的有 CDA® Release 2(CDA R2)、HL7 Version 2 Messaging Standard(V2 Messaging)、HL7 Version 3 Reference Information Model(V3 RIM)、Context Management Specifications(CCOW)、HL7 Version 3 Standard:Structured Product Labeling Release 4 等。针对 HL7 现有标准的不足及更好地支持移动医疗应用的需要,自 2011 年起,HL7 开始了新一代信息交换标准 Fast Healthcare Interoperability Resources(FHIR)的研制,最新版 FHIR 第 4 版(Release 4)已于 2018 年 12 月发布[5]。

鉴于 HL7 标准在我国的实际应用情况,本部分仅就 V2 Messaging、V3 RIM 和 CDA 及 FHIR 标准进行介绍。

第二节　HL7 V2 消息标准

一、HL7 V2 消息标准的起源

1987 年 3 月在美国宾夕法尼亚大学附属医院召开了一个由医生、厂商及大学研究人员参加的会议,着重讨论如何在不同厂商的医学信息系统间实现更简单的数据交换,这次会议的参会委员们后来组成了 HL7 的第一个工作组(HL7 Work Group),于 1987 年颁布了 HL7 第 1 版(Version 1)试用标准框架,覆盖了患者出、入、转院,医嘱及查询等临床常见工作。1988 年 9 月,该工作组颁布了的 HL7 Version 2.0 Messaging Standard(HL7 V2.0 消息标准),之后,HL7 V2.1、2.2、2.3……在不断修正和补充前一版本的基础上发布,它在美国 90%以上的医院得到支持和应用,在世界范围内也成为应用最广泛的医学信息标准之一。HL7 Version 2 的各个消息标准又统称为 HL7 V2.X 标准。

二、HL7 V2 消息标准介绍

HL7 V2 消息标准由多个章节组成,按照国际标准规范书写(注:HL7 的会员为免费注册制,注册成员可以免费获取 HL7 已发布的各类标准,包括 HL7 V2.X 标准。因此,本节仅对 HL7 V2 消息标准做概要介绍,希望对 HL7 V2 消息标准有深入了解和掌握的读者可以访问 HL7 的官方网站下载 V2 标准进行进一步的学习、研究)。

第一章为标准介绍(introduction),阐述了 HL7 标准的目的、背景、发展历史、使用范围等。

第二章为控制(Control),定义了应用于所有 HL7 消息的通用规则,为后续章节定义功能性的具体消息做铺垫,这些消息在确定的应用之间进行交换,是 HL7 V2 消息标准的核心,对控制章的理解和掌握是正确理解 HL7 V2 其他各章及正确应用 HL7 V2 消息的前提。

第三章为患者管理(patient administration),患者管理事务提供了新增或者更新的患者信息,以及患者就诊信息,因为所有与网络相连的信息系统都需要患者的信息,所以患者管理事务是最常用到的。

第四章为医嘱录入(order entry),医嘱录入事务适用于在需要得到医嘱/申请,或者执行医嘱/申请的系统中传输医嘱及相关信息。医嘱是对物品或服务提出的请求,通常针对某一特定患者,本章包括通

用、饮食、物品供应、药品和疫苗等。

第五章为查询(query),定义了用于查询和应答的规则及主动显示消息。

第六章为财务管理(financial management),主要描述患者的财务事务,本章适用于划价、收费、付款、折扣、保险以及其他与患者交费相关的信息的交换。在不同的系统间,财务事务可以用于批处理或者在线的方式传送,与第二章中定义的批处理一样,当使用 HL7 编码规则时,可以将多重事务结合在一起,用文件传输媒介或程序传送。

第七章为检验检查报告(observation reporting),描述了在两个系统之间传送结构化的、面向患者的临床数据所使用的事务集,这些事务集常用于将来源于信息产生系统(如临床实验室系统、心电系统等)的观察报告与临床观察报告传送到医嘱系统(如 HIS 医嘱录入系统、办公室系统等)。

第八章为通用文件(master files),本章适用于管理和交换应用系统之间共享使用的基础信息,包括机构人员、用户、诊疗项目、地址、编码等。

第九章为医疗记录及信息管理(medical records/information management),医疗记录的目的主要是创建一份正确的、合法易读的文件,以对提供给患者的医疗保健服务作出全面的声明。本章适用于对临床文件状态、内容以及信息发布等的管理,其中文件内容包括与医嘱相关的内容及独立于医嘱的内容。

第十章为计划日程(scheduling),本章定义了抽象消息,目的是传送与服务或资源使用的预约日程安排相关的各种事件。

第十一章为患者转诊(patient referral),本章定义了应用于相互独立的医疗保健实体之间患者转诊信息通信的消息集,这些转诊事务经常发生于采用不同的数据获取和存储方法、系统的实体之间,其中的实体包括社区卫生站、私人诊所、医院、实验室、医疗保健中心、政府卫生管理及其他医疗卫生机构等。

第十二章为患者照护(patient care),本章支持面向问题的记录交换,包括在系统之间用于诊疗过程中通信的临床问题、目标及路径等信息的交换。

第十三章为临床检验自动化(clinical laboratory automation),本章介绍了实施临床检验自动化通信接口所需的 HL7 触发事件、消息和段,适用于实验室各种仪器设备及应用系统之间的连接,其中交换的信息包括:各种设备、分析仪、样本、样本容器及容器支架的过程控制和状态信息,与患者、医嘱及检验结果相关的信息和详细数据,以及与样本流程算法及自动化决策相关的信息。

第十四章为应用程序管理(application management),是对支持 HL7 标准的网络应用进行管理。

第十五章为人员管理(personnel management),本章适用于应用系统之间交换医疗机构的人员信息,如在排程管理、医嘱管理、用户权限等领域都需要使用这部分信息,人事管理事务用于传递医疗服务执行人员及全体支持人员的新的或更新的医疗管理信息。

第十六章为医疗费用申报和报销(claims and reimbursement),用于支持电子交易的医疗费用的申报与报销。

第十七章为供应材料管理(material management),本章定义通信与事务相关的各种事件消息,这些事务来自一个医疗服务设施内的供应链管理。

HL7 V2 消息标准的首要目标是为医疗系统间的数据交换提供标准,来消除或明显降低医疗系统间定制化数据交换界面的开发及维护成本,使系统间的数据交换简单、便捷。这个首要目标可以进一步细化为下面的一系列子目标。

1. 标准应当支持在巨大差异化的技术环境中应用系统之间的数据交换。标准的实施应当具备实践性,应当适用于各类程序语言及操作系统,应当支持各类通信协议下的数据交换。

2. 应当同时支持基于单个事务的数据即时传递和基于多个事务的批量数据传递。

3. 在充分考虑用户在某些数据格式和使用上的差异性的同时,应当实现最大程度的标准化。标准应当兼容用户的定制化需求。

4. 标准必须支持由于新的需求所带来的标准进化和成长,包括标准的扩展及新版本的发布。

5. 标准应当基于现有产品的数据交换协议和业界广泛接受的标准协议之上,同时要避免建于个别公司自己的数据交换协议之上。

6. 在不同医疗系统中的不同医疗流程使得开发完全通用的应用程序或数据模型成为不可能,真正意义上的即插即用标准还不存在,数据交换双方仍需进行基于标准的数据交换协议的协商。

HL7 V2 的消息由一系列不同长度的数据字段组成,数据字段间由字段分隔符号隔开。HL7 消息的编码规则描述了不同的数据类型如何在单个字段或重复字段中进行编码。多个数据字段可以合并为一个逻辑组,称为消息段,多个消息段由消息段分隔符隔开。每个消息段以开头三个字母作为标识符,一个消息包含多个消息段,不同的消息段可以是必须出现的、可选的或可重复的。消息中的单个数据字段是通过包含它的消息段中的位置来确定的。

（一） 消息交互概念模型

医疗系统或应用程序间的数据交换可以通过彼此间的消息发送和接收来实现,基于 HL7 V2 标准的消息交互包括以下组成。

1. 触发事件(trigger event)　标准的开发基于一个假设:在实际医疗环境中发生的医疗事件会引发各临床系统间产生数据交换。这个实际医疗环境中发生的医疗事件就称为触发事件,因为它触发了数据在信息系统中的传递。例如,"患者住院"是一个触发事件,它触发患者个人信息被传递到不同的临床信息和管理系统中,如出入院系统、收费系统、检验系统及电子病历系统等。"血常规检查结果报告"也是一个触发事件,它触发检验系统将血常规检验结果的数据传递到电子病历系统。当信息交换和传递是由处理触发事件的程序主动发起时,这类交换和传递称为自动更新(unsolicited update)。HL7 的触发事件可以在不同的数据颗粒度和内部关联层面使用。比如大部分患者管理(ADT)触发事件是关于单个对象的(如患者入院所触发的消息和数据传递是关于一个患者和账户的),但有些 ADT 触发事件则是关于多个对象间的关系(如患者数据融汇会涉及至少两个患者),还有些 ADT 触发事件是关于一组对象,但对象间没有明显的关联关系(如获取高血压合并 2 型糖尿病的全部患者记录)。

2. 基本确认模式(acknowledgments:original mode)　当消息从一个系统发送到另一个系统时,我们需要知道底层的通信系统是否将消息正确送达,以及接收系统是否成功处理了发送的消息,基本确认模式是为支持以上需要而制定的,由接收系统向消息发送方返回确认消息,以确认发送方送出的消息已被成功接收,确认消息是 HL7 V2 消息的一种。确认消息可以包含消息发起系统所感兴趣的一些数据,如医嘱系统处理触发事件"为患者下检验医嘱"时,会向检验信息系统(laboratory information system,LIS)发送包含患者、检验项目及其他相关数据的消息,LIS 在成功接收检验医嘱消息后,会向医嘱系统发送确认消息,为让医嘱系统更好地追踪检验医嘱,确认消息中可以包含 LIS 中该检验记录的流水号。

3. 增强确认模式(acknowledgments:enhanced mode)　是基本确认模式的扩展。增强模式区分了接收方对消息的接收确认(accept acknowledgement)和应用程序处理确认(application acknowledgement),并且允许消息发送方要求消息接收方对消息的接收和/或应用程序处理分别进行确认。当接收方将消息成功存储,不再需要发送方重复发送消息时,接收方会返回消息接收确认,当接收方将接收的消息成功的解析处理后,接收方可以返回应用程序处理确认并将处理结果返回到发送方。

两种不同模式的确认均通过 HL7 V2 的 ACK 消息来实现。图 8-1 表示了患者入院时,触发出入院系统发送 ADT^A01 消息到护士工作站系统,护士工作站系统接收到 ADT^A01 消息后,发送确认消息 ADT^ACK 到出入院系统的消息交互流程。

（二） 通信环境

HL7 V2 消息交换在 ISO OSI 模型的第七层——应用程序层进行,HL7V2 对消息的内容和格式、消息间的关系、交换过程中的错误报告及处理予以了主要关注。通信环境可以是基于 RS-232 通信连接(系统间点对点通过数据线直接连接)进行消息交换,也可以是基于 TCP/IP、DECNET 和 SNA 等其他通

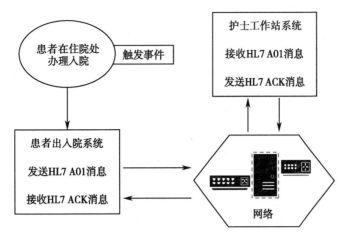

图 8-1　HL7 V2 消息交互概念模型

信协议。针对 RS-232 通信连接,HL7 制定了底层协议(lower level protocols,LLP)和最小底层协议(minimum lower layer protocol)标准[6],以支持此类通信环境中的消息交换。HL7 标准假定通信环境应当提供以下功能。

1. 无错误的数据传输　接收方可以假定所接收的是按正确顺序发送的完整数据。发送方收到接收方返回的确认消息后,即可假定接收方成功地收到消息。

2. 字符转换　如果两个系统间交换的数据基于同样的字符集,但有不同的表现形式,则通信环境应当可以将一种表现形式转化为另一种表现形式。

3. 消息长度　HL7 不对消息的长度加以限制。标准设想通信环境能够传输任意长度的消息。但在实际环境中,实施方可以对消息的长度进行上限规定。对于超过该上限的消息,也可以使用消息延续协议(message continuation protocol)。

(三)　消息框架

1. 消息(message)　是系统间数据交换的最小单位,由一组按顺序排列的消息段(segment)组成,每个消息段以<cr>(回车符)结束。每个消息中的第一个消息段为消息头,其中包含一个消息类型代码(如 ADT,代表消息应用目的),和一个触发事件代码(A01,代表引起此消息发送的触发事件),如图 8-2 所示。在 HL7 V2 消息标准的附件 A(appendix A)中的 A.3 列表(表 8-1)列出了全部的消息类型。在 HL7 V2 消息标准第二章中的 0003 表(表 8-2)列出了全部的触发事件代码。

2. 消息段(segment)　是具有逻辑联系的一组数据元素。消息中的消息段可以是必须的(required),也可以是可选的(optional),既可单次或重复出现,也可同其他消息段成组出现。消息中的第一个消息段是消息头(message header,MSH),携带关于消息本身的信息(metadata),如消息的发送方、接收方、消息类型代码、触发事件代码、版本信息等,图 8-5 列出了消息头的部分信息。消息头中的消息类型(message type)代码定义了消息的应用场景和目的,触发事件代码规定了触发此消息的临床事件,在图 8-3 中为 A01,代表患者入院。一个消息类型可以有多个触发事件,但一个触发事件只能对应一个消息类型。

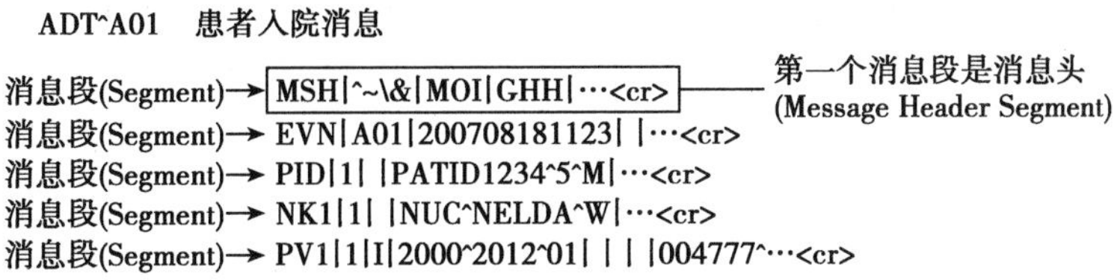

ADT^A01　患者入院消息

消息段(Segment)→ MSH|^~\&|MOI|GHH|···<cr>　　　第一个消息段是消息头
消息段(Segment)→ EVN|A01|200708181123| |···<cr>　　(Message Header Segment)
消息段(Segment)→ PID|1| |PATID1234^5^M|···<cr>
消息段(Segment)→ NK1|1| |NUC^NELDA^W|···<cr>
消息段(Segment)→ PV1|1|I|2000^2012^01| | | |004777^···<cr>

图 8-2　消息由多个消息段顺序排列构成,每个消息段以<cr>结束

表 8-1 附录 A 中消息类型列表

消息	描述	章节
ACK	General acknowledgment message	2.13.1
ADT	ADT message	33.1,332.333,334,33.5,336,33.7,3.38 3.3.9.3.3.10.33.11.3.3.12,3.3.13,3.3.14,33.15 33.16,3.3.17.320.33.21,33.223323,324 3325.3326.332,3.28.3329,3331,32 33.33,3.3.37,3.338.33.40,3.341,3.342,3.343 3.3.44.3.3.45.3.347,3.3.49,33.50,3.3.51,3.352 33.53,3.3.54,3.355,3.3.60,3.3.61,33,62
BAR	Add/change billing account	64.1,642.645,64.6.64.7.649
BPS	Blood product dispense status message	4.13.3
BRP	Blood product dispense status acknowledgment message	4.13.4
BRT	Blood product transfusion/disposition acknowledgment message	4.13.6
BTS	Blood product transfusion/disposition message	4.13.5
CCF	Collaborative Care Fetch	11.7.2
CCM	Collaborative Care Message	11.6.1
CCQ	Collaborative Care Referral	11.7.1
CCR	Collaborative Care Referral	11.6.2,11.6.3,11.6.4,11.6.5
CCU	Asynchronous Collaborative Care Update	11.6.6
CRM	Clinical shudy registration message	7.7.1

表 8-2 HL7 V2 第二章中触发事件代码表格

值	描述	注释
A01	ADT/ACK-Admit/visit notification	
A02	ADT/ACK-Transfer a patient	
A03	ADT/ACK-Discharge/end visit	
A04	ADT/ACK. Register a patient	
A05	ADT/ACK. Pre-admit a patient	
A06	ADT/ACK Change an outpatient to an inpatient	
A07	ADT/ACK. Change an inpatient to an outpatient	
A08	ADT/ACK. Update patient information	
A09	ADT/ACK. Patient departingtracking	
A10	ADT/ACK. Patient arriving. tracking	
A11	ADT/ACK. Cancel admit/visit notification	
A12	ADT/ACK. Cancel transfer	
A13	ADT/ACK. Cancel discharge/end visit	
A14	ADT/ACK-Pending admit	
A15	ADT/ACK. Pending transfer	

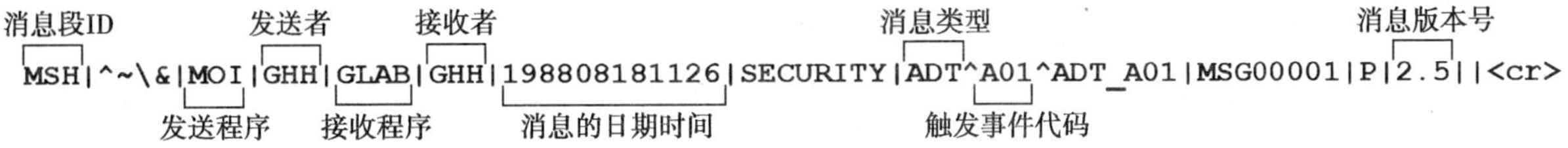

图 8-3 消息头详解

每个消息段拥有一个唯一的由 3 个字母组成的消息段 ID,如消息头(MSH)、触发类型消息段(EVN)、患者信息消息段(PID)等。以字母 Z 开头的消息段代表用户自定义消息段。以 Z 开头的消息段不属于 HL7 V2 消息标准的一部分。

3. 字段(field) 字段是以由预先定义的分隔符隔开的字符串。一个消息段由多个字段组成。字段之间通常以"|"(竖杠)分隔符隔开。字段在消息段中的位置、长度、数据类型、可选性(必需的或可选的)以及含义在对应的消息段属性表中有明确的定义(图 8-4)。

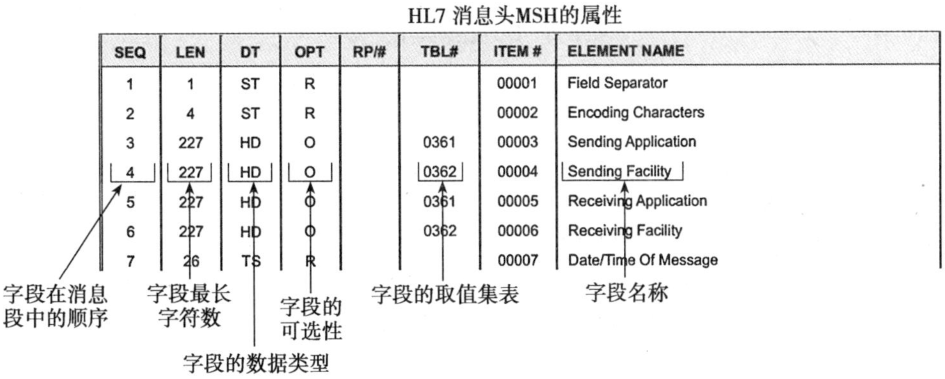

图 8-4 消息段中的数据元素

消息段中相邻字段之间通过分隔符"|"隔开。字段根据所拥有的数据类型的不同,可以包含不同的部分(component),每个部分可以包含子部分(subcompoment)。消息段、数据字段、部分、子部分等各以不同的分隔符隔开(表 8-3 及图 8-5)。字段的结构和内容由字段的数据类型决定,数据类型为简单型或复合型,详细的数据类型描述请参考 HL7 V2 标准的各个不同章节。

表 8-3 HL7 消息中的分隔符

分隔符	HL7 建议值	用法
消息段(segment)分隔符	\<cr\>	代表消息段的终止
数据元素(field)分隔符	|	分隔开消息段中的两个相邻的数据字段
组分(component)分隔符	^	分隔开数据元素中相邻的组成部分
子组分(subcomponent)分隔符	&	分隔开组成部分内相邻的子级组成部分
转义字符	\	代表转义字符
重复分隔符	~	当一个数据字段多次重复出现时,以~隔开

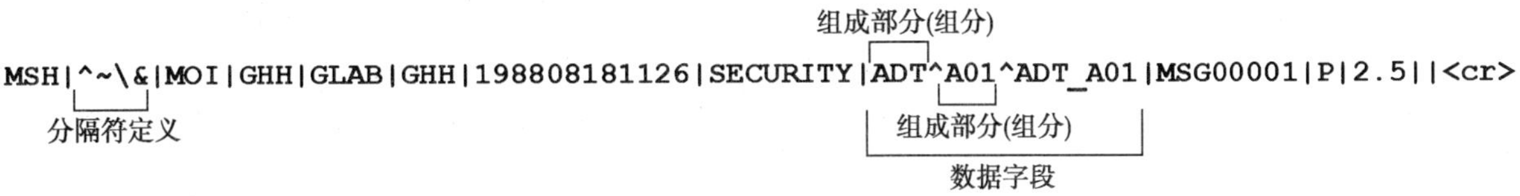

图 8-5 HL7V2 消息分隔符示例

（四） 与医学术语的关联

为提高系统间数据共享的水平,HL7 V2 消息支持标准医学术语代码与数据的关联使用,消息中医疗数据可以通过与标准医学术语代码的关联来清晰明确地表达数据的含义。如此一来在不同的临床信息系统中,同一个医学概念虽然可能会有不同的表达和称呼方式,但通过与标准医学术语代码的关联,参与数据交换的各系统可以通过对所关联的标准医学术语代码的解读获得准确一致的定义,从而实现系统间的数据共享。HL7 V2 消息标准 2A 章中的表 0440(HL7 Table 0440)——数据类型表列出了全部 HL7 V2 的数据类型,其中,CE、CF、CNE、CWE、CX、XCN 均支持标准医学术语代码关联。图 8-6 是 HL7 V2 中 CE 数据类型的定义。图 8-7 展示了 CE 数据类型在消息段 OBX 中对术语代码的支持——用 LOINC 医学术语系统中的肌酐代码表示肌酐。

数据类型 CE 定义:
 <Identifier (ST)> ^ <Text (ST)> ^ <Name of Coding System (ID)> ^
 <Alternate Identifier (ST)> ^ <Alternate Text (ST)> ^ <Name of Alternate Coding System (ID)>

图 8-6 CE 数据类型定义

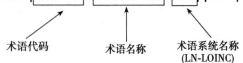

HL7 V2 CE数据类型实例

```
OBX|1|NM|804-5^lEUKOCYTES^LN||2300|10*3/ml|||||F|19940704|...<cr>
OBX|2|NM|770-8^NEUTROPHILS/100 LEUKOCYTES^LN||1.9|%|||||F|19950704|...<cr>
OBX|3|NM|6299-2^UREA NITROGEN^LN||22.3|mg%|||||F|19950709|...<cr>
OBX|4|NM|2160-0^CREATININE^LN||247|mmole|||||F|19950709|...<cr>
```

术语代码　　　术语名称　　术语系统名称
　　　　　　　　　　　　　　（LN-LOINC）

图 8-7 CE 数据类型下医学术语代码的应用(肌酐的 LOINC 代码)

三、HL7 V2 消息标准总结

HL7 V2 消息标准是第一个在医疗卫生信息领域得到广泛应用的数据交换标准。从诞生之日起,它就不断地进行更新以支持持续增长的医疗信息系统数据交换和共享的需要。目前,HL7 V2 消息标准主要应用于医院内各部门信息系统之间的数据交换,以支持医院日常业务的开展。HL7 V2 消息标准的特点是容易使用、学习周期短,同时有大量成熟的开源或商业化的消息处理软件供实施者采用。

HL7 V2 消息标准的不足是缺乏基本的一致性的医学信息模型。虽然通过消息、消息段、字段、分隔符、消息类型、消息段唯一标识符,以及标准术语代码的关联支持等机制,实现了一定程度的数据交换过程中对数据格式和数据内容的约束性规范,但在实际应用中,内容表达仍存在太多的可变性;HL7 V2 消息标准对数据和消息的模型化表达缺乏正式的方法学,造成了在应用中对同一数据或消息理解和表达不一致的问题,基于同样的消息类型,不同的实施者仍会产生内容差异明显的消息实例,造成数据交换、处理,和共享过程中的障碍;HL7 V2 消息标准没有清晰定义的系统角色和用户角色,这就导致了在实践中采用 HL7 V2 消息标准的那些部分及那些消息用于数据交换的支持完全依赖于实施者对 HL7 V2 的理解及对业务需求的主观判断,从而造成了不同厂商针对同一组临床功能所采用的 HL7 V2 消息类型有很大的不同,造成了数据互通、共享的障碍。HL7 V2 消息标准起源于美国,其时 HL7 还不是一个国际化的标准组织,这就导致了 HL7 V2 消息标准对国际化的支持及对在其他国家和地区进行本地化实施的支持比较薄弱。

针对以上不足,近十年来 HL7 V2 消息标准工作组做了大量的工作,HL7 V 2.5 之后的版本有了明显的改善。

第三节　HL7 V3 RIM 和 CDA R2 标准

一、HL7 V3 RIM

为解决 HL7 V2 消息标准存在的不足,HL7 自 1996 年开始了 HL7 Version 3(简称 HL7 V3)的设计和开发。2003 年 7 月,HL7 颁布了第 1 版经过美国国家标准局(ANSI)认证的 V3 标准,截至目前,HL7 V3 最新版可以在 HL7 官方的 HL7 Version 3 Product Suite 网站[7]获取。HL7 V3 标准的基本特点是以模型来构建临床信息及信息交换场景,并由此生成计算机可使用的以 XML 形式表现的消息和医疗文书,HL7 V3 全部标准均来源于基于通用建模语言(Unified Modeling Language,UML)规范的综合医学信息模型,即 HL7 参照性(医学)信息模型(HL7 Reference Information Model,HL7 RIM[8])。HL7 RIM 目标是覆盖医疗健康领域信息表达和交换的全部需要,其范围不局限于临床信息,也包括行政、财政、公共医疗保健、管理和安全等领域。HL7 RIM 是 HL7 V3 的各类标准的基础和源头。因为 HL7 RIM 是一个覆盖全部医疗健康领域的信息模型,因此它具有高度的抽象性,它通过 6 个核心类(back-bone classes)、相应的衍生类,类间的关系,以及与医学代码的耦合绑定,形成了抽象化的 RIM 模型。RIM 模型中的 6 个核心类分别为:医疗事件(act)、参与方(participation)、实体(entity)、角色(role)、事件关系(actrelationship)、角色关系(rolelink),如文后彩图 8-8 所示。RIM 模型的 6 个核心类分别采用不同颜色的背景色,便于识别和阅读。

HL7 ROM 采用统一建模语言 UML 的类图表示,包含类名、属性和属性表示的数据类型(有关数据类型的详细内容请见本书第九章第三节)。文后彩图 8-8 中,核心类与子类是泛化(衍生)关系,核心类之间是双向关联关系,核心类之间关联关系的基数表示可以重复出现的次数。例如,0 表示不出现;1 表示出现 1 次; * 表示可出现任意次;0..1 表示可以不出现或出现 1 次,0.. * 表示可以不出现或出现任意次;1.. * 表示可以出现任意次,但至少 1 次。

1. 医疗事件(act)　　代表了在医疗卫生管理和服务过程中的已实施的或计划实施的需要记录在医疗文书中的各种医疗活动、事件、处置,和措施等。在医疗健康领域常见的医疗事件子类(又称衍生类)有:临床观察(clinical observation)、健康评估(assessment of health condition)、医疗目标(healthcare goals)、治疗服务(treatment services)(如药物治疗、手术、物理治疗、心理治疗、化疗等)、辅助、监护、护理照料(assisting,monitoring or attending)、对患者或亲人提供培训和教育服务(training and education services to patients and their next of kin)、公证服务(notary services)(如立遗嘱、编辑和维护文件档案)、编辑和维护文件档案(editing and maintaining documents)等。

2. 参与方(partici pation)　　代表了医疗事件的相关参与方,如对于一台外科手术来说,参与方涉及谁做了手术、手术患者是谁、手术是在哪个手术室完成的等。在医疗健康领域常见的参与方子类(又称衍生类)有:①行为的执行者,如外科医生、做体检的护士、做 CT 检查的影像科医生等;②行为的对象,如患者、仪器等;③行为实施地点;④负责人、共同签署人、目击证人、病史申诉者;⑤收件人、信息接收者等。

3. 实体(entity)　　代表了与医疗行为相关的物理存在的人或物(如自然人、医院建筑、医疗仪器、组织等)。实体类有四个子类(又称衍生类),包括:①生命体类(living subject),是指有生命的,如人类、动物、生物;②材料类(material),指无生命的,如容器、床单、药品等;③组织类(organization),代表组织、机构等,如公司和机构、政府部门、保险公司等;④地点类(place),指物理地点,如城市、医院、病房、诊所等。

4. 角色(role)　　代表了实体在参与到医疗卫生事件中时所扮演的角色,如自然人作为一个实体,在参与到医疗卫生事件中时,角色可能是医生,但在生病的情形下,角色则转换为患者。角色类有四个子类(又称衍生类),包括:①进入类(access),指给身体治疗用药或排出物质(分泌物、尿液)到体外的设备所担当的角色;②雇员类(Employee),雇员所担当的角色;③有资格证的专业实体类(licensed entity),如医务辅助人员的培训文凭等;④患者类(patient),指接受医疗服务的生命体所担当的角色。

5. 事件关系(act relationship)　　代表了医疗事件之间的关系,例如急性阑尾炎的诊断与阑尾切除术这两个医疗事件之间的关系为因果关系;一次肝功能测试由 6 个测试项构成:丙氨酸氨基转移酶(ALT)、碱性磷酸酶(ALP)、门冬氨酸氨基转移酶(AST)、胆红素、白蛋白、总蛋白,那么肝功能测试和 6 个测试之间的事件关系为构成;医生现在不能给患者做手术,患者正在发高烧,在该事件中事件关系定义为先决条件,原行为是不能给患者做手术,目标行为是患者正在发高烧。

6. 角色关系(rolelink) 代表了个体角色之间而不是实体之间的关系。如进入类(给身体用药治疗角色——阿莫西林)角色与患者角色之间的依赖关系,当患者角色结束,给身体用药治疗的角色也就随之结束。

图 8-9 显示了参与方、角色、实体的衍生类。

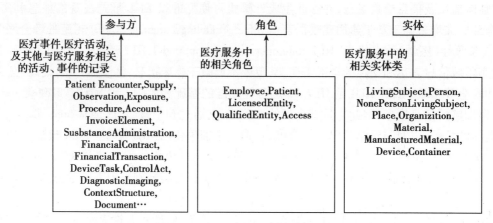

图 8-9 参与方、角色、实体的衍生类

HL7 RIM 版本持续更新,新版本会调整或更新旧版本的局部内容,但整体框架稳定不变。HL7 RIM 是一个的高度抽象的信息模型,这决定了基于 RIM 模型为不同的医学专业领域设计临床信息模型时,需要结合临床专业的特点和需要,对 RIM 模型进行改进,对其中不符合专业实际的信息和数据关系进行调整,并创建符合专业域业务和信息要求的新的衍生类,经此过程创建域消息信息模型(domain message information model,DMIM)和具化消息信息模型(refined message information model,RMIM),如图 8-10 所示。

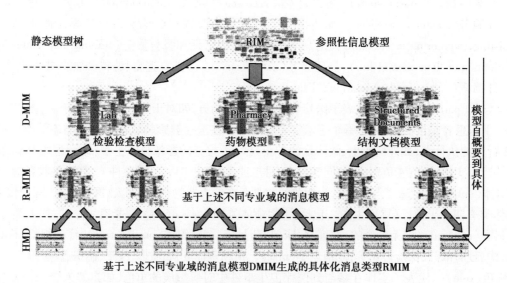

图 8-10 RIM D-MIM R-MIM 关系图

域消息信息模型(DMIM)是 RIM 的一个子集,它包括一组完全扩展的类克隆、属性和关系,用于为任何特定的域创建用于信息交换的消息及特定域的信息模型。例如"病历/结构化文档"域使用的数据类与"患者管理"域使用的数据类有很大的不同。那么,这两个域的 DMIM 也将是很不相同的,尽管这两个域都是从 RIM 派生而来。

与 HL7 V3 标准中的其他模型一样,域消息信息模型是一个显示类之间关系的图,但它使用由 HL7 开发的图形和符号规则来进一步约束 RIM 核心类的特定语义结构。HL7 图形和符号约定简化了一些关系约定,使图表更小、更简洁,并以可视方式传递更多信息。理解图形约定和符号是理解如何阅读 DMIM 的关键。用于 DMIM 的相同的图形和符号约定也用于 RMIMS。HL7 定义的图形和符号约定可以参考图 8-11 所示的文件。

HL7 V3 标准的细化,约束和本地化规范文件 第二版
Refinement,Constraint and Localization,Release 2

ANSI/HL7 V3 RCL, R2-2007
HL7 Version 3 Standard: Refinement, Constraint and Localization to Version 3 Messages, Release 2
8/20/2007

图 8-11　HL7 图形和符号约定规则文件

域消息信息模型覆盖了医学专业域内的主要数据分类、各数据项目的属性、数据类间的关系和参与方等,但尚未细化到应用层面的消息定义。为使域消息信息模型转化为可供数据交换和软件研发使用的具体化消息信息模型,我们需要对域信息模型中各个类的属性的数据类型、基数值、类间的关系,以及对应的值集进行明确的定义,形成更具体、可转化为软件功能模块的信息模型,经此过程创建的信息模型,称为具体化消息信息模型(refined message information model,RMIM)。

下面部分所介绍的 CDA 信息模型,可以理解为是一个源于 RIM,专门用于规范医疗文档结构化和实现文档共享目标的 RMIM 模型。

具化消息信息模型(RMIM)用于表示在 DMIM 模型中,从一个根类或多个根类开始的,序贯连接相关数据类,针对医学专业域内具体应用场景而定义的消息信息模型,此模型可以直接转化为用于交换的消息内容。每个 RMIM 都是 DMIM 的一个子集,并且只包含组成从 RMIM 根类的派生出的类、属性和关联。

如图 8-12 所示,HL7 V3 在医疗卫生管理和服务各专业领域内的信息模型及实施标准的建立通过 6 个核心类的扩展和 RIM→DMIM→RMIM→HMD 的概要模型到专业域模型的具体化而完成。HL7 RIM 同时还包括数据类型模型(data type model)和术语模型(vocabulary model)。

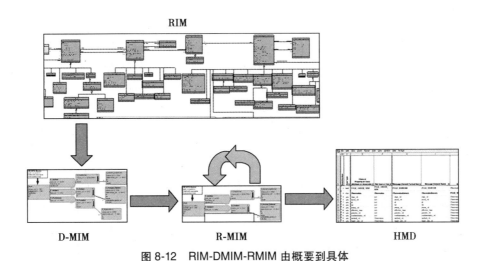

图 8-12　RIM-DMIM-RMIM 由概要到具体

HL7 V3 数据类型模型(data type)定义了数据类型的标准,术语模型则定义了由 HL7 负责维护的医学概念领域(concept domain)、代码系统(code system)、代码集(value set)和代码(code)等。限于篇幅,在此不做介绍,本书第九章相关部分会对这些主题进行介绍。

二、HL7 V3 CDA 介绍

HL7 临床文档架构(clinical document architecture,CDA)[9]标准是一个文档标注标准,它详细规范了临床文档(如出院总结、过程记录、程序报告等)的结构和语义以支持文档的交换,是 HL7 V3 标准的一种,由 HL7 结构文档技术委员会(Structure Document Technical Committee,SDTC)负责开发和维护。美国国家标准局(ANSI)于 2000 年批准了 HL7 CDA 第 1 版(CDA Release One,CDA R1),使得 CDA R1 成为第一个起源于 HL7 RIM,通过对 HL7 RIM 的进一步约束和细化而产生的支持临床文档交换的标准。HL7 CDA 第 2 版(CDA Release Two,CDA R2)于 2005 年得到美国国家标准局(ANSI)批准认证,在美国开始正式使用;2009 年,CDA R2 得到国际标准组织(ISO)的认证,成为 ISO 标准(ISO/HL7 27932: 2009)[10]。自 2005 年 CDA R2 标准面世至今,在世界范围内得到广泛的认可和应用,今天大家提及和应用的 CDA 标准,均默指为 CDA R2 标准,也是本节的主题。

(一) CDA 概述

临床文档具备以下特点。

1. 存续性(persistence) 一个临床文档在法律规定的时间内应当不被更改的持续保存。

2. 保管方(stewardship) 一个临床文档应当有一个可以信赖的保管方。

3. 法律效力(potential for authentication) 一个临床文档的内容可以具备法律效力。

4. 语境(context) 一个临床文档的内容基于临床文档所描述的上下文语境。

5. 完整性(wholeness) 一个临床文档的真实、准确性基于全部文档内容,而不是部分内容。

6. 可读性(human readability) 一个临床文档必须是可读的。

一个 CDA 文档是具备以上临床文档特点的定义清晰、完整的信息客体,由文字、图像、声音,和其他多媒体内容组成。

HL7 CDA 文档是以可扩展标记语言(extensible markup language,XML)的编码方式存在,其中的数据可以直接被计算机通过 XML 软件工具进行处理。HL7 CDA 使用 HL7 V3 数据类型,它的数据关系继承了 HL7 RIM 的数据关系定义。CDA 标准有丰富、灵活的内容呈现方法,通过对文档级(document level)、章节级(section level)和条目级(entry level)、模板(template)数据元素的约束和详细定义,通用的 CDA 标准可以被进一步具体化和个性化,以支持不同类型的临床文档。

HL7 CDA 标准具有明确的范围:为交换而定义的临床文档标准。在文档交换场景之外的内容及数据格式规范(如如何保存 CDA 文档)不属于 HL7 CDA 标准的范畴,CDA 标准也不对如何创建和管理 CDA 文档进行规定或指导。

CDA 标准的建立是为了支持在不同系统中交换不同技术复杂度的可读性文档,提供独立于传输和存储机制的病患医疗记录标准,同时具有良好的适应性,能够快速设计。因此为实现这些目标,CDA 标准遵循的设计原则包括:①遵循 XML 标准、HL7 RIM;②尽量降低技术门槛;③设计过程中仅考虑最小需求;④与专业需求相一致;⑤必须保证 CDA 文档是人可读的,可以使用通用的 XML 浏览器、打印驱动以及 CDA 样式表等手段来实现;⑥支持开发标准。

(二) CDA 主要构成

CDA 文档的以<Clinical Document>开头,<Clinical Document>是 CDA XML 文档的根元素。它包含一个文档头(header)和一个文档体(body)。文档头位于<Clinical Document>和<structured Body>之间,对文档进行标识和分类,同时提供文档的所属患者、参与医生、就诊情况、签名等信息。文档体包含报告内容,可以是非结构化的,也可以是结构化的。结构化的内容位于<structured Body>元素内,并具体分布在不同的章节(section)或子章节(nested section)中。

CDA 文档的章节内容包含在<section>元素内,每个章节可以包含一个文字叙述部分(narrative block)、任意数量的条目(entry)以及外部参考(external reference)。章节中的文字叙述部分位于<section>下的<text>元素内,通过转化,它应当形成适当的文本格式以供人阅读。与文字叙述部分相对应的结构化和使用标准术语代码的内容则位于<section>下的<entry>元素内,供计算机程序进行处理(如决策支持、医疗质量分析等)。在同一个<section>下,<entry>包含的结构化、代码化的内容与<text>包含的描述性内容通常具有一致的含义。在多大程度上对文档内容进行结构化和代码化处理取决于对数据颗粒度水平的要求程度,对全部内容进行结构化和代码化处理通常没有必要,CDA 文档的接收者通常也不需要解析和处理全部的结构化和代码化的 CDA 条目。

在实际应用中,CDA 文档交换双方或许会添加不同的条目、使用不同的模板,和支持不同的临床文件类型。针对不同情况,CDA 标准都可以较简单、灵活地予以支持。比如,CDA 文档可以简单到只包含叙述性自由文本而没有任何结构化内容,也可以复杂详尽到全部内容均为结构化和代码化,以支持深度的计算机数据分析和挖掘。CDA 的条目可以包含子条目和引用外部参考。外部参考的引用通常是在 CDA 条目中完成,它可以引用 CDA 文档以外的内容,比如图像、手术操作或临床观察结果等。图 8-13 显示了 CDA 文档的主要构成,包括<section>下的两个<observation> CDA 条目和一个<substance Administration>条目,其中<substance Administration>条目中有包括了一个<supply>的子条目。

```
<ClinicalDocument>
    ... CDA Header ...
    <structuredBody>
        <section>
            <text>...</text>
            <observation>...</observation>
            <substanceAdministration>
                <supply>...</supply>
            </substanceAdministration>
            <observation>
                <externalObservation>...
                </externalObservation>
            </observation>
        </section>
        <section>
                <section>...</section>
        </section>
    </structuredBody>
</ClinicalDocument>
```

图 8-13　HL7 CDA 文档主要构成

如 HL7 RIM 起源中所介绍的,HL7 RIM 是 HL7 V3 的基石,它作为终极的最权威的信息模型规范,指导、控制和验证医学健康各个领域的专业化的 HL7 V3 标准。对通用 HL7 RIM 进行继承、约束,并开发具体医学领域的 V3 标准的方法学在 HL7 开发框架(HL7 Development Framework,HDF)文件中有清晰的阐述[11],CDA R2 对象模型正是基于 HL7 医学信息标准开发框架(HDF)所规范的流程从 HL7 RIM 模型中继承和约束而来。通过 HL7 XML 工具,CDA R2 对象模型和其中的数据类型、数据关系被自动转化为 CDA XML Schema。CDA 中的文字叙述部分则通过手工的方式定义了对应的 XML Schema。图 8-14 列出了 HL7 CDA R2 相关的 XML Schema 文件。

```
CDA.xsd
datatypes.xsd
datatype-base.xsd
NarrativeBlock.xsd
POCD_MT000040.xsd
voc.xsd
```

图 8-14　HL7 CDA R2 XML Schema Definition(XSD)文件

(三) HL7 V3 数据类型和术语

数据类型规定了 HL7 RIM 各类所含属性可携带的数据的结构和格式,并对其取值集合及赋值产生影响。虽然一些简单的数据类型没有太多内在的语义内容(如 Integer、Timestamp),但 HL7 同时也规定了一些复杂的数据类型,比如 General Timing Specification(GTS) 数据类型,支持复杂的时间表达;Concept Description(CD) 数据类型,支持后组式(Post-Coordination)概念表达(即自术语系统中将多个代码组合在一起来代表一个具体的概念)。CDA 中的一些 XML 元素的属性(如 ClinicalDocument.code 和 SubstanceAdministration.routeCode)支持用 HL7 定义的代码或 HL7 认可的医学术语系统(LOINC、SNOMED CT、ICD 等)中的代码来表示临床概念,与这些属性相关联的代码集(valueSet)提供了可选代码。代码集有 CNE(Coded No Extensions)和 CWE(Coded With Extensions)两种类型。CNE 型的代码集表示相关联的 XML 元素的属性的值只能从代码集中选择;CWE 型的代码集表示在必要时,相关联的 XML 元素的属性的值可以从代码集外选择。

CDA 中通过使用 CD 数据类型可以支持后组式概念表达。例如:SNOMED CT 定义了一个"蜂窝组织炎"概念,一个"发现部位"属性,一个"足部"概念,这三个 SNOMED CT 代码结合在一起,在 Observation.code 中即可创造出后组式概念表达"{蜂窝组织炎,发现部位=足部} = 足部蜂窝组织炎",此后组式概念表达也可以简单地通过一个 SNOMED CT 代码"足部蜂窝组织炎"来表达。虽然 HL7 V3 CD 数据类型提供了结合多个代码进行概念表达的方法,但需要依赖于标准术语系统本身的规则去决定哪些代码可以被结合在一起以及恰当的后组式表达格式。

（四） CDA R2 对象模型

CDA R2 对象模型是 CDA 标准的技术图示,它沿用了 HL7 RIM 的模型表达和标注规范,提供了详细的 CDA 中每个类的约束和精炼的呈现。

1. CDA R2 文档头　CDA 文档头为整个文档设置了语境,使临床文档能够在机构内、机构间互相交换,以方便临床文档管理和方便将个体患者临床文档整合进患者终身电子医疗记录。CDA 模型的起始点是 ClinicalDocument 类,ClinicalDocument 类包括许多属性,比如代表文档唯一标识符的 ClinicalDocument. id;代表文档种类的 ClinicalDocument. code(用 LOINC 术语系统中的文档代码表示病史和体检报告、出院小结和病程记录等);代表文本创建时间的 effectiveTime;代表文件保密级别的 confidentialityCode 等。CDA R2 的文档头还定义了相关的各类参与者,如认证者(authenticator)、作者(author)、就诊参与方(encounter participant)、法律认证者(legalAuthenticator)、执行者(performer)等。

2. CDA R2 文档体　文档体包含临床报告内容,可以是非结构化的纯文本报告形式,以 NonXMLBody 元素表示;也可以是结构化内容,以 StructuredBody 表示。StructuredBody 含有一或多个章节(Section)组分。Section 类包括很多属性,如 Section. id 代表章节的唯一标识;Section. code 代表章节的类别,可以通过使用 LOINC 术语系统的不同代码来代表诸如主诉、过敏反应、家族史等类别;Section. title 表示一个章节的名称;Section. text 则包含该章节的可读性内容,文档作者需要保证它的准确性、真实性和可读性。章节中可以有任意个数的条目(entry),条目用来代表结构化、代码化的内容。条目包括以下各类。

（1） Act:继承于 HL7 RIM Act 类,当其他条目类均不适用于表示一个临床概念时,则用 Act 表示。

（2） Encounter:继承于 HL7 RIM 的 PatientEncounter 类,表示各类就诊,包括随访及患者转诊。

（3） Observation:继承于 HL7 RIM 的 Observation 类,表示代码化或其他的临床观察项目和结果。

（4） ObservationMedia:继承于 HL7 RIM 的 Observation 类,表示临床文档中的多媒体内容。

（5） Organizer:继承于 HL7 RIM Act 类,表示性质相似或有关联的一组数据。

（6） Procedure:继承于 HL7 RIM Procedure 类,表示临床手术或介入性操作。

（7） RegionOfInterest:继承于 HL7 RIM 的 Observation 类,表示在影像中需要特别注意的部分。

（8） SubstanceAdministration:继承于 HL7 RIM SubstanceAdministration 类,表示与药物相关的各类临床事件,如用药史、药物医嘱、发药等。

（9） Supply:继承于 HL7 RIM 的 Supply 类,表示一方提供给另一方的材料或物件。

条目类同样包括很多属性,如 id、时间、类型代码、值、参与者等。条目彼此之间可以有语义关联,如"急性阑尾炎"诊断(Observation)导致了"阑尾切除术"手术(Procedure)。条目间逻辑关联关系的建立通过 entryRelationship 实现,entryRelationship 的属性 typeCode 通过采用不同的 HL7 定义的关联关系代码,可以较为准确地代表各类逻辑关联关系。如 typeCode 的值为 CAUS 时,即代表一个事件导致了另一个事件的产生;当值为 SAS 时,即代表了一个事件发生于另一个事件之后;当值为 COMP 时,即代表一个对象包含着另一个对象。图 8-15 表示了一个包含 entryRelationship 的处方 CDA 样例。

CDA R2 是一个临床文档架构,而不是某类具体临床文档的格式、内容标准规范。因此,HL7 结构化文档技术委员会(SDTC)采用了 CDA 实施指南(CDAimplementationGuide,CDA IG)来规范具体的临床文档的格式,内容,及医学代码关联,有代表性的 CDA IG 是继续医疗护理文档(continuity of care document,CCD)。

三、HL7 V3 CDA R2 标准总结

CDA R2 代表了 HL7 V3 走向语义互操作能力(semantic interoperability)的坚实一步,为临床文档的交换提供了可实施的标准。因为 CDA R2 的小巧(仅包含 6 个 XSD 文件)及清晰的使用场景(仅支持),使得它从问世至今,在全世界范围内得到广泛的应用。美国的电子病历有意义使用(EHR meaningful use)法案中,强制要求了基于 CDA R2 标准的临床文档交换和获取。自 2011 年起,HL7 结构化文档技术委员会(SDTC)开始了将已有的 CDA 实施指南进行统一梳理、融合的工作,并在此基础上产生了统一的 CDA 临床文档库(consolidated CDA,CCDA)实施指南[12],为 CDA 的落地实施提供了更好的支持。

```
<section>
  <text>地高辛 0.125mg/片,1片 口服 每日一次
        发药一次30片,最多3次
  </text>
  <entry>
   <substanceAdministration classCode="SBADM" moodCode="RQO">
     <!-- 每24小时服用一次 -->
     <effectiveTime xsi:type="PIVL_TS">
       <period value="24" unit="h"/>
     </effectiveTime>
     <routeCode code="PO" displayName="口服"
       codeSystem="2.16.840.1.113883.5.112"
       codeSystemName="RouteOfAdministration"/>
     <doseQuantity value="1"/>
     <consumable>
       <manufacturedProduct>
         <manufacturedLabeledDrug>
           <code code="317896006"
             codeSystem="2.16.840.1.113883.6.96"
             codeSystemName="SNOMED CT"
             displayName="地高辛125mg片剂"/>
         </manufacturedLabeledDrug>
       </manufacturedProduct>
     </consumable>
     <entryRelationship typeCode="COMP">
       <supply classCode="SPLY" moodCode="RQO">
         <repeatNumber>
           <low value="0"/>
           <high value="3"/>
         </repeatNumber>
         <independentInd value="false"/>
         <quantity value="30"/>
       </supply>
     </entryRelationship>
   </substanceAdministration>
  </entry>
</section>
```

图 8-15　HL7 CDA 条目-处方医嘱

CDA R2 基于 HL7 RIM 模型,采用 XML 作为交换格式,对国际化应用有很好的支持,同时支持标准医学代码在不同数据水平上的关联,与 HL7 V2 消息标准对比,有了长足的进步,但同时有学习时间较长、实施成本较高,以及在其他非临床文档领域过度使用等问题。

第四节　HL7 FHIR 标准

一、HL7 FHIR 的起源

HL7 V3 RIM 标准自正式颁布至今已有十余年历史,在全球范围内,HL7 V3 标准系列中只有 CDA R2 标准得到了广泛认可和应用,其他 HL7 V3 标准因为高度的复杂性、实施的高成本,以及较高的技术

门槛被束之高阁,鲜见实践中的成功应用。CDA虽然应用广泛,但主要着重于临床文档的交换,应用场景局限;HL7 V2消息标准已有超过25年的历史,但由于自身设计的局限性,存在着许多固有问题,难以在标准内部解决;同时,在互联网技术和云计算快速发展的今天,移动医疗和基于云的医疗健康应用大量出现,医疗卫生用户希望在几天或几周内实现数据的汇交和集成,而不是传统的几个月或几年。目前的HL7 V2和V3标准很难有效支持这些新的要求,因此医疗卫生的信息交换需要一个新的、通用的、更好的标准。这就是快捷医疗保健互操作资源(fast healthcare interoperability resources,FHIR)出现的根本原因。FHIR[13]作为HL7创建的下一代标准框架,在继承了HL7 V2、V3和CDA各标准优点的同时,又利用了最新的互联网标准,并且高度重视实践性,因此受到了广泛的关注和大量的试验性应用。事实上FHIR可以满足之前所有的基本的HL7互操作性标准(HL7 V2、HL7 V3以及CDA)的要求。在许多实例中,在互操作易用性方面它能提供额外的好处。因此,FHIR逐渐取代部分或所有的现有这些标准是可能的。但目前市场如何快速实现这种转变仍然不清晰。在很大程度上,有可能大多数标准将在很长一段时间内与FHIR并存,也就是说它既可以作为单独的数据交换标准被使用,也可以与目前的其他广泛使用的标准(如CDA等)成为合作伙伴一起被使用。

FHIR标准由一系列基于资源(Resources)的模块化组件构成,通过常见的RESTful网络服务,实现跨科室、跨机构和跨地区的信息数据交换(包括临床数据、医疗保健相关的管理数据、公共卫生以及基础医学和科研数据等)。FHIR标准覆盖了医学和兽医学,支持各类医疗保健相关的应用场景,如住院治疗、长期照护、移动医疗、云端数据处理、基于EHR的数据共享以及大型医疗卫生机构内部的数据交换等,其目标是在不牺牲信息完整性的前提下,使标准的实施尽可能简单。FHIR通过利用现有的逻辑模型和理论模型,可以为医疗保健应用之间的数据交换提供一种一致的、易于实现的且严格的机制。它有一种内置的可追溯到HL7 RIM和其他重要的内容模型的机制。这就确保了在用户没有熟练掌握RIM或其他HL7 V3标准知识的条件下,可以对HL7之前已定义好的模型和最佳实践进行调整。

FHIR优于其他现存标准的原因体现在它在现有标准基础上的改进,包括:①高度重视实践,既快又易于实施(多个开发人员一天中可以有简单的工作接口);②多个实施库,可供启动开发的多个实例;③规范使用不受任何限制;④可以使用出箱的基础资源的互操作性,也可以根据本地需求进行更改;⑤从HL7 V2和CDA进化发展而来,标准可以共存,也可以相互利用;⑥具有雄厚的Web标准基础,如XML、JSON、HTTP、OAuth等;⑦支持RESTful架构,也支持使用消息或文件的信息无缝交换;⑧简单易懂的规范;⑨一种可供开发人员使用的人类可读格式;⑩为保证正确性,通过严谨的形式化映射的基于实体的本体论分析。另外,FHIR还定义了一个简单的框架,以对现有资源进行扩展和调整,改变以往标准定制性扩展的缺点。所有的系统无论是如何开发的,都能够简单读懂这些外部扩展且使用同样的框架可以像检索其他资源一样检索到外部扩展定义。

另外,FHIR有三个描述与规范不同部分相关的稳定性和实施就绪度层次的描述性术语。①草案:该部分内容规范并不被认为是够完整或足够安全的实施规范,可能仍然存在问题或处于发展阶段。它作为一个潜在出版物,仍在征求操作协会或用户的意见和建议,并需要不断修改,以满足需求。②试用草案标准(DSTU):它已是被修订、审查并决定作为官方实施的标准规范,但并未得到广泛应用,未来的版本将建立在此版本的基础上并可能进行根本性修改。③正式标准(normative edition):正式标准在实践中得到了广泛的应用和检验,其内容被认为是稳定的,在未来的版本迭代中不会发生大的变化。目前最新版FHIR R4是正式版本,已于2018年12月发布,其中不同的资源(resources)有着不同的成熟度(0~5级,级别要高,意味着成熟度越高)。

二、HL7 FHIR资源介绍

FHIR规范定义了一系列的资源和一个处理资源的框架。医疗、管理、安全、术语服务等各类数据元素均以资源的形式来构建和呈现。FHIR资源的成熟度(FMM)分为7级,由低到高依次为:Draft(FMM 0)、FMM 1、FMM 2、FMM 3、FMM 4、FMM 5、Normative。Normative代表FHIR资源定义达到了最成熟的水平。在FHIR R4版中,FHIR中的资源分为5类。

1. 基础类(foundation) 基础类资源为 FHIR 标准的应用实施、标准遵循程度验证、数据安全、数据结构化和代码化实现、医疗文书共享、数据检索和关联等核心的标准应用场景提供了基础性的支持(表8-4)。FHIR 标准的落地实施,首先依赖于基础类资源的落地实施。

表 8-4 FHIR Foundation 类的资源列表

遵循	术语	安全	文档	其他
CapabilityStatement N	CodeSystem N	Provenance 3	Composition 2	Basic 1
StructureDefiniton N	ValueSet N	AuditEvent 3	DocumentManifest 2	Binary N
ImplementationGuide 1	ConceptMap 3	Consent 2	DocumentReference 3	Bundie N
SearchParameter 3	NamingSystem 1		CatalogEntry 0	Linkage 0
MessageDefinition 1	TerminologyCapability 0			MessageHeader 4
OperationDefinition N				OperationOutcome N
CompartmentDefinition 1				Parameters N
StructureMap 2				Subscription 3
GraphDefinition 1				
ExampleScenario 0				

(1) 基础类中的标准遵循度(conformance)子类:为如何正确应用 FHIR 标准提供了各类资源支持。如它规定了基于不同版本的 FHIR 服务器如何声明能够提供的与资源相关的各类服务;StructureDefinition 定义了如何描述 FHIR 资源、FHIR 资源基本结构、数据类型及定义扩展机制等;OperationDefinition 定义了如何实现计算机可执行的一个运算或查询语句等。

(2) 基础类中的术语(terminology)子类:为 FHIR 资源、逻辑运算、数据类型等如何实现与医学术语的关联、表达和应用提供了各类资源的支持。如 CodeSystem 提供了如何在 FHIR 中定义医学代码系统;ValueSet 规定了如何定义基于代码的取值集合;ConceptMap 为不同代码系统之间的临床概念关联映射提供了明确的实现方法

(3) 基础类中的安全(security)子类:为数据的全程可追溯性、数据采集和使用的(伦理)合规合法性及数据日志提供了资源支持。

(4) 基础类中的文件(documents)子类:为基于医疗文件的数据管理和交换提供了资源支持。Composition 定义了如何在 Bundle 中将各类临床资源组合成一个有效的临床文件;DocumentManifest 对一个或一组文件提供了元数据说明(文件的 MetaData)等。

(5) 基础类中的其他(other)子类:对 FHIR 应用中的其他常见场景提供了资源支持。如 Bundle 用来交换含有多个资源集合的大的临床数据集合;Binary 用来容纳大块的二进制字符性数据块(如文本、影像、PDF 等);OperationOutcome 定义了系统如何传递警告、错误等异常信息。

2. 基本类(base) 基本类资源定义了参与医疗卫生活动的各类基本资源(表8-5)。如人(医生、护士、患者等)、机构(医院、诊所、门诊等)、事件(住院、就诊、预约等)、物(药物、器械、消耗材料等)。

表 8-5 FHIR Base 类的资源列表

个体	实体 1	实体 2	流程	管理
Patient N	Organization 3	Substance 2	Task 2	Encounter 2
Practitioner 3	OrganizationAffiliation 0	Biologically Derived-Product 0	Appointment 3	EpisodeOfCare 2
PractitionerRole 2	Healthcare Service 2	Device 0	AppointmentResponse 3	Flag 1
RelatedPerson 2	Endpoint 2	DeviceMetric 1	Schedule 3	List 1
Person 2	Location 3		Slot 3	Library2
Group 1			Verification Result 0	

（1）基本类的个体（individuals）子类：定义了医疗活动中的参与个体、医务人员、医疗行为中的角色、患者、自然人等。

（2）基本类的实体（entities）子类：定义了医疗卫生活动中的一系列重要组成因素，如医疗卫生机构、医疗服务、地址、物质、器械等。

（3）基本类的流程（workflow）和管理（management）子类：定义了与临床医疗服务相关的一些工作流程资源，如任务、就诊预约、医疗、护理、检查、手术操作或就诊计划，对诊疗、检查、评估等结果的核验，和医疗事件管理相关的资源，如就诊、住院诊疗过程等。

3. 临床类（clinical） 临床类资源定义了医疗服务流程中所涉及的各类临床资源（表8-6）。包括诊断、临床观察、药物使用、检验、检查、手术和介入操作、精神生活和风险评估、各类医嘱和耗材等。

表8-6 FHIR Clinical 类的资源列表

摘要	诊断	药物	照护	请求和回复
AllergyIntolerance 3	Observation N	MedicationRequest 3	CarePlan 2	Communication 2
AdverseEvent 0	Media 1	MedicationAdministration 2	CareTeam 2	CommuncationRequest 2
Condition（Problem）3	DiagnosticReport 3	MedicationDispense 2	Goal 2	DeviceRequest 0
Procedure 3	Specimen 2	MedicationStatement 3	ServiceRequest 2	DeviceUseStatement 0
FamilyMemberHistory 2	BodyStructure 1	Medication 3	NutritionOrder 2	GuidanceResponse 2
ClinicalImpression 0	ImagingStudy 3	MedicationKnowledge 0	VisionPrescription 2	SupplyRequest 1
DetectedIssue 1	QuestionnaireResponse 3	Immunization 3	RiskAssessment 1	SupplyDelivery 1
	MolecularSequence 1	ImmunizationEvaluation 0	RequestGroup 2	
		ImmunizationRecommendation 1		

（1）临床类中的摘要（summary）子类：包含了对患者病情、既往病史、手术等的总结。总结患者身份或病史的患者记录中的非过敏耐受、健康状况、手术过程通用资源（allergyintolerance，condition and procedure）；追溯患者亲属健康问题的家族史资源（familymemberhistory）；记录临床会诊、评估或检查所见等结论性的临床印象（clinicalimpression）等。

（2）临床类中的诊断（diagnostics）子类：包含了与患者诊断有关的各类资源。其中，observation 作为 clinical 资源类中唯一的一个正式版本的资源，用途极为广泛，从症状、体征、生命指征到实验室检查结果等，均可以用 Observation 资源作为数据的载体。

（3）临床类中的药物（medications）子类：对各种临床用药和疫苗接种的场景提供了不同的 FHIR 资源支持。包括药物医嘱、药物发放、用药记录、药品记录、免疫接种记录、免疫接种推荐等。

（4）临床类中的疾病管理和健康照护（care provision）子类：对疾病管理和健康照护相关的场景定义了不同的 FHIR 资源。包括：疾病或健康风险评估、护理和治疗计划、护理或康复目标，患者转诊、会诊申请，营养医嘱等资源。

（5）临床类中的请求和回复（request&response）子类：覆盖了与医疗器械需求与提供、医疗耗材需求与提供，以及医患交流相关的资源。

4. 保险支付类（financial） 包含了医疗保险、账单、支付及普遍性的保险支付类资源，如账户、收费明细、报销规定、保险计划等（表8-7）。

5. 特殊类（specialized） 包含了针对特别场景和特定专业域的 FHIR 资源定义（表8-8）。如公共卫生和研究、医学定义、循证医学、医疗质量报告和测度、药品及药物作用相关的资源。

表 8-7　FHIR Financial 类的资源列表

医疗保险	账单	支付	常规类
Coverage 2	Claim 2	PaymentNotice 2	Account 2
CoverageEligibilityRequest 2	ClaimResponse 2	PaymentReconciliation 2	ChargeItems 0
CoverageEligibilityResponse 2	Invoice 0		ChargeItemDefinition 0
EnrollmentRequest 0			Contract 1
EnrollmentResponse 0			EplanationOfBenefit 2
			InsurancePlan 0

表 8-8　FHIR Specialized 类的资源列表

公卫与研究	医学定义	循证医学	质量报告和测度	药物及药物作用
ResearchStudy 0	ActivityDefinition 0	ResearchDefinition 0	Measure 2	MedicinalProduct 0
ResearchSubject 0	DeviceDefinition 0	ResearchElementDefinition 0	MeasureReport 2	MedicinalProductAuthorization 0
	EventDefinition 0	Evidence 0	TestScript 2	MedicinalProductContraindication 0
	ObservationDefinition 0	EvidenceVariable 0	TestReport 0	MedicinalProductIndication 0
	PlanDefinition 2	EffectEvidenceSynthesis 0		MedicinalProductIngredient 0
	Questionnaire 3	RiskEvidenceSynthesis 0		MedicinalProductInteraction 0
	SpecimenDefinition 0			MedicinalProductManufactured 0
				MedicinalProductPackaged 0
				MedicinalProductPharmaceutical 0
				MedicinalProductUndesirableEffect 0
				SubstancePolymer 0
				SubstanceReferenceInformation 0
				SubstanceSpecification 0

为便于理解,我们可以把资源想成是临床上使用的纸质表格,它定义了需要收集的临床和管理的信息,这些信息一旦收集起来,就可以进行分享。FHIR 的资源为每一种临床信息定义了一个通用的表格模板,如过敏、药物处方各有自己的资源定义。FHIR 数据可以被想成是一堆填好数值的表格(即资源实例)。资源实例描述了患者相关的信息(如人口学、疾病诊断和介入治疗等)和管理相关的信息(如主管医师、医院和就诊地理位置等)。每个 FHIR 资源都专注地定义了一个数据元素及相关数据元素,因此理论上讲,不同的 FHIR 资源可以相对独立地植入信息系统,快速实现基于 FHIR 标准的信息交换。

FHIR 资源是信息交换中的基本单元,所有 FHIR 资源均拥有以下共同特征:URL 形式的资源标识符、通用元数据、可读的摘要性描述、一组定义好通用数据元素,和支持医疗保健不同应用场景的扩展方法。FHIR 资源可以用 XML 或 JSON 表示,目前的 FHIR 版本中(DSTU 2)共含有 93 个不同的资源类型,覆盖了临床、身份标识、工作流程、基础架构、标准符合性和财务领域。图 8-16 是 JSON 格式的 FHIR 患者资源的样例。

以图 8-16 实例作为说明案例,每一个 FHIR 资源包括如下内容。

1. resourceType(第 2 行)　必备项,代表资源类型。

```
1  {
2  "resourceType": "Patient",
3  "id":"23434",
4  "meta": {"versionId" : "12", "lastUpdated" : "2014-08-18T15:43:30Z" },
5  "text": {"status": "generated", "div": "<!-- Snipped for Brevity -->" },
6    "extension": [{"url": "http://example.org/consent#trials", "valueCode": "renal" } ],
7  "identifier": [{"use": "usual","label": "MRN",
8      "system": "http://www.goodhealth.org/identifiers/mrn",
9      "value": "123456" } ],
10  "name": [{ "family": [ "李" ], "given": [ "亨利" ] } ],
11  "gender": { "text": "男" },
12  "birthDate": "1932-09-24",
13  "active": true
14 }
```

图 8-16　FHIR 患者实例(李亨利,男,出生于 1932 年 9 月 24 日,病案号 123456)

2. id(第 3 行)　代表资源的标识符,一般在资源实例交换时出现,在资源实例创建时可以缺乏。

3. meta(第 4 行)　可选项,一般都在资源实例中出现。

4. text(第 5 行)　可选项,代表可供人阅读的内容,FHIR 建议以 XHTML 格式予以表现。

5. extension(第 6 行)　可选项,代表 FHIR 扩展框架所定义的扩展性资源。

6. data(第 6 行)　可选项,代表资源类型定义的数据元素。

三、HL7 FHIR 资源的交互

FHIR 标准中对资源的操控是通过 RESTful API 支持的一组交互行为实现的。在 RESTful 框架中,交互直接通过 HTTP 请求或应答的服务器资源进行。API 不直接处理验证、授权和查账征收,API 将 FHIR 资源描述为一组操作(交互)资源,在这组操作资源中个体资源实例根据其类型被收集管理。服务器可以选择可用的交互资源,也可以选择它们所支持的资源类型。另外,服务器应提供指定支持的交互和资源的一致性申明。交互的定义为:VERB[base]/[type]/[id]{? _format = [mine-type]。

①"VERB"是交互的 HTTP 动词。②"[ ]"符号中的内容是强制性的,且将被字符串文字标识替换。③可能的插入值为 base:URL 服务根目录。④mime-type:mime:类型;type:资源类型名称(如"Patient")。⑤id:资源的逻辑 Id;vid:资源的版本 Id。⑥compartment:区划名称。⑦parameters:定义为特定交互的 URL 参数。⑧"{ }"符号中的内容是可选择的。

URL 服务根目录是接口定义的所有资源的地址,URL 服务根目录采用的形式是:http(s)://server{/path}。path 部分是可选择的,并不包含反斜杠。每种资源类型有一个位于/[type](资源类型名称)处的管理器(或实体集),如 Patient 类型的资源管理器表示为:https://server/path/Patient。另外每一个资源都有一系列相关的资源元数据元素映射向 HTTP 请求和响应。由上可知 HTTPS 是可选择的,但是医疗数据所有的生产交互都应该使用 SSL 以及适当的附加安全。FHIR 还定义了一个 OperationOutcome 资源,用于确认特定的、详细的、可处理的错误信息。

FHIR 资源正式的 MIME 类型是 application/xml+fhir 或 application/json+fhir。正确的 mime 类型应该由客户端和服务器利用:XML:application/xml+fhir;JSON:application/json+fhir。然而未来支持各种实施限制,根据 mime 类型服务器应该支持可选择的_format 参数以指定可选择的响应格式。作为_format 参数、xml、text/xml、application/xml,以及 application/xml+fhir 值应解释为 FHIR 定义的规范化 XML 格式。json、application/json 及 application/json+fhir 值应解释为提供信息的 JSON 格式。另外应该允许 html 和 text/html 值的应用。对于所有的请求和响应体,FHIR 采用 UTF-8(表 8-9、表 8-10)。

表 8-9　FHIR 中 Metadata 与 HTTP 的映射

元数据项	HTTP 位置
Logical Id(.id)	The Id represented explicitly in the URL
Version Id(.meta.versionId)	The Version Id is represented in the ETag header
Last modified(.meta.lastUpdated)	HTTP Last-Modified header

具体的交互数据如表 8-10 所示。

表 8-10　FHIR Foundation 类的资源列表

建资源实例:Create = POST https://example.com/path/{resourceType}

读资源数据:Read = GET https://example.com/path/{resourceType}/{id}

更新资源数据:Update = PUT https://example.com/path/{resourceType}/{id}

删除资源数据:Delete = DELETE https://example.com/path/{resourceType}/{id}

查找资源数据:Search = GET https://example.com/path/{resourceType}? search parameters

获取资源历史数据:History = GET https://example.com/path/{resourceType}/{id}/_history

资源交互:Transaction = POST https://example.com/path/(POST a tranasction bundle to the system)

资源其他操作:Operation = GET https://example.com/path/{resourceType}/{id}/$ {opname}

除上述基本的交互行为外,FHIR 标准还规定了 RESTful API 之外的其他交换方式,包括将一组资源组成文档或消息进行交换,或用其他形式的服务类型进行交换。

当然,在交互的过程中需要遵守一定的规则,批处理规则和事务处理规则。批处理和事务交互提交一系列行为,以在单个 HTTP 请求或响应的服务器上执行。作为批处理交互,不同条目之间不应该有相互依赖性,某一条目的成功或失败不应该改变其他资源内容的成败。服务器应该对这种情况进行验证。注意尽管处理顺序不应该影响已给的规则,但服务器会以同一顺序进行批处理操作作为规定的交易。作为事务处理,服务器会接受所有的行为并返回一个 200 型应答或拒绝所有的资源并返回一个 HTTP 400 或 500 型应答。如果提交的行为包中没有资源并不表示出现了错误,交互的结果并不是取决于交互中资源的顺序,一个资源只能在交互中出现一次。在事务处理中行为的处理有一个顺序:①处理任何删除(DELETE)交互;②处理任何后组式(POST)交互;③处理任何放置(PUT)交互;④处理任何获取(GET)交互。如果任何资源识别(包括从任何更新或删除条件中解决身份识别)重复 1—3 步,则交互失败。

四、HL7 FHIR 标准总结

FHIR 标准自 2011 年提出到现在走过了 8 年的时间。目前的版本(2018 年 12 月)是 Release 4(R4 正式版)。因为其采用了网络时代普遍应用的 REST 服务技术路线和资源,选择了开发人员熟悉的 XML 和 JSON 作为数据格式,在标准开发上遵循首先完成每个资源的基本数据属性及关系,实际应用中的特殊需要通过扩展机制予以支持的原则,并且强调标准的应用性,因此从一出现就得到了众多关注和大量的试验性应用。经过 8 年多的发展,以 FHIR 为基础的大量的医疗和移动医疗软件呈快速增长趋势,FHIR 也不断走向成熟,2018 年 12 月发布的 FHIR R4 正式版,为 FHIR 的广泛应用奠定了坚实的基础。

(李敬东)

参 考 文 献

[1]　Health Level Seven International Official Suite [EB/OL]. (2007-01-01)[2020-5-1]. http://hl7.org.

[2] About HL7［EB/OL］.（2007-01-01）［2020-5-1］. http：//www. hl7. org/about/index. cfm？ ref＝common.

[3] OSI model［EB/OL］.（2007-01-01）［2020-5-1］. https：//en. wikipedia. org/wiki/OSI_model.

[4] Introduction to HL7 Standards［EB/OL］.（2007-01-01）［2020-5-1］. http：//www. hl7. org/implement/standards/index. cfm？ ref＝nav.

[5] HL7 FHIR R4［EB/OL］.（2019-11-01）［2020-5-1］. https：//www. hl7. org/fhir/index. html.

[6] HL7 Version 3 Standard：Transport Specifications-MLLP［EB/OL］.（2011-11-01）［2020-5-1］. http：//www. hl7. org/implement/standards/product_brief. cfm？ product_id＝55.

[7] HL7 Version 3 Product Suite［EB/OL］.（2017-01-30）［2020-5-1］. http：//www. hl7. org/implement/standards/product_brief. cfm？ product_id＝186.

[8] HL7 Reference Information Model（RIM）［EB/OL］.（2007-01-01）［2020-5-1］. http：//www. hl7. org/implement/standards/rim. cfm？ ref＝nav.

[9] HL7 CDA R2［EB/OL］.（2010-06-24）［2020-5-1］. http：//www. hl7. org/implement/standards/product_brief. cfm？ product_id＝7.

[10] ISO HL7 CDA 标准［EB/OL］.（2012-10-01）［2020-5-1］. http：//www. iso. org/iso/home/store/catalogue_tc/catalogue_detail. htm？ csnumber＝44429.

[11] HL7 Development Framework（HDF）［EB/OL］.［2020-5-1］. http：//www. hl7. org/search/viewSearchResult. cfm？ search_id＝1175668&search_result_url＝% 2Fdocumentcenter% 2Fpublic% 2Fwg% 2Fmnm% 2Fhdf% 5Fworkproduct% 2FHDF%5FPDF%2Ezip.

[12] HL7 CDA R2 IHE Health Story Consolidation［EB/OL］.（2012-07-01）［2020-5-1］. http：//www. hl7. org/documentcenter/private/standards/cda/CDAR2_IG_IHE_CONSOL_DSTU_R1dot1_2012JUL. zip.

[13] FHIR R4［EB/OL］.（2019-11-01）［2020-5-1］. http：//hl7. org/fhir/.

第九章 CDA

CDA 作为 HL7 V3 的一个精细信息模型（RMIM），在世界许多国家得到广泛应用。在国内，基于 CDA 的两个卫生行业标准 WST483-2016《健康档案共享文档规范》和 WST500-2016《电子病历共享文档规范》，在医疗卫生文档的交换共享和互联互通中起到重要作用。

本章第一节概要介绍 HL7 临床文档架构（CDA）的概念、定义和特点等基本概念。第二节和第三节介绍 RMIM 模型和数据类型等 CDA 的核心内容，帮助读者了解和掌握 CDA 结构原理与信息表达。第四节介绍 CDA 本地化后的共享文档规范，阐述了国内共享文档规范的形成背景、依据和方法等，使读者在充分了解国内共享文档规范产生过程的基础上，能够正确使用共享文档规范。

第一节 概　　述

一、CDA 定义

HL7 临床文档结构（CDA）是一种指定文档语义和固定结构的文档标准，它以实现文档的交换为目的，并且基于此构建的临床文档都能够在网络中传输。CDA 是基于 XML 技术的临床文档标准，它是由 HL7 组织发布的。

CDA 是 HL7 V3 标准集的一部分，是基于 XML 的临床文档的标准，规范临床文档的标准化。CDA 的研究范围是临床文档的交换标记，其他的临床文档内容不在本规范以内。CDA 文档可管理、可支持认证，具有兼容性、完整性，并且支持不同可读性文档的交换。

CDA 标准的创建是为了支持处理大量信息交换的应用系统，为了支持在不同技术水平的医疗机构之间可以交换可读性文档，提供无关于传输和存储机制的患者临床文档的标准。为了达到这个目标，需要遵循一定的设计原则，由于 CDA 是采用 XML 技术编码并且可以用在 HL7 消息中进行传输，所以临床文档结构在设计上需要和 HL7 RIM 和 XML 兼容，并且要使得此结构在交换所需的文档结构和内容中利用最小的限制，同时要充分考虑到这个文档结构的升级能力，以适应未来更好的标记[1]。

二、CDA 特点

临床文档能在不同时间或距离的医疗服务提供者之间沟通相关的临床信息,并支持遵守当地政策、法规和法律。支持这些功能的关键特性是可靠性和完整性。首先,临床文档必须可信才能有效,这意味着它通常是由一个受信任的权威机构制作,且本身提供的是一份可信的医疗记录。其次,临床文档应是不遗漏重要细节的完整医疗记录,在撰写临床文档时,对其相关或重要内容的判断须由提供这些文件的可信机构作出。这些功能特点相互交织,如果文件不完整,则很难提供可靠和符合要求的医疗文档。同样,不完整或不可信的文档也可能导致沟通失败,从而对患者造成伤害。这决定了 CDA 标准下临床文档的几个基本特征,即持续性、可操作、可鉴定、整体性、可读性。

一份临床文档就相当于是一个讲述如何为患者提供照护的故事。因此,它在时间、空间和必要的人物角色上都应有特定的设置,以便读者能够理解所记录的内容。这些内容组成了与临床信息相关的背景,也决定了临床文档的特定语境,包括:文档标识符、与文档有关的日期和时间、文档类型、文档作者、合法身份、接受照护的患者、临床问诊及处置、既往被替换或修改的文档、文档信息的预期接收者、文档中所包含信息的来源、医疗执行者。这些信息存储在 CDA 文档头中,为文档主体所包含的内容提供了必备信息限定,同时也是支持文档检索的一个重要基础。利用配套的 HIE 组件,存储在信息检索系统中的临床文档可以通过一个(通常是多个)背景信息进行索引。纸质文件根据文件的日期和所涉及的患者来归档。

(一) 持续性

根据 CDA 标准,持续性是临床文档的一个重要特征,即"在当地法规限定的一段时间内,以不变的状态持续存在"。当地政策、法律法规要求医疗服务提供者和机构保留在特定时间段内所提供医疗服务的文档。这些时间期限可能会很长,例如患者生命周期加 7 年。基于此,CDA 标准需要采用特定版本的 HL7 RIM、数据类型、术语库以及与 CDA 标准兼容的 XML 实施技术指南。当然,在对需求的理解随时间发生改变时,以上标准也要同步更新和维护,以确保对符合 CDA 标准的临床文件解释保持一致。

(二) 可操作

临床文档"由被委托的机构保管",意味着该机构能产生临床文档原件,甚至是在临床文档创建多年之后。机构在文档完成很久后仍能提供其原件的能力,有助于保持文档的可依从性及可信性,并确保在患者离院后仍能进行沟通。CDA 的格式要求在创建文档时要记录管理机构的名称,随着时间推移,机构可能会发生合并、分离或出售等情况,但 CDA 不要求在文档中记录和维护机构变更历史,相反会默认最初的管理者能够找到任何保留原始文档的后续机构。对于文档管理者,CDA 标准不允许个人担任,只允许机构来承担。

(三) 可鉴定

临床文档的可鉴定是指其记录或证明相关法律责任人签名的能力。这种法律认证证明了临床信息的完整性和准确性,使其内容更具可信度。临床文档通常由临床医生签署,临床医生不仅对文档内容负责,还要对记录在文档中的医疗行为承担法律责任。当然,能够合法签署文档并不意味着签署人就是文档作者或创建者。例如,心电图仪可以创建包含患者心电图数据的文档,签名的临床医生可能只需按下一个按钮,输入密码签名即可。这种情况下很少涉及作者,但文档上临床医生的签名却包含了大量法律责任。临床文档也可能有不同类型的签名,例如有些签名只表明文档内容是在其编写文档时显示的;另一些签名则证明文档内容的真实性、正确性和完整性,需要承担相应的法律责任。总之,CDA 标准支持在文档中记录不同类型身份的能力,并能区分合法身份(对文件内容承担法律责任的人)和其他身份。

(四) 完整性

临床文档记录的不仅是有关个人的事实和假设汇总,其中的每句话之间都有着息息相关的联系。例如,文档中表明患者服用了某种药物,那么关于药物的描述就是很重要的,但如果不去查看特定的诊断或已知的药物过敏史等,就不能完全理解为何要这么做。因此,临床文档在法律上被认为是完整的信息单位,它所包含的信息要在整体的上下文中来理解。

（五）可读性

临床文档的目的是在医疗保健提供者之间交流信息。医疗服务提供者是人类，所以临床文档必须是人类可读的。这就意味着临床文档内容必须要以某种特定方式来呈现，以便于人类阅读。可以通过使用特殊格式（如文字处理器）的独立应用程序来实现，也可以通过 CDA 标准中定义的叙述格式来实现。同时，CDA 标准必须能支持丰富的多媒体内容显示。在现实中，医疗保健提供者查看图表和图片的频率与阅读文本几乎一样高。实际上，标准所支持的多媒体内容要比纸质文档内容丰富得多，包括音频、视频、波形信息以及叙事文本等。

三、CDA 文档结构

CDA 文档是基于可扩展标记语言（XML）实现的三级架构，每个层级通过 XML 结构（XSD）定义。整个 CDA 文档主要包括文档头和文档体两部分。文档头设置临床文档的背景信息，包含文档书写时间、作者、所属机构、涉及的患者以及问诊、观察等医疗服务。文档主体包含人类可读的叙述文本，意即系统要以一种人能理解的方式来呈现医疗文本。当然，这并不意味着文件本身必须是一种人类不借助某些应用程序就能理解的形式[2]。

一个 CDA 文档由一个文档头（CDA Header）和一个文档体（CDA Body）组成。

1. 文档头　确定了文档的分类，提供了文档信息、受访数据、服务提供者和服务接受者等。①文档信息：标识了文档，定义了机密性状态，描述了与其他文档或单据间的关系，在电子病历系统应用中主要表现为电子病历的类别、病案号、管理机构等信息；②受访数据：描述了文档受访开始，在电子病历系统应用中主要表现为疾病的描述，例如主诉、病史、诊断、诊疗计划等；③服务提供者：包括了鉴别文档人的信息、获取文档拷贝人的信息、文档生成者和录入者信息等，在电子病历系统应用中主要表现为主治医生信息、记录医生信息、审核人信息；④服务接受者：包括患者、其他有意义的参与者和那些可能产生部分内容的设备，在电子病历系统应用中主要表现为患者信息、患者家属信息、检查设备信息等。

2. CDA 文档体　CDA 文档体中所包括的是患者在诊疗过程中产生的详细的诊断报告，它可以用自由化文本来表述，也可以由结构化体（structured body）组成。

CDA 文档结构如图 9-1 所示，结构化的 CDA 文档体由多个递归并可嵌套的文档节（section）组成，每个文档节都包含一个自由化文本的叙述块（narrative block）和不限数量的 CDA 文档条目（entry），在 CDA 文档条目中还可以包含外部引用及多媒体信息[3]。

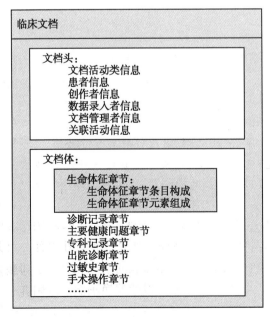

图 9-1　CDA 文档结构

CDA Level 的建立是为了区分一个交换内容中的临床文档可以被计算机处理的程度。第一级（Level 1）：CDA 实例需要满足 CDA R2 标准的校验需求，不强制使用任何文档条目和文档节元素。第二级（Level 2）：在第一级基础上，指定需要强制使用文档节元素。第三级（Level 3）：在第二级基础上，指定需要强制使用文档条目元素。

（一）HL7 CDA 文档头

CDA 文档头的目的是要将文档看作一个整体来设置内容，使临床文档在机构内部和之间进行交换，不仅方便了临床文档管理，还简化了将患者临床文档的信息录入其终身电子记录的过程。

CDA 文档由<ClinicalDocument>开始，以</ClinicalDocument>结束，中间包括文档头和文档主体。文档头处于<ClinicalDocument>和<StructuredBody>之间，对文档进行标识和分类，其中包含鉴定、就诊、患者和服务提供者的相关信息。

（二）HL7 CDA 文档体

1. 非结构化的文档体　CDA 中的<NonXMLBody>容器包含一个非 XML 格式的文本文档体。CDA<NonXMLBody>不是编码数据类型,它是仅用于参考存贮在 CDA Level 1 文档外部的数据的。要在 XML 文档中合并 non-xml 数据,需要一个能识别 MIME 多媒体文件类型的工具。

2. 结构化的文档体　CDA<Structuredbody>出现在<component>元素中。所有 CDA 文档都要么有一个<Structuredbody>元素,要么有一个<NonXMLBody>数据段。<Structuredbody>包含一个或多个<section>元素。<Structuredbody>有一个可选的局部标识、一套可选的机密性状态标记,还有一个可选的生产源。人类语言字符集是由 xml:lang 属性指定的。

3. 结构化的文档节　<section>是一个可以包裹其他容器的容器。一个<section>可以在<Structuredbody>中出现,也可以在另一个<section>中嵌套出现。<section>有一个可选的<caption>元素,接着是嵌套的<section>元素和结构,最后是可选可重复的<entry>元素。每个<section>有一个可选的局部标识,一个可选的机密性状态标志,一个可选的生产源。人类语言字符集是由 xml:lang 属性指定的。

CDA<caption>是一个容器的标签。<caption>元素可以在<section><paragraph><list><item>或<table>元素中出现。<caption>元素包含纯文本或链接,也可以用<caption. style Code>元素来编码。<caption. style Code>是可选的,不可重复的,必须在<caption>的第一个元素位置出现。<caption. style Code>的词汇域文档节类型域是由 LOINC 外部定义的。

4. 编码的数据项　CDA<entry>插入 HL7 认可的编码方案进 CDA 文档。当没有 HL7 认可的编码值存在时,可定义局部的编码。<entry>在 CDA Level 1 中可以自由使用,其主要目的是便于文档索引、查找和修补,也提供了一个插入局部意义的编码的标准协定。<entry>可以出现在的<section>、<content>或表格单元<td>中。一个<entry>包含一个可选的实例标识<entry. id>,一个值定义为 HL7 概念描述数据类型的<entry. value>。每个<entry>有一个可选的局部标识,一个可选的机密性状态标志和一个生产源。<entry. value>元素可以明确地参考一个文档内部的其他支持的代码。这个过程包括:①给包裹需要参考的文本的元素指派一个 XML ID 属性;②CD 数据类型的源文本属性 originalText)参考到适当的 ID 属性;③<entry. value>元素可定位在文档的任何合法位置。

第二节　CDA RMIM 模型

一、HL7 CDA 沿革

HL7 组织起源于 1987 年,1997 年 6 月成为 ANSI 授权的标准发展组织(SDO),致力于发展医疗领域电子信息的交换标准。

HL7 V3 版本采用了面向对象的开发方法,构建了 RIM 参考信息模型,解决了 2. X 版本存在的没有统一的开发方法、难以向前兼容,以及缺乏语义限制等问题。相比于 2. X 版本的平面报文结构,V3 版本充分利用了 XML 语言易于对文档和报文进行结构化的功能,采用 XML 语言对报文进行编制,清晰地表达出报文信息的树状结构。同时,V3 的开发极大地减少了存在于 V2. X 规范和使用中的许多含混不清、不确定的、容易产生歧义的方面,而降低理解上的歧义就是提高互操作性,提高互操作性就是增加信息的共享性,这正是 V3 版本得以开发的主要推动力。

HL7 RIM 是基于对象的模型,以对象类的描述为中心。它独立于电子报文结构,为所有产生 HL7 报文的数据内容提供了精确和详细的语境和定义,从而保证所有信息在概念、词汇上的一致性[4]。

HL7 V3 标准开发的基础是:①正式的面向对象的设计方法;②特别强调使用受控的词汇;③使用 XML 作为标准的报文传输格式。HL7 的开发方法有两代,第一代是报文开发框架;第二代是 HL7 开发框架。HDF 框架目前已经定稿,它尽可能地使用了 UML 建模,当 UML 不能满足时,HL7 进行了扩展。

设计 HL7 V3 标准所用到的方法有:用例分析和信息分析。用例分析用于识别一个项目或工件试图支持的完整的场景,用于为域主题捕捉业务需求,识别出行为者(Actors),通过创建故事板(Story Board)来表达系统之间应当怎样交互才能满足具体的需求。信息分析是发现和定义医疗业务过程中重要的静态语法和语义关系,包括该业务过程中所需要的责任参与方或实体,以及各种数据元素或结构。每个项目的语义也得以定义,在进行详细的信息规范设计之前,HDF 使用领域分析模型(DAMs)在一个较高水平上图示信息的需求。受限制的信息建模是提供详细的上下文明确限制的信息模型,这些信息模型具有不同的上下文具体性水平,HDF 称所有这些产出的模型为受限制的信息模型(CIMs),也就是 MDF 所称的领域报文信息模型(DMIMs)和精选报文信息模型(RMIMs),它们是通过对模型进行精选,一直到达到叶子水平,也就是到达一个报文或一个文档的定义。精选就是把词汇限制到适用于给定报文的概念上,最大程度地消除含混性,收紧数据类型,提供上下文明确的定义,并只为模型选用那些在一个具体的交互中将用于交换的对象,尽可能多地删除可选项。

　　HL7 V3 的报文模型以三种相互补充的表达形式,即 RMIM、HMD、XMLschema,来表现某个具体的报文类型或文档类型的信息需求。HL7CDA 的信息需求就是以这三种形式进行表达的,分别是名为 L-POCD_RM000040. gif 的 RMIM 图、名为 POCD_HD000040. xsl 的 HMD 表和 POCD_MT000040. xsd 的 XMLschema。它们之间的关系如图 9-2 所示。

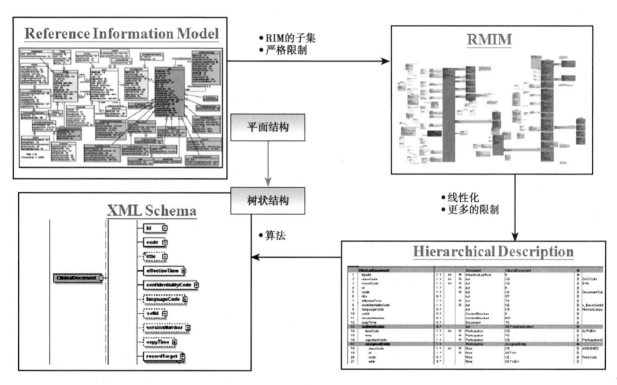

图 9-2　CDA RMIM 与 HMD、Schema 的关系图

二、R-MIM 模型

　　CDA 是 HL7 的标准之一,用来定义电子临床文档的结构。HL7 V3 CDA,即临床文档架构,截至目前共有两个版本,其中 HL7 临床文档架构第 1 版(Clinical Document Architecture,Release One,CDA R1)是美国标准局(ANSI)于 2000 年 11 月批准的 HL7 标准,也是用 HL7 RIM 描述和表达的第一个规范。2005 年 5 月,HL7 临床文档架构第 2 版(Clinical Document Architecture,Release Two,CDA R2)被 ANSI 批准为新的 HL7 标准。

　　CDA R1 与 CDA R2 相同的地方是临床文档都具有文档头(header)和文档体(body)两个基本部分。文档头用于对文档的标识和分类,并且提供认证、接诊、患者和其他相关人员(机构)的基本信息。文档体用于说明文档内容。文档内容由节(sections)构成,每节用标准词汇进行描述。CDA R1 与 CDA R2

的主要区别是 CDA R1 中只有文档头受 HL7 RIM 的约束,但在 CDA R2 中,文档头和文档体都受 HL7 RIM 的约束。

临床文档的内容是由 RIM 所定义的,而不是由 CDA 所定义的。CDA 只标准化在交换文档时所需的结构和语义,不定义文档的内容。一份 CDA 文档可以用来提供出院小结、会诊记录、实验室检验结果报告、影像检查结果报告,即任何带签章的、包含患者临床信息的文档。

R-MIM 是带有注释的一个或一组消息的信息内容细节。R-MIM 的内容是为明确的主题领域从 D-MIM 中提取出来的。R-MIM 可能包括所选的类克隆,它带有消息来源的细节。R-MIM 表达了一个或多个层次消息描述(HMD)的信息内容,它源自 R-MIM 入口点标示的根类[5]。

CDA R2 的 RMIM 如文后彩图 9-3 所示,其中 CDA Header 是该模型定义的文档头,CDA Body、Section 和 Narrative Block 是文档体、文档段及文本描述的部分,CDA Entries 是结构化文档中可供计算机识别的与文档体中对应的条目,而 Ext'l Refs 指所参照的外部动作(act)的信息。

第三节 数 据 类 型

一、数据类型概述

数据类型是通信中最基本的组件,CDA 标准中使用的数据类型由 HL7 V3 数据规范定义,该规范被描述为抽象规范,因为它定义了可以在数据类型上执行的属性、语义和操作,而不是具体的计算表示。XML 更详细地描述了这些数据类型在 XML 中的表示,CDA 2.0 标准版中包含了实现技术规范。该规范使这些数据类型的实现更加具体,并指示了如何传输信息。文后彩图 9-4 显示了 HL7 V3 数据类型的层次结构,以及相关的细分内容。

ANY 数据类型是所有 HL7 数据类型的根。数量数据类型是所有数值数据类型的根。布尔值有两种形式,支持未知值的 BL 数据类型和不支持未知值的布尔值或 BN 数据类型。

封装数据(ED)数据类型支持在 CDA 中包含多媒体内容。在封装的数据类型中发现的比特流表示为文本、XML 或文本中的 base-64 编码内容。元素中的 CDA 元素使用具有固定媒体类型和 XML 表示的 ED 数据类型。字符串(ST)受 ED 数据类型的约束。

名称和地址可以混合使用文本和 XML 元素。一个地址可以使用超过 25 个不同的部分,但通常只使用 6 个。名称部分可以以任何顺序出现。标识符有一个确保唯一性的部分(在根 XML 属性中找到)和一个可选的部分(在 extension XML 属性中找到),可以在必要时用于表示标识符的其余部分。ISO 对象标识符(oid)是表示根 XML 属性的首选形式,但也允许使用通用唯一标识符(uuid)。所有类型的电信地址都使用 url 表示。如果没有关于未知电信地址含义的贸易伙伴协议,就不能表示特定类型的未知电信地址。

编码是 HL7 参考信息模型的一个基本特征。编码系统是一组代码的集合,这些代码标识由组织维护的离散概念。使用后协调允许使用更简单的概念来描述复杂的概念。编码系统可以表示有限或无限的概念集。值集是一组代码,可能来自多个代码系统,可以通过列出其中的代码或通过算法描述应该显示哪些代码来定义。

代码在由编码系统定义的概念空间中标识独特的概念。HL7 使用 OID 标识编码系统。概念描述符(CD)数据类型表示一个概念,它可以在编码系统中包含一个代码、描述该概念的原始文本、一些改进原始概念的代码(称为限定符),以及对其他编码系统的转换。所有不同的编码数据类型都源自概念描述符(CD)数据类型。

时间戳以 YYYYMMDDhhmmss 的形式出现。其中每个字母都是一个数字。时间戳的组件按从最重要到最不重要的顺序排列。时间戳的长度决定了它的精度。IVL_TS 数据类型与 HL7 V3 数据类型中的其他区间类似。比较区间需要注意,因为在比较中没有考虑区间边界的精度。PIVL_TS 数据类型允许指定"类脉冲"波形。周期间隔的制度化指定组件(PIVL_TS)以重要的方式影响如何解释它。基于事件的间隔可以使用 EIVL_TS 数据类型根据睡眠和进食时间指定。

集合、列表和包都是可以与许多 HL7 数据类型一起使用的不同类型的集合。集合不允许重复,可以指定连续或不连续范围,interval 数据类型允许创建连续范围,也是一个集合。可以通过使用各种不同的集合操作来创建集合。列表是有序的,并且允许复制内容。包是无序的,可以重复内容。

二、基础数据

(一) ANY

所有 HL7 V3 数据类型的属性都来自 ANY。所有数据类型的通用特性都可以在这实现。例如,几乎所有 HL7 数据类型都可以说该值是未知的,此属性通过 ANY 数据类型在 CDA 模式中实现。具有单根层次结构的数据类型,允许 CDA XML 中的元素支持任何任意选择的 HL7 数据类型。对患者的观察可以采用任何不同的数据类型。在指定观察类型之前,数据类型是未知的,因此 CDA <observation>的<value>元素被指定为 ANY 这种类型。

(二) 布尔

通常在编程语言中只有一种布尔数据类型。但是,由于使用了 null 格式,HL7 比大多数其他语言有更多的含义。一个典型的布尔值可以有两个非异常值中的一个。HL7 版本 3 使用值"true"和"false"表示两种常见情况。HL7 有两种不同的布尔数据类型,下面将对它们进行详细描述。

1. BL Boolean　普通布尔数据类型有两个非异常值:true 和 false。它还可以表示 null 的各种形式。BL 数据类型用于<entryRelationship>和<reference>元素中的<separatableInd>元素、<language ecomcommunication>元素中的<preferenceInd>元素,以及<supply>元素中的<independent dentind >元素。

2. BN BooleanNonNull　BooleanNonNull 数据类型稍微传统一些,它只能表示 true 或 false,而不允许取空值"null"。

(三) 数量

在 CDA 文档中,数量最常用于报告临床观察中的数值测量。数量是数字形式的,也可以有与它们相关联的度量单位(常见)或货币面额(罕见)。CDA 文档中发现的大多数数量将出现在与临床陈述相关的观察(<观察>)、参考范围(<观察范围>)或前提条件(<前提>)中的<值>元素中。此外,数量还可以以报告列表中项目的序号(数字位置)出现在 CDA 模式的其他一些地方。这些数量将始终使用整数数据类型。

三、文本及多媒体数据

(一) 二进制

二进制(BIN binary)数据类型是原始位的集合。HL7 在概念上将其视为一个 BooleanNonNull 值列表。二进制数据的空流被认为是异常值(null)。二进制数据类型是一种抽象数据类型,意味着该数据类型不能在 CDA 文档中使用。

(二) 封装数据

封装数据(encapsulated data,ED)是 HL7 以非 HL7 定义的格式传输数据的方式。这种数据类型可以包括图像、视频、音频、波形、遗传序列、多媒体等。封装的数据可以以两种方式之一出现在 CDA 中:被引用(通过 URL),或者直接合并到 CDA 文档中。

ED 数据类型最常用的是在 CDA 文档的<section>元素或各种临床陈述元素中找到的<text>元素。CDA 文档的<observationMedia>元素的<value>元素中也放置了封装好的数据,用于存储与临床文档相关的多媒体数据。它也可以出现在<observation>的<value>元素中,用于存储多媒体数据,如以标准(但非hl7)格式存储的基因组序列,也可以出现在临床陈述的<text>元素和编码数据的<originalText>元素中。

(三) 字符串

字符串(ST string)数据类型可能是最容易理解的,它编码简单的文本数据。该数据类型在 HL7 数据类型中表示为 ED 数据类型的约束。陈述和媒体类型的 XML 属性分别固定为 TXT 值和 text/plain

值。这些简单的文本字符串没有引用、完整性检查或缩略图,使用 language XML 属性处理 ED 数据类型,不需要记录字符集信息,因为文本是使用 CDA 文档的 XML 声明中指定的字符集合并到 XML 文档中的。

四、人口学数据

CDA 提供了九种不同的数据类型来记录通常认为的人口统计数据,包括地址部分、地址、名称部分、实体名称、机构名称、个人、俗名、实例标识器和通信端点。

(一) 地址部分

可以将邮政地址解析为不同部分的集合。每个部分都在一定程度上确定了地理或政治边界。CDA 标准支持识别邮政地址的 25 个不同部分,包括房屋或建筑编号、街道方向指示、邮政信箱号和公寓号等部分。CDA 文档中很少使用这些更详细的地址部分。

(二) 地址

地址数据类型用于记录邮政地址。它们被建模为不同层次上的地理或政治边界的集合,用于投递邮件或包裹。CDA 标准将地址视为地址部分元素的任意列表和文本。这种文本和元素的混合被 XML 标准称为混合内容模型。

根据 XML 模式,<addr>元素的每个不同部分可以根据需要出现多次。但是,地址有两个<state>或<postalCode>元素是没有意义的。其他几个元素也是如此。除了 streetAddressLine>或<deliveryAddress-Line>元素外,几乎所有组件都应只出现一次。

(三) 名称部分

名称可以解析为不同部分的集合,就像地址一样。实体名称部件数据类型支持名称的这些不同部分的表示。HL7 将名称分为 3 种类型:人员、组织和其他(包括位置)。人名被解析为前缀、后缀、名、姓和分隔符。机构名称可以有前缀或后缀(如 Inc 或 BV)和分隔符。地方和事物的名称没有不同部分。

(四) 实体名称

名词是人、地方或事物。实体是名词的另一种说法。实体名称数据类型的存在是为了提供各种名词的名称。它支持以单一数据类型表示机构、人员、位置或事物名称。实体名称是以下机构名称、人员名称和常用名称派生的数据类型。此数据类型仅在 CDA 中用于命名药物或其他材料。EN 数据类型是 ENXP 数据元素的列表,类似于<addr>使用混合内容模型来包含数据。

(五) 机构名称

机构名称是表示机构名称的<前缀>、<后缀>、<分隔符>和文本部分的列表。通常出现在机构名称中的后缀是缩写或首字母缩写,如 LLC、Inc 或 Gmbh。组织名称通常在 CDA 文档中表示,而不需要将组织名称解析为单独的部分。多数 CDA 实现不使用带有机构名称的前缀或后缀。

(六) 人名

人名是<prefix><given><family><suffix>和<delimiter>元素及文本的列表。PN 数据类型存在于<assignedPerson><associatedPerson><guardianPerson><informationreceiver><maintainingPerson><relatedPerson><playingEntity><specimenPlayingEntity>和<subject>元素的<name>元素中,PN 数据类型派生自 EN 数据类型,因此还支持该数据类型的 use 属性和<validTime>元素。

(七) 俗名

地点和事物的名字通常以俗名来命名,因为它们不像个人或机构名称那样能被分解成不同的部分。

(八) 实例标识器

标识数据类型用于对一个对象进行唯一的标识。Instance Identifier(Ⅱ)即实例标识器,它是个识别器,在一次注册时能够唯一地标识一个对象、东西或人。CDA 规范中广泛使用这种数据类型来标识人员、位置、事物、动作、角色等。Ⅱ 数据类型通常出现在 CDA 模式中的<id>元素中。它还用于<setId><templateId>和<typeId>元素。在某些情况下,CDA 标准允许使用标识符的集合(一组),因为使用不同标识符的不同机构可能知道的是相同事情。

（九）　通信地址

通信地址或端点指定如何使用通信设备与某人或某事联系,包括电话、传真机、电子邮件、网络、即时通讯等。所有通信地址都可以用 URI 表示。TEL 数据类型用于在各种实体和角色中找到的<telecom>元素,也出现在 ED 数据类型使用的<reference>元素中。

五、代码及词汇表数据

词汇表是 HL7 RIM 中的一个重要组成部分。HL7 V3 RIM 通常被描述为一种关于医疗保健的通信语言。如果 RIM 是一种语言,那么 V3 标准所使用的代码就是在不断发展的医疗保健领域赋予这种语言可扩展含义的词汇。随着新思想、新疾病和新疗法的发现,新的规范也会定期出台。CDA 中广泛使用代码来沟通问题、药物、过敏、程序和许多其他概念。使用代码在软件应用程序之间进行通信可以追溯到最早的计算机系统。它们执行的指令只是告诉计算机该做什么的代码。代码很短,有很好的定义意义。叙事文本需要更多的注意避免歧义。

（一）　概念

名词是一个人、一个地方、一件事或一个想法。代码用于标识这些不同的概念(concepts)。这个概念可能是非常离散的,就像特定的药物在特定的包装中含有特定的活性成分;也可能是非常宽泛的,描述了特定类别的疾病。编码系统使用不同的方法来定义由特定代码表示的概念边界,HL7 V3 词汇表为它们所表示的概念提供人类可读的定义;ICD-9-CM 和 ICD-10-CM 提供一组术语,用于确定概念是否包含在特定代码所表示的概念中,或排除在概念之外;LOINC 通过描述被测量的(通常是化学)成分、被分析的物质、测量产生的数据类型、用于生成结果的特定实验室方法以及完全定义代码的许多其他属性来描述实验室测试;SNOMED CT 为概念提供许多首选和可选的术语(同义词),并使用概念在代码层次结构中的位置来定义概念含义;UCUM 使用数学规则来定义其编码概念的含义。

（二）　编码

代码标识编码系统中的唯一概念。多个代码可能代表相同的概念,但在编码系统中很少使用。代码可以是不透明的标识符,这意味着代码值本身没有人类可解释的结构。SNOMED CT 和 UMLS 使用不透明标识符。这些类型的编码系统需要某种人工接口来为概念选择合适的代码。一些机构为这些编码系统开发接口词汇表,提供易于理解和容易记住的短语来定位代码。代码也可以有一个可解释的结构。ICD-9-CM 和 ICD-10-CM 编码系统是分层组织的。代码具有不同的可识别块,使人们更容易记住代码值。由于编码系统的结构,编码人员通常可以使用 ICD-9-CM 编码多个临床文档而不需要查找任何编码。编码系统的结构即其人机界面。

（三）　编码系统

编码系统是一组代码,可以是简单的术语列表,彼此之间没有明确的关联(如 LOINC);也可以在层次结构中组织(如 ICD-9-CM 和 ICD-10-CM)或通过各种不同的关系(如 SNOMED CT)组织。编码系统可以表示的概念数量可能是有限的长度(如 LOINC 和 ICD-9-CM),或通过后协调(如 SNOMED CT)或代码构造规则(如 UCUM)具有无限的长度。它可以有多个版本,编码的最佳实践表明,代码永远不会在不同版本中重用以表示不同的概念,但这一规则有时也会在某些编码系统(如 ICD-9-CM)中被打破。对于这样的编码系统,发送编码系统版本在通信中是很重要的,否则就不会搞清楚使用了代码的哪个定义。编码系统中的每个代码标识一个唯一概念。代码可以是原子的,表示单个简单概念;也可以表示由较小概念组成的复杂概念。

（四）　预处理和后处理

当单个代码表示概念的组合时,使用的是所谓的预处理。在其他情况下,几个代码可以以受控的方式一起使用来表示概念的组合。这种类型的编码称为后处理。编码系统可以包含带有不同代码的预处理概念,或者支持多个代码的后处理以表示一个复杂的概念,或两者兼而有之。一些编码系统是为了支持使用不同的代码组合来描述概念的不同属性而特意开发的。SNOMED CT 是一种支持后处理的编码系统。这些编码系统可以包含预处理概念来表达复杂的后处理概念。使用这些代码系统的 CDA 实现应该准备好处理这两个概念的表示。CDA 实现还应该考虑交换的业务规则是否应该允许或禁止使用这些替代表示。HL7 TERMINFO 规范对后处理 SNOMED CT 概念的使用提供了指导。其他常用的编码系统在单个代码中指定概念的所有细节,并可在单个代码中合并多个更简单的概念,例如 ICD-9-CM 中的糖尿病肾衰竭代码将这两个独立的概念合并到一个代码中,这是预处理的一个例子。

(五) 值集

值集是可能来自多个编码系统的代码集合,表示一组(通常)不同的概念。值集可以表示用于特定目的的编码系统的子集,通常用于约束实现指南中出现的合法值。通过枚举其中找到的每个代码来定义一个扩展值集。意向值集是通过提供规则(一种算法)来确定代码是否是该集的成员来定义的。意向值集可以是动态的,这意味着它生成的值集可以随底层代码系统的更新而变化;也可以是静态的,使用固定的代码系统版本。扩展值集总是静态的。在可能的情况下,应该从单个代码系统中提取值集。HL7 规范(包括 CDA)使用的值集由一个称为 OID 的唯一标识符标识,可以有多个版本。

六、日期及时间数据

(一) 时间戳

时间戳(time stamp,TS)即一个时间点。由于这是一个隐含的时间量,是任意选择的时间点,所以它是数量层次结构的一部分。HL7 标准没有定义要使用的历元日期,系统可以使用任何历元值,并仍可以正确地处理时间戳。HL7 时间戳数据类型的表示基于 ISO 8601 时间表示标准。这与其他时间表示标准中使用的标准是相同的。ISO 8601 标准允许标点符号分隔出现或不出现的时间戳部分。与 W3C Schema 数据类型等标准不同,这种数据类型的 HL7 不使用标点字符。时间戳数据类型记录 CDA 文档中通常命名为<time>或<effectiveTime>元素的值 XML 属性中的时间。

时间的表示 用两位数字分别表示世纪、世纪内的年、月、日、小时、分钟和秒。秒后面可以跟一个小数点和一个秒的小数部分。时间可以包括一个"+"或"-"符号,后面跟着最多 4 位数字,表示从通用协调时间(UTC)开始的以小时和分钟为单位的偏移量。时间戳仅限于时间戳部分的合法组合。

(二) 时间间隔

时间间隔(interval of time,IVL_TS)的数据类型通常用于记录某个观察或事件发生或打算发生的时间间隔。它最多使用以下任意两个组件指定。由于时间戳是一个物理量,CDA 模式中的 IVL_TS 类型对于前面提到的其他时间间隔遵循相同的规则。

(三) 周期性时间间隔

周期间隔的时间数据类型用于记录重复的周期事件。可以将这种数据类型视为脉冲波形的表示形式,例如药物通常是每天给药,一天几次(如一天三次)。周期性时间间隔(periodic interval of time,PIVL_TS)数据类型允许记录这些事件之间的周期。有些治疗需要在特定的时间内以给定的频率进行(如每周三次为 1 小时的 PT)。

(四) 事件相关的周期性时间间隔

事件相关的周期性时间间隔(event-related periodic interval of time,EIVL_TS)用于表示与吃饭和睡觉相关的周期性事件。

(五) 一般的时间规范

通用计时规范允许使用各种不同的集合操作(包括交叉、联合、差异和称为 hull 周期的复杂操作)将复杂的计时表示为一组时间间隔。周期性的 hull 操作本质上允许两个不同集合中的操作数对作为它们之间间隔的边界。几乎任何可以想象到的时间表都可以用这种方式表示,包括许多有效的无限长度。

(六) 药物使用时间数据类型

CDA 标准中上述时间数据类型最复杂的使用情况出现在描述给药频率时。< substanceAdministration>XML 元素使用 GTS 数据类型在<effectiveTime>元素中指定剂量频率。这意味着必须使用上述类型的组合来构建完整的表达式。

有许多方法可以使用 HL7 时间数据类型合法地完成这一任务,而基于 HL7 RIM 的信息系统将把它们视为相同的。然而,实际情况是系统很少处理这种复杂级别的管理时间安排。集成医疗企业建立了这样一个约定:计时将使用以下两种表示之一进行编码:表示单个管理事件的时间的单个时间戳;一种表示给药方案的开始和停止时间的间隔,与剂量频率相交,表示为周期性时间间隔(PIVL_TS)或事件相关的周期性时间间隔(EIVL_TS)。

七、聚集数据

HL7 抽象数据类型规范包括几种不同数据类型的抽象集合,包括包、集合和列表。这些收集数据类型可以与任何其他更简单的数据类型一起使用。与其他对象模型不同,HL7 集合类型不从 bag 集合类型派生集合或列表,即使集合和列表可以被认为是 bag 类型的专门化。CDA 很少直接使用这些集合类型(最常用的是 Set 集合类型),CDA 层次描述符的 Message 元素类型列是查找此信息的好地方。CDA 模式中定义的所有数据类型,包括各种集合类型,都可以出现在<observation>元素的<value>元素中。必须使用适当的 xsi:type 声明来使用这些类型。CDA 的大多数实现无须深入研究收集数据类型的细节就可以理解。其中的聚集数据类型只处理数量(包括时间戳)和编码概念,不处理多媒体、文本或人口统计数据类型。

关于使用聚集数据类型,比较困难的事情之一是确定在 CDA 模式中使用哪种类型来表示聚集组件。这是因为 datatypes.xsd 模式只定义了表示各种聚集类型所需的数据类型,而没有为更受约束的使用创建类型。例如,PQ 的一个区间可以表示单个物理量,也可以表示一系列物理量。因此,模式中定义了一种支持一组 PQ 区间(BXIT_IVL_PQ)的类型,但没有定义只支持一组 PQ 的类型。

(一) 包

一个包(BAG bag)是一个无序的项目集合,可以复制。在 XML 中,任何数据类型的包通常都是使用与包相关的数据类型,将其编写为项目序列。顺序并不重要,因此可以按不同的顺序将这些信息写出来,而不改变其含义。CDA 标准不直接使用 BAG 数据类型。可以使用 BXIT_CD 数据类型在<value>元素中使用代码包。由于所有编码数据类型都来自 CD,因此可以使用该类型创建包含更简单编码类型的包。物理量、整数或实数的包应该在数据类型中使用 BXIT_IVL_PQ 的 datatypes.xsd 模式。这是因为 IVL_PQ 也可以用来表示 PQ,而 PQ 足以表示实数或整数。这种类型足以表示信息,但不会将实现限制为通过模式使用 PQ、INT 或真实表示,必须使用其他技术应用这些限制。

(二) 集合

集合(set)是唯一项的无序集合,其中每个项可能不会重复。在 CDA XML 实例中,任何数据类型的集合通常都是使用与该集合相关联的数据类型作为项的序列编写的。像包一样,项目设置的顺序并不重要,因此信息可以以不同的顺序写出来,没有任何意义的变化。在 CDA 2.0 版本中,set 类型与地址、名称、标识符、通信地址以及大多数参与方和 act 关系一起使用,但这些是模式中的匿名类型。匿名类型是在模式中以不允许在其他地方重用的方式在本地定义的类型。但不妨碍在 CDA 实例中包含这些数据类型的集合,因为有些数据元素(如<observation>中的<value>元素)允许使用任何数据类型,只需重复<value>元素多次,并使用 set 成员类型(如 ADDR、PN、II、TEL 等)即可。set 集合类型也可以用于连续的范围(如实数或物理量)。CDA 中这种功能最常用的地方是出现通用时间规范(general timing specification,GTS),GTS 只是一组时间戳。集合可以通过各种集合操作创建,包括联合、差异和与另一个集合的交集。在 CDA 标准的 datatypes.xsd 模式中定义的各种 SXCM 类型,可用于创建代码、整数、实数、时间戳或物理量集。

(三) 间隔

间隔(IVL)是一个从一点到另一点的范围,另一种类型的集合也是。间隔只能用于 HL7 数据类型,这些数据类型表示数量,在数量型数据类中有详细的描述。

(四) 列表

列表(list)是可重复项的有序集合。在 XML 中,任何数据类型的列表都是按照适当的顺序使用与该列表相关联的数据类型以项目序列的形式编写的。由于顺序很重要,因此必须按照与原始顺序相同的顺序将此信息写回,以避免含义被更改。在 CDA 中,列表集合类型只出现在<regionOfInterest>元素中的<value>元素中。这些值用于指定图像上的坐标。但是,LIST 也可以用作<observation>元素中<value>的数据类型。HL7 定义了另外两种列表数据类型——生成的列表(GLIST)和抽样列表(SLIST)。GLIST数据类型通过算法生成一个列表,非常类似于许多编程语言中的 FOR 语句。采样列表允许使用原始输出传输来自采样设备(如连接到某个输入信号的模拟到数字信号转换器)的数据。

第四节　共享文档规范

一、共享文档概述

HL7 CDA 提供一个能够表达所有可能临床文档的通用架构,并不规定某一个具体业务文档的内容。同时由于国内外医疗过程本身的巨大差异,使得在实践中要利用 CDA 进行文档共享,必须对其进行本地化定制。

根据"十二五"全国卫生信息化建设发展规划与总体设计框架的要求,整合散布在不同医疗卫生服务机构、不同应用系统中的医疗卫生信息,以实现互联互通、信息共享,帮助提高医疗保健质量、降低成本以及减少医疗差错,进一步提升卫生管理与决策的水平。针对这一需求,研究制定以实现互联互通、信息共享为目的的卫生信息共享文档规范,不仅是卫生信息化工程的重要组成部分,也关系到整个卫生信息化建设的可持续健康发展。基于此,由原卫生部统计信息中心牵头,各标准承担单位通力配合,于2010 年 11 月组织开展《卫生信息共享文档规范》(以下简称《文档规范》)研制工作,全国各省卫生行政部门、有关业务单位以及来自医疗服务一线和 IT 企业的专家与技术骨干共同参加了项目研究。现已完成《文档规范》《电子病历共享文档规范》《健康档案共享文档规范》等。

二、制定方法和依据

《文档规范》是以满足医疗卫生机构之间互联互通、信息共享为目的的科学、规范的医疗信息记录,在结构上遵循作为文档规范编制总纲的《卫生信息共享文档编制规范》,并结合业务实际进行细化和应用落地。

本规范遵循 HL7 RIM 模型,引用了国际上已有的成熟文档架构标准 ISO/HL7 CDA R2 三层架构,同时结合我国医疗卫生业务需求,进行本土化约束和适当扩展,以适合我国卫生信息共享文档的共享与交换。

《文档规范》的编制研究正是借鉴国外成熟的通用架构,并在满足中国卫生信息共享实际需求前提下,以数据元和数据集来规范约束卫生信息共享文档中的数据元素,以模板库约束为手段来规范性描述卫生信息共享文档的具体业务内容,以值域代码为标准来规范性记载卫生信息共享文档的编码型数据元素,从而清晰展示了具体应用文档的业务语境以及数据单元之间的相互关系,支持更高层次的语义上的互联互通。

在具体业务文档开发上,采取急用先行的策略。另外,为解决共享文档开发过程急需的卫生信息开放系统互联对象标识问题,2012 年 7 月原卫生部统计信息中心向国家 OID 注册中心成功申请注册中国卫生信息开放系统互联(object identifier,OID),并在其下构建满足中国卫生信息共享需求的 OID 体系。具体而言,《文档规范》的研制坚持以下原则。

1. 目的性原则　根据医药卫生体制改革提出的"建立实用共享的医药卫生信息系统"总体要求,现阶段我国卫生信息共享文档规范制定的主要目的是满足医疗卫生机构之间互联互通、信息共享需要,实现以健康档案和电子病历为基础的区域医疗卫生服务协同。

2. 本地化原则　为实现与国际接轨、少走弯路,尽量借鉴、参照目前卫生信息领域已有的国际、国内普遍应用的成熟标准,并对其中不符合中国国情的有关标准内容增加适当的约束或限制条件,使其更好地满足我国卫生信息化建设的现实要求。

3. 创新性原则　对借鉴参考的标准中不适合我国现有卫生信息化建设实际需要的,要进行改造,并结合我国"中西医并重"的卫生工作方针和临床工作实际,制定适应中医、中西医结合需要的行业标准,应用成熟后再提升为国家标准。

三、共享文档规范

深化医改需要整合散布在不同医疗卫生机构、不同应用系统中的医疗卫生信息资源,推进信息标准化和公共服务信息平台建设,逐步实现互联互通、信息共享,以促进医疗保健质量提升、降低成本和减少医疗差错,进一步提升卫生管理与决策水平。当前,随着人口健康信息化建设全面推进和新技术快速发展与应用,全国各级各类卫生计生部门采集产生的电子健康档案、电子病历、全员人口信息等人口健康信息数据量越来越大,人口健康信息互联共享范围越来越广,利用人口健康信息服务群众健康需求也越来越多。

区域卫生信息平台建设规范性是人口健康信息共享和业务协同的重要支撑。标准是实现区域卫生信息平台互联互通、健康档案信息共享的基础,WS363、WS364、WS365 等标准已在数据语义层实现了标准化,统一、规范的信息共享文档是进一步实现信息传输与交换层标准化的有效手段。

本规范所确立的文档架构是针对卫生行业电子交换文档而制定的一套文档标记语言及规范,借鉴了国际上已有的成熟文档架构标准 ISO/HL7 CDA R2(Clinical Document Architecture R2)三层架构,同时结合我国医疗卫生实际,对 CDA R2 文档架构进行本土化约束和适当扩展,以适合和规范我国医疗卫生环境下的卫生信息共享文档的共享和交换。卫生信息共享文档作为本规范的关键概念,是指以满足医疗卫生服务机构互联互通、信息共享为目的的科学、规范的卫生信息记录,其以结构化的方式表达卫生业务共享信息内容,是对文档架构的具体化。其由文档头、文档体组成,其中文档体又由文档章节和文档条目组成。首先,结合中国卫生业务信息共享实际需要,构建可重用的章节模板和条目模板;其次,以城乡居民健康档案基本数据集和电子病历基本数据集等规范为基础,选择确定共享文档的章节、条目结合数据集的内容进一步规范约束共享文档的数据元素。模板构成,并将数据元素映射到共享文档的文档头、文档体中。

这一系列标准主要包括以下几个部分。

(一) 总则部分

《卫生信息共享文档规范 总则》内容包括引言、前言、范围、规范性引用文件、术语和定义、文档分类体系、文档架构规范(涉及文档架构、模板约束、文档等级)、业务文档制定的基本规则(涵盖中国卫生信息开放系统互联对象标识符设计与分配、文档信息模块与数据元素的约束性描述、数据元素的层次规范和值域规范)以及实际业务应用文档标准的内容结构设计。

同时,总则中还包括三个规范性附录,即卫生信息共享文档分类编码系统、中国卫生信息开放系统互联 OID 设计与分配表、扩展的中国卫生信息数据元值域 OID 分配表。四个资料性附录,即 ISO/HL7 CDA R2 文档结构、ISO/HL7 CDA R2 文档头、ISO/HL7 CDA R2 文档体、ISO/HL7 CDA R2 的层次结构说明。

(二) 健康档案共享文档规范

本规范以文档架构为依据来规范性说明健康档案共享文档的通用架构,通过模板库约束来规范性描述健康档案共享文档的具体业务内容,以城乡居民健康档案基本数据集为基础来规范性定义健康档案共享文档所包含的数据元素,以值域代码为标准来规范性记载健康档案共享文档的编码型数据元素。清晰展示了具体应用文档的业务语境以及数据单元之间的关联关系,支持更高层次的语义互联互通。

按照确定的总体技术路线和文档架构,分析梳理我国医疗卫生机构向信息共享、业务协同的实际需求,对《国家基本公共卫生服务规范(2011 年版)》的 19 张健康档案表单和《出生医学证明》及《死亡医学证明》的内容进行业务梳理与划分,形成若干个内容模块,进一步划分形成若干章节,构建可重用的章节模板和条目模板。在此基础上,以城乡居民健康档案基本数据集等规范为基础,选择确定共享文档的章节、条目,同时将数据集的内容映射到共享文档的文档头、文档体中,进一步规范约束共享文档的数据元素,从而生成具体的健康档案共享文档。

《健康档案共享文档规范》旨在借鉴国内外成功经验,建立起一套适合中国国情的、科学规范的健康档案共享文档规范,从而为卫生信息互联互通标准化成熟度测评提供数据标准支持,进一步提升区域卫生信息平台的建设质量。目前,已对5个省级平台、28个市(县)区域平台和30所医院平台开展的区域(医院)信息互联互通标准化成熟度测评试点示范工作表明,采用《健康档案共享文档规范》建设区域卫生信息平台,满足了各级各类医疗卫生机构信息传输与交换层面的规范、统一需求,实现了医疗卫生信息跨机构、跨区域交换与共享,有力促进人口健康信息共享和业务协同,提升信息化水平。

这一部分主要包括19个业务文档规范。

健康档案共享文档规范 第1部分:个人基本健康信息登记

健康档案共享文档规范 第2部分:出生医学证明

健康档案共享文档规范 第3部分:新生儿家庭访视

健康档案共享文档规范 第4部分:儿童健康体检

健康档案共享文档规范 第5部分:首次产前随访服务

健康档案共享文档规范 第6部分:产前随访服务

健康档案共享文档规范 第7部分:产后访视

健康档案共享文档规范 第8部分:产后42天健康体检

健康档案共享文档规范 第9部分:传染病报告

健康档案共享文档规范 第10部分:预防接种报告

健康档案共享文档规范 第11部分:死亡医学证明

健康档案共享文档规范 第12部分:高血压患者随访服务

健康档案共享文档规范 第13部分:2型糖尿病患者随访服务

健康档案共享文档规范 第14部分:重性精神疾病患者个人信息登记

健康档案共享文档规范 第15部分:重性精神病患者随访服务

健康档案共享文档规范 第16部分:成人健康体检

健康档案共享文档规范 第17部分:会诊记录

健康档案共享文档规范 第18部分:转诊记录

健康档案共享文档规范 第19部分:病历摘要

每一部分的内容涵盖引言、前言、规范性依据、术语与定义、文档内容构成、文档头规范、文档体规范及文档示例附录。

(三) 电子病历共享文档规范

《电子病历共享文档规范》旨在借鉴国内外成功经验,建立起一套适合中国国情的、科学规范的电子病历共享文档规范,从而为卫生信息互联互通标准化成熟度测评提供数据标准支持,进一步提升区域卫生平台的建设质量。目前,已在13个省份的17个区域、19家医院开展的区域(医院)信息互联互通标准化成熟度测评试点示范工作表明,采用《电子病历共享文档规范》建设医院信息平台,满足了各级各类医院信息传输与交换层面的规范、统一需求,实现了医院信息跨机构、跨区域交换与共享,有力促进了人口健康信息共享和业务协同。

这一部分主要包括53个业务文档规范:

WS/T 500.1-2016 电子病历共享文档规范 第1部分:病历概要

WS/T 500.2-2016 电子病历共享文档规范 第2部分:门(急)诊病历

WS/T 500.3-2016 电子病历共享文档规范 第3部分:急诊留观病历

WS/T 500.4-2016 电子病历共享文档规范 第4部分:西药处方

WS/T 500.5-2016 电子病历共享文档规范 第5部分:中药处方

WS/T 500.6-2016 电子病历共享文档规范 第6部分:检查报告

WS/T 500.7-2016 电子病历共享文档规范 第7部分:检验报告

WS/T 500.8-2016 电子病历共享文档规范 第 8 部分:治疗记录

WS/T 500.9-2016 电子病历共享文档规范 第 9 部分:一般手术记录

WS/T 500.10-2016 电子病历共享文档规范 第 10 部分:麻醉术前访视记录

WS/T 500.11-2016 电子病历共享文档规范 第 11 部分:麻醉记录

WS/T 500.12-2016 电子病历共享文档规范 第 12 部分:麻醉术后访视记录

WS/T 500.13-2016 电子病历共享文档规范 第 13 部分:输血记录

WS/T 500.14-2016 电子病历共享文档规范 第 14 部分:待产记录

WS/T 500.15-2016 电子病历共享文档规范 第 15 部分:阴道分娩记录

WS/T 500.16-2016 电子病历共享文档规范 第 16 部分:剖宫产记录

WS/T 500.17-2016 电子病历共享文档规范 第 17 部分:一般护理记录

WS/T 500.18-2016 电子病历共享文档规范 第 18 部分:病重(病危)护理记录

WS/T 500.19-2016 电子病历共享文档规范 第 19 部分:手术护理记录

WS/T 500.20-2016 电子病历共享文档规范 第 20 部分:生命体征测量记录

WS/T 500.21-2016 电子病历共享文档规范 第 21 部分:出入量记录

WS/T 500.22-2016 电子病历共享文档规范 第 22 部分:高值耗材使用记录

WS/T 500.23-2016 电子病历共享文档规范 第 23 部分:入院评估

WS/T 500.24-2016 电子病历共享文档规范 第 24 部分:护理计划

WS/T 500.25-2016 电子病历共享文档规范 第 25 部分:出院评估与指导

WS/T 500.26-2016 电子病历共享文档规范 第 26 部分:手术知情同意书

WS/T 500.27-2016 电子病历共享文档规范 第 27 部分:麻醉知情同意书

WS/T 500.28-2016 电子病历共享文档规范 第 28 部分:输血治疗同意书

WS/T 500.29-2016 电子病历共享文档规范 第 29 部分:特殊检查及特殊治疗同意书

WS/T 500.30-2016 电子病历共享文档规范 第 30 部分:病危(重)通知书

WS/T 500.31-2016 电子病历共享文档规范 第 31 部分:其他知情告知同意书

WS/T 500.32-2016 电子病历共享文档规范 第 32 部分:住院病案首页

WS/T 500.33-2016 电子病历共享文档规范 第 33 部分:中医住院病案首页

WS/T 500.34-2016 电子病历共享文档规范 第 34 部分:入院记录

WS/T 500.35-2016 电子病历共享文档规范 第 35 部分:24 小时内入出院记录

WS/T 500.36-2016 电子病历共享文档规范 第 36 部分:24 小时内入院死亡记录

WS/T 500.37-2016 电子病历共享文档规范 第 37 部分:住院病程记录 首次病程记录

WS/T 500.38-2016 电子病历共享文档规范 第 38 部分:住院病程记录 日常病程记录

WS/T 500.39-2016 电子病历共享文档规范 第 39 部分:住院病程记录 上级医师查房记录

WS/T 500.40-2016 电子病历共享文档规范 第 40 部分:住院病程记录 疑难病例讨论记录

WS/T 500.41-2016 电子病历共享文档规范 第 41 部分:住院病程记录 交接班记录

WS/T 500.42-2016 电子病历共享文档规范 第 42 部分:住院病程记录转 科记录

WS/T 500.43-2016 电子病历共享文档规范 第 43 部分:住院病程记录 阶段小结

WS/T 500.44-2016 电子病历共享文档规范 第 44 部分:住院病程记录 抢救记录

WS/T 500.45-2016 电子病历共享文档规范 第 45 部分:住院病程记录 会诊记录

WS/T 500.46-2016 电子病历共享文档规范 第 46 部分:住院病程记录 术前小结

WS/T 500.47-2016 电子病历共享文档规范 第 47 部分:住院病程记录 术前讨论

WS/T 500.48-2016 电子病历共享文档规范 第 48 部分:住院病程记录术后 首次病程记录

WS/T 500.49-2016 电子病历共享文档规范 第 49 部分:住院病程记录 出院记录

WS/T 500.50-2016 电子病历共享文档规范 第 50 部分:住院病程记录 死亡记录

WS/T 500.51-2016 电子病历共享文档规范 第 51 部分:住院病程记录 死亡病例讨论记录

WS/T 500.52-2016 电子病历共享文档规范 第 52 部分:住院医嘱

WS/T 500.53-2016 电子病历共享文档规范 第 53 部分:出院小结

每一部分的内容设置涵盖引言、前言、规范性依据、术语与定义、文档内容构成、文档头规范、文档体规范及文档示例附录。

在这一系列标准中,《卫生信息共享文档规范 总则》是整个文档规范的总纲,明确规范涉及的基本概念、文档架构、基本描述规则等方面内容;《健康档案共享文档规范》和《电子病历共享文档规范》各部分是在《卫生信息共享文档规范总则》指导下结合业务实际所做的细化和落地。

(陈联忠　刘汇文)

参 考 文 献

[1] 杨一鸣.分布式环境下的临床信息交换与决策支持[D].武汉:湖北工业大学,2017.

[2] 张俊平,邹裕强,黄新霆.CDA 在医疗卫生信息交互中的成功应用[J].中国信息界(e 医疗),2010(06):57-58.

[3] 于宁.基于 HL7 标准的电子病历构建及相关技术研究[D].内蒙古:内蒙古科技大学,2012.

[4] 屠海波.电子病历信息模型及其应用[D].西安:第四军医大学,2010.

[5] 谢桦,曹剑峰,薛颜波,等.基于 HL7 RIM 设计 CDA 的规范方法研究[J].中国卫生信息管理杂志,2010,7(02):26-29.

第十章 FHIR

由于互操作性需求持续增加、移动设备实时访问的需求增加、数据的大量增加、人口健康和分析的需求以及系统实现者的期望,诞生了快速医疗互操作资源 FHIR)。FHIR 标准以资源为中心,通过资源的模块化构建来解决现实世界中的临床和管理问题,FHIR 已经在全球得到了快速发展,被赋予了引领未来互操作性标准的使命。本章详细介绍了 FHIR 标准的核心内容,包括 FHIR 内容和特点、资源、交换框架、术语应用和实施等内容。

第一节 FHIR 内容与特点

一、引言

2012 年 3 月,作为快速医疗互操作资源(Fast Healthcare Interoperability Resources,FHIR)的缔造者和架构设计师,Grahame Grieve 将 FHIR 技术规范移交给了 HL7 International,而且还使其成为一项自由免费可用的标准[1]。针对 HL7 重新审视特别工作组(HL7 Fresh Look task force)的工作成果,Grieve 在一年前就开始了这项工作。目前,FHIR 仍在由 HL7 制定之中;2015 年 10 月发布了第二个试行标准草案(Draft Standard for Trial Use,DSTU),即 DSTU 2;2017 年 4 月 19 日发布了第三个试行标准草案(Draft Standard for Trial Use,STU),即 STU 3;2018 年 12 月 27 日发布了 FHIR Release R4 版本。几年来,FHIR 正以星火燎原之势席卷着医疗服务互操作领域。

FHIR 是 HL7 所创建的下一代标准框架,不但综合了 HL7 V2、HL7 V3 以及 CDA 标准的最佳特性,同时也利用了最新的网络标准,并且还高度重视可实施性[1]。

模块化的好处众所周知,就像搭积木一样,我们可以利用一套称之为资源(Resources)的模块化组件,构建出各种各样的 FHIR 解决方案。换句话说,我们可以简便、快捷地将这些资源组装成行之有效的种种系统,用于解决临床和管理方面的实际问题,所需付出的代价只是采用已有替代标准时的一小部分。

FHIR 适用的应用背景广泛多样,包括手机应用、云端通讯、基于 EHR 的数据共享、大型医疗服务机构的服务器通讯等。

二、背景

2011 年,HL7 方面注意到,互操作性(interoperability)需求在不断地增加,需要实时地访问 APIs,尤其是因为移动用途的兴起。数据的数量、类型和来源出现了极大的增长,尤其是随着个人设备的增加。当时,还出现了让患者参与到其自身医疗服务当中的趋势。而且,遗传学和精准医学方面的数据也增加了可以收录到患者电子健康档案之中的数据量。随着人口老龄化以及慢性疾病的增多,就需要具备进行数据挖掘分析以及主动开展人群健康管理的能力。然而,在这些方面,已有的各项 HL7 标准却存在着各自的缺陷,为此实施者当时就期望有一项现代标准,为了处理应对数据的这种巨大增长,也需要重新审视,在这样的背景下 FHIR 应运而生。

当前,医疗服务记录的数字化程度与日俱增。随着患者在医疗服务生态系统之中的四处流动,其电子健康档案(electronic health records,EHRs)也必须做到共享、易于发现和便于理解。为了支持自动化临床决策支持以及其他的基于机器的处理工作,这些数据必须实现结构化和标准化。

二十多年来,通过编制医疗服务数据交换(data exchange)与信息建模标准,HL7 一直在努力解决这些难题。FHIR 是一项新生的、基于新兴行业方法的技术规范,而与此同时,通过 HL7 V2、HL7 V3 和 RIM,以及 CDA 制定与实施工作,在需求、成功和挑战方面所获得的多年经验教训也为 FHIR 提供了丰富的资料和深刻的影响。对于 FHIR,不但可以将其作为独立的数据交换标准来使用,同时也能够并将会把其与广泛采用的诸多已有标准结合起来使用。

FHIR 的目的是在不牺牲信息完整性的情况下简化其实施工作,利用已有的逻辑和理论模型,为医疗服务应用程序之间的数据交换提供一种稳定一致、易于实施而又严格细致的机制。FHIR 备有若干的内部机制,适用于针对 HL7 RIM 以及其他重要内容模型的可追溯性。这就保证了与 HL7 既往所制定的各种模式和最佳实践方法之间的调整统一,而无须实施者深入了解 RIM 或任何 HL7 V3 派生产物。

三、FHIR 优势

各项医疗服务标准所面临的一个核心挑战就是,如何处理形形色色的医疗服务过程所造成的可变性。随着时间的推移,人们会将越来越多的字段和可选性添加到相应的技术规范当中,从而逐步增加最终实施项目的成本和复杂性。目前,相应的替代手段就是依赖于自定义型的扩展,而这些也会导致许许多多的实施问题。

FHIR 则是通过定义一种简单的、用于扩展和改编已有资源(resources)的框架来解决这一难题。对于所有的系统而言,无论是如何开发出来的,均可轻松地读取这些扩展,而且就像获取其他资源那样,也可以利用同一框架来获取相应的扩展定义。

此外,出于临床安全方面的考虑,每种资源之中分别还带有基于 HTML 的人工可读型文本表达形式,作为后备显示选项。许多系统都采用的是某种简单的基于文本/文档的方法。在这种情况下,对于错综复杂的临床信息来说,上述这一点尤为重要。

FHIR 是 HL7 创建的新一代标准,吸收了 HL7 V2、HL7 V3 和 CDA 产品线的最佳功能。针对已有的 HL7 标准,FHIR 进行了许许多多的改进。

1. 强烈关注实施工作,实施起来简便快捷(多位开发人员在一天之中即可让若干简单的接口有效地运行起来)。

2. 备有多个实施库以及许许多多的示例,可供快速启动开发工作时使用。

3. 可以毫无限制地免费使用 FHIR 技术规范。

4. 不但可以原样采用开箱即用式的基础性 FHIR 资源,亦可根据本地需求对其加以改编和扩展。

5. 源自 HL7 V2 和 CDA 标准的演进式发展路径,不同标准之间可以相互共存和彼此利用。

6. 拥有现代网络标准方面的坚实基础——XML、JSON、HTTP、OAuth 等。

7. 不但支持 RESTful 体系架构,同时也能够利用消息、文档和 SOA 架构实现无缝的信息交换。

8. 技术规范内容简明、精炼而又易于理解。

9. 人工可读序列化格式易于开发人员使用。

10. 为了保证正确无误,不但有可靠的基于本体的分析,还有严格而又正规的映射。

四、FHIR 信息建模方法

FHIR 背后的基本理念就是要构建出一套基本的资源,这些资源各自本身或者彼此组合起来可以满足大多数的常见用例。FHIR 资源旨在为大多数实施项目所共有的核心信息集定义相应的信息内容和结构。此外,还备有内部扩展机制,用于在必要时涵盖其余的特殊内容。

FHIR 建模工作采用的是一种组合式方法(composition approach),相比而言,HL7 V3 建模的基础则是约束式建模(model by constraint)。当采用 FHIR 时,通常是利用资源引用关系,将若干资源组合在一起,从而实施具体的用例。单独一种资源本身对于特定的用例可能具有实用性,但更为常见的情况就是,将若干的资源组合起来并加以定制,用以满足用例所特有的需求。如下两种资源用于描述如何定义和使用各种资源。

1. 符合性声明(capability statement)　用于描述实施项目为交换数据而公开提供的那些接口。

2. 结构定义(structure definition)　提供的是一些额外的规则,用于在实施项目所采用的那些资源之中,约束相应资源所定义的可选性、基数限制、术语集绑定、数据类型以及扩展。

五、FHIR 技术规范的内容构成

FHIR 技术规范的发布形式除了其在线站点外,还有可以自由下载的压缩包。该压缩包之中包含了 FHIR 的全部内容,并利用文件夹和超级链接将众多网页和相关文件组织整理成了一个庞大的树状结构,便于读者作为上述在线站点的本地副本来使用。在本地解压 R4 的压缩包之后,共计会释放出 40 513 个文件和 5 559 个文件夹,大小为 1.8G 以上。因此,要高效地掌握和使用 FHIR 技术规范的内容,首先就要熟悉了解其内容构成。大体上,FHIR 技术规范的内容分为三个部分。

1. 通用文档记录　用于描述如何定义资源,以及提供背景资料,包括关于数据类型定义、代码以及 XML 和 JSON 格式方面的内容。

2. 实施　如何利用 REST、消息传输、临床文档方式以及基于服务的体系架构来使用各种资源。

3. 资源列表　FHIR 所定义资源的完整列表(字顺索引)。同时,其中亦备有资源分类列表,如临床类资源、管理类资源和基础结构类资源等。另外,在上述资源列表之中,每个资源名称后面分别附带一个红褐色的成熟度数值。

FHIR 资源有着广泛多样的用途,包括从医疗服务计划(医疗护理计划、诊疗计划)和诊断报告之类纯粹的临床内容,直至消息标头和符合性声明之类纯粹的基础结构。它们全都具有共同的技术特性,而它们的使用方式却全然不同。注意,不一定非要采用 REST 来利用 FHIR 资源。

六、从何着手

最佳的入手之处就是快速浏览资源列表,先大概了解一下究竟存在什么样的资源;接着,看看患者资源定义,明白资源定义到底是个什么样子;继而,再来阅读下列的背景资料页面。

1. 资源定义　关于如何定义各种资源的基础背景。

2. 关于资源的页面　资源之中均包含文字叙述部分、资源之间彼此引用的方法。

3. 格式　XML 和 JSON。

4. 关于可扩展性的页面　扩展是 FHIR 技术规范保持其简洁性的关键方法。

5. 在开始接触 FHIR 时,如果拥有其他 HL7 标准(HL7 V2、HL7 V3 或 CDA)方面的背景,了解一下 FHIR 与其他 HL7 标准之间的关系可能也会有所裨益。

在 FHIR 技术规范的很多页面的上部,均提供标题选项卡。此类随处可见的标题选项卡相当重要,而许多读者却可能对其熟视无睹。图 10-1 展示了资源选项卡内容,通常包括资源内容、样例、详细描述、映射、场景 & 扩展、操作等。

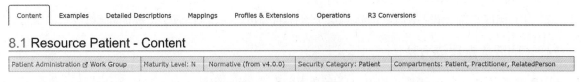

图 10-1　资源定义选项卡

标题选项卡之中的卡片分别链接着与当前主题相关的不同页面,包括内容、示例、正式定义、映射关系、应用场景、扩展、操作等。其中,在呈现所用到的资源和数据类型时,采用的是一种简洁而又易读的 XML 样格式。同时,其中还备有关于这些内容的详细描述,还将大多数资源映射到了几种不同的格式,包括 HL7 V2、HL7 V3 RIM 以及 CDA 等。同样,为所有的资源分别备有至少一个示例(有时会有更多),适当时还会备有若干的应用场景,用于描述它们在特定情况下的用法。此外,有些资源之中还包括有注释,以便有助于实施者理解其背后的设计原理。

七、FHIR 技术规范编制过程

目前,已发布的 FHIR 最新版本为 2018 年 12 月 27 日发布的 R4 版本(1st Normative Content + Trial Use Developments),内容包括成熟度高的正式规范内容以及成熟度相对较低的开发者试用内容。为了持续改进 FHIR,HL7 会积极主动地监视其实施工作,HL7 也能够对这些实施工作的需求作出响应,持续迭代更新版本内容。

八、查找更多信息与提供反馈意见

尽管 FHIR 技术规范旨在做到便于各种各样受众的阅读和使用,但其目标对象依然还是实施社群,即那些将会实际编写利用 FHIR 技术规范的软件的人员。为了有助于满足实施社群的需求,FHIR 技术规范的编辑人员努力地保持着其简洁性,目的则是减少为了写出有用代码而必须完成的阅读量。正因为如此,已经从 FHIR 技术规范之中删除掉了那些对于实施过程来说并非不可或缺的信息,如已考虑过的备选事项、争论焦点、未来计划等。

实施者很可能时常会遇到 FHIR 技术规范并不清楚或并不完善的情况。此外,还可能存在的一些情况是 FHIR 技术规范出了问题,或者某种变更可能会使其能够更好地满足实施者的需求。因此,HL7 提供了很多机制,可以用来寻找、保存和维护关于 FHIR 的更多信息,以及用来提供支持和提出变更申请。

（一）FHIRwiki

FHIR 项目团队还维护着一个 wiki 站点,用于记录有关的编制过程、方法学以及设计决策。实施者以及其他人员亦可为该 wiki 贡献内容,以便提供额外的指导以及在 FHIR 技术规范之中找不到的补充信息。注意,wiki 内容并不具有权威性,与确定对于 FHIR 技术规范的符合性无关。同样,一些 wiki 内容可能并未跟上 FHIR 技术规范的最新版本。

FHIR 技术规范之中的每个页面均有其相应的 wiki 页面。此类页面一般将用于记录背景、原理、决策要点以及其他与实施者无关的信息。更多已经确定的 wiki 页面包括 FHIR 方法学、FHIR 设计工具的使用等。如需浏览 FHIR wiki,可以从其主页面开始。

目前,HL7 中国委员会 wiki 站点上也提供了不少的 FHIR 中文资料,包括一系列培训讲义,以及中文版本。

（二）正式的变更申请

每个页面的底部分别备有链接,可以用来提交正式的变更申请。相应合适的工作组会对这些申请进行审核,并作出关于是否将其纳入 FHIR 技术规范的决策,包括这些变更将会成为哪个发布版本的组成部分。在学习和运用 FHIR 技术规范的过程中,根据本地需求,包括针对用户在阅读时所发现的笔误,或者是针对需要 FHIR 核心团队给予澄清或完善的地方,积极而又规范地提交变更申请,是亲身参与和见证 FHIR 成长发展,促进其快速成熟和日臻完善的重要手段。

（三）其他的信息来源/参与机制

除了上述那些机制,HL7 还提供 Stack Overflow 标签、邮件列表服务器以及大型的 Skype 聊天群,以便实现不同层次的实施者支持与参与。在 FHIR wiki 的支持页面等位置上,均可找到关于如何享用其他这些机制的使用说明。

第二节　FHIR 资源

一、资源基本定义

FHIR 规范定义了一系列不同类型的资源,可用于交换和存储数据,以解决临床和管理方面的各种医疗相关问题。此外,该规范定义了几种不同的资源交换方式。

资源是一个实体,具有以下特性。

1. 是逻辑上离散的交换单位。

2. 定义实体的行为和属性。

3. 具有已知身份或位置。

4. 是医疗信息数据最小交换单元。

5. 包含一组结构化数据项,参见各资源类型的具体定义。

6. 有版本标识,如果资源内容发生变更,则会发生更改。

FHIR 规范的资源索引中列出了当前版本所有资源,R4 版本目前定义了 144 个资源,包括患者、就诊、手术、药物、观察等;可按分类、字母、成熟度等维度检索资源。

资源的定义主要包含三部分:扩展内容(extensions)、叙述性说明内容、特定类型资源定义的结构化数据。扩展内容将在后续详述;叙述性说明内容记录人读的资源实例相关的概述性内容,可内含 html 信息(用来定义人读时的显示格式),图 10-2 展示了叙述性说明内容 XML 格式样例(样例中叙述性说明内容中记录了患者姓名、地址、联系方式、ID 等信息,并建议用表格形式显示以便于人读)。

特定类型资源定义的结构化数据,即特定类型资源的属性,每个属性都有相应的数据类型,可在具体的资源定义中查看,以 Patient 资源为例,图 10-3 为患者资源结构化数据定义树状形式展示。

```xml
<?xml version="1.0" encoding="UTF-8"?>
<Patient xmlns="http://hl7.org/fhir">
  <id value="example"/>
  <!--叙述性说明内容-->
  <text>
    <status value="generated"/>
    <div xmlns="http://www.w3.org/1999/xhtml">
      <table>
        <tbody>
          <tr>
            <td>姓名</td>
            <td>陈小小</td>
          </tr>
          <tr>
            <td>地址</td>
            <td>湖南省长沙市雨花区湘府中路168号</td>
          </tr>
          <tr>
            <td>联系方式</td>
            <td>13800001380</td>
          </tr>
          <tr>
            <td>ID</td>
            <td>社保卡号: 12345</td>
          </tr>
        </tbody>
      </table>
    </div>
  </text>
  <!-- 患者其他信息 -->
</Patient>
```

图 10-2　叙述性说明内容

Structure	UML	XML	JSON	Turtle	R3 Diff	All

Structure

Name	Flags	Card.	Type	Description & Constraints
Patient	N		DomainResource	Information about an individual or animal receiving health care services
				Elements defined in Ancestors: id, meta, implicitRules, language, text, contained, extension, modifierExtension
identifier	Σ	0..*	Identifier	An identifier for this patient
active	?! Σ	0..1	boolean	Whether this patient's record is in active use
name	Σ	0..*	HumanName	A name associated with the patient
telecom	Σ	0..*	ContactPoint	A contact detail for the individual
gender	Σ	0..1	code	male | female | other | unknown
				AdministrativeGender (Required)
birthDate	Σ	0..1	date	The date of birth for the individual
deceased[x]	?! Σ	0..1		Indicates if the individual is deceased or not

图 10-3 患者资源结构化数据定义

通过图 10-3 患者资源的结构化数据定义,我们可以明确患者资源类的属性基数(card)和类型(type),通过类型链接,可以查看该数据类型的详细定义。

二、资源引用

资源之间可相互引用,用来构建有关医疗保健的信息网络。引用具有方向性,表示从一个资源(源)到另一个资源(目标);从目标到源的反向关系存在于逻辑意义上,但通常不在目标资源中明确表示。资源之间的相互引用通常通过引用(References)资源类型来表达,当一个资源需要引用其他资源时,只需定义相关属性数据类型为引用类型;手术资源的手术对象(Patient)、手术关联的就诊(encounter)等都是引用类型,图 10-4 给出了手术资源引用的部分资源。

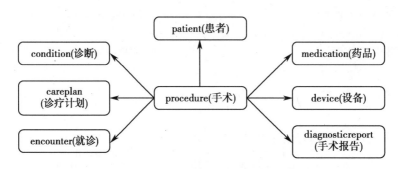

图 10-4 手术资源引用的部分资源

图 10-5 是患者资源的管理机构引用使用的 XML 样例(表示当前患者实例中引用了当前服务器中组织资源 ID 等于 2 的实例)。

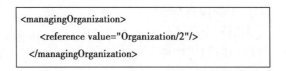

图 10-5 资源引用样例

三、资源扩展

FHIR 规范定义坚持"二八原则",目标是支持医疗通用业务场景;可扩展性是 FHIR 规范的一部分,为了使扩展的使用安全且易于管理,FHIR 对扩展的定义和使用有严格的规范。虽然任何实现者都可以定义和使用扩展,但是作为其使用和定义的一部分,必须满足一系列要求,必须遵循统一的扩展方法来实现。

资源中的每个属性(数据类型)都可以进行扩展,以表示不属于资源属性基本定义的其他信息;资源本身也可以进行扩展,以表示不属于资源基本定义中的其他属性,即资源或数据类型中的每个属性都包含可能出现任意次数的可选扩展(Extension)属性,这就是 FHIR 扩展的内容模型。

首先可通过 StructureDefinition 资源定义需要扩展的内容，包括名称、url、数据结构等，具体可参考 StructureDefinition 资源说明。扩展内容定义完成后，可以在资源或资源属性中应用，以下举例说明。

业务场景说明　某医院要求记录患者的出生地址，而 FHIR 患者资源标准定义中并没有出生地址，FHIR 扩展部分内容给出了出生地址扩展定义，可直接使用该扩展定义。在患者资料实例中用资源的“Extension”记录患者的出生地址，图 10-6 为患者资源扩展出生地址 XML 样例。数据类型的扩展与资源扩展定义新属性原理和方法一致，不再详述。

```xml
<Patient>
    <id value="example"/>
      <!-- 扩展属性: 患者出生地址 -->
    <extension
url="http://hl7.org/fhir/StructureDefinition/patient-birthPlace">
        <valueAddress>
              <text value="湖南省株洲市"></text>
        </valueAddress>
    </extension>
  <!-- 患者其他信息 -->
</Patient>
```

图 10-6　患者资源扩展样例

四、资源实例

患者刘××，男，2003 年 1 月 12 日出生，身份证号 11010120030112××××，社保卡号××××××××××××，家住北京市××区××街××号，邮编 1000××，联系电话 138××××××××。联系人刘××的父亲刘×，电话 130××××××××。图 10-7 给出了以上信息用患者资源表示的 XML 样例。

```xml
<?xml version="1.0" encoding="UTF-8"?>
<Patient xmlns="http://hl7.org/fhir">
  <id value="10001"/>
  <!-- 患者身份证号 -->
  <identifier>
    <system value="2.16.840.1.113883.2.23.1.9.1"/>
    <value value="110101200301120019"/>
  </identifier>
  <!-- 患者社保卡号 -->
  <identifier>
    <system value="2.16.840.1.113883.2.23.1.9.2"/>
    <value value="100000000000"/>
  </identifier>
  <!-- 姓名 -->
  <name>
    <text value="刘康"/>
    <family value="刘"/>
    <given value="康"/>
    <!-- 可以只提供text字段而不提供family和given -->
  </name>
  <!-- 联系电话 -->
  <telecom>
    <system value="phone"/>
    <value value="13800138000"/>
    <use value="mobile"/>
  </telecom>
  <!-- 性别 -->
  <gender value="male"/>
  <!-- 出生日期，时间 -->
  <birthDate value="2003-01-12">
    <extension
```

```
url="http://hl7.org/fhir/StructureDefinition/patient-
birthTime">
        <valueDateTime value="2003-01-
12T09:12:35+08:00"/>
    </extension>
  </birthDate>
  <!-- 家庭住址 -->
  <address>
    <use value="home"/>
    <text value="北京市东城区景山前街4号"/>
    <line value="景山前街4号"/>
    <city value="北京市"/>
    <district value="东城区"/>
    <state value="北京"/>
    <postalCode value="100010"/>
  </address>
  <!-- 联系人信息 -->
  <contact>
    <relationship>
      <coding>
        <system value="http://hl7.org/fhir/patient-
contact-relationship"/>
        <code value="parent"/>
      </coding>
    </relationship>
    <name>
        <text value="刘勇"/>
    </name>
    <telecom>
      <system value="phone"/>
      <value value="13012345678"/>
    </telecom>
    <gender value="male"/>
  </contact>
</Patient>
```

图 10-7　患者资源 XML 样例

第三节　术语标准在 FHIR 之中的运用

各种各样的术语标准(或者说代码系统)在医疗服务信息的交换与共享活动之中有着密集而又广泛的用途。FHIR 技术规范对于所涉及的已知代码系统、所定义的取值集合、HL7 V2 代码表命名空间、HL7 V3 命名空间(包括代码系统和取值集合)、所定义取值集合之间的映射关系以及已知标识符系统的使用方法、已知术语资源的注册库以及 FHIR 术语服务,分别给予了详细的规定和描述。本节将简要介绍代码在 FHIR 之中的使用方法以及 FHIR 术语服务。

一、FHIR 资源之中代码的使用

FHIR 资源之中的许多元素都拥有代码类取值(coded value):他处所指定的某条用于标识某个明确概念(concept)的固定字符串(字符序列)。定义这种字符序列及其含义的地方可能为下列各项之一。

1. FHIR 技术规范之中所定义的某套固定取值。

2. 国际互联网征求意见文档(Request for Comments,RFC),如 MIME 类型、语言等。

3. 其他的 HL7 技术规范,如 HL7 V3 代码系统或 HL7 V2 代码表。

4. 外部术语集或本体,如 LOINC 或 SNOMED CT。

5. 本地所维护的字典、查询表或应用程序之中的细目表(枚举列表)。在此,将所有这些种类的代码定义方式统称为代码系统(code systems)。上述列表还远不完整,代码系统的定义方式还有很多,复杂性和规模上的变化也很大。

在整个 FHIR 技术规范当中,始终将代码类取值作为系统特征属性与代码特征属性所构成的对子来处理。其中,系统特征属性是一条 URL,用于标识负责定义相应代码的代码系统。注意,系统特征属性的取值始终区分大小写。至于代码系统所定义的代码是否区分大小写,不同的代码系统则会制定各自的规则。注意,FHIR 本身所定义的全部代码均区分大小写,且必须按所提供的大小写形式来使用(通常但并非始终为小写)。

FHIR 关于代码类取值的使用框架,依据的是 HL7 V3 核心原则文件第 5 节之中所定义的基础框架,包括代码系统与取值集合(value sets)之间的区分。

一般而言,对于数据类型的选定是由相应资源本身来决定的。如果为扩展选择数据类型,请参阅 FHIR wiki 之上关于数据类型选择的建议。当资源之中携带代码时,将采用下列 4 种不同的数据类型之一。

1. 代码型(code)　实例之中所表达的仅是代码特征属性(code)。系统特征属性(system)为隐含式的,该特征属性被定义作为相应元素定义的组成部分,而在相应的实例之中并不予以携带。

2. 编码型(coding)　同时具有代码特征属性(code)和系统特征属性(system)的数据类型,且系统特征属性用于标识当前代码的定义究竟来自何处。

3. 可编码概念型(codeableconcept)　利用普通文本和/或一个或多个编码型取值(codings)来表达某一概念的数据类型。

4. 数量型(quantity)特殊情况　这种数据类型具有代码特征属性(code)和系统特征属性(system),分别用于携带相应计量单位类型的代码(即代码型计量单位)及其代码系统。

二、FHIR 术语服务

FHIR 技术规范之中包括对于提供术语服务(terminology service)的支持。也就是说,术语服务(terminology services)可以让医疗服务应用程序利用各种的代码和取值集合,而无须熟悉掌握取值集合资源及其基础代码系统的细枝末节,或者说,不必成为术语标准方面的专家。支持全部 FHIR 术语服务功能的服务器可被称为 FHIR 术语服务器(FHIR terminology server),它必须遵循 FHIR 关于术语服务器的符合性声明。术语服务的安全性、基本概念以及取值集合的展开操作。关于 FHIR 术语服务的其他内容,包括概念的查找、代码的验证、包摄关系测试、批量验证、转换、批量转换、闭包表的维护以及功能级的术语操作需求。

(一) 术语服务的安全性

一般来说,应当将安全套接层(secure socket layer,SSL)协议用于所有的生产级医疗服务数据交换。尽管术语服务器并不直接处理患者信息,但黑客也许依然能够通过观察术语服务所被问到的代码和概念,推断出关于患者的信息,因此,FHIR 仍然推荐对术语服务数据予以加密。

术语服务器可以选择不对客户端/用户进行任何方式的身份验证,但可以为了限制或了解分析术语服务的使用情况而这么做。就那些允许对术语集加以编辑的取值集合维护服务器而言,则可能适合采取某种形式的授权和/或身份验证。对于安全性方面,FHIR 技术规范并没有要求采取任何特定的方法。

(二) 术语服务的基本概念

FHIR 术语服务只是一套功能;同时,还有一些内部已知的术语集为其提供支持。其中,这些术语服务功能的基础就是由一套取值集合和概念映射资源所提供的那些定义。FHIR 术语服务需要遵循那些关于在 FHIR 之中使用术语集的基本原则。实施者应当熟悉下列内容。

1. 在 FHIR 中使用术语代码。

2. 取值集合资源 ValueSet。

3. 概念映射资源 ConceptMap。

实施者还应当熟悉 FHIR 的操作框架,以及 SNOMED CT 技术文档。注意:这里对于命名空间的用法有别于国际健康术语标准制定组织(International Health Terminology Standards Development Organisation,IHTSDO)的用法[2]。

1. 外部代码系统　为了与取值集合一起配套使用,必须在别处对相应的代码系统加以定义。也就是说,取值集合至少要有一部作为其来源的代码系统。可以将此类代码系统定义为某项内联式代码系统定义(inline code system definition)的组成部分,亦可在别处对其加以定义。然后,通过引用正确的命名空间,即可在取值集合之中对其加以使用。FHIR 为常见的一些代码系统定义了相应的命名空间,并且 FHIR 还规定了关于其中一些代码系统(如 SNOMED CT、LOINC、RxNorm)如何与 FHIR 配合使用的方法。这些代码系统往往规模庞大,并且还拥有许多内部所定义的作为其正式定义组成部分的属性。取值集合资源之中的内联式代码系统并不是用来定义这些代码系统的合适方式;FHIR 根本没为为此类代码系统提供正式的表达方法。不过,此类术语集提供有其各自的分发格式,对于 FHIR 服务器来说,假设这些都是外部已知的格式。

为了在各自管理的那些取值集合内部加以使用,大多数有效、实用的术语服务器都会相应地提供现成可用的一部或多部此类的外部代码系统。除了取值集合之中所定义的那些术语集之外,FHIR 术语服务器将会通过某某机制(仍有待设法解决这方面的工作机制)向客户端提供其所支持的更多术语集的列表。

术语服务器应当利用 FHIR 所提供的名为"取值集合之中并未定义的代码系统"的扩展来发布其所额外支持的那些代码系统,如 LOINC(图 10-8)。

```
{
  "resourceType" : "Conformance",
  "extension" : [
    {
      "url"

                                                    :

"http://hl7.org/fhir/StructureDefinition/conformance-supported-
system",
      "valueUri" : "http://loinc.org"
    }]
}
```

图 10-8　LOINC

2. 实施注释　当术语服务器公开提供一部外部代码系统时,它就会相应在内部提供现成可用的一套服务,用以满足相应操作接口的需要。内部服务器则依赖关于特定术语集的下列逻辑信息。

(1) 该术语集的 URL(命名空间以及版本控制方式)。

(2) 什么样的代码才是有效的。

(3) 哪些属性可以用来选择代码。

(4) 究竟存在哪些隐含式的取值集合(implicit value sets)。

FHIR 技术规范本身为常见的术语集定义了这些事情(包括 SNOMED CT、LOINC、RxNorm),还提供了取值集合基础结构,用于支持通常相对简单的小型代码系统。注意,取值集合基础结构可能并不适合现有已发布的术语集。那些对此感兴趣的实施者应当与 HL7 一起讨论其需求,以便对上述信息列表加以扩充。另外,术语服务还可以选择公开提供额外的、与外部代码系统细节相关的功能,如内容浏览或结构化搜索。不过,此类服务超出了 FHIR 术语服务的范围。

3. 涵盖全部取值集合的操作　某些操作针对的是当前系统已知的全部取值集合。例如展开操作 $expand 利用文本筛选器,同时搜索全部的取值集合。如下 URL 所定义的是一部特殊的取值集合,指的是"当前服务器所已知的全部取值集合"。

从技术上来说,这部取值集合会自动导入当前服务器之上全部现有的取值集合。注意,这条 URL 的含义实际上并不固定,而对其的解释则具有服务器特异性(或者说,取决于不同服务器的具体情况)。只能将该 URL 作为相应操作的一项参数来使用。

4. 术语集的维护　为了满足相应操作接口的需要,FHIR 术语服务将会使用当前系统之中所定义的那些取值集合资源——既包括那些与外部代码系统相关联的隐含式取值集合,也包括相应取值集合端点所明确提供的那些取值集合。随着取值集合的创建、更新或删除,这些操作服务的结果也会发生变化。术语服务器应当验证入站资源(incoming resources),并保证术语服务的完整性。通常情况下,服务器都会提供测试和生产环境,而对于接口本身而言,这方面并不存在任何明确的概念。

（三）取值集合的展开形式

取值集合实质上就是一套规则,而这些规则描述的是当前的取值集合究竟该收录什么样的代码或概念。这些规则可能非常简单(如直接列出某部代码系统指定版本之中的若干代码),也可能相当复杂(如某一代码系统非指定版本之中具有某一特定属性的所有代码)。

FHIR 使能型应用程序可以只是要求服务器理清所有细节,并向其返回相应取值集合之中现行代码的列表。这项操作被称为对于该取值集合的展开(expanding);展开操作成功时所获得的结果,由一系列现行代码所构成的列表(或者说被展开的取值集合)则被称为该取值集合的展开(expansion,展开型取值集合)。概括来说,客户端所要传送给服务器的信息如下所示。

1. 当前的取值集合(要么是利用 RESTful 接口上的 URL,要么是利用其逻辑标识符<ValueSet. url>,要么是直接作为当前调用的一项参数)。

2. (可选)用于限制所要返回的那些代码的文本型筛选器/筛选条件(如用户的输入文本)。由服务器来选择决定如何应用此类文本型筛选器。

3. (可选)应当计算处理当前展开形式之时的日期(通常它为当前日期/时间,但也有这样并不合适的若干情况)。

4. (可选)究竟要获取哪一页(分页),而这就要求服务器将当前展开形式拆分为一套组块(分页)。

服务器展开操作所返回的取值集合之中包含的是符合相应筛选条件的现行代码列表。当展开操作失败时,返回的则是显示某种错误的操作结局资源 OperationOutcome。注意,有些取值集合会展开数千条代码,甚至是无限数量。对于此类取值集合,服务器则应当返回表明代价过高的错误代码。在此类情况下,客户端可以利用某个更为特殊/具体的文本型筛选器进行重试,以减少返回代码的数量。

展开操作 $expand 支持分页,便于客户端采取一套局部视图的形式来获取大型的展开形式,从而提供最佳的用户体验。客户端可指定偏移量(offset)和计数值(count),即每个页面所要显示的代码数以及从代码序列之中的何处开始。所返回的展开形式会表明当前取值集合之中概念的数量,以及当前的局部视图起始位置的偏移量。注意,所有的展开形式均应当包括代码总数,而只有当采用分页功能时才必须包括该偏移量元素。那些属于由概念组成的层级结构式树状结构并不适合于分页,因此服务器将仅返回整个取值集合。

如下是展开操作的一些用法示例(图 10-9)。

1. 获取用户界面(如下拉菜单)之中所要显示的代码列表。

2. 上述用法的一个变种就是为用户提供一个用于键入的文本框。随着用户的键入,调用展开操作,从而近乎实时地为用户提供一份与

```
GET [base]/ValueSet/23/$expand?filter=abdo
对客户端所指定的某个取值集合加以展开（采用JSON格式）:
POST [base]/ValueSet/23/$expand
[其他标头信息]

{
  "resourceType" : "Parameters",
  "parameter" : [
    {
    "name" : "valueSet",
    "resource" : {
      "resourceType" : "ValueSet",
    [取值集合详情]
    }
  }
  ]
}
```

图 10-9　示例

175

当前输入相匹配的代码/概念列表(就像网页浏览器搜索框那样)。

3. 获取一份供在生成软件编程指令时使用的代码列表。

4. 获取一份代码列表,以便软件能够检查某条代码是否有效或者并不属于某个特定的语境。

采用文本型筛选器"abdo",展开某个已在服务器上注册且标识符为"23"的取值集合(图 10-10)。

```
HTTP/1.1 200 OK
[其他标头信息]

<ValueSet xmlns="http://hl7.org/fhir">
  <!-- 服务器应当利用新建的UUID来填充标识符id
     以便客户端能够轻松地追踪记录某一特定的展开形式 -->
  <id value="43770626-f685-4ba8-8d66-fb63e674c467"/>
  <!-- 尽管允许安全性标签、补充规范,但并不需要元数据 -->

  <!-- 取值集合的其他详情 -->
  <expansion>
   <!-- 展开时间 -->
   <timestamp value="20141203T08:50:00+11:00"/>
  <contains>
   <!-- 展开形式的内容 -->
  </contains>
  </expansion>
</ValueSet>
```

图 10-10　服务器将会利用相应的取值集合来予以响应(此例采用 XML 格式)

第四节　FHIR 交换框架

FHIR 作为接口规范,它指定了医疗健康信息应用程序之间交换的数据内容,以及交换的实现方式。FHIR R4 版本中定义了 5 种在系统之间交换数据的交换框架(exchange framework):RESTful API、消息、文档、SOA、数据库/永久存储。这些方法中的每一种都可用于交换信息,每种方法都有自己的优点和缺点以及适用性。FHIR 对系统使用数据交换方法无任何限制,根据实际应用场景和技术背景,可以在系统中使用轻/重客户端、中央服务器或点对点共享、查询或发布/订阅、松耦合或高耦合等多种形式。

一、REST 框架:RESTful API

(一) REST 简介

REST 即表述性状态转移,是 Roy Fielding 博士在 2000 年他的博士论文中提出来的一种软件架构风格。它是分布式网络系统的一种设计模式,可降低开发复杂性、提高系统可扩展性。REST 是当下公认最好且最为成熟的分布式网络服务交换框架,Google、Amazon 等公司也正是利用这种框架来提供对于其服务的访问能力。

REST 指的是一组架构约束条件和原则,满足这些约束条件和原则的应用程序或设计就是 RESTful。它是一种轻量级 Web sevices 架构,可基于 HTTP 来实现[3]。

在使用 FHIR 进行信息交换时,REST 框架适用场景如下。

1. 系统间低耦合。

2. 轻量级交换。

3. 聚焦于 CRUD 操作。

4. 客户端驱动、客户端/服务器模式。

5. 服务器端有固定地址。

6. 适用于移动端、PHR 等场景。

（二）FHIR RESTful 基本操作

所有的 FHIR 资源类型共有同样一套明确界定的交互。这些交互可用来极其细腻地管理这些资源。宣称符合 REST 框架的 FHIR 应用程序应当宣称其符合"RESTful FHIR"。

在此 RESTful 框架中，使用 HTTP 请求/响应直接在服务器资源上执行事务。RESTful API（在不造成混淆的情况下，下文将其称为 API）不直接处理身份验证、授权和审核收集。所有交互都被描述为同步使用，并且还定义了异步使用模式。

FHIR 中 RESTful 操作特点如下。

1. 每个操作都有一个名称。

2. 每个操作都有一个′in′和′out′参数列表。

3. 参数是资源、数据类型或搜索参数。

4. 操作受 RESTful API 的安全约束和要求的限制。

5. 操作端点的 URI 基于现有的 RESTful API 地址模式。

6. 操作可以在其定义中使用现有的资源库。

7. 可以对资源实例、资源类型或整个系统执行操。

API 将 FHIR 资源描述为针对相应资源的一套操作（又称为交互）；其中，对于具体的资源实例，是按照其类型、采取集合（collections）的形式来加以管理的。服务器则可以选择究竟要让其中哪些交互现成可用以及它们究竟支持哪些资源类型。服务器必须提供符合性声明，用于详细说明其究竟都支持哪些交互和资源。FHIR 之中目前定义的三个层次交互，即资源实例级、资源类型级和全系统级（表 10-1）。除了此类交互，FHIR 还拥有一个操作框架，其中包括分别用于验证、消息传输和文档的端点。

表 10-1　FHIR 之中目前定义的三个层次交互

资源实例级交互	
read（读取）	读取资源实例的当前状态
vread（版本读取）	读取资源实例某一具体版本的状态
update（更新）	依据资源标识符更新某个已有资源实例（或者若是新的，则予以创建）
Patch（更新）	通过一组变化值来更新已有资源实例
delete（删除）	删除某个资源实例
history（历史）	获取某一特定资源实例的更新历史记录
资源类型级交互	
create（创建）	利用服务器所分配的标识符来创建一种新的资源类型
search（搜索）	依据某些筛选条件来搜索相应的资源类型
history（历史）	获取某一特定资源类型的更新历史记录
全系统级交互	
capabilities（能力）	获取相应系统的能力
batch/transaction（批处理/事务）	在单次交互之中更新、创建或删除一套资源实例
history（历史）	获取所有资源实例的更新历史记录
search（搜索）	依据某些筛选条件，在所有资源类型的范围内进行搜索

如下是关于上述交互的定义样式:

VERB［base］/［type］/［id］｛? _format=［mime-type］｝

1. VERB 是用于交互的 HTTP 动词,即所要执行的操作,如 get、post、put 等。

2. 英文方括号［］之中所包括的内容属于强制型,并将采用所确定的字符串文字来取代。可能采用的插入取值如下。

(1) base:服务根节点 URL(Service Root URL),如 http｛s｝://server｛/path｝。

(2) mime-type:MIME 类型(Mime Type)。

(3) type:资源类型名称(如表示患者资源"Patient")。

(4) id:资源的逻辑标识符(Logical Id)。

(5) vid:资源的版本标识符(Version Id)。

(6) compartment:资源逻辑区块的名称。

(7) parameters:那些为当前的具体交互所定义的 URL 参数。

3. 英文花括号｛｝之中所包括的内容属于可选型。

利用这些模式来构建 URLs 的实施项目,应当遵循 RFC 3986 第 6 节附录 A。对于 URLs 之中偶尔出现的许多字符(主要是在搜索参数之中),此项标准要求采用百分号编码法。

常用的对资源实例的操作交互样式说明如下。

1. Read GET［base］/［type］/［id］｛? _format=［mime-type］｝,如读取患者 id 为 100 的患者信息,GET https://myserver. com/Patient/100。

2. vread GET［base］/［type］/［id］/_history/［vid］｛? _format=［mime-type］｝,如读取患者 id 为 100 且版本号为 2 的患者信息,GET https://myserver. com/Patient/100/_history/2。

3. Update PUT［base］/［type］/［id］｛? _format=［mime-type］｝,如创建或更新患者 id 为 100 的患者信息,PUT https://myserver. com/Patient/100。

4. delete DELETE［base］/［type］/［id］,如删除患者 id 为 100 的患者信息,DELETE https://myserver. com/Patient/100。

(三) FHIR 资源搜索操作

资源的搜索是 FHIR 机制的基础。利用各种参数进行筛选,搜索操作可以遍历已有的一套 FHIR 资源。FHIR 搜索可以非常简单,也可能相当复杂。

最为简单的情况是利用 RESTful 框架之中的获取操作(GET)来执行搜索:

GET［base］/［type］｛? ［parameters］｛&_format=［mime-type］｝｝

就这项 RESTful 搜索来说,参数是 URL 之中所编码的一系列名称取值对(name=［value］pairs),或者是用于 POST 操作的,采取 application/x-www-form-urlencoded 编码格式的提交内容:

POST［base］/［type］/_search｛? ［parameters］｛&_format=［mime-type］｝｝

服务器负责决定,在其所提供的那套资源之中,究竟有哪些符合相应的搜索条件,并在 HTTP 响应当中以资源捆束(bundle)的形式返回相应的搜索结果。其中,捆束里面包括的就是当前搜索的那些结果。

搜索操作的执行处于如下三种经过明确界定的语境之一中:

1. 所指定的某个资源类型 GET［base］/［ResourceType］? parameter(s)。

2. 所指定的某个资源区块,或许同时还有该区块之中的某个指定的资源类型:GET［base］/Patient/［id］/［ResourceType］? parameter(s)。

3. 全部的资源类型 GET［base］/_search? parameter(s)(仅限于全部类型所共有的那些参数)。

服务器负责确定,究竟哪些资源符合如下所述的那些搜索参数之中所包含的条件(表 10-2)。不过,服务器拥有返回自认为相关的额外搜索结果的特权。在搜索结果集并不确定的情况下,还有一项特殊搜索——患者主索引搜索。

采用获取操作(GET)的搜索可能会在其搜索参数之中包括敏感信息。因此,推荐进行安全通讯和端点管理。

表 10-2　FHIR 资源搜索参数汇总

针对所有资源的公共参数

名称	类型	描述	路径
_id	string	资源标识符 id(并非完整的 URL)	Resource.id
_lastUpdated	date	最后更新日期,服务器有权酌情决定边界精度	Resource.meta.lastUpdated
_tag	token	按资源标记进行搜索	Resource.meta.tag
_profile	uri	搜索所有带有某份补充规范标记的资源	Resource.meta.profile
_security	token	按安全性标签进行搜索	Resource.meta.security
_text	string	针对叙述型文本部分的文本搜索	
_content	string	针对整个资源的文本搜索	
_list	string	提名列表(nominated list)之中的所有资源(按标识符 id 而不是完整的 URL)	
_type	string	针对已知资源类型查询	
_query	string	自定义具名查询	

搜索结果的控制参数

名称	类型	描述	允许内容
_sort	string	结果排序所要采用的次序(对于内部排列次序,可以重复使用)	有效搜索参数的名称
_count	number	每个页面上的结果数量	整数
_include	string	所要包括在搜索结果之中的,搜索匹配记录所指向的其他资源	SourceType：searchParam(：targetType)
_revinclude	string	所要包括在搜索结果之中的,那些引用搜索匹配记录的其他资源	SourceType：searchParam(：targetType)
_summary	string	仅返回摘要型元素(适用于那些其中定义了此类元素的资源)	true ｜ false(默认值为 false)
_contained	string	是否在搜索结果之中返回那些包含在其他资源之中的资源	true ｜ false ｜ both(默认值为 false)
_containedType	string	如果返回的是被包含型资源,是否返回被包含型资源或容器方资源	container ｜ contained

　　此外,还有一个称为_filter(筛选器)的特殊搜索参数,允许采用某种备选方法进行搜索。关于搜索错误的处理、各项标准参数及其用法、返回资源的管理、服务器的符合性、高级搜索的方法以及搜索结果的现时性等方面的详情,请参阅 FHIR 规范查询详情页。

（四）公共测试服务器使用

　　FHIR 规范中给出了一系列基于 REST 交换框的符合 FHIR 规范的公用测试服务器,供大家学习测试使用。用户可下载 REST 客户端工具,如 firefox 浏览器 REST Client 插件、Google 浏览器的 Postman 插件等,与服务器端进行数据交互。访问公用测试服务器时,注意查看服务器支持的 FHIR 版本;有公用测试服务器使用的详细说明可参考 FHIR 中国工作组 wiki 中的"FHIR Public REST 测试服务器使用说明",RESTClient 插件主界面见图 10-11。

二、消息传输框架：Message

　　FHIR 资源可用于传统的消息传递上下文,非常类似于 HL7 V2[4]。在 FHIR 消息传递中,当事件发

179

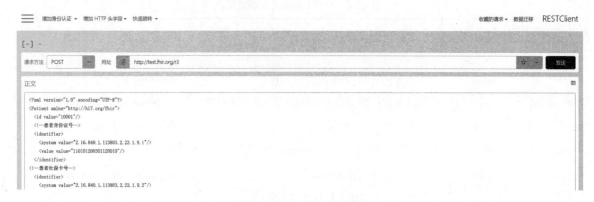

图 10-11 RESTClient 插件

生时,从源应用程序向目标应用程序发送请求消息。事件主要对应于现实世界中发生的事情。请求消息由一个由"message"类型标识的资源束(Bundle)组成,资源束中的第一个资源是 MessageHeader 资源。MessageHeader 资源包括消息 id、消息代码、消息事件、消息源等数据。资源束中的其他资源取决于请求的类型。FHIR 规范假定消息内容将通过某种传递机制从一个应用程序传递到另一个应用程序,然后一个或多个响应结果将返回到源应用程序。具体的传输机制不在 FHIR 规范中定义,可以使用文件传输、基于 HTTP 的传输、MLLP、MQ 消息等传输机制。

Message 适用场景如下。

1. 请求/响应工作流程。

2. 需要在单个资源上驱动比 CRUD 更复杂的行为,如合并、复杂的查询。

3. 需要异步通信、跨平台通信。

4. 需要传达多个资源的信息,但希望尽量减少交换。

三、文档框架:Document

FHIR 资源可用于构建代表组合的文档,它是一组连贯的信息,是医疗保健信息的陈述,包括临床观察和服务,如入院记录、病程记录、出院小结、手术记录等都是文档;文档是一组不可变的资源,具有永久性、完整性、关联性、阅读性、可管理性等特性。FHIR 文档可以在系统之间交换并保存在文档存储和管理系统中,如 IHE XDS[5]。

文档框架适用场景如下。

1. 永久保存数据。

2. 不涉及工作流。

3. 数据跨越多资源数据。

4. 数据共享。

所有文档都具有相同的结构——文档类型的资源束(Bundle),其中包含 Composition 资源作为包中的第一个资源,后与一系列其他资源(定义 Composition 资源引用的资源内容)为文档整体提供支持。该资源束将文档的所有内容收集到单个 XML 或 JSON 文档中,可以根据需要对其进行签名和管理。此外,资源束可能包括 CSS 样式表等内容。FHIR 文档还可与 CDA 内容进行映射。

四、服务框架:SOA

虽然 FHIR 资源主要是为基于 RESTful 的实现而设计的,但在交换资源时不强制使用 RESTful 接口;它们可以基于服务(services)进行交换。面向服务的体系结构(SOA)是一种体系结构模式,它使用服务来相互封装和提供离散的应用程序功能。服务通过调用公共接口并根据明确定义的服务协议交换信息进行通信。服务是一组紧密结合的功能,它们负责数据和状态,以履行其职责范围。服务具有统一的功能,如术语管理、身份管理等。服务中的数据通常遵循"黑匣子"模型,使用预定义的接口来为服务填充特定的行为请求。考虑使用 FHIR 和 SOA 有潜在的好处,FHIR 允许以开放的方式实现易于实现和随时访问数据的有效负载。SOA 在分布式系统实例中的事务完整性方面已经成熟,为松散耦合和解决复杂分布式系统的前提条件、异常处理和其他实现注意事项提供了框架。

SOA 适用场景如下。

1. 除 CRUD 以外的资源操作(如决策支持)。

2. 工作流程比简单的请求/响应更复杂。

五、持久性存储

除了以上常用的 4 种交换框架外,FHIR 还支持通过持久性存储方式(通常是数据库),在不同系统间共享资源信息的原则上,资源是为系统间交换而设计的,而不是数据库存储格式。当资源高度标准化时,如患者人口学信息,可考虑此范式。

第五节　FHIR 实施

一、一致性

一致性模块表示有关 FHIR 规范的数据类型、资源和 API 功能的元数据,可用于创建派生规范。核心 FHIR 规范描述了一组资源、框架和 API,这些资源、框架和 API 在医疗领域中的许多不同业务场景中使用。然而,各个司法管辖区之间以及整个医疗生态系统在实践、要求、法规、教育以及哪些行动可行或有益方面存在广泛差异。基于以上考虑,FHIR 规范是一个"平台性规范",它创建了一个通用的平台或基础,在其上实现了各种不同的解决方案。因此,FHIR 规范常需要进一步进行本地化调整,以适应特定的应用业务场景。一致性声明主要包括如下方面。

1. 定义使用了资源哪些属性,以及做了哪些扩展。

2. 定义资源属性和 API 功能如何映射到本地需求。

3. 说明特定属性使用术语的规则。

4. 关于使用 FHIR 的 RESTful API、消息传递和文档功能以及如何使用的规则。

二、安全与隐私

安全与隐私模块描述了如何保护 FHIR 服务器(通过访问控制和授权)、如何记录用户授予的权限,以及如何记录已执行的事件(审计日志记录和来源)。FHIR 并未强制要求采用单一技术方法来保护安全和隐私;相反,该规范提供了一组构建方法,可用于创建安全的私有系统。

FHIR 专注于利用现有安全解决方案的数据访问方法和编码。实施应利用现有的安全标准和实施,以确保:①可加密所有通信以防止未经授权的访问;②发生错误时没有信息泄露;③没有活动的脚本内容注入;④可以构建完整的审计跟踪并用于检测异常访问模式。

有关一般安全性考虑和原则,请参阅安全性。请利用成熟的安全框架,包括设备安全性、云安全性、大数据安全性、服务到服务安全性等,请参阅 NIST 移动设备安全和 OWASP 移动安全。这些安全框架包括最重要问题的优先级列表。

FHIR 中的隐私包括确保根据个人隐私原则和设计隐私处理个人数据所需的一系列考虑因素。可以通过基于标准的协议(如 OAuth、用户管理访问)或使用明确的 FHIR Consent 资源来传达数据的敏感性或机密性(安全标签),同时个人数据的访问记录和审计日志可以共享(审计事件)。

三、常见应用场景举例

作为框架标准,FHIR 定义的是用于解决医疗服务问题的共同方法,FHIR 还提供了一套有着多种使用方式的资源。这里将举例介绍如何利用 FHIR 所定义的种种能力来实施某些常见的使用场景。这些场景只是一些用法范例,并非详尽无遗。FHIR 可以并将会适用于广泛多样的情况。

(一) 个人健康档案

在个人健康档案(Personal Health Record,PHR)场景下,电子病历系统(Electronic Medical Record system,EMR)所提供的 RESTful API,让患者能够借助公共网络门户或移动应用程序来访问各自的病历,而且此类门户或移动应用通常还是由第三方来提供。在这种场景下,PHR 提供方将会:

1. 为患者提供一个作为其身份标识的登录名(或者是将病历链接到 OpenID、Facebook 或 Google 等所提供的外部身份标识之上)。

2. 利用适合于此类登录的 OAuth 服务器(或许是 PHR 提供方自己的),对客户端加以身份验证,并限制客户端只能查看与当前特定患者相关的记录(在访问权限合适的情况下,或者是多名患者的记录)。

EMR 会公开提供一个 FHIR 服务器,用于支持那些针对下列资源的搜索与读取操作:

3. 患者资源(Patient)旨在为客户端提供个人基本信息(或者说人口统计学数据)。如果客户端在不限制搜索条件的情况下搜索患者,则获得的将是其拥有访问权限的所有患者的列表。

4. 对于文档引用关系资源 DocumentReference 的搜索与读取,旨在采用 PDF 之类的格式(首选 PDF),提供对于一般患者文档的访问能力。

5. 对于一套临床类资源的搜索与读取。

关于该示例场景的符合性声明(XML 或 JSON 格式),请参阅 FHIR §2.13.2.1 个人健康档案。

EMR 还可以选择提供附加的功能,如与亲属/医疗服务人员共享病历访问权限,以便让患者能够上传自己的医疗文书、用药情况陈述、观察结果(如来自患者监测设备的数据)和/或让患者能够进行预约。这些附加的功能将会涉及,相应地实施并公开提供额外的 API 能力。EMR 服务器还可以选择为患者个人所特有的记录,公开提供针对审计事件资源 AuditEvent 的搜索、读取和历史操作,以便让患者能够审核记录访问情况。注意,应当将 RESTful API 的所有使用情况作为日志,在审计事件资源 AuditEvent 之中予以记录。

(二) 文档共享

各种来源的医疗服务信息的一种常见集成方法是构建一个以病历为中心的文档存储库。文档存储库的建立有助于缓解政策、操作规程以及信息学标准等方面需要调整统一的迫切程度。这里将医疗文书称为文档。

就多个机构、区域、省市或国家/地区范围内的文档共享来说,采纳最为广泛的框架是医疗服务机构集成(integrating the healthcare enterprise,IHE)的跨机构文档共享(cross-enterprise document sharing,XDS)规范。XDS 可以利用注册库,让若干存储库所组成的邦联式系统(federated system)能够为各类文档提供协调统一的访问能力。

FHIR 所提供的 XDS 等价功能则可用于在已有的 XDS.b 接口之后实施 XDS,为已有的 XDS 生态系统提供更为简单的移动友好型接口,或者是将文档共享功能链接到通过 FHIR 接口所提供的功能当中。这种 XDS 功能之中涉及下列 FHIR 资源。

1. 文档引用关系资源 DocumentReference 描述的是位于别处的文档。文档注册库则是负责保存和维护一套文档引用关系的系统。

2. XDS 补充规范(XDS 补范)旨在为较为通用的文档引用关系资源 DocumentReference 提供具体的 XDS 实施细节。

3. 二进制支持可用于在 FHIR 服务器上存储实际的文档。文档存储库是负责存储二进制文档以及文档引用关系(或者有时不包括文档引用关系)的系统。

4. 患者资源(patient)、执业人员资源(practitioner)和组织机构资源(organization)可为人员和组织机构的身份标识提供支持。

5. 审计事件资源 AuditEvent 可跟踪记录文档注册库和存储库的使用情况。

目前,IHE 正在与 FHIR 项目团队一起合作,旨在将 FHIR 用于移动健康文档(mobile health documents,MHD)[6],刚刚于 2016 年 6 月初修订发布了试行附录(Supplements for Trail Implementation)[7]。

（三）决策支持

医疗服务信息系统的常见用途之一是将某种形式的决策支持集成到临床系统当中。临床决策支持的常见用途包括如下内容。

1. 药物-药物相互作用检查,以及更为通用的处方安全检查。

2. 提供常会被遗漏的诊断数据解释,包括对于数据差异或变动情况的检查。

3. 用于早期预警患者健康状况恶化的患者监视(包括紧急医疗服务和门诊医疗服务)。

4. 识别确定备选治疗计划的候选对象,以便改善医疗服务的效能。

注意,除了上述的临床决策支持用途,决策支持还有诸如管理访问控制之类的基础设施类用途。

各种形式的决策支持分别会涉及不同的交互模式,因此在 FHIR 技术规范当中,并没有任何单独的决策支持实施项目。总体而言,这些交互模式可分为下列几类。

1. 决策来自于完全隐藏在系统接口背后的引擎,对于数据交换并没有直接的影响。

2. 决策支持引擎利用现有的数据,针对 FHIR 接口之上可见的患者状态生成相应的警告消息。

3. 借助明确描述的接口,向决策支持引擎提出查询;引擎接受请求并返回相应决策;

根据特定系统的具体视角,任何的决策支持都可能同时分属多个类别。

关于决策支持,尽管 FHIR 技术规范将会持续不断地对其资源的内容加以审核,以保证它们能够为常见的决策支持实践提供恰当的支持,但 FHIR 并没有要求给予任何特定的支持。

可以将决策支持请求理解为采用具名查询_query 的搜索,其中具名查询会接受一套参数,参见下文。

对于决策的明确请求,当为了获取已作出的决策而发起查询时,需要考虑下列事项。

1. 请求

（1）要提出对于某项决策的请求,可以利用后续这些交互模式之一:RESTful 搜索、提交给邮箱"/Mailbox"的查询、查询消息,或者异步查询模式。

（2）请求之中有一个_query 查询参数,用于明确当前所请求的那项决策。

（3）请求之中还有一套参数取值。这些参数取值可能是用于描述所做决策的数据,或者也可能是对于其中包含当前请求的特定资源的引用关系。一般来说,决策请求越复杂,越有可能出现的情况就是适合采用的是某个完整的资源,尤其是当该资源提供的是一种用于记录和管理此类请求本身的现成方法的时候。

（4）在某些查询交互模式当中,可以将相应参数取值之中所明确的那些资源与相应的请求一起捆束起来。在其他模式之中,则只能传递相应的引用关系。

（5）究竟哪种查询模式最为合适,将取决于决策支持输入的复杂程度以及相应决策预期所要花费的时间长度。随着复杂程度或耗时的增加,较为复杂的查询模式就会变得更为合适。

2. 响应

（1）当决策支持引擎无法提供所请求的决策时,其返回的则是用来描述这一问题的操作结局资源 OperationOutcome。

（2）否则,决策支持引擎就会返回一个用来表示该决策的资源,以及该资源或适用补充规范之中所描述的其他若干作为辅助信息的资源。

（3）原则上,决策提供方可以选择通过正常的 RESTful 接口来提供所返回决策资源的副本,或者也可以选择不这么做。这项决定可能会受到适用补充规范、政策决策或者此类查询内在性质的限制。

（4）如果决策提供方或请求方选择保留决策的副本,那么他们必须保证在运用该决策副本时,对于该决策的现时性(或现时性的缺乏)给予了恰当的考虑。

那么,由此来看,所可能请求的那些决策就需要至少定义一种响应资源,并且可能还有一种请求资源。表 10-3 概括了目前已经定义有相应资源的已知决策。

表 10-3　FHIR 所定义的决策

决策	资源	调用
当前患者应当进行什么样的免疫接种	响应:免疫接种资源 Immunization-Recommendation	目前尚未定义用来调用此项决策的确切方法

目前,FHIR 技术规范之中所收录的决策资源还不丰富。FHIR 允许实施者将已有的 FHIR 资源用于当前尚未收录的那些决策,但其并不保证这些资源就会一定合适。在 FHIR 标准试行期间,决策支持方面改进将会是 FHIR 持续制定工作的关注重点之一。

四、实施应用案例

随着 FHIR 标准的不断成熟,越来越多的厂商开始关注并使用 FHIR 标准。2017 年 InterSystems 平台产品 HealthShare 宣布全面支持 FHIR;微软、Google 等公司已经开始基于 FHIR 标准进行医学人工智能和机器学习研究。在国内,有很多公司开始在产品中使用 FHIR 标准,下面介绍某市全民健康信息平台项目中 FHIR 实际落地应用情况。

(一) 项目背景

该市全市二级以上医院 58 家,医疗卫生从业人员 3 万余人,该市卫生计生委于 2015 年开始规划区域卫生信息平台建设,按照标准化、先进性、安全性原则对区域卫生信息平台进行总体架构设计,确定了主要技术路线:①采用面向服务的 SOA 架构体系;②基于组件进行应用开发;③使用跨平台多语言开发框架;④采用 B/S 结构的 Web 应用界面;⑤使用云部署模式支持计算能力水平扩展。

该市区域卫生信息平台选择 HL7 FHIR 作为数据交换标准接口,主要是基于以下原因。

1. 实现全区域范围内的医疗信息的全实时交换,以便能为分级诊疗和"互联网+医疗健康"提供实实在在的技术支撑。

2. 利用成熟的开源代码库快速实施,加快建设进度,减少项目风险。

3. 采用 HL7 FHIR 开放式技术标准,杜绝了数据交换平台本身被个别软件提供商"绑架"现象的发生。

平台采用 HL7 FHIR 资源模型作为区域临床数据中心数据模型,目的如下。

1. 利用分布式 NoSQL 数据库系统保存 FHIR 数据资源,满足存储系统水平扩展能力方面的要求。

2. 利用 FHIR 的图数据模型实现精准搜索和语义搜索,提升区域医疗数据的利用水平和能力。

3. 利用 FHIR 优良的扩展机制兼容国家和地方卫生信息标准。

(二) FHIR 应用情况

该市全民健康信息平台数据交换接口采用 HL7 FHIR STU3 版本,于 2016 年 3 月开始开发,2016 年 5 月开始逐步上线运行,2016 年 10 月全部接口开发完成。平台数据交换接口共分为 4 类。

1. 卫生资源(如医护人员、医疗设备、号源、床位、卫生服务项目等),共有 52 个接口,涉及 13 个 FHIR 资源类。

2. 卫生事件(如诊疗过程中发生的事件,如挂号、就诊、开单、检查、诊断、处方、取药、支付等),共有 52 个接口,涉及 13 个资源类。

3. 共享文档(如 53 个电子病历共享文档和 20 个健康档案共享文档),共有 282 个接口,涉及 94 个资源。

4. 交互式服务(如电子健康卡卡管平台接口、预约挂号平台接口、家庭医生签约平台接口等),共有 121 个接口。

系统根据不同业务应用场景,使用了多种交换框架,说明如下。

1. SOAP 服务模式　涉及医疗机构参与的数据交换接口采用 SOAP 服务+XML 模式,目的是对医院 HIS 开发商的开发工具有较好的兼容性(一些开发商使用的旧版本的开发工具还不能支持 REST 和 JSON),同时兼容 IHE 安全规范(基于 XACML 标准和 Web 服务安全机制)。医疗机构通过医院前置机访问平台 FHIR 数据交换 SOAP 服务接口,医院前置机与平台采用双向认证的 HTTPS 协议互联。

2. 消息(订阅发布)模式　对一些被多个应用关注的共享资源或卫生事件(如挂号号源、检查检验报告等),采用订阅发布模式:在操作资源的时候,平台通过服务回调方式来通知所有订阅了该类资源的应用程序(如预约挂号渠道 APP、健康 APP 等),订阅通过 Subscription 资源登记。

3. REST API 模式　涉及与平台应用交互接口,考虑到平台应用大多使用了较现代的开发技术,这类接口采用 REST API 模式,以提高开发效率,同时可以利用平台的 API 网关对这类接口进行有效管理。

4. 数据库　使用文档型 NoSQL 数据库 Mongodb 作为存储 FHIR 资源的数据库,利用其优良的水平扩展能力,可在通过增加服务器的数量平稳地处理医疗数据的不断增加而引发的查询效率问题。

平台上线以来运行稳定,截至 2018 年对接医院数量 30 家(基层医疗机构通过云 HIS 和平台对接,没有与平台直接对接),对接应用系统 21 个,2018 年全年通过平台交换数据量达数亿条。

五、FHIR Connectathon 测试

FHIR 标准开发过程使用持续实施的理念来确保标准在现实世界中可落地。实现这种思维方式的一个关键因素是每个 HL7 工作组会议上的 FHIR Connectathon。该活动通常在会议前的周六和周日举行,并允许参与者以非正式方式测试或开发软件,相互之间进行信息互联互通交换测试,主要是要求采用 RESTful 方式来实现信息交换。测试组织方会在正式开展测试前发布本次测试用例场景说明(通常为医疗信息基本业务场景或新兴业务场景)及测试要求,感兴趣的公司或个人可报名参加测试。

为了进一步推广新架构和新技术的应用,提升医疗信息系统互联互通能力,同时积极参与到国际医疗交互新标准(HL7 FHIR)制定过程中,使标准与国内业务更契合。2016 年 5 月中国医疗卫生信息互联互通联盟(CHIETA)在 CHIMA 大会上成立了 HL7 中国 FHIR 工作组。从 2016 年开始,HL7 中国 FHIR 工作组各位专家连续三年共同组织了 4 次国内 FHIR Connectathon 测试,制定发布了患者、就诊、检查申请、检查报告、院内检验报告、院外检验报告 6 全测试用例场景。不仅国内各大医疗信息厂商,进军大健康领域的金融企业也积极参与 FHIR Connectathon 测试,大家齐心协力共同推动 FHIR 标准发展和落地。

FHIR 综合了 HL7 V2、HL7 V3 以及 CDA 的最佳特性,同时也利用了最新的网络技术。FHIR 设计的基础是 RESTful 网络服务。相比而言,大多数 IHE 补充规范的基础则是 SOAP 网络服务。在采用 RESTful 网络服务的时候,收纳了那些基本的 HTTP 操作,包括 CRUD 操作。作为模块化组件的 FHIR 资源是 FHIR 的基础。可以将这些资源组合起来,简单有效地解决临床和管理方面的实际问题。为了满足医疗服务行业在可选性和自定义方面的需求,还可以对资源加以扩展和改编,从而提供更加便于管控的解决方案。与其他的 FHIR 资源一样,系统可以利用同一框架,轻松地读取这些扩展。

FHIR 日益广泛的采纳与实施,将会使得迥然各异的系统之间能够更加轻松便捷地交换和共享医疗数据,促进医疗成本费用的降低以及医疗服务安全、质量和效率的提升,从而帮助改善整个医疗服务生态系统的结构与活力,并最终为患者、医疗服务人员、医疗信息技术专业人员、行政管理人员等带来极大的好处。FHIR 还在不断地发展成熟,需要包括各类人员和组织机构在内的相关方持续关注、主动参与以及积极采纳和实施。

(张林　谭红霞)

附　国内外医疗卫生信息相关标准列表

序号	标准名称	标准号	类目	发布机构	链接地址
1	Hypertext Transfer Protocol,HTTP/1.1	RFC2616	传输协议	IETF	https://tools.ietf.org/html/rfc2616
2	Hypertext Transfer Protocol version 2 (HTTP/2)	RFC 7540	传输协议	IETF	https://tools.ietf.org/html/rfc7540
3	HTTP Over TLS(HTTPS)	RFC2818	传输协议	IETF	https://tools.ietf.org/html/rfc2818
4	Common Terminology Services 2™ (CTS2™)	N/A	术语服务	OMG	http://www.omg.org/spec/CTS2/
5	FHIR®·Fast Healthcare Interoperability Resources	N/A	内容与交换	HL7	http://hl7.org/fhir/

参 考 文 献

［1］ Rob Brull. 5 Things to Know About HL7 FHIR Health Standards ［EB/OL］. （2013-03-26）［2016-06-30］. http://health-standards. com/blog/2013/03/26/hl7-fhir/.

［2］ SNOMED CT Document Library-IHTSDO Confluence ［EB/OL］. ［2016-07-02］. https://confluence. ihtsdotools. org/display/DOC.

［3］ David Hay. A REST primer-FHIR style-part 1. Hay on FHIR ［EB/OL］. ［2016-07-03］. https://fhirblog. com/2013/10/15/a-rest-primer-fhir-style-part-i/.

［4］ The Interoperability Paradigms of HL7 FHIR Health Standards ［EB/OL］. ［2016-06-14］. http://healthstandards. com/blog/2013/05/14/interoperability-paradigms-of-fhir/.

［5］ Cross-Enterprise Document Sharing-IHE Wiki［EB/OL］. ［2016-07-01］. http://wiki. ihe. net/index. php/Cross-Enterprise_Document_Sharing.

［6］ Mobile access to Health Documents （MHD）-IHE Wiki ［EB/OL］. ［2016-07-01］. http://wiki. ihe. net/index. php/Mobile_access_to_Health_Documents_（MHD）.

［7］ Integrating the Healthcare Enterprise （IHE）. IHE IT Infrastructure Technical Framework Supplement：Mobile access to Health Documents （MHD）［EB/OL］. （2016-06-02）［2016-07-01］. http://www. ihe. net/uploadedFiles/Documents/ITI/IHE_ITI_Suppl_MHD. pdf.

第十一章　DICOM 标准

DICOM 是医学数字成像和通信的国际标准,它定义了满足临床需要的可用于数据交换的医学图像格式。DICOM 被广泛应用于放射医疗、心血管成像以及放射诊疗诊断设备(X 线、CT、磁共振、核医学和超声等),且在眼科和口腔科等其他医学领域得到越来越深入、广泛的应用。

本章分为五节,第一节介绍 DICOM 发展历史、基本概念和原理;第二节至第四节介绍 DICOM 信息模型、DICOM 通讯和 DICOM 文件格式,是 DICOM 的主要技术内容;第五章介绍医学图像中的位图、图像压缩和三维重建。

第一节　DICOM 标准概述

一、DICOM 的发展历史

DICOM 标准的作用是解决数字化医疗设备与医院信息系统,特别是图像存档和通信系统 PACS(picture archiving and communication system)之间信息交换和存储的规范与标准问题。PACS 需要解决存储数据量极大的图像,有效地管理图像存储,以及实现不同生产商的设备之间共享信息资源问题,为此必须开发和使用统一的标准。美国放射学会(American College of Radiology,ACR)和美国电器制造商协会(National Electrical Manufacturers Association,NEMA)在 1983 年成立了专门委员会——ACR-NEMA 数字成像和通讯标准委员会,制定用于医学图像存储和通信的标准,提供与制造商无关的数字图像及其相关的通信和存储功能的统一格式。

DICOM(Digital Imaging and Communication of Medicine)是美国放射学会和美国电器制造商协会组织制定的医学图像的存储和传输标准[1]。

1985年北美放射学年会（RSNA）上分发第1版ACR-NEMA300-1988（ACR-NEMA1.0），并由NEMA发布。1988年，发布了ACR-NEMA300-1988（ACR-NEMA2.0）。它大体上沿用了和1.0版相同的硬件规格，增加了一些新的数据元、修改了一些错误和矛盾。随着网络技术的发展，ACR-NEMA结合当时的技术条件和方法对标准进行了彻底的重新制定，在1993年正式公布了新的版本，命名为DICOM 3.0[2,3]。与原版本相比，3.0版本采用了面向对象的分析方法，定义了医学图像在存储和通信过程中的各种实体和关系，提供了对ISO-OSI（Inter-national Standard Organization-Open System Interconnection）和TCP/IP（Transmission Control Protocol/Internet Protocol）的支持，使得在医学图像应用层上可以与其他通信协议应用直接通信而不需要重新编写程序。考虑到技术的发展，标准采用多个文档组成，当某个文档需要升级或变更时，扩充部分以附录形式提供，避免对整体产生影响。目前，DICOM标准已发展到2019b版本，共由21个部分组成，其中第9部分与第13部分是关于点对点通信协议，已放弃使用[4]。

二、DICOM基本概念

DICOM标准涉及医学图像、数据通信、管理信息系统等领域，在标准中采用了面向对象的描述方法和E-R（entity-relation）模型，从而引入了大量的各专业方面的术语，给标准的阅读和理解带来困难。下面简要地将标准中涉及的常用技术词汇和缩略语进行解释。

（一）实体

实体（entity）表示一个或一类有相同特性个体的应用对象。在计算机系统分析中，凡是可以区别并被人们识别的事、物、概念等，都可以被抽象为实体。实体一般具有若干特征，称为属性。如患者是一个实体，具有姓名、性别、年龄等属性；图像也是一个实体，它有图像尺寸、图像数据等属性。

（二）联系

联系（relation）表示实体之间的相互关系。如患者实体与分析实体之间存在着引用联系；打印机实体和胶片实体之间存在着打印联系。

（三）E-R模型

E-R模型是描述现实世界的一种信息模型。通过定义实体以及实体间的联系，表现系统的需求和功能，通常以E-R图的方式表示。在DICOM中，用方框表示实体，菱形表示联系，用带箭头或不带箭头的线段将实体（方框）与联系（菱形）连接，表示它们之间存在联系。这是面向对象的分析方法所采用的主要表示方法，是对客观世界的一种抽象。

（四）对象

对象（object）是外部世界事物在计算机内部的表示，是事物属性值和处理方法的集合。对象具有封装和继承的特征。①封装：是指对象将属性和方法集合在一起，一般情况下只提供给自己和派生对象使用。②继承：是指当一个对象是由另一个对象（父对象）派生出时，它就自动具有父对象所具有的属性和方法。面向对象的方法就是以对象技术为中心，分析系统中各种信息之间的关系，抽象出系统各层次的对象模型，给出准确的系统描述，并在计算机系统中给予实现。应用面向对象的方法，可以提高开发效率，实现软件复用。

（五）信息对象定义

信息对象定义（information object definition，IOD）是信息实体的抽象，是DICOM命令的作用受体。

（六）服务

服务（service）是某对象为其他对象或程序提供的功能。当要求使用此功能时称申请服务，申请服务的对象称服务用户，而能完成该功能的对象是服务的提供者。

（七）服务对象对

服务对象对（service object pair，SOP）是DICOM信息传递的基本功能单位，包括一个信息对象和一组DICOM消息服务元素。

三、DICOM标准内容

DICOM标准经历了一个从无到有、从简单到复杂的发展过程。在标准的制定过程中不断听取工业界、学术界、医疗界等各方面的意见和建议,注意标准的可扩充性和可扩展性,经历了 ACR-NEMA 1.0 和 2.0 的版本到目前的 DICOM 3.0 版本,标准的组成也在不断地加以补充,目前标准为 2015C 版,由以下 21 个基本部分和扩充部分组成。

第 1 部分:给出了标准的设计原则。定义了标准中使用的一些术语,对标准的其他部分给出了简要概述。

第 2 部分:给出了 DICOM 的兼容性定义和方法。兼容性是指遵守 DICOM 标准的设备能够互相连接、互相操作的能力。由于 DICOM 标准内容庞大、功能复杂、包含面广,截至目前,还没有什么设备能够涵盖所有的 DICOM 功能,只是实现本设备必需的功能。因此标准要求设备制造商必须给出本设备所支持的 DICOM 功能的说明,即兼容性声明。本部分标准内容定义了声明的结构和必须表现的信息,包含三个主要部分:本实现中可以识别的信息对象集合;本实现支持的服务类集合;本实现支持的通信协议集合。

标准没有规定兼容性实现的测试和验证的过程。用户在采购 DICOM 功能的设备时,必须注意各设备的兼容性水平是否一致,否则各设备互联时会出现一些问题。

第 3 部分:描述如何定义信息对象。对医学数字图像存储和通信方面的信息对象提供了抽象的定义。每个信息对象定义是由其用途和属性组成的。为方便标准的扩充和保持与老版本的兼容,在 DICOM 中定义了复合型和普通型两大类的信息对象类。普通型信息对象类仅包含现实世界实体中固有的那些属性。复合型信息对象类可以附加上并不是现实世界实体中固有的属性。如 CT 图像信息对象类,既包含了图像固有的图像日期、图像数据等图像实体的属性,又包含了如患者姓名等并不属于图像本身的属性。复合对象类提供了表达图像通信所需求的结构性框架,使网络环境下的应用更加方便。

第 4 部分:服务类的说明。服务类是将信息对象与作用在该对象上的命令联系在一起,并说明了命令元素的要求以及作用在信息对象上的结果。典型的 DICOM 服务类有查询/检索服务类、存储服务类、打印管理服务类等。服务类可以简单理解为 DICOM 提供的命令或提供给应用程序使用的内部调用函数。这部分实际上说明的是 DICOM 消息中的命令流。

第 5 部分:数据结构和语义。说明了 DICOM 应用实体如何构造从信息对象与服务类的用途中导出的数据集信息,给出了构成消息中传递的数据流编码规则。数据流是由数据集的数据元素产生的,几个数据集可以被一个复合数据集引用或包容。一个复合数据集可以在一个"数据包"中传递信息对象的内容。这部分着重说明的是有关 DICOM 消息中数据流方面的内容。此外也定义了许多信息对象共同的基本函数的语义,即要求的条件、完成的结果、实现的功能等。

第 6 部分:数据字典。是 DICOM 中所有表示信息的数据元素定义的集合。在 DICOM 标准中为每一个数据元素指定了唯一的标记、名字、数字特征和语义,这样在 DICOM 设备之间进行消息交换时,消息中的内容具有明确的无歧义的编号和意义,可以相互理解和解释。

第 7 部分:消息交换。消息是由用于交换的一个或多个命令以及完成命令所必需的数据组成,是 DICOM 应用实体之间进行通信的基本单元。这部分说明了在医学图像环境中的应用实体用于交换消息的服务和协议。

第 8 部分:消息交换的网络支持。说明了 DICOM 实体之间在网络环境中通信服务和必要的上层协议的支持。这些服务和协议保证了应用实体之间有效地和正确地通过网络进行通信。DICOM 中的网络环境包括 OSI 和 TCP/IP 两种参考模型,DICOM 只是使用而不是实现这两类协议,因而具有通用性。

第 9 部分:消息交换的点对点通信支持。说明了与 ACR-NEMA2.0 相兼容的点对点通信环境下的服务和协议。它包括物理接口、信号联络过程以及使用该物理接口的与 OSI 类似的会话/传输/网络协议及其服务。

第 10 部分:用于介质交换的介质存储和文件格式。这一部分说明了一个在可移动存储介质上医学图像信息存储的通用模型。提供了在各种物理存储介质上不同类型的医学图像和相关信息进行交换的框架,以及支持封装任何信息对象定义的文件格式。

第 11 部分:介质存储应用卷宗。用于医学图像及相关设备信息交换的兼容性声明。给出了心血管造影、超声、CT、磁共振等图像的应用说明和 CD-R 格式文件交换的说明。

第 12 部分:用于介质交换的物理介质和介质格式。它提供了在医学环境中数字图像计算机系统之间信息交换的功能。这种交换功能将增强诊断图像和其他潜在的临床应用。这部分说明了在描述介质存储模型之间关系的结构以及特定的物理介质特性及其相应的介质格式。具体说明了各种规格的磁光盘、PC 机上使用的文件系统和 1.44M 软盘,以及 CD-R 可刻写光盘。

第 13 部分:点对点通信支持的打印管理。定义了在打印用户和打印提供方之间点对点连接时,支持 DICOM 打印管理应用实体通信的必要的服务和协议。点对点通信卷宗提供了与第 8 部分相同的上层服务,因此打印管理应用实体能够应用在点对点连接和网络连接上。点对点打印管理通信也使用了低层的协议,与已有的并行图像通道和串行控制通道硬件硬拷贝通信相兼容。

第 14 部分:说明了灰度图像的标准显示功能。这部分仅提供了用于测量特定显示系统显示特性的方法。这些方法可用于改变显示系统以与标准的灰度显示功能相匹配或用于测量显示系统与标准灰度显示功能的兼容程度。

第 15 部分:安全和系统管理配置。本部分规定的安全和系统管理实现需求的一致性。安全性和系统管理配置是通过引用外部开发的标准协议,如 TLS、ISC、DHCP 和 LDAP 等。DICOM 标准本身不涉及安全策略的问题,该标准仅提供了可用于关于应用实体之间 DICOM 对象的交换实现的安全策略的机制。

第 16 部分:内容映射资源。本部分指出了 DICOM 标准所涉及的内容映射资源(DICOM content mapping resource,DCMR),这些资源定义了本标准在其他地方所用到的模板、规范等内容。

第 17 部分:解释性信息。本部分是标准中所用到的标准、规范及资料性附录等的说明资料。在本标准出版时,所引用到的相关标准版本均为有效。所有相关引用标准都有可能被修订,鼓励使用它们最新版本的标准。

第 18 部分:Web 服务。本部分指出了基于 Web 的服务访问和获取 DICOM 长期保存的对象(如图像、医学影像报告),它提供了一种简单的机制来访问一个 DICOM 对象,通过 HTTP/HTTPS 协议,利用 DICOM UID(唯一标识符)来检索数据,并提供给请求者。

第 19 部分:应用托管。本部分定义了两个软件应用程序之间的接口。一个应用中(托管系统),提供的数据,例如一组图像和相关数据给第二应用。第二应用,被托管的应用,分析这些数据,并可返回该分析的结果给第一应用,如在另一组图像和结构化报告的形式。这样的应用程序接口(API)的不同之处在于,它规范了在同一系统上的软件组件之间的数据交换。被托管的应用可以插件的形式给托管系统,软件的加载项或插件的概念在计算机世界相当普遍,托管系统实现者只需要一次创建标准化的API,就可以支持各种各样的附加托管应用。

第 20 部分:使用 HL7 临床文档架构的图像报告。本部分规定了使用的 HL7 临床文档架构版本 2(CDA R2)标准成像报告的编码模板。本部分构成 CDA 实施指南,并协调由 HL7 开发的 CDA 实施指南的模板标准化方法。

第 21 部分:DICOM 和其他数据对象之间的转换。本章给出了 DICOM 结构化报告与美国国家癌症信息组织(NCI)的注释与图像标记(annotation and image markup,AIM)通用模型之间的转换规则,适用于图像中感兴趣区域的定量和分类描述。

四、DICOM 标准应用

DICOM 将患者、检查、医疗设备等视为具有各自属性的对象,对象和属性的定义方式是以 DICOM 信息对象(IODs)定义为标准的。IODs 是属性的集合,描述着每个特定的数据对象,如一个患者的 IOD,可以有姓名、ID、性别、年龄、体重、检查号等数据,患者就是一组属性的集合。DICOM 维护了一个所有标准属性(超过 2 000 个)的列表,即 DICOM 数据字典,数据字典用来保证属性命名和处理的一致性。所有的 DICOM 属性都要根据 27 个值表达类型进行格式化,如日期、时间、姓名等。

当数据以 DICOM 数据属性的形式被采集后,这些数据就能够在各类 DICOM 设备和软件[即应用实体(application entities, AE)]间进行传送和处理。DICOM 是依靠服务提供模型来描绘事物处理过程的。也就是说,一个 DICOM 应用会为参与处理过程的双方提供服务。每个服务通常都要涉及一些数据交换(特别是通过电脑网络进行交换)。数据交换过程中,服务会带着需要处理的数据与特定的服务类型建立联系。DICOM 称这种联系为服务对象对(service object pairs, SOP),并且将 SOP 组合起来,称为 SOP类(SOP class)。比如数字 CT 机将 CT 图像存储到数字 PACS 中,称为 CT 存储 SOP,此时 CT 图像就是服务所要处理的数据,所以 CT 图像即表示 DICOM IOD(DICOM 数据对象)。

CT 机向图像归档请求图像存储服务,而图像归档向 CT 机提供存储服务。为了区分服务请求者和服务提供者,DICOM 称前者为服务类用户(service class users, SCU),称后者为服务提供者(service class providers, SCP)。在前面的那个例子中,CT 机是 CT 存储服务类用户,数字图像归档则是 CT 存储服务类提供者。

每个 SCU 和 SCP 之间的 DICOM 网络数据交换要先建立联系(association),因此每个网络传输都是从联系建立(DICOM 握手)开始的,即两个连接的应用开始交换彼此信息。

各种装置(包括 DICOM 设备和应用程序)都有自己的 DICOM 一致性声明(DICOM conformance statement),这个声明解释了装置所支持的 SOP(即服务),并且说明支持的范围(是 SCU,还是 SCP,还是二者都可以)。DICOM 一致性声明是完成 DICOM 相关项目中最必不可少的路引,因此一定要先了解设备的一致性声明。

第二节　DICOM 信息模型

一、DICOM 模型

图 11-1 显示了 DICOM 信息模型[5]的实体关系图,该模型将现实世界的对象(如患者)与其对应的 DICOM 对象(现实世界对象的信息系统表示)区分开来。信息模型描述了患者信息对象,它不是现实世界的"患者",其包含了一个或多个检查信息对象。所有现实世界的数据,如患者、检查、医疗设备等,DICOM 将它们看成具有各自属性的对象,在 DICOM 信息模型中都有各自的对象描述,即属性的集合。

DICOM 标准是要解决在不同的地点、不同设备制造商、不同国家等复杂的网络环境下的医学图像获取、存储和传输的问题。要在这样复杂的情况下能够实现准确、无歧义的信息交换,需要采用标准的 DICOM 信息模型,其基本问题有语法和语义两大类。

所谓语义问题就是指交换信息的具体含义。通常人们都是用自己的语言(称自然语言)进行交流,但世界上使用的自然语言种类繁多,还存在二义性

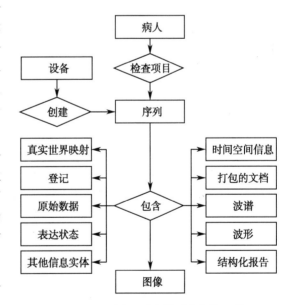

图 11-1　DICOM 信息模型实体关系图

问题,表达的意思存在多种含义,使得计算机处理有困难,这个问题在医疗技术方面更是突出。因此 DICOM 中专门定义了自己的语法和词汇。DICOM 的词汇是用一对整数表示的,称为标记(tag),用数据字典给出详细的定义和解释,另外用 UID 的方法给出唯一标识。

语法是指信息组成的规则,在 DICOM 中,数据种类相当多,被分成各个层次,有信息对象定义(IOD)、消息(message)、命令集、数据集、数据元素、传输语法等。只有通信双方按约定的统一的方法组织数据,才可能准确获得对方传输的信息。

二、DICOM 数据

（一） 唯一标识

唯一标识（UID）主要是用来标识特定 DICOM 数据实例的。这个标识可被用在世界上不同地点的多制造商环境中。为保证每个标识的全球唯一性，UID 的编码格式为：<根>.<后缀>。

根用来唯一标识一个组织（如厂商、研究机构等），每个组织都应申请并且使用自己的根（见 DICOM3 第 5 章附录 C）。1.2.840.1008 字符串是 DICOM 使用的全局保留根，且不能在别处使用。

后缀是由许多数字组成的，它用来保证实例的唯一性，如可以这样生成后缀：<患者 ID>.<检查 ID>.<当前日期>.<毫秒级当前时间>。这样可以保证在本组织中不会再有重复的 UID 了，联合组织的根，可以保证 UID 的全球唯一性。

UID 编码规则如下。

1. UID 由多个数字编码段组成，且用"."分隔开。

2. 每个编码段必须包含一个或一个以上的阿拉伯数字，且第一个数字不能为 0，除非该段只由一个阿拉伯数字组成。

3. 如果整个字符串的长度为奇数字节，必须在最后一个组成分量的末尾填充一个 NULL 字符，使 UID 对齐在偶数字节边界。

4. 整个 UID 字符串的长度不能超过 64 个字符。

设检查实例 UID 为 1.2.840.113820.100.2.1.1.908813488.199810191611112，其中，1.2.840 是 ANSI 组织的前缀，1.2.840.113820 代表某机构组织。

另外，在图像经过改变，如旋转、裁剪等操作后，为了与原始图像区别，需要修改图像的（SOP）UID，以免混淆。

DICOM 有关的属性也用 UID 标识，如"1.2.840.10008.1.1"表示验证服务类；"1.2.840.10008.1.2"表示 DICOM 默认的隐式 Little-Endian（注：小端存储，字节或半字节的最低位字节存于内存最低位字节地址上，与之相反的是 Big-endian，大端存储）传输语法；"1.2.840.10008.5.1.4.1.1.2"表示 CT 图像存储。

（二） 标记

标记（tag）是用一对 16 进制数表示的，前面的数是数据元素的组号，后面的是元素号。组号为偶数的是标准数据元素，具体含义可以在 DICOM 的数据字典中查到。DICOM 的数据字典定义了许多数据元素标记，涵盖了大多数的应用需要。组号为奇数的为私有数据元素，由用户在使用过程中自己定义。

如在 DICOM 中（0010,0010）表示患者姓名，（0008,0020）表示研究日期，（0008,0060）表示多样性。

（三） 值表示法

DICOM 标准中，对每个属性都定义了值表示法（value representations，VR）。值表示法具体描述了属性值如何进行编码。

值表示法有隐式和显式这两种形式。隐式就是采用预先规定的表示方法，通过标记从数据字典中查到 DICOM 对这个属性表示方法的规定，从而正确解释属性值的内容。显式是用两个字符明确表示值的表示方法，如 AE 表示应用实体，AS 表示年龄字符串，DT 是日期和时间，FD 表示双精度浮点数等。

DICOM 标准在 PS3.5 中定义了 27 个基本数据类型，它封装所有可能的临床数据类型，DICOM 中数据必须符合这 27 个基本的数据类型之一。每个 VR 都有两个字母的缩写、内容的定义、数据中允许出现的字母描述，以及规定的长度。

VR 定义表（表 11-1）是一个重要的表格，许多 DICOM 问题和难题的根源通常出自于此，在后面讨论涉及 VR 的问题时也会经常用到此表。

表 11-1　VR 定义

VR	定义	规格	允许长度
编码字符串(code string,CS)	开头和结尾不是空格的字符串	大写字母,0~9,空格,下划线	16 个字符
短字符串(short string,SH)	短字符串,如电话号码、ID 等		16 个字符
长字符串(long string,LO)	开头或结尾可以有空格的字符串		64 个字符
短文本(short text,ST)	可能包含多个段落的字符串		1 024 个字符
长文本(long text,LT)	可能包含多个段落的字符串		10 240 个字符
无限制文本(unlimited text,UT)	可能包含多个段落的字符串		2^32-2 个字符
应用实体(application entity,AE)	标识一个设备的字符串,开头与结尾不能有空格		16 个字符
患者姓名(person name,PN)	有插入符号"^"为姓名分隔符的患者姓名,如 Smith^John		64 个字符
唯一标识符(unique identifier,UID)	一个用作唯一标识各类项目的字符串	0~9 和句号	64 个字符
日期(date,DA)	格式为 YYYYMMDD 的字符串,YYYY 代表年;MM 代表月;DD 代表日	0~9	8 个字符
时间(time,TM)	格式为 HHMMSS. FFFFFF 的字符串,HH 代表小时(00-23);MM 代表分钟(00ST59);SS 代表秒;小数点后为 FRAC 部分,表示秒的小数部分	0~9 和句号(半角)	16 个字符
日期时间(date time,DT)	格式为 YYYYMMDDHHMMSS. FFFFFF,各字符意义参见 DA 与 TM。	0~9 和句点(半角)	26 个字符
年龄字符串(age string,AS)	格式为:nnnD(天);nnnW(周);nnnM(月);nnnY(岁),如 018M 表示 18 个月	0~9、D、W、M、Y	4 个字符
整形字符串(integer string,IS)	表示整形数字的字符串	0~9、加号(+)、减号(-)	12 个字符
小数字符串(decimal string,DS)	表示定点小数和浮点小数,如 12. 34、5. 1e4	0~9,加号(+) 减号(-)、E、e 和半角句号(.)	16 个字符
有符号短型(signed short,SS)	符号型二进制整数,长度为 16 位		2 个字符
无符号短型(unsigned short,US)	符号型二进制整数,长度为 16 位		2 个字符
有符号长型(signed long,SL)	有符号二进制整数,32 位		4 个字符
无符号长型(unsigned long,UL)	无符号二进制整数,32 位		4 个字符
属性标签(attribute tag,AT)	16 位无符号整数,数据元素标签		4 个字符
单精度浮点(floating point single,FL)	单精度二进制浮点数字		4 个字符
双精度浮点(floating point double,FD)	双精度二进制浮点数字		8 个字符
其他字节字符串(other byte string,OB)	字节的字符串(没有在 VR 中明确定义的其他字符串)		1 字节
其他单词字符串(other word string,OW)	单词字符串,16 位		2 字节
其他浮点字符串(other float string,OF)	浮点单词字符串,32 位		4 字节
条目序列(sequence of items,SQ)	条目的序列		
未知(unknown,UN)	字节的字符串,其内容编码是未知的		

　　数据大小(VR 长度)是 DICOM 数据类型定义中非常重要的部分,一些 VR 的长度是固定不变的,另外 DICOM 总是在记录数据大小时捎带着数据值,这就是 DICOM 了解每个数据元素起始和结尾位置的

方法。

VR 定义对于数据长度的强制限制,在 PACS 软件中常被忽略,这容易导兼容性问题,因此好的 PACS 软件要求将所有 VR 数据以正确大小格式化,并能理解其他 DICOM 应用产生的大小不正确的 VR。

所有 DICOM 数据元素都应该为偶数长度,如文本应是偶数字符数,二进制数字应是偶数字节。要保证这一点,可在奇数大小字符串后补空格,或奇数二进制后追加 NULL 字节。

(四) 传输语法

在 SOP 实例数据集能被交换之前,数据集编码到字节流的编码方式是固定的,或者是网络交换中协商的,或者在介质上是与数据存储在一起的。编码方式由传输语法指明。

传输语法定义了三个方面的内容:数值表示法如何指定;多字节数在存储或传输时的字节顺序,是低位字节先存储或发送(小端,little endian),还是高位字节先存储或发送(大端,big endian);封装情况下的压缩格式,是采用 JPEG 还是 RLE 的压缩算法,是有损方式还是无损方式等。

例如,对于一个 32 位无符号整数 12345678H,在小端方式下的字节顺序为 78、56、34、12,而在大端方式下的字节顺序则为 12、34、56、78。

传输语法的处理是服务提供方的一部分,但双方都要初始设置正确的对双方都可接受的传输语法。

传输语法是由一个 UID 标识的。隐式 VR 小端 UID 为 1.2.840.10008.1.2,是 DICOM 默认的传输语法。显式 VR 小端 UID 为 1.2.840.10008.1.2.1,显式 VR 小端 UID 为 1.2.840.10008.1.2.2。

(五) 数据元素

数据元素是通过数据元素标记唯一标识的。一个数据元素包含了数据元素标记、值长度和数据元素值。数据元素的值表示法是否存在决定于协商的传输语法。数据元素中值域的字节长度必须是偶数,不足的部分填充空格。

数据元素有标准数据元素和私有数据元素两种类型。标准数据元素具有偶数值组号,私有数据元素具有奇数组号,自 DICOM 3.0 以后,数据组号并不传递任何语义上的含义。

数据元素结构分为显式 VR 和隐式 VR。

1. 显式 VR 结构(表 11-2)有连续四个值域:数据元素标签(tag)、值类型表述(VR)、数据值长度(value length,VL)和数据值体(value field,VF)。对于 VR 为 OB、OW、OF、SQ 和 UN 的数据元素,在值类型表述后均有 16 位作为保留以供 DICOM 以后版本使用,其值指定为空(000H)。数据值长度(VL)是 32 位无符号整数。其他的 VR 类型,数据值长度为 16 位无符号数。

表 11-2　显式 VR

数据元素标签		值类型表述		数据值长度	数据值体
组号	元素	VR 类型	保留值	OB、OW、OF、SQ、UT、UN 类型 32 位无符号整数,其他为 16 位无符号整数	数据内容
2 节字	2 字节	2 字节	2 字节	4 字节	偶数字节

2. 隐式 VR 结构(表 11-3)数据元素由数据元素标签(tag)、数据值长度(VL)、数据值体三部分组成。

表 11-3　隐式 VR

数据元素标签		数据值长度	数据值体
组号	元素	32 位无符号整型	数据内容
2 节字	2 字节	2 字节	偶数字节

在(0002,0010)属性值表示了 3 种数据元素结构:值为 1.2.840.10008.1.2 表示隐式 VR 小端; 1.2.840.10008.1.2.1 表示显式 VR 小端;1.2.840.10008.1.2.2 表示显式 VR 大端。

在 DICOM 应用中,当读到 4 个字节的标签以后,根据标签后面 2 个字节的值判断这 2 个字节是否为 VR 类型中的值,比如 OB、UI 等,如果是的话说明是显式 VR,否则就是隐式 VR。

（六）数据集

数据集是由若干个数据元素组成,按数据元素标记中的组号以及元素号数值增加的方式进行排序,依次排列。一个数据元素在数据集内至多只能出现一次。但是在嵌套的数据集中可以再次出现。

显式和隐式 VR 在数据集精确嵌套数据集中并不同时存在,一个数据集是否使用显式或隐式 VR 以及其他特性,取决于传输语法的协商。

数据集的作用是作为信息对象定义 IOD 中的信息对象模块 IOM,以及作为信息交换中消息携带的数据内容。

（七）字符集与特定字符

不同国家的用户都希望在本国语言环境下使用 DICOM 数据及相关产品,DICOM 是有这种本地化支持的。语言的选择会影响到 VR 数据类型中的字母和字符的选择,DICOM 将字符的选择称为字符系统(character repertoire)。

最新的 DICOM 设备都会使用拉丁字母表,这是 DICOM 标准在创建时最先应用的字符集,并且它适合许多其他国家的语言。在临床中一般都要求使用本国语言,这要求 DIOCM 产商要支持相关字符集,但是这些提供语言本地化的支持还远未达到要求。

电子科大进行了 DICOM 中文标准符合性测试,它依据原国家卫生计生委制定的卫生行业标准《医学数字影像中文封装与通信规范》(标准编号:2009-16-01)、《医学数字影像通信基本数据集》(标准编号:2011-15-84)及国际 DICOM 标准:DICOM-2014B(NEMA)医学数字影像与通信(Digital Imaging and Communications in Medicine)(Part5:Data Structures and Encoding),开展 DICOM 标准中文符合性测试工作。

目前,国外产商的医学影像设备大多不支持中文字符集,比如在某品牌某型号 CT 中,获取 Worklist 信息时,如果 Worklist Server 提供的患者姓名是中文,则会报错。国产医学影像设备基本上都支持中文,可以向其提供患者中文信息。

DICOM 中有一些保留字符是有特定含义的,需要按 DICOM 的规定使用。如允许使用通配符代替字符串,星号"＊"通配符表示任何字符序列;问号"?"通配符表示任何单个字符;反斜线"\"表示"或",如 DICOM 中查找 CT 或 MR 的检查,需要用"CT\MR"字符串来查找。

三、信息对象定义

通常将相似的属性组合在一起,组成一个信息对象定义(information object define,IOD),它是信息实体的集合,而信息实体是信息有关成分的组合。每个实体包含有关现实世界单个条目信息,如患者、图像等,称为属性。一个属性描述了信息的某一特征,如患者姓名等。

（一）信息模块

相互关联的属性组合到信息模块(information object module,IOM)中。IOM 以数据集的形式出现,可以使用在多于一个 IOD 中。在 DICOM 标准第 3 部分中包含有所有标准模块和信息模块规格说明。

信息模块可以是强制的(用大写 M 标注)、有条件的,即如果其他特定模块存在那么就需要(用大写字母 C 标注),或用户定义的(为了私有数据元素设置的,用大写字母 U 表示)。如何选择模块是由 DICOM 数据类型决定的,一般情况下,这个类型要与影像设备相符。例如,患者标识模块对任何 DIOCM 影像设备都是必需的,而电影模块对于多帧超声影像来说是必须的,对于 CT 或 MR 来说,就不是必需的了。

在开发 DICOM 软件时,以 DICOM 模块作为基本数据组件是很好的选择。通过创建基本数据模块类开始设计,基本模块类使用通用数据元素编码,并且可对具体的 DICOM 模块创建子类,这样新增模块时只需极少的代码量。

（二）信息实体

DICOM 信息实体(information entities,IE)是通过 DICOM 信息模块组建的,DICOM 列出了一些 IE 可能包括的模块,如常见患者 IE 包括患者模块、身份模块。在序列和图像层次,各类影像设备的区别会更重要,IE 也更复杂,包含了更多的模块在其中。

（三）信息对象

信息对象(IOD)由 IE 组建,是 DICOM 信息等级的最高级别。DICOM 的整个数据处理过程是基于 IOD 实现的。表 11-4 展示了通过 IE 来建立 CT 图像的 IOD,在此例中,仅用 MR 图像信息模块替换掉 CT 图像信息模块,就可得到 MR 的 IOD。

表 11-4 CT 的 IOD

IE	信息模块	用法
患者	患者	M(强制的,下同)
	临床试验题目	U(必须的,下同)
检查	通用检查	M
	患者检查	U
	临床试验检查	U
序列	通用序列	M
	临床试验序列	U
参照系	参照系	M
设备	通用设备	M
图像	通用图像	M
	图像平面	M
	图像像素	M
	增强及用药	C(使用了增强剂则需要)
	CT 图像	M
	覆盖信息平面	U
	VOILUT	U
	通常的 SOP	M

对于任何真实世界实体(如患者、CT 图像、DICOM 胶片打印机等)的类来说,其 IOD 只不过是属性(组合起来存放在模块和 IE 中)的集合,当为特定的实体的属性赋特定值时,这些实体变成抽象 IOD 的实例。

四、图像信息模型

在 DICOM 的信息模型上主要有四个层次,分别是患者、检查、序列和图像层次。这四个层次分别对应了相关类型信息的生成阶段和不同来源,用来实现分级数据的查询、提取和处理。

1. 患者层次　包含患者标识相关信息,一个患者可能存在多个检查。

2. 检查层次　是信息模型中最重要的层次。在检查层次上,保持着标识信息,并可以包含与同一个检查有关的医院管理信息系统中的信息引用。

3. 序列层次　标识了生成图像的形态类型、序列生成的日期、检查类型的细节和使用的设备。它是来自单一形态有关图像的集合,如 DR 检查中按不同部位形成检查序列;CT 检查中,除了按部位形成序列外,还有冠状位、矢状位等序列形式。

4. 图像层次　是每个图像包含获取、位置以及图像数据本身,包含一幅(单幅)、多幅和在相对短的时间内收集的多幅图像(多帧图像)。

多帧图像的使用节约了高层次上信息的重复,但这仅在帧之间关系可以用简单方法描述时才有可能。例如时间或系统移动的增量在所有帧之间都是相等的。

一般来说,DICOM 设备是按患者-检查-序列-图像级别实现分级数据查询的,从最高层的患者层开始,逐步向下浏览检查、序列和图像。另外,也可按关系数据处理,如即使不知道患者 ID,也可以通过图像设备、日期、UID 等来查询。

五、数据字典

DICOM 数据字典(data dictionary)在 DICOM 标准第 6 部分中有完整的定义,它用来对所有 DICOM 属性进行编码。此外,还可对私有的数据属性使用自己的字典。

(一) 标准数据字典

DICOM 把数字医疗分为多个项目,再按相似的项目分组,即每个项目都有自己的编号,格式为(项目组,元素),此即所谓的标签(tag)。所有进行标签的元素都称为属性(attribute),或 DICOM 数据元素(data element)。

项目组和元素都是用十六进制数字编号的,表 11-5 是一个示例。

表 11-5 DICOM 数据字典示例

(项目组,元素)	属性名称	值类型表述	VM	是否弃用
(0008,0001)	到结尾的长度			Retired
(0008,0005)	特字字符集	CS	1-n	
(0010,0010)	患者姓名	PN		
(0010,0020)	患者 ID	LO	1	
(0010,0030)	患者生日	DA	1	
(0010,0040)	患者性别	CS	1	

(二) 私有数据字典

尽管标准 DICOM 数据字典包含了 2 000 多个条目,但 PACS 开发中仍希望有自己的私有数据字典。DICOM 提供的解决方案是:偶数项目供标准数据使用,奇数项目,如(0009,0010)供私有数据使用,但这样可能又会导致不同 PACS 厂商的私有数据不兼容的问题,因此对 DICOM 数据处理时,对奇数编号项目要特别小心。

第三节　DICOM 通讯[6]

早在计算机现代网络存在之前,DICOM 网络就已涵盖在标准之中了,标准中第 9 部分涉及了点对点通讯的支持,随着现代网络发展,点对点协议已过期,目前是使用 TCP/IP 协议为基础的网络。

一、DICOM 网络标识

除了标准的网络设置之外,DICOM 为每个 AE 规定了它自己的名称,即应用实体名(application entity title,AET)。AET 使用 AE VR 进行编码,至多 16 个字符。在实际工作中,AET 命名规则要么使用应用程序名称,如 PACS 服务器:PACS_SERVER;要么使用计算机名/位置,并且最好别有标点符号和空格,尽量用大写,使其容易维护与识别。

DICOM 通过网络交换数据时,是通过端口进行的,默认端口是 104,可以根据需要修改为其他端口号,比如图像数据服务用 104 端口,WORKLIST 服务用 105 端口。但要注意,需要让所有连接在该网络环境下的装置保持一致,接收装置与发送装置使用一致的端口,并且该端口未被其他程序所占用。

二、服务与数据

DICOM 的数据处理与交换模型是通过 AE 之间相互提供服务来实现的,DICOM 中,请求服务的 AE

称为 SCU,提供服务的 AE 是 SCP。一般地,为了相互通讯,AE 既可运行 SCU 应用,也可运行 SCP 应用。更严格的情况下,DICOM 服务类通过一个或多个命令来与一个或多个 DICOM IOD 建立联系,如在打印胶片时,DICOM 打印管理服务类(DICOM print management service class)负责打印各类图像(IOD,如 CT 或 MR 图像),因此任何 DICOM 打印机都应能提供这个服务,以打印管理 SCP 形式运行,任何 DICOM 设备发送图像给打印机的活动产生了这个服务请求,以打印管理 SCU 的形式运行。

下面阐述 DICOM 标准在细化服务内容方面发挥的巨大作用,这些服务遍布 DICOM 标准的多个部分,且易混淆。

(一) DICOM 消息服务元素服务

DICOM AE 之间通过发送服务消息来请求和提供服务信息,因此所有服务命令在 DICOM 中被称为 DICOM 消息服务元素(DIMSE)。DIMSE 协议为 DICOM 服务交换设置了规则,它是 DICOM 网络的骨干。因此,每个 DIMSE 服务通常具有请求和响应两个消息组件,请求部分是由 SCU AE 发送(如 CT 机在归档系统保存新图像),响应则是由 SCP AE 提供(如 CT 归档系统保存图像)。

处理复合(Composite)数据的 DIMSE 服务称为 DIMSE-C 服务;处理常规数据的 DIMSE 服务称为 DIMSE-N 服务。"C"和"N"标记常用于服务名称的前缀,如 C-Store 服务存储 DICOM 图像(这是复合对象)。带有服务请求的 DIMSE 消息使用"Rq"后缀标记,如 C-Store-Rq 是请求图像存储的服务请求;带有服务响应的 DIMSE 消息使用"Rsp"后缀标记,如 C-Store-Rsp 是归档向设备发送的答复。

(二) 简单的 DIMSE 实例:C-Echo

C-Echo 是最简单的 DIMSE 服务,它用于校验 AE 之间是否建立了连接,是最基础和最常用的服务。运行模式也很简洁:请求的 AE 发送一个 C-Echo-Rq(一个 C-Echo 请求),对方 AE 返回一个有效的 C-Echo-Rsp(响应消息),那么两个 AE 就建立了正确的 DICOM 连接。

表 11-6 和表 11-7 分别是 C-Echo-Rq 及 C-Echo-Rsp 的相关标签与值及其意义。

表 11-6 C-Echo-Rq:请求 DICOM 连通性校验

消息字段	标签	值类型表述	值/描述
组长度	(0000,0000)	UL	从(0000,0000)字段的结尾到 C-Store-Rq 消息的结尾,偶数字节
受影响的服务类 UID	(0000,0002)	UI	1.2.840.10008.1.1
命令字段	(0000,0100)	US	0030,此值表示命令是 C-Echo-Rq
消息 ID	(0000,0110)	US	消息的数唯一 ID
数据集类型	(0000,0800)	US	0101,此值表示后边没有数据传送

表 11-7 C-Echo-Rsp 对 C-Echo-Rq 请求的响应

消息字段	标签	值类型表述	值/描述
组长度	(0000,0000)	UL	从(0000,0000)字段的结尾到 C-Store-Rq 消息的结尾,偶数字节
受影响的服务类 UID	(0000,0002)	UI	1.2.840.10008.1.1
命令字段	(0000,0100)	US	8030,此值表示是 C-Echo-Rsp
响应消息 ID	(0000,0120)	US	应设置成消息 ID(0000,0110)字段的值,与 C-Echo-Rq 消息关联
数据集类型	(0000,0800)	US	0101
状态	(0000,0900)	US	0,此值表示成功

(三) 服务对象对

如前所述,IOD 可以定义 DICOM 数据,DIMSE 服务可以定义 DICOM 命令,将兼容的 DIMSE 服务和

IOD 对象配在一起,称为服务对象对(Service-Object Pairs,SOP),即用实现数据处理(服务)的指令来捆绑 DICOM 数据对象(IOD)。

前述的服务和数据实际上就是指 SOP,其总体结构见图 11-2。

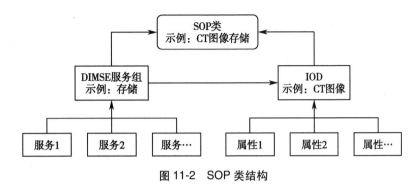

图 11-2　SOP 类结构

DICOM3 第 6 部分提供了所有标准 SOP 的列表,每个 SOP 都有一个描述名和一个相关的 UID。SOP 类非常重要,所有 DICOM 一致性声明都是用 SOP 语法描述的。

验证两个 AE 之间的 DICOM 连接性时,需要校验 SOP,它和 C-Echo 做的事情是一样的:它验证两个 DICOM 应用之间的 DICOM 连接性。校验 SCU 发送一个验证请求(C-Echo-Rq)给其他应用程序,对方返回一个 C-Echo-Rsp,作为连接成功的确认消息。

校验 SOP 类在控制 DICOM 网络的正常工作方面起着最基础的作用。因此,在许多 DICOM 应用界面上会有类似"连接验证"的按钮,用户可以点击它来确认是否可以与远端设备建立 DICOM 通讯,这类应用使用的就是校验 SOP 类。

三、存储 C-Store

C-Echo 在 DICOM 连接性校验方面有重要作用,而 C-Store(存储 SOP)则负责在 AE 之间传输 DICOM 数据。不同的数据对象有不同的处理方法,DICOM 为每个设备类型或数据类型设置了各自的 SOP 类,每一个 SOP 都有它自己的 UID,见表 11-8。

表 11-8　存储 SOP

SOP 类名称	SOP 类 UID
CR 图像存储	1.2.840.10008.5.1.4.1.1.1
DR 图像存储——展示用	1.2.840.10008.5.1.4.1.1.1.1
DR 图像存储——处理用	1.2.840.10008.5.1.4.1.1.1.1.1
乳腺数字 X 线图像存储——展示用	1.2.840.10008.5.1.4.1.1.1.2
X 线血管造影图像存储	1.2.840.10008.5.1.4.1.1.12.1
PET 图像存储	1.2.840.10008.5.1.4.1.1.128
CT 图像存储	1.2.840.10008.5.1.4.1.1.2
增强 CT 图像存储	1.2.840.10008.5.1.4.1.1.2.1
核医学图像存储	1.2.840.10008.5.1.4.1.1.20
超声多帧图像存储(已弃用)	1.2.840.10008.5.1.4.1.1.3
超声多帧图像存储	1.2.840.10008.5.1.4.1.1.3.1
MR 图像存储	1.2.840.10008.5.1.4.1.1.4
增强 MR 图像存储	1.2.840.10008.5.1.4.1.1.4.1

续表

SOP 类名称	SOP 类 UID
MR 波谱存储	1.2.840.10008.5.1.4.1.1.4.2
基本文本 SR(结构化)	1.2.840.10008.5.1.4.1.1.88.11
增强 SR	1.2.840.10008.5.1.4.1.1.88.22
综合 SR	1.2.840.10008.5.1.4.1.1.88.33
放疗图像存储	1.2.840.10008.5.1.4.1.1.481.1
核医学图像存储(已弃用)	1.2.840.10008.5.1.4.1.1.5
超声图像存储(已弃用)	1.2.840.10008.5.1.4.1.1.6
超声图像存储	1.2.840.10008.5.1.4.1.1.6.1
二次获取图像存储	1.2.840.10008.5.1.4.1.1.7
12 导联 ECG 波形存储	1.2.840.10008.5.1.4.1.1.9.1.1
通用 ECG 波形存储	1.2.840.10008.5.1.4.1.1.9.1.2
基本语言音频波形存储	1.2.840.10008.5.1.4.1.1.9.4.1
挂片协议存储	1.2.840.10008.5.1.4.38.1

从表 11-8 可看出,DICOM 存储可用于不同的数据类型:图像、波形、报告等,其中图像是最普通最常用的。

C-Store IOD 承载着要存储的数据,如果要存储多幅图像,每个图像都会通过它自己独立的 C-Store 请求来传输数据,即不能在一个 C-Store 批量处理多个 IOD 实例。

C-Store 负责向图像接收 AE 发出指令,它有一个请求部分(从 C-Store SCU 发送),以及一个响应部分(从 C-Store SCP 返回),相关数据见表 11-9。

表 11-9　C-Store-Rq

消息字段	标签	值类型表述	值/描述
组长度	(0000,0000)	UL	从(0000,0000)字段的结尾到 C-Store-Rq 消息的结尾,偶数字节
受影响的 SOP 类 UID	(0000,0002)	UI	包含用于这个图像类型的 SOP UID,如 1.2.840.10008.5.1.4.1.1.2 是 CT 图像存储用的 SOP UID
命令字段	(0000,0100)	US	0001
消息 ID	(0000,0110)	US	消息的数唯一 ID
优先级	(0000,0700)	US	任选其一: 0002 表示低优先级 0000 表示中优先级 0001 表示高优先级
数据集类型	(0000,0800)	US	任何非 0101 的值
受影响的 SOP 实例 UID	(0000,1000)	UI	包含需要存储的 SOP 实例 UID(即需要存储的图像的 UID)
MOVE 发起者的应用实体名	(0000,1030)	AE	包含 DICOM AE 的 DICOM AET,在 C-STORE 的子操作执行过程中,该 AE 调用了 C-MOVE 操作
MOVE 发起者消息 ID	(0000,1031)	US	包含 C-MOVE-Rq 消息的消息 ID(0000,0110),消息来自 C-Store 子操作的执行过程中

注意：

（1）优先级在实际中几乎不会用到，因为维持 PACS 网络正常运行，比实现消息优先级更为重要，而设置任何优先级，会增加系统不必要的复杂性和不可预知性。

（2）受影响的 SOP 实例 UID：一个需要存储的图像会跟在 C-Store-Rq 消息的后面，并且图像会有自己的 UID，这个 UID 就存放在这个字段中。

（3）MOVE 发起者名称和消息 ID 字段，C-Store 会被其他 DIMSE 命令调用，比如 C-Get 或 C-Move。调用 C-Store 的那些 AE 名称和原始消息 ID 就保存在这个字段中，如表 11-10。

表 11-10　C-Store-Rq

消息字段	标签	值类型表述	值/描述
组长度	(0000,0000)	UL	从(0000,0000)字段的结尾到 C-Store-Rq 消息的结尾,偶数字节
受影响的 SOP 类 UID	(0000,0002)	UI	包含用于这个图像类型的 SOP UID,如 1.2.840.10008.5.1.4.1.1.2 是 CT 图像存储用的 SOP UID
被响应的消息 ID	(0000,0120)	US	应该被设置为在相关 C-Store-Rq 消息使用的消息 ID 的值(0000,0110)
数据集类型	(0000,0800)	US	0101(空值,表明没有数据附加)
受影响的 SOP 实例 UID	(0000,1000)	UI	包含需要存储的 SOP 实例 UID(即需要存储的图像的 UID)
状态	(0000,0900)	US	0000(如果成功)FF00(如果等待)或其他的厂商所支持的消息值

C-Store SOP 列表在各个 DICOM 修订版中一直在不断变化着，旧的数据/图像类型最终会被新类型替代，在购买新的 DICOM 软件或装置时一定要确认所使用的数据类型在装置的 DICOM 一致性声明中可以看到。

四、DICOM 查询:C-Find

DICOM 提供了三种查询方法，将数据查询分为三个数据级别：患者、检查、患者-检查，这称为根，见表 11-11。

表 11-11　SC-Find SOP

SOP 类名	SOP 类 UID
患者根 Q/R 查找	1.2.840.10008.5.1.4.1.2.1.1
检查根 Q/R 查找	1.2.840.10008.5.1.4.1.2.2.1
患者-检查根 Q/R 查找(已废弃)	1.2.840.10008.5.1.4.1.2.3.1

DICOM 用患者-检查-序列-图像这四个等级来组织数据，查询和提取也与之符合。目前放射工作流是以检查为中心的，因此通常是以检查为根作为默认操作。

（一）查询方法

1. 单一值匹配　简单地使用某个属性，并以一确定值进行查询。如确定的患者 ID、检查实例 UID、患者姓名等。

2. 通配符匹配　DICOM 中，可以使用通配符"＊"和"?"来匹配字符串，前者代表任意字符串，后者代表任意单个字符。

3. 列举匹配　使用反斜线"\"表示"或"，如"Tom\John"可用来表示查找名为 Tom 和 John 的患者。

4. 如果匹配属性为空，则查询所有数据　如 C-Find 请中患者属性为空，则查询所有患者，相当于使用星号"＊"。但如果请求中没有患者属性，则表示不按患者姓名进行查询。

5. 范围匹配　具有范围属性,如日期时间,可使用连接符"-"分隔两个值。示例:20160101-20160301,表示查询 2016 年 1 月 1 日到 2016 年 3 月 1 日之间的所有内容。如果开始或结束的值不确定,可以为空,如 20160101-表示 2016 年 1 月 1 日及以后。

6. 组合查询　可将多个属性进行组合来匹配数据进行查询。如影像设备已预约患者检查时,DICOM 会使用患者 ID、检查日期和检查号组成组合属性,序列中每个属性可是确定值,也可是前述匹配方式,各属性之间是逻辑"与"关系。

要注意的是,DICOM 中几乎所有匹配都是大小写敏感的,只是在某些特定的属性里对大小写不敏感,如姓名。大小写敏感似乎并未带来多大好处,反而可能会给操作带来不必要的麻烦。

（二）C-Find IOD

C-Find IOD 包含用来在 C-Find 服务提供者(如数字归档)那里进行匹配的查询参数。C-Find 的查询层级在(0008,0052)属性中定义,其值可以是 PATIENT、STUDY、SERIES、IMAGE 中的一个,见表 11-12。

表 11-12　查询实例

组,元素	名称	必须 R/可选 O	实例
(0008,0052)	查询层次	R	STUDY
(0010,0010)	患者姓名	R	Tom\John *
(0010,0020)	患者 ID	R	123
(0008,0020)	检查日期	R	20160101-20160301
(0008,0030)	检查时间	R	000001-235959
(0008,0050)	检查号	R	X123
(0020,0010)	检查 ID	R	1.234.567
(0008,1030)	检查描述	O	* knee\elbow *
(0008,0090)	相关医师名	O	* Simith
(0008,1060)	读片医师名	O	* mit *
(0008,0061)	检查设备	O	MR\CT
(0010,0030)	患者生日	O	19800101-20160101

（三）C-Find DIMSE

它在各应用实体之间移动 C-Find IODs,C-Find-Rq 见表 11-13。

表 11-13　C-Find-Rq

消息字段	标签	值类型表述	值/描述
组长度	(0000,0000)	UL	从(0000,0000)字段的结尾到 C-Find-Rq 消息的结尾,偶数字节
受影响的 SOP 类 UID	(0000,0002)	UI	包含针对 C-Find 查询根的 SOP UID,下三者之一: 1.2.840.10008.5.1.4.1.2.1.1(患者) 1.2.840.10008.5.1.4.1.2.2.1(检查) 1.2.840.10008.5.1.4.1.2.3.1(患者-检查)
命令字段	(0000,0100)	US	0020
消息 ID	(0000,0110)	US	消息的数唯一 ID
优先级	(0000,0700)	US	任选其一: 0002 表示低优先级 0000 表示中优先级 0001 表示高优先级
数据集类型	(0000,0800)	US	任何非 0101 的值

数据集类型为非空(任何非 0101 的值),表示 C-Find-Rq 消息后紧跟着 C-Find IOD,传送查询属性。DIMSE 和 IOD 组合从 C-Find SCU 实体传送到 C-Find SCP 实体,后者接收到 C-Find DIMSE 并识别,用 C-Find IOD 查询数据库,找出匹配的结果,然后以 C-Find-Rsp 应答,并附加作为结果的 C-Find IOD,如表 11-14。

表 11-14　C-Find-Rsp

消息字段	标签	值类型表述	值/描述
组长度	(0000,0000)	UL	从(0000,0000)字段的结尾到 C-Find-Rsq 消息的结尾,偶数字节
受影响的 SOP 类 UID	(0000,0002)	UI	包含针对 C-Find 查询根的 SOP UID,下三者之一: 1.2.840.10008.5.1.4.1.2.1.1(患者) 1.2.840.10008.5.1.4.1.2.2.1(检查) 1.2.840.10008.5.1.4.1.2.3.1(患者-检查)
命令字段	(0000,0100)	US	8020
需响应的消息 ID	(0000,0120)	US	应该被设置消息 ID(0000,0110)的值,在相关 C-Find-Rq 消息使用的消息 ID
数据集类型	(0000,0800)	US	如要返回匹配的 IOD,则为非 0101 的值
受影响的 SOP 实例 UID	(0000,1000)	UI	包含找到的 SOP 实例 UID
状态	(0000,0900)	US	0000(如果成功)FF00(如果等待)或其他的厂商所支持的消息值

(四) C-Cancel

如果查询条件太宽泛导致查询结果太多,会导致系统长时间等待,可使用 C-Cancel 消息来取消正在运行的 C-Find 查询。

C-Cancel 不需要响应、不传输数据(无 IOD)、结构简单,唯一重要的元素是(0000,0120),它的值是想取消的那个 C-Find 的消息 ID。此外,它也可取消其他操作,如存储等,只需提供该操作的消息 ID 即可,见表 11-15。

表 11-15　C-Cancel

消息字段	标签	值类型表述	值/描述
组长度	(0000,0000)	UL	从(0000,0000)字段的结尾到 C-Cancel 消息的结尾,偶数字节
命令字段	(0000,0100)	US	0FFF
需响应的消息 ID	(0000,0120)	US	被取消的消息 ID(0000,0110)的值
数据集类型	(0000,0800)	US	0101

五、影像设备工作列表

放射技师需要设备能获取检查患者的列表,甚至患者的检查部位等相关数据,这是 MWL SOP 的用途:为影像设备预取患者和扫描计划数据。影像设备工作列表 SOP 类的 UID 是:1.2.840.10008.5.1.4.31。

一般地,影像设备工作列表(Modality Worklist,MWL)数据来自放射信息系统(Radiology Information System,RIS),患者在登记后,数据会存入数据库,MWL 服务器上的相关服务程序与影像设备通讯,为影像设备提供其所需的数据。

MWL IOD 包含关于已安排的患者检查信息,最常用的元素见表 11-16。

表 11-16 MWL IOD 常用元素

元素		名 称
(0010,0010)		Patient Name(患者姓名)
(0010,0020)		Patient ID(患者 ID)
(0010,0030)		Patient's Birth Date(患者生日)
(0010,0040)		Patient's Sex(患者性别)
(0010,2100)		Pregnancy Status(妊娠状态)
(0008,0050)		Accession Number(检查号)
(0032,1032)		Requesting Physician(申请医生)
(0008,0090)		Referring Physician's Name(相关临床医生)
	>(0040,0001)	Scheduled Procedure Step Sequence(检查步骤)
	>(0040,0002)	Scheduled Station AE(安排的影像设备名)
(0040,0100)	>(0040,0003)	Scheduled Procedure Step Start Time(已安排的检查步骤开始日期)
	>(0008,0060)	Scheduled Procedure Step Start Time(已安排的检查步骤开始时间)
	>(0040,0006)	Modality(影像设备)
	>(0040,0001)	Scheduled Performing Physician's Name(已安排的执行检查医师姓名)

表 11-16 中,(0004,0100)有子序列,它包括了患者的安排信息。不同设备厂商对这些数据会有自己的要求,有些信息是必须的,有些则可以为空,在向设备发送 MWL 数据时,应当尽可能包含这些信息。

六、DICOM 提取:C-Get

在 C-Get 请求中,会附加一个 IOD 标识符对象,这个对象中会包含图像查询条件。当这个请求发送到 C-Get SCP 时,SCP 首先根据查询参数查找图像,再调用 C-Store 将图像返回给 C-Get SCU。因此,一个 C-Get SCU,如图像工作站,也要作为 C-Store SCP 运行,才能接受返回的图像。每个在 C-Get SCP 上符合条件的单个图像都包含在一个独立的 C-Store 操作中,并且最终被发送到 C-Get SCU(C-Store SCP)。在发送过程中,C-Get SCP 也能发送 C-Get 响应。

(一) C-Get IOD

为了能提取图像,C-Get IOD 负责传送查询条件,它应符合 DICOM 患者-检查-序列-图像的等级查询逻辑(表 11-17)。在 C-Get IOD 中必须包括:查询/提取层级(0008,0052);唯一键值属性,可能是患者 ID(0010,0020)、检查实例 UID(0020,000D)、序列实例 UID(0020,000E)、SOP 实例 UID(0008,0018)。所有唯一键值属性必须有准确的值。

表 11-17 C-Get IOD 实例

组	名称	实例	匹 配
(0008,0052)	提取层次	STUDY	此元素定义了等级查询的层次,可是患者、检查、序列或图像
(0010,0020)	患者 ID	123	单一值
(0020,000D)	检查实例 UID	1.2.840.12345	单一值或列表匹配

C-Get 很好地实现了图像的查询和提取工作,但是其有较大的局限性,在用户友好性方面表现较差。在其四个层级键值属性中,只有患者 ID 才是在用户界面上常见的,其他三个不可能显示给用户。

这意味着 PACS 想通过 C-Get 获取图像时,只能到患者层次获取,可能会产生大量的下载图像操作。

（二）C-Get DIMSE

C-Get 请求信息(C-Get-Rq)如表 11-18 所示,(0000,0800)数据类型字段不是空(0101),C-Get-Rq 消息后紧跟着传送查询属性的 C-Get IOD,C-Get SCP AE 接收到从 C-Get SCU AE 发送的组合消息后,首先接收并识别 C-Get DIMSE,然后查询数据库中匹配的结果,再通过 C-Get-Rsp 消息响应,发回找到的 C-Get IOD,如表 11-19。

表 11-18　C-Get-Rq

消息字段	标签	值类型表述	值/描述
组长度	(0000,0000)	UL	从(0000,0000)值字段的结尾到 C-Get-Rq 消息的结尾的偶数个字节
受影响的 SOP 类 UID	(0000,0002)	UI	值为以下三者之一: 1.2.840.10008.5.1.4.1.2.1.3(患者) 1.2.840.10008.5.1.4.1.2.2.3(检查) 1.2.840.10008.5.1.4.1.2.3.3(患者-检查)
命令字段	(0000,0100)	US	0010
消息 ID	(0000,0110)	US	消息的唯一数字 ID
优先级	(0000,0700)	US	下列选择之一 0002:低优先级 0000:中优先级 0001:高优先级
数据集类型	(0000,0800)	US	任何非 0101 的值

表 11-19　C-Get-Rsp

消息字段	标签	VR	值/描述
组长度	(0000,0000)	UL	从(0000,0000)值字段的结尾到 C-Get-Rq 消息的结尾的偶数个字节
受影响的 SOP 类 UID	(0000,0002)	UI	值为以下三者之一: 1.2.840.10008.5.1.4.1.2.1.3(患者) 1.2.840.10008.5.1.4.1.2.2.3(检查) 1.2.840.10008.5.1.4.1.2.3.3(患者-检查)
命令字段	(0000,0100)	US	8010
被响应的消息 ID	(0000,0120)	US	将设置为消息 ID(0000,0110)字段的值,与相关的 C-Get-Rq 消息中一致
数据集类型	(0000,0800)	US	成功找到 IOD:0101,为其他值时,表示取消匹配
状态	(0000,0900)	US	0000 表示成功 FF00 等待 或其他警告或错误值
剩下待处理的子操作数量	(0000,1020)	US	待 C-Store 的子操作数量,这些子操作由 C-Get 调用
已完成的子操作数量	(0000,1021)	US	已处理的 C-Store 的子操作数量,这些子操作由 C-Get 调用
已失败的子操作数据	(0000,1022)	US	已失败 C-Store 的子操作数量,这些子操作由 C-Get 调用
产生警告的子操作数量	(0000,1023)	US	已处理完但产生警告的 C-Store 子操作数量,这些子操作由 C-Get 调用

由于 C-Get 有一个嵌入其中的 C-Store 操作,因此表 11-19 的最后四个属性常用来返回当前 C-Store 的执行状态,通过它了解整个图像的提取过程。如果 C-Get 未能支持任何必需的参数,就会造成一个

C-Get 的错误。在所有提取完成后,C-Get-Rsp 会传回最终消息,如果没有产生错误或警告,那么该消息不会有任何附加数据,即(0000,0800)的值为 0101;(0000,1020)的值为 0;(0000,1021)为图像总数;(0000,1022)为 0。

C-Get SCU 可以通过 C-Cancel 来取消正在进行的 C-Get 操作。

C-Get 操作直接向请求者发回图像数据,可以视为点对点的单路连接,具有向后兼容的特点,它的好处是可在防火墙下正常运行,可用它向外部网络发送图像数据。

七、C-Move

C-Move 是高级的 DICOM 提取,它与 C-Get 区别不大,但其中一个不同处是 C-Move 可将图像移动到第三方,即向任何一个 AE 发送图像,而 C-Get 只能向发出请求的 AE 返回图像。

C-Move 通常用在较大的 PACS 归档中,它会有许多用来存储图像的服务器,并且具有许多控制存储的处理节点。当归档系统之外的一个用户请求调取归档图像时,其中一个归档服务器会接收请求,如果其他归档服务器存有用户所需图像,它会要求那台归档服务器回传图像。对于用户而言,好像所有图像是从一个服务器下载的一样。

C-Move 和 C-Get 的另一个不同处是 C-Move 需要知道向何处返回图像,而 C-Get 只是向请求者回传图像。

(一) C-Move IOD

一个 C-Move IOD 为图像传送查询属性(表 11-20),与 C-Get 一样,需要遵循"唯一层次键值"的提取方法,根据查询层次定位所需下载的图像。

表 11-20　C-Move IOD 实例

(组,元素)	名称	实例	匹配
(0008,0052)	提取层次	STUDY	可以是患者、检查、序列、图像,定义了查询等级
(0010,0020)	患者 ID	123	单一值
(0020,000D)	检查实例 UID	1.2.840.12345	单一值或列表匹配

(二) C-Move DIMSE

与 C-Get 相似,但它多了个移动目的地的属性,该移动是由 C-Store 子操作实现的,如表 11-21。

表 11-21　C-Move-Rq

消息字段	标签	值类型表述	值/描述
组长度	(0000,0000)	UL	从(0000,0000)值字段的结尾到 C-Move-Rq 消息的结尾的偶数个字节
受影响的 SOP 类 UID	(0000,0002)	UI	值为以下三者之一: 1.2.840.10008.5.1.4.1.2.1.3(患者) 1.2.840.10008.5.1.4.1.2.2.3(检查) 1.2.840.10008.5.1.4.1.2.3.3(患者-检查)
命令字段	(0000,0100)	US	0010
消息 ID	(0000,0110)	US	消息的唯一数字 ID
优先级	(0000,0700)	US	下列选择之一 0002:低优先级 0000:中优先级 0001:高优先级
数据集类型	(0000,0800)	US	任何非 0101 的值
移动目的地	(0000,0600)	AE	设置为目的地的 AE 名称,在该目的地执行 C-Store 子操作

C-Move 只提供了目的地的 AE,需要 C-Move SCP 自己去查询该 AE 的 IP、端口号等参数,并与目的 AE 建立连接。当图像传输工作结束时,C-Move SCP 会向发请求的 C-Move SCU 发出最终成功的 C-Move-Rsp。

C-Move-Rsp 与 C-Get-Rsp 几乎完全一样,仅是命令字段值不一样,为 8021。

C-Move SCU 可以通过 C-Cancel 来取消正在进行的 C-Move 操作。

第四节　DICOM 文件格式[7]

DICOM 文件存储在 DICOM 数据对象中,最常见形式为 DICOM 图像。除了 DICOM 文件头不一样,数据对象写入 DICOM 文件的方法与网络方式的编码规则完全一致,比如显式或隐式 VR 编码。文件头位于数据对象之前,其作用有:①重建丢失的 DICOM 连接;②向文件读取程序描述文件中存储的 DICOM 数据的 SOP 类型;③描述传输语法格式。DICOM 头包括一个报头及一个 DICOM 前缀,以及文件属性。

一、报头和 DICOM 前缀

报头是一个 128 字节的字符串,是 DICOM 文件引导部分。报头的结构和内容并没有在 DICOM 标准中定义,完全由应用程序自由使用。所以通常它会被忽略,或填入 0 字节,表示未使用的报头。

DICM 前缀紧跟在 128 字节的报头之后,它其实就是四个简单的大写字母“DICM”,写在第 129~132 字节中。

报头和 DICM 前缀都没有使用 DICOM VR 编码规则,编写识别 DICOM 文件的应用程序时,可以略过前 128 字节,直接对 DICM 前缀进行校验。

二、DICOM 文件元信息

在 DICM 前缀后,从第 133 字节开始,是 DICOM 文件元信息(File Meta Information),它使用显式 VR 编码,其所有属性属于 DICOM 的 0002 组,见表 11-22。

表 11-22　DICOM 文件元信息

属性名	标签	值类型表述	属性描述
组长度	(0002,0000)	UL	0002 组中,从文件元元素开始,到最后一个文件元元素截止的字节数
文件元信息版本	(0002,0001)	OB	2 字节字段,第一字节值为 00H,第二个为 01H
SOP 类 UID	(0002,0002)	UI	唯一标识与 DICOM 数据对象关联的 SOP 类,影像设备类型决定了这个元素的值,即 C-Store SOP,如 1.2.840.10008.5.1.4.1.1.1 表示 CT 存储
SOP 实例 UID	(0002,0003)	UI	唯一标识与 DICOM 数据对象关联的 SOP 实例,其来自图像 SOP 实例 UID 属性(0008,0018)
传输语法 UID	(0002,0010)	UI	唯一标识用来编码数据对象的传输语法
实现类 UID	(0002,0012)	UI	唯一标识撰写文件和文件内容的实现
实现版本名	(0002,0013)	SH	标识一个实现类 UID 的版本
源 AET	(0002,0016)	AE	创建文件内容的源 DICOM AET
私有信息创建者 UID	(0002,0100)	UI	私有信息(0002,0102)的创建者 UID
私有信息	(0002,0102)	OB	包含在文件元信息中设置过的私有信息

三、数据对象

DICOM 数据对象紧跟在组 0002 后面,它以 0008 组开始编号,可能是显式编码,也可能是隐式的,应用程序在处理时要小心。关于 0008 组各元素的定义,参见 DICOM 数据字典。

四、DICOM DIR

DICOM DIR 是按 DICOM 的 4 个层次:患者、检查、序列和图像来存放 DICOM 文件,即 DICOM DIR 展开有 4 层树状结构,见图 11-3。

DICOM DIR 相当于一个小的 DICOM 数据库,其根目录下有索引文件,对于外部媒体中 DICOM 图像的浏览通常遵循这样的标准:根目录下必须有一个 DICOM DIR,子目录文件夹名称不得超过 8 位,DICOM 文件名不得超过 8 位。这样可以确保各个厂家导出的图像都能够相互浏览。DICOM DIR 操作详情请参阅 DICOM 标准第 10 章。

DICOM DIR 通常只适用于少量的数据导出,在实际的 PACS 应用中使用范围很小。首先,设计良好的 PACS 程序会根据需要扫描目录里所有 DICOM 文件,并通过解析文件数据后进行管理,即根据 DICOM 文件里的数据进行管理,并不需要通过文件夹及文件名方式进行管理。其次,对 DICOM DIR 目录下的文件复制或删除等操作都可能造成 DICOM DIR 不再可用。最后,对 DICOM 文件的更新或修改,都需要更新 DICOM DIR,这增加了复杂度。

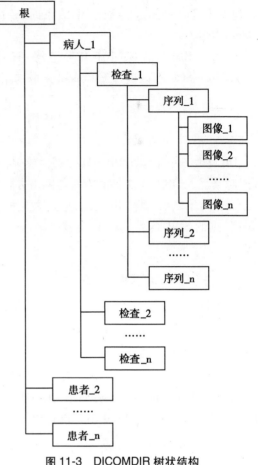

图 11-3　DICOMDIR 树状结构

第五节　DICOM 中的医学图像

图像的常见属性有高度、宽度、深度(每个像素比特数)等,这些都可以在 DICOM 数据字典中找到,并且用显式或隐式 VR 来编码。图像像素值的序列存储在(7FE0,0010)像素数据(pixel data)属性中。

DICOM 支持的图像格式除 BMP 外,还有 JPEG、RLE、ZIP、JPEG2000、JPEG-LS 等,这些格式涉及各类有损或无损的图像压缩技术[8]。

一、DICOM 位图

数字图像是一个像素的矩阵,如典型的 CT 图像是 512 ×512 = 262 144 个像素的矩阵,将这些像素一个个地存储在一个文件中,就得到原始的 DICOM 位图(BMP)[9]。

表 11-23 是 DICOM 数据字典中重要的图像属性。图的高(0028,0010)和宽(0028,0011),它们的乘积常称为图像的空间分辨率。

图像数据相当于像素属性(7EE0,0010)。每个像素可以是许多色标值的混合,最典型的是一个彩色像素,它包括了三种独立的色标:红、绿、蓝,即 RGB 色空间。每个色标的浓度相当于像素的亮度,混合在一起就产生了颜色。当使用 2 字节色标时,则有 2^{16} = 65 536 个可能的灰度,这是 DICOM 能提供极深灰度的根源所在。

表 11-23 DICOM 数据字典中重要的图像属性

标签	解释	值类型表述	VM
(0028,0002)	每个像素的样本	US	1
(0028,0004)	光度解释	CS	1
(0028,0008)	帧数	IS	1
(0028,0010)	行	US	1
(0028,0011)	列	US	1
(0028,0030)	像素间距	DS	2
(0028,0100)	分配的比特	US	1
(0028,0101)	存储用的比特	US	1
(0028,0102)	最高位的比特	US	1
(0028,0103)	像素表示法	US	1
(7FE0,0010)	像素数据	0W/0B	1

DICOM 对多帧图像的支持,是通过将多帧图像封装在一个像素数据元素(Pixel Data)中实现的。由帧数属性(0028,0008)指出。

二、图像压缩

DICOM 图像文件通常都较大,如 CT 图像是灰阶,分辨率为 512×512,存储比特数为 12,每像素需分配 2 字节,则总字节数为 512×512×2＝524 288,显然大量的 CT 图像对存储与网络传输影响极大,压缩图像是一较好的选择[10]。

无损压缩使用的方法主要有游程编码(Run Length Encode,RLE)和霍夫曼(Huffman)编码。默认的无损压缩的传输语法 UID 为 1.2.840.10008.1.2.4.70。近来发展的压缩率更高的 JPEG2000 压缩的传输语法 UID 是 1.2.840.10008.1.2.4.90(无损)或 1.2.840.10008.1.2.4.91(无损或有损),其他常用的 JPEG 传输语法参见 DIOCM 标准 3.0 第 5 章。

有损压缩是损失了部分图像原有信息,以达到更高的压缩率。由于涉及医疗责任和法律的原因,对医学图像的有损压缩采取了相当谨慎的态度。此外,随着存储硬件技术和网络发展,存储空间及网络传输矛盾已不大,有损压缩几乎不再采用了。

三、图像重建

1. 图像重建充分体现了数字图像对胶片的独特优势。以 CT 为例,DICOM 还会记录所有有关的长度、三维坐标和方向[11]。

图像像素之间的间距保存在属性(0028,0030)中,它定义了图像像素的物理大小,且保证了实际距离测量的准确性。

(1) 图像位置(0020,0032)属性:它表示图像最左上角(第一个像素)的 x、y、z 坐标,单位为毫米,这有助于了解三维空间内图像开始的位置。

(2) 图像方向(0020,0037)属性:它存储了图像的行和列向量的方向余弦。这两个向量起点是图像位置属性定义的点,其在三维空间中完整地定义了整个图像平面。和第 1 点结合就可以算出任意位置像素点的三维坐标。

(3) 层间距(0018,0088)属性:记录了连续各层图像之间的距离,单位为毫米,它相当于 z 方向上的像素间距。

(4) 图像的时间、层厚、位置和其他一些 DICOM 属性记录了其他重要坐标。如图像获取时间是灌注分析所必需的信息,用于处理有时序信息的图像序列中。

2. 对于一个 CT 序列,想获取一个重建的斜剖面图像,步骤如下:

(1) 为斜剖面定义新的图像平面属性:图像位置点、两个图像方向余弦。在斜面上像素之间的间距与原始图像有一样的纵横比,像素大小也保持原样。

(2) 在斜剖面上对每个像素的数值进行计算,得到斜剖面上某点的相邻像素点,用插值法得到该点的值。

这种方法只需做小修改即可用于多平面、空积、最大密度投影、最小密度投影等计算,由于涉及大量像素的处理,对计算机硬件要求会比较高。

(冯前进 刘国庆)

参 考 文 献

[1] Pianykhos. Digital imaging and communications in medicine(DICOM)[M]. Berlin:Springer Berlin,2008:17-22.

[2] Parisotc. The DICOM standard[J]. International Journal of Cardiac Imaging,995,11(3):171-177.

[3] Mildenbergerp,Eichelbergm,Martine. Introduction to the DICOM standard[J]. European Radiology,2002,12(12):920-927.

[4] Current Edition-Dicom Standard[EB/OL]. https://www.dicomstandard.org/current/.

[5] Kahn Charles E,Langlotz Curtis P,Channin David S,et al. Informatics in radiology:an information model of the DICOM standard[J]. Radio Graphics,2010,31(1):295-304.

[6] 孙勇,吴晓梅. DICOM3.0标准通讯机制的分析与设计[J]. 中国医学装备,2006,3(6):7-10.

[7] Riddle WR,Pickens DR. Extracting data from a DICOM file[J]. Med Phys,2005,32(6):1537-1441.

[8] Bidgood W D,Horii S C,Prior F W,et al. Understanding and using DICOM,the data interchange standard for biomedical imaging[J]. American Medical Informatics Association. Journal,1997,4(3):199-212.

[9] 王二暖,谢宏斌. 对BMP格式图像文件的剖析及编程实现[J]. 现代计算机(专业版),2001(11):95-96.

[10] 王晨希,王权,任海萍. DICOM医学图像压缩技术的实现[J]. 中国医疗器械杂志,2013,37(3):178-181.

[11] 王满宁,韩正之,宋志坚. 三维医学图像的快速重建与任意切割[J]. 复旦学报(医学版),2002:142-144.

第十二章　IHE 标准

IHE 始于 1997 年,其初期的目的是为了促进和提升医学影像和医院信息系统之间的互操作性能力。IHE 旨在改善医疗卫生信息系统共享信息的方式,协调和规范对现有标准的使用,实现卫生信息系统之间的互操作性,支持临床服务对信息的需求。

本章第一节和第二节分别介绍了 IHE 的背景、目标、组织架构,以及 IHE 在国内外的现状与发展;第三节叙述了 IHE 的主要技术内容,以及 IHE 与 DICOM、HL7、HER 和常用集成平台引擎的关系;第四节介绍了 IHE 在移动医生工作站和放射科的应用实例;第五节简要介绍了 IHE 的认证测试。

第一节　概　　述

一、IHE 提出的背景

IHE(Integrating the healthcare Enterprise)是 1997 年由美国医院信息管理系统学会(HIMSS)和北美放射学会(RSNA)联合提出,并在 1998 年明确定义的信息系统集成规范标准。开始限于放射学领域,旨在提高影像和信息系统更高水平的协同工作能力[1]。

由于 PACS/RIS 的工作流程相对比较成熟,IHE 率先定义了放射信息系统的流程。时至今日,IHE 涵盖的内容已不只局限于放射领域,逐步拓展到医疗信息交换的各个领域,如 IT 基础设施(电子病历系统)、心脏病学、实验室以及区域医疗信息平台等。

2008 年,由中华放射学会、中国生物医学工程学会、中国医院协会、中国医疗器械行业协会、中国医学装备协会和中国标准化研究院联合共同倡议发起组织开展 IHE 在中国的活动,并在中国医学装备协会组织成立 IHE 分会,按照 IHE 国际工作规范和测试工具在我国开展信息系统互操作测试工作[2]。

二、IHE 目标和策略

IHE 并不是定义新的标准,而是基于现有成熟的标准(例如 DICOM、HL7 和其他一些系统集成的行业标准)制定的一套集成规范。

IHE 的目标在于为医疗部门内、医疗机构内、区域或全国范围内的医疗机构之间等不同层次的单位提供医疗服务互动性(互操作)解决方案,提高临床信息化应用的一致性,实现信息系统协同共享,解决异构系统互操作性问题。

为了达成既定目标,IHE 确定了相应的策略,并通过每年组织的测试活动促进医疗软件厂商和医学装备厂商产品直线实现信息互操作,其中包括[3]:

1. 动员医疗单位的用户要求厂商遵循 IHE 规范开发产品。

2. 通过技术框架定义和促进 IHE 测试内容逐年增长,以适合不断增长的用例情况。

3. IHE 为 IHE 测试和认证单位提供标准测试工具,保证被测试厂商产品测试通过的一致性。

4. IHE 不断增强在全球医疗信息化活动中的影响力,在著名的医疗信息技术和学术活动中宣传 IHE 的重要作用,包括北美放射年会(RSNA)、美国医院信息管理系统协会的 HIMSS 大会,以及 IHE 自己组织的测试大会等。

5. IHE 通过与各种国际医疗卫生社团合作,实现全球化发展,如欧盟标准委员会。

三、IHE 组织架构

IHE 内部主要由三个委员会组成,分别是战略发展委员会、技术委员会以及计划委员会。通过三者之间的协调来保证成功实施组织 IHE 活动、定义技术文档、确定发展需求等关键任务。

IHE 战略发展委员会成立于 2002 年,由医疗卫生专家代表、各医疗相关行业组织的代表组成。其基本任务是协调和指导 IHE 活动,并向更广泛的医疗领域和更为深入的应用层次扩展,并推荐优先次序。同时,该委员会还要确定 IHE 的处理过程扩展到整个医疗信息化环境中的各类工作流程集成需求和集成障碍,并且帮助 IHE 技术委员会进入关键领域。

IHE 技术委员会的主要工作是依照现有的相关医学通信标准,把计划委员会提出的概要思想或者说是 IHE 执行需求和原理进一步发展为 IHE 技术框架的技术规范细节,并形成相应文档,提供项目技术与厂商之间的联络方式,并指导厂商参与示范。

IHE 计划工作委员会决定医学领域的系统集成需要,以及医学信息系统相关的技术规范方面的需求或者说是发展方向和范围,并负责计划和安排每年的项目实施任务,确定年度 IHE 活动中的示范和验证过程的实施原理、纲要和目标等[4,5]。

第二节 现状与发展

一、IHE 国际发展历程及现状

IHE 于 1998 年成立后,在 2001~2002 年度有 30 家公司的产品通过了 IHE 测试并准备参与到 RSNA 和 HIMSS 年会上的 IHE 演示。这些公司占领了医学影像和信息系统的市场主要份额,最初的应用领域只有放射科学和 IT 基础架构。IHE 的第一个活动在法国的 GMSIH 和 FSR(法国放射学会)参与下,在巴黎举行互操作展示活动,紧接着在 2002 年德国放射协会在德国组织了展示活动。IHE 在日本也获得了政府支持,引起了企业界的广泛关注。

2016 年 1 月 25 日 IHE Connectathon 测试大会有超过 142 个组织和 1 600 个个人参加。这次测试会包括了一周的培训以满足参加者的不同背景、经验和技能水平。厂商对通过测试的高度重视,让这次测试成为正常竞争公司以提高品质和医疗信息系统互操作性的一个世界级场地,为医院找到合适的产品提供了有力保障。

二、IHE 国内发展历程及现状

IHE 中国自 2005 年开始筹备并在 2007 年 8 月 18 日在上海成立,主办了一系列讲座及研讨会宣传推广 IHE 的成功经验,得到了行业内众多厂商的积极响应。IHE 在中国成立了办公室、战略组、秘书处、技术组、测试组五个机构。为了实质性推广 IHE 在中国的普及和推广,由上海理工大学具体承担测试的技术准备和组织工作,开展了首次 IHE 测试大会(Connectathon)。2008 年 5 月组织了第一次测试,不少国内外厂家参加。目前,国内越来越多的厂家参与了 IHE-Connectathon 测试活动,测试内容已经从最初的放射学领域扩展到了基础架构领域和实验学领域,在测试的广度和深度方面都得到了一定的提高。

在 2015 年 4 月的 IHE-Connectathon 测试活动中,已经超过 25 个厂商、30 多个系统参与了测试活动。该活动主要是测试医疗系统之间的互联互通,鼓励和促进标准的应用和实施,促进医疗系统和设备在中国医疗环境中互联互通、降低实施成本、优化医院工作流程、提高医疗系统的使用能力水平。目前,IHE 中国每年组织一次或两次测试活动,并将通过测试的厂商及产品清单在其官方网站上发布。

三、IHE 发展前景

IHE 构建的技术规范和框架增强了信息系统的可移植性、可操作性、可互换性以及稳定性,为医院信息系统的长远发展奠定了坚实的技术基础。它的发展为医疗机构改善了工作流程、减少了错误和重复工作;为患者提供更高的服务质量、信息安全和效率;为系统供应商降低了实施的复杂性、时间和费用,并且更好地满足了客户的集成需求;对于政府则可以提高医疗信息的互操作性,最终达到降低医疗成本的目的。因此 IHE 已成为全世界广大科技人员和医院管理者关注和研究的重要课题。IHE 提供了一个论坛和框架,使得这些信息拥有者可以走到一起来协商解决这些问题。

IHE 技术框架的提出解决了医疗标准化的实现问题,它通过规定事务通讯所必须遵循的医疗标准细节,对如何选用标准来实现医院环境中的工作流集成进行了规范。一方面,在设计医疗信息系统的标准接口时不必再为如何选择医疗标准、如何实现标准而伤脑筋,IHE 技术框架从工作流集成的角度出发对所有含糊的问题进行了定义,而且通过对象化实现策略进一步简化了标准接口的设计工作;另一方面,虽然花费大量的人力和物力进行标准接口的开发,但往往不能为开发商带来直接的经济效益,这是开发商所不愿接受的。IHE 提供了一个可视化的论坛,通过每年对技术框架的扩展及模拟医院环境信息系统集成的演示,向世界展示了通过医疗标准实现医疗信息系统集成不但是可行的,而且确实比单独的系统能带来更大的效率和效益。

通过在中国推广 IHE,深化医疗信息系统的集成观念,才能从根本上推动医疗信息系统全面信息集成的发展,推动中国的医疗信息事业。近年来,我国对 IHE 技术框架的研究和讨论已逐渐重视起来,越来越多的企业和医疗机构开始关注 IHE,并有部分产品已经通过了 IHE-Connectathon 测试。由此可见,IHE 代表了今后医疗信息系统集成和区域化的发展方向。但是目前的 IHE 技术框架及 HL7 和 DICOM 标准还隐含着一些欧美医疗模式,并不完全适合我国的医疗状况。因此,我们必须根据国情,与国际接轨的同时建立更加适应本国的框架标准和集成规范。这就需要医疗领域专家和医疗信息系统厂商的共同努力,对 IHE 进行本地化改造,从而推动 IHE 活动在我国的开展,以促进我国医疗信息系统互操性的建设与发展。

第三节　内涵与关系

一、IHE 定义和 IHE 构成元素

IHE 是一个执行框架而不是构建新的标准体系,它只是对现有标准应用和执行过程的规范和合理实施操作方式进行规范性定义。

IHE 最重要的基本组成元素是角色(actor),而各个 actor 间遵循现有标准相互作用解决的具体交换工作任务称为事务(transaction),一个集成规范(integration profile)由若干个角色和事务组成,各个集成规范的集合构成了 IHE 的技术框架。

(一) 角色

角色(actor)是 IHE 定义的工作流集成过程或者系统功能执行过程中特定表示元素,在医疗信息化

流程中作为信息或数据产生、采集、管理等操作的功能执行节点,是 IHE 集成模型的基础环节。IHE 技术架构的角色是作为功能和行为执行节点的一个抽象,可支持一个或者多个事务执行,构成不同的工作流或功能执行过程。

(二) 事务

事务(transaction)是为了交换信息而在两个角色(actor)之间基于标准(如 HL7、DICOM 等)的一个特定交互作用。每一个事务的定义都包含了对现行标准定义的特定处理机制的引用及相关信息处理的细节描述,也就是通常为医疗信息系统或者信息系统组件间按标准定义的服务或处理机制执行和实施的过程。该定义进一步强化了这些标准定义的服务和处理机制的应用特点,实现系统间更高水平的互操作性。

(三) 集成规范

集成规范(integration profile),亦称集成模式,作用是准确描述在特定应用领域中实现一个特定临床集成的需求,每一个集成规范都包括详细的临床应用情况、临床信息和相关工作流以及一系列反应需求的功能角色、事务处理,也就是说每一个集成规范对应一个特定的医疗过程。集成规范为用户和厂商提供了一种方便理解或引用 IHE 技术框架功能子集的方式,使用户在不涉及角色和事务细节的情况下能更准确地描述对 IHE 的支持,而不是仅简单声明与 IHE 兼容。

1. 集成规范可分为三类:内容模型、工作流模型和底层构造模型。

(1) 内容模型:描述了对某种特定类型内容对象的创建、存储、管理、获得和使用。如图像一致性标识模型、关键图像注释模型、取证文档模型和简单图像数值报告模型,即只规定了对象的创建、存储、查询和获取,并没规定工作的管理过程。

(2) 工作流模型:描述了对工作流的管理,如提供工作列表、汇报/监控工作项目的进展和完成情况等。这些工作流模型包括:预约工作流模型、后处理工作模型和报告工作模型。患者协调模式是预约工作模型,是对工作流模型的扩展,而收费处模型则是对所有工作模型的扩展。

(3) 底层构造模型:科室共性问题,如基本安全模型和放射信息访问模型。

IHE 最早提出的两个领域为放射学和 IT 基础框架,它们分别包括了 13 个(最新 16 个)和 6 个(最初 4 个)集成规范。以下对放射学和 IT 基础框架包含的集成规范进行简单介绍。

2. 放射学集成规范

(1) 放射检查预约工作流程(scheduled Workflow,SWF):定义了患者从放射检查的申请到检查,再到图像获取的整个过程(登记、预约、排期、获取、发送和保存)。包含:保持患者和申请信息一致性事务、预约和图像获取过程步骤事务、图像和其他取证文档是否被归档或是否可用的事务、用于协调图像处理和报告步骤结束状态事务。

(2) 患者基本信息更新处理(patient information reconciliation,PIR):该模式是对预约工作流模式的扩展,主要为未标识或者错标识的患者基本信息进行调整,该模式允许患者标识前进行图像检查,随后再进行患者基本信息的补登记,并协调各系统保持患者基本信息数据的一致性。

(3) 影像显示的一致性(consistent presentation of images,CPI):确保灰度图像及其状态(包括注释、影像旋转调整、缩放、灰阶设定等)的一致性表示。定义标准对比度曲线,能够保证无论使用任何电脑、屏幕、软硬拷贝都会得到相同的影像,也就是一致性输出。

(4) 多种检查的流程组合(presentation of grouped procedures,PGP):主要为了解决患者多个检查过程组合在一次检查中完成的情况,通过预约工作流事务和图像一致性表示事务的组合,管理同一个影像获取过程中需要同时进行多个检查程序。方便患者一次性执行检查,但能自动区分不同的项目并分别读片和报告。

(5) 后处理工作流程(post-processing Workflow,PWF):将预设工作流模式扩展到后续步骤,如图像后处理、三维重建等,以确保对病症的判别以及利用 PACS 为其他医生提供参考作用。

(6) 报告流程(reporting Workflow,RWF):满足了安排、分配和追踪主要报告任务状态的要求。包括产生和查询工作列表、选择工作项目、执行系统返回结果状态给管理系统。

（7）证据创建文档（evidence documents,ED）:定义了对观察值、测量值、结果和其他执行过程步骤记录下的细节文档。它允许把非图像细节信息作为输入项与诊断报告的著作过程集成。角色包括:证据文档生成系统、图像采集设备、保存图像信息、保存证据文档信息等。包含事务:保存证据文件、文件保存确认、查询证据文件、获取证据文件等。

（8）关键图像注释（key image note,KIN）:可以在一个检查系列关键图标上添加文本注释和标记。在一次检查所产生的图像中可挑选一个或者多个重要影像进行标注,该标注与影像一起保存。标注必须包含标题及内容。临床医生阅片时需主动优先显示,并可以按标注来搜索影像。

（9）简单图像和数字化报告（simple image and numeric reports,SINR）:把报告功能分割为多个角色,包括创建、管理、存储、显示,以实现数字录音报告、声音识别及模板录入等功能,报告中包含影像的链接和相关测量信息。

（10）付费记录（charge pasting,CHG）:将检查的详细信息与收费系统连接,实现专业检查准确、及时的付费;确保仪器的使用量;管理患者检查前的缴费和检查后的确认。

（11）基本安全（basic security,SEC）:通过管理跨点安全和合并审核记录的方式,建立安全架构,达到加密要求。符合 DICOM 标准中的 TLS/SSL 加密解密方法和要求,提供系统对于传输和存储时影像资料的保密要求;提供给使用者的影像系统使用记录存储管理,符合安全的管理和保存要求。

（12）获取放射医学信息（access to radiology information,ARI）:存放放射科信息,建立一个可以跨部门共享放射图像和信息的机制。也就是说不但可以用于来自放射科内部的访问,还可以用于病理科、外科等其他科室的访问。

（13）便携影像数据（potable data for imaging,PDI）:用户能够通过交换媒介分发影像相关信息,如光盘;规定如何将图像数据通过介质进行交换;规定如何将导入的数据和现有的数据相协调;规定介质内容的结构以及所使用的协议（DICOM）[5]。

3. IT 基础框架（信息技术构架模式）

（1）患者标识交叉引用（patient identifier cross-referencing,PIX）:是 IHE 中有关患者标识交叉引用的集成规范,也是实现 MPI 的一种方法。IHE 允许每个参与者在它们自己的域建立患者标识,且每个应用系统对其内部的患者标识在本系统中有完全的控制权,通过 PIX 对各个应用系统中的患者标识进行登记和管理,支持其他应用的查询或主动通知信息变更。在每个应用系统中不需改变其标识符的定义和格式,保证了不同应用系统之间患者标识的同步。在 IHE 的 PIX 集成规范中,定义了三个角色（Actors）:患者标识源（patient identity source）、患者标识交叉索引管理者（patient identifier cross-reference manager）、患者标识交叉索引使用者（patient identifier cross-reference consumer）。pix 角色间共有三个事务进行交换信息,分别是:iti-8 患者身份证（patient identity feed）、ITI-9 患者身份查询（PIX query）、ITI-10 患者身份信息更新（PIX update notification）。患者标识交叉引用是目前系统中用的最多的集成规范。

（2）患者人口动力学信息查询（patient demographics query,PDQ）:在一个机构内分布的多个医疗域可以使用特定的查询语法,向患者信息中心服务器查询患者信息,查询结果可以直接被使用者所使用,结果数据包括患者的人口统计学基本信息,甚至可以包括就诊相关信息。在 IHE 的 PDQ 集成规范中,定义了两个角色（actors）:患者基本信息提供者（patient demographics supplier）、患者基本信息使用者（patient demographics consumer）。PDQ 角色间共有两个事务进行交换信息,分别是:患者统计资料查询 ITI-21（patient demographics query）、患者基本信息和就诊信息查询（patient demographics and visit query）。

（3）用于显示的信息检索（retrieve information for display,RID）:提供一个简单的方法获取并显示文件和以患者为中心的主要信息。通过一种简单快捷的只读方式获取必要的患者信息,而这些信息对于为患者提供更好的医疗服务是很重要的,RID 支持 HL7-CDA、PDF、JEPG 等主流的文档格式。同时,为了临床需要,该规范还支持读取某些以患者为中心的关键信息,促进工作流程的自动化,使流程更为顺畅。在 IHE 的 RID 集成规范中,定义了两个角色（actors）:显示（display）、信息源（information source）。rid 角色间共有两个事务交换信息,分别是:显示特定检索信息（retrieve specific information for display）、检索文档显示（retrieve document for display）。rid 共有三种交互模式,分别是:检索特定信息处理流程

(retrieve specific information for display process flow)、检索文档处理流程(retrieve a document process flow)、检索摘要信息及文件处理流程(retrieve summary information for display and retrieve several documents process flow)。

(4) 时间一致性(consistent time,CT):该集成规范是一种使网络中的多台电脑之间保证时间一致的方法,本规范使多台电脑的中位时间差小于1。在 IHE 的 CT 集成规范中,定义了两个角色(Actors):时间服务器(time server)、时间客户端(time client)。ct 角色间使用一个事务——时间维护(maintain time)交换信息。

(5) 企业范围内用户验证(enterprise user authentication,EUA):允许一个用户名可以在企业内的多个系统统一登录。

(6) 患者信息同步(patient synchronized applications,PSA):允许在多个应用中维护患者信息的前后一致[6,7]。

(四) 技术框架

以上不同类型的集成规范分别形成了各自的技术框架(technical framework),因此 IHE 的技术框架并不是一个标准,而是通过定义 DICOM 和 HL7 等现有标准的实现方法,达到促进医疗信息共享和优化医疗流程的目标,是一个详细的、严格组织起来的文档,这些文档为实现特定的系统整合能力提供了一种全面指导。技术框架描绘了基于标准基础上的各系统(通常被定义为 IHE 角色)之间的信息交流,通过彼此交互完成特定的医疗过程。这些系统都要求支持特殊的工作流和整合性能。

(五) 业务领域

领域是 IHE 的一种特定临床范围,按照不同的临床和运营实践分为多个业务领域(domain)。每个业务领域内具有临床和运营经验的用户发现确认集成和信息分享的优先级,相关厂商开发出大家一致认同的基于标准的解决方案来满足这些要求。

每个业务领域都有一个相应的技术委员会和计划委员会,各自业务领域发展和维护自己的一套技术框架文档,领域之间的协调由领域联合主席委员会负责。

IHE 在起步时只有放射学一个业务领域(下设乳腺和核医学两个子领域),由于影响越来越大,已经扩展到心脏病学、眼科、IT 信息架构、实验室、肿瘤学、解剖病理学、口腔科、核医学、信息架构、实验室、患者治疗协调、患者治疗设备以及质量等业务领域。

二、IHE 与 DICOM 以及 HL7 的关系

DICOM 和 HL7 解决的是互联互通问题,而 IHE 解决的是互操作性问题。DICOM 和 HL7 标准虽然为不同系统间实现信息共享提供了标准接口,但 DICOM 是医学影像传输和存储的标准格式,而 HL7 是系统间的通信标准。在复杂的医疗环境中,它们不足以解决多系统间工作流集成的问题。实际上兼容 DICOM 和 HL7 的应用系统在互联互通测试时通常是互不兼容的,为此,提出了 IHE 技术框架,它是工作流的标准。通过规范 DICOM 和 HL7 的实现方式,以达到整个医疗环境中的工作流集成,为信息系统间的工作流集成提供了指导性框架。因此 IHE 是 DICOM 和 HL7 推广应用的桥梁和纽带,解决了不同应用系统间的协同工作问题。

(一) IHE 与 HL7

HL7(Health Level Seven)成立于 1987 年,主要目的是发展和整合医疗信息系统,如临床、检验、管理、行政等各项电子资料的交换标准。HL7 已经被全球多个政府机构以及大型企业所采用。它致力于发展一套医疗计算机系统的认可规格,确保医疗卫生系统以及企业系统等符合既定的标准和条件,使接收或者传送一切和医疗卫生资料或数据时可达到及时、流畅、安全可靠的目的。

HL7 容许不同系统在交换资料和数据时取得快捷一致的结果,但它的广泛应用既有优点也有缺点。不同厂商以多种方式实现 HL7 标准的应用,对不同的厂商和用户而言,不同厂商、不同系统对 HL7 有不同的解释。这样系统间缺乏协调,使得 HL7 接口变得复杂。IHE 技术框架详细说明了怎样应用 HL7 才可减少操作中的可变性,使厂商和用户更容易完成系统的连接。

在 IHE 的技术框架中,HL7 的三个主要信息类型分别为患者信息、检查信息和结果信息。①患者信息:引用了 HL7 标准的 13 个触发时间,在 IHE 模型内引起信息的产生。②检查信息:IHE 技术框架详细说明了检查提交管理、检查安排管理、操作安排和操作修正事务处理,即应用 HL7 的检查管理信息和检查响应来协调这些信息的传输。③结果信息:虽然大多数 IHE 处理报告应用的是 DICOM 标准,但 IHE 使用了 HL7 的观察结果主动提供信息,处理在报告管理和报告管理器与报告库之间的文本报告信息。

（二）　IHE 与 DICOM

DICOM(Digital Imaging and Communication in Medicine)成立于 1983 年,已经发展成为医疗数字影像及传输标准,是医学图像及其相关信息的通信标准。该标准的成立目的是推动开放式和厂家品牌无关的医疗数字影像传输和交换,促使 PACS 与各种 HIS 连接。

DICOM 主要应用分为三个方面:①图像传输,目前已经在放射学会外的其他医学影像领域应用,如显微、病理、眼科等,还包括特殊的可用在心脏学或者电生理学的单维波形;②充实生产胶片和其他打印媒介打印设备的网络连接,称为 DICOM 打印,它是胶片和纸张打印机以及其他硬件拷贝设备用医院局域网连接的一个工具并且应用在远程医疗方面;③存储介质上有关图像的相互交换。这些都被应用到 IHE 的集成规范中。

三、IHE 与 EHR 的关系

目前,国内医疗信息公司数量众多,导致医院使用的信息系统具有异构性,各系统的架构及数据组织存在很大差异,为区域医疗信息化增加了难度。区域医疗信息协同信息共享需要对各类异构系统中的信息进行处理,使得不同 ID 域的系统能够正确、完成、方便地获得其他 ID 域的医疗信息。IHE 的标准集成规范就是对各系统进行有效的连接,从而形成基于 IHE 的区域医疗信息化框架。这些公用框架主要用来满足本地或者区域医疗信息网络基本协同工作需要,主要表现为以下三方面的信息交换。

1. 跨机构文档交换(cross-enterprise document sharing,XDS)　目的是在同一个临床相关领域内的多个医疗机构之间共享临床记录,支持文件内容的协同互动性,以达到建设一个基于标准的跨越临床和治疗的 EHR。

2. 安全框架　用于保护机密、授权使用和集成患者医疗保健数据。

3. 跨领域的患者识别管理　用于确保患者信息的一致,以及 HER 的高效检索。

在实际区域医疗信息化中,运用 IHE 集成规范,对各异构医疗信息系统中的信息进行连接,可实现对基本文本数据信息,如患者统计信息、就诊记录信息,以及文档文件信息,如 DICOM 图像、结构化报告等跨系统协同工作,实现对区域医疗信息的协同管理。

四、IHE 与集成平台的关系

目前主流的集成平台包括 Intersystems Ensemble、Orion Rhapsody、quovadx Cloverleaf 等不同厂家的产品。其中 Ensemble 和 Orion 在医疗信息行业应用最多。集成平台属于系统服务软件,主要在操作系统和应用层之间工作,连接两个及两个以上应用程序,提供程序间的连接和协同功能。集成平台应以 IHE 集成框架规范为指导原则,以 HL7 和 DICOM 为数据交换标准建立其平台框架,步骤如下[8,9]。

1. 分析和确认系统或系统功能模块中需要满足和承担的类型。

2. 确认和选定的系统工作流中需要参与和实现的集成规范。

3. 根据每个集成规范选择需要实现的事物和相应的功能。

医院集成平台中最主要引用的是 IHE 中患者主索引相关的集成规范,包括患者身份交叉索引和患者基本信息查询。规范定义的五个角色:产生患者标识信息源(PIX source)、患者标识交叉索引管理者(PIX manager)、患者标识交叉索引消费者(PLX consumer)、患者基本信息提供者(PD supplier)以及患者基本信息消费者(PD consumer)。医院在集成平台上建设患者主索引服务端,实现患者标识交叉索引管理者和患者基本信息提供者的功能规范;应用系统包括门诊挂号、住院登记、检查检验登记、病历管理等,按照患者标识信息源、患者标识交叉索引消费者、患者基本信息消费者等功能规范进行相应改造。

五、IHE 与互操作性

互操作性(interperablility)是系统之间信息交互和理解能力的体现,遵循共同的标准是实现互操作性的重要基础,但因为标准需要考虑其通用性,往往会制定得比较宽松,不同的系统会对标准有不同的理解和实现,所以又反过来影响这些系统之间的互操作性。单有标准不足以实现互操作性,需要基于标准通过指定技术框架文件对流程进行规范并对标准的使用进行规范,为信息系统间的互操作性提供一个通用的解决方案,那就是 IHE。

IHE 技术框架是根据现实流程,由医疗和信息专家共同分析找出共性的集成问题,形成应用案例,描述了工作流程所涉及角色顺序以及角色间的信息传递。技术委员会专家选用合适的标准来规定角色间的事务,形成集成规范,开发出技术框架文档。厂家根据技术框架实现应用系统,通过测试验证后提供给用户使用。

由于医疗业务的负责性,IHE 把医疗业务流程的信息共享和互操作性问题划分到不同领域,分别提供解决方案,每一个 IHE 领域都有一套技术框架。

第四节 IHE 的应用

一、基于 IHE 技术框架的移动医生工作站应用

IHE 最早的技术框架是放射学的技术框架,但使用最多的却是 IT 基础技术框架。本部分以移动医生工作站(移动查房)为例介绍该系统所需要用到的 IT 基础技术框架来说明 IHE 技术框架应用。

首先我们思考几个问题:选择该系统对应 IHE 中的哪些角色(一个系统可以对应多个角色);选择的每个角色参与了哪些集成规范;对于每个集成规范下的每个角色,选择它将实现哪些事务;该模式中所要求的事务必须实现哪些功能;最后选择的每个事务支持哪些选项。

移动医生工作站作为 HIS 的延伸和补充,具有移动性和便携性的特点,通过 IHE 的 PIX 与 XDS 集成框架实现与 HIS、LIS、PACS 等异构系统间的集成,主要体现为:移动医生工作站、LIS、PACS 需要从 HIS 中获取患者信息、检查检验申请信息;LIS、PACS 需要将患者的检查检验报告、医学图像和检查报告等反馈给移动医生工作站和 HIS。主要集成标准为 HL7 和 DICOM。利用 IHE 技术框架建立医疗信息集成框架,采用屏蔽硬件平台、操作系统与网络协议以及各系统接口的异构性,使应用软件能够顺利地在异构平台上互相通信。

移动医生工作站与 LIS、PACS 数据交换过程[10]如下。

1. 移动医生工作站与 LIS 数据交换过程 医生通过移动医生工作站录入医嘱并提交验单申请单,经审核后传送到 LIS;LIS 接收到验单申请单后根据规则生成患者化验条码,将患者基本信息和实验室仪器相对应;当检验仪器生成检验结果后,系统自动将检验结果数据与患者信息对应,并把检验报告返回到移动医生工作站,医生通过便携式电脑等移动设备上的医生工作站调阅报告;LIS 在患者检验状态发生变化时把变化的消息推送到移动医生工作站,医生可随时看到患者检验状态的变化。

2. 移动医生工作站与 PACS 数据交换过程 医生通过移动医生工作站下医嘱时提交影像检查申请单并传送到 PACS;PACS 接收到检查申请单后对患者的影像检查进行预约处理并向移动医生工作站返回预约处理后的结果;PACS 执行检查,生成图像并对产生的图像进行数字化存储和归档管理;当 PACS 生成图像后系统会自动将图像数据与患者信息相对应,并把影像检查报告返回给移动医生工作站,医生可在移动医生工作站中调阅患者的影像数据;PACS 在患者检查状态发生变化时把消息推送到移动医生工作站,医生可随时看到患者检查状态的变化。

以上服务所用到的 IHE 基本技术框架主要包括三部分:患者标识交叉索引集成规范(patient identifier cross-referencing integration profile,PIX)、跨机构文档共享(cross enterprise document sharing,XDS)、获

取显示所需信息(retrieve information for display,RID)。其中 PIX 主要解决的是患者身份识别问题,XDS主要解决临床文档信息共享问题,RID 解决临床文档信息的查询和显示问题。

(1) 患者身份识别的实现:PIX 是 IHE 中有关患者标识交叉引用的集成规范,也是实现患者主索引(master patient indexes,MPI)的一种方法。HIS、移动医生工作站、LIS、PACS 都有各自的患者 ID,PIX能够对这些系统的患者 ID 进行注册和管理。HIS 的患者住院号(身份证号码、门诊号)作为主 ID 在PIX 中注册后,移动医生工作站、LIS、PACS 等其他信息系统可以通过 PIX 查询到同一个患者的注册 ID。通过 PIX,可以在 HIS、移动医生工作站、LIS、PACS 的 ID 域之间提供同一个患者不同 ID 之间的相互索引,通过交叉索引可以从这些系统中获取患者信息、医嘱信息、检查检验报告等。

(2) PIX 事务处理过程

1) 患者标识信息源(patient identify source):HIS 作为患者标识信息源,使用患者标识信息录入事务,将患者住院号(身份证号)发送给 PIX 管理器中进行注册。

2) PIX 管理器(patient identifier cross-reference manager):PIX 管理器维护 HIS、移动医生工作站、LIS、PACS 的患者 ID,这些系统的患者 ID 建立交叉索引,即为每个系统的患者 ID 在全局域下分配一个唯一的全局 ID,这些系统的患者 ID 都对应唯一的全局 ID。移动医生工作站可以通过 PIX 管理器的交叉索引机制查询同一个患者 ID 在 LIS、PACS 中对应的患者 ID。

3) PIX 用户(patient identifiercross-reference consumer):发送 PIX 查询消息到 PIX 管理器,查询其所属标识域下的患者在其他域下对应的本地 ID。

4) 患者标识信息输入事务(patient identity feed):将患者标识信息从患者标识源发送到患者标识交叉引用管理器,PIX 管理器负责建立、维护患者标识。

5) PIX 查询事务(PIX query):PIX 用户通过对 PIX 管理器的查询/响应,得到患者标识。

6) 更新通知事务(PIX UpdateNotification):PIX 管理器提供更改通知,通知 PIX 用户患者的标识信息和其变更。同一患者在 HIS、移动医生工作站、LIS、PACS 中分别产生不同的患者 ID,这些系统通过患者标识信息输入事务将内部患者 ID 向 PIX 管理器发送,PIX 管理器通过患者 ID 交叉索引使各系统得到彼此的信息。

图 12-1 中包含两种 ID 域:一种是患者 ID 域;另一种是患者 ID 交叉索引域。HIS、移动医生工作站、LIS、PACS 都是患者 ID 域。一个患者交叉索引域中包括了患者 ID 域,这些患者 ID 域都是被 PIX 管理器角色所认识和管理的。PIX 管理器能够生成、维护和提供同一个患者在 HIS、移动医生工作站、LIS、PACS 中的 ID 清单。图 12-1 中 HIS、移动医生工作站、LIS、PACS 都向 PIX 管理器注册患者标识,然后通过 PIX 管理器查询患者标识交叉索引。

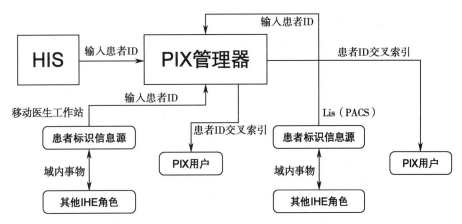

图 12-1　PIX 处理流程

(3) 临床文档信息共享的实现:XDS 是 IHE 集成框架中的一个子框架,此集成规范基于 ebXML-Registry 标准、医疗信息内容标准(HL7 CDA、DICOM、ASTM CCR 等)和互联网标准(SOAP、HTTP、SMTP等)在医疗信息领域的联合应用,提供了与内容无关的共享文档解决方案。XDS 引入文档存储库(docu-

ment repository)和文档注册库(document registry)的概念,建立了不同临床信息系统之间信息共享的机制和方法。

移动医生工作站与 LIS 共享与交换的文档包括:检验申请单、检验报告单等。移动医生工作站与 PACS 共享与交换的文档包括:影像检查申请单、影像检查报告单等。移动医生工作站、LIS、PACS 首先作为 PIX 用户,向 PIX 管理器发出 PIX 的查询请求,查询其所属标识域下的患者在其他域下对应的本地 ID;作为文档源,生成和提供各种临床信息文档,并负责将这些文档发送给文档存储库,同时生成这些临床信息文档的元数据;由文档存储库将这些元数据提交给文档注册库进行临床信息文档的注册。文档存储库提供了长期存储检验申请单、检验报告单、影像检查申请单、影像检查报告单等临床信息文档的功能,并负责为每次提交的文档到注册库进行注册,每个存储文档提供一个统一资源标识符(uniform resource identifier,URI),便于查询和获取这些文档。移动医生工作站、LIS、PACS 也可作为文档用户向文档注册库发起查询请求。注册库查找到满足文档用户需求的文档后,返回一个文档条目列表,通过这个列表,文档用户可以向文档本身所在的各个存储库发送获取文档的请求。XDS 数据采用文档源存储的方式,在这种存储方式中,移动医生工作站、LIS、PACS 作为文档源,既负责提供临床信息文档,又负责临床文档共享过程中的存储工作。基于 PIX 和 XDS 的文档共享服务如图 12-2 所示。

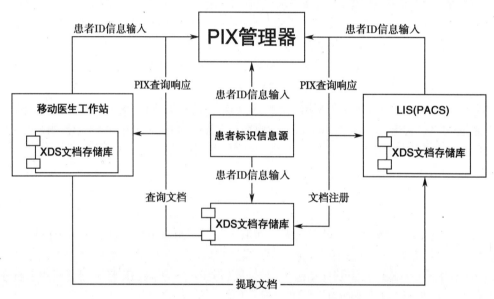

图 12-2　基于 PIX 和 XDS 的文档共享服务

(4) XDS 具体流程如下。

1)将患者的个人身份标识信息从患者标识信息源发送到 PIX 管理器,实现患者 ID 在 PIX 管理器中的注册。

2)基于 PIX 进行临床文档的发布,并通过 XDS 定义的事务在文档注册库中进行文档的注册。

3)当移动医生工作站需要获取某个患者的检验报告单或影像检查报告单时,通过服务查询界面,向注册库查找所需文档信息。服务查询模块根据移动医生工作站的查询条件,使用 PIX 进行文档查询操作,将符合条件的文档元数据信息返回给移动医生工作站。

4)移动医生工作站获得所要文档元数据信息后,从元数据信息找出其所需文档的存储库(位于提供文档的医疗信息系统中)所在,并从中提取所需要的文档。

二、基于 IHE 放射科预约工作流集成模型的应用

IHE 技术框架定义了 14 个集成模型、26 个角色、49 个事务处理。每个集成模型都对应一个特定的医疗应用场景,它定义了实现该医疗场景所涉及的角色,以及角色之间交互的事务。放射检查预约工作流程(scheduled workflow,SWF)集成模型是整个 IHE 技术框架集成模型的基础,属于工作流模型中的一

种,也是放射学技术架构最基础的集成模型。放射检查预约工作流程涵盖的流程范围广、过程复杂,集成模型为后续工作流(如诊断报告工作流过程等)奠定了基础,且与其他集成模型存在着不同程度的交互和关联。

（一） 预定工作流模型

放射检查预约工作流程确保患者在登记到申请检查、申请的产生、检查完成、结果归档这一系列过程中,数据和流程的完整性和连续性[12]。预定工作流集成模型涉及了 9 个角色和 40 多个事务,如图 12-3 所示。

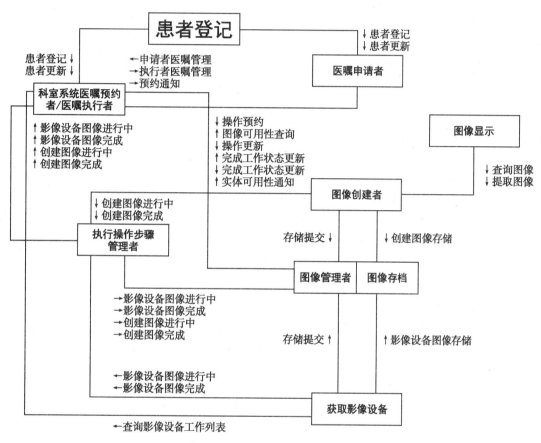

图 12-3　IHE 放射科预定工作流集成模型

该模型中涉及的角色包括 ADT 患者登记(ADT patient registration)、医嘱请求(order placer)、科室系统预约者/医嘱执行(DSS/order filler)、影像采集设备(acquisition modality)、图像管理(image manager)、图像归档(image archive)、执行操作项目管理(performed procedure step manager)、图像显示(image display)和图像创建(image creator)角色。放射检查预约工作流程定义了患者实际信息和申请信息一致性的事务;定义了预约工组流和图像获取步骤的事务;定义了判断图像和其他证据创建文档是否被归档和是否可用的事务;定义了用于协调图像处理和报告步骤结束状态的事务[7,11];确保参与医学影像学检查工作流的医学信息系统之间能有效地协同工作。

（二） IHE SWF 模型在放射科的实际应用

预定工作流集成模型涉及医院信息系统(HIS)和放射科影像系统(RIS/PACS)。IHE 技术框架中的成员是对实际医疗信息系统的归纳和整理,因而实际系统往往能够映射为 IHE 技术框架中的一个或多个成员,如一般的 RIS 可能包括科室系统预约单元、科室系统数据库、报告阅读单元;PACS 包括图像管理单元、图像归档单元、图像显示单元等;通过在开发实际系统时支持 IHE 技术框架中各成员的外部事务处理,可以真正实现临床医疗过程的工作流集成。以下用一个影像辅助检查的患者例子说明基于 IHE 技术框架的工作流集成是如何实现的[7]。

在 HIS 中,患者到医院就诊,登记患者信息,登记信息采集到 HIS 中的患者登记单元中。临床医生对患者进行初步诊断,根据症状,需要进一步确诊,需要对患者进行放射影像检查。医生在 HIS 录入检查申请的医嘱后,HIS 把该检查申请医嘱传给 RIS。检查申请医嘱包括 2 种消息:基于 HL7 标准的入出转信息(ADT)和检查管理消息(ORM)。其中入出转信息传送患者的基本信息,检查管理消息传送放射检查申请信息。

RIS 在收到从 HIS 传来的患者信息和检查申请信息后,由放射科前台的登记员根据放射科设备的实际情况对检查进行排程。RIS 把该预定信息通过检查管理消息传送给 PACS。PACS 可以利用这个信息预先提取患者历史检查结果,并送到放射医生工作站,用于新图像获得后的诊断。

在传送预约信息到 PACS 的同时,会产生 DICOM 设备工作列表(modality worklist. MWL)。MWL 中包括多个预定过程步骤(scheduledprocedure step,SPS)。每个 SPS 项包含患者信息和检查预约信息,例如患者姓名、患者 ID、过程编码、过程名字以及过程的日期和时间等。在患者进行影像检查时,影像操作设备操作台向申请预约处发出该事务的请求,通过执行 DICOM 向检查预约系统查询并请检查预约信息。影像操作设备操作台可以通过患者 ID 信息的查询获取指定患者信息的工作列表,并返回相应的工作列表项。操作技师从返回的工作列表选取和确认当前患者的工作列表项,代替了由手工在设备工作站上录入患者信息的传统方式,减少了患者信息再次录入的工作,保障了患者信息的一致性、提高了工作效率。

检查过程的信息可以通过 DICOM 设备执行过程步骤(modality performed procedure step,MPPS)来获取。MPPS 消息由影像采集设备在检查过程中向 RIS 和 PACS 提供它执行的过程步骤信息,包括成像状态“正在采集”“设备操作项目完成”和“操作取消或中止”,从 MWL 中得到的原始预约信息以及过程实际执行的内容、时间和方法等。MPPS 信息可以使 RIS 把实际在设备上执行的内容和 SPS 信息关联起来,设备的成像操作状态发生变更时,就会返回状态给“检查状态追踪”的角色,再由检查状态追踪将消息传递给申请该检查的医生工作站、图像管理和报告管理等需要用到此消息的角色。

检查完毕后,设备把获取的图像传输到 PACS,PACS 在收到图像后发送 DICOM 存储确认消息。设备只有在收到确认信息后才可以删除本地的图像。放射科医生写报告时,可以通过获取 PACS 图像存档库的图像和放射诊断报告进行最终诊断。

以上这些步骤描述了整个放射检查中涉及的 HIS、RIS、PACS 和影像设备基于 IHESWF 技术框架的工作流集成方案。它通过在系统间(HIS、RIS、PACS 和设备)进行基于 DICOM 或 HL7 标准的数据交换,从而保证系统的开放性和自动化。

第五节 IHE 认证测试

IHE 作为国际上整合医疗信息系统最重要、最权威的技术框架,引起越来越多的医院、医疗器械厂商、医疗信息系统厂商的重视。每年 IHE 都要举行一次 IHE 连通测试大会——IHE Connectathon。IHE 测试是 IHE 组织针对医疗信息企业所做的系统互联测试,参加测试的厂商需要在正式测试前和 IHE 提供的标准测试工具 MESA 进行互操作性测试,根据 MESA 输出的日志信息,确认没有错误后,将日志信息和测试申请提交给 IHE Connectathon 活动组织方。经过 IHE 组织方鉴定确认有效之后,才有资格参加正式测试。某些集成规范中有的角色和事务是必须进行测试的,厂商只有实现所有必须的角色和事务才能证明自己的产品遵循了这个集成规范。有些角色和事务是可选的,厂商可实现可不实现这些角色和事务,不实现这些角色和事务不影响对集成规范的支持。

实际上 Connectathon 测试是一个不同厂商产品之间的互相验证的过程,不同厂商的系统需要进行彼此互联,所有测试没有问题才算通过。为了减少错误,IHE 规定在 Connectathon 测试中,每个厂商声明支持的每个集成规范需要和至少三个其他厂商的系统通过互联测试才能认为有效,否则 IHE 不承认该系统支持此集成规范。在测试大会上,当厂商之间的互联成功后,需要 IHE 组织指定的认证官员进行验证,一旦验证通过,结果将记录在 IHE 连接测试的网站上,厂商可以登录网站来查询自己以及其他厂商的连接结果。

IHE 测试大会持续一周左右,主要目的是测试市场上已有的医疗信息系统实现 IHE 定义的基于标准的互联互通能力。所有的角色可以和第三方测试自己的系统。该活动每年在北美、欧洲、亚洲各举行一次。

1. Connectathon 基本步骤如下[13]。

(1) 阅读技术框架,并确定要求参加测试的角色和模式。

(2) 登录 KUDU 注册系统,现在注册系统更名为 Gazelle 系统。厂商可以注册一个或者多个参加产品来参加 Connectathon 测试,分别测试不同的角色与交易。

(3) 下载 MESA 测试工具,先自行完成系统的初步测试,完成后该软件自动形成测试报告,及时发送该测试报告和日志。

(4) IHE 将详细审核收到的报告以及日志,通过审核确认自行测试的厂商将收到可以参加 Connectathon 测试的通知。参加测试的厂商需要注册其参加测试的集成规范以及配置情况,该系统自动生成一个参加厂商与测试组织者之间的合同。

(5) 参加 Connectathon 正式测试,IHE 公布最终测试结果。

2. MESA 测试的管理　该系统会列出参与测试者应该完成的 MESA 测试条目,并有一个反馈界面,参加测试者可以上传日志,而项目经理可以通过该系统通知参加测试者日志的分析结果。

3. Connectathon 测试的管理　包括测试定义、描述、参加的配置、角色测试的 UML 序列图表以及 Connectathon 的测试计划。在 Connectathon 测试期间,该系统提供同级测试单位之间的工作流管理。

(陆慧菁　杨广黔)

参 考 文 献

[1] 宋建宁.IHE:医疗信息化建设的指导规范[J].医学信息网络,2007(5):57-58.

[2] 钟国康.IHE 放射检查预约工作流程集成模式及应用[J].医学信息网络,2007(7):66-68.

[3] 张继武.IHE[J].中国医疗器械杂志,2007(31):112-119.

[4] 张继武.IHE 的组织[J].医学信息网络,2007(5):59-61.

[5] 李晓云.基于 IHE 技术架构的医疗信息系统的建立与推广[J].医疗卫生装备,2011(32):92-93.

[6] 孙念军.医学信息交互集成(IHE)的现状和发展[J].中国医学装备,2008(5):21-23.

[7] 吕旭东.IHE 技术框架与医疗工作流集成[J],中国医疗器械信息,2004(5)26-31.

[8] 黄秋花.蒲立新.基于 HL7 V3 标准的集成平台的初步研究[J].中国数字医学,2013(6):102-104.

[9] 刘翰腾.周毅.基于医院信息平台患者主索引的建立和应用[J].现代医院,2013(13):128-131.

[10] 王辉.基于 IHE 的移动医疗信息集成研究[J].中国卫生信息管理杂志,2013(10):340-344.

[11] Stephen M Moore. Using the IHE Scheduled Work Flow Integration Profile to Driver Modality Efficiency[J]. Radiographics, 2003,23:523-529.

[12] Kevin W McEnery,Charles T Suitor,Stan Hildebrand,et al. Integrated radiologist's workstation enabling the radiologist as an effective clinical consultant[J]. Medical Imaging,2002,4685:228-232.

[13] 张继武,孟成博.IHE 认证 Connectathon 简介与实践.世界医疗器械[J],2007(7):61-65.

第十三章 标 识 标 准

标识是表明事物特征的记号,通常以简洁直观、易识别、易记忆的文字符号或图形为语言,起到表示、表达、指代的作用。医疗卫生信息领域中,需要标识的对象非常多,包括实体(个体)、信息数据、信息系统、治疗方案、药品器械等,都需要被唯一标识。各类标识需要标识标准进行定义和规范,本章通过三节内容对医疗卫生信息标准进行介绍。第一节介绍标识标准的概念、对象、要素和应用场合;第二节讲解医疗卫生信息常用的标识标准;第三节在介绍对象标识(OID)的基础上叙述 OID 在医疗领域的应用现状。

第一节 标识标准概述

一、标识标准相关概念

医疗服务活动的相关者众多,标识是医疗过程中各种实体能够准确辨识的保证。患者到医院就医首先需要进行挂号操作,挂号的重要功能之一就是给出确定患者的唯一标识。医疗活动中除了患者需要标识之外,医生、护士、检验样本、试剂、影像图像、药品、医疗设备等都需要唯一标识[1]。随着医疗信息化的应用,越来越多的医疗活动的主体和客体标识将与其关联的数据以数字化形式记录下来,这些数字化的医疗文档在医院系统内部或跨区域、跨系统进行交换和共享,都必须使用统一和规范的标识标准。对医疗过程中各类实体或非实体对象进行统一、规范的标识,是实现信息共享、互联互通的必然要求。

首先介绍几个有关标识标准的重要概念。

1. 标识(identity) 是对一个独立的个体或实体进行标识,以区别于其他个体。标识的作用是区别,并不考虑该实体的功能及角色。

2. 标识符(identifier) 指信息系统里使用一个字符串或图案对某一个实体进行标识。这好比对于一个新生婴儿,我们要给他起一个名字,以便于用这个名字对其进行标识。一般情况下,用于标识特定实体的这个"名字"应该是清晰而且是唯一的,这好比一个家庭内小孩的名字,既不能相同,也不要发音相似,否则容易引起混淆。

3. 标识方法(identification Methods) 使用一个或多个数据元素系统化地对实体进行标识的方法。

我们可以用姓名、挂号证、身份证对患者进行标识。医院实践中经常会发现,有些患者每次挂号使用不同的标识,因而导致一个人在医院内有多份病历的情况。为此使用统计的方法,对患者的某些标识要素进行分析,找出可能重复的病历,如使用患者姓名、性别、出生年月等信息进行匹配,通过这种系统性规范流程,实现对特点实体的唯一标识。

4. 认证或身份证明(authentication or identity proofing) 这是一种对标识对象进行确认的方法,确保对某个体或实体与其身份标识的一致性。

5. 授权(authorization) 指身份标识一经认证后,赋予这个实体的权力。授权是个体或实体标识中一个非常重要的概念。标识对任意一个对象而言应该是唯一的,且必须符合国家标准,经过认证确认后才被授权以得到特定权力。标识一旦认定后便不可随意更改,确实需要改变时须经有关部门的审核,确认后新标识方可使用,旧标识同时作废。已作废的标识不能再重复使用或用于另一对象,以避免混乱。

二、医疗卫生行业唯一标识的使用对象

需要唯一标识的对象非常多,包括个体、实体、信息系统、医疗器械等均要被唯一标识。

(一) 个体

需要唯一标识的个体包括如下内容。

1. 患者 在信息系统及信息系统之间交互,个体患者需要被唯一标识。

2. 医疗服务提供者,包括医生、护士和其他提供医疗服务的个体,均需要被唯一标识。

3. 在医疗信息系统中提供医疗服务的其他各种角色都需要被唯一标识。

(二) 实体

需要唯一标识的实体指提供医疗服务的组织或机构,包括如下内容。

1. 医院、卫生院(所)、社区卫生服务中心(站)、门诊、村卫生室等。

2. 其他提供医疗服务的组织,如提供医疗补贴和医疗保险的医疗保险公司、保险工作人员等。

3. 其他组织 如投资机构等。

(三) 信息系统

信息系统指用来保存和收集医疗数据的软件系统以及传输信息的网络。对这些处理医疗信息的软件系统及网络做唯一标识,才能在系统互联互通的过程中对这些信息系统收集或保存的数据进行审核与控制。因此,这些用来保存和收集医疗信息的软件系统及网络是非常有必要被唯一标识出来的。

(四) 医疗器械

医疗器械指用来为患者提供医疗服务的医用设备或医用器械,如心脏起搏器、骨关节置入性器械等,都需要被唯一标识。通过唯一标识可准确追踪和监控这些器械的治疗效果及使用情况,如当需要召回或部分召回某特殊型号的医疗置入器械时,器械的唯一标识便是寻找使用了这些器械的患者最重要的线索。以起搏器为例,某个需要被召回的起搏器被某个患者使用,这个时候就可以按照该起搏器的唯一标识确定使用者的唯一标识,从而找到使用该起搏器的患者,进而联系到患者,将起搏器召回。

(五) 其他

供应商,如医药产品供应商、医疗器械供应商、为医院提供其他服务的供应商都需要被唯一标识。由此可见,在医疗健康领域,需要被唯一标识的方面非常多,需要建立的相关标准也非常多。

三、标识的使用场合

在医疗信息领域,使用唯一标识的情况主要见于如下情况。

(一) 医疗健康服务过程中

医疗健康服务的提供者、医疗保健服务的接受者、医疗保健服务过程中使用的医药产品均需要做唯一标识。当医生给患者诊治时,医生需要记录下这个患者的基本信息及病情,这个时候就诊记录就与医生的唯一标识关联起来了。同时,患者与医生通过各自的唯一标识进行关联。诊疗过程中使用的医疗仪器、设备、药物、疗法均与对应的医生及患者通过标识产生关联。

（二） 医疗服务支付活动

提供医疗服务后,医疗服务支付方(包括单位、雇主、事故责任方等医疗费用支付者,公共医保,商业保险公司等)需确认患者是否应该获得医疗服务,需要核实谁为患者提供了服务,或者判断提供医疗服务的人或组织是否具备相关资质,按照法律、医疗保险法规或合同其是否为可提供医疗服务的人或组织,医疗服务提供者是否有责任对患者提供相应的医疗服务等。在这些情况下,都需要对医疗服务提供者、支付方、接受医疗服务的个体等的唯一标识进行识别并确认,以进行有效管理。

（三） 医疗安全和质量管理

医疗安全和质量管理是标识使用的很重要的一个领域。对医疗器械、设备、敷料、药物、耗材等进行唯一标识,可对其进行有效监控,保证其运输及使用过程中的有效性及安全性。同时,将其与相应的医护人员及接受相关治疗的患者的唯一标识进行关联,便可有效监控整个医疗行为过程、评价医疗质量,也可判断个体病患接受特定药品或特定医疗服务是否安全,分析判断医疗安全事故的发生环节及原因,并对可能存在的医疗风险做出预警。

（四） 公共卫生

在公共卫生领域,唯一标识的使用有助于疾病防控、公共卫生事件监测与管理。具体而言,在一个特定的公共卫生事件中,每个可能涉及的医疗服务提供者、每个在疫区或疾病危害范围内涉及的社区、每个可能暴露在特定公共卫生事件中的居民,都需要做唯一标识,以监控和管理公共卫生事件,做好疾病或疫情的预防、管控与治疗。

（五） 科学研究

在科学研究领域,包括临床与非临床科研,需要唯一标识的实体更多,如科研课题、项目、受试者、试验药物、仪器和数据等,都需要唯一标识,以便于数据的管理与统计、项目的实施及科研质量的监测。

（六） 隐私保护

谁曾经接触、查看、应用、翻阅过某一患者的医疗健康数据,谁是数据记录者,或者谁曾经在记录中增加或删除某些数据,在这些类似的情景下,对所有人员(包括医疗服务提供者、科研人员、医疗服务支付方、政府工作人员、志愿者、患者等所有可能接触到数据的人员)进行唯一标识是非常重要的。这有助于隐私安全的监控,有效保护相关人员的权益。

（七） 监管执行

当医疗信息被错误应用或被滥用,个人隐私被暴露时,唯一标识对从可能接触过医疗信息的人群中厘清责任人,或判断谁的隐私数据曾经或有可能被暴露非常有作用,而且这对监管执行机构也非常重要。

现阶段,我国医疗卫生改革正全力构建从社区到医院的分级诊疗体系,人员及医疗信息在各级医疗机构及同级医疗机构之间的流动越来越频繁。标识的使用对构建高效率的分级诊疗体系、方便人员及信息的流动十分重要,而全国统一的标识标准是地区间实现信息高效流转的关键。

四、"高质量"标识的要素

在进行标识标准研发和应用的过程中,判断一个标识是否合乎规范,可从以下几方面来衡量。

1. 可存取性(accessible)　可根据需要随时读写。

2. 可指定性(assignable)　可信、可靠的权威机构可以给满足认证条件的个体/实体分配一个唯一标识。

3. 元子性(atomic)　标识必须是最基本的数据单元,不能有子项目,不能再拆分。

4. 简洁性(concise)　标识字符应尽可能短,尽可能简单。

5. 内容无关性(content-free)　标识上不应包含任何具体信息含义,标识与其内容无关的意义是为了当某些情况、环境或其他未知因素改变后,不对标识产生影响。

6. 经济性(cost-effective)　标识以最低的生产、保存成本获得最多的功能模块。

7. 可控性(controllable)　只有授权机构才能够读取已编码标识和未编码标识,并维护两者之间的关系。

8. 可去识别性(de-identifiable)　可产生一系列具有相同特点的编码标识,这些标识码本身无特殊含义,但可以向下链接多个属性,当隐去某些特殊属性的时候,这个标识码可不带有此个体或实体的可识别信息,使用数据的人将无法获知该信息数据来源于哪里,是属于谁的。例如,当我们看到一个社保号码的时候,如果不知道其相关的子属性,如姓名、性别、住址等,我们将无法得知这个社保号码是谁的。当一条包含了唯一标识的医疗信息数据在删除其隐私属性后,可以在不影响患者隐私的情况下被用于数据统计、疾病分析等研究工作。

9. 可管理性(governed)　在整个信息系统中,有一个实体在整个信息系统中进行唯一标识的管理。

10. 可扩增性(incremental)　能够进行扩展。编码能够被应用程序引用和生成。当一个新的个体/实体产生时,程序可根据编码规则产生一个新的编码来唯一标识这个个体/实体。

11. 可链接性(linkable)　无论医疗信息是以电子的形式存储在电子信息系统里,还是以手工的形式记录在纸版记录系统里面,均可通过标识自动或手工链接相关的医疗健康信息。

12. 可映射性(mappable)　可以双向映射,即可在新标识与旧标识之间建立链接和映射。

13. 可合并性(mergeable)　可以将重复的编码合并到同一个个体/实体上面。或者说系统能够提供标识的合并功能,对于同一个个体/实体,如果使用过两个唯一标识,系统可以将信息合并,使用同一个标识符进行标识。

14. 网络化(networked)　支持联网应用,唯一标识可以在网络应用中提供标识服务。结构上符合网络传输的需求,可以在网络中进行传输与交换。

15. 永久性(permanent)　不会被重复注册,一旦被注册,将不会被另一个个体/实体注册,即使使用这个唯一标识的个体/实体已经消失。这个性质是非常重要的,如医疗保险号码,如果一个人去世后,他曾经使用的医疗保险号被分配给另一个人,那么在一个长期使用的信息系统里就会产生冲突。

16. 可移植(portable)　可从一个信息系统移植到另一个信息系统而标识的结构不变。

17. 可追溯(retroactive)　在任何时候均可依据唯一标识对系统内所有个体/实体进行追溯,甚至追溯到第一次进行编码的时候。这要求所有个体/实体在首次进入信息系统时即进行唯一标识编码,在系统内的所有个体/实体都已进行唯一标识。

18. 安全性(secure)　可以安全地进行编码和解除编码。

19. 可扩展性(scalable)　可以被各种技术水平的信息系统所使用,也可以在各种范围中使用,可以在一个规模较小的医院使用,也可以按比例放大,在整个国家,甚至更复杂的水平上使用。

20. 标准化(standard)　标识按标准编码,可兼容现存的或新产生的医疗信息化标准。标准化是标识最重要的特性之一。

21. 技术中立性(technology-neutral)　可以在各种不同的技术中使用,数字编码必须独立于技术类型,与实际的信息技术无关。

22. 清楚明晰(unambiguous)　标识明晰,将错误解读的风险降至最低。

23. 唯一性(unique)　在信息系统中一个标识符只标识唯一一个个体/实体。

24. 通用性(universal)　可以跨地区、跨区域,在整个国家或者世界范围内使用。

25. 可用性(usable)　特殊情况下可以通过手工或自动的方式进行处理。

26. 可验证性(verifiable)　在不需要其他附加信息的情况下,可以验证标识符的正确性。

以上这些特性,可以作为判断一个标识是否完美的标准。在实际应用中,特定标识若在某些特性上有不足之处,那么就有可能在这些方面存在缺陷。另外,在设计一个标识标准时,以上特性也可作为设计标准——当满足以上标准时,这个标识标准应该就是完美的。

第二节　国内外标识标准的应用

标准化标识是标识能在不同系统、不同单位、不同区域,甚至不同国家之间互联互通的前提。现阶段,我国标识标准建设和应用正处在起步阶段,各个区域、各个单位,甚至一个单位内的不同系统之间标识各式各样,相互识别存在困难,严重阻碍了医疗信息的互联互通,也妨碍了人员的自由流动,降低了医疗效率,推高了医疗费用。下面将参考美国联邦医疗标识标准类别进行介绍,并结合我国相关实例予以对比说明。

目前,美国联邦医疗标识标准的类型主要有:①用于标识个体的标识标准,如标识医疗工作者的标识标准、标识患者的标识标准及标识其他个体的标识标准;②用于标识组织机构的标识标准,组织机构包括医疗机构、医疗费用支付机构、雇主以及其他医疗健康领域的组织或团体;③用于标识医疗信息系统和程序的标识标准;④用于标识医疗器械或医药产品的标识标准。

一、国家医疗卫生服务提供方身份标识

(一) 国家医疗卫生服务提供方身份标识[2]

国家医疗卫生服务提供方身份标识(The National Provider ID,NPI)是依据美国健康保险携带和责任法案(Health Insurance Portability and Accountability ACT,HIPAA),由美国健康与公共事业部(United States of Department of Health and Human Services,HHS)制定,从2005年5月开始使用,自2008年5月开始在全美范围内强制使用的标识标准。2008年5月之后在医疗支付交互系统中进行医疗支付、医疗索赔等活动时,医疗交易信息传输必须使用NPI。目的是唯一标识全国的医疗服务提供个体、医疗服务提供组织/机构,使这些个体、组织和机构能够在全国范围内拥有唯一的、准确恰当的标识,为医疗服务相关电子数据交换提供基础。仅2005年5月这套编码系统便注册了240万个NPI,其中医疗服务提供个体190万个,医疗服务提供组织/机构50万个。现阶段NPI已覆盖全美,而且随着更多的医疗机构的建立,更多的医生进入医疗服务体系,NPI的注册数正稳步增长。

NPI定义为一个随机产生的10位阿拉伯数字编码,数字不包含任何信息,最后一位是验证位,用来验证编码的完整性。数字编码的首位数必须是1、2、3或4,每一个数字打头的编码序列包含1亿个数字,例如由1打头的编码包含1亿个,可以表示1亿个医疗卫生服务组织。每一位的数字从1开始。理论上讲,NPI的数字量对于美国而言是足够的。

HHS(The V. S. Department of Health and Human Senices)建立了一套NPI注册管理系统,称为NPPES(National Payer and Provider Enumeration System),这套系统允许人们填写信息,向HIPAA进行注册并提交NPI申请。

任何进行医疗健康电子信息交互的个人、组织/机构都必须首先获得一个NPI,它是医疗健康信息进行电子传输的首要标识。必须注意的是,并不是所有申请者都能获得NPI,需要达到一定的标准,并获得官方认可方可获得NPI,这是HIPAA规定的医疗服务提供者标准之一。

1. 医疗服务提供个体 可提交申请的医疗服务提供个体包括内科医生、外科医生、口腔科医生、心理医生、理疗师、护理人员、按摩理疗师,及其他提供医疗服务的个体。其中护理人员和按摩理疗师是可以取得NPI的,但并不强制要求所有护理人员、按摩理疗师必须获得NPI方可执业,他们中间比较优秀的、达到HIPAA标准的方可获得NPI。对于上述其他的医疗服务提供者则强制要求获得NPI[3]。在HIPAA管辖的交易支付体系中需要被唯一标识的个体都需要取得NPI,这是基本原则。

2. 医疗服务提供组织/机构 医疗服务提供组织/机构包括医院、诊所、药房、长期护理设施、家庭医疗服务提供商等。当这些医疗服务提供组织/机构需要通过电子信息系统向病患收费的时候,便需要一个唯一标识编码,此时便需要获得NPI。例如,一个诊所想要将一名患者信息提交给医保支付部门,这个诊所就必须先拥有一个从HIPAA注册获得的NPI才可以进行电子信息传输,在账单上会包含它们的NPI编码,这是NPI常见的应用场景。

NPI将替代其他所有医疗服务提供者标识编码,包括医保支付商和其他实体。在NPI施行之前,医生是注册在每个医疗服务提供组织之下的,如果医生变换职业地点,这期间的数据传输将发生冲突和不统一的情况。在使用了NPI之后,每个医生都有其唯一的标识编码,在数据传输过程中就不会发生数据冲突。在NPI使用之前用来标识医生个体或医疗服务提供组织/机构的标识编码都已被禁止使用,统一

使用 NPI。

在医疗健康领域,还有一些唯一标识编码体系与 NPI 同时使用,NPI 不会将其替代。这些编码体系是日常经济活动中经常使用的编码,例如纳税人 ID(TaxID)、国家医疗执业许可证编码和 DEA(Drug Enforcement Administration)编码。在美国,如果一位医生获得了在一个州进行医疗执业的证书,这位医生还需要使用这个执业证书的编码进行标识,这个标识与 NPI 同时存在,而且之间没有影响。DEA 编码由 DEA 分配、管理,每一个向 DEA 申请并达到标准获得认证的实体都会获得一个唯一 DEA 编码,获得 DEA 识别码的可能是药品生产商、药品销售企业、研究者、开具处方并执行处方的医生、药剂师或护士,也可以是进行受控类药品的分销个人。他们的 DEA 唯一标识与 NPI 并不冲突,在使用 NPI 的同时还可以根据需要使用 DEA 编码。这是因为美国法律要求开具药品处方的医生、药剂师等必须具有一个唯一的 DEA 标识编码,且这在医疗信息传输中也是必需的。

(二) 卫生机构(组织)代码

我国医疗机构最常见的标识标准为卫生机构(组织)代码。

卫生机构(组织)代码适用于从卫生行政部门取得《医疗机构执业许可证》[4],或从民政、工商行政、机构编制管理部门取得法人单位登记证书,为社会提供医疗保健、疾病控制、卫生监督等服务或从事医学科研、医学教育等的卫生单位和卫生社会团体。卫生机构(组织)代码可在卫生行业管理、卫生统计与信息咨询等情况下对卫生机构(组织)进行唯一标识。

卫生机构(组织)代码由 22 位数字(或英文字母)组成,包括 9 位组织机构代码和 13 位机构属性代码。机构属性代码由行政区划代码(6 位)、经济类型代码(2 位)、卫生机构(组织)类别代码(4 位)和机构分类管理代码(1 位)四部分组成。卫生机构代码表现形式如图 13-1 所示。

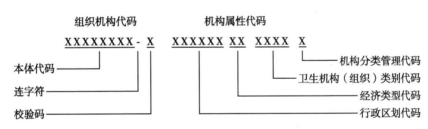

图 13-1 卫生机构代码编码规则示意图

1. 组织机构代码 组织机构代码,也称法人代码,由 8 位本体代码、连字符和 1 位校验码组成,标准引用 GB/T 11714。组织机构代码为每一个单位永久的、唯一的法定代码,仅代表某一机构,无任何其他含义。

2. 机构属性代码 机构属性代码引用 WS 218-2002 标准。其中行政区划和经济类型完全引用国家标准和通用统计分类(GB/T 2260、GB/T 12402、GB/T 4754)。卫生机构(组织)类别分为医院、社区卫生服务中心(站)、卫生院、门诊部(诊所、医务室、村卫生室)、急救中心(站)、采供血机构、妇幼保健院(所、站)、专科疾病防治院(所、站)、疾病预防控制中心(防疫站)、卫生监督所、卫生监督检验(监测、检测)所(站)、医学科学研究机构、医学教育机构、健康教育所(站)、其他卫生机构和卫生社会团体 16 大类,大类下再相应划分中类和小类。机构分类管理划分为非营利性医疗机构、营利性医疗机构和其他卫生机构三类。

二、国家医疗支付方身份标识

国家医疗支付方身份标识(The National Payor ID)是 2006 年依据 HIPAA 强制使用的一个编码体系。它是全美范围内使用的标识标准,用来唯一标识医疗健康支付体系的支付人、医疗保险和商业保险公司等支付方。多年以来,尽管这套标识标准的使用意义、价值分析等前期研究工作早已做完,但美国联邦政府健康与公共事业部(United States of Department of Health and Human Services,HHS)并未采取任何措施去推动这套标识标准的使用。

直到 2010 年情况才发生改变,《医疗改革法案》(The Patient Protection and Affordable Care Act 2010)要求 HHS 推行这套标识标准,并制定相关制度,确定强制使用这套标识标准的时间表。现在,在新的医疗保险计划中支付人身份标识已成为法律上强制要求使用的标准体系。

在美国,医疗费用的支付方主要有国家提供的医疗保险、医疗救助,以及私营的商业保险等,其中商业保险占主要地位。因此,必须有一套保险方案编码(The National Plan ID)与国家支付人身份标识配套使用。

保险方案编码(The National Plan ID)依据 HIPAA 发布,同时在《医疗改革法案》中被推行。在 2010 年,美国国家卫生统计委员会(National Committee on Vital and Health Statistics)召开了一个严肃的听证会,向 HHS 提交了推行 Plan ID 的建议。2011 年,美国医疗保险及医疗补助服务中心(The Centers for Medicare and Medicaid Services,CMS)对 Plan ID 的实施做了进一步的推动。Plan ID 的基本原则是唯一标识每一个合法的健康保险方案,以及健康保险的组成产品,这包括医疗保险、医疗救助、商业保险及自我保险等产品,合法的保险方案必须具有唯一标识。保险方案编码(The National Plan ID)使用 10 位数字来编码,紧跟 NPI 编码系统,同样使用 NPPES 进行编码注册,注册流程与 NPI 相同。为了避免与 NPI 冲突,首位数字使用 7、8 或 9。

The National Payer ID 和 Plan ID 可以具体描述如下。

1. 每一个健康保险需要在医疗支付交易中进行唯一标识,就如同每个医疗服务提供者、医疗服务提供机构需要在支付交易中进行唯一标识一样。

2. 健康保险之下又提供多种保险产品。

3. 患者注册在一个具体的保险产品中。

4. 医疗服务提供个体、组织/机构也在这个保险产品中注册。在美国,无论商业保险还是政府提供的医疗保险,往往规定患者必须去指定的医疗机构就诊。如果没有在保险网络内就诊,发生的医疗费用就不能由保险公司报销或报销比例很低。

5. 患者与医疗服务提供者通过具体的保险产品关联在一起,形成一个关系链/关系网。

6. 如有必要便可唯一标识更为细化的保险产品。

简单来说,医疗服务提供者与患者通过保险产品产生关联后,当读取患者唯一标识时,便可以清楚地知道这个患者购买了何种健康保险,而且大多情况下可具体到购买健康保险的细分产品。由此又可以通过进一步对保险产品进行唯一标识,更为有效地在医疗服务提供个体、组织/机构与健康保险之间进行数据传输。当医疗服务提供方提交患者的账单时,便能够自动识别、列举出这个患者注册使用了哪个保险方案和产品,这有利于医疗费用的及时准确支付,有利于治疗的监测与追溯,极大地提高了工作效率。

我国尚无针对医疗付费方的标识标准,但原国家卫生计生委针对医疗费用类别、医疗费用来源、医疗费用结算方式发布了卫生信息数据元值域代码(WS 364.13-2011),规范了卫生费用相关信息的数据元值域代码,用于卫生费用相关信息的表示、交换、识别和处理。

三、雇主身份标识

在美国雇主是支付雇员医保费用的实体,按合同及法律规定给雇员提供医疗救助费用。HIPAA 规定了在医疗健康系统支付医疗救助金的雇主必须拥有唯一标识,相关的规章制度从 2003～2004 年就已发布。在医疗系统中雇主的唯一标识没有制定新的标识标准,而是直接采用了美国雇主身份标识(Employer Identification Number,EIN)。

这套标识标准是用来唯一标识全美范围内所有的合法雇主,包括医疗健康机构、组织和非医疗健康机构或组织,但是排除了个体经营者(Sole-proprietorship)。个体经营者只与一个人相关,一般情况下可以直接使用个人编码,而不需要再另外增加一个雇主编码(EIN)。但现实中很多个体经营者会选择另外申请一个 EIN。医疗行业的雇主标识标准直接采用了全国雇主标识标准,不再另外建立行业独有的雇主标识标准,不用废除或者增加标识编码。当这个雇主信息进入医疗健康行业的信息系统时,不再需要重新编码,其唯一标识码是早已生成的、早已注册的,而且这套标准还在不断注册使用中。一个医疗服务机构或组织,同时也是一个雇主,它在作为一个雇主单位而具有一个 EIN 的同时,也作为一个医疗服务提供者具有一个 NPI。现在,EIN 已经广泛地应用在医疗行业的业务处理过程中。

我国尚无针对雇主的类似标识标准。

四、患者身份标识

(一) 患者身份标识

具有全国范围性医疗健康信息系统的国家,如加拿大、英国,都具有可在全国范围内使用的患者唯一标识标准。但在美国,情况则有些不一样。虽然 HIPAA 提到了针对患者的唯一标识标准,但目前美国仍有多种患者身份标识编码体系。医疗服务提供者为每一个患者注册一个患者身份标识(The National Patient ID,也就是经常用到的医疗健康记录编码),医疗保险支付者为每一个雇员注册一个身份标识,而每一个雇员还注册了他们自己的医疗保险个人身份标识。多数情况下,同一个患者会在一个医疗服务提供者那里注册两个或更多个患者身份标识。当这个患者去不同医疗服务提供者那里接受治疗的时候,便会产生更多的身份标识。

如何在复杂多样的、分散的、外部的、不相关联的系统之间唯一标识一个患者是医疗信息系统最大的挑战。这其中牵涉患者信息在不同医疗服务提供者之间、在不同医疗服务提供者和医疗费用支付者之间、在医院内部系统和公共卫生系统之间的传输,或者在区域卫生信息组织(Regional Health Information Organizations,RHIOs)甚至国家医疗信息网(Nationwide Health Information Network,NHIN)内的传输。很多医疗服务提供机构/组织建立了一套匹配患者身份标识的索引或记录关联系统,目的是将患者的各种标识编码体系进行关联,以便在整个机构/组织内部将同一患者的所有就诊记录关联起来。RHIOs 也建立了类似的诊疗记录定位和关联系统,以便在分散的医疗信息系统之间关联和识别同一个患者的诊疗记录。

虽然美国的某些州还在就建立一套在整个州范围内的患者标识标准进行探索,但美国现在并不存在一个全国范围内的患者标识标准。为解决这一问题,他们尝试将患者的各种索引进行关联,从而实现患者信息在区域医疗信息系统、整个州的医疗信息系统和整个美国的医疗信息系统之间进行数据传输时可以对患者进行唯一的识别。这样便不用再去研究或建立全美患者唯一标识标准,而是去研究建立唯一的、可靠的患者就诊记录匹配和就诊记录关联关系,建立将不同系统之间患者就诊记录进行匹配和关联的信息系统。这是另一种标识体系,包括诊疗记录定位服务信息系统、诊疗记录管理服务信息系统、多对多的诊疗记录匹配和关联服务信息系统,还包括一个存储那些非常可能有关联的诊疗记录的数据系统。在系统匹配的过程中,根据规则会产生一些有可能属于同一个患者的诊疗记录,但是计算机并不能确定是否是同一个,这个时候则需要人工判断。

美国国家协调办公室(Office of the National Coordinator,ONC)实施的国家医疗信息网(NHIN,Nationwide Health Information Network)就包含了医疗服务提供机构之间交互患者信息的关联方法与技术。现在美国越来越多的医疗信息系统在进行信息交互的时候使用这种患者索引关联系统和患者信息定位服务。在此关联系统中可对患者相关诊疗信息进行定位,知道哪里存有这一患者的诊疗信息。但这种信息定位并不是真正地去获取和传送患者的诊疗信息,只是简单定位这个患者的诊疗信息的存储位置。需要某位患者相关信息的医疗服务提供机构可以根据信息定位系统提供的定位信息,向存储患者信息的系统提出查阅申请,以此实现患者医疗信息的传递。

(二) 居民身份证号和社保卡号

我国使用较为广泛、针对就医个体的身份标识有居民身份证号和社保卡号[5,6]。

居民身份证号是依照 GB 11643 编码规则编码的字母数字型代码,由 17 位数字本体码和 1 位数字校验码组成,由左至右依次为:6 位数字地址码(行政区划代码,引用 GB/T 2260),8 位数字出生日期码(年月日),3 位数字顺序码(标识同年、月、日出生人员的流水码,一般情况下奇数分配给男性,偶数分配给女性),1 位数字校验码。居民身份证号表现形式如图 13-2 所示。

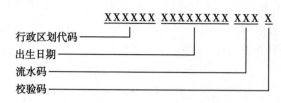

图 13-2　居民身份证编码规则示意图

在我国部分地区,常用的社会医疗保险卡(有些地区也叫医保卡、市民卡)便是直接用居民身份证号作为社保卡的识别码。虽然居民身份证号使用最为广泛,但绝大部分医疗机构并不直接将身份证号用作信息系统内的患者身份标识。

（三）居民健康卡

居民健康卡是国家卫生信息化"3521 工程"框架提出的基于电子健康档案、电子病历的三级信息平台,实现医疗卫生服务跨系统、跨机构、跨地域互联互通和信息共享所必须依赖的个人信息基础载体,是计算机可识别的 CPU 卡。居民健康卡集社保卡、新农合一卡通、医疗机构就诊卡于一身,记录一个人从生到死的所有医疗信息。主要用于居民在医疗卫生服务活动中身份识别、基础健康信息存储、跨地区和跨机构就医、费用结算和金融服务等应用,是实现居民与医疗机构之间、医疗机构相互之间、医疗机构与社会公共服务等相关部门之间信息互通共享的纽带和关键。

国家卫生健康委计划于 2020 年前实现全国居民健康卡"一卡通"。2020 年前,我国将实现全员人口信息、电子健康档案和电子病历数据库基本覆盖全国人口并整合共享,全国普及应用居民健康卡。届时,看病就医、医保结报等将更加便捷、高效。

居民健康卡编号也为数字型代码,其编码方法采用《国家基本公共卫生服务规范(2011 年版)》的编码规则。居民健康卡由 17 位阿拉伯数字组成,由左至右依次为:6 位行政区划代码、3 位乡镇(街道)代码、3 位村民委员会(居民委员会)代码、5 位居民个人序号流水码。其中行政区划代码、乡镇(街道)代码、村民委员会(居民委员会)代码引用自 GB/T 2260、GB/T 10114 标准。居民健康卡号表现形式如图13-3 所示。

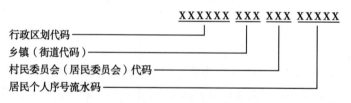

图 13-3　居民健康卡编码规则示意图

五、其他医疗相关标识标准

医疗信息互联互通需求的不断上升,医疗卫生信息网络的完善与建设不断加快,不仅推动各种新标识标准的研究与建立,也让其他领域的标识标准在医疗健康领域找到了用武之地,统一资源标识和对象标识(OID)便是典型的例子。

1. 统一资源标识(uniform resource identifiers,URI)　URI 在计算机和网络领域用以唯一标识信息系统资源,是互联网信息的基础架构,此标识标准在医疗健康领域也被广泛应用,包含如下几个部分。

（1）URN(uniform resource name):用来唯一标识某一网络资源。

（2）URCs(uniform resource locators):用于提供网络资源的元数据。

（3）URL(uniform resource locators):提供能够链接到资源的地址。

2. 对象标识(object identifier,OID)　OID 是与对象关联的用来无歧义地标识对象的全局唯一的值,可保证对象在通信或信息处理中正确地定位和管理[7]。此处的"对象"是指通信和信息处理世界中的任何事物,是可标识和注册的。OID 具有分层结构、灵活、可扩展性强,可用于多种编码机制之间的映射,可用于多种对象的标识等特点[8]。在通信和信息处理涉及的各个领域都有较好的适用性,在医疗卫生信息化领域也有广泛的应用前景,本章第三节就对象标识(OID)进行详细介绍。

第三节 对 象 标 识

一、对象标识概述

对象标识(Object identifier,OID)是 20 世纪 80 年代由 ISO/IEC、ITU 国际标准组织共同提出的标识机制,用于对任何类型的对象、概念、物体进行全球无歧义的唯一命名,可保证对象在通信或信息处理中正确的定位和管理,是信息在网络通讯中的"身份证"。国际 OID 注册中心为各个国家分配各自的根节点,各个国家在自己节点下分配子节点并实施管理。2007 年,根据我国原信息产业部科技司信科函〔2006〕45 号《关于同意信息产业部电子工业标准化研究所成立国家 OID 注册中心的复函》的文件精神,国家 OID 注册中心于北京成立,负责管理 ISO 分支和 ISO-ITU 联合分支下的中国 OID 分支,负责国内 OID 注册、管理、维护以及在国际上的备案工作。

ISO/IEC、ITU 国际标准组织通过研制 ISO/IEC 29168、ISO/IEC 9834、ISO/IEC 8824、ISO/IEC 8825、ISO/IEC 15962、ISO/IEC 15963 系列国际标准,规范了 OID 标识的命名规则、分配方案、传输编码、解析管理体系,以实现对不同对象精确、无歧义的唯一标识。简言之,OID 编码结构为树状结构,不同层次间用"."分隔,层数无限制,可具有无穷多节点。在标识对象时,标识符为由从树根到叶子全路径上的节点顺序组合而成的一个字符串。例如 OID 1.2.156 及 2.16.156 节点便是分配给中国的 OID 节点,中国负责管理并根据需要分配该节点之下的子节点。中国国内相关部门、机构、企业、单位、社会团体等向国家 OID 注册中心申请注册,审核通过后即可获得永久属于自己的 OID 节点,如中国电子商会物联网专委会二维码工作组的 OID 为 2.16.156.47001。中国电子商会物联网专委会二维码工作组可根据自身实际,在注册节点之下对下属机构、部门、个人、信息文档等各种层次、各种对象分配各级的唯一节点并予注册。任何对象一旦被赋予 OID 编码,此编码便永久有效,在任何时间、任何空间都代表相同的含义,并且与其他任何对象的 OID 编码均不重复。

与其他标识体系相比,OID 具有以下优势。

1. 适应性强,面向多种对象,兼容现有各种标识机制,能很好地解决不同标准间信息共享时存在的语法和语义的标准化问题,同时不影响现行各项标识体系。

2. 采用树状结构,分层灵活,可拓展性强,无总数限制。

3. 具有完善的标识分配、操作、解析和编码存储方案,成熟度高。

4. ISO/IEC 国际标准机构维护顶层 OID 标识,各个国家对各自节点自主管理、自主维护,自主可控性高、安全性强。

5. OID 标识机制不存在任何国际专利、知识产权、注册费等方面问题。

正是由于 OID 具有以上的突出优点,使之成为横跨全球各个国家、各个地区、各种机构、各种系统的标识体系而被广泛使用,成为各种标识体系、编码机制之间的转换桥梁。由于 OID 的诸多优点,医疗卫生 OID 标识标准有可能成为我国卫生信息标识标准的重点研发领域[9]。

二、对象标识在医疗领域的应用现状

在医疗信息领域,对象标识(OID)在国外运用较为广泛和成熟的是 HL7 标准系统。健康信息交换第七层协议(Health Level Seven,HL7)标准采用 OID 标识体系对电子医疗档案、电子账单、电子文档格式、医院组织机构、医疗机构注册信息、工作人员档案等进行管理。HL7 可应用于多种操作系统和硬件环境,其通过发展各种医疗信息系统之间各项电子数据统一相关的传输协议标准,规范医学信息格式,降低医疗信息系统互联成本,实现不同医疗系统之间的文件和数据交换,提高医疗信息系统之间数据信息共享的程度[10]。HL7 的 OID 根节点为 2.16.840.1.113883。在 HL7 的 OID 根节点下,美国、澳大利亚、英国、法国等国家分别建立了各自医疗领域的 OID 树。仅美国就有超过四千多个顶级的 OID 分配给相应的医疗机构用于信息资源的标识。在 HL7 的标准文档中,有针对 OID 注册与使用的专题指导文

档［HL7 Implementation Guidance for Unique Object Identifiers（OIDs），Release 1］[11]。

在我国,对于卫生领域的卫生信息 OID 注册与维护管理工作,已于 2012 年 9 月由国家卫生标准委员会信息标准专业委员会按照《GB/T 17969.3-2008 信息技术开放系统互联 OSI 注册机构操作规程第 3 部分:ISO 和 ITU-T 联合管理的顶级弧下的课题标识符弧的登记（ISO/IEC9834-3，MOD）》和《GB/T 26231-2010 信息技术开放系统互联 OID 的国家编号体系和注册规程》的要求在国家 OID 注册中心注册了卫生信息根 OID 标识,并由原国家卫生计生委统计信息中心负责具体管理工作。

三、卫生信息对象标识总体架构

卫生信息对象标识（OID）体系建设是一项整体性、系统性极强的工作,我国卫生信息 OID 的总体架构如图 13-4 所示。

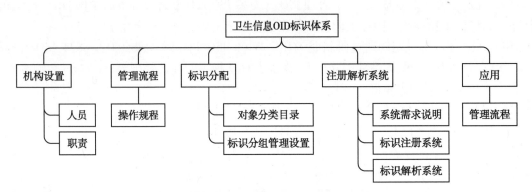

图 13-4　卫生信息 OID 体系总体架构

卫生信息 OID 体系包括五大内容:标识注册机构设置、管理流程制定、标识分配、注册解析系统开发和推广应用实施。

1. 标识注册机构设置　从人、财、物上对标识体系建设进行保障,明确机构、人员和职责。

2. 管理流程制定　管理流程主要解决操作规程和相关手续的规范化问题。

3. 标识分配　建立标识分配方案是 OID 体系建设的核心工作,将对目前卫生系统的信息化对象进行分类标识并建立相关的分级管理机制。

4. 注册解析系统开发　需要开发一个能够对 OID 标识进行解析的系统,方便标识的应用与管理。

5. 推广应用实施　根据应用需求,逐步开展试点工作,以点带面推广基于 OID 的标识的实施。

其中,操作规程和标识分配方案,以及解析系统的接口协议等文件将以标准的形式成果固化。

现在,在实现电子健康信息互联互通方面,OID 在医疗健康电子信息结构中的应用已变得较为广泛。卫生信息对象 OID 标识符不仅解决了疾病名称代码表的唯一身份标识问题,而且解决了信息互联互通中的表意明确问题,这将利于医疗卫生信息系统开发中代码数据的一致性指向和重用。

但 OID 代码表的开发和维护需要大量的机构和标准支持,其开发和应用的分层管理模式逐渐显示出弊端,美国已经有学者对 OID 的实际应用价值产生怀疑,认为使用现有的 OID 注册系统作为唯一标识符存在问题,例如:①使用 OID 在消息中增加了信息混淆的概率;②使用 OID 标识符在相同内容下传输的消息量更大,需要承担消息冗余的代价;③为了促进跨系统通信标识符的明确定义,HL7 标准要求在网络寻址之外使用 OID,这一要求引入了更多的混淆[12]。因此,我国在医疗信息共享是否使用 OID 作为统一的唯一标识的问题上,还需要更多的探讨和实际使用的有效性和高效性验证。

标识标准是向患者提供优质医疗健康服务的重要保证,是保证医疗信息在不同系统、不同区域间可靠、准确传输的关键。医疗卫生标识标准的建立,是医疗信息领域保证信息互联互通关键的基础性工作。没有全国统一的标识标准,就永远也谈不上建立全国统一的卫生信息网络。随着医疗健康领域信息化程度的不断加深、海量信息的持续产生,标识标准的建立及推广应用将变得越来越紧迫,越来越重要。2016 年 4 月,国务院办公厅转发国家发改委、财政部、教育部、公安部、民政部人力资源社会保障部、住房城乡建设部、国家卫生计生委、国务院法制办、国家标准委《推进"互联网+政务服务"开展信息惠民试点实施方案》(以下简称《方案》)。《方案》提出,运用大数据等现代化信息技术,加快推进部门间信息共享和业务协同。《方案》明确了三个方面的重点任务,其中之一是推动群众办事的"一号"申请,实现"一号"为居民"记录一生、管理一生,服务一生"。这"一号"就是居民办事、看病、享受医疗保险的个人标识。"一号"任务的顺利完成,有赖于我国医疗信息化标识标准的建立和实施,尤其是患者个人标识标准的推广和应用。

国家卫生健康委于2019年5月8日发布的《关于促进互联网+医疗健康发展情况的报告》显示全国有19个省份依托互联网或专网建成了省统一规划的远程医疗网络平台,并与国家数据共享交换平台对接,实现了异地就医定点医疗机构数据查询共享服务。另外,全国已有28个省份开展电子健康卡试点,161个地级市实现了区域医疗机构就诊"一卡通"。相信在不久的将来,我国健康医疗信息全国范围内的统一标识就会实现。

(王 琼)

参 考 文 献

[1] Health informatics-Sharing of OID registry information:ISO/TS 13582[EB/OL].[2013-03].https://www.iso.org/standard/54037.html.

[2] National Plan and Provider Enumeration System(NPPES)[EB/OL].(2017-07-12)[2020-05-01].https://www.cms.gov/Outreach-and-Education/Outreach/NPC/Downloads/2017-07-12-NPI-Presentation.pdf.

[3] HIPAA Administrative Simplification:Standard Unique Health Identifier for Health Care Providers:Final Rule[EB/OL].(2004-01-23)[2020-05-01].https://pubmed.ncbi.nlm.nih.gov/14968800/.

[4] 卫生部医疗机构管理标准专业委员会.医疗机构标识:WS 307-2009[M].北京:中国标准出版社,2009.

[5] 卫生部卫生信息标准专业委员会.卫生信息数据集分类与编码规则:WS/T 306-2009[M].北京:中国标准出版社,2009.

[6] 卫生部卫生信息标准专业委员会.卫生信息基本数据集编制规范:WS 370-2012[M].北京:中国标准出版社,2014.

[7] 对象标识符(OID)标准体系.国家OID注册中心[EB/OL].[2020.5.23].http://www.oidchina.org/list-c4230888d67c489d9aaa537842e28077.html.

[8] 吴东亚.对象标识符(OID)技术和应用分析[J].信息技术与标准化,2010(8):66-68.

[9] 沈丽宁,汤学军,徐勇勇,等.卫生信息开放系统互连对象标识符需求分析与实施路径思考[J].医学与社会,2015,28(6):41-44.

[10] 曾旭东,潘凌,蒲立新,等.HL7V3在区域医疗交换平台中的应用研究[J].中国数字医学,2014,9(5):93-95.

[11] 刘丹红,徐勇勇.HL7互操作框架与语义标准需求分析[J].中国卫生信息管理,2014,11(4):376-380.

[12] Steven J Steindel.OIDs:how can I express you? Let me count the ways[J].Journal of the American Medical Informatics Association,2010,17(2):144-147.

第十四章　功 能 标 准

功能标准的作用是在用户和开发者之间搭建沟通的桥梁,确保双方对功能需求与实现上理解的一致性。开发者按照功能标准的指标参数开发软件,使其适合用户的业务流程和过程对其功能的要求。

当前我国医疗卫生信息化应用快速发展,医疗卫生信息系统的功能也不断丰富。国家卫生管理部门发布了《远程医疗信息系统基本功能规范》《院前医疗急救指挥信息系统基本功能规范》《基层医疗卫生信息系统基本功能规范》和《医院信息平台应用功能》等多项功能标准。本章通过其中部分功能标准的介绍帮助读者了解功能标准的概念、原理和内容。

第一节　功能标准概述

一、基本概念

（一）信息系统功能

计算机信息系统已经被广泛用于各种业务和管理之中,不同的业务和管理需求系统功能不同,但同为信息系统,通常都具有以下功能。

1. 输入功能　信息系统的首要任务是把用户的数据,通过键盘录入、条码扫描、传感接收和接口传输等方式采集并记录下来。

2. 存储功能　以信息系统要求的格式,将数据存储在硬盘、光盘、芯片或其他存储介质中。

3. 传输功能　把数据从一个子系统传输到另一个子系统,或者与其他系统发送和接收数据。

4. 处理功能　包括数学计算、逻辑运算、比较、判断、排序、识别、仿真、预测等基本功能,或者是基本处理功能综合应用,实现的查询、统计分析和辅助决策等应用。

5. 数据输出功能　处理后的数据,按用户需要的形式和格式,输出到相应的通信端口或外部设备。

6. 系统管理功能　系统管理功能主要包括系统维护、安全保障和数据恢复备份等功能。

随着信息化和信息技术的发展,新的信息系统功能不断增加。例如,移动通信技术的应用,必然创新移动护理的信息系统功能,医疗物联网和大数据技术的发展,必然产生智能应用的系统功能。

（二）信息系统功能标准

功能标准(功能规范)作为信息标准之一,是医疗卫生信息标准体系的组成部分。信息系统功能标准以规范的指标和参数描述了信息系统在运行中所能够提供的功用和功效,规范了用户之间信息数据交互的工作过程和业务流程。

功能标准的作用体现在以下六个方面。

1. 功能标准为医疗卫生信息系统建设建立统一的规范,突出标准化在医疗卫生信息化建设中的重要地位。

2. 功能标准作为医疗卫生机构进行信息化建设的指导性文件,以及用于评估信息化建设程度的基本指标参数。

3. 功能标准使信息系统的工作过程能够被用户确定和理解,用户明了信息系统的业务流程、数据结构、处理过程等关键内容。

4. 功能标准为信息系统的开发者和使用者(用户)提供了沟通基准,双方在遵循标准的基础上可以对系统的其他功能有更合理的协商。

5. 功能标准是信息系统产品测试和认证的标准和依据,为监管者、开发者、审核者和使用者提供了评价依据。

6. 功能标准是实现其他标准的基础,在信息化条件下,许多标准(不仅是信息标准)都需要通过信息系统的功能得以实现。

二、功能标准现状

我国医疗信息系统功能标准的制定和颁布,对于促进信息系统研发、应用和市场化发展产生了积极作用。以往存在的系统功能设计无据可依、用户需求不明确,以及产品功能不完善等方面的问题,逐步得到解决。国内先后颁布了《医院信息系统基本功能规范》(2002年)、《电子病历系统功能规范》(2010年)、《社区卫生信息系统基本功能规范》(2010年)、《中医医院信息系统基本功能规范》(2011年)、《院前医疗急救指挥信息系统基本功能规范》(2014年)、《远程医疗信息系统基本功能规范》(2016年)、《基层医疗卫生信息系统基本功能规范》(2016年)、《妇幼健康服务信息系统基本功能规范》(2016年)、《医院信息平台应用功能指引》(2016年)、《医院信息化建设应用技术指引(2017年版)等一系列功能标准规范,对指导和规范医疗卫生信息系统建设发挥了重要作用。

但也要看到,随着信息系统对医疗卫生服务和管理的支撑作用日益显现,医疗卫生行业对信息化需求激增,大量的医疗卫生信息系统投入使用,也都需要功能标准的指引和规范。2009年以来,国家针对医疗卫生信息化的发展,出台了300多项医疗卫生信息标准,但多以数据标准和相关技术标准为主,功能标准所占比例不大,难以满足信息系统快速增长的需求。

三、功能标准展望

（一）加强方法学研究

应重视功能标准开发的方法学研究,使标准在标准化的环境和条件下产出。

根据标准类型的不同,发布的标准应该在类型规定范围内起到权威性、规范性的作用。例如国家标准(GB)在全国范围内执行,卫生行业标准(WS)在国内卫生行业内执行。标准的执行情况,可以通过对实施情况的统计、分析、反馈、评估和复审进行考察。

功能标准作为医疗卫生信息系统的功能规范,在其实施区域内必须具有广泛的代表性,能够作为有效期内该区域信息系统所应具备功能的最起码要求,用以指导和规范信息系统功能的开发、应用、认证和验收。

信息系统功能通常包括基本功能和客户化功能。功能标准规范的是基本功能,相对稳定。客户化功能往往根据客户需求而变化,甚至带有随意性。因此,功能标准的开发主要聚焦在基本功能范围。尽管可以有客户化需求,但基本功能应是信息系统的主干功能,客户需求功能必须在基本功能框架下实施。在实现基本功能的基础上,合理添加客户需求功能,否则这个信息系统就是不符合规范的,是不能通过认证和验收的。

客户化是信息系统功能中的一个现实问题。与数据结构和传输协议需要在区域范围内遵守共同标准不同,功能的偏离问题往往并不直接影响系统间的互联互通性。由于不同医疗机构的业务流程和管理理念不同,也需要客户化功能实现。这些都对功能标准的开发提出了新的要求。

与其他种类标准(例如模型标准、数据标准和交互标准等)的开发一样,为了保证功能标准具有广泛性、代表性和权威性,功能标准的开发必须采用科学的方法学。

面向对象建模(object-oriented modeling, OOM)技术是信息标准(包括功能标准)开发的有效方法,步骤包括:①用例建模捕抓和定义信息系统的需求和场景,从系统外部的视角描述信息系统的功能行为;②对象建模识别和定义对象类,以及对象类的属性和关系,抽象出信息系统的基本功能;③整理和描述信息系统基本功能的内容和条目,形成功能标准草案;④经评审、测评合格,审查或备案后公布实施。

必须指出,标准开发只是标准化的一端,要保证功能标准的有效实施,还必须做好另一端,即标准执行情况的考核评估。

(二) 拓展标准范围

目前医疗卫生信息系统功能标准的覆盖面不大,特别是新的系统和应用。同时标准的更新升级滞后,难以满足用户需求。为了改变这一状况,除了国家有关部门加大功能标准的编制力度外,还需要充分调动地方、行业和企业的积极性,扩大功能标准的来源渠道。企业作为信息系统的研发机构,对信息系统本身的技术、功能和用户需求都有较深入的理解和掌握,可鼓励在该领域领先的企业起草和编制标准或规范。先期作为企业标准,进而通过相关部门的测试、评审和认证,升级成为行业、国家标准。

(三) 加强现有标准的推广应用

由国家或行业主导推进的标准推广应用具有显著的效果,早年在发布《医院信息系统基本功能规范》后开展的信息系统功能测评,对引导和规范当时国内医院信息系统的开发和应用起到了重要的作用。2010 年发布《电子病历系统功能规范》后实施的"电子病历系统功能应用水平分级评价",2018 年,国家卫生健康委办公厅发布的关于《电子病历系统应用水平分级评价管理办法(试行)》和《电子病历系统应用水平分级评价标准(试行)》(国卫办医函〔2018〕1079 号),既有力地推进了《电子病历系统功能规范》的实施应用,又调动了医院建设和应用电子病历系统的积极性。当每项信息系统功能标准出台后,若能配套相应的测评和评价规范,将有效推动该标准的落地应用[1,2]。

第二节 医院信息平台应用功能

一、标准背景

2016 年,国家卫生计生委发布《医院信息平台应用功能指引》,共包括 9 类 122 项,明确了医院信息平台的基本功能。2018 年初,国家卫生计生委又发布了《医院信息化建设应用技术指引(2017 年版)》。《医院信息化建设应用技术指引(2017 年版)》支撑《医院信息平台应用功能指引》的应用,规范二级以上医院的信息化建设,促进和提升医院信息化技术应用水平。

二、内容依据

1. 国家卫生计生行业标准 WS/T 447-2014《基于电子病历的医院信息平台技术规范》。

2. 《医院信息化建设应用技术指引 2017 年版(试行)》(国家卫生计生委)。

3.《国务院办公厅关于促进和规范健康大数据应用发展的知道意见》(国办发〔2016〕47号)。

三、功能要求

(一) 惠民服务部分

1. 互联网服务 具备患者门户、预约挂号、挂号查询、院内导诊、检验报告查询、检查报告查询、自助缴费、费用查询等功能。

2. 预约服务 具备包括预约登记、预约取消、预约资源同步、预约资源管理、分时段预约、患者信用管理等功能。

3. 自助服务 具备自助设备支持居民健康卡发放、自助设备自助打印、信息查询、自助挂号、自助缴费、自助导航、室内定位、自助单据打印等功能。

4. 排队叫号 提供门诊分诊、检验、检查、取药、门诊治疗、体检等排队叫号服务。

5. 便民结算 具备身份识别、费用结算、移动支付、扫码支付、医保结算等功能。

6. 智能导诊 具备智能导诊知识库、智能科室推荐、智能分时排序、专家推荐等功能。

7. 信息推送 提供门诊就诊预约、检查预约、住院排床、变更通知、检查报告结果、手术通知、手术进程、欠费情况、检验检查危急值预警等内容。

8. 患者定位 具备包括定位对象坐标信息获取、支持室内3D和室外地图、患者定位信息自动提醒等功能。

9. 陪护服务 提供患者陪护预约服务,包括诊疗预约、检查、检验、处置等陪护服务。

10. 满意度评价 具备患者对预约、接诊、收费、药房、检查、陪护等就医过程进行评价的功能。

11. 信息公开服务 提供自助设备、显示屏、移动终端等途径。支持公开医疗机构、注册医师、注册护士、医疗服务价格、医院便民服务、专家团队等信息。

(二) 医疗服务部分

1. 医疗业务(门急诊)

(1) 门急诊电子病历:具备病历书写、疾病诊断(ICD-10)录入、处方和处置录入、信息引用、智能提醒、模板管理、病历质控、患者诊后去向管理等功能。

(2) 门急诊处方和处置管理:具备处方和处置录入、审核、分析等功能。

(3) 门诊合理用药:具备医嘱自动复核、用药实时提醒、用药信息在线查询、用药提示、合理用药统计分析、合理用药知识库等功能。

2. 医疗业务(住院)

(1) 住院病历书写:具备病历书写编辑,医学矢量图、病案首页及附页生成、医嘱录入,申请单智能生成及录入、信息引用、病历信息共享、智能提醒、电子签名、模板管理、三级阅改、修改痕迹保留、全流程病历质控管理、病历归档封存等功能。

(2) 住院医嘱管理:具备医嘱录入、核对、作废、执行、审核、电子签名、医嘱模板管理等功能。

(3) 临床路径管理:具备入出路径管理、变异管理、可视化路径配置、路径医嘱模板联动管理、临床路径规则管理、临床信息共享、查询统计、临床路径知识库等功能。

3. 护理业务

(1) 护理记录:具备护理记录智能录入、智能生成、入院评估、出院评估、住院期间评估、随访计划、随访量表制定、随访跟踪、随访记录、随访数据与临床数据整合、随访工作量分析、信息引用、输入项验证、电子签名、智能提醒、模板管理、护理病历质控整改、归档封存等功能。

(2) 输液管理:具备登记管理、配药管理、标签管理、输液位置管理、患者身份查对、药品查对、患者呼叫管理、临床信息共享、智能提醒、医嘱校对知识库等功能。

(3) 非药品医嘱执行:具备患者身份确认、临床信息共享、医嘱核对、标本管理、执行确认、执行结果反馈、非药品医嘱审核知识库等功能。

(4) 药品医嘱执行:具备配药管理、标签管理、患者身份查对、药品查对、患者呼叫管理、患者及医嘱信息自动获取和比对、医嘱配伍禁忌审查、用药前后患者病情自动获取等功能。

4. 医技业务

(1) 医学影像信息管理:具备影像数据采集、图像压缩、数据存储归档、检查预约、信息登记、影像后处理分析、影像一致性输出、图像内容检索、影像调阅、诊断报告管理和打印、质控管理等功能。

(2) 临床检验信息管理:具备条码管理、标本管理、全过程时间管理、设备数据采集、检验报告书写、检验报告自动审核、质控管理、双向质控条码管理、检验报告审核、危急值管理等功能。

(3) 病理信息管理:具备标本封装、标识、转送、登记、接收、核对、监管等功能。

(4) 手术信息管理:具备手术申请排班、手术信息核查、术前访视记录、手术信息共享、器械核对、手术室信息集成和展示、手术进程监控、检验设备数据采集、术中术后护理记录、患者安全管理、手术安全检查核对等功能。

(5) 麻醉信息管理:具备访视记录、知情同意书确认、麻醉安排、设备数据采集、术中麻醉记录、术中给药、麻醉复苏等功能。

(6) 电生理信息管理:具备设备数据采集、数字图像分析、诊断报告管理、质量控制等功能。

5. 移动医疗

(1) 移动医疗——药师:具备调阅患者基本信息及疾病信息、用药咨询、用药安全宣教、药师会诊、药师查房计划、药历管理、查房记录、合理用药知识库等功能。

(2) 移动医疗——术前访视:具备手术患者确认、患者临床信息、术前访视计划、术前访视记录、患者手术宣教、麻醉宣教知识库、患者最新报告集成查询等功能。

(3) 移动医疗——物流:具备采购单生成、验收入库、捡货配送、盘点、病区签收、临床消耗、物流信息状态采集、物流信息共享等功能。

(4) 移动医疗——查房:具备床位列表、患者疾病信息集成查询、影像信息查询展现、移动智能终端数据录入、医嘱录入、电子申请单录入、检验检查报告查询、手术安排信息、会诊申请、智能提醒等功能。

(5) 移动医疗——护理:具备患者床位列表、患者腕带管理、患者身份识别、医嘱执行、输液管理、用血核对、体征采集记录、巡视管理、风险评估、护理评估和记录、护理备忘录、患者疾病信息集成查询、检验检查结果查询、规范护理服务管理、护理计划、护理文书等功能。

6. 医疗服务部分(院外)随访管理 具备随访计划、随访量表制订、随访跟踪、随访记录、随访数据与临床数据整合、随访工作量和分析、随访评价等功能。

(三) 医疗管理部分

1. 医务管理

(1) 临床路径与单病种管理:具备质控指标设置、质控指标监控、质控指标分析、临床数据采集、质控数据采集监管、质控指标智能化路径分析模型等功能。

(2) 手术分级管理:具备手术代码库设置、手术等级设置、手术分级授权和审批、手术分级审批规则和流程设置、自定义手术分级审批设置等功能。

(3) 危急值管理:具备危急值规则知识库设置、危急值自动筛查、自动提醒通知、临床干预反馈、危急值追溯等功能。

2. 护理管理 具备护理质控知识库设置、计划设置、考评点设置、整改计划设置、质控目标任务分解、质控监控规则设置等功能。

3. 药事管理

(1) 药事服务:具备用药咨询、处方审核点评、用药安全宣教、药师查房、信息浏览、药师会诊、个体化给药方案、药学监护评估、药历管理、药师数字身份认证功能。

(2) 抗菌药物管理:具备抗菌药物知识库设置、抗菌药物分级规则设置、使用分级授权、审批提醒、用药效果评估、指标统计等功能。

(3) 处方点评:具备处方点评知识库设置、规则设置、处方数据抽取规则设置、抽查处方样本点评、临床信息调阅、处方点评统计、超常处方统计、点评报告自动生成、点评结果反馈等功能。

（4）静脉药物配置中心:具备智能获取信息(如病历病史信息、疾病诊断信息等)、药师审核、贴签摆药、入舱核对、冲配核对、出舱核对、病区签收、退药管理等功能。

（5）药品物流管理:具备药品供应商信息接收、药品采购、入库、出库、库存、药品调价自动化、药品盘点、药品标识码、药品配送、药品追溯、统计台账等管理功能。

（6）发药管理:具备药房药物规则管理、门急诊药房配发药、门急诊处方审核、住院发药审核、临床用药知识库管理、退药处理、处方与医嘱信息获取等功能。

（7）基本药品监管:具备基本药物信息共享、流通数据监测、临床使用信息采集、用药监控辅助决策知识库、药物使用统计分析等功能。

4. 院内感染管理　具备院感数据采集、感染自动筛查、感染上报与审核、感染干预反馈、院内感染监测、院内感染指标分析等功能。

5. 卫生应急管理　具备应急值守、突发急性传染病和突发公共卫生事件监测、风险评估、信息报告、急性传染病和公共卫生事件知识库管理等功能。

6. 医疗辅助管理　实现对医疗废弃物的实时定位和监控,具备医疗废弃物分类、称重、标记、装车运输、回收、监管等功能。

（四）数据上报管理部分

1. 医疗安全(不良)事件上报　具备不良事件的登记、撤销、上报、审批处理、反馈分析、相关临床信息集成调阅、临床数据引用方式、干预措施管理等功能。

2. 传染病信息上报　具备符合传染病和疑似传染病诊断标准的患者信息上报、审核、导出、统计分析、爆发监控预警、数据交换等功能。

3. 食源性疾病信息上报　具备食源性疾病上报审批流程设置、信息上报诊断触发、相关信息采集、患者病历摘要信息采集等功能。

（五）医疗协调部分

1. 多学科协作诊疗　实现多学科会诊和多学科科研等,具备科室管理、申请管理、协作结果管理、会诊级别管理、主动干预提醒、效果评价等功能。

2. 远程会诊　具备医患双方身份数字认证、会诊申请、患者病历信息采集、专家会诊、病历信息调阅、专科诊断、会诊结果下传、远程会诊相关知识库、会诊评价等功能。

3. 远程影像诊断　具备远程病理、影像、超声、核医学、心电图、肌电图、脑电图等诊断功能。

4. 分级诊疗　具备疾病分级管理、疾病信息共享、医疗服务资源管理、转诊申请、转诊审核、就诊确认、接诊处理、出院反馈、病历资料协同传输、权限管理等功能。

5. 双向转诊　具备专家门诊预约、检查检验预约、住院病床预约、日间手术预约、转诊申请、转诊审核、上级医院接诊等功能。

6. 区域病理共享　具备病理申请、标本采集、标本处置、图像采集、标本物流跟踪与管理、登记签收、诊断报告、报告审核与实时发布、报告调阅、质量控制等功能。

7. 区域检验共享　具备检验周转时间管理(TAT)、样本管理、物流跟踪与管理、设备数据采集、结果报告管理等功能。

（六）运营管理部分

1. 业务结算与收费　具备预交金管理、费用结算、退费、医保业务处理、结账、跨地区异地就医结算等功能。

2. 财务管理　具备财务核算、财务审核、财务分析、监督与预测、财务凭证等功能。

3. 预算管理　具备编制、审批、调整、控制、执行状态跟踪、统计分析、专项预算管理等功能。

4. 成本核算　具备数据采集、收入分析、成本分析、分摊管理、量本利分析等功能。

5. 临床试剂管理　具备厂家管理、试剂字典、出入库管理、库存管理、试剂盘点等功能。

6. 高值耗材管理　具备院内外高值耗材信息共享、供应商管理、采购管理等功能。

7. 固定资产管理　具备供应商管理、采购管理、合同管理、招标管理、资产入出库管理、资产盘点管理等功能。

8. 医疗设备管理　具备供应商管理、采购管理、合同管理、招标管理、入出库管理、移动盘点等功能。

9. 人力资源管理　具备人事档案管理、招聘管理、培训管理、考勤管理、薪酬管理、休假排班管理、考勤测评等功能。

10. 培训管理　具备培训资源管理、培训计划管理,在线课程预约、培训质量统计分析等功能。

11. 考试管理　具备题库管理、考试预约、在线考试、考试成绩统计等功能。

（七）数据应用部分

1. 医院数据报送　具备数据采集与整合、数据审核、报告统计、数据上报等功能。

2. 医疗质量监控　具备门诊监控、住院监控、手术质量与安全监控、检验检查与报告监控、医疗不良事件监控、重点患者监控等功能。

3. 医院信息综合查询　具备医院综合查询(财务、业务、药品等统计数据和详细清单)、目标决策管理等功能。

4. 医保监控　具备医保项目审核、医保指标分解、医保实时监控、医保政策查询等功能。

5. 临床科研数据管理　具备规范采集、风险审核、科研数据查询等功能。

6. 医院运营决策管理　具备数据仓库、数据模型、业务模型、BI分析、BI展示等功能。

（八）信息安全部分

1. 身份认证　具备用户身份标识与鉴别、双因子身份认证、用户口令复杂度检查、用户口令强制周期性更换等功能。

2. 权限管理　具备用户三员管理(管理员、审计员、操作员)、用户模块权限管理、用户数据权限管理等功能。

3. 通信安全　具备安全通信中间件、网络通信加密、数据完整性校验等功能。

4. 日志审计　具备日志记录、日志查询、日志保护、日志备份、日志审计报表等功能。

5. 灾难恢复　具备数据备份与恢复、应用容灾、备用基础设施、备用网络等功能。

6. 安全检测　具备安全时间检测、状态信息检测等功能。

7. 数据防泄密　具备业务环境隔离、数据访问控制、事件等实时监测、规则动态制定等功能。

（九）信息平台基础部分

1. 数据交换　具备数据访问、数据路由、数据传输、数据转换等功能。

2. 数据存储　具备信息资源目录库、基础信息库、业务信息库、临床文档信息库、交换信息库等管理等功能。

3. 数据质量　具备患者识别、隐私安全、临床应用等数据质量评价等功能。

4. 医院信息平台服务

(1) 注册服务:具备主数据注册新增、更新与注销等服务等功能。

(2) 主索引:具备信息查询、检索索引历史、索引比较及修改、健康卡跨域主索引平台注册和更新等功能。

(3) 主数据管理:具备主数据模型管理、定义、映射、订阅、审核与发布等功能。

5. 全院业务协同　具备业务规则管理、工作流管理、服务编排等功能;以及具备协同服务组件注册等服务管理等功能。

6. 平台配置及服务监控　具备用户、权限、业务系统接入等配置功能;以及具备智能监控、辅助故障分析等功能。

7. 医院门户　具备各种应用系统、数据资源和互联网资源等信息集成访问及各种信息发布等功能。

8. 单点登录　具备用户账户管理、授权控制、身份认证、加入应用环境、同步应用环境等功能。

9. 医疗机构电子证照管理　具备机构注册、信息变更、校验、查询等功能。

10. 医师电子证照管理　具备注册、变更、备案、考核、查询等功能。

11. 护士电子证照管理　具备注册、变更、延续注册、查询等功能[3,4]。

第三节　电子病历系统功能规范

2010 年,原卫生部按照深化医药卫生体制改革有关工作安排,为规范医疗机构电子病历管理,明确医疗机构电子病历系统应当具有的功能,更好地发挥电子病历在医疗工作中的支持作用,促进以电子病历为核心的医院信息化建设工作,根据《中华人民共和国执业医师法》《医疗机构管理条例》《病历书写基本规范》《电子病历基本规范(试行)》和《电子病历基本架构与数据标准(试行)》等法律、法规和规范性文件,制定了《电子病历系统功能规范(试行)》(以下简称《规范》)[5]。

2018 年,国家卫生健康委办公厅发布了《电子病历系统应用水平分级评价管理办法(试行)》和《电子病历系统应用水平分级评价标准(试行)》(国卫办医函〔2018〕1079 号),明确了医疗机构各阶段电子病历应当具有的功能,并对实现的功能进行评估,指导医疗机构电子病历系统的建设和发展。

《规范》适用于医疗机构电子病历系统的建立、使用、数据保存、共享和管理。电子病历系统是指医疗机构内部支持电子病历信息的采集、存储、访问和在线帮助,并围绕提高医疗质量、保障医疗安全、提高医疗效率而提供信息处理和智能化服务功能的计算机信息系统,既包括应用于门(急)诊、病房的临床信息系统,也包括检查检验、病理、影像、心电、超声等医技科室的信息系统。

《规范》是医疗机构建立和完善电子病历系统的功能标准,侧重于提高医疗质量、保障医疗安全、提高医疗效率相关的重要功能,不涉及实现各项功能的技术和方式。电子病历系统功能的要求,分为必需、推荐和可选三个等级。①必需功能:是指电子病历系统必须具备的功能;②推荐功能:是指电子病历系统目前可以暂不具备,但在下一步发展中应当重点扩展的功能;③可选功能:是指为进一步完善电子病历系统,医疗机构根据实际情况选择实现的功能。

一、基础功能

(一) 用户授权、认证和使用审计功能

1. 用户授权功能　包含创建用户角色和工作组,为各使用者分配用户名、相应权限、有效期。

2. 用户认证功能　包含电子病历系统用户认证,密码、密码有效期和账户锁定阈值时间设置。

3. 使用审计功能　包含用户登录电子病历系统,以及进行创建、浏览、修改和删除等操作时生成使用日志,使之能够追踪和回溯。对用户登录的数字证书进行审计。

(二) 数据存储与管理功能

1. 必需功能

(1) 支持对各种类型的病历资料的转换、存储管理,并采用公开的数据存储格式,使用非特定的系统或软件能够解读电子病历资料。

(2) 提供按标准格式存储数据或将已存储数据转换为标准格式的功能;处理暂无标准格式的数据时,提供将以私有格式存储的数据转换为其他开放格式数据的功能。

(3) 在存储的电子病历数据项目中保留文本记录。

(4) 提供电子病历数据长期管理和随机访问的功能。

(5) 具有电子病历数据备份和恢复功能;当电子病历系统更新、升级时,应当确保原有数据的继承与使用。

(6) 具备保障电子病历数据安全的制度和措施,有数据备份机制。

2. 推荐功能

(1) 以适当的方式保存完整的医疗记录,能够以原有样式再现医疗记录。

(2) 当超出业务规则规定的时限或场景时,禁止再修改医疗记录的功能。

(3) 有条件的医疗机构应当建立信息系统灾备体系。

（三） 患者隐私保护功能

1. 必需功能

（1） 对电子病历设置保密等级的功能,对操作人员的权限实行分级管理,用户根据权限访问相应保密等级的电子病历资料。授权用户访问电子病历时,自动隐藏保密等级高于用户权限的电子病历资料。

（2） 当医务人员因工作需要查看非直接管理的患者电子病历资料时,警示使用者要依照规定使用患者电子病历资料。

2. 推荐的功能提供对电子病历进行患者匿名化处理的功能,以便在必要的情况下保护患者健康信息等隐私。

（四） 字典数据管理功能

必需功能

（1） 提供各类字典条目增加、删除、修改等维护功能。

（2） 提供字典数据版本管理功能,字典数据更新、升级时,应当确保原有字典数据的继承与使用。

二、主要功能

（一） 电子病历创建功能

为患者创建电子病历,必须赋予患者唯一的标识号码,建立包含患者基本属性信息的主索引记录,确保患者的各种电子病历相关记录准确地与患者唯一标识号码相对应。

（二） 患者既往诊疗信息管理功能

住院病历系统应当提供患者既往诊疗信息的收集、管理、存储和展现功能,使医护人员能够全面掌握患者既往的诊疗情况。

（三） 住院病历管理功能

住院病历管理功能主要为医疗、护理和检查检验结果等医疗电子文书提供创建、管理、存储和展现等功能支持。

（四） 医嘱管理功能

医嘱管理主要对医嘱下达、传递和执行等进行管理,重点是支持住院及门（急）诊的各类医嘱,保障医嘱实施的正确性,并记录医嘱实施过程的关键时间点。医嘱录入的一般功能,适用于所有类型的医嘱〔含门（急）诊各类处方和医嘱〕。

（五） 检查检验报告管理功能

检查检验报告管理功能主要为各类检查、检验报告的采集、修改、告知与查阅、报告内容展现等提供支持。

（六） 电子病历展现功能

病历展现功能是以直观、有效、便捷的方式展现患者的病历资料,为医护人员全面、有效掌握患者的病历资料提供支持。

（七） 临床知识库功能

临床知识库功能为医师开具医嘱、诊疗方案选择等提供辅助支持。临床知识库应用的重点是辅助医师实施正确的诊疗措施,提供主动式提示与警告,规范诊疗行为。

（八） 医疗质量管理与控制功能

电子病历系统通过对病历数据的汇总、统计与分析,在病历质量管理与控制、合理用药监管、医院感染监测、医疗费用监控和高值耗材监控等方面为医疗质量管理与控制提供信息支持。

三、扩展功能

电子病历系统的扩展功能主要包括:电子病历系统应当支持临床科室与药事管理、检查检验、医疗设备、收费管理、特定疾病病例（如传染病病例）信息上报等部门之间建立数据接口,逐步实现院内数据共享,优化工作流程,提高工作效率。

第四节　院前医疗急救指挥信息系统基本功能规范

一、标准背景

院前医疗急救作为社会保障体系的重要组成部分,是基本医疗服务和公共卫生服务的提供者,是社会公共安全应急体系、公共卫生保障体系和社会医疗服务的重要组成部分。目前,院前医疗急救指挥信息系统是建立在独立封闭的体系中,从而造成了信息服务落后、办公业务及事务处理迟缓、信息和技术屏障等问题,在一定程度上限制了院前急救事业的发展。人口数量剧增、人流密度加大、人群疾病谱变迁、城市居民老龄化等诸多问题日益突现,也对院前医疗急救指挥信息系统建设提出了更高的要求。因此,建立和完善院前医疗急救指挥信息系统,提高院前医疗急救的快速反应速度、指挥调度能力和防范处理能力势在必行。

2014年国家卫生计生委颁布 WS/T 451-2014《院前医疗急救指挥信息系统基本功能规范》(以下简称《规范》),对院前医疗急救指挥信息系统基本功能作出规范要求,旨在建立一个既能以院前医疗急救服务体系负担居民日常紧急医疗呼救的院前急救调度指挥中心,又能为各种突发事件的紧急医疗救援提供全过程、多层次的信息服务和多种支持手段的应急指挥和辅助决策系统。依据本《规范》建设的系统,将能够基本满足各级各类急救中心或行政主管部门进行院前医疗急救调度和指挥的需要,实现各医疗急救信息系统之间的信息交换和联动,实现院前医疗急救信息系统与整个区域卫生信息系统的联动,优化整合城市院前急救、院内急诊、急救资源、智能交通和城市紧急救援等急救患者的"绿色通道",从而推动急救事业的进步,为居民的健康和社会的和谐发展提供有力的支持和保障。

二、使用范围

本《规范》规定了院前医疗急救指挥信息系统建设的基本功能要求,包括系统总体要求以及系统功能构成、功能要求、数据接口。本标准不涉及实现各项功能的技术和方式。

本《规范》适用于全国各级各类急救中心或卫生行政主管部门进行院前医疗急救及紧急医疗救援调度和指挥信息系统的开发和应用。

三、内容依据

《规范》的制定遵从和参考国内外相关法规和标准,包括如下内容。
GB/T 20988—2007《信息系统灾难恢复规范》
GB/T 21028—2007《信息安全技术服务器安全技术要求》
GB/T 25063—2010《信息安全技术服务器安全评测要求》
WS 363-2011《卫生信息数据元目录》
WS 364-2011《卫生信息数据元值域代码》
WS 365-2011《城乡居民健康档案基本数据集》
WS 370-2012《卫生信息基本数据集编制规范》
WS 371-2012《基本信息基本数据集》
WS 372-2012《疾病管理基本数据集》
《医院信息系统基本功能规范》(卫办发〔2002〕116号)
《院前医疗急救管理办法》(国家卫生和计划生育委员会令第3号)

四、主要内容

(一)术语和定义

根据对国内外相关标准、文献的研究,确定了院前医疗急救、院前医疗急救指挥信息系统、急救中心、急救站、调度指挥中心、急救人员、急救专家、突发事件、危重患者、急救反应时间、改派、改派率、摘机时间、受理调度时间、排队电话数、出车反应时间、第一目击者、急救前移、救护车等术语和定义,为下一步工作奠定了基础。

（二）系统总体要求

1. 数据标准化要求系统中有关数据内容和数据传输元素应符合国家相关标准。

2. 系统运行保障要求为保障系统正常运行,应提供各种数据和技术支持,建立信息系统灾备体系等保障。

3. 系统安全要求为了保证数据与系统安全,系统应符合安全访问、重要数据保密性、重要数据可追溯性、数据备份、自检、应急备份等功能要求。

（三）系统功能构成

1. 系统功能分级　院前医疗急救指挥信息系统功能分为必选和非必选两个等级。①必选功能:是指院前医疗急救指挥信息系统必须具备的基本功能;②非必选功能:是指院前医疗急救指挥信息系统目前非必选但在条件成熟时应实现的功能。未区分必选和非必选功能的按必选功能要求。

2. 系统功能构成　院前医疗急救指挥信息系统是在统一的数据中心基础上搭建的应用平台,基本功能包括调度指挥功能、质量控制和管理功能、急救资源和收费管理功能以及系统管理功能。

（四）功能要求

系统的建立应至少满足急救中心最基本的调度功能要求,使得急救中心的呼叫受理及基本调度能够快速有效地进行和实施,能够负担居民日常紧急医疗的呼救。在此基础上,有条件的急救中心可根据非必选功能建设为各种突发事件紧急医疗救援提供全过程、多层次信息服务和多种支持手段的应急与指挥和辅助决策信息系统,甚至是智能指挥系统,以便更加快速、准确地对院前急救进行调度和指挥,尤其是危重患者的院前急救。

（五）数据接口

为了满足网络通讯的需求,院前医疗急救指挥信息系统应建立内部及外部的数据接口。包括与医院急诊对接的数据接口、与区域卫生公共信息平台及综合应急指挥平台的数据接口、与居民健康档案信息平台的数据接口,以及与其他有关部门和机构信息系统、媒体与公众信息发布平台、急救站停车场物联网设备之间的数据接口[6]。

第五节　远程医疗信息系统基本功能规范

2016 年,原国家卫生计生委发布 WS/T 529-2016《远程医疗信息系统基本功能规范》[7],对远程医疗信息系统的建设、验收和评价工作提供指导和规范。

《远程医疗信息系统基本功能规范》主要内容如下。

一、标准背景及应用范围

规定了远程医疗信息系统的总体技术要求、框架和基本功能要求,明确了远程会诊规范、双向转诊规范、远程预约规范、远程专科会诊规范、信息资源规范、安全规范和性能要求等,提出了提供远程医疗服务机构应遵循的功能和技术要求。

适用于远程医疗信息系统的规划、设计、开发、部署和应用;建设单位可依据本规范对开发商提出建设要求。

二、系统功能构成

远程医疗信息系统的远程医疗服务包括 9 大子系统。远程医疗信息系统是在统一的数据中心基础上构建的应用服务系统,其应用服务功能包括远程会诊、远程预约、双向转诊、远程专科诊断、远程监护和远程手术示教等功能,其数据中心基本功能包括医疗单位管理、专家资源库管理、患者资料管理、用户管理、费用管理,以及数据字典管理等服务,可以通过接口与临床信息系统(CIS)、医院信息系统(HIS)、医院检验系统(LIS)、放射信息系统(RIS/PACS)和基层卫生服务系统(PHSS)等进行信息共享。

三、功能要求

(一)远程医疗基本功能

1. 远程会诊 适用于基层医务人员或医疗机构向上级医务人员或医疗机构的远程会诊申请、专科医院和综合性医院之间提出的相互会诊请求。

(1)会诊申请:会诊申请单的填写、会诊申请提交与修改、专家库信息查询、患者病历资料提交与查询、会诊申请的查询、会诊报告的查询等。

(2)会诊管理:会诊流程管理、病历资料管理、会诊报告浏览、随访管理等。

(3)专家会诊:病历资料浏览(医学影像图、心电图、病理图片等),会诊报告编写、修改与发布,会诊报告、模板管理、会诊服务评价等。

2. 远程预约 基本功能包括如下部分。

(1)预约机构和排班表的管理:对远程预约的医疗机构进行管理登记、建立远程预约协议。

(2)预约申请:预约申请单的填写、排班表查询和号源选择、预约申请提交与修改、患者病历资料的提交、预约单的浏览和打印等。

(3)预约管理:预约过程管理、预约过程提醒、预约记录查询、预约流程管理、病历资料管理等。

3. 双向转诊 基本功能包括如下部分。

(1)转诊定点机构管理:对各类疾病的转诊医疗机构进行管理登记、建立转诊协议。

(2)转诊申请:具备转诊申请单填写、转诊申请的提交与修改、接诊机构查询、转诊申请的查询等功能。

(3)转诊管理:分为送转管理和接诊管理,具备转诊过程管理、病例资料管理、转诊过程提醒、转诊记录查询等功能。

(4)自动转诊(即患者信息反馈):出院患者信息都可从医院的 HIS 中自动获取;根据转诊记录信息自动转回原送机构,或根据患者地址信息转回该患者被管辖的社区医疗机构。

(5)随访功能:包括随访记录和随访计划、随访记录查询和随访提醒等。

4. 远程影像诊断 基本功能包括如下部分。

(1)权限管理:要求对多家医院的用户权限进行严格多级设置管理:支持对多个医院权限进行授权分配、支持对医院不同影像检查报告诊断与浏览等权限的分配,支持对不同影像检查的书写、审核、修订及浏览等权限的分配,所有密码必须加密保存和传输。

(2)报告诊断和浏览。

(3)集中存储:所有接入医院的患者检查信息、检查申请单信息、相应的检查证据文本等集中存储到区域检查数据库,进行统一调阅、统一管理,实现检查数据共享。支持患者基本信息与检查信息的采集录入、病例类型归档、备注信息,支持灵活多样的检索方式,支持病理自动追踪与病理诊断报告查阅,支持上传与调阅扫描申请单或电子申请单等。

(4)集中质控:基本功能包括影像质量统计、技师评片、集体评片、报告书写质量统计、技师影像总体质量统计、诊断报告诊断质量统计、疾病智能报卡与统计等。

(5)病例学习:为医师提供一个学习提高的平台,特别是一些进修医师与实习生,可以对其关注的报告进行查询浏览并进行对比学习与收藏。

5. 远程心电 基本功能包括如下部分。

(1)登记:接受患者的预约登记和检查登记,以及对患者检查信息的登记,申请单扫描和简单查询统计(如患者列表,个人工作量,检查人次和收费金额等),并分发患者的检查报告。具备为患者分配预约时间、查询指定时间段内的预约、登记患者列表、纸介质申请单的扫描和拍摄、与 HIS 无缝对接等功能。

（2）采集：采用数字心电图接口技术，将心电图机数据转换成标准通用心电图数据，发送到心电中心服务器，实现医生临床 Web 浏览。支持心电图采集、存储、回放与传输功能。

（3）分析诊断：具备心电检查数据到达即时提醒、心电图分析、报告编写和打印、病历管理等功能。

（4）心电管理：主要是区域心电信息系统的人员管理和基础数据字典的管理。

（5）报告浏览：给临床医生提供浏览心电图报告及心电波形的工具。可将医生端浏览工作站嵌入门诊医生工作站、住院医生工作站和电子病历系统中去，支持医生端浏览工作站可进行在线波形分析、处理、测量功能。

6. 远程教育　适用于医院、专家通过音视频和课件等方式为基层医生提供业务培训、教学、病案讨论以及技术支持。

（二）高端远程医疗服务

1. 远程监护　通过远程医疗信息系统，远程监护申请经会诊中心同意后，基层医院的危重患者在病床上实时接受远程专家的监护服务，支持床边呼吸机、监护仪等生命体征数据的实时采集和传输，实现对患者病情 24 小时不间断的连续、动态观察。远程监护是在远程会诊的基础上，在专家方和申请方之间开展持续 3 天以上监护、交班、治疗的医疗活动。

2. 远程病理诊断　基层医疗卫生机构可以通过远程医疗信息系统向上级医疗机构提出远程病理诊断请求，上级医疗专家根据申请内容和申请医生提供的病理资料进行会诊，并提出会诊意见，对下级医疗卫生机构给予技术支持。

3. 远程手术示教　通过远程医疗信息系统的远程会诊技术和视频技术，对临床诊断或者手术现场的画面影像进行全程实时记录和远程传输，使之用于远程教学、远程观摩、远程诊断等。

四、数据管理要求

数据管理包括基础数据和应用数据，是对各级医疗机构、医务人员以及患者信息资源进行统一管理，并与其他各个功能子系统对接，实现基础数据和应用数据的存储、交换、更新、共享以及备份等功能，实现远程医疗服务。基本功能包括如下内容。

（一）医疗卫生机构数据管理

建立远程医疗信息系统的医疗卫生机构信息库。

（二）科室数据管理

建立远程医疗信息系统的科室信息库。

（三）专家数据管理

建立远程医疗信息系统的会诊专家信息库。

（四）病历数据采集

采集患者病历信息，基本功能包括：

1. 模拟信号处理　患者的胶片及纸质病历、化验单、图文报告等通过扫描方式实现数字化。

2. 支持扫描文件的传输、存储和阅读，扫描文件采用 JPEG 格式，胶片资料采用 DICOM3 格式，支持病历资料的手工录入。

3. 数字信号处理　支持借助 DICOM 网关从具有 DICOM3 接口的影像设备获取患者的影像资料，支持从 PACS 图文工作站导入 DICOM3 影像。

4. 支持与电子健康档案、电子病历、数据中心等系统间实现互联互通。有条件的医院可以根据原卫生部已经颁布的有关电子病历的标准规范导出患者病历信息，远程会诊系统支持针对导出信息的导入、传输、存储和阅读。

5. 实时生命体征信号处理　支持床边呼吸机、监护仪等生命体征数据的实时采集与传输，实现对患者进行 24 小时连续、动态观察。

（五）随访数据服务

会诊中心根据会诊记录定期进行随访以提高会诊质量，基本功能应包括：随访类型管理功能、随访方式管理功能。

（六）统计分析

通过数据管理可以对日常数据进行报表统计和查询。

（七）财务管理

1. 收款通知与确认管理功能。

2. 医院对账单管理功能。

3. 专家费用支出签收单据管理功能。

4. 根据不同省市级别设置收费标准功能。

5. 费用结算清单管理功能，包括医院费用、申请医生费用、会诊专家费用等总计功能。

6. 申请医生、专家费用和运营费用比例设置功能。

7. 制作费用统计报表功能，包括省份、地级市、县区级和医院级别的总计功能。

8. 制作收款和支付费用月、年度报表功能，包括省份、地级市、县区级和医院级别的年度总计功能。

（八）功能协作与数据交互

具备与电子病历、HIS、区域卫生信息系统、视频会议系统等其他医疗信息化系统协作完成患者病历资料、远程会诊结果、转诊预约、影像心电资料、视频调用浏览的相互查询、记录和使用等功能；通过与HIS、EMR、社区 EHR、视频会议系统、医保系统、区域卫生信息平台等系统的接口，实现其数据交互；接口功能包括：病历资料获取、会诊结果导入、预约申请登记、预约结果反馈、转诊申请登记、转诊接收、与遵循国际标准的第三方厂商的影像、心电系统的集成、视频点播、信息浏览等[7]。

第六节 基层医疗卫生信息系统基本功能规范

一、系统构成和通用功能

基层医疗卫生信息系统（primary health information system）是指以满足城乡居民基本卫生服务需求为目的，用于城乡居民健康档案管理、基本公共卫生服务、基本医疗服务、健康信息服务、机构运营管理以及基层卫生监管的信息系统。WS/T 517-2016《基层医疗卫生信息系统基本功能规范》于2016年8月发布[8]。

（一）基层医疗卫生信息系统的构成

1. 健康档案管理系统为居民个人健康档案管理、居民健康卡管理、家庭健康档案管理提供建立、管理与使用功能。

2. 基本公共卫生服务系统按照《国家基本公共卫生服务规范（2011年版）》要求，由专业公共卫生机构及社区卫生服务中心（站）、乡镇卫生院、村卫生室等基层医疗卫生机构向全体居民提供公益性公共卫生干预措施，主要起健康维护、健康促进、疾病预防等作用。

3. 基本医疗服务系统由医疗机构及社区卫生服务中心（站）、乡镇卫生院、村卫生室等基层医疗卫生机构向全体居民提供公益性医疗干预措施，主要起疾病治疗作用。

4. 健康信息服务系统为居民、基层医疗卫生机构及卫生管理部门提供关于健康相关的信息服务。

5. 机构运营管理系统为基层医疗卫生机构的运营提供药品、物资、设备、财务以及绩效相关的管理。

6. 监管接口为基本公共卫生服务监管、基本医疗服务监管、基本药物监管、新型农村合作医疗（以下简称新农合）补偿监管提供接口。

（二）基层医疗卫生信息系统的应用对象

1. 基层医疗生机构包括社区卫生服务中心（站）、乡镇卫生院、村卫生室。

2. 健康服务对象指通过医疗卫生服务体系获取和接受服务的个体，患者、居民、个人均为健康服务对象。

（三）基层医疗卫生信息系统的通用功能

图 14-1 是基层医疗卫生信息系统功能结构图。

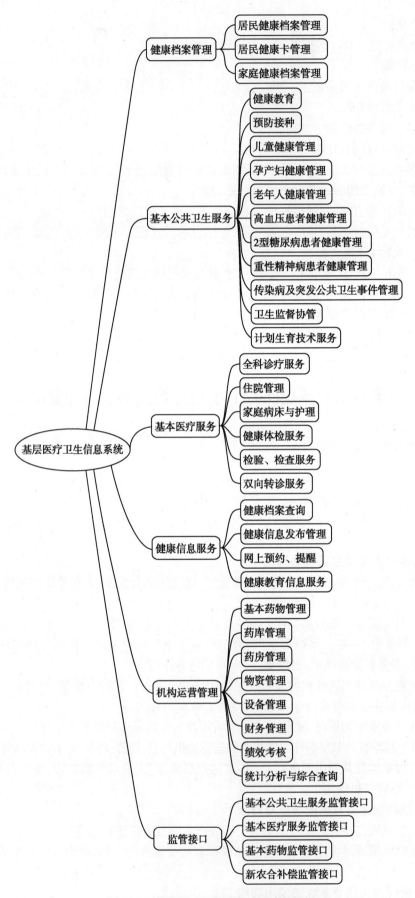

图 14-1 基层医疗卫生信息系统功能结构

通用功能是指普遍适用于基本公共卫生服务、基本医疗服务的各项业务功能,包括如下内容。

1. 数据采集功能　提供个案数据便捷、完整性输入,导入或接收标准信息或共享文档信息。

2. 数据管理功能　对未存档可修改的数据提供修改功能;对已存档的数据,一般不提供直接的修改与删除,而是通过注销与新增的方式进行存档数据的保护,并记录修改日志,以保证数据的可追溯性。

3. 质量控制功能　通过数据自动校验、数据的逻辑审核或共享文档的规范校验,实现采集、输出、交换的数据质量控制。

4. 个案查询功能　提供对个案数据的单项和多项组合查询功能。

5. 评价与提示功能　能预设基层医疗卫生服务常用检测指标的标准参考值,并依据参考值进行评价与提示。

6. 报表生成与打印功能　自动生成多种格式的统计报表、图形,并能查询、打印和导出报表数据;支持报表格式自定义。

7. 数据共享及交换功能　基层医疗卫生信息系统与基于健康档案的区域卫生信息平台之间,以及基层医疗卫生信息系统各功能单元与其对应的上、下级业务信息系统之间,在共享权限范围内可查询、导出、打印相关数据信息。

8. 查询与统计输出功能　查询与统计的结果信息可通过浏览器页面、计算机窗体、打印机、Excel报表、图形、仪表盘或标准化的 XML/JSON 格式输出。

9. 接口数据处理功能　基层医疗卫生信息系统应提供基于健康档案共享文档规范的接收、验证、解析、处理的接口服务,以保证健康档案共享文档的接收应用。

10. 接口信息提供功能　系统各个服务模块相应的结果信息应以共享文档的形式提供,并符合数据标准化要求。

二、主要业务功能

基层医疗卫生信息系统包括居民健康档案管理、基本公共卫生服务、基本医疗服务、健康信息服务、机构运营管理以及基层卫生监管六个业务系统,下面介绍各个业务系统的业务服务功能。

(一)健康档案管理

1. 居民健康档案管理　功能包括居民健康档案基本信息登记服务;居民健康档案的修改、更新、迁移、删除、注销、查重与合并。

2. 居民健康卡管理　功能包括居民健康卡的登记、建卡、激活、使用、更新、挂失、恢复、补卡、注销等。

3. 家庭健康档案管理　功能包括家庭健康档案基本信息登记;家庭健康档案的批量导入、修改、更新、删除;家庭健康档案的加入和移除。

(二)基本公共卫生服务

1. 健康教育　功能包括:①健康教育机构及对象管理,提供各类机构、各类人员和不同人群的信息管理;②健康教育资料管理,提供不同载体、不同内容资料的分类管理;③健康教育计划管理,制订目标计划,组织实施,评价效果和指导支持。

2. 预防接种　功能包括:疫苗字典管理、预防接种程序管理、档案管理、接种提醒、预约登记、登记、不良反应处理、疑似异常反应登记和上报。

3. 儿童健康管理　功能包括:①儿童健康档案建立、获取、母婴档案关联、修改与结案;②新生儿访视登记,查询疾病筛查结果信息;③预防接种登记等和新生儿健康指导、体弱儿(高危儿)筛选、专案管理、婴幼儿随访管理和健康指导、学龄前儿童健康管理和健康指导、儿童体检管理和健康问题处理等。

4. 孕产妇健康管理　孕产妇保健分别在社区、妇幼保健机构以及医院进行。基层医疗卫生机构的孕产妇健康管理主要功能包括:①孕产妇健康档案建立、修改、补建、结案;②孕期一系列健康检查与评估、孕期的随访、产后访视、正常产妇产后 42 天检查等。

5. 老年人健康管理　功能包括:①老年人专项健康档案建立、修改与结案;②老年人健康随访登记、生活方式和健康状况评估、体格检查、辅助检查和健康指导等。

6. 高血压患者健康管理　功能包括:①高血压患者筛查,首诊测压登记、疑似高血压患者复检登记、高血压高危人群测压登记等;②确诊为原发性高血压的患者纳入高血压患者健康管理,高血压患者健康档案建立、修改和结案管理;③高血压患者随访与评估、体检评估、诊疗记录以及转诊等。

7. 2型糖尿病患者健康管理　功能包括:①2型糖尿病筛查管理;②2型糖尿病患者健康档案建立、修改与结案管理;③2型糖尿病患者随访与评估、分类干预、健康体检和健康指导等。

8. 重性精神疾病患者健康管理　功能包括:①重性精神疾病患者健康档案建立、修改与结案管理;②重性精神疾病患者随访与评估、分类干预、健康体检、康复训练、健康指导等。

9. 传染病及突发公共卫生事件管理　功能包括:①传染病及突发公共卫生事件风险管理、风险评估、预案;②传染病及突发公共卫生事件的登记、报告、补报和订正。

10. 卫生监督协管　功能包括:①食品安全信息登记和报告;②职业病防治健康指导;③饮用水安全巡查、学校卫生巡访,非法行医、非法采供血信息报告。

11. 计划生育技术服务　功能包括:①计划生育服务对象基本信息的登记、计划生育技术指导和咨询以及随访登记;②避孕节育、优生优育科普宣传,避孕方法咨询指导、发放避孕药具、实施避孕节育和恢复生育力手术、随访服务、开展计划生育手术并发症及避孕药具不良反应诊治等。

(三) 基本医疗服务

1. 全科诊疗　功能包括:①患者预约挂号、预约复诊;②患者基本信息、费用、用药、健康与诊疗信息查阅;③全科诊疗记录(电子病历)书写、记录,处方管理;④提供针对与疾病问题的健康指导;⑤转院、转诊、基层卫生提醒服务、专项健康管理服务;⑥依据全科诊疗记录、处方处置记录,生成标准化的健康档案共享文档,并向区域卫生信息平台提交与发送;⑦支持新农合、医保支付的诊疗费用管理。

2. 住院管理　功能包括:①患者及临床诊疗相关信息查阅;②临床诊疗与医嘱管理,提供合理用药支持和临床资料查阅,医嘱执行与打印;③患者入出转管理、床位管理等。

3. 家庭病床与护理　功能包括:①家庭病床登记、变更、计划管理;②家庭病床电子病历、家庭护理病历的书写;③对家庭诊疗、家庭护理效果进行评估。

4. 健康体检　功能包括:①体检申请(体检卡)登记、录入、评价;②健康教育支持、健康处方开具和体检项目管理。

5. 检验、检查　功能包括:①检验项目、标本确认,检验结果获取、录入、核对和报告生成;②检查执行确认、录入、核对和报告生成。

6. 双向转诊　功能包括:①转诊定点机构管理,建立转诊协议;②转诊申请、回执接收、接收登记。

(四) 健康信息服务

1. 健康档案查询　功能包括:①与健康档案管理协作,通过健康档案查询获取个人健康信息;②疾病问题指导、儿童预防接种程序、健康服务提醒等。

2. 健康信息发布管理　功能包括:①栏目管理、信息发布管理;②信息检索、查询、浏览。

3. 网上预约、提醒　功能包括:诊疗预约、体检预约、健康档案建档预约、预防接种提醒与预约、随访提醒与预约。

4. 健康教育信息服务　功能包括:健康知识发布、检索、上传、下载和健康指导。

(五) 机构运营管理

1. 基本药物管理　功能包括:①药品分类管理;②基本药品录入、增补、移除、调价处理;③基本药物获取、入出库管理、药物信息管理等。

2. 药房管理　功能包括:①药品相关信息获取;②药品划价、发药、对账、领药和退药、盘点、调拨。

3. 药库管理　功能包括:药品相关信息获取、采购计划、入出库、盘点、调价、库存管理、有效期管理、低限报警。

4. 物资管理　功能包括:①物资字典管理;②采购计划编制;③物资入库、请领、出库、调拨、盘点、损溢处理。

5. 设备管理　功能包括:①设备分类字典管理,供应商、制造商管理,设备台账管理;②设备入库、出库、折旧、销减与增值、清查和状态管理;③设备请领、维修、检定、报废管理。

6. 财务管理　功能包括:预算管理、收入管理、支出管理、收支结余管理、资产管理、负债管理和净资产管理。

7. 个人绩效考核　功能包括:①关键绩效指标设定;②关键绩效指标的获取与评价、满意度考核、综合评价。

8. 机构绩效考核　功能包括:关键绩效指标设定、关键绩效指标的获取与评价、综合评价。

9. 统计分析与综合查询　功能包括:业务收支情况统计与查询、医疗服务信息统计与查询、公共卫生服务信息统计与查询、患者(健康管理对象)信息统计与查询、资源信息统计与查询。

(六) 基层卫生监管

1. 基本公共卫生服务监管接口　功能包括:提供健康档案管理、儿童健康管理、孕产妇健康管理、老年人健康管理、高血压患者健康管理、糖尿病患者管理、重性精神疾病患者管理、传染病及突发公共卫生事件管理的业务监管信息。

2. 基本医疗服务监管接口　功能包括:提供门急诊服务、住院、双向转诊、家庭病床服务、疾病随访的监管信息。

3. 基本药物监管接口　功能包括:提供药品采购入库、库存药品、药品出库、药品使用的管理信息以及基本药物使用统计信息。

4. 新农合补偿监管接口　功能包括:提供新农合门诊统筹补偿、住院补偿的监管信息,提供新农合管理系统的监管信息。

三、标准化要求和系统安全要求

(一) 标准化要求

1. 业务服务规范

(1) 基本公共卫生服务业务规范应符合《国家基本公共卫生服务规范(2011 年版)》。

(2) 电子病历记录应符合《电子病历基本规范(试行)》。

(3) 居民健康卡配套管理和技术应符合《居民健康卡配套管理办法和技术规范》。

系统基本药物管理业务应符合《建立和规范政府办基层医疗卫生机构基本药物采购机制的指导意见》《国家基本药物目录管理办法(暂行)》《关于加强基本药物质量监督管理的规定》。

(4) 系统财务管理,设备、固定资产管理相关业务应符合 GB/T 14885-1994《固定资产分类与代码》《卫生事业单位固定资产管理办法》《医院会计制度》和《基层医疗卫生机构财务制度》。

2. 业务数据管理规范

(1) 业务数据遵循属地化、分级管理要求。以社区卫生服务中心或乡镇卫生院为基本数据管理单位,数据库可统一建立在地市级基层医疗卫生服务平台上。

(2) 社区卫生服务站、村卫生室可分别作为社区卫生服务中心、乡镇卫生院的派出机构,为社区卫生服务中心及乡镇卫生院提供信息。

(3) 社区卫生服务中心、乡镇卫生院若无特别指明,汇总、分类统计本辖区数据,应包括所辖的社区卫生服务站、村级卫生室的数据。

(4) 基层医疗卫生信息系统作为儿童保健、妇女保健、疾病控制、疾病管理、健康教育、卫生监督等领域的末端应用,在归口业务管理范围内分别向所属的业务管理机构提交对应的业务数据。

3. 数据标准化要求基层医疗卫生信息系统数据采集、存储、交换应符合以下数据类标准。

WS 365-2011《城乡居民健康档案基本数据集》

WS 370-2012《卫生信息基本数据集编制规范》

WS 371-2012《基本信息基本数据集》

WS 372-2012《疾病管理基本数据集》

WS 373-2012《医疗服务基本数据集》

WS 374-2012《卫生管理基本数据集》

WS 375-2012《疾病控制基本数据集》

4. 技术规范要求

（1）建设与集成规范：基层医疗卫生信息系统的建设技术规范要求参照《基层医疗卫生机构管理信息系统建设项目指导意见》和《基于健康档案的区域卫生信息平台建设技术解决方案》。

（2）应用层次规范：基层医疗卫生信息系统根据应用层次的不同，其应用范围主要分为如下内容。

1）业务服务层次：建立以居民个人为主线，以居民的健康信息为核心的健康档案。

2）业务管理层次：主要包括建立以机构为主线、以机构运营管理为核心的基本药物管理、药房管理、药库管理、物资管理、设备管理、财务管理、个人绩效考核、机构（部门）绩效考核以及统计分析、综合查询等功能。

3）监督管理层次：提供卫生部门及上级业务相关机构对基层卫生业务服务的监督管理接口。

（二）系统安全要求

1. 系统安全规范　系统的设计、应用与数据应安全、可靠、准确、可信、可用、完整。系统与数据的安全应符合下列有关规定。

GB/T 20988-2007《信息系统灾难恢复规范》

GB/T 21028-2007《信息安全技术服务器安全技术要求》

GB/T 25063-2010《信息安全技术服务器安全测评要求》

《计算机信息系统国际联网保密管理规定》

2. 系统安全功能要求　为了保证数据与系统安全，系统应符合以下与安全相关的功能要求。

（1）系统安全访问功能要求：应具有严格的权限管理、身份认证和访问控制功能。

（2）重要数据保密性功能要求：应提供重要数据的保密功能。

（3）重要数据可追溯性功能要求：应对重要数据提供痕迹保留、数据追踪和防范非法扩散的功能。

（4）数据备份功能要求：系统应实现数据备份功能，所有静态数据表和录入的资料在运行机器外应有一个数据库的备份和一个通用格式文件的备份；每日发生数据变更应在运行机器外至少保存数据库的增量备份和对应的通用格式文件备份。

（陈翔　赖金林　姚惠东　梅莹莹）

参 考 文 献

[1] 李春田. 标准化概述. 第6版[M]. 北京:中国人民大学出版社,2014.

[2] 中国医院协会医院信息化专业委员会,《中国数字医学》杂志社. 中国医院信息化30年[M]. 北京:电子工业出版社,2016.

[3] 国家卫生与计划生育委员会. 医院信息平台应用功能指引(国卫办规划函[2016]1110号)[A/OL]. (2017-10-26)[2020-05-01]. http://www.nhc.gov.cn/mohwsbwstjxxzx/s10775/201710/4667612baaf14f26a08b59edbed55372.shtml.

[4] 国家卫生健康委员会. 全国医院信息化建设标准与规范(试行)[A/OL]. (2018-04-17)[2020-05-01]. http://www.zgszyx.org/Articles/ZiXunCon.aspx?ID=7453.

[5] 国家卫生部. 电子病历系统功能规范(试行)(卫医政发[2010]114号)[A/OL]. (2011-01-04)[2020-05-01]. http://www.gov.cn/gzdt/2011-01/04/content_1778059.htm?&from=androidqq.

[6] 深圳市急救中心,卫生部统计信息中心,深圳市标准技术研究院. 院前医疗急救指挥信息系统基本功能规范:WS/T451-2014[S]. 北京:中国标准出版社,2015.

[7] 国家卫生计生委统计信息中心,浙江大学附属第一医院,浙江省卫生信息中心. 远程医疗信息系统基本功能规范:WS/T 529-2016[S]. 北京:中国标准出版社,2017.

[8] 国家卫生标准委员会信息标准专业委员会. 基层医疗卫生信息系统基本功能规范:WS/T 517-2016[S]. 北京:中国标准出版社,2017.

第十五章 安全与隐私标准

以云计算、大数据、物联网、移动互联网为代表的信息技术快速发展,对各领域产生了革命性影响。信息技术既为发展带来了难得的机遇,也给安全带来了严峻的挑战。国家制定和发布了一系列信息安全标准,为我国网络信息安全提供了保障和规范。在医疗卫生领域,患者信息隐私保护正成为信息安全标准的新需求和新课题。

本章共分 6 节,从信息安全与隐私保护、医疗健康信息安全与隐私保护、计算机网络安全等级保护,以及健康医疗云、移动医疗和医疗物联网的信息安全等方面,详细介绍了信息安全与隐私保护相关信息标准。

第一节 信息安全与隐私保护标准概况

一、信息安全概况

信息安全是有效保护隐私权的技术前提和保障。安全标准制定的目的在于确保授权披露及可识别的个人健康信息的完整性和可用性,识别和防止对保密性、完整性和可用性的威胁,防止非法知悉、披露和利用信息[1]。

(一)信息安全的定义

信息安全是以网络和信息系统为保护对象,其中包括网络基础设施、云计算平台/系统、大数据平台/系统、物联网、工业控制系统、采用移动互联技术的系统等受到保护,不受偶然的或者恶意的原因而遭到破坏、更改、泄露,系统能够连续可靠地正常运行,信息服务不中断,实现业务的连续性。

(二)信息安全的基本要素

信息安全的基本要素是保密性(confidentiality)、完整性(integrity)、可用性(availability),被称为信息安全金三角,简称 CIA。

1. 保密性 保密性指信息不能泄露给未授权的用户或实体。系统本身很难保证数据在传输过程中不被非授权者访问,因此需要对重要的信息进行保密设置。只有获得授权许可后才能获取,同时利用加密设备或加密软件对传输的数据进行加密,即使数据在传输过程中被盗窃,入侵者也无法看懂。

2. 完整性 完整性是指信息在存储、使用、传输过程中不会被非授权篡改,防止授权用户或实体不恰当地修改信息,保持信息内部和外部的一致性。确保信息系统上的数据保持完整、未受损的状态,数据不会因为有意或无意的事件所改变和破坏,信息保持真实性。

3. 可用性 可用性是指授权用户或实体对信息及资源的正常使用不会被异常拒绝,允许其可靠而及时地访问信息及资源。保障网络中数据无论在何时,无论经过何种处理,信息必须是可用的。

由于计算机、网络和通信技术的快速发展,信息技术得到极大地普及与应用,信息安全的内涵在不断延伸,信息安全从最初的保密性、完整性、可用性要素扩展到可控性和不可否认性,还有真实性、合法性、实用性、占有性、唯一性、可追溯性、生存性、稳定性、可靠性、特殊性等。

二、隐私与隐私权概况

(一) 隐私与隐私权简介

1. 隐私的定义 隐私是不愿被窃取和披露的与公共利益无关的私人生活信息、私人活动和私人空间。属于隐私的私人生活信息内容非常广泛,从家庭成员、社会关系、财产状况、生活经历,到个人的身高、体重、病史、婚恋史、身体缺陷、健康状况、爱好等,与每个人的日常生活密不可分。

2. 隐私权的定义 隐私权是自然人享有私人生活安宁与私人生活信息依法受到保护,不被他人非法侵扰、知悉、收集、利用和公开等的一种人格权利。

3. 隐私权的产生与发展 隐私权的概念起源于美国。1890 年,美国著名法学家沃伦和布兰迪斯在《哈佛法学评论》上发表了《论隐私权》的文章,在文章中首次提出了隐私权的概念。

经过一百多年的发展,隐私权成为现代法治社会的一项重要权利,各个国家也纷纷建立隐私权保护制度。目前,我国《宪法》所确立的保护公民人身权的基本原则和《民法通则》中所规定的条款中,隐私权尚未成为我国法律体系中一项独立的人格权。2005 年 8 月 28 日,立法机关修正《妇女权益保障法》,在第四十二条规定:妇女的名誉权、荣誉权、隐私权、肖像权等人格权受法律保护。该条文规定的是妇女的人身权利,却是我国法律第一次规定隐私权是具体人格权。

(二) 患者隐私权简介

1. 患者隐私的定义 患者隐私是患者在医疗机构接受医疗服务时,因诊疗服务需要而被医疗机构及相关人员合法获悉,但不得非法泄露的个人秘密。具体表现为患者有权要求对自己的病情、家庭史、接触史、身体隐私部位、异常生理特征等进行保密,医疗人员不得将这些信息公开。

2. 患者隐私权的定义 患者隐私权是患者在医疗机构接受医疗服务时涉及患者自身,因诊疗服务需要而被医疗机构及医务人员获悉,不愿他人非法侵扰、知悉、收集、利用和公开的一种权利。

3. 患者隐私保护的内容 由于医疗行业的特殊性,医务人员常在问诊时涉及患者个人病史、家族病史,查体时接触或暴露患者的身体乃至隐秘部位等。在医疗领域,患者的隐私包括个人基本信息(如姓名、家庭地址、出生日期、入出院日期、电话号码,电子邮件地址、病历号、身份证号码等)以及健康状况、所患疾病、病史、家族病史、治疗费用等信息。患者隐私保护主要包括以下几个方面。

(1) 患者的私人信息不被非法知悉、披露和利用。

(2) 患者的私人空间不被非法侵扰。

(3) 患者的私人活动不被他人非法干涉。

三、信息安全标准概况

(一) 信息安全标准的定义

信息安全标准是由一个公认的机构制定和批准有关信息安全的文件,对信息安全活动或信息安全活动的结果制定了规则或特殊值,可以供共同和反复使用,目的是在预定领域内获得最佳秩序。

从制定机构来看,信息安全领域的标准主要分为国际标准、国家标准、行业标准和地方标准。国际标准是由国际标准组织通过并公开发布的标准;国家标准是由国家标准机构通过并公开发布的标准;行业标准是某个行业范围内统一的标准,一般由行业标准归口部门统一管理。地方标准又称区域标准,一般由省、自治区、直辖市标准化行政主管部门制定[2]。

(二) 国外信息安全标准介绍

迄今为止,若干全球性或者区域性组织已制定了大量的信息安全标准。下面是一些被世界各国广泛认同和使用的标准。

1. ISO 27001 标准　1995 年 5 月,英国标准协会(British Standards Institute,BSI)制定信息安全管理标准(BS 7799),关注信息的可用性、机密性和完整性。BS 7799 分为两个部分,即 BS 7799-1《信息安全管理实施规则》和 BS 7799-2《信息安全管理体系规范》。第一部分是基础指导性文件,对信息安全管理给出建议,开发人员在内部实施和维护信息安全时作为参考文档使用;第二部分详细说明了建立、实施和维护信息安全管理体系(Information Security Management System,ISMS)的要求,同时也规范了不同组织依照具体需要实施安全控制措施的要求。

2000 年 12 月,国际标准化组织(ISO)将 BS 7799-1:1999 采纳为国际标准,即 ISO/IEC17799。2002 年 9 月 5 日,BS 7799-2:2002 引入了 PDCA(Plan-Do-Check-Act)的过程管理模式。2005 年,BS 7799-2:2002 被 ISO 所采纳,于同年 10 月正式发布 ISO/IEC 27001:2005,目前最新版本为 ISO 27001:2013,ISO 27001 成为世界上应用最广泛、典型的信息安全管理标准。

国际标准化组织和国际电工委员会(IEC)成立了一个联合技术委员会(JTC1),SC27 是 JTC1 中专门从事信息安全通用方法及技术标准化工作的分技术委员会,ISO/IEC JTC1/SC27 是专门从事信息安全标准化工作的国际组织。ISO/IEC 信息技术委员会安全技术分委员会第五工作组(JTC1/SC27/WG5)自 2005 年成立以来,以身份管理和隐私保护标准为研究对象,开展了多项该领域中基础、框架性标准的制定工作。目前,大部分标准已具有较为成熟的研究成果。

ISO 27001 信息安全管理体系的认证证书有效期是三年,期间每年要接受发证机构的监督审核(也称为年检或年审),三年证书到期后,要接受认证机构的再认证(也称为复评或换证)。

2. GDPR　2018 年 5 月 25 日,欧洲联盟出台《通用数据保护条例》(General Data Protection Regulation,GDPR),GDPR 的前身是欧盟在 1995 年制定的《计算机数据保护法》。该条例的适用范围极为广泛,任何收集、传输、保留或处理涉及欧盟所有成员国内的个人信息的机构组织均受该条例的约束。

GDPR 规定,涉及以下一种或一种以上类别的个人数据视为敏感数据:①种族或民族;②政治观点;③宗教/哲学信仰;④工会成员身份;⑤涉及健康、性生活或性取向的数据;⑥基因数据;⑦经处理可识别特定个人的生物识别数据。一般处理照片不被认为是处理个人敏感数据,仅在通过特定技术方法对照片进行处理,使其能够识别或认证特定自然人时,照片才被认为是生物识别数据。

GDPR 明文规定了用户的"被遗忘权",即用户个人可以要求责任方删除关于自己的数据记录。企业不能使用模糊、难以理解的语言或冗长的隐私政策从用户处获取数据使用许可。网站经营者必须事先向客户说明会自动记录客户的搜索和购物记录,并获得用户的同意,否则按"未告知记录用户行为"作违法处理。对违法企业的罚金最高可达 2 000 万欧元(约 1.5 亿元人民币)或者其全球营业额的 4%,以高者为准。

(三) 我国信息安全标准化工作概述

我国信息安全标准化工作开始于 20 世纪 80 年代,1985 我国发布了第一个信息安全标准,是关于数据加密方面的。2002 年 4 月,经国家标准化管理委员会批准,成立全国信息安全标准化技术委员会(简称"信安标委",TC260)。信安标委负责信息安全国家标准的计划项目立项、组织制定、送审和报批工作,包括安全技术、安全机制、安全服务、安全管理、安全评估等领域的标准化技术工作。这些年来,信安标委在充分借鉴和吸收国际先进信息安全技术标准化成果和认真梳理我国信息安全标准的基础上,有步骤、有计划地进行信息安全标准的制定工作,初步形成了我国的信息安全标准体系。

我国信安标委下设七个工作组,分别负责信息安全相关领域的标准化工作。第一工作组(WG1)主要负责标准体系和整体协调;第二工作组(WG2)主要负责制定涉密方面的标准;第三工作组(WG3)主要负责密码技术相关标准;第四工作组(WG4)主要负责技术与机制标准;第五工作组(WG5)主要负责测试评估标准;第六工作组(WG6)主要负责通信安全标准;第七工作组(WG7)主要负责信息安全管理标准。这七个工作组基本涵盖了信息安全相关的主要领域。全国信息安全标准化技术委员会组织结构如图 15-1 所示。

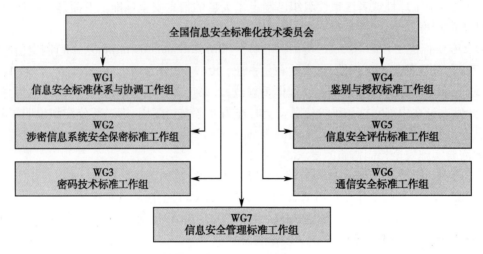

图 15-1　全国信息安全标准化技术委员会组织结构

第二节　医疗健康信息隐私保护安全标准

随着信息系统的广泛应用,医疗机构对信息系统的依赖不断加深,不可避免地带来患者个人医疗健康信息隐私保护问题。要实现医疗机构信息系统的安全 CIA 三要素,需要通过各种手段来保护个人医疗健康隐私信息不被他人非法知悉、采集、侵扰和利用。

一、美国医疗健康信息隐私保护安全标准

1996 年,美国颁布《健康保险可携带和责任法案》(Health Insurance Portability and Accountability Act,HIPAA),是美国医改历史上里程碑式的法案。该法案针对医疗信息化中的交易规则、医疗服务机构的识别、从业人员的识别、医疗信息安全、医疗隐私、健康计划识别、患者识别等问题给出了详细的法律规定,以保护医疗数据安全和患者隐私权。HIPAA 成为医疗机构在隐私保护方面的行动指南。鉴于美国在信息技术领域的领先地位,HIPAA 在全球被广泛借鉴使用。

(一) HIPAA 的发展历史

HIPAA 起源于 1991 年,美国卫生部(United States Department of Health and Human Services,HHS)组建电子数据交换研究组(The Workgroup on Electronic Data Interchange,WEDI)研究电子数据的交换问题。1992 年,WEDI 提交了一份关于医疗保险电子数据交换标准化的研究报告,并于 1993 年发表。

1996 年,医疗保险改革法案(HIPAA)正式颁布。HIPAA 的提出,旨在改革健康医疗产业、降低费用和负担、简化管理过程、增强个人健康信息的隐私保护。HIPAA 相当于美国健康卫生领域的基础大法,也是美国隐私权保护在医疗行业的专门法。

2000 年 8 月,美国卫生部公布 HIPAA 的第一批标准和实施指南。2000 年 12 月,美国卫生部公布了个人健康信息的隐私保护标准和实施指南,此后美国卫生部根据社会评论进行修订,修正案于 2003 年 8 月生效[3]。

2009 年,美国卫生部更新了 HIPAA,将美国复苏与再投资法案 ARRA(American Recovery and Rein-vestment Act)与改善经济和临床健康的医疗信息技术法案(Health Information Technology for Economic and Clinic Health Act,HITECH)相结合。拓展对电子病历(Electronic Health Records,EHR)的使用,详细解释了对隐私保护的安全规则,同时增加了强制实施的内容,该法案于 2010 年 2 月生效。

2013 年 1 月,HIPAA 经历了一次大规模修订,美国卫生部发布了 HIPAA 综合法案(HIPAA OmnibusRule),法案将 HITECH 和 2008 年发布的反基因歧视法案(Generic Information Nondiscrimination Act of 2008,GINA)进行了融合,修改了 HITECH 法案的大部分隐私规定和安全规定以及反基因歧视法案的有关规定,进一步扩大了受管辖对象,增加了受管辖对象的商业伙伴(business associated,BA)及转包商(subcontractors)的责任和义务,增加了更多详细的指导细节,修改了隐私、安全、数据泄露告知和执行规则等。修订后的法案对违反隐私的行为处罚更加严厉,法规的适用范围更加广泛[4]。

（二）HIPAA 的安全体系

HIPAA 与所有涉及健康相关的医疗、保险和个人都有直接关系。法案主要分为五个主题,合并为两大组成部分,分别是行政简化管理(Administrative Simplification)和保险改革(Insurance Reform)。这两个部分分别对应了 HIPAA 的两个关键要求,前者对应责任(Accountability),后者对应可携带(Portability)。通常意义上的 HIPAA,是指的管理责任这部分内容。HIPAA 主要体系结构如图 15-2 所示。

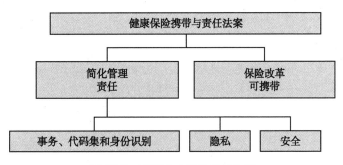

图 15-2 HIPAA 主要体系结构图

（三）HIPAA 的有关规定

1. 受保护的健康信息 2002 年,美国卫生部修改了个人医疗信息隐私政策,明确了医疗实体禁止使用和披露个人受保护健康信息(Protected Health Information,PHI),要求受保护的内容包括口头信息、纸质信息、录音信息、电子信息(传真、电子邮件等)。电子的个人受保护的健康信息(ePHI)具体是以下 18 个元素:①患者姓名;②家庭地址;③日期(生日、死亡日期、入院日期、出院日期);④电话号码;⑤传真号码;⑥电子邮件地址;⑦社会保险号;⑧病历号;⑨健康计划受益人;⑩银行账号;⑪证书/许可证号;⑫患者驾驶的车辆或其他驾驶牌照;⑬设备识别码和序列号;⑭网页网址;⑮IP 地址;⑯手指指纹或声纹信息;⑰患者照片;⑱任何能识别个人信息的特征。

2. HIPAA 适用的实体 HIPAA 适用于四种不同类型的实体:医疗服务提供方、医疗保险公司、医疗清算公司以及业务合作伙伴。保证劳动者在转换工作时,其健康保险及各类健康信息可以随之转移。规定患者的病历记录等个人隐私信息的范畴,明确隐私信息的使用范围,保证患者隐私安全。

3. HIPAA 的披露分类 HIPAA 把对患者医疗信息的使用和披露实质上划分为三种类型。

（1）无须经本人同意或授权的使用和披露:允许对患者本人和以治疗、支付以及以公共利益为目的的个人卫生信息的使用和披露。

（2）患者表示不拒绝的使用和披露:这种使用和披露通常列明在隐私通知惯例(privacy practice notice,PPN)中,患者不明确表示拒绝,即视为同意使用和披露,或者在患者丧失能力及紧急情况下,医疗机构根据自己的职业判断,这种使用和披露符合患者的最大利益,如果患者没有明确反对使用或披露,则也可以使用和披露信息。

（3）不得从事信息的使用和披露:在未经患者或其代表同意的情况下,禁止其他目的的个人健康信息的使用和披露。

4. HIPAA 的安全机制分类 HIPAA 的安全标准机制分四类,以保护信息系统的保密性、一致性和可用性。

（1）管理流程建立和落实安全策略。

（2）物理防护保护计算机系统实体以及相关的环境和设备免受自然灾害或人为破坏。

（3）技术安全服务对数据访问的保护和监控。

（4）技术安全机制在网络中保护信息和限制数据访问的机制。

5. HIPAA 的违规处罚　2013 年,HIPAA 进行了最大一次修订,修订后的法案明确表明,故意获取或者违法公布、揭露受保护医疗信息的将被处以 5 万美元的罚款和最高 1 年的监禁。如果故意偷窃并出于商业用途、个人利益或恶意伤害等目的,对于受保护医疗信息进行交易、倒卖或利用,违反者将会面临高达 25 万美金的罚款和 10 年监禁。民事侵害的罚款从每年 5 万美元开始,最高罚款 150 万美元。

近年来为进行有效管理,国际上已开展了诸多基于身份信息作出决策的数据处理系统以及隐私保护问题研究并发布了相关标准,如 ISO/IEC 24760 系列标准《信息技术 安全技术 身份识别管理框架》、ISO/IEC 29100《信息技术 安全技术 隐私框架》、ISO/IEC 29190《信息技术 安全技术 隐私能力评估模型》等。除美国之外,欧盟、日本等也陆续出台了保护个人信息、数据或针对健康数据的有关法律和法规。

二、我国医疗健康信息隐私保护安全政策

（一）医疗健康信息隐私保护的法律规范

1.《关于贯彻执行〈中华人民共和国民法通则〉若干问题的意见(试行)》　1988 年 1 月,施行《关于贯彻执行〈中华人民共和国民法通则〉若干问题的意见(试行)》,其中规定:以书面、口头等形式宣扬他人的隐私,或捏造事实公然丑化他人人格,以及用侮辱、诽谤等方式损害他人名誉,造成一定影响的,应当认定为侵害公民名誉权的行为。

2.《基于健康档案的区域卫生信息平台建设指南(试行)》　2009 年 5 月,原国家卫生部发布《基于健康档案的区域卫生信息平台建设指南(试行)》,其中规定:在医疗机构推广电子病历时,针对隐私保护的需求,在数据调阅时需要满足安全的要求。

3.《中华人民共和国侵权责任法》　2010 年 7 月,施行《中华人民共和国侵权责任法》。在关于个人信息保护条款中,首次将医疗行业的患者隐私保护单独提出,明确规定医疗机构及其医务人员应当对患者的隐私进行保密。泄露患者隐私或者未经患者同意公开其病历资料,造成患者损害的,应当承担侵权责任。

4.《国家健康医疗大数据标准、安全和服务管理办法(试行)》　2018 年 7 月,国家卫生健康委发布了《国家健康医疗大数据标准、安全和服务管理办法(试行)》,旨在保障公民知情权、使用权和个人隐私的基础上,根据国家战略安全和人民群众生命安全需要,促进健康医疗大数据的规范管理和开发利用。

（二）电子健康记录隐私保护政策

随着远程医疗、双向转诊等便民就医方式的推广,电子病历从封闭的局域网走向公共网络进行信息交换。如何在这个开放的过程中更好地保护患者隐私,我国通过隐私权保护、个人信息保护等相关立法实现对电子健康记录隐私进行保护,同时也建议利用电子认证技术保护个人健康档案,采用诸如身份认证、角色授权、责任认定、电子签名和数字时间戳等技术手段来实现对患者电子病历隐私的保护。生物特征识别、云计算、大数据等技术的融合发展,极大地丰富了电子认证的内涵,促进了电子认证在医疗领域的应用,推动电子认证从 1.0 时代走向电子认证 2.0 时代[5]。

1. 电子认证的相关概念　电子认证是以电子认证证书(又称数字证书)为核心的加密技术,它以公共密钥基础架构(Public Key Infrastructure,PKI)技术为基础,对网络上传输的信息进行加密、解密、数字签名和数字验证,确保网上传递信息的保密性、完整性和不可否认性,保证系统应用的安全。广义上,电子认证包括计算机口令、生物笔迹辨别、指纹识别、眼虹膜透视辨别、面纹识别等技术。目前,采用 PKI 的认证是解决电子病历安全隐患最成熟、最有效的技术。

2005 年 4 月 1 日《中华人民共和国电子签名法》实施,正式确立了电子签名的法律效力,即使用合法的电子认证机构签发的数字证书进行电子签名,与书面签名或盖章具有同等的法律地位。

2. 电子认证的相关政策与规范 原国家卫生计生委非常重视卫生系统信息化建设的安全问题,先后颁布了《卫生系统电子认证服务管理办法(试行)》《电子病历基本规范(试行)》《电子病历系统功能规范》《卫生行业信息安全等级保护工作的指导意见》《基于健康档案的区域卫生信息平台建设指南(试行)》等文件和规范,对卫生信息系统电子认证数字证书的应用提出了明确要求。

(三) 健康医疗大数据安全标准

健康医疗大数据包括个人健康医疗数据以及由个人健康医疗数据加工处理之后得到的健康医疗相关数据。健康医疗数据安全事关患者生命安全、个人信息安全、社会公共利益和国家安全,为了更好地保护健康医疗数据安全,规范和推动健康医疗数据的融合共享、开放应用,促进健康医疗事业发展,需要特别关注健康医疗数据安全。

2015 年 9 月,国务院发布《促进大数据发展行动纲要》,要求"完善法规制度和标准体系"和"推进大数据产业标准体系建设"。2016 年 12 月,国家互联网信息办公室发布《国家网络空间安全战略》,提出要实施国家大数据战略,建立大数据安全管理制度,支持大数据、云计算等新一代信息技术创新和应用,为保障国家网络安全夯实产业基础。

全国人大常委会和工信部、公安部等部门为加快大数据安全保障体系建设,相继出台了《加强网络信息保护的决定》《电信和互联同用户个人信息保护规定》等法规和部门规章制度。与此同时,还发布了国家和行业的网络个人信息保护相关标准,开展了以数据安全为重点的网络安全防护检查。2019 年 5 月发布了 GB/T 25070-2019《信息安全技术 网络安全等级保护安全设计技术要求》,对大数据设计提出了具体技术要求。

第三节 网络安全等级保护标准

为适应移动互联、云计算、大数据、物联网和工业控制等新技术、新应用情况下信息安全等级保护工作的开展,需对如 GB/T 22239-2008 等信息安全标准进行完善,针对新技术、新应用领域提出扩展的安全要求。当前,等级保护制度已成为新时期国家网络安全的基本国策和基本制度。

一、网络安全等级保护概述

在网络威胁常态化的今天,等级保护标准体系框架并非一成不变,它随着信息技术的发展和国际标准的不断完善而进行更新和充实,从而保证标准的实用性。

(一) 等级保护 1.0 基本情况

我国的等级保护工作是有序推进的。20 世纪 80 年代,在计算机信息系统安全保护研究的基础上,1994 年国务院发布《中华人民共和国计算机信息系统安全保护条例》(国务院令第 147 号);1999 年发布《计算机信息系统安全保护等级划分准则》强制性标准;2003 年中办发布《国家信息化领导小组关于加强信息安全保障工作的意见》(中办发〔2003〕27 号)要求"抓紧建立信息安全等级保护制度";近年来国家有关部委多次联合发文,明确国家重点工程的验收要求必须通过信息安全等级保护的测评和验收。

我国于 1999 年发布的国家标准 GB 17859《计算机信息安全保护等级划分准则》,成为建立安全等级保护制度、实施安全等级管理的重要基础性标准。GB 17859 的核心思想是对信息系统,特别是对业务应用系统安全分等级,按标准进行建设、管理和监督。已发布 GB/T22239、GB/T22240、GB/T20270、GB/T20271、GB/T20272 等配套标准 10 余个,涵盖了定级指南、基本要求、实施指南、测评要求等方面。

(二) 等级保护 2.0 基本情况

2014 年全国信安标委下达对等级保护 1.0 的定级指南、基本要求、实施指南、测评过程指南、测评要求、设计技术要求等标准进行修订和完善的任务,以满足新形势下等级保护工作的需要。

其中 GB/T 22239-2019《信息安全技术 网络安全安全等级保护基本要求》、GB/T 25070-2019《信息安全技术 网络安全等级保护安全设计技术要求》《信息安全技术 网络安全等级保护测评要求》于 2019 年 5 月 10 日发布,2019 年 12 月 1 日开始实施。当前网络安全等级保护 2.0 的主要标准有:网络安全等级保护条例(总要求/上位文件)、计算机信息系统安全保护等级划分准则(GB 17859-1999)(上位标准)、网络安全等级保护实施指南(GB/T25058)(正在修订)、网络安全等级保护定级指南(GB/T22240)(正在修订)、网络安全等级保护基本要求(GB/T22239-2019)、网络安全等级保护设计技术要求(GB/T25070-2019)、网络安全等级保护测评要求(GB/T28448-2019)、网络安全等级保护测评过程指南(GB/T28449-2018)[6]。

(三) 等级保护 2.0 与等级保护 1.0 的区别

1. 标准名称的变化　从名称上来看,原信息安全等级保护标准叫作"信息安全等级保护制度",现在 2.0 叫作"网络安全等级保护制度",与《中华人民共和国网络安全法》中的相关法律条文保持一致,使等级保护上升到了网络空间安全层面。网络安全是通过采取必要措施,防范对网络的攻击、侵入、干扰、破坏和非法使用以及意外事故,使网络处于稳定、可靠的运行状态,以及保障网络数据的完整性、保密性、可用性的能力[7]。

2. 对象范围扩大　名称的改变意味着等级保护的对象全面升级。除了包含之前的计算机信息系统,现保护对象包括网络基础设施(广电网、电信网、专用通信网络等)、云计算平台/系统、大数据平台/系统、物联网、工业控制系统、采用移动互联技术的系统等。

等级保护 2.0 标准在 1.0 标准的基础上注重全方位主动防御、安全可信、动态感知和全面审计,实现了对传统信息系统、基础信息网络、云计算、大数据、物联网、移动互联和工业控制信息系统等保护对象的全覆盖。等级保护 2.0 标准体系结构如图 15-3 所示。

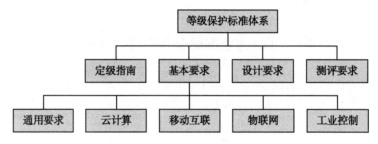

图 15-3　等级保护 2.0 标准体系结构

3. 定级方式的改变　等级保护 1.0 的"自主定级、自主保护"原则变成了等级保护 2.0 以国家行政机关持续监督的"明确等级、增强保护、常态监督"方式。更重要的是,对关键信息基础设施还做了"定级原则上不低于三级"的指导。

4. 分类结构统一　等级保护 2.0 基于"基本要求、设计要求和测评要求"分类框架统一要求,形成了"安全通信网络""安全区域边界""安全计算环境"和"安全管理中心"支持下的"一个中心三重防护"体系架构。

5. 分类结构的变化　等级保护 2.0 中控制措施分类结构分别为以下两个大类。

(1) 技术部分:安全物理环境、安全通信网络、安全区域边界、安全计算环境、安全管理中心。

(2) 管理部分:安全管理制度、安全管理机构、安全管理人员、安全建设管理、安全运维管理。

6. 强化可信计算　等级保护 2.0 强化了可信计算技术使用的要求,把可信验证列入各个级别,并逐级提出各个环节的主要可信验证要求。

二、网络安全等级保护实施

以网络安全等级保护为基准,是当前构建网络安全体系架构的重要建设思路,积极落实网络安全等级保护制度,才能满足相关法律的合规性要求,提升整体网络的综合安全防护能力,保障医疗网络、数据和业务的安全。

(一) 等级保护 2.0 分级

根据网络在国家安全、经济建设、社会生活中的重要程度,以及其一旦遭到破坏、丧失功能或者数据被篡改、泄露、丢失、损毁后,对国家安全、社会秩序、公共利益以及相关公民、法人和其他组织的合法权益的危害程度等因素,由低到高分为五个安全保护等级。

1. 第一级　应能够防护免受来自个人的、拥有很少资源的威胁源发起的恶意攻击、一般的自然灾难,以及其他相当危害程度的威胁所造成的关键资源损害,在自身遭到损害后能够恢复部分功能。

2. 第二级　应能够防护免受来自外部小型组织的、拥有少量资源的威胁源发起的恶意攻击、一般的自然灾难,以及其他相当危害程度的威胁所造成的重要资源损害,能够发现重要的安全漏洞和处置安全事件,在自身遭到损害后能够在一段时间内恢复部分功能。

3. 第三级　应能够在统一安全策略下防护免受来自外部有组织的团体、拥有较为丰富资源的威胁源发起的恶意攻击、较为严重的自然灾难,以及其他相当危害程度的威胁所造成的主要资源损害,能够及时发现、监测攻击行为和安全事件,在自身遭到损害后,能够迅速恢复所有功能。

4. 第四级　应能够在统一安全策略下防护免受来自国家级别的、敌对组织的、拥有丰富资源的威胁源发起的恶意攻击、严重的自然灾难,以及其他相当危害程度的威胁所造成的资源损害,能够及时发现、监测发现攻击行为和安全事件,在自身遭到损害后能够迅速恢复所有功能。

5. 第五级　略。

（二）等级保护 2.0 可信安全设计

网络安全建设不是网络安全产品数量的堆叠,需要在抵御网络安全风险上投放资源和建设能力,合理规划、合理建设。从整体安全体系建设的角度,网络安全的建设与信息化建设同步进行。做到四个"W"的建设(who+what+where+when),即"谁"+"做了什么、改了什么、拿了什么"+"拿到哪里去了"+"拿的时间",确保信息在存储、传输、使用的过程中不被损坏、盗窃,保证信息的保密性、完整性、可用性,使信息在可控的范围内,被可信的人按照可预知的操作使用,同时操作可追溯、不可抵赖,达到非授权用户进不来、拿不走、看不懂、改不了、跑不掉的目的。等级保护 2.0 标准要求全面使用安全可信的产品和服务来保障关键基础设施安全,从技术和管理方面进行可信安全设计[8]。

1. 主动免疫可信计算　科学技术层面,由分层被动防护发展到科学安全框架下的主动免疫安全可信防护体系。主动免疫可信计算是指计算运算的同时进行安全防护,以密码为基因实施身份识别、状态度量、保密存储等功能,及时识别"自己"和"非己"成分,从而破坏与排斥进入机体的有害物质,相当于为网络信息系统培育了免疫能力。所有计算节点都应基于可信根实现开机到操作系统启动,再到应用程序启动的可信验证,并在应用程序的关键执行环节对其执行环境进行可信验证,主动抵御入侵行为,并将验证结果形成审计纪录,送到管理中心。

2. 可信可控可管

（1）可信:针对计算资源(软硬件)构建保护环境,以可信计算为基础,层层扩充,对计算资源进行保护,确保系统服务安全。

（2）可控:针对信息资源(数据及应用)构建业务流程控制链,以访问控制为核心,实行主体(用户)按策略规则访问客体(信息资源),确保业务信息安全。

（3）可管:保证资源安全必须实行科学管理,强调最小权限管理,高等级系统实行"三权分立"管理体制,不许设超级用户。

通过可信计算环境、可信安全边界、可信通信网络与可信安全管理中心建设,保障信息安全。

第四节　健康医疗云安全标准

随着云时代的到来,医疗机构陆续采用云计算技术进行信息化建设,产生了健康医疗云。针对个人信息在网络空间的不断扩展问题,隐私保护成为信息安全面临的新课题。越来越多的标准组织开始着手制定云计算及安全标准,以求增强互操作性和安全性,减少重复投资,目前我国已在云计算安全标准方面取得了一定进展[9]。我国等级保护 2.0 的云计算安全扩展要求章节针对云计算的特点提出特殊保护要求,主要增加的内容包括:基础设施的位置、虚拟化安全保护、镜像和快照保护、云服务商选择和云计算环境管理等方面。

一、云计算功能框架及安全技术设计框架

根据我国云计算生态系统中技术和产品、服务和应用等关键环节，以及贯穿于整个生态系统的云安全，结合国内外云计算发展趋势，构建云计算功能架构和云计算等级保护安全技术设计框架。

（一）云计算功能架构

云计算功能架构包括云用户层、云访问层、云服务层、云资源层、硬件设施层和云管理层（跨层功能）[10]，如图 15-4 所示。

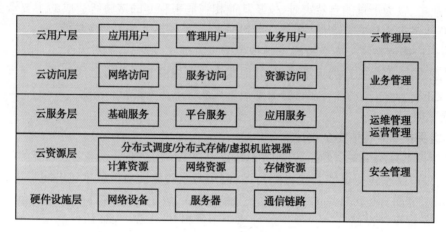

图 15-4 云计算功能架构

1. 云用户层 指访问云计算平台的各类用户，包括云服务提供者和云服务使用者，是云服务与租户或云用户的交互界面。例如云服务使用者对云资源的管理、对云服务的监控、云服务使用者向云服务提供者追加或减少云资源的订购等。

2. 云访问层 主要面向云服务提供者、云服务使用者提供访问和管理，包括网络通信访问、面向云服务提供者和使用者的服务访问以及面向最终用户的应用访问等。基于访问层，云服务使用者可以实现对云服务的自动或手动访问。云访问层访问云服务的方式有基于浏览器的方式、基于远程通信的方式。访问层的重要功能是实现安全控制，主要包括授权、访问特定服务的请求、安全加固和完整性校验、通信协议管控等。

3. 云服务层 主要是面向用户提供虚拟机等基础服务、平台服务和应用服务，也可分为网络服务、弹性计算服务、云存储服务以及面向用户的应用服务。主要的服务包括但不局限于负载均衡、虚拟主机、对象存储服务、分布式数据库与大数据计算服务等。

4. 云资源层 包括网络资源、计算资源和存储资源等的资源池，并实现资源管理、任务调度和服务管理等方面功能。

5. 硬件设施层 主要包括计算存储设备、网络设备和安全设备等硬件设备及硬件设备的运行环境等。

6. 云管理层 主要是跨层访问功能的集合，包括对云服务的业务管理、云平台及云服务的运维运营管理，以及对云平台系统和服务的安全管理。业务管理主要包括产品目录、账户管理、计费等；安全管理主要包括认证管理、授权管理、审计管理等；运维运营管理主要包括服务策略管理、服务水平协议等。

（二）云计算安全防护技术设计框架

依据等级保护 2.0"一个中心三重防护"的设计思想，结合云计算功能分层和云计算安全特点，构建云计算安全防护技术设计框架，如图 15-5 所示。

1. 通信网络安全 用户通过安全的通信网络，以网络直接访问、API 接口访问和 Web 服务访问等方式安全地访问云服务商提供的安全计算环境。

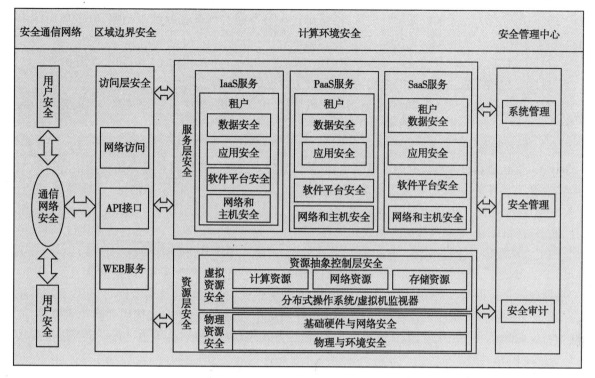

图 15-5　云计算安全防护技术设计框架

2. 区域边界安全　区域边界安全设计除了互联网边界、第三方边界、不同物理区域的边界安全防护外,增加了虚拟网络区域边界、虚拟机与宿主机之间的区域边界等防护安全要求。安全通信网络在物理通信网络基础上增加了虚拟网络通信的安全保护要求。

3. 安全计算环境　包括资源层安全和服务层安全。其中,资源层分为物理资源和虚拟资源,需要明确物理资源安全设计技术要求和虚拟资源安全设计要求。服务层是对云服务商所提供服务的实现,包含实现服务所需的软件组件,根据服务模式不同,云服务商和云服务客户承担的安全责任不同。服务层安全设计明确云服务商控制的资源范围内的安全设计技术要求,并且云服务商可以通过提供安全接口和安全服务为云服务客户提供安全技术和安全防护能力。

4. 安全管理中心　云计算环境的系统管理、安全管理和安全审计由安全管理中心统一管控,结合本框架对不同等级的云计算环境进行安全技术设计,同时通过服务层安全支持对不同等级云服务客户端(业务系统)进行安全设计。安全管理中心高等级增加了对云计算安全态势的预测、预判能力的要求以及运维地域的限定要求。

二、云计算的患者隐私安全保护技术

在云计算中,网络是虚拟的网络,主机是虚拟机,过去安全面对的是物理服务器或网络设备,和现在云安全的技术要求有了很大的差异。医疗健康云平台中患者的大数据蕴藏巨大的价值和利益,隐私保护、数据安全以及数据的完整性成为我国云计算在医疗行业发展中需要解决的关键问题。对患者而言,个人健康信息属于敏感信息,在储存、使用和共享等方面有着严格的隐私安全要求。在健康医疗云信息化建设中,为保护患者隐私,需要采用数据脱敏的安全技术。

(一)敏感信息安全保密要求

首先定义敏感信息,如患者信息、电子病历、诊断信息,处方信息中的医生、药品信息等,然后制定敏感信息安全保密要求和相应的安全措施。敏感信息安全保密要求如下。

1. 通过对敏感信息设置关键项数据,进行加密存储,防止患者隐私信息集中泄露或进行批量统计的行为。

2. 建立独立于数据库系统的安全权限体系,进行权限精细控制。

3. 使与医疗行为无关的数据库管理员、网络维护人员不能看到患者的健康档案、电子病历等个人信息,以及药品、处方等相关诊疗信息。

4. 对区域数据中心涉及的统计分析等应用系统设置相应的访问权限,无法访问个人隐私信息。

5. 对医疗机构端前置机上传的数据,授予其密文数据的写操作权限。

6. 对区域医疗数据接入系统,开放适当的患者信息、电子病历、诊疗信息等关键数据的查询访问权限,使远程医疗、区域协作就医业务能正常执行。

(二) 数据脱敏

HIPAA 禁止泄露患者可识别的健康信息,但是没有禁止合法的机构将患者保密健康信息以外的信息提供给第三方共享。所以,除去患者个人敏感信息(如患者真实姓名、家庭地址、详细邮编、患者生日/入出院日期/死亡日期、电话和传真号码、电子邮件地址、病历号、健康计划受益人、身份证号码、银行账号、证书/许可证号、患者驾驶的车辆或其他驾驶牌照、网页网址、IP 地址、手指指纹或声纹信息、患者照片、病史及治疗信息、财务信息、雇主信息、驾照号码、网络的用户 ID 和密码等保密信息)以外的信息,可以用于学习交流、研究使用。如果通过披露信息能推测出患者本人的概率很低,则被认为是合法的。

数据脱敏是指根据数据保护规范和脱敏策略,对业务数据中的敏感信息实施自动变形,实现对敏感信息的隐藏。例如将病案号进行脱敏,但使用患者年龄等个人信息、治疗方式代码和药物名称等,能追溯这个特定的病案号甚至患者,那么需要将年龄、治疗方式代码和药物名称等也进行一定程度的脱敏处理,防止患者隐私泄露。

数据脱敏的内涵是借助数据脱敏技术,屏蔽敏感信息,并使屏蔽的信息保留其原始数据格式和属性,确保应用程序可在使用脱敏数据的开发与测试过程中正常运行。脱敏算法的设计与数据应用的场景紧密相关,在设计脱敏算法时要考虑的因素主要包括以下两个方面。

1. 脱敏后保持数据业务属性,取值范围合理。脱敏后保留数据业务属性和可用价值,仍可作为生产数据使用。数据中的姓名、地址、日期等在脱敏后需要保持可读性。脱敏后数据要能正确通过有效性验证,如身份证号的校验码和出生日期区间,取值范围要合理。脱敏后保持数据完整性,保留数据字段原格式、长度不变。如对手机号码进行脱敏,脱敏完成后仍为 11 位手机号码,并且已经不是真实的手机号码[11]。

2. 脱敏可逆性 脱敏后的数据可以恢复成原始业务数据。随着大数据分析应用的逐步开展,业务部门经常需要将脱敏后的数据还原成原始业务数据,以便开展下一步工作。

第五节 移动医疗互联安全标准

一、移动互联安全概述

为适应移动互联新技术、新应用情况下信息安全等级保护工作的开展,在分析移动互联系统面临的安全威胁的基础上,等级保护 2.0 中的移动互联安全扩展要求章节针对移动互联的特点提出特殊保护要求,主要增加的内容包括无线接入点的物理位置、移动终端管控、移动应用管控、移动应用软件采购和移动应用软件开发等方面。

(一) 移动互联系统安全防护架构

移动互联系统采用移动互联技术,以移动应用为主要发布形式,用户通过移动终端,采用无线接入的方式访问业务系统。对移动互联系统进行安全区域划分,形成纵深防御的安全防护架构[8]。

1. 一体化设计原则 从系统整体出发,综合考虑各安全域的需求,进行安全域划分。

2. 安全需求一致原则 将面临相同或类似安全风险的资产划分在同一安全域,方便设定一致的安全策略。

3. 区域边界清晰原则 设定清晰的安全区域边界,明确区域边界安全策略。

4. 多重保护原则 建立多重保护机制,各保护机制相互补充,当一层保护被攻破时,其他层的保护仍可确保信息系统的安全。

(二) 移动互联技术等级保护对象

移动互联技术等级保护对象中,移动终端可以远程通过运营商基站或公共 WiFi 接入等级保护对象,也可以在本地通过本地无线接入设备接入等级保护对象。系统通过移动管理系统的服务端软件向客户端软件发送移动设备管理、移动应用管理和移动内容管理策略,并由客户端软件执行实现系统的安全管理。

(三) 移动互联技术等级保护对象保护要素

移动互联技术等级保护对象三个关键要素:移动终端、移动应用和无线网络。采用移动互联技术等级保护对象的安全防护主要针对三个关键要素在物理和环境安全、网络和通信安全、设备和计算安全、应用和数据安全四个技术层面进行扩展。

(四) 移动互联技术等级保护对象定级

采用移动互联技术的等级保护对象应作为一个整体对象定级,移动终端、移动应用和无线网络等要素不单独定级,与采用移动互联技术等级保护对象的应用环境和应用对象一起定级。

二、移动互联技术的等级保护

采用移动互联技术等级保护对象的安全防护重点针对移动终端、移动应用和无线网络在物理和环境安全、网络和通信安全、设备和计算安全、应用和数据安全四个技术层面进行扩展。同时,为加强移动互联的安全管理,在安全管理策略与制度、安全管理机构和人员、安全建设管理、安全运维管理四个管理层面进行扩展[8]。移动互联系统安全防护参考架构如图 15-6 所示。

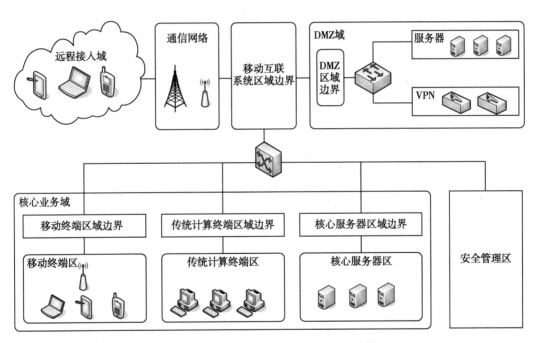

图 15-6 移动互联系统安全防护参考架构

(一) 移动应用安全防护

核心业务域是移动互联应用的核心区域,该区域由移动终端、传统计算终端和服务器构成,完成对移动互联应用业务的处理、维护等。核心业务域重点保障该域内服务器、计算终端和移动终端的操作系统安全、应用安全、网络通信安全、设备接入安全。

DMZ 域是移动互联系统的对外服务区域,部署对外服务的服务器及应用,如 Web 服务器、数据库服务器等,该区域和互联网相连,来自互联网的访问请求必须经过该区域中转才能访问核心业务域。DMZ 域重点保障服务器操作系统及应用安全。

（二） 无线网络安全防护

远程办公域接入移动互联系统的网络链路，通信网络设备通过对通信双方进行可信鉴别验证，建立安全通道，实施传输数据密码保护，确保其在传输中不会被窃听、篡改和破坏。配置 VPN 加密机，对安全接入的移动用户进行身份鉴别的策略，对负载访问请求的数据流实施访问控制的策略，对数据源进行保密性保护、完整性校验的策略，保证接入用户的合法和可信任性，从而保证业务数据流在网络边界的安全传输。

针对无线网络安全接入与安全传输的问题，在 2.0 标准中提出了对无线网络设备安全接入、入侵防范、通信传输等方面的安全要求。例如：能够检测、记录、定位非授权无线接入设备；能够检测到无线接入设备的 SSID 广播、WPS 等高风险功能的开启状态；在无线通信传输中对敏感字段或整个报文进行加密。

（三） 移动终端安全防护

移动终端的安全主要对移动终端的安全环境、应用安装管控、终端自身安全进行要求。例如：将移动终端处理访问不同等级保护对象进行应用级隔离；具有软件白名单功能，能根据白名单控制应用软件安装、运行；移动终端接受等级保护对象移动终端管理服务端的设备生命周期管理、设备远程控制、设备安全管控。

（四） 移动互联安全管理

在安全管理方面，建立移动互联安全管理制度，对移动终端实施安全控制和管理。设置移动互联安全管理员，明确管理职责。加强终端设备管理，在移动终端设备丢失后进行远程数据擦除。在系统建设前根据信息系统的安全保护等级进行移动互联安全方案设计，并纳入系统总体方案设计。

第六节　智能医疗物联网体系安全防护策略

物联网（Internet of Things，IOT）是将感知节点设备（含 RFID）通过互联网等网络连接起来构成的一个应用系统，它融合了信息系统和物理世界实体，是虚拟世界与现实世界的结合。"物联网应作为一个整体对象定级"，是等级保护标准中对物联网系统强调定级的整体性要求。等级保护 2.0 中的物联网安全扩展要求章节，主要增加的内容包括感知节点的物理防护、感知节点设备安全、感知网关节点设备安全、感知节点的管理和数据融合处理等方面。

一、物联网安全体系结构

智能医疗物联网的感知层、网络层和应用层是一个整体，因此要进行安全体系化建设。从物联网的网络端和云端出发，建立端、管、云的安全防护体系，从技术和管理两个角度进行重点安全防护，建立智能医疗物联网安全体系结构[8]。智能医疗物联网安全体系结构如图 15-7 所示。

二、感知层安全建设

智能医疗物联网中感知层主要涉及的感知节点为：传感器节点、RFID 标签、近距离无线通信终端、移动通信终端、有源 RFID、摄像头等。感知节点主要的脆弱性表现在感知节点一般所处环境恶劣、无人值守，容易受破、坏或丢失，节点随意布放，上层网络难以获得节点位置信息。

（一） 物理环境安全

等级保护 2.0 标准主要针对感知节点设备和网关节点设备提出安全要求，新增感知节点设备（包括 RFID 标签）、网关节点设备（包括 RFID 读写器）的物理环境安全两个控制点。在标准中提出了对感知节点设备和网关节点设备的物理环境、安装条件、供电能力等方面的安全要求。

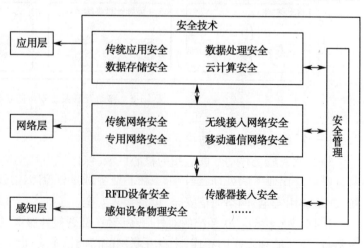

图 15-7　智能医疗物联网安全体系结构

（二）计算环境安全

计算环境安全层面新增了感知节

点设备（包括 RFID 标签）和网关节点设备（包括 RFID 读写器）两个方面的安全要求。对于感知节点设备主要提出了身份标识的安全要求。对于网关节点设备提出了对合法连接设备进行标识与鉴别、过滤非法节点发送数据的安全要求。

1. 接入安全 接入安全是物联网最紧迫的安全需求。接入安全需要考虑接入方式协议本身的安全性和接入机制的安全性。

终端接入网络层的传统接入方式分为有线设备的接入和无线设备的接入。其中无线设备的接入协议本身就存在安全问题。如 WiFi 存在网络资源易被占用且认证机制简单，易被主动攻击的问题；蓝牙存在不同设备使用相同密钥，极易被伪装入侵的问题；ZigBee 存在未预置共享密钥的节点采用明文方式传输，信息极易被截获的问题。

接入机制目前常见的安全措施是口令认证机制和上一代的 SIM 卡认证机制。在物联网中，设备需要更为安全、严谨的接入方案，可以识别认证设备本身以确保接入安全。

2. 感知终端安全 感知终端安全指终端本身的安全，包括：①终端本身的硬件、操作系统及软件安全；②终端本身的传输协议安全；③业务运行安全；④终端数据安全。

（1）非法入侵防范：终端设置强口令，定期更换；终端出厂后安全检查。

（2）恶意代码防范：终端设备安装病毒防护软件；建立专门用于物联网的恶意代码监测，识别恶意代码并进行告警和拦截处置。

（3）电磁干扰抑制：信号干扰对于医疗健康敏感信息的准确获取以及医疗设备的正常运行等都具有很大影响。我们可从两方面对医疗物联网的抗干扰性提出要求：①降低物联网设备对外电磁干扰，即要求物联网设备对周边产生的电磁干扰必须低于某一极限值，从而满足常规医疗电子设备的安全性需求；②提高医疗物联网设备自身的电磁敏感度，保证物联网设备在复杂电磁环境下具有足够抗电磁干扰的能力，维持自身正常运行。

三、网络层安全建设

智能医疗物联网中的网络层是连接感知层和应用层的信息传递网络，包括移动通信网、互联网、行业专网及形成的融合网络。网络层的安全目标是在保证传输系统稳定可靠的前提下，保证感知数据在传输过程中的机密性、完整性、真实性以及数据所属者的隐私。等级保护 2.0 标准增加了接入控制、感知节点访问控制和异构网安全接入等方面的安全要求，其安全措施主要考虑以下几个方面。

（一）接入安全

构建与移动通信网、互联网、广电网相融合的网络安全体系结构；建立有效的物联网接入安全机制；设计实现有效的安全路由协议；避免和克服针对传输层的各种攻击。具体可采用加密、认证（点到点或端到端）、访问控制等安全技术。根据业务的归属分类考虑是否需要进行业务层的认证，加强网络传输层的跨域认证和跨网认证。

（二）防范 DDoS 攻击

城域网出口检测异常流量，进行流量清洗骨干网部署 DDoS 防御系统可防止国际和网间的攻击。低功耗广域网（low-power wide-area network，LPWAN）技术将逐步占据主要市场，成为物联网网络传输层的主流产品，其安全技术将直接影响到物联网网络传输层的数据保护。

（三）密钥管理

在所有的安全机制中，密钥是系统安全的基础，是网络安全及信息安全保护的关键。物联网中密钥管理方案的设计，既要能够适应复杂的传感器网络环境，又要能够便于网络运营商控制管理网络。数据加密传输，应做到数据被抓包窃取后在数据有效期内不被破解。

（四）安全路由协议

由于物联网中路由既跨越了基于 IP 地址的互联网，又跨越了基于标识的移动通信网和传感器网络，需要考虑多网融合的路由问题，还要顾及传感器网络的路由问题。对于多网融合，可以考虑基于 IP 地址的统一路由体系；对传感器网络，由于其节点的资源非常有限，抗攻击能力很弱，设计的路由算法要具有一定的抗攻击性,不仅实现可靠路由,更要注重路由的安全性。

四、应用层安全建设

应用层的安全主要涉及加工后应用数据的安全传输、安全存储、安全访问及用户隐私的保护。

(一) 主机和云主机安全

主机和云主机的传统安全需求如物理安全、环境安全、管理安全等是指面对地震、火灾等事故和雷、静电的防护需求。主机和云主机的安全需求核心是授权管理,重点是供应商、各模块及人员部署隔离、用户认证授权等。包括供应商无权访问客户的数据;系统、数据、网络、管理、部署和人员等方面全面部署隔离手段;增强用户认证授权相关管理。

(二) 操作系统安全

操作系统的安全需求是操作系统本身可以达到一定的安全级别,至少应当满足:①操作系统登录身份验证;②设定用户的权限,资源访问受限,只允许授权用户访问授权内容;③操作系统对用户的访问和操作是控制的,计算资源不能非法的存取用户数据;④用户身份识别验证,确保用户的合法性;⑤系统运行安全;⑥系统自身安全、完整。

(三) 应用系统安全

应用系统的安全需要在可信操作系统的环境下,完善应用层的访问控制机制。应用系统的安全需求是有安全的运行环境,包括可信的安全硬件环境、安全的操作系统及驱动和建立在硬件和操作系统之上的安全应用。

(四) 数据的安全和隐私保护

信息安全的核心需求是数据保护,包括:①数据的存储安全和隐私保护;②数据的安全隔离,只允许经过用户、平台、应用等授权的业务发生信息的交互;③信息访问身份认证、加密数据本身的认证、信息访问及交互的授权等;④在数据智能化处理的基础上加强数据库访问控制策略;⑤当不同用户访问同一数据时,应根据其安全级别或身份限制其权限和操作,有效保证数据的安全性和隐私保护;⑥加强不同应用场景的认证机制和加密机制;⑦海量数据的安全解密机制。

新技术的快速发展,既为信息安全提供了技术手段,也对信息安全的标准提出了新的要求。信息安全只有达到高标准、高质量,才能满足安全动态发展的需要。因为防范工作不是一劳永逸的,因此安全标准不能一成不变,必须随着科学技术的不断发展,制定新标准,或对现有的标准不断进行更新、完善和提高,才能在"云大物移智"的大背景下,保障医疗行业患者隐私和信息系统的安全,保证医疗卫生信息化建设持续、稳定、健康发展。

(杨 眉)

参 考 文 献

[1] 那旭,李亚子,代涛.国外个人健康信息安全与隐私保护法制建设及启示[J].中国数字医学,2014,9(10):60-62.

[2] 李留英.信息安全标准研制进展[J].数字图书馆论坛,2014(2):2-6.

[3] 马骋宇.美国健康信息隐私保护立法剖析及对我国的启示[J].医学信息学杂志,2014,35(2):2-5.

[4] 舒婷."互联网+"时代的患者隐私保护[J].中国数字医学,2016,11(5):41-43.

[5] 荆继武.电子认证走向2.0时代[J].信息安全研究,2017(6):573-576.

[6] 马力.网络安全等级保护2.0主要标准介绍[R].北京:公安部第三研究所,第一研究所,2019.

[7] 全国信息安全标准化技术委员会.信息安全技术 网络安全等级保护基本要求:GB/T 22239-2019[S].北京:中国标准出版社,2019.

[8] 沈昌祥.重启可信革命,夯实网络安全等级保护基础[R].北京:公安部第三研究所,第一研究所,2019.

[9] 李欣,厚佳琪.网络安全等级保护工作的创新发展[J].中国信息安全,2018(8):33-34.

[10] 全国信息安全标准化技术委员会.信息安全技术 网络安全等级保护安全设计技术要求:GB/T 25070-2019[S].北京:中国标准出版社,2019.

[11] 刘明辉,张尼,张云勇.云环境下的敏感数据保护技术研究[J].电信科学,2014(11):2-8.

第十六章 信息传输与交换标准

本章介绍了信息传输与交换的基本概念、理论基础和相关规范,包括数据传输与交换框架、消息传递与控制规范以及网络服务基础。阐述了卫生信息平台与信息集成交互的原理、集成规范、以平台为中心的服务交互,以及简要地介绍了基于医疗卫生信息平台的信息交互规范。详细讲解了医疗卫生领域的主数据注册和共享交互、医疗健康文档的注册与交互、通知与发布信息交互、基于 ESB/HSB 的服务集成与业务协同规范,以及与交互信息安全相交的交互规范的基本内容。

本章参考、引用了国际信息技术及医疗卫生领域权威、通行的信息传输与交换相关标准文献、国家卫生行业标准。本章的内容是医疗健康信息共享与互操作的基础,是实现医疗卫生应用与信息集成、业务协同的参考。

第一节 信息传输与交换

信息传输与交换是相互独立的应用系统或软件单元,在分布式网络环境或异构数据环境实现不同位置、平台和结构的数据以一种统一的交换格式相互传递,以便进行跨系统、跨技术的数据解析、集成和处理,为异构系统间的互操作和业务协同提供条件。医疗卫生信息的传输和交换是实现不同医疗卫生机构间、医疗机构内不同信息系统或软件单元间的信息共享与交互的基础。基于区域卫生信息平台或医院信息平台的信息交互是医疗卫生信息交互的重要方式。

一、数据传输与交互框架

（一）数据传输分层模型
数据传输是通过一定的媒介或者载体,使信息资源在提供者与接收者之间传递的过程。传输与网络条件、信息形式和时效性有关[1]。信息传输过程中不改变信息内容,不包括对信息具体内容的解析和处理。信息的载体形态包括文本、声音、图像、数据等,传送者和接收者对载体有共同解释。信息传输应实现应用程序普遍关注的消息传递基础设施的功能特征,如可靠的消息传递、交互安全、寻址等,以及逻辑设备,如网关和桥接,关注发送方和接收方之间消息通讯。

在开放系统互联(OSI)参考模型中,信息的传输分为 1 至 7 层,分别是:物理层、数据链路层、网络层、传输层、会话层、表示层和应用层。第 1 层到第 3 层属于 OSI 参考模型的低三层,负责创建网络通信连接的链路;第 5 层到第 7 层为 OSI 参考模型的高三层,具体负责端到端的数据通信;第 4 层负责高低层的连接。每层完成一定的功能,每层都直接为其上层提供服务,并且所有层次都互相支持,而网络通信则可以自上而下(在发送端)或者自下而上(在接收端)双向进行。对应于 OSI 参考模型,TCP/IP 分层模型定义了对应的分层结构(图 16-1)[2],其应用层对应于 OSI 参考模型的应用层、表示层及会话层。

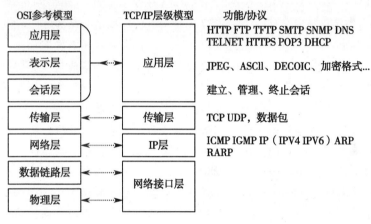

图 16-1　OSI 与 TCP/IP 参考模型

(二) 应用层信息交互框架

OSI 参考模型及 TCP/IP 层级模型,其传输层及以下层次主要解决了物理互联及通用的数据通讯问题。应用层信息传输,主要通过网络服务向使用者应用程序提供有意义的信息服务。应用层的内容主要取决于应用的需要。对于医疗卫生信息的应用,应用层主要包括医疗卫生信息服务提供者与消费者之间的信息通讯,可通过 SOAP 协议、RESTful、ebXML、IHE、HL7、DICOM、卫生信息交互规范在内的卫生信息传输交换标准提供具有医疗卫生语义的交互。主要通讯内容包括居民健康档案、电子病历、临床业务信息、医疗管理信息、医学影像及流媒体信息等。

位于应用层的医疗卫生应用程序,通过应用接口层消息传递适配器及应用级传输协议,与消息传输层实现消息传递,信息交互框架见图 16-2。

应用层包括一个至多个产生和使用医疗卫生业务消息的应用实体。它们理解医疗卫生消息模型,通过消息结构与相关语义的识别实现消息交互。参与交互的应用实体应实现各自的发送与接收责任,包括交互的触发决策、接收者的选择、接收验证与消息处理及反馈等。

应用接口层负责按照应用程序和医疗业务环境指定的规则传递医疗卫生消息。在引用 OSI 参考模型时,应用接口层对应于会话层、表示层和应用层。它包括消息适配器及应用级传输协议。消息适配器负责底层消息传递协议的配置和创建消息传递协议信封,实现来自应用层的主接口和应用级消息传输协议间的适配。消息传递适配器提供了应用程序和消息传输基础层中包含的消息传输协议之间的隔离,使得医疗卫生应用消息规范独立于消息传输技术。此外,应用接口层和消息传输层之间的分离提供了应用层协议和网络传输之间的隔离。

(三) 消息传递机制

信息传输交互是信息的发出和接收过程。传输发送方(应用程序)发送初始传输。传输接收方(另一个应用程序)或消息桥接器执行是否接收的消息验证,并在发送方需要接收方确认的情况下,返回接

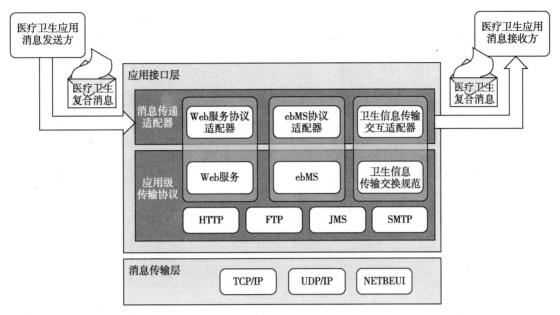

图 16-2　卫生信息数据交互框架

收确认消息。如果是约定了接收方应答职责的交互,则接收方应依约生成并发送规定的响应消息。响应的时间和传输方法取决于发送方提供的初始传输设置。在考虑传输模式时,时间(如立即与延迟)和交付方法(如批处理、排队/轮询、基于消息传输)都是无关的,如图 16-3 所示。

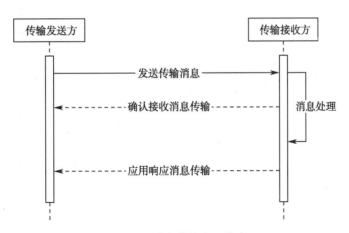

图 16-3　消息传输交互模式

　　符合规范的医疗卫生信息,如 HL7 消息、健康档案或电子病历共享文档在发送方及传输接收方之间传递,需在支持标准化的消息传递应用接口的条件下实现,应用接口通过消息传递适配器与应用层的传输协议对接,传递过程需要附加消息传递与行为控制相关的封装消息,形成复合消息。图 16-4 显示了医疗卫生复合消息在到达目的地的途中所经过的抽象层。

　　当消息在不同的层之间传递时,将依据不同层的通信协议封包或解包并执行相应层的消息规则,应用程序生成医疗卫生复合消息,并通过指定的规则进行序列化。当应用程序将消息传递给消息传递适配器时,将向消息添加适当的元数据来配置应用接口层,包括消息传递协议的源、目的地的配置、特定交互所需的交互安全约定等。Web 服务消息传递适配器将进一步为消息生成适当的 SOAP 信封,并将其传递给使用消息传递协议来促进和控制消息传输的源。当消息到达目的地时,会发生相反的过程,目的地将消息传递给具有接收消息权限的消息传递适配器。Web 服务消息传递适配器将解包 SOAP 信封、头信息,以及适当的元数据,并最终以符合医疗卫生信息标准,应用程序可识别的格式交付给应用层消息接收者。医疗卫生交互规范进一步将应用层的消息抽象出应用交互服务,或行为控制,包结构如图 16-5 所示。

273

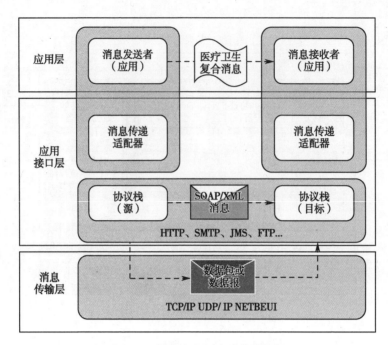

图 16-4　消息在各层中的传递路径

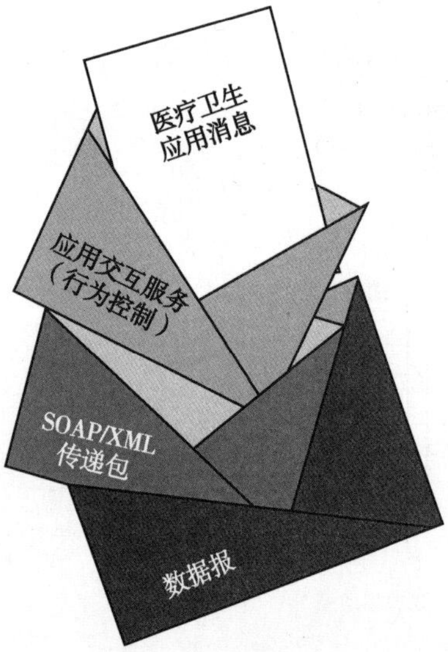

应用交互行为控制包中包含消息交互管理相关的元数据,用来传输系统之间进行协作需要的逻辑状态、命令或应答要求。

二、消息传递与控制规范

(一) 消息结构与定义

信息结构与定义是实现医疗卫生语义互联基础。所有的信息在信息传输和交互层面,仅是未被解包的数据,只有当数据的接收者解析了所传输的数据,这些数据才成为信息,并将进一步得到应用。信息是由信息的基本符号单元依据一定的信息模型有序构成的。

基于标准的信息内容包括对数据元素的标准化,以及消息结构的标准化,使信息从发送方的送出到接收方的接收都能得到无歧义的解析与应用。信息内容可通过 XML、JSON 或其他格式进行定义。

图 16-5　消息包结构

1. XML 格式　XML 是一种用于定义其他特定领域有关语义的、结构化的标记语言,这些标记语言将文档分成许多部件并对这些部件加以标识。XML 文档可通过文档类型定义(DTD)和 XML Schema 进行定义和验证。XML 能够更精确地声明内容,方便跨越多种平台更有意义地搜索结果。它提供了一种描述结构数据的格式,简化了网络中数据交换和表示,使得代码、数据和表示分离,并作为数据交换的标准格式。ebXML、ISO 健康信息协调交换数据类型(Harmonized data types for information interchange)[3]、HL7 V3 消息、HL7 CDA 文档、WS 电子病历共享文档、WS 健康档案共享文档均采用了 XML 进行结构化定义。

2. JSON 格式　JSON 格式是一种轻量级的数据交换格式,它基于 ECMAScript 的一个子集。JSON 采用完全独立于语言的文本格式,但是也使用了类似于 C 语言家族的习惯(包括 C、C++、C#、Java、JavaScript、Perl、Python 等)。这些特性使 JSON 成为理想的数据交换语言。易于人阅读和编写,同时也易于机器解析和生成。HL7 FHIR 标准采用了 JSON 及 XML 兼容的方式定义医疗信息内容结构。

3. HL7 2.x 以及其他格式　实际上,信息可以采集经共同商定的任何格式对信息内容进行标准化

定义。HL7 2.* 采用了竖线分隔符"|"以及"^"等符号,分隔定义信息内容。以下是 HL7 2.* 采用的信息内容结构化分隔符(表 16-1)。

表 16-1　HL7 2.* 采用的信息内容结构化分隔符

段结束符	<CR>回车符	子成分分隔符	&
字段分隔符	|(hex 0D)	循环分隔符	~
成分分隔符	^	换码符	\

消息格式示例。

MSH|^~\&|MESA_ADT|DOMAIN1_ADMITTING|MESA_XREF|HOSPITAL|200310011100||ADT^
A01^ADT_A01|10511102|P|2.3.1|||||||||

(二)　ebXML 消息封装传输机制

电子商务可扩展置标语言(ebXML)是一组支持模块化电子商务框架的规范,是 UN/CEFACT 和 OASIS 共同倡导、全球参与开发和使用的规范。ebXML 标准技术规范为电子商务定义了一个基础架构,通过这个架构,可以建立协调一致的、有极强互操作能力的电子商务的服务和组件,在全球电子商务市场中无缝集成。ebXML 传输规范支持可靠的消息传递、加密、身份验证和数字签名,支持通过各种低级传输(如 HTTP、SMTP、TCP/IP 和 MLLP 等)交换消息[4]。ebXML 的消息结构如图 16-6 所示。

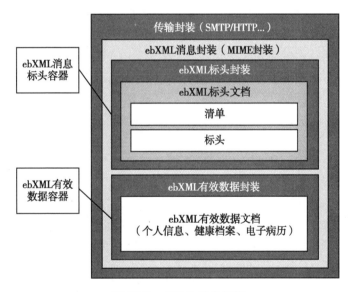

图 16-6　ebXML 消息结构

HL7 也定义了基于 ebXML 的传输规范,应用 ebXML 消息包装器在消息处理接口或 ebXML 消息服务处理程序之间提供安全、灵活的消息传输交换[5]。在 IHE-ITI 中,通过应用电子商务注册服务及注册信息模型(ebRS/ebRIM)相关协议建立文档注册与共享机制。如在文档存储查询中文档消费者通过对预存的存储查询的调用获取引用对象或完成对象。

(三)　HL7 数据传输规范

1. HL7 抽象传输规范(abstract transport specification, ATS)　描述了 HL7 应用程序普遍感兴趣的消息传递基础设施的功能特征,如可靠的消息传递、交互保证、寻址等,以及逻辑设备,如网关和桥梁,它们参与发送方和接收方之间复合消息的移动。它旨在为符合 HL7 的网络或其中的网络定义抽象消息传递基础结构概念、规则和机制[6]。

2. HL7 最小底层协议(minimum lower layer protocol, MLLP)　目的是提供一个最小化的开放系统互联(OSI)会话层框架协议和一个最小化的可靠传输协议。如果安全性是一个问题,则必须在 MLLP 之上分层附加协议或技术来实现这些目标[7]。

3. HL7 ebXML 传输规范(transport specification-ebXML Using ebMs)　应用 ebXML 消息包装器,为交换 HL7 消息和其他内容提供安全、灵活的传输。规范描述了 ebXML 消息服务标准在 HL7 信息传输中的特定实现[5]。

（四）HL7 消息传递基础结构

1. 消息控制行为基础结构(message control act infrastructure,MCAI)　涵盖 HL7 复合消息中消息触发事件控制行为的替代结构。其复合消息的详细信息,由消息传递基础设施定义。触发事件控制行为描述与数据传输相关的受控行为管理信息,即发生在消息主体上的操作信息。触发事件控制行为包含关于消息的触发器事件的详细信息,如谁、何时、何地和为什么触发相关事件。

2. 消息传递基础结构(transmission infrastructure)　HL7 通过传输包装域模型(transmission wrapper domain model)将 RIM 的消息控制部分包装并分组到通信层、非查询事件、查询事件来创建。所有 HL7 消息的最外层是传输包装器。它以 Message 为根,标识消息的发送方和接收方以及正在通信的特定类型的消息。通过触发事件控制行为的链接携带医疗领域内容,该链接在消息控制行为基础结构中进行了描述。HL7 消息被认为是在逻辑应用程序之间发送传递的[8]。

3. 主文件注册基础结构(registry infrastructure)　主文件注册包括对信息交互角色、行为的注册,注册域包含支持主文件和注册中心所需的类和属性,通过提供触发器事件控制行为来实现。主文件基础结构提供了一个专门的控制行为包装器,用于主文件类型交互。主文件基础结构表示维护与其关联的已注册主题的注册信息的行为。该主题可以是一个行为(act)或一个角色(role),包括基于角色的主题,如人员、患者、从业者和设备,以及基于行为的主题,如实验室检查定义、处方和药物协议定义等。

4. 查询基础结构(query infrastructure)　指定信息查询的形成和对这些查询的响应,以满足使用 HL7 V3 消息传递标准的医疗保健应用程序的需求。HL7 V3 的查询由一个通用框架支持,用于表示基于 HL7 标准应用程序所使用的公共查询,或由医疗信息管理领域中的一个有效用例指定的新查询。HL7 标准的目的是促进异构应用程序之间的交互。查询基础结构提供了构造查询/响应消息的一般方法。应用这些方法可为特定的功能域的开发特定的查询/响应消息。

三、网络服务基础

（一）面向服务架构与 Web 服务

面向服务架构(SOA)是一种粗粒度、松耦合的服务架构,服务之间通过简单、精确定义接口进行通讯,不涉及底层编程接口和通讯模型。SOA 可以根据需求通过网络对离散的应用组件进行分布式部署、组合和使用,服务层是 SOA 的基础。Web 服务是面向服务架构的主要服务提供形式,通过 SOAP 协议及 HTTP 协议,使用 XML 消息进行远程调用,从而实现分布式的服务交互。SOA 服务具有平台独立的自我描述 XML 文档。WSDL 用于描述服务的定义。SOA 服务通过注册表(Registry)的目录列表(Directory Listing)进行维护。应用程序在注册表(Registry)寻找并调用某项服务。服务的注册与查找可采用 UUDI、LDAP 协议或其他方式。

（二）简单对象访问协议

简单对象访问协议(SOAP)是交换数据的一种协议规范,是一种轻量的、简单的、基于 XML 的协议,它被设计成在 Web 上交换结构化的和固化的信息。SOAP 是一种基于类对象的传输协议。SOAP 封装(envelop)定义了一个框架,描述消息中的内容是什么、是谁发送的、谁应当接收并处理它以及如何处理它们;SOAP 编码规则定义了一种序列化机制,用于表示应用程序需要使用的数据类型的实例;SOAP RPC(RPC representation)定义了一个协定,用于表示远程过程调用和应答;SOAP 绑定(binding)定义了 SOAP 使用哪种协议交换信息,包括 HTTP、SMTP、MIME 协议。

（三）具像状态转移模式

具像状态转移模式(REST)是一组架构约束条件和原则。满足这些约束条件和原则的应用程序或设计就是 RESTful。但 REST 是设计风格而不是标准,REST 通常基于使用 HTTP、URI、XML 以及 HTML 这些现有的广泛流行的协议和标准。REST 定义了一组体系架构原则,设计者可以根据这些原则设计以系统资源为中心的 Web 服务,包括使用不同语言编写的客户端如何通过 HTTP 处理和传输资源状态。REST 发展很快,目前已成为最主要的 Web 服务设计模式,在 HL7 FHIR 中,REST 格式被推荐应用。

FHIR 被设计成一个接口规范——它指定了医疗保健应用程序之间交换数据的内容,以及交换是如何实现和管理的。RESTful API 是系统间数据交换的方法之一。RESTful API 是一个 C/S 结构的应用程序接口,其设计遵循基于 REST 风格的创建(create)、读取(read)、更新(update)和删除(delete)操作设计原则,以及搜索(search)和执行(execute)操作支持。RESTful API 是一个通用接口,可用于在系统之间推拉数据,同时还支持异步使用和图形查询(GraphQL)[9]。

第二节　卫生信息平台与信息集成交互

一、医疗卫生信息集成

(一) 卫生信息集成

在医院或其他医疗卫生机构内部以及医疗卫生机构之间存在众多的业务应用系统,为了使医疗应用系统之间更好地信息共享,须要通过信息交互以装载和协调的方式提高已有内容标准之间的协同使用水平来满足特殊临床需要,以便为患者或健康服务对象提供更好的服务。这些内容标准包括 HL7 消息、电子病历与健康档案共享文档、医学影像等信息。通过医疗健康信息集成与交互,消除信息壁垒,重要的医疗信息可以在科室内部和各科室之间无缝连接,不同开发商提供的异构系统可以相互引用患者的医疗信息,这些异构系统或信息平台分别充当信息的发送方和信息的接收方,目的是提供及应用来自不同系统的数据信息,以实现跨系统、跨领域的信息共享和业务协同。

(二) 信息集成的规范化

医疗卫生信息十分多样,集成类型也很多。主要包括个人(患者)信息的共享集成、医疗术语信息的共享集成以及对个人分布在不同应用的就诊信息、检查检验信息、医嘱处方、用药信息、费用结算信息、医保信息等相关业务信息的集成共享等。信息集成的关键在于对包括医疗卫生术语、个人信息、医疗机构、卫生从业人员的共同理解,这类共享数据被称为主数据。首先,应实现对这些数据的统一标识,或进行交叉匹配,使得共享数据在不同的系统内具有共同的解析。其次,应实现以健康档案及电子病历为核心的业务数据的相互查询、调阅和引用。以在不同的业务中建立一致化的业务视图。采用信息平台统一数据存储,建立系统之间、系统与平台之间的互操作机制是实现信息集成的有效手段。

(三) IHE-ITI 集成范式

IHE IT 基础架构技术框架(ITI)为医疗信息集成提供了一系列的信息交互范式。这些范式通过角色(actor)与交易(transaction)进行定义。角色是指作为信息发送方或接收方的信息系统或信息功能模块,角色可以产生、管理或处理医疗卫生信息或操作信息。交易是指角色之间依据规定的标准进行的信息交换。按照 IHE 框架建立的系统能够使临床信息流连贯,减少错误的发生并提高效率。IHE 强化了不同科室之间的信息连接,使机构运行起来就像一个整体,提供更好的临床服务[10]。

二、以平台为中心的服务交互

信息平台是指应用软件可复用的基础服务构件。平台通过提供信息服务(Web Service)实现系统间的交互。其他应用软件通过接入平台并应用平台提供的服务实现完整的业务实现。在 SOA 结构中,服务是一个具有定义良好接口和契约的应用程序功能单元,或称服务组件。通过这些服务之间的接口和契约可以将具有不同技术与不同部署环境的应用程序联系起来。包括区域卫生信息平台、医院协同平台、医院卫生信息平台的医疗健康信息平台,通过服务实现医疗卫生信息的集成,支持医疗卫生机构之间,或医疗卫生机构内部不同业务领域之间信息的共享与交互,并通过服务的交互实现不同领域间的业务协同。

医疗卫生信息平台主要分为基础设施层、信息资源层、平台服务层、平台应用层。平台及应用在层与层之间基于各层所提供的服务,通过消息的传输与交换实现信息交互,安全与服务管理提供数据与网络安全保障。平台及消息传输结构见图16-7。

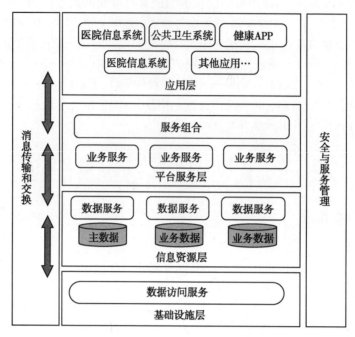

图 16-7　平台架构与消息传输交换

（一）基础设施层

基础设施层(infrastructure layer)是平台的支撑,提供数据访问服务,负责数据的传输。访问服务实现底层数据的通信传输能力,使用通用标准接口定义整合信息资源的各种访问服务,如不同类型的适配器以及专用的 API 等。

（二）信息资源层

信息资源层(resource layer)是信息存储库的提供者,负责数据服务的提供。数据服务支持把异构的、孤立的企业数据转变成集成的、双向的、可重复使用的信息资源。文档资源库是信息资源库的重要组成,负责向平台服务层或简单文档用户存取文档集。所谓简单用户,主要指信息用户与存储层之间仅存在信息的存与取,而不涉及具体的业务。

（三）平台服务层

平台服务层(platform layer)主要提供简单或集成的业务逻辑服务,用于支持复合的业务处理需求。在区域卫生信息平台中,文档采集、文档管理、文档调阅、业务协同等服务主要在业务服务层体现。服务的集成通过对下层的数据服务、业务服务的编制和编排来实现,通过定义流程、编排规则实现快速搭建新的业务应用系统的目的。

服务间的消息交换和消息传输贯穿各个服务层。消息交换和传输可以采用 ESB。服务间的消息交换需要基于通用的交换标准和行业交换标准。消息传输层可以提供通用的传输协议支持,如 HTTP、HTTPS、SMTP、JMS、FTP 等。同时,服务间的消息交互应注重安全管理和控制,安全服务贯穿各个服务层。支持认证和授权、不可否认和机密性、安全标准等[11,12]。

医疗卫生信息平台提供包括个人、机构、医务人员、术语在内的主数据服务以及包括健康档案与电子病历在内的业务数据交互服务。应用软件可作为信息源通过平台的数据服务,向平台提供数据;也可以作为信息用户通过平台的数据服务,向平台检索和获取数据。

三、医疗卫生信息平台交互规范

标准化的服务接口与交互信息是实现医疗卫生信息互联互通的基础,但未能表达信息在何时,由谁发起互操作、由谁接收与使用、在何种场景及条件下实现业务交互。因此,还需要对互联互通的语用环境进行清楚的表达。医疗卫生信息平台应对信息交互过程的角色、交易、触发条件、交互流程、交互的信息进行定义。

(一) 区域卫生信息平台交互规范

区域卫生信息平台交互规范是规范区域卫生信息平台(或称全民健康信息平台)与公共卫生服务机构、医疗服务机构、卫生管理机构间数据共享与协作的规范化文档,以确保健康档案数据源、健康档案用户以及健康档案数据服务提供者的数据共享与交互的规范化协作。

规范主要包括:①总则:给出交互规范应遵循的基本准则,包括消息与服务定义、数据与通用类型、通用服务处理等;②基础服务与安全:规范了时间一致性、节点验证与安全审计、基础通知服务;③主数据管理与服务:规范了居民注册、医疗卫生机构注册、医疗卫生人员注册、术语注册服务;④文档的存储、管理与共享:规范了文档存储服务、文档管理服务、文档采集服务、文档调阅服务、文档订阅发布服务;⑤公共业务服务:规范了预约挂号、双向转诊、签约服务以及提醒服务。

规范建立在 WS/T 448-2014 基于居民健康档案的区域卫生信息平台技术规范的基础上,借鉴了 IHE 医疗信息集成规范的形式,同时结合我国区域卫生的交互需求,进行简化、改造、约束和适当扩展,以适合我国卫生信息共享文档的共享与交换。规范通过交易协作图定义参与信息交互角色间的交互关系;对角色与交易间的可选性进行约束;通过序列图对交易流程进行细致的定义。同时,参照了 HL7 相关交互消息模型,定义了区域卫生信息交互模型。交互消息模型对每项请求及响应进行消息结构化定义,包括请求消息模型、响应消息模型(成功/异常)以及通知模型等,并为每个消息模型列举了 XML 的消息样例。

(二) 医院信息平台交互规范

医院信息平台中交互规范是规范医院信息平台与患者管理系统、医院内门急诊医生工作站、住院医生工作站、护士工作站、检验检查信息系统、药事信息系统、医疗管理信息、医学研究系统等其他应用软件间数据共享与协作的规范化文档,以确保电子病历及其他医疗信息数据源、医院信息用户以及医院信息数据服务提供者的数据共享与交互的规范化协作。目的是实现以电子病历为核心的医院信息标准和技术规范的实际落地,强化数据和数据集标准、电子病历共享文档规范的采标应用,实现医院内部不同领域之间、各业务科室之间的业务协同。

医院信息平台交互规范在总则部分给出了平台交互服务,消息规范借鉴 ISO/HL7 V3 消息标准,结合我国医疗卫生实际,对 HL7 V3 交互服务进行本土化约束和适当扩展,以适合和规范我国卫生环境下的卫生信息互联互通。

规范主要内容包括:①总则;②主数据管理与服务:规范了个人信息注册、医疗卫生机构注册、医疗卫生人员注册、术语注册服务;③电子病历文档的共享:规范了文档注册与查询;④平台临床医疗的公共业务服务:规范了就诊信息交互、医嘱信息交互、申请单信息交互以及预约信息服务。与区域卫生平台交互规范一致,医院信息平台交互规范也同样包括角色与交易的定义、约束,以及交易流程的规范。同时,规范明确了每个交易的请求消息模型以及响应消息模型。规范确保了电子病历以及医疗信息交互行为的正确性。医疗信息平台还应作为区域卫生平台的用户,遵循区域卫生信息平台的交互规范。在本章后续的内容中,将以区域卫生信息平台为主线介绍医疗卫生信息基于平台服务的交互。

《WS/T447-2014 基于电子病历的医院信息平台技术规范》列举了包括居民健康卡、电子病历管理系统、电子病历浏览器、智能电子病历编辑器、CPOE、区域医疗协同、管理辅助决策支持系统、临床辅助决策支持系统和患者公众服务系统等扩展应用。

第三节　主数据注册与共享交互

一、主数据管理与注册信息模型

医院及区域医疗卫生主数据主要包括个人(患者)基本信息、医疗卫生机构信息、医疗卫生人员信息以及医疗卫生术语。医疗卫生主数据管理主要是针对上述主数据的注册、管理与信息共享交互的规范。主数据管理可应用 ebXML 注册管理机制,建立注册与存储服务,应用注册表信息模型(ebRIM)注册与存储主数据信息,通过 ebRIM 检索、订阅与发布主数据消息,实现主数据的注册与共享。

注册信息模型是描述医疗卫生主数据信息元数据如何在注册管理中心进行维护和组织的概念模型。设计良好的注册表信息可以有效提高注册服务的易用性和效率。基于 ebRIM 的注册信息服务是一个通用、开放的业务模型,允许灵活的注册服务扩展以适应不同领域的需要(图 16-8)。

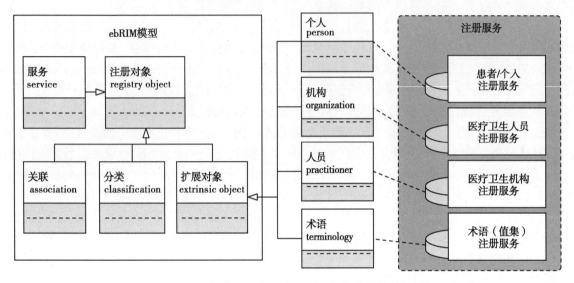

图 16-8　基于 ebRIM 模型的主数据注册机制

ebXML 注册对象(registry object)包括服务(service)、关联(association)、分类(classification)以及扩展对象(extrinsic object),医疗卫生主数据可通过扩展对象进行注册,与注册对象拥有受控的标识和注册元数据。注册管理中心负责注册对象的查询与生命周期管理,包括注册对象的提交、批准管理与删除等一系列状态。注册客户端通过服务接口进行查询、发布等操作。

二、个人(患者)信息服务

个人(患者)信息服务通过对个人标识及患者个人信息的注册与管理,提供基于平台的个人信息共享与互通。个人注册功能是医疗卫生信息平台的最重要功能,如果缺少个人注册功能,则难以实现不同的业务域之间针对同一医疗卫生服务对象的信息交互与共享,居民注册服务角色通讯见图 16-9。

个人信息服务操作提供患者身份的新增注册功能。注册服务操作将个人的基本信息注册到信息平台,由平台为个人信息分配在区域或医疗机构范围内的唯一标识,该标识将在不同机构的医疗卫生信息应用软件间进行信息交换时用以标识患者实体的全局索引(EMPI)。同时注册服务还为个人(患者)的基本信息(包括个人信息的提供者、创建时间、版本、存储地址等元数据)进行登记、管理和共享。

在个人(居民)注册服务中,交叉索引(PIX)实现不同标识域个人基本信息的交叉引用,实现多卡、多标识的兼容查询。IHE-ITI 技术框架提供的 PIX 技术范式及建立机构级患者主索引(EMPI)来解决患者身份唯一性问题。PIX 定义了对不同标识域之间患者标识符相互映射的模式,使应用程序可以用已知域的患者标识符查询同一个患者在其他域的标识符(图 16-10)。

患者交叉索引一般应用于相对独立的门诊系统、住院系统、健康体检系统或集团化医院不同的分院之间,同时也可能发生在分级诊疗的基层医疗机构与上级医院之间。

三、医疗卫生机构信息服务

医疗机构(科室)注册服务通过对医疗机构、院内各科室、病区等服务编制单位编码的管理,提供在医院范围内对各层次编制机构的共同识别,使医院内不同的信息域内具有一致化的表达。医疗卫生机构信息服务角色通讯图见图 16-11。

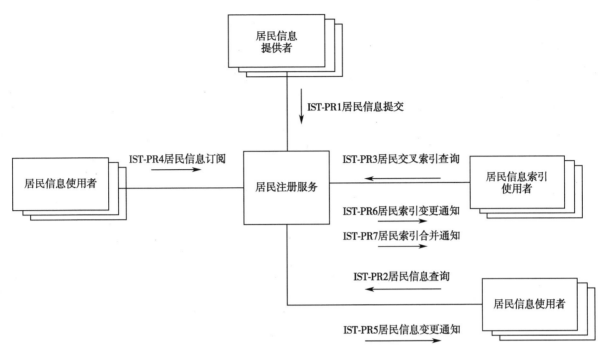

图 16-9 居民注册服务角色通讯

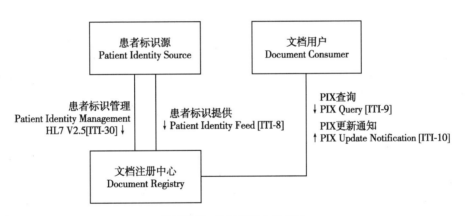

图 16-10 IHE PIX 角色通讯

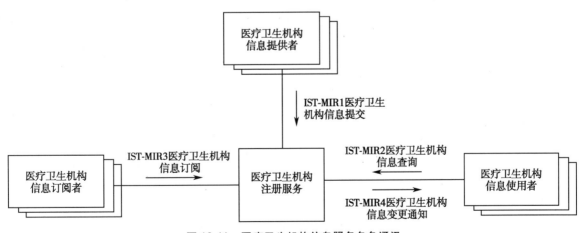

图 16-11 医疗卫生机构信息服务角色通讯

医疗机构(科室)注册服务实际上可以不提供注册服务操作,该操作可由医疗机构管理功能进行管理,但必须提供医疗机构(科室)的查询服务操作。院内不同的系统通过对医疗机构注册信息的查询,识别不同级别的科室、机构,保证医疗机构(科室)在不同的信息域内的表达是一致的。

机构信息是相互关联的表达格式,通过机构的嵌套关联,说明机构间的从属关系,如内科从属门诊部、门诊部从属医院等。

医院及院外的机构编码应提供与国家医疗机构的编码表一致的编码对应,以保证与院外其他信息系统通讯时的互联互通性。

四、医疗卫生人员信息服务

医务人员注册服务通过对医院人员编码及相关信息的管理,提供在医院范围内对医护人员、医疗相关管理人员的统一识别,使院内不同的信息域内对医务人员具有一致化的表达。医疗机构信息服务角色通讯见图 16-12。

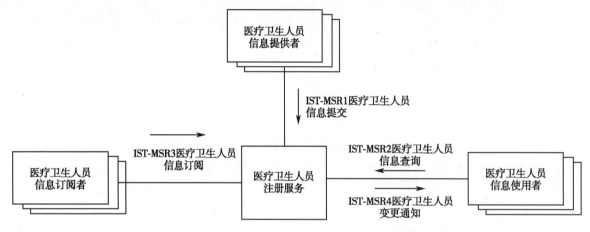

图 16-12　医疗机构信息服务角色通讯

院内不同的系统通过对医务人员注册信息的查询,识别不同身份的医务人员,主要包括医生、护士、药剂师、医技人员等,以保证在医院范围内,不同的信息系统对医务人员的身份与信息表达是一致的。

医务人员信息是相互关联的表达格式,并提供对医疗机构(科室)间的关联关系,通过信息的关联,说明人员间的管理关系,以及所在科室等相关信息。医务人员信息应提供与所在区域医务人员编码表一致的编码对应,以保证与院外其他信息系统通讯时的互联互通性。

五、术语信息服务

术语注册为在不同领域应用的消息提供了互相映射的语义互操作基础。基于开放性原则,术语注册操作提供不同词汇及代码系统的接入应用。与医务人员的注册相类似,术语的注册服务亦可不提供注册服务操作,该操作由平台的术语管理功能实现。

术语注册服务的主要操作是向不同词汇域空间的信息系统提供已编码的术语概念值集查询,以及值集映射的查询。词汇域描述表示属性值的概念空间。一个属性被用于消息之前,需要定义相关概念的代码列表,有效的概念代码列表称为一个值集(value set)。通过对值集和值集映射(Value Set Mapping)的查询,通讯双方可以分别对消息中的词汇进行编码和解码,实现基于概念的互联互通。术语注册服务角色通讯见图 16-13。

术语信息服务借鉴的标准规范包括:

（一）IHE 共享值集范式

IHE-ITI 共享值集范式(SVS)提供了一种方法,可以生产或使用临床及管理数据(如医学影像设备、实验室报告系统、基层保健信息系统或电子病历系统)医疗系统,访问由集中管理、统一命名法构建的

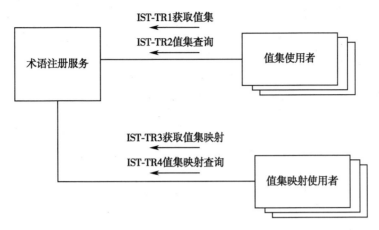

图 16-13　术语注册服务角色通讯

值集。具有特定派生值集的共享术语对于实现语义互操作性至关重要。SVS 描述了由值集使用者从值集存储库检索值集的网络交易。单个值集存储库可以被许多值集使用者访问,从而建立一个由一致的术语集和相关值集组成的域,以实现语义的统一。

（二） HL7 公用术语服务

HL7 公用术语服务(CTS)为术语的使用和管理提供了一个标准化的接口。术语提供了共享语义的原子构建块。在共享语义环境中,CTS 提供了一组模块化的、通用的、可部署的行为,这些行为可以用于管理部署在服务环境中的术语集。CTS 将通过支持对共享语义的基本元素的简单访问来促进互操作性。它还将通过其编制规范促进高质量的术语编制。

第四节　文档注册与共享交互

一、文档共享模型

医疗健康共享文档或称卫生信息共享文档,主要包括健康档案与电子病历共享文档。在跨机构、跨业务领域的医疗卫生各项业务应用信息系统之间,以及与平台存储库之间的医疗健康文档交换,包括文档的提交、存储、检索、调阅,可采用 IHE XDS 模式实现。IHE XDS.b 角色通讯见图 16-14。

XDS 使许多属于同一卫生信息网络的机构能够在进行患者的医疗健康活动时以文档的形式共享健康档案,从而实现建立以患者为中心的跨机构医疗卫生活动协作。平台文档共享管理中心负责在平台网络中创建以患者信息为核心的纵向记录。管理中心维护基于 ebXML 注册表标准和 SOAP 协议的注册文件。它详细描述了 ebXML 注册中心的配置,以支持跨企业文档共享[13]。

文档共享交互与文档具体内容无关,它可以支持任何类型的临床信息,不论它的内容是什么以及如何表示。这使得 XDS 能够平等地处理包含简单文本、格式化文本、图像或结构化、词汇编码性的临床信息的文档。IHE 以 XDS 技术框架为基础,根据医疗文档的具体应用,分别制定了放射影像共享交换、扫描文档共享交换、医学描述共享交换和检验信息共享交换技术框架,分别优化了医学影像、扫描文档、医学概述、检验报告的共享交换架构和流程。

在区域卫生信息平台中,文档采集服务、文档管理服务、文档调阅服务、文档存储服务分别提供了对 IHE XDS 中的文档源、文档注册中心、文档资源库以及文档用户角色的支持,提供了文档提交并注册、文档索引更新、文档检索、文档获取等服务操作。

二、文档存储服务

文档存储库提供对医疗健康共享文档的存储与获取操作。依据信息资源规划,文档存储库可能按

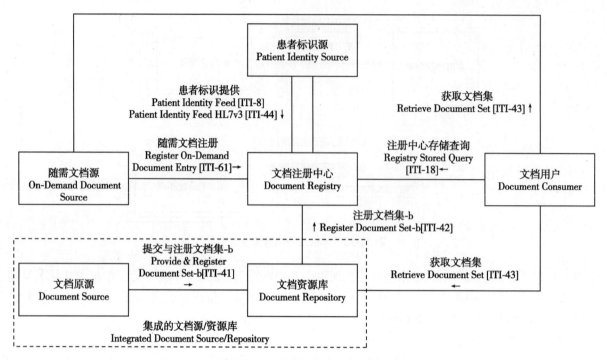

图 16-14　IHE XDS. b 角色通讯

照不同的类别分布在不同的物理位置。文档存储服务是由信息资源层提供的文档简单存取与获取的角色,不提供状态保持。从广义来说,健康档案是关于个人一生与医疗健康相关的所有记录,健康档案包括电子病历。在区域卫生信息交互规范中,对健康文档的存储与共享,同时也支持电子病历共享文档。

　　文档存储服务包括文档源、文档存储服务、文档用户三种角色。文档源负责向文档存储库提供资源。文档用户通过文档标识向文档资源库获取文档集。文档存储服务是作为信息资源层为分布式文档存提供提交与获取功能的服务模块。文档存储服务通讯见图 16-15。

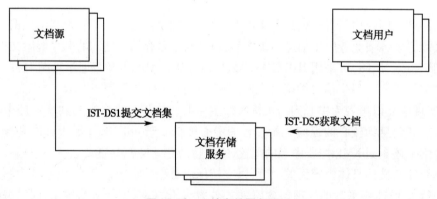

图 16-15　文档存储服务通讯

　　文档存储服务主要提供以下两个服务操作,实现提交文档集与获取文档集的信息交易。

　　1. 提交文档集(ProvideAndRegisterDocumentSet)　向医疗健康文档资源库提供文档集,文档注册服务负责将文档的标识以及文档注册元数据信息注册到文档注册中心。

　　2. 获取文档集(RetrieveDocumentSet)　用户依据检索到的文档目录,向文档获取服务调阅文档。文档获取服务为用户在文档存储库返回用户所请求的文档。

三、文档共享服务

　　区域卫生信息交互规范将平台文档共享服务分为文档采集、文档管理、文档检索与调阅。

（一）文档采集

文档采集服务负责文档的提交并注册,充当了存储服务中的文档提交代理角色,使文档用户无须关心文档存储库的物理地址,只需通过平台服务层提交并注册文档,同时生成文档的主索引,提供管理与检索调阅。文档采集服务包括文档源、文档采集服务两种角色。文档源负责向文档服务提供文档资源;文档采集服务通过采集的文档信息向文档管理服务提交注册,并向文档存储服务转交文档,文档采集服务通讯见图16-16。文档采集服务主要提供提交并注册文档集(provide and register document set)服务操作,实现提交文档的采集,该操作向信息平台提供文档集,信息平台通过分布的存储服务转交文档集。

图 16-16　文档采集服务通讯

（二）文档管理

文档管理服务提供了文档的注册、索引的更新与文档索引的查询
(即检索功能)。文档管理服务包括文档注册者、文档更新源、文档用户以及文档管理服务四种角色。文档注册者负责向文档管理服务注册文档,所注册的文档应在对应用存储库中成功存储。文档源、文档采集服务、文档存储服务均可充当文档注册者角色。当文档获得更新或文档元数据发生改变时,文档管理服务负责对已注册文档元数据信息的更新。文档用户通过文档标识向文档资源库获取文档集。文档存储服务是作为信息资源层为分布式文档提供提交与获取功能的服务模块。文档管理见图16-17。

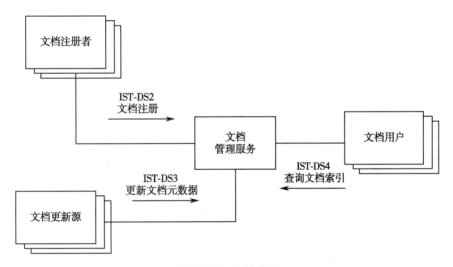

图 16-17　文档管理

文档管理服务主要提供以下三个服务操作,实现提交文档的注册、文档元素据的更新以及文档的检索。

1. 注册文档(register document set)　向文档注册中心注册资源库的文档元数据,文档元数据主要包括文档标识符、标题、格式、隐私性、分类、作者以提交相关信息。

2. 更新文档集(update document set)　文档更新源将已更新的文档元数据更新到文档注册中心,使文档索引用户可适时检索到最新的文档元数据信息。

3. 查询文档索引(document stored query)　以存储查询的方式提供文档元数据信息的查询,文档用户可依据文档索引的查询结果从文档存储库获取文档。

（三）文档检索与调阅

文档检索与调阅提供了文档检索,并充当了存储服务的文档获取功能代理角色,使得经注册的文档可在平台中直接获取。

文档调阅服务包括文档索引用户、文档用户、文档调阅服务三种角色。文档索引用户可以向文档调阅服务查询文档元素据列表,或称检索文档。文档用户可充当文档索引用户,通过文档检索获得的文档标识向文档资源库获取文档集。文档调阅服务通讯见图16-18。

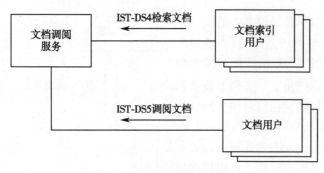

图 16-18　文档调阅服务通讯

医生工作站、护士工作站、检验检查系统等均可作为文档用户调阅或使用文档，负责向文档注册库发送文档访问请求，并从一个或多个文档存储库中获得所需要的文档。

文档调阅服务主要提供以下两个服务操作，实现文档实际获取。

1. 检索文档（document stored query）文档用户可向文档检索服务发起对文档的检索。检索服务在注册库查找到匹配发起者需求的文档后，返回一个文档条目的列表，通过这个列表，发起者可以向文档所在的存储库发出获取文档请求。

2. 调阅文档（retrieve document set）　文档用户通过文档调阅获取实际文档。调阅文档是文档用户获取文档的接口服务，实现用户对文档存储库地址的透明。

第五节　通知、订阅与发布

一、基础通知服务

在软件设计模式中，订阅/发布模式（subscribe/publish）通过定义对象间的一种一对多的依赖关系，让多个订阅者同时监听某一个主题对象。这个主题对象在状态发生改变时会通知所有订阅者，使它们能够自动更新自己。为了适应订阅/发布模式在 Web 服务应用环境中的应用，OASIS 组织于 2006 年发布了 Web 服务通知规范（WS-notification，WSN），支持在 Web 服务环境中的消息发布订阅。事件驱动或基于通知的交互模式通常用于对象间通信。其中，WS-BaseNotification 规范系列定义了通知的标准 Web 服务方法。它是其他通知相关规范的基础。它为通知者（notification producer）和通知用户（notification consumer）之间的信息交互定义了规范的 Web 服务接口。在通知模式中，Web 服务或其他实体向一组其他应用传播信息，而不需要事先了解这些应用。通知者生成通知消息并接受传入的订阅请求。每个订阅请求都包含对通知用户的引用，并标识通知者应该生成的通知子集。这个子集可以通过标识一个或多个布尔过滤器来描述，包括按主题（WS-topic）的过滤。通知人同意按照订阅请求中的请求生成通知消息，如果订阅无法处理，则返回错误。通知的生成可以通过多种方式实现。通知者可复制其他实体生成的通知，其配置由 WS-BrokeredNotification 规范[14]。

在应用 Web 服务通讯的医疗卫生应用环境中，依据软件设计的 DIP 原则，医疗卫生信息平台不能直接调用所接入的所有应用，否则就会造成上层依赖下层，当下层应用足够多时，平台难以适应下层接口的差异和变化。采用基于通知驱动或事件驱动的应用方式，是解决此类问题的重要手段，当医疗文档或状态发生变更时，通过一种抽象接口发布通知。应用系统获取通知时即可依据通知内容驱动自身的应用操作。

区域卫生信息平台交互规范应用 WS-BaseNotification 基础通知服务，主要角色包括通知发布者、通知服务代理、通知订阅者、通知接收者。通知发布者通过服务代理发布通知，通知订阅者通过通知服务代码订阅所需的通知，当通知发布时，通知服务代码将满足订阅条件的通知发送给订阅指定的通知接收者。为了保证通知的可靠、不丢失，在服务端还可设立通知拉取点，通知拉取者定期从通知拉取点拉取通知。基础通知服务通讯见图 16-19。

基础通知服务主要提供以下服务操作，实现通知的订阅、发布与接收。

1. 通知订阅（subscribe）　通知订阅者角色向通知服务代理角色发起订阅请求，通知服务代理角色返回通知订阅应答消息，包含订阅成功后分配的订阅标识号，该标识号可用于后续的取消订阅、暂停订阅、恢复订阅等操作。

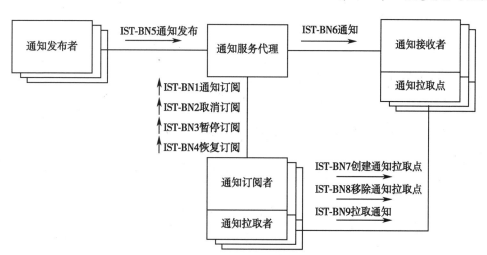

图 16-19 基础通知服务通讯

2. 发布通知(publish) 通知发布者角色可向通知服务代理角色提交需发布的通知。

3. 通知(notify) 通知服务代理角色可向所有符合订阅条件的订阅接收者角色推送通知。

4. 创建通知拉取点(createPullPoint) 通知拉取者角色可在通知拉取点中创建一个通知拉取点,该通知拉取点可为该通知拉取者缓存通知消息。

5. 拉取通知(getMessages) 在创建通知拉取点之后,通知拉取者角色向通知拉取点角色发送拉取通知请求,获取在通知拉取点缓存的通知消息。

二、文档订阅与发布

医疗健康文档需要在跨系统、跨领域或跨机构的情况下被调用,对于点对点的互操作应用,医疗健康文档资源库与医疗健康文档用户之间可通过适时拉取的方式向资源中心检索信息或调阅医疗健康文档。但对于建立以平台为中心的星型互操作模式,当医疗健康文档在得到更新时,医疗健康应用需要适时得到更新消息,并在应用时予以响应。如在双向转诊或预约挂号中,存放在区域卫生信息平台或区域化的预约挂号中心的医院号源或医疗资源被外部应用预约登记时,医院信息系统应得到即时的通知,并响应这些预约请求。IHE DSUB 范式包含了用于定义基于 Web 服务的发布/订阅交互的通用框架及在 XDS 关联域中或跨社区使用订阅的集成范式[15]。

文档订阅/发布服务,应用基础通知服务,定义了适合以健康档案、电子病历为主的医疗健康文档的订阅、发布。主要角色包括文档订阅者、文档发布者以及文档订阅发布服务三种角色。文档订阅者本身充当了文档用户的角色,文档订阅者可订阅文档或者取消、暂停、恢复文档订阅;文档发布者可向文档订阅发布服务发布文档的更新通知,文档订阅者可得到文档就绪通知。文档订阅/发布通讯见图 16-20。

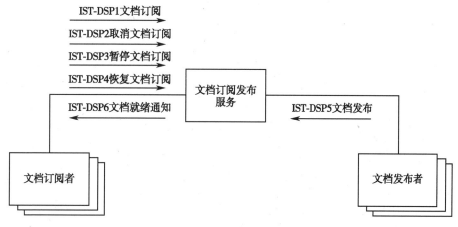

图 16-20 文档订阅/发布通讯

1. 文档订阅　启动特定主题的订阅并在该主题中进行筛选。支持完整的和最小的通知格式,以及定义通知的接收者。

2. 文档发布　可能的订阅事件(如文档更新)发生时,向订阅发布服务发布通知消息,该消息将触发文档通知。

3. 文档通知　基于订阅者对选定主题的筛选器发送关于文档或文档元数据的通知消息。文档通知消息应符合 OASIS WS-BaseNotification 1.3 标准。

第六节　服务集成与业务协同

一、ESB 企业服务总线与医疗健康访问层

区域卫生信息平台、医院信息平台、医院协同平台等医疗卫生信息平台,均是为解决医疗卫生体系中多种应用不能互联互通、数据共享、业务无法协同合作问题而建立的服务集成平台,并基于平台的服务集成建立综合的管理和公共应用。ESB 是面向服务架构的基础设施,目的是集成的异构平台的应用[16],实现了服务的接入集成、服务间的通信和交互,并提供了安全性、可靠性、高性能的服务保障。

ESB 中间件产品利用 SOAP/WSDL/UUDI 等 Web 服务标准和与公认的可靠消息中间件(MOM)协议接口,通过基于 XML 的数据交换格式和结构实现服务的接入和集成。ESB 中间件应用 Web 服务的 SCA/SDO,构建 SOA 编程模型基础,基于 WS-Policy 规范建立 SOA 组件之间的安全交互规范。

医疗卫生信息平台可通过构建适合卫生信息环境的医疗健康(医院)服务总线(HSB),HSB 支持主流的开放标准和规范,提供可靠的消息传输机制,建立服务之间的通信、连接、组合和集成的服务动态松耦合机制,为集成遗留系统和新建基于 SOA 的应用系统的服务集成提供支撑[17]。

二、业务流程管理与服务编排

在医院临床业务中,业务协同是多方位的,如预约挂号与分诊及诊疗服务的协同、医生工作站与临床检验系统或放射科信息系统之间的申请与结果反馈业务协同、医嘱与费用结算的业务协同等。此外,在医院与医院之间、医院与其他相关机构之间也存在许多业务协同,如分级诊疗或双向转诊的业务协同、医疗与医疗保障关于医保结算的业务协同、医疗服务与公共卫生服务之间关于慢性病患者管理的业务协同、产科助产服务与孕产妇保健的业务协同等。

医疗卫生机构之间、医疗卫生机构各部门之间的业务协作可通过信息平台提供的流程管理与服务编排实现。

业务流程是为了实现一定的业务目的而执行的一系列逻辑相关的活动的有序集合,业务流程的输出是满足医院临床服务与管理业务需求的协作任务。业务流程是把一个或多个输入转化为有价值的输出活动。业务流程管理(BPM)是一套通过业务流程的编排、控制、执行达成机构各种业务环节整合的全面管理模式。BPM 涵盖了人员、设备、业务应用系统、后勤等内容的优化组合,从而实现跨应用、跨部门、跨机构的业务协同运作。

在 BPM 模式中,服务是整个网络体系的基本元素。可通过服务的编制(orchestration)和编排(choreography)组合实现业务流程的快捷定义和执行。业务流程执行语言 BPEL 以及 Web 服务编排描述语言 WS-CDL 是编制、编排组合这些服务和管理业务流程的事实标准,并获得 OASIS 组织的支持。

服务编制应用 WS-BPEL,适用于域内小粒度服务组合;有中心控制点(流程引擎),层次调用。服务编排应用 WS-CDL 进行定义,适用于域间大粒度服务协作;无中心控制,各参与方地位平等(Peer-to-Peer)。WS-CDL 可以在 WS-BPEL 基础上工作,对不同域内 WS-BPEL 组合出的流程进行域间协作。许多 ESB 产品都集成了基于 WS-BPEL 及 WS-CDL 的流程管理与服务编排机制,为更经济、高效地管理业务流程提供了支撑,使机构或部门之间可以通过编制、编排和组织协调 Web 服务自上而下地实现面向服务的体系结构(SOA),实现了跨机构的业务整合。

（一）服务编制与 WS-BPEL

流程编制通过可执行的中心流程来协同组合内部及外部的 Web 服务交互。通过中心流程来控制总体的目标、执行操作以及服务调用顺序。这种集中化管理使 Web 服务能够在不了解彼此影响的情况下进行添、删，并可在出现异常的情况下进行补偿。中心流程可能也是一个新的 Web 服务，但相关的 Web 服务并不知道它们参与了组合流程并在参与更高级别的业务流程。只有编制的中央协调员知道此目标，因此编制主要集中于操作的显式定义以及 Web 服务的调用顺序。编制虽然是采用统一控制的方式，但是编制的状态为由里向外的方式来反应，视角集中在具体的参与者的活动上。

WS-BPEL 或称 BPEL4WS 是从 Microsoft 和 IBM 的 XLANF 和 WSFL 发展而来的，是一种可执行语言。目前由 OASIS 组织发布为 BPEL 2.0 版本。适合于服务的编制，此标准主要用于组织内部的业务流程管理，目前越来越多的 BPM 产品基于此规范实现。WS-BPEL 定义了支持 Web 服务通讯的基本活动。在一个关于用药查重的场景，如中心流程接收到一个查询患者在各医疗机构用药情况的请求，开始执行流程。流程可能调用区域内各家医院的电子病历查询服务来收集符合条件的用药数据，并反馈给请求者。接收（<receive>）、调用（<invoke>）及应答（<reply>）代表了连接 Web 服务的基本的活动。

（二）服务编排与 WS-CDL

服务编排主要强调协同工作和业务合作能力，通过消息的交互序列来控制各个部分资源的交互。参与交互的资源都是对等的，没有集中的控制。编排这样一系列服务的调用的主线代码在流程编排引擎中运行。引擎提供的功能可以支持甚至跨企业的边界执行长时间运行的流程，承受计划的和未计划的停用，并且促进业务之间（B2B）的协作。编排所涉及的每个 Web 服务完全知道执行其操作的时间以及交互对象。编排是一种强调在公共业务流程中交换消息的协作方式，编排的所有参与者都需要知道业务流程、要执行的操作、要交换的消息以及消息交换的时间。

如在双向转诊方面的应用，患者的转诊申请和接收可能涉及基层医疗机构和上级医院之间的转诊申请、转诊确认和健康档案或电子病历的交互。编排不描述上下级医疗机构如何处理操作，只描述机构间如何进行彼此交互。实际上我们在具体的调用分析一个流程的时候，经常从编排方法开始。在双向转诊的例子中，当基层医疗机构提出转诊申请，将流程的控制权传递给上级机构操作者时，他们对流程的控制就结束了。当他们接收到转诊确认消息，又开始了新的活动步骤。这种方式的优点是流程避免了集中控制，可以更好地被度量；缺点是这种方式对整个流程状态的控制及分析流程错误的原因较为困难。

WS-CDL 是 Web 服务编排的标准，由 SUN、SAP、Oracle 发起，目前由 W3C 发布。WS-CDL 是一种描述多方契约的语言，有些类似 WSDL 扩展，可以看作是在已经存在的 Web service 上的一个层面。WS-CDL 中的每一个活动都代表了一组工作。WSDL 描述 Web 服务接口，WS-CDL 描述 Web 服务间的合作。但 WS-CDL 并没有定义一个可执行的业务流程，在 WSCDL 语言中没有一个参与者进行集中控制。

第七节　交互信息安全

一、加密与数字签名

在医疗健康业务交互过程中，数据加密技术的需求与应用十分广泛。健康档案与电子病历的加密传输，居民健康卡、居民跨域主索引的加密分发应用、居民健康信息的隐私保护，以及基于区块链的健康档案存信、健康智能合约等区块链应用，均涉及数据加密和数据签名。

（一）数据加密

所谓数据加密（Data Encryption）技术是指将一个信息经过加密密钥（Encryption key）及加密函数转换，变成无意义的密文，而接收方则将此密文经过解密函数、解密密钥（Decryption key）还原成明文。加密技术是网络安全技术的基石。依据加密技术，分为对称加密和非对称加密两种。

在应用对称加密技术的常规密文交互中，收信方和发信方使用相同的密钥，即加密密钥和解密密钥是相同或等价的。比较著名的常规密码算法有 DES、AES、IDEA 等。常规密码的优点是有很强的保密强度，且经受住时间的检验和攻击，但其密钥必须通过安全的途径传送。因此，其密钥管理成为系统安全的重要因素。

非对称密钥又称公开密钥,加密和解密时使用不同的密钥,即不同的算法,虽然两者之间存在一定的关系,但不可能轻易地从一个推导出另一个。有一把公用的加密密钥,有多把解密密钥,比较著名的公钥密码算法有 RSA、ECC、背包密码、McEliece 算法等。加密密钥不能用于解密,因而在这种编码过程中,可以将一个密钥公开,用于加密;将另一组密钥保密,用于解密。在信息传输过程,信息请求者应用信息源提供的公钥对请求信息进行加密,信息源用自己提供的私钥进行解密后,依据请求信息进行应答。应答过程与请求过程正好相反,以此实现转输过程中良好的保密性。

公钥密码的优点是可以适应网络的开放性要求,且密钥管理问题也较为简单,尤其可方便地实现数字签名和验证。但其算法复杂,加密数据的速率较低。尽管如此,随着现代电子技术和密码技术的发展,公钥密码算法将是一种很有前途的网络安全加密体制。

由国家密码局认定的国密算法,主要包括 SM1、SM2、SM3、SM4。密钥长度和分组长度均为 128 位。

1. SM1　为对称加密。其加密强度与 AES 相当。该算法不公开,该算法需要通过加密芯片的接口进行调用。

2. SM2　为非对称加密,基于 ECC。该算法已公开,由于该算法基于 ECC,故其签名速度与秘钥生成速度都快于 RSA。ECC 256 位(SM2 采用的就是 ECC 256 位的一种),安全强度比 RSA 2048 位高,但运算速度快于 RSA。

3. SM3　消息摘要,可以用 MD5 作为对比理解。该算法已公开,校验结果为 256 位。

4. SM4　无线局域网标准的分组数据算法。对称加密,密钥长度和分组长度均为 128 位。

(二) 数据签名

数据加密技术难以鉴别发送者,即任何得到公开密钥的人都可以生成和发送报文。数字签名机制提供了一种鉴别方法,以解决伪造、抵赖、冒充和篡改等问题。数字签名一般采用非对称加密技术(如 RSA),通过对整个明文进行某种变换,得到一个值,作为核实签名。接收者使用发送者的公开密钥对签名进行解密运算,如其结果为明文,则签名有效,证明对方的身份是真实的。当然,签名也可以采用多种方式,如将签名附在明文之后。数字签名普遍可用于电子病历、健康档案文档的存真和防篡改,以保证医疗文档的可追溯性。

一般的数据加密可以在通信的三个层次来实现:链路加密、节点加密和端到端加密。

二、节点验证

在相对封闭的医疗卫生机构内部的网络环境中,安全威胁相对可控,一旦建立了基于互联网的区域化集成或实现了跨机构、跨领域的信息互联机制,其安全威胁就大幅度上升。为了保证医疗卫生信息在互联网中安全传输,保证传输数据的私密性、完整性和不可抵赖性,必须首先验证传输双方的身份是真实、可靠的。节点验证就是为保障安全节点之间传输节点的身份真实、可靠。

节点验证通过对相互通讯的节点签发数据证书的方法实现安全节点之间相互验证。节点之间通讯,通过采用 SSL 协议,使通讯双方确认对方身份。

在网络上的两个节点之间建立信任关系,建立一个用户身份,授权对节点处数据和应用的访问。通过限制节点间的相互网络访问以及限制已验证用户对某节点的访问来进行访问控制。节点认证机制保证了数据的交换是在一个相互信任的区域内进行的。

验证节点交易涉及代表节点身份的证书交换,用于相互认证的证书应为基于 RSA 密钥的 X. 509 数据证书,密钥长度在 1 024～4 096 范围内,其中选择的密钥长度基于本地站点策略。数字证书是一个经证书授权中心(CA 中心)数字签名的包含公开密钥拥有者信息以及公开密钥的文件。最简单的证书包含一个公开密钥、名称以及证书授权中心的数字签名,X. 509 证书的整体结构主要包括证书基本域(TBSCertificate)、签名值等三个部分,描述如下:

```
Certificate::=SEQUENCE{
    tbsCertificate          TBSCertificate,
    signatureAlgorithm      AlgorithmIdentifier,
    signatureValue          BIT STRING
    }
```

式中：

——Certificate：证书。

——SEQUENCE：表示序列结构。

——tbsCertificate TBSCertificate：表示证书基本域，TBSCertificate 类型。

——signatureAlgorithm AlgorithmIdentifier：表示签名算法，AlgorithmIdentifier 类型。

——signatureValue BIT STRING：表示签名值，BIT STRING 类型。

签名算法可采用如表 16-2 所列的算法 OID 代码。

表 16-2　签名算法 OID

算法 OID 代码	算法名称	算法说明
1.2.840.113549.1.1.4	MD5wihRSAEncryption	基于 MD5 的 RSA 签名算法
1.2.840.113549.1.1.5	SHA1withRSAEncryption	基于 SHA1 的 RSA 签名算法
1.2.840.10045.2.1	ECC	椭圆加密算法
1.2.156.10197.1.301	SM2	国密 SM2 签名算法
1.2.156.10197.1.501	SM3withSM2	基于国密 SM3 的 SM2 签名算法
1.2.156.10197.1.503	SHA256withSM2	基于 SHA256 的 SM2 签名算法
1.2.156.10197.1.504	SM3withRSAEncryption	基于 SM3 的 RSA 签名算法

证书基本域信息主要包括版本（version）、证书序列号（serial number）、签发证书时的签名与签名算法、证书发布者（issuer name）、有效期（validity）、证书主题（subject name）、表示证书主题（subject public key info）、证书持有者的公钥信息（subject public key info）、证书签发者的唯一标识（issuer unique ID）、证书持有者的唯一标识（unique identifier）以及扩展信息（extensions）等。

三、用户验证与单点登录

在医院或其他医疗卫生机构中，充满着由不同的提供商在不同的时期建立的软件系统或应用模块，在这些系统或模块中，同一个用户可能拥有多个不同的账号，各个系统中的用户信息还可能随时发生变化。这不仅需要用户以不同的账号登录不同的应用系统，不同系统中的用户状态也不会随着用户的登录发生同步的改变，给用户使用、安全审计、跟踪、管理造成了困扰。IHE-ITI 在企业用户验证（EUA）范式中，为每个用户分配一个唯一的用户名，此用户可以登录进入机构的所有设备和软件。这样可以极大地方便用户授权、验证和管理，在此基础上可以通过支持单点登录（SSO）的方式为用户提供访问。此规范是统一机构环境中采用 Keberos（RFC1510）协议和 HL7-CCOW 标准的基础上建立的。对大多数应用程序和数据读写操作，以及用户流水线工作流程，用户验证都是必需的步骤[18]。

企业用户验证的主要功能要求包括如下内容。

1. 可对用户进行安全、可信的验证，即通讯时不传输长效用户密码，包括加密的用户密码以保证通讯时不被截获。

2. 用户经验证后可进行被授权的各项服务操作及节点访问。

3. 用户经验证后可在一定时间段内保证有效。

4. 可取消验证。

在医院等机构内部网络环境中可采用 Kerberos 协议进行身份验证，该协议基于对称密钥体系，用户只需输入一次身份验证信息就可以凭借此验证获得的票据（Ticket-Granting Ticket，TGT）访问多个服务，实现单点登录。由于在每个客户端和服务器之间建立了会话密钥（Session Key），使得该协议具有较高的安全性。

在单点登录的实现中还需要统一不同信息系统或服务对用户登录状况上下文环境的共同认识，以协调服务操作。IHE EAU 范式定义机构用户验证，并实现单点登录的规范。机构用户验证服务及单点登录的参与角色包括：Kerberos 验证服务器、客户端权限验证代理、Kerberized 服务器、其他 IHE 角色、上下文管理器、用户上下文参与者。Kerberos 验证服务器在 RFC1510 标准中被称为密钥分布中心（KDC）。IHE EAU 角色通讯见图 16-21。

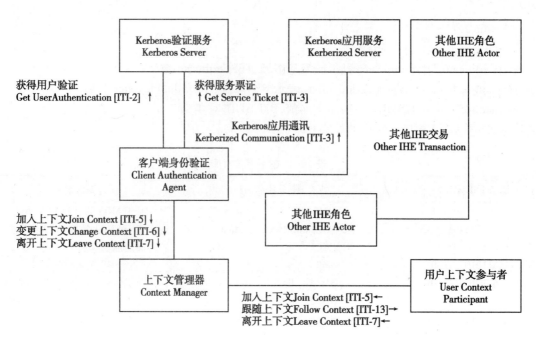

图 16-21　IHE EAU 角色通讯

　　用户发起一个会话,用户输入的用户名、密码被转化为 Kerberos 的质询/应答(Chanllenge/Response)方式,以避免密码的网上传输。此信息作为获取用户证明的事务一部分来使用,以得到一份TGT 以证明登录用户已被验证。

　　TGT 被客户端权限验证代理所存储和管理,以保证在一定时期内有效;客户端权限验证代码使用TGT 获取服务票证,并用此票证调用 Kerberos 所管理的服务。

　　在医疗信息交互中,可能采用 HL7、DICOM 等协议,并与 Kerberos 结合起来使用,这种方式称为Kerberized,与此相关的服务消费者可与经 Kerberized 的其他服务提供者进行其他服务交易。

　　在跨机构、跨地区的区域卫生信息网络中,需通过 X. 509 协议或通过可信赖方(CA)颁发的公钥证书为核心,通过 X. 509 证书及数据签名实现用户验证。

四、安全审计

　　网络安全审计系统主要用于监视并记录网络中的各类操作,侦察系统中存在的现有和潜在的威胁,实时综合分析整个医院信息网络的安全事件,包括各种外部事件和内部事件。

　　安全审计指定使用 Syslog 协议作为审核记录消息记录到审核记录存储库。可采用两种传输机制:①基于 UDP 协议(RFC5426)采用 Syslog 消息协议(RFC5424)进行传输;②基于 TLS(RFC5425)应用 Syslog 消息协议(RFC5424)转输流媒体协议保护的审计消息。

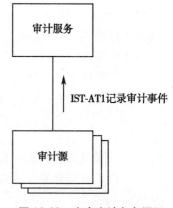

图 16-22　安全审计角色通讯

　　服务的参与角色包括审计源、审计服务、时间服务器。安全审计角色通讯见图 16-22。

　　IHE 在 ATNA 范式(图 16-23)中,安全应用、文档源、文档注册中心均在交易事件中记录审计事件。

　　记录审核所需事件采用 RFC-3881 标准,消息结构如图 16-24 所示。

　　DICOM 标准在 IHE ATNA 审计消息的基础上,对在 DICOM 设备上下文中可能发生的事件的 Schema 元素提供了词汇表和进一步的规定。

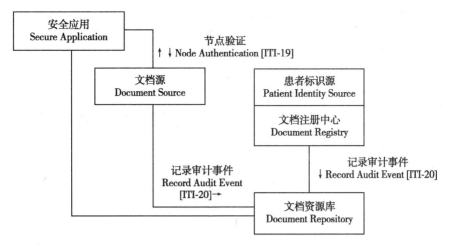

图 16-23　IHE ATNA 角色通讯

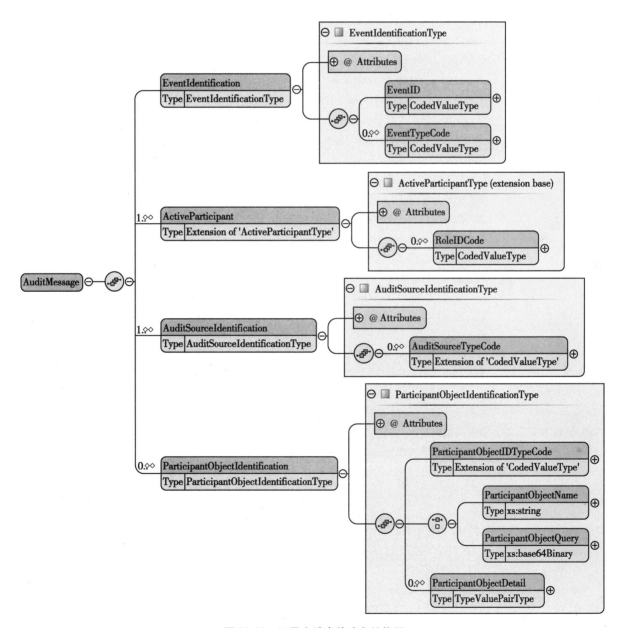

图 16-24　记录审计事件消息结构图

（许德俊　冯东雷）

附 重点缩略语及中英文全称

缩略语	中英文全称
ATS	HL7 抽象传输规范(Abstract Transport Specification)
BPEL/WS-BPEL	Web 服务业务流程执行语言(Business Process Execution Language)
BPM	业务流程管理(Business Process Management)
CCOW	HL7 临床上下文工作组,临床上下文管理规范(Clinical Context Object Workgroup/CCOW Context Management Standard)
CTS	HL7 公用术语服务(HL7 Common Terminology Services)
DIP	依赖倒置原则(Dependence Inversion Principle)
DSUB	IHE 文档元数据订阅范式(Document Metadata Subscription)
EMP	机构级患者(个人)主索引(Enterprise Master Patient Index)
EUA	IHE 机构级用户验证范式(Enterprise User Authentication)
HSB	医疗健康(医院)服务总线(Health/Hospital Service Bus,HSB)
JSON	JavaScript 对象标记(JavaScript Object Notation)
KDC	密钥分布中心(Key Distribution Center)
LDIP	轻量目录访问协议(Lightweight Directory Access Protocol)
MCAI	消息控制行为基础结构(Message Control Act Infrastructure)
MLLP	HL7 最小底层协议(Minimum Lower Layer Protocol)
OASI	结构化信息标准发展组织(Organization for the Advancement of Structured Information Standards)
OSI	开放系统互联(Open System Interconnection)
PIX	患者(个人)交叉索引(Patient Identifier Cross-Referencing)
REST/RESTful	具象状态转移及具象状态转移的软件风格(Representational State Transfer)
SOAP	简单对象访问协议(Simple Object Assess Protocol)
SOA	面向服务架构(Service-Oriented Architecture)
SSO	单点登录(Single Sign On)
SVS	IHE-ITI 共享值集范式(The Sharing Value Sets profile)
TGT	票证准录凭证(Ticket-Granting Ticket)
UDDI	统一描述、定义和集成(Universal Description,Definition,and Integration)
UN/CEFACT	联合国贸易促进和电子商务中心(The United Nations Centre for Trade Facilitation and Electronic Business)
W3C	万维网联盟(World Wide Web Consortium)
WS-CDL	Web 服务编排描述语言(Web Services Choreography Description Language)
WSN/WS-Notification	Web 服务通知规范(Web Service Notification)
WSDL	Web 服务描述语言(Web Services Description Language)
XDS/XDS.b	IHE 跨机构文档共享范式(Cross Enterprise Document Sharing)
XML	可扩展置标语言(eXtensible Markup Language)

参 考 文 献

[1] 李岳峰. 健康信息管理[M].北京:国家开放大学出版社,2018.

[2] James. 互联网 OSI 七层模型详细解析[J]. 网络与信息, 2009, 23(9):44.

[3] International Organization for Standardization. ISO 21090 Health informatics-Harmonized data types for information interchange[S/OL]. [2018-05-13]. https://www.iso.org/standard/35646.html.

[4] OASIS. OASIS ebXML RegRep Version 4.0 Part 1:Registry Information Model(ebRIM)[S/OL]. [2018-05-15]. https://www.oasis-open.org/committees/tc_home.php? wg_abbrev=regrep.

[5] HL7 International,Inc. HL7 Version 3 Standard:Transport Specifications-ebXML[S/OL]. [2016-05-31]. http://www.hl7.org/implement/standards/product_brief.cfm? product_id=273.

［6］ HL7 International,Inc. HL7 Version 3 Standard：HL7 Version 3 Standard：Abstract Transport Specification, Release 1［S/OL］. 2018. http：//www. hl7. org/implement/standards/product_brief. cfm? product_id＝319.

［7］ HL7 International,Inc. HL7 Version 3 Standard：Transport pecifications-MLLP, Release 2［S/OL］. ［2018-07-15］. http：//www. hl7. org/implement/standards/product_brief. cfm? product_id＝55.

［8］ HL7 International,Inc. HL7 Version 3 Standard：Transmission Infrastructure, Release 2［S/OL］. 2016. http：//www. hl7. org/implement/standards/product_brief. cfm? product_id＝429.

［9］ HL7 International,Inc. HL7 FHIR® R4：FHIR Exchange Module［S］. 2018. http：//www. hl7. org/certification/fhir. cfm.

［10］ IHE International,Inc. Integrating the Healthcare Enterprise (IHE)［OL］. 2018. https：//www. ihe. net/.

［11］ 卫生部统计信息中心. 基于居民健康档案的区域卫生信息平台技术规范：WS/T448-2014［S］. 北京:中国标准出版社,2014.

［12］ 中华人民共和国卫生部. 基于电子病历的医院信息平台技术规范：WS/T 447-2014［S］. 北京:中国标准出版社,2014.

［13］ IHE International,Inc. IHE IT Infrastructure Technical Framework, Volume 1 (ITI TF-1) ；Integration Profiles［S］. ［2018-07-08］.

［14］ OASIS Standard. Web Services Base Notification 1. 3 (WS-BaseNotification)［S/OL］. ［2018-08-08］. https：//www. re-searchgate. net/publication/245584840_Web_Services_Base_Notification_13_WS-BaseNotification.

［15］ IHE IT Infrastructure. Document Metadata Subscription(DSUB) Trial Implementation［M］IHE IT Infrastructure Technical Framework Supplement. 2010.

［16］ 曾文英,赵跃龙,齐德昱. ESB 原理、构架、实现及应用[J]. 计算机工程与应用,2008(25):225-228.

［17］ 卫生部. 基于电子病历的医院信息平台建设技术解决方案(1. 0 版)［M/OL］. http：//www. moh. gov. cn/mohwsbw-stjxxzx/s7968/201103/51079. shtml. 2011-03-25.

［18］ ACC,HIMSS,RSNA. 医疗健康信息集成规范[M]. 梁铭会,俞汝龙,译. 北京:北京大学医学出版社,2008.

第十七章　信息标准的互操作性

信息系统的互操作性是医疗卫生信息化的一个热词,特别在强调信息互联互通的今天,互操作性发挥着重要的作用。本章第一节介绍信息互操作性的基本概念和原理,包括信息互操作模型和信息标准的互操作性;第二节介绍医疗卫生信息互操作性模型、信息互操作性和互联互通性;第三节介绍医疗卫生信息标准的互操作性,分析信息标准互操作性的分类、要素,以及国内医疗卫生信息数据类标准的互操作性,并提出改善方法。

第一节　互操作性原理

一、基本概念

互操作性(interoperability)的定义是两个或多个系统或组件交换信息和使用已交换信息的能力。互操作性包括两个方面的能力,即交换信息的能力(语法互操作性)、使用所交换信息的能力(语义互操作性)[1]。

信息系统互操作性是实现系统间,特别是平台间和异构系统间的业务协同、数据共享的有效方法。互操作性注重不同的计算机系统、应用程序一起工作并共享信息的能力。互操作技术不追求系统间的紧密耦合,而是通过相关的信息标准、规范实现系统间的信息交互。对于国家、区域层面的以及部门、机构之间的信息系统互联互通,互操作性将发挥无可替代的作用。具备互操作性的信息系统自动解释从其他信息系统交换过来的数据,数据可以是结构化、非结构化,或者其他形式。数据交换必须考虑数据产生、打包、传送、解包恢复的全过程,以获得准确和完整的解释数据[2,3]。

互操作性概念最早用于军事信息系统的研究,1998年美军军事信息系统体系结构工作组提出信息系统互操作性模型。提出互操作性模型的目的是为美国国防部提供一个成熟的模型和流程,以便于确定互操作性需求、评估现有系统的互操作性等级,以及为系统向更高级别的互操作性等级迁移提供技术指导。

二、信息互操作性模型

图17-1是概念互操作性模型的分级(levels of conceptual interoperability model,LCIM),LCIM分为0~5共6个等级,不同的等级反映了信息系统之间不同的互操作能力[4]。

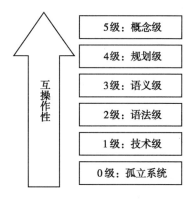

图 17-1　概念互操作性模型的分级

0 级:系统之间不具备互操作性,数据在每个系统内部被孤立使用。

1 级:在技术层上,物理连接的建立使得系统间可以进行数据交换,这里的数据交换仅是指数字信号可以在系统间传输。

2 级:在语法层上,数据以标准化的格式进行交换,支持相同协议和格式。

3 级:在语义层上,不仅数据本身,也包括其上下文关系,均可进行交互,数据的含义由一个共同的参考模型进行定义。

4 级:在规划层上,系统之间可以进行知识的交互,信息的适用性被明确定义。

5 级:在概念层上,建立了对环境的公共视图,此级别的信息交互不仅包括知识,也包括这些元素之间的相互关系。

三、信息标准的互操作性

通过互操作性模型,评估现有系统的互操作性等级,为系统向更高级别的互操作性等级迁移提供技术指导。但要实现系统之间的互操作性,需要相关的标准作为保障,离开了标准,系统之间的互操作性就无从谈起。

信息系统之间,为了实现不同等级的互操作性,所需要的标准是不一样的。或者说,标准是具有互操作性的,采用的标准不同,能达到的互操作性水平就不同。图 17-2 描述了网络模型(ISO/OSI、TCP/IP)、协议/标准、互操作性等级之间的对应关系。

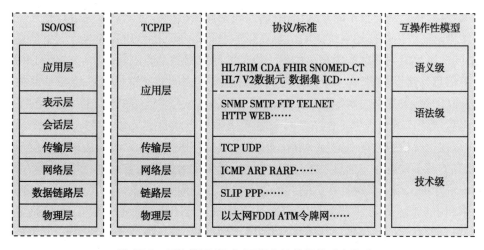

图 17-2　网络模型/标准/互操作性等级的对应关系

从图 17-2 可见,在技术和语法互操作层面上,TCP/IP 都有成熟的标准和协议,这些协议属于计算机和网络通信领域的范畴。卫生信息标准主要是在 ISO/OSI 模型的第七层(应用层),或 TCP/IP 应用层的语义层面上。即使同在语义级,卫生信息标准也可以按照其具有的语义互操作能力细分为不同等级的语义互操作性。

在谈到标准的互操作性问题,还可以看看 HL7 标准的例子。1988 年 HL7 颁布了 HL7 V2.0 消息标准(HL7 Version 2.0 Messaging Standard),用于为医疗信息系统之间数据交换提供标准。HL7 V2.0 的消息由一系列不同长度的数据字段组成,数据字段间由字段分隔符号隔开。HL7 V2.0 的局限性,首先在于缺乏明确的方法学指导,缺乏一致性的医学信息模型,导致应用中对同一数据或消息理解和表达不一致的问题;其次,HL7 V2.0 消息标准没有清晰定义的系统和用户角色,导致实践中数据交换定义完全依赖于实施者对 HL7 V2.0 的理解及对业务需求的主观判断,从而造成了不同厂商针对同一组临床功能所采用的 HL7 V2.0 消息类型有很大的不同,造成了数据互通、共享的障碍。

鉴于 HL7 V2.0 的局限性,HL 7 技术委员会决定创建一套新的信息标准方法学,应用在从系统构建到信息定义的各个方面,以适应现代信息技术发展的要求。在完成了 HL7 V2.3 版的制定后,HL 7 技术委员会便开始制定全新的 HL7 V3.0,并于 1998 年发布。HL7 V3.0 是基于 HL 7 参考信息模型(Reference Information Model,RIM)的一套规范,它提供了一套完整的标准,使实施者可以使用 HL7 V3.0 标准完整的消息、数据类型和术语标准(terminology standards)构建完整的应用系统。HL7 V3.0 的核心是 RIM,RIM 作为信息整合的基础资源,所有 HL7 V3.0 标准都从中提取了与信息相关的内容。HL7 V3.0 具有较强的语义互操作性,特别是起源于 HL7 V3.0,通过对 HL7 RIM 的进一步约束和细化而产生的支持临床文档交换的标准 CDA。CDA 由于其良好的互操作性,在全球范围内得到了广泛的应用。2013 年 HL7 V3.0 作为我国的国家标准 GB/T 30107-2013《健康信息学 HL7 V3 参考信息模型》发布[5]。2020 年,基于 GB/T 30107-2013,发布了 WS/T 671-2020《国家卫生与人口信息数据字典》和 WS/T 672-2020《国家卫生与人口信息概念数据模型》(详细内容可参考第十八章第二节图 18-4)。

可见,为了达到不同的互操作性,需要采用不同的信息标准。信息系统之间的数据交互是需要经历网络模型的相关层面的,例如实现技术级互操作性,需要采用物理层、链路层、网络层和传输层的相关标准(协议);实现语义级互操作性,还需要采用应用层的相关标准(协议)。

第二节 医疗卫生信息互操作性

一、概述

互操作性理论应用在不同学科领域,互操作性模型就会有不同的描述,美国 HIMSS 列出了 17 个关于互操作性的定义,从严格的技术因素到包括社会、政治和组织的综合因素分别进行描述[6]。

互操作性概念能够清晰描述系统间的信息连接关系,对理解、指导和实现医疗卫生信息系统的互联互通、衡量不同的医疗卫生信息系统和医疗卫生机构之间数据共享和协同工作能力起到重要作用。

国内医院信息化建设初期,为了解决医院内部信息系统之间或医院信息系统与外部相关信息系统之间的数据互联问题,大都采用制定私有接口的方式。如 HIS 与 RIS/PACS 之间,通过共享中间数据库的方式交换患者信息,LIS 与医生工作站之间采用 Web 服务方式自定义交互接口,或者采用嵌入客户端页面的方式,直接提交检验检查申请与获取检查结果信息,与医保系统之间采用医保部门规定的报文格式提交数据,有的甚至没有建立信息系统连接,只是通过人工数据输入方式进行填报。

针对国内医疗卫生信息系统存在的制约信息互操作性的问题,国家行业管理部门自 2009 年以来先后制定了一系列卫生信息标准和数据交互标准,力求实现医疗卫生信息的互联互通,包括卫生信息数据元目录、卫生信息数据元值域代码、居民健康档案基本数据集、电子病历基本数据集、健康档案共享文档规范、电子病历共享文档规范等。

对于医院,互操作性为医院内部信息系统实现集成共享提供了有效的技术解决方案。在医院电子病历系统、临床数据中心(CDR)和医院资源管理平台(HRP)建设中,互操作性技术将发挥重要的作用。更进一步,基于知识和机器学习的语义互操作性将是智慧医疗的基础。

对于区域医疗卫生信息化建设,互操作性所具有的独特作用已经获得业界共识。区域医疗卫生信息化需要在不同的医疗卫生服务和管理机构之间实现互联互通,这些机构拥有各自的业务范围,彼此之间需要的是数据共享。即使是业务相同的医疗机构之间,通常不采用相同的信息系统,难以通过集成平台实现院际间的连接。实现卫生服务和管理机构之间互联互通的最有效方式就是采用语义互操作性技术。

二、医疗卫生信息互操作性模型

互操作性模型在不同的领域有不同的架构,即使在医学领域也有不同的描述[7]。图 17-3 是一种常用的卫生信息互操作性模型。

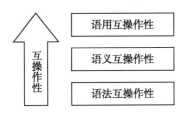

图 17-3　医疗卫生信息互操作性模型

（一）语法互操作性

语法互操作性（Syntax interoperability）是指计算机系统之间能够进行通信和交换数据，亦即 LCIM 概念模型的语法级互操作性。语法互操作在信息的发送者与接收者之间充当了"邮递员"的角色。在这一层次上，交换数据的系统不知道或不关心交换的内容，不需要特定领域的专业知识。它允许在不进一步考虑内容的情况下交换消息和文件，但没有更多的信息能在业务上完成特定活动。

（二）语义互操作性

语义互操作性（semantic interoperability）是指除计算机系统之间交换信息的能力外，其具有自动通信信息的能力，并由接收系统正确地理解这些信息，实现决策支持、数据查询和业务规则。

语义互操作确保每一个系统都能够理解从其他系统接收到的信息，能够无歧义地使用信息。通过术语及分类编码、数据元定义到信息体的结构化规范、信息内容的实例化编排，以及信息标准的交叉引用，信息从发送者的送出到接收者的解析，整个环节都能遵循无歧义的原则。

语义互操作是卫生信息互操作性的核心，确保发送方和接收方以相同的方式理解相同的数据，允许计算机无歧义地共享、理解、解释和使用数据。实现语义互操作需要关注两个重点[8]：

1. 信息建模　信息模型是数据形成结构化信息的"模具"，在数据格式化的基础上，通过信息模型构成有意义的信息构件，达到信息模型、术语、数据格式的统一融合，帮助信息发送方与接收方对信息进行构建与解构，使接收方能以正确的方式理解和使用所接收的信息，达到信息交换的语义互操作。

2. 语境　指上下文、时间、空间、情景、对象、话语前提等与语词使用有关的因素，实现语义互操作性需要有特定领域和语境，通常涉及术语、代码和标识的使用。

有关信息建模和语境的内容将在本章第三节详细介绍。

（三）语用互操作性

语用互操作性（pragmatic interoperability）也称为过程互操作性（process interoperability），是信息系统互操作在实现业务过程中的协同与应用，定义交互过程的业务场景与触发事件，由谁发起互操作、由谁接收与使用等。语用互操作性是关于信息应用环境的互操作，相当于 LCIM 概念模型的规划级互操作性，通过交互规范，定义发送信息与接收信息、处理信息的关键角色，定义信息的每一个交互事务（或称交易）、互操作的交互流程以及引发互操作过程的触发事件。

三、互操作性与互联互通性

2009 年国家卫生部印发的《基于健康档案的区域卫生信息平台建设技术解决方案（试行）》提出互联互通性后，如何将互联互通性应用于国内卫生信息标准的研发和应用之中，并在卫生信息互联互通、交换共享中发挥作用，成为亟须解决的问题。互联互通性与互操作性，两者的概念和原理基本一致，目标都是实现信息系统语义互操作。

2015 年，国家卫生计生委开始在国内实施区域卫生信息互联互通标准化成熟度测评和医院信息互联互通标准化成熟度测评，以此推动国内卫生信息互联互通、协同共享。医院信息互联互通标准化成熟度测评的分级标准为 5 级 7 等，包括一级、二级、三级、四级乙等、四级甲等、五级乙等和五级甲（表 17-1）。

表 17-1　医院信息互联互通标准化成熟度测评分级

等级	分级要求
五级甲	平台实现符合标准要求的与上级交互的术语和字典调用及映射服务 通过医院信息平台能够与上级平台进行丰富的交互，实现医院与上级术语和字典的统一
五级乙	平台实现符合标准要求的术语和字典注册、与上级平台交互的共享文档检索及获取服务 平台实现院内术语和字典的统一

等级	分 级 要 求
四级甲	平台实现符合标准要求的电子病历整合服务,基本支持医疗机构内部标准化的要求
四级乙	门(急)诊部分电子病历共享文档符合国家标准
三级	住院部分电子病历共享文档符合国家标准
二级	门(急)诊部分电子病历数据符合国家标准
一级	住院部分电子病历数据符合国家标准

根据互操作性定义和互联互通定义,两者所表达的内容是一致的,需要分析的是互操作性的分级水平与互联互通标准化成熟度分级的对应关系。之所以要做这样的比对分析,目的是借鉴信息互操作模型的应用。

从表17-1中可以看到医院信息互联互通标准化成熟度的一级,已经需要数据标准的支持。从一级到五级甲共七级,要求的标准从电子病历数据标准、电子病历共享文档规范,到术语和字典注册、与上级平台的术语和字典的交互及映射服务。

图17-4是互联互通标准化成熟度与互操作性模型的对照图。在图17-4中,医院信息互联互通标准化成熟度的一级到四级甲对应语义互操作性,而互联互通标准化成熟度的五级乙和五级甲除了对应语义互操作性外,还对应语用互操作性。这是因为互联互通标准化成熟度的五级乙和五级甲要求与区域卫生信息平台进行数据交互、映射,需要交互规范、HIE等平台类标准支撑。

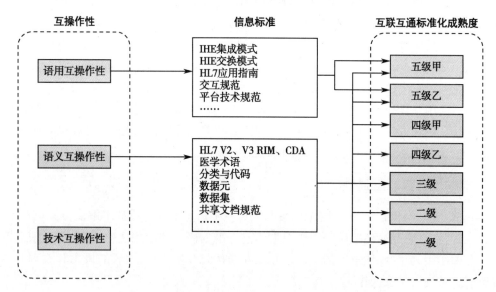

图17-4　互联互通标准化成熟度与互操作性模型的对照

卫生信息标准的语义互操作性问题在国内的探讨已有十年时间,但至今系列研究和实际应用案例并不多。国内卫生信息标准的语义互操作还缺乏受控医学术语(CMV)、卫生信息模型以及顶层设计等方面的支持,目前条块化、局域化信息标准的开发模式也是造成信息标准语义互操作性欠缺的原因之一。国内开发卫生信息标准常用的基于业务表单的方法,其标准产物往往缺乏不同领域、不同业务系统之间的语义互操作性。

2013年国家卫生计生委开始试点信息互联互通标准化成熟度测试,先后出台了WS/T 502-2016《电子健康档案与区域卫生信息平台标准符合性测试规范》、WS/T 501-2016《电子病历与医院信息平台标准符合性测试规范》《国家医疗健康信息区域卫生信息互联互通标准化成熟度测评方案

（2017 年版）》《国家医疗健康信息医院信息互联互通标准化成熟度测评方案（2017 年版）》等文件,分批在国内医院开展信息互联互通标准化测评,指导、规范和促进医疗卫生信息的互联互通和数据共享。

2013~2017 年,在国家卫生计生委组织的测评中,共计有 80 家医院,32 个区域通过测评,其中达到目前最高的五级乙等有 2 个区域和 5 家医院。根据 2019 年 6 月国家卫生健康委统计息中心发布的《关于公示 2018 年国家互联互通标准化成熟度测评结果的通知》,参加测评的 48 个区域和 101 家医院中,区域的五级乙等 4 个、四级甲等 32 个、四级乙等 11 个、三级 1 个,医院的五级乙等 12 个、四级甲等 87个、三级 2 个。

互联互通阶段的卫生信息标准的特点是:在面向数据和技术的卫生信息标准的基础上,更加注重互操作性、互联互通性和系统体系性[9,10]。

国家卫生计生委印发的《"十三五"全国人口健康信息化发展规划》（国卫规划发〔2017〕6 号）提出:"到 2020 年,基本建成统一权威、互联互通的人口健康信息平台,实现与人口、法人、空间地理等基础数据资源跨部门、跨区域共享,医疗、医保、医药和健康各相关领域数据融合应用取得明显成效。"无论在政府层面,还是技术层面,卫生信息互联互通已经成为国内卫生信息化发展的关键环节,实现卫生信息标准的互联互通性是当务之急。

随着对医疗卫生信息互联互通要求的不断提高,以及互联网+健康医疗、医疗健康大数据和医学人工智能等新一代信息技术的广泛应用,高水平互操作性信息标准将发挥更加重要的作用,成为健康中国建设发展的基础保障。

第三节　医疗卫生信息标准互操作性

我们知道,信息系统之间交换信息和使用信息的基本规则是信息标准。因此,实现信息系统之间交换信息和使用信息能力的互操作性,必须体现在信息标准中。本节从卫生信息标准互操作性的分类、要素和现状介绍卫生信息标准的互操作性原理和方法。

一、卫生信息标准互操作性分类

实现卫生信息的语法互操作性、语义互操作性和语用互操作性,都需要通过信息标准才能实现。图17-5 是卫生信息标准互操作性分类模型。

1. 语法互操作标准是 IT 的通信、传输等通用协议和标准,例如 HTTP、HTTPS、WebService、RESTful、XML、JSON 等。

2. 语用互操作标准是卫生信息的集成和交互标准,是在语法互操作的基础上实现对信息的应用,包括 HL7 应用指南、集成医疗企业 IHE 和卫生信息交换 HIE 等。语用互操作标准在卫生信息标准的分类中属于技术类标准。

3. 语义互操作标准基本包括了卫生信息领域的各项基础类标准和数据类标准,按照语义互操作性的语境和模型的要求,图 17-5 列出的语义互操作标准的语义性是不同的[6]。

表 17-2 是按照 2009 年国家卫生部卫生信息标准化专业委员会提出的医疗健康信息标准体系概念模型（参见第三章的图 3-3）,列出图 17-5 中语义互操作性标准的分类[11]。

从表 17-2 可见,卫生信息标准的语义互操作性主要体现在基础类和数据类标准中,这是基于基础类标准和数据类标准的属性。

1. 基础类标准属性　规范标准化对象的通则、共性因素,是其他标准的依据和基础,用于规范卫生信息标准体系中所有的标准元素。

2. 数据类标准属性　规范信息的分类、概念、编码、规范、表示等标准。

上述属性对于理解和使用所交换信息的能力（语义互操作性）是至关重要的。

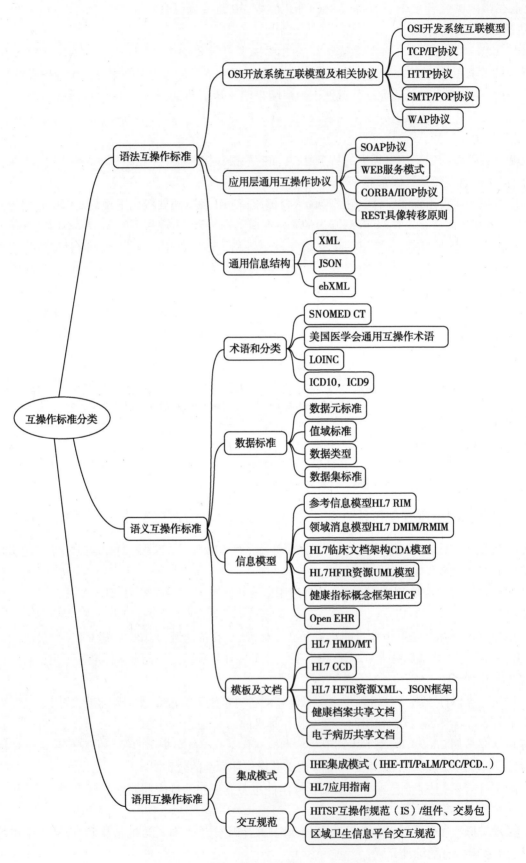

图 17-5　卫生信息标准互操作性分类模型

表 17-2　语义互操作性标准的分类

标准类型	标准名称	标准类型	标准名称
基础类	HL7 RIM HL7 DMIM/RMIM HL7 CDA HL7 HFIR HICF Open EHR SNOMED CT 美国医学会通用互操作术语 LOINC ICD-11、ICD-10、ICD-9	数据类	数据元标准 值域标准 数据类型 数据集标准 HL7 HMD/MT HL7 CCD HL7 HFIR 资源 XML、JSON 框架 健康档案共享文档规范 电子病历共享文档规范

二、卫生信息互操作性的要素

建模和语境是实现卫生信息互操作性的两个关键因素。

(一) 建模

1. 信息模型　信息模型是指描述信息特性、结构和相互关系的模型。信息模型是通过对事物或概念等实体特征的抽象、提取、归纳形成的,信息模型描述和表达了同类事物或概念的共有特性。采用模型对卫生信息进行描述和表示,能客观、准确地反映信息的本质内容,并给出精确的表达。

HL7 V3 的 RIM 是卫生信息模型的代表作,它由参考信息模型(RIM)、域消息信息模型(DMIM)和具化消息信息模型(RMIM)构成。RIM 是一个覆盖全部卫生健康领域的信息模型,具有高度的抽象性。DMIM 是结合专业特点和信息需要,对 RIM 进行裁剪、创建的符合某一专业域的业务和信息要求的信息模型。RMIM 是针对具体的业务应用(如信息系统功能开发、数据交换等)对 DMIM 模型进行细化所创建形成的信息模型。

RIM→DMIM→RMIM 反映了卫生信息模型从领域→专业→业务逐步细化和实现的过程。RIM 对卫生健康领域信息进行抽象和定义,是 HL7 V3 标准开发过程中的信息模型和结构的完整的信息视图;DMIM 主要包括专业域内的数据分类、数据项目属性、数据类关系等内容;RMIM 明确定义了数据项目属性的数据类型、基数值、数据类关系、值域等内容,形成了具体化的信息模型。HL7 临床文档架构 CDA 作为 RMIM 的成功范例,在全球得到广泛应用。基于 CDA,国内发布了 WS/T483-2016《健康档案共享文档规范》和 WS/T500-2016《电子病历共享文档规范》两个卫生信息标准,对健康档案和电子病历文档的交换和共享起到了积极的作用。

卫生信息标准的研究和开发需要信息模型的规范和指导,需要基于 HL7 RIM 等成熟的卫生信息模型,通过具体业务信息分析和信息建模过程,才能设计和开发出具有良好共用性、复用性和互操作性的卫生信息标准。脱离信息模型规范和约束的信息标准,往往只能局限在特定的业务应用,其语义互操作性也十分有限。

2. 信息建模　卫生信息建模(modeling)是指针对特定的卫生领域的相关信息数据进行抽象、提取和归纳,并建立描述信息数据共性特征和相互关系的过程。卫生领域信息常用的建模语言和方式有以下几种[12]。

(1) 统一建模语言(unified modeling language,UML):UML 广泛用于软件工程开发建模,包括三种主要模型:①功能模型:从用户的角度展示系统的功能,包括用例图;②对象模型:采用对象、属性、操作、关联等概念展示系统的结构和基础,包括类图、对象图;③动态模型:展现系统的内部行为,包括序列图、活动图、状态图。

(2) 原型定义语言(archetype definition language,ADL):ADL 由 openEHR Foundation 提出,包括原型对象模型、原型定义模型、模板对象模型和原型范例。ADL 是一个与软件无关的临床模型(clinical models),即原型(archetype),采用外部医学术语,如 SNOMED CT、LOINC 和 ICD 等,按照 ADL 框架构建。ADL 是医学领域专家直接参与制定的临床信息共享基本规范,目前已经成为国际标准化组织标准(ISO 13606-2)[13]。

（3）模型交换格式（model interchange format，MIF）：MIF 是指将用于容纳 HL7 第 3 版技术规范内容的 XML 文件的一系列模式。MIF 是一组 XML 格式，用于支持作为 HL7 医学信息标准开发框架（HDF）部分工件（artefacts）的存储和交换。MIF 记录与 HL7 V3 相关的元模型、标识、数据元，以及指定与 UML 元模型的对应关系。MIF 使用模式构造，包括简单类型模式、选择和序列结构，以及基数和属性使用，尽可能严格地反映 HL7 需求[14]。

使用建模语言进行卫生信息建模，起码有两个方面是非常重要的：①表达模型中元素（数据）的逻辑结构；②在建立逻辑结构的基础上，绑定模型中元素（数据）与标准术语代码。数据绑定确定了模型元素（数据）与术语代码概念的关系。

（二）语境

语境（context）是指通过一定语言环境以揭示概念在相对关系下的意义。许多概念在孤立的情况下是没有意义的，需要将它放在一定的语言环境里，通过上下文揭示其关系才能表达其意义。

卫生信息的表达和交换也是这样，需要在一定的语境（上下文）下，才能使交流双方准确地传达和理解信息。例如临床中的炎症，孤立地说炎症，其意义是有限的，但如果同时提供炎症部位、炎症起因、患者反应、检验结果等相关信息（语境关系），对于炎症的临床诊断和治疗就十分有意义了。

卫生信息标准的语义操作性是通过标准中信息的语境实现的。因此，标准中信息的语境程度，直接决定了卫生信息标准的语义互操作性。

医学术语标准 SNOMED CT 通过多层结构的逻辑描述，增加术语的语境内容。图 17-6 是细菌性肺炎术语在 SNOMED CT 的表述方式。

```
Concept Bacterial pneumonia （细菌性肺炎）
  Concept Statue Current
  Fully defined by …
    Is a
      Infectious disease of lung （肺部感染疾病）
      Inflammatory disorder of lower respiratory tract （下呼吸道炎症性疾病）
      Infective pneumonia （感染性肺炎）
      Inflammation of specific body organs （特定器官炎症）
      Inflammation of specific body system （特定机体炎症）
      Bacterial infections disease （细菌性传染病）
    Causative agent: （病原体）
      Bacterium （细菌）
    Pathological process: （病理学）
      Infections disease
    Associated morphology: （形态学）
      Inflammation
    Finding site: （部位）
      Lung structure
    Onset: （发作）
      Subacute onset （亚急性发作）
      Acute onset （急性发作）
      Sudden onset （突发）
    Severity: （严重性）
      Severities
    Episodicity: （阵发性）
      Episodicitise
    Course: （过程）
      Courses
  Descriptions: （描述）
    Bacterial pneumonia(disorder)
    Bacterial pneumonia
  Legacy codes: （兼容代码）
    SNOMED:DE-10100
    CTV3ID:X100H
```

图 17-6　SNOMED CT 术语"细菌性肺炎"的逻辑描述

图 17-6 中，细菌性肺炎的概念通过若干属性进行表述。其中：Is a 属性定义细菌性肺炎在 SNOMDP CT 多层结构中的位置；Causative agent 和 Finding site 属性提供定义信息；Onset 和 Severity 属性指出细菌

性肺炎与其他术语构成后组式(postcoordinated)表达的方法,例如急性发作等;Descriptions 属性描述这个术语的不同名称;Legacy codes 属性提供 SNOMED 早期版本的兼容编码。

三、国内医疗卫生信息标准的互操作性

目前国内常用的卫生信息数据元、基本数据集和共享文档规范等信息标准,初步实现了卫生信息系统间信息的无歧义理解和应用。但是由于缺乏语境的描述、信息模型与医学术语的约束,语义互操作性不强,难以满足临床辅助决策、精准医疗、大数据分析等对语义互操作性要求较高的应用的要求。上述标准存在的不足,可以通过增强标准的语义互操作性得到改善。

(一) 卫生信息数据元

图 17-7 是 WS/T303-2009《卫生信息数据元标准化规则》列出的数据元基本属性模型,共有 22 个数据元属性。

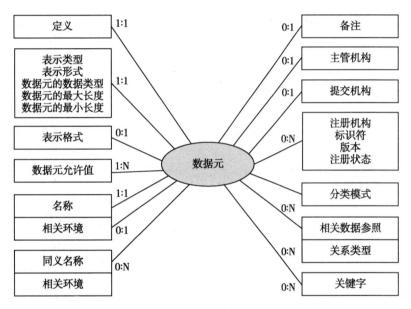

图 17-7 数据元基本属性模型

在 WS363.1-2011《卫生信息数据元目录第 1 部分:总则》中,采用了其中 13 个数据元属性(表 17-3),除去包含在数据元值的数据类型内的表示类别、表示形式、最大长度和最小长度外,没有采用的属性包括同义名称、关键字(词)、相关数据参照、关系类型、备注共 5 个。

表 17-3 WS363-2011《卫生信息数据元目录》采用的数据元属性

序号	属性种类	数据元属性名称
1	标识类	数据元标识符
2		数据元名称
3		版本
4		注册机构
5		相关环境
6	定义类	定义
7	关系类	分类模式
8	表示类	数据元值的数据类型
9		表示格式
10		数据元允许值
11	管理类	主管机构
12		注册状态
13		提交机构

在同义名称、关键字(词)、相关数据参照、关系类型、备注这 5 个数据元属性中,同义名称、关键字(词)、相关数据参照、关系类型都是与语境有关联的。在已采用的 13 个属性中,正是缺乏这类相关关系的属性。其次,WS363.1-2011 没有对数据元名称、数据元定义的规范性进行要求,数据元名称和定义缺乏受控医学数据(CMV)的规范和约束,也是导致语义互操作性不强的原因。

改善方法包括以下三方面。

1. 补充卫生信息数据元的属性,增加其语境信息的含量,特别是同义名称、相关数据等关联信息。

2. 应用 SNOMED CT 等受控医学术语(CMV),规范和约束数据元的名称和定义属性。

3. 参照 HL7 V3 RIM 构建卫生信息概念数据模型,并以概念数据模型为基础,提炼和描述卫生领域的数据元属性,更清晰地表达数据元的语义互操作性。

(二) 卫生信息数据集

近年来,国内发布了一系列医疗卫生相关业务的基本数据集,这些数据集以某一具体业务为主题,由采用或扩展 WS363-2011《卫生信息数据元目录》的数据元集合组成。在语义互操作性的性能上,这些数据集往往存在两点不足。①数据集的产生基本采用业务表单方法,而不是通过建模方法;②数据元本身缺乏良好的语义互操作性。

改善的方法包括以下两方面。

1. 改善相关数据元的语义互操作性能。

2. 参照 HL7 HDF(HL7 healthcare development framework),采用面向对象和模型驱动的开发方法,建立业务数据集。

(三) 共享文档规范

2016 年发布的 WS/T483-2016《健康档案共享文档规范》和 WS/T500-2016《电子病历共享文档规范》,目的是实现国内居民健康档案和电子病历互通共享。WS/T483-2016 和 WS/T500-2016 的开发参照了 HL7 CDA(clinical document architecture)和 HL7 HDF,是国内目前具有较高的语义互操作性的卫生信息标准。共享文档规范由三个主要部分构成:数据元和数据集标准约束卫生信息共享文档中的数据元素;模板库结构化、规范化描述卫生信息共享文档所承载的具体业务内容;利用值域代码标准规范地记载卫生信息共享文档的编码型数据元素,清晰展示应用文档的业务语境以及数据元之间的相互关系。

改善共享文档规范的语义互操作性,需要从共享文档规范的三个主要部分着手[15,8],包括以下三方面。

1. 改善相关数据元和数据集的语义互操作性能。

2. 不断完善数据元值域代码标准。

3. CDA 本地化相关问题的改善,例如对象标识 OID,以及 HL7 的模板、元素、数据类型等。

四、医疗卫生信息互操作性核心数据

为了促进国家医疗卫生信息的互操作性,美国国家卫生信息技术协调官办公室(ONC)发布了《美国互操作性核心数据》第 1 版(United States Core Data for Interoperability v1,USCDI v1)[16]。USCDI 作为一个健康数据类和健康数据元标准化集,用于全美范围内的、可互操作的医疗健康信息交换。

USCID 由"数据类"(data classes)和"数据元"(data elements)两部分构成。"数据类"表示一个具有共同主题或用例的数据元聚合(数据集)。"数据元"表示数据交换的具有细粒度级别的数据段。

USCID v1 共列出的"数据类"和"数据元",如图 17-8 所示。例如,过敏与不耐受"数据类"包括药物、药品和反应"数据元";临床记录"数据类"包括咨询记录、出院汇总、病史与查体、影像记录、实验室报告、病理报告、治疗过程、治疗进度"数据元"(图 17-8)。

表 17-4~表 17-6 分别列出了 USCID v1 临床记录、实验室和生命体征 3 个"数据类"的"数据元"适用标准。

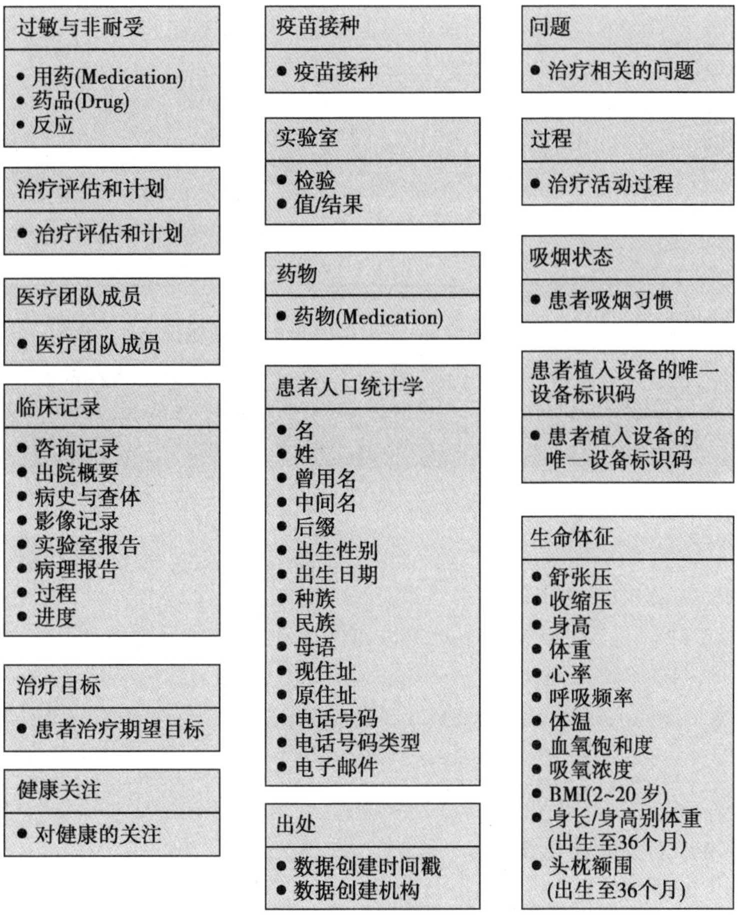

图 17-8　USCDI v1 的数据类与数据元

表 17-4　"数据元"可采用的标准（临床记录）

临床记录（相应记录类型的患者数据的表达）	
"数据元"	适用标准
	Logical Observation Identifiers Names and Codes（LOINC®）2.67
咨询记录（临床医生对其他医生或专家提供的建议的响应）	Consult Note（LOINC® code 11488-4）
出院概要（患者入院和病程概要）	Discharge Summary（LOINC® code18842-5）
病史与查体（患者当前和过去的情况和观察结果）	History and Physical Note（LOINC® code 34117-2）
影像记录（影像学检查结果）	Diagnostic Imaging Study（LOINC® code 18748-4）
实验室报告（实验室检查结果）	
病理报告（病理学检查结果）	
过程（包括心脏介入检查、胃肠道内窥镜检查、正骨疗法等非手术过程）	Procedure Note（LOINC® code 28570-0）
进度（患者在住院、门诊或其他医疗过程中的状态）	Progress Note（LOINC® code 11506-3）

表 17-5 "数据元"可采用的标准(实验室)

实验室	
"数据元"	适用标准
检验(检查从人体获得的样本,以提供诊断、预防、治疗疾病、损害或评估健康的信息) 值/结果(样本的检验结果)	Logical Observation Identifiers Names and Codes(LOINC®) Database version 2. 67 SNOMED International, Systematized Nomenclature of Medicine Clinical Terms(SNOMED CT®) U. S. Edition, September 2019 Release The Unified Code of Units for Measure, Revision 2. 1

表 17-6 "数据元"可采用的标准(生命体征)

生命体征(维持生命功能状态的患者生理测量)	
"数据元"	适用标准
舒张压 收缩压 身高 体重 心率 呼吸频率 体温 血氧饱和度 吸氧浓度 BMI(2~20 岁) 身长/身高别体重(出生至 36 个月) 头枕额围(出生至 36 个月)	Logical Observation Identifiers Names and Codes(LOINC®) Database version 2. 67 The Unified Code of Units for Measure, Revision 2. 1

表 17-4~表 17-6 中的"数据元"可以有不同的表示形式。例如,生命体征"数据类"的舒张压、收缩压、身高、体重等"数据元",通常是一个具体的数据元;实验室"数据类"的检验、值/结果"数据元",往往需要有多个具体的数据元表示;而临床记录"数据类"的"数据元"则可以包括数据元、文档等数据形式。

表中的"适用标准"表示"数据元"所应遵循和采用的信息标准。USCDI v1 涉及的适用标准,主要包括以下标准的相关版本和最新版本。

RxNorm(临床药物标准命名法);

UCUM(计量单位统一代码);

SNOMED International;

SNOMED CT;

LOINC;

ICD-10-PCS;

CDC IIS:Current HL7 Standard Code Set(美国 CDC 疫苗信息系统:HL7 标准代码集);

CDC National Drug Code(NDC)Directory(美国 CDC 国家药品代码字典);

Health Care Financing Administration Common Procedure Coding System(美国医疗卫生筹资管理通用程序编码系统);

Current Procedural Terminology(CPT)(美国医学规程术语);

Code on Dental Procedures and Nomenclature(CDT)(美国牙科手术和命名代码);

FDA UDI(美国 FDA 的植入设备唯一标识码);

HL7 Version 3(V3)Standard。

　　医疗卫生信息互操作性的基础是医疗卫生信息标准化,只有在一个地区、一个国家范围内建立和实施统一的信息标准,才能在这个地区、这个国家实现医疗卫生信息的互操作性。

（李小华　冯东雷　赵霞）

参 考 文 献

［1］ Institute of Electrical and Electronics Engineers. IEEE Standard Computer Dictionary:A Compilation of IEEE Standard Computer Glossaries. New York:NY,1990.

［2］ S. Sachdev,S. Bhalla. Semantic Interoperability in Standardized Electronic Health Record Databases［J］. ACM Journal of Data and Information Quality,2012,3:1-37.

［3］ Kong Qingjie,Song Danhui. Research on Technical Solution of Metadata Interoperability Problem［J］. Information Science, 2007,25:754-758.

［4］ Tolk,Andreas. Composable Mission Spaces M&S Repositories-Applicability of Open Standards［A］. 2004 Spring Simulation Interoperability Workshop,Orlando Florida,2004.

［5］ Keith W. Boone. The CDA^{TM} Book［M］. London:Springer Verlag,2011.

［6］ Frank Oemig,Robert Snelick. Healthcare Interoperability Standards Compliance Handbook［M］. Switzerland:Springer International Publishing AG, 2016.

［7］ Tim Benson. Principles of Health Interoperability HL7 and SNOMED(Sscond Edition)［M］. London:Springer-Verlag,2012.

［8］ Diego M López,Bernd Blobel. Enhanced Semantic Interoperability by Profiling Health Informatics Standards［J］. Methods Inf Med,2009,2:170-177.

［9］ 陈修. 互操作性概念的演变历程及在医疗卫生信息化领域的实践［J］. 中国数字医学,2016,11(5):6-9.

［10］ 王才有. 医疗信息互操作性的路径选择［J］. 中国数字医学,2016,11(5):2-5.

［11］ 汤学军,董方杰,张黎黎. 我国医疗健康信息标准体系建设实践与思考［J］. 中国卫生信息管理杂志,2016,13(1):31-36.

［12］ Edward H. Shortliffe,James J. Cimino. Biomedical Informatics. 4th ed［M］. London:Springer-Verlag,2014.

［13］ 李珍珍. 基于 openEHR 的电子病历系统开发方法研究与实践［D］. 杭州:浙江大学生物医学工程与仪器科学学院,2008.

［14］ HL7. Model Interchange Format［DB/OL］. https//wiki. hl7. org/index. php? title=Model_Interchange_Format.

［15］ S. Sachdev,S. Bhalla. Semantic Interoperability in Standardized Electronic Health Record Databases［J］. ACM Journal of Data and Information Quality,2012,3:1-37.

［16］ The Office of the National Coordinator for Health Information Technology. United States Core Data for Interoperability FABRUARY 2020. VERSION 1.

第十八章　健康医疗数据标准开发与管理

　　数据标准是卫生信息标准体系的重要组成部分,数据标准化对实现信息的语义互操作、保证信息的准确性和一致性具有重要意义。数据标准采用普遍认同的规则对数据在形式上进行标识,赋予数据内容和含义,即对数据进行标准化,从而为计算机对信息进行规范化表示、解释和处理创造条件。数据标准化过程通过建立概念数据模型,描述数据的应用语境和相互关系,并制定一组完整的数据规范,逐项定义数据元的语义和表达格式,最终实现信息内容的形式化。鉴于数据标准在计算机正确利用信息方面承担的重要职责,数据标准应该具备权威、共识、广泛适用、便于管理维护等特征。因此,开发计算机使用的健康医疗数据标准必须遵守一定的方法和路径。本章结合我国医疗健康领域数据标准化的实践,简要介绍数据标准的开发管理的方法、路径和工具。

第一节　健康医疗数据标准化需求

一、健康医疗信息的描述对象及其语义表达

　　信息是一组具有意义的事实或数据,同时符合能够被解释、能按一定的结构进行排列、能被接收人理解等条件。信息不是事物本身,但反映了事物的特征与特性。卫生信息是健康医疗领域相关事实的描述,但医疗活动需要的信息不同于数据,信息是数据与其含义的结合体:数据指的是符号,是信息的语法(syntactic)部分,关乎信息的形式;数据是信息的语义(semantic)部分,关乎信息的内容,即信息=数据+含义(或者语法+语义,形式+内容)。

　　健康医疗活动中涉及的很多信息以临床记录的形式呈现。这些记录的数据可能是患者的任何一个观察(测)结果,如体温、血细胞计数、过敏史、血压等。通过不同视角,可能对数据有不同的理解和表达。比如血压,有时被认为只包含一个数值,即 120/80mmHg 被记录为一个数据,用来说明该患者的血压正常。但是如果舒张压和收缩压对决策或数据分析都很重要,就要将血压的测量值当作两条具体信息,即收缩压=120mmHg,舒张压=80mmHg。人类能够迅速阅读血压的测量值,而且很容易在单一数据和复合数据之间进行转换,但这对于计算机来说并非易事,除非在设计数据存储和分析方法时特意考虑了这个问题。单个数据的定义一般包括数据关注的对象、项目、结果和时间。时间因素会使医学判断和基于计算机的数据管理变得非常复杂。有时只需要记录一个时间点,有时则

要连续记录一系列时间点的测量值,以反映观察结果的变化。另外,记录获得数据的背景也很重要,比如测量血压时患者的体位、测量的时机(如运动后马上测量或睡眠期间测量)等。这些附加信息有时称为修饰(modifier)或限定,对正确解释数据非常关键。对两个具有同样主诉或症状的患者,通过了解主诉的修饰(背景因素),对他们病情的判断可能会截然不同。医学科学和实践中的数据类型很多,从叙述性文本数据到定量测量、信号、图表,甚至图片。医疗过程中收集的大多数信息为叙述性数据,比如主要健康问题的描述、个人史、家族史、物理检查结果报告等。还有很多数据是离散的测量数值,比如实验室检查结果、生命体征(如体温和脉搏)以及其他在体格检查中获得的测量值。在有些专业领域,连续性信号产生的同源数据特别重要,例如描绘患者心脏电活动的心电图。当这些数据保存在病历中时,常常会包括图形、附带含义的解释。视觉图像是另一类重要的医学数据,如放射学影像及医生手绘的表现临床异常发现的草图。这类数据如何在计算机系统里得到很好的管理,是一个具有挑战性的问题。

卫生信息的描述对象非常庞杂,例如肺炎,有很多类型,包括病毒性肺炎、感染性肺炎、细菌性肺炎等。同时,因为学科背景及语言习惯的差异,临床概念的描述形式存在很大变异。例如针对患者的相同情形,可以用呼吸困难、呼吸短促、呼吸急促、呼吸窘迫等来描述呼吸不畅。因此,建立医学术语标准,统一、规范地表达概念的语义就显得非常重要。以标准医学术语系统(SNOMED CT)为例,其中对"肺炎"这个概念及其与其他概念关系的描述如图 18-1 所示。箭头表示概念之间的隶属(is a)关系:细菌性肺炎属于感染性肺炎,感染性肺炎属于是肺炎,肺炎一种是临床发现。细菌性肺炎的病因为细菌,细菌属于微生物。细菌性肺炎发生部位在肺部,肺部又是躯体结构的一部分[1]。

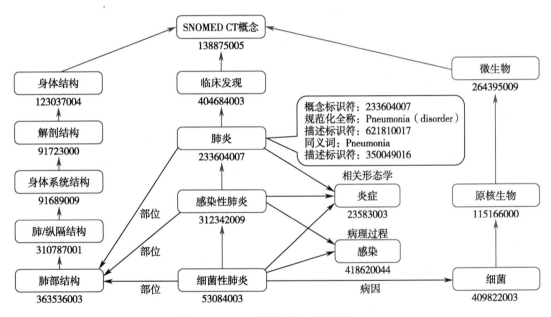

图 18-1　肺炎相关概念的描述

信息共享需要多个系统之间的协调和在系统之间传递信息的方法。传统上,这种传递通过客户定制的点对点接口来实现。但是随着系统及相互之间传递信息数量的增长,这种方法几乎不可能实施了。开发消息标准是解决多接口之间传输问题的方法之一,但这种消息标准依赖于患者标识及临床数据的标准编码。例如:入院系统记录了一名患者,他以糖尿病诊断住院,药房系统记录给该患者发了头孢类抗生素,检验系统记录了该患者的肾功能检查结果,影像系统记录了要求给该患者进行静脉碘造影的 X 线检查医嘱,其他系统则需要有存储这些信息、向有关用户展示这些信息、发出可能的药物配伍警告、建议药物剂量调整、跟踪治疗效果等的方法和途径。要保证不同系统之间信息传输的准确性,患者数据的编码非常重要。编码要考虑到公认的定义、限定词的使用、数据颗粒度的变化、同义词等,而且此类标准需要考虑知识的广度和深度等问题。

二、健康医疗数据标准化与语义互操作框架

促进语义互操作性是卫生信息标准化的最终目的。HL7 架构评议工作组（Architectural Review Work Group）在 ISO 开放分布式处理参考模型（Reference Model for Open Distributed Processing, RM-ODP）的基础上制定了旨在促进标准的互操作性得到合理应用的一个框架，即 Services-Aware Interoperability Framework（SAIF）。SAIF 针对用户选择的任何互操作模式（消息、文档或服务），使所有标准工件之间具备协调一致性，为业务架构的开发和应用提供标准化途径和一致性测量方法，从而强化对多方参与的复杂交互的管理能力，提高跨机构的信息技术架构的重用性。SAIF 关注 4 个核心领域：静态信息（包括 RIM、数据类型、词汇）、状态信息（包括现有的动态模型）、业务一致性与符合性（包括 HL7 现有的应用标准）和管理（governance），分别对应 4 个框架，即管理框架（governance framework）、行为框架（behavioral framework）、信息框架（information framework）及业务一致性和符合性框架与互操作规范矩阵（the enterprise consistency and conformity framework and the interoperability specification matrix）[2]。

信息框架是 SAIF 提出的框架之一，描述如何获取和提炼特定领域重要的静态信息，并通过可追溯的过程得到可实施的信息工件（information artifact）。SAIF 信息框架关注的是信息的语义，认为信息是被赋予了语境的数据（data in the context）。信息框架中描述的概念组件、受控术语、非编码概念、概念归类、数据类型、类、术语绑定、信息模型、模板和可实施模型等标准元素，可归纳为以下关键内容：①概念及概念的组织，包括受控术

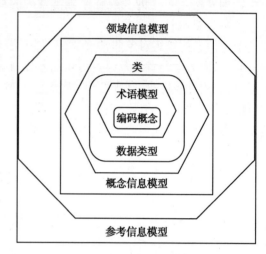

图 18-2　HL7 SAIF 信息框架

语、非编码概念、概念组合（编码体系、语义类型、值集）等；②数据类型；③类；④信息模型，包括参考信息模型、领域信息模型、逻辑信息模型、模板和可实施模型。信息框架如图 18-2 所示。图 18-2 中外层概念为内层概念逐层添加含义，使其语义逐渐丰富和清晰，信息共享双方对数据的理解逐步加深和明确，系统的语义互操作水平也相应地得到提高。

三、健康医疗数据标准的基本构成

实现信息在整个健康医疗体系中的流动涉及诸多关键要素，包括分类、术语系统、唯一的标识符、数据收集和报告方法、数据的存取和访问，以及数据交换等。因此，卫生数据标准也可按照其标准化对象的类型、针对的特定问题和发挥作用的具体环节划分为若干种类，包括信息模型、数据元及元数据、词汇和术语、数据集、文档等标准。目前国际上已有大量促进语义互操作的数据类标准问世并得到应用，其中有些已成为国际通用标准，如 SNOMED CT、LOINC、CD、HL7 RIM、CDA 等。根据 SAIF 信息框架的内容，结合国内外卫生信息标准研制实践，可将语义互操作标准分为 4 大类，主要组成及其相互关系如图 18-3 所示。

1. 数据元标准　数据标准是在概念和实体标准化描述的基础上产生的，主要描述和说明数据的含义。数据元（data element）是数据的基本单元（unit），是装载数据的容器（container），表现为数据库中的字段、数据采集工具中的数据项目。数据元的确切含义需要用一系列属性来说明，包括数据的定义、标识、表示方法、值域和管理等。因此，数据元应该具备所对应的对象类（object）、特性（property）和表示（representation）三个最基本的构件（component），而表示又通过词汇（vocabulary）和值域代码（值集，value set）表达。数据元可以以抽象的形式存在，也可以存在于具体的应用系统中。元数据（metadata）是定义和描述其他数据的数据，表现为说明数据的一组属性。元数据也是数据，可被存储在数据库中，也可用数据模型来组织[3]。因此，一组有关数据元的描述即为元数据，数据字典（data dictionary 词典）也

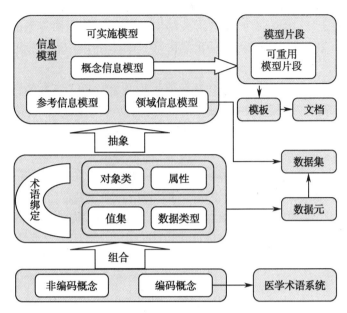

图 18-3　语义互操作标准构成

就是在一定范围内使用的数据的元数据。

　　由于健康医疗领域数据描述对象的复杂性,独立的数据元标准往往不能提供完整的、无歧义的数据语义和格式。在定义数据语义(元数据)的同时说明数据元的应用背景,可使数据的内容更加清晰。因此,有必要通过建立信息模型(information model)对数据做进一步的说明。另外,数据元,尤其是具备可编码属性的数据元,其表示需要标准化术语系统(terminology)为其提供允许值或值域。所以数据元标准需要与术语标准联合应用,使数据的收集、存储、传输、统计分析等过程都具备明晰性、一致性和可比性。

　　2. 信息模型　健康医疗领域的信息模型以标准化的、可重复使用的方式表达相关概念,提供数据的标准结构。信息模型由类和类之间的关系组成,可分为参考信息模型、概念信息模型、领域信息模型等。①参考信息模型:是顶层的、高度抽象的概念模型,如 HL7 RIM;②领域信息模型:直接基于特定的业务背景,其内容和范围非常局限,如慢性病管理、传染病防治等;③概念信息模型:是参考信息模型和领域信息模型相互衔接和协同的结果,可帮助构建符合业务需求并与参考信息模型一致的逻辑信息模型,用于指导信息产品开发。任何数据元都是其所描述的对象类、对象类的特性以及特性的表达方式三个基本构件的组合,而这三个构件也是数据模型的主要组成内容。

　　所以,可将数据模型理解为数据元的图形化表示形式,建模即规定数据元的结构、属性及相互关系。数据模型的作用就是在统一、清晰的框架下说明数据的语境,避免数据之间的矛盾、冲突或交叉、重叠,从而使元数据的定义更加明确,便于数据标准的合理应用[4]。

　　3. 术语和标识标准　为了使计算机能够正确识别客观实体和概念,必须对健康医疗领域的实体和概念进行可机读的、在一定范围内具备唯一性的标识。术语是用来正确标记各专业领域中事物、概念、特性、关系和过程的专门用语,包含两个维度,即概念和语言,前者指内容,后者指形式。医学术语系统以科学的方式精确描述医学概念,是医学领域术语的结构化列表,是根据特定命名规则对医学术语进行系统化组织排列而形成的。一组标准化术语也称为受控词汇或受控词表(controlled vocabulary),为方便计算机阅读,按照术语系统的分类结构,对其中的词汇进行编码则形成编码系统(coding system)。编码系统是形成医学标准化语言,即计算机通用语言的重要推动力。健康医疗数据的电子化收集、展示和利用,需要系统化的医学概念命名方法和标准化医学术语、词汇和编码系统。从数据元标准化的角度,术语系统的作用是为数据元提供标准化的取值集合。

　　术语属于最细颗粒度的标准,主要涉及卫生领域的概念和实体的描述,包括定义、概念和实体的标识符以及概念和实体之间的对应关系。为了保证信息的完整性和清晰性,此类标准通常需要针对客观存在或医学概念的模型和/或本体作为命名和标识的逻辑支撑,可以是清晰、具体的或者潜在、假设的模型或本体。此类标准的实例包括 SNOMED CT（概念的定义、标识和相互关系，有潜在的本体结构）、LOINC（医学观察项目的定义、标识，有明确的语义结构）[5]、UMLS（术语体系的交叉参照，有明确的本体结构）、药品术语体系（药品的定义、标识、层次结构）[6]、个体及组织机构标识符系统（名称定义、标识符、类别及相互关系）等。

4. 文档/消息及数据集规范　文档/消息及数据集规范是数据元标准的打包应用，其语义和数据元、医学术语、信息模型等密切相关。文档（document）或消息（message）由一组标准化数据以特定形式组合在一起形成，主要指健康记录内容的结构化、格式化表示。特定的文档或消息以一组特定的数据为内容，并通过预设的、公认的形式或格式组装成一个整体，实现在不同系统之间有意义的传输或交换，即实现语义互操作性。消息是信息传输时的存在形式，标准化文档通常也是为信息传输创建的，有时也可以作为临床文档的标准化展示形式，但此时不涉及计算机的自动化处理，无关乎语义互操作性。文档和消息规范包括文档架构及其应用指南，文档、文档段、条目等不同层面的模板等类型，例如 HL7 的临床文档架构 CDA，CDA 应用指南、CCR 的 CDA 标准化指南 CCD，以及 HL7 及其合作组织 IHE、HITSP 的文档模块/模块（template，module）库等[7]。

在标准化数据元的基础上，重用已有的丰富的文档模板资源，即可构建满足不同需求的各种标准化医疗文档，实现信息交换工件的共享。数据集是特定主题的数据元的集合。与文档不同，数据集一般只提供数据元列表，不规定数据元的组装结构。数据集一般不作为系统之间传输信息的形式，但在数据收集和统计汇总方面，尤其是国家层面的统计报告方面必不可少。如果涉及信息传输，则需要同时规定数据的传输格式（文档）和途径，例如英国 NHS 的国家数据统计报告在规定数据集内容的同时还规定了用于传输的标准化 XML Schema[8]。

第二节　健康医疗数据标准的开发路径与方法

一、自下而上的数据标准开发方法

数据标准的开发包括数据元、信息模型和共享文档等标准的开发。自下而上（bottom-up）的数据标准开发通常以数据模型为重点，也是数据标准开发的常用方法。该方法可简单概括为：基于已有的数据录入和采集需求，收集整理各领域数据元，对数据元进行整理、抽象，提炼出对象类，定义对象类、对象类的属性及其表示形式，建立概念数据模型，提出基于概念数据模型的数据开发原则和路径。该方法一般包括以下步骤。

1. 收集和整理健康医疗领域中的数据元　健康医疗信息的内容非常广泛，各种专业领域、各类业务工作中伴随着大量的数据收集和流动，这些数据的表现形式多种多样，一般基于特定专业或特定业务，即带有明显的领域烙印，不具备通用性，一旦脱离其应用场景，无法保证能被准确理解和识别。本步骤的主要目的是根据数据标准的应用范围，尽可能全面、完整地收集数据项，例如通过各专业领域或者项目正在使用的数据采集表单或者电子化数据录入软件，收集其中的数据项的名称、定义等内容，并根据应用语境和专业背景，在充分理解的基础上对其进行整理和初步的规范化，包括去重、更名、添加定义等。例如入院记录中的姓名，根据其应用场景，更改为患者姓名；将患者姓名和姓名合并。

2. 抽象和融合医疗健康领域的数据元　通过各种渠道收集到的数据项目，都隐含符合其应用背景的描述对象及其属性。例如患者、门诊就诊患者、住院患者；医生、责任医生、接诊医生、手术医生等。根据数据元描述对象的归属，对其逐步抽象和融合。例如，以上描述对象可初步抽象为患者和医生两类，再进一步抽象为一类对象——人。抽象的程度取决于对象类是否具备相同的属性。在抽象形成对象类的同时，对各个层面对象类的共有属性也进行归并和定义。例如对象类"人"，都具有姓名、性别、出生时间等属性，且姓名以字符表示，性别以代码表示，出生时间用年月日表示。本步骤的目的是形成信息模型中必须包括的对象类及其层次（隶属）关系，并定义所有对象类的属性及其描述方法（数据类型）。同时，判断并定义不同类型的对象类之间的横向关联关系，如模型中实体类与角色类的关系。

3. 形成概念数据模型　基于第二步的抽象结果,形成概念数据模型雏形,并对其进行完善优化,主要包括两方面工作:①对照收集到的原始数据元,审核抽象后的对象类是否涵盖了所有的描述对象,所定义的属性是否符合原有数据元的应用需要,必要时对对象类及其属性进行删减、更名等调整。②将初步形成的信息模型与权威公认的模型进行比对,以发现模型存在的问题,并保证模型在所声明的使用范围具有普遍适用性和一定的可扩展性。例如,将模型与 HL7 RIM 做比对,为二者存在的差异及矛盾的合理性找到充足的理由,否则应该对标 RIM 对模型进行修改。本步骤的目的是形成满足既定需要的概念数据模型。基于我国现状和 HL7 RIM 构建的国家卫生信息概念数据模型详见文后彩图 18-4[9]。

4. 制定基于概念数据模型的数据元开发原则和路径　概念数据模型来源于各专业领域和业务活动所产生的数据元,这些数据元的定义及表示方法反映了现阶段数据的真实语义。本步骤的主要工作是根据数据的原意对概念数据模型的语义做进一步的细化和深化。例如,以编码形式存在的对象类的属性,要根据已有的应用为其提供可供选择使用的允许值集合,即提出对应的词汇表。因为不同领域对数据的理解可能存在差异,而且已有的数据采集工作对数据内涵的定义往往缺乏专业人员的深度参与,所以制定词汇表不仅是简单汇总已有代码表的内容,而是要基于专业知识对其进行规范化处理,并广泛听取相关专业人员的意见,开展反复沟通和协商。为了保证标准的及时性和可用性,有时只能优先考虑词汇表的全面性,暂时放弃追求逻辑上的完美。

自下而上的数据标准开发路线见图 18-5。这种从数据到模型将标准化对象定位在类的属性上的数据标准开发方法,可以保证数据标准化工作的稳定性、开放性和可持续性。例如,对电子健康档案中有关医学观察信息的数据项进行整理,并抽象出对象类,定义类之间的相互关系和类的属性,形成相对稳定的信息表达结构,在此基础上提炼标准化数据元,可有效管控由于领域知识迅速增长而导致的数据元数量剧增。临床观察项目会不断增加和更新,如果每个项目作为一个数据元来对待,则元数据的维护非常困难。如果基于信息模型,只在医学观察这个对象类下面定义观察项目名称或观察项目代码这个属性,未来检查项目的无限扩增只需要更新属性对应的值域即可,而这个值域的建立和维护可通过独立的医学术语系统,例如 LOINC 来实现。值域的更新体现了数据标准化在内容上是开放的、可持续演进的。结构的稳定性和内容的开放性共

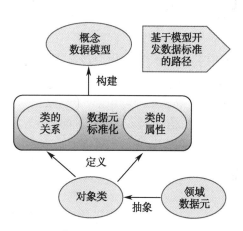

图 18-5　自下而上(bottom-up)的数据标准开发方法示意图

同保证了数据标准开发在方法上支持并独立于领域知识的不断增长,可以应对数据标准应用场合或用户需求的不断变化。

二、自上而下的数据标准开发方法

除了上述自下而上的数据标准开发路径外,另一个重要的数据开发方法是自上而下(top-down),主要用于数据元标准的开发。这种数据标准开发方法类似于 HL7 基于 RIM 的信息传输工件开发路径[10]。RIM 及其配套的数据类型(data type)、词汇(vocabulary)为下层的传输工件提供语义,同样,概念数据模型为数据元开发和维护提供约束。自上而下的标准开发方法可以简单阐述为以概念数据模型为基本框架,依据模型所包含的对象类、类的属性及其数据类型,提炼出通用的、抽象的数据元;对抽象数据元通过语义和表示形式的约束和限定进行特化和细化,生成本地的、具体的领域数据元。该方法一般包括以下步骤。

1. 从概念数据模型中提炼出抽象的数据元　从数据模型中显示的对象类、属性及其表示方法这三个数据元的基本构件,组成一组抽象的数据元。以实体及其下位类——人为例,如图 18-6 所示。概念数据模型侧重表达信息的语义及相互关系,属性的表达形式采用基于语义的 HL7 数据类型,该数据类型需要通过打开其语义组件(component)实现形式化[11]。以属性——地址为例,数据类型 AD 包含地址

类型、地址、地址可用时间段等组件。因此,人的地址(初始数据元)会产生人的地址(文本)、人的地址类型(编码)、人的地址可用时间段(时间区间)等一组抽象的数据元(通用数据元)。这些数据元语义明确,且具有具体的表示形式。

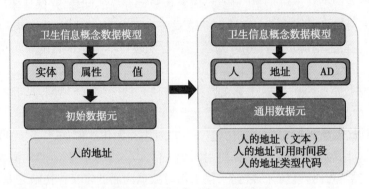

图 18-6 通用数据元生成示例

2. 根据应用场景开发领域规范数据元 该过程的主要工作是对象类的特化,即按照各应用领域的实际情况对对象类进行本地化或具体化。例如对象类——人,在实际医疗记录中,可能因为其专业资质和所承担的角色而称为医生,还可能因为其在某项医疗活动中担负的职责为手术而被特化为手术医生或者主刀医生(手术第一负责人)。特化后的对象类和对象类原本具有的属性及其表示结合即可形成具有明确语境的领域规范数据元,如主刀医生姓名、器械护士姓名等,详见图 18-7。对象类的特化必须接受约束,即按照数据模型规定的词汇表(允许值范围)进行本地化。上述实例中的人特化为手术主刀医生,就是按照实体角色代码表和参与类型代码表定义的词汇表完成的。这些值集来源于医疗实践记录,基本能够满足规范数据元开发的需求。当然,词汇表应该随着时间推移和业务扩展而不断更新,以顺应领域规范数据元开发需求的变化。另外,对生成的领域数据元的表示方式有时还需要在通用数据元定义的基础上,根据领域需要进一步明确。例如,职业代码,不同专业、不同应用场景可能需要采用不同的分类编码系统表示。

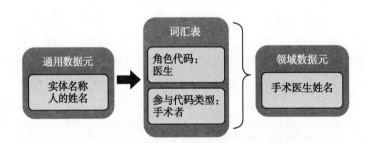

图 18-7 基于通用数据元的领域规范数据元开发示例

3. 领域规范数据元的定义、注册和审核发布 上述步骤形成的规范数据元,需要按照标准的元数据规范进行详细定义,包括完整的名称、唯一标识符、同义词、含义、提交者、审核者、对应的数据元概念、对象类、属性、允许值范围等。除了明确定义,还应该按照元数据管理流程,在指定的官方系统注册,接受标准管理组织和行业专家的审核,审核通过后由标准管理机构进行官方正式发布,成为在一定范围内遵守的数据标准。具体要求详见本章第三节。

自上而下的数据标准开发路线见图 18-8。这种在数据模型框架下开发数据元的方法,根据类和属性的层级隶属关系,分别在不同层面定义类的属性,并赋予属性数据类型,可以更好地定位数据元,且可以避免重复定义具有相同含义的数据元。例如,实验室检查是医学观察的子类,继承了上位类医学观察的属性,如医学观察值、观察方法、观察部位,这三个属性无须在本层次类中重复定义,也意味着不必重复定义内容相互包含的数据元。同样,实验室检查的子类,如免疫学检查、生化检查、分子生物学检查也直接继承上位类实验室检查的自身属性。

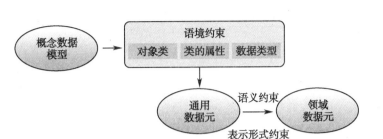

图 18-8 自上而下(top-down)的数据标准开发方法示意图

三、数据标准开发方法的综合运用

从上述两种标准开发方法的过程描述可见,两种方法或者路径不是相互孤立的,而是相互衔接的。模型可以为数据元标准提供语境和约束,数据元标准为模型的建立和完善提供素材和依据。因此,通常会将上述两种路径的数据标准开发方法结合使用,即采用自下而上的方法构建数据模型;依据数据模型,采用自上而下的方法建立数据元标准。在具体应用时,首先要收集、分类和整理各业务领域采集的数据项,从中抽象出对象类,构建类的层级关系和数据模型,即基于现有数据需求的自底向上的提炼过程;然后通过设置模型中类的属性和属性的规范化描述,提炼出标准化的数据元素,并将其实例化为各业务领域正在使用的数据项,即基于模型的自顶向下的具体化过程。上述两个过程形成一个封闭的循环,数据标准的研制和应用互为依托,相互促进。标准化数据元是一次标准化过程的结果和终点,其业务应用实例又是下一次标准化过程的起点。数据元标准在此循环中不断得到持续更新和维护(图 18-9)。

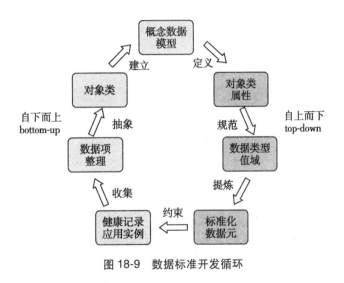

图 18-9 数据标准开发循环

第三节 健康医疗数据标准的管理

一、数据标准的组件

依据 ISO/IEC 11179:信息技术-元数据注册(Information Technology-Meta Data Registry,MDR)提出的概念模型,描述数据元的两个基本组成部分为数据元概念和表示。数据元概念又包含对象类和特性,如图 18-10 所示。数据元的描述具有语义和表示两方面。语义又分为语境(contextual)和符号(symbolic)两种类型。语境由数据元概念(Data element concept,DEC)描述,说明了数据对象的种类以及可用来测量这些对象的特征。符号由概念域(conceptual domain,CD)描述,概念域是一个分类集。数据元的表

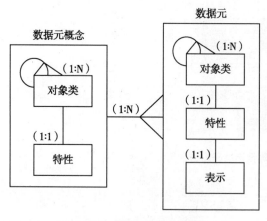

图 18-10　数据元的概念模型

示指数据元所使用的允许值,每个值对应概念域分类中的一个类。这些允许值的集合称为值域(value domain,VD)。值域规范所有允许值,包括列举的类、规则等形式。值所遵循的表示模型由数据类型(data type)提供。数据类型是一组确切的值,其特征由这些值的属性和施加于这些值上的操作来描述。一个或多个数据元有效值的集合构成一个值域,用来验证信息系统中及数据交换时数据的有效性,同时也是描述数据元所必需的元数据的组成部分。值域有两种类型:可枚举值域(表示为允许值列表)和不可枚举值域(表示为一个描述)。值的含义的集合称为概念域,也可分为可枚举和不可枚举两类[12]。

　　依据 ISO/IEC 11179 MDR-3,按照数据元的组成构件,如数据元概念、对象类、值域等,定义了 11 类共 44 个数据元的基本属性,如表 18-1 所示。每个属性都有相应的约束,包括必选(M)、条件可选(C)和可选(O)。

表 18-1　数据元描述的基本属性

类别(个数)	基本属性(可选性)
标识类(4)	标识符(O)、标识符-数据标识符(C)、标识符-注册机构标识符(O)、版本(O)
命名类(6)	名称(M)、指定语言(O)、语境名称(O)、语境标识符(O)、语境描述(M)、指定可接受性(O)
定义类(3)	定义(M)、定义语言(O)、定义来源(O)
管理类(4)	备注(O)、注册状态(O)、主管机构名称(O)、提交机构名称(O)
关系类(5)	分类体系名称(C)、分类体系标识符(O)、分类体系条目值(C)、相关元数据来源(O)、关系类型(C)
数据元概念(4)	对象类名称(M)、对象类标识符(O)、特性名称(M)、特性标识符(O)
数据元(7)	值域名称(O)、值域标识符(O)、数据类型名称(O)、数据类型来源(O)、表示格式(O)、最大长度(O)、最小长度(O)
概念域(1)	维度(O)
值域(3)	数据类型名称(M)、数据类型来源(O)、度量单位名称(O)
允许值(3)	值(M)、允许值起始时间(M)、允许值终止时间(O)
值含义(4)	值含义描述(M)、值含义标识符(O)、值含义起始时间(O)、值含义终止时间(O)

　　以数据元形式标准化以后的单个数据项构成数据字典;基于领域信息模型和数据标准,按照特定主题将相关数据元集中在一起则形成数据集(data set)。数据集主要用于国家层面收集数据,进行统计汇总和报告。用户按数据集的要求采集数据,并以数据集作为描述对象来定义元数据,是目前国内外各行业广泛采用的数据资源收集、整合、发布与检索方法。我国卫生行业标准规定的卫生信息数据集元数据规范(WS/T 305-2009)由 7 个元数据子集构成,分别为元数据标识信息、数据集标识信息、限制信息、维护信息、数据质量信息、分发信息及内容信息,如图 18-11 所示。WS/T 305-2009 适用于作为卫生信息数据集属性的统一规范化描述,也可作为医药卫生领域针对数据集制定专用元数据标准的依据。卫生信息数据集元数据规范规定了两个层次的元数据内容的集合:核心元数据与参考元数据,其中参考元数据包含了核心元数据,它们之间的内容包含关系见图 18-12。

　　卫生信息核心元数据包括 8 个必选元数据元素或实体,10 个可选元数据元素或实体。卫生信息数据集核心元数据内容见表 18-2[13]。

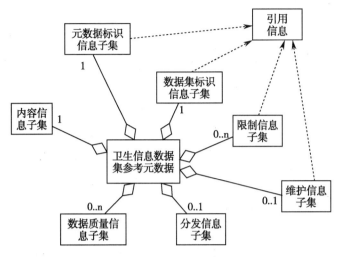

图 18-11　卫生信息数据集元数据的 7 个子集

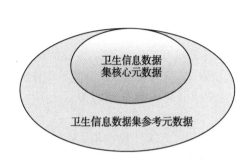

图 18-12　核心元数据与参考元数据的内容包含关系

表 18-2　卫生信息数据集核心元数据

序号	核心元数据内容	元素与实体	约束	在参考元数据中的位置
1	数据集名称	元素	M	数据集标识信息子集
2	数据集标识符	元素	M	数据集标识信息子集
3	数据集摘要	元素	M	内容信息子集
4	数据集提交或发布方	元素	M	数据集标识信息子集
5	关键词说明	实体	M	数据集标识信息子集
6	数据集语种	元素	M	数据集标识信息子集
7	数据集特征数据元	元素	O	内容信息子集
8	数据集发布日期	元素	O	发布信息子集
9	数据集发布格式	实体	O	发布信息子集
10	在线访问地址	元素	O	发布信息子集
11	数据集分类	元素	O	数据集标识信息子集
12	相关环境说明	元素	O	数据集标识信息子集
13	元数据创建日期	元素	M	元数据标识信息子集
14	元数据标识符	元素	M	元数据标识信息子集
15	元数据负责方	元素	O	元数据标识信息子集
16	元数据标准名称	元素	O	元数据标识信息子集
17	元数据标准版本	元素	O	元数据标识信息子集
18	元数据更新日期	元素	O	元数据标识信息子集

　　系统之间文档的交换和传输需要将数据以结构化形式表示。临床文档(clinical document)作为医疗活动的事实记录,既用于医疗活动中相关单位和人员之间的信息交换和共享,也作为医疗责任评判的法律性依据。目前应用比较广泛的临床文档规范大都基于 HL7 CDA。我国近年来也颁布了相应文档规范,如 WS/T 482-2016《卫生信息共享文档编制规范》[14]、WS/T483-2016《健康档案共享文档规范》,包括个人基本健康信息登记、出生医学证明、新生儿家庭访视、儿童健康体检等 20 个部分[15],WS/T 500-2016《电子病历共享文档规范》共包括病历概要、门(急)诊病历、急诊留观病历等 53 个部分[16]。

WS/T 482-2016 借鉴采用了国外成熟的通用架构,对 CDA R2 进行了本土化约束和适当扩展,规定了每个文档的内容构成及文档头和文档体规范,文档体部分由文档章节和文档条目构成。在满足中国卫生信息共享实际需求的前提下,用数据元和数据集约束共享文档中的数据元素,以模板库为手段约束共享文档的具体业务内容,以值域代码标准为依据规范共享文档中的编码型数据元素,从而展示了具体应用文档的业务语境以及数据单元之间的相互关系,支持语义上的互联互通。

二、元数据注册与管理规范

ISO/IEC 11179:信息技术-元数据注册及等同采用该标准发布的我国国家标准 GB/T18391 用于规范数据定义、数据表示方法和元数据注册。ISO/IEC 11179 是各类数据的通用描述框架,管理数据的语义,适用于任何类型、任何组织和任何目的的数据。

1. 背景及相关概念 语义一致性需求对于促进数据的首次和二次利用及信息共享至关重要。数据处理和电子数据交换在很大程度上依赖于数据库中所记录数据的准确性、可靠性、可控性和可校验性。数据的提供者和使用者对数据的含义和表达有共同的理解是正确而恰当地使用和解释数据的前提。要实现对数据的准确认识和理解,就必须定义数据的若干特征或者属性(元数据)。元数据注册(Metadata Registry)指用来注册元数据的信息系统,即元数据资源库。元数据资源库也称为数据字典、元数据注册库。元数据注册提供了一个部门或国家机构对元数据进行管理和维护的有效机制,用户能够方便地获得数据元和描述数据元的元数据,从而促进数据标准的广泛传播和应用。

数据收集涉及的大部分工作是制定元数据标准,以确保收集和生成的数据具有可比性和一致性,因此制定相应的元数据注册与管理规范在一定程度上可以实现以下目标。

(1) 内容和定义的一致性:无论数据是如何收集或存储的,都需要确保所有数据用户能清楚地理解其含义。

(2) 避免重复和繁多的解决方案:当过度多样化导致效率低下时,通常需要元数据标准。元数据标准能够减少不同群体之间信息交换方式的多样性,允许多种开发工作的协同开展。

(3) 降低数据开发成本:有了元数据标准,无须从头开始即可使用。元数据标准提供通用且一致的平台,从而简化了地方和国家层面的采用和实施。元数据注册和管理是确保提高数据准确性和可比性的关键。

2. 元数据注册标准的主要内容 ISO/IEC 11179 规范了描述数据所必需的元数据的种类和特征,以及元数据资源库中元数据的管理,用于形成人-机之间可以共享的数据的表示、概念、含义及相互关系,独立于产生数据的机构,不涉及机器层面的、数据的物理表示。ISO/IEC 11179 包含以下 6 个部分。

第一部分为框架(Framework),介绍和讨论了理解该标准必需的数据元、值域、数据元概念、概念域和分类体系(以上都称为数据成分),提供了将本标准 6 个部分结合起来理解的上下文关系和语境。

第二部分为分类(Classification),描述在元数据注册中如何管理分类体系。分类体系是基于通用特征将对象划分为组群的描述性信息。这些信息包括分类体系的名称、定义、内容等。

第三部分为元模型及基本属性(metamodel and basic attribute),提出了一个注册元模型(registry metamodel),用 UML 表示。元模型中心区域的高层概览见图18-13。按照数据元的组成构件,如数据元概念、概念域、值域等,定义了十大类共 44 个数据元的基本属性。每个属性都有相应的约束,包括必选(M)、条件可选(C)和可选(O)。

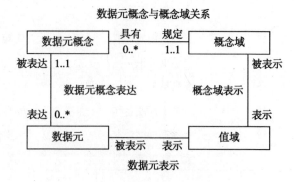

图 18-13 MDR 的注册元模型

第四部分为数据定义的形成(formulation of data definitions),规定了构建数据和元数据定义的要求与建议,用来精确规范如何形成一个无歧义的数据定义。

第五部分为命名和标识原则(naming and identification principles),为数据元概念、概念域、数据元和值域等元数据管理项的命名和标识提供了指南。标识是指明、识别特定管理项的一个较为宽泛的术语,名称是赋予数据元的自然语言标记。命名有语义、语法和词法的规则。在一个注册机构内,每一个数据元有且只能有一个标识符。只要数据元的含义和表示类保持不变,标识符就不会发生变化。

第六部分为注册(registration),规定了对不同应用领域的管理项进行注册和赋予国际唯一标识符(国际注册数据标识符,IRDI)的规程,给出了描述数据的元数据注册系统的概念模型,规定了一系列管理项和管理项的通用特性,定义了注册状态和管理状态。在注册状态中将管理项的生命周期分为首选、标准、合格、已记录、候选、未完成、失效、被替代等状态。还规定了注册机构为元数据注册系统的活动所建立的工作流程,包括管理项的提交注册、更新、协调一致、修改、废止等。

3. 元数据注册标准的应用　ISO/IEC 11179 在数据标准管理与注册方面得到了广泛应用。例如,澳大利亚卫生与福利研究院的元数据注册项目(Metadata Online Registry,METeOR)[17]、英国 NHS 国家数据模型与数据字典、英国肿瘤网格(UK Cancer Grid)的癌症网格元数据注册(Cancer Grid Metadata Registry)、美国国家癌症研究院(US National Cancer Institute)的癌症数据标准资源库(Cancer Data Standards Repository,caDSR)等[18]。

(1) 数据元标准化描述:以 METeOR 中数据元"人的性别代码"为例,见表 18-3。

表 18-3　数据元标准化描述示例

标识与定义类属性	
元数据项目类型	数据元
简称	性别
元数据注册标识	287316
注册状态	标准
定义	男性与女性之间的生物学区分,用代码表示
数据元概念	人的性别
值域属性	
表示属性	
表示类	代码
数据类型	数字
格式	N
最大长度	1
允许值	值　　含义
	1　　男性
	2　　女性
	3　　两性人或不确定
补充值	9　　未说明或描述不足
数据采集及使用类属性	
使用指南	诊断与手术操作编码应该按性别核对一致,除非患者正在进行变性手术或由其基因状态引起的性别与诊断的冲突 代码 3 表示两性或性别分类不确定,指人因为其基因状态、生殖器官或性染色体生来就不是男性或女性特有的,或因为其他原因其性别不能确定 当报告对象大于、等于 90 天时,未说明状态应该进一步确认
注释	关于两性的定义,详见有关法律文件

来源及参考属性	
起源	××××立法
参考文件	××××法律

数据元属性	

数据采集及使用类属性	
采集方法	◆ 性别是由人报告或调查人员确定的男女性之间的区分 ◆ 通过个人访谈采集有关性别数据时,直接询问访谈对象的性别有时不必要,或不恰当。一般情况下,通过观察或利用其他线索(如被调查人与其陪人的关系、姓名)判断其性别并不困难。调查员可以询问调查时不在场的人是男性还是女性 ◆ 人的性别在其一生中可能会因为手术改变,如变性手术、性别再造手术等。在经历这类手术的时间段内,人的性别可以记录为男性或女性 ◆ 使用 ICD-10-AM 分类的数据集,当性别改变是住院原因时,诊断应该包括适当的 ICD-10-AM 代码,以清楚标识此人将施行此类手术。变性手术完成后,如果患者进行其他涉及以前性别(如前列腺癌、卵巢癌)的操作时,这种代码还应该能够适用 ◆ 代码 3 表示两性或性别分类不确定,通常用于因为种种原因其性别未确定的婴儿;一般不应该在由被调查人员完成的表格中使用;只能用于被调查人自愿说明的情况下,或者在调查过程当中此人非男非女已经判断清楚了 ◆ 代码 9:未说明/描述不足或不当。不能在原始收据采集表中使用,主要用于从数据集中转换数据,并形成管理类数据集合时,该项目没有采集的情况下

来源及参考类属性	
起源	最初于××××年用于××××
参考文件	国家统计局××××

关系类属性	
相关元数据参照	代替了××××,在××××信息中使用
数据集应用	急性冠状动脉综合征数据集 住院患者数据集 社区卫生服务数据集 国家卫生服务数据集 门诊患者数据集 ……

（2）数据集规范化描述:数据集作为一种数据对象（data object），为了保证其中每个数据项的意义能被准确理解,并且在数据收集、使用过程中保持一致,数据集也可根据 MDR,采用一组元数据进行规范化描述。以澳大利亚国家伤害监测数据集为例,数据集的规范化描述见表 18-4。

表 18-4　数据集标准化描述示例

标识与定义属性	
元数据类型	数据集
METeOR 标识符	516747
注册状态	卫生领域,标准 05/02/2008
数据集类型	DSS（data set specification）

续表

范围	从医院和其他机构的急诊急救部门收集的患者水平的数据
采集和使用属性	
采集方法	全国报告,国家及各级卫生行政部门每年向澳大利亚卫生和福利研究院提供数据,并经过全国勘验
采集开始日期	2013.01.07
来源和参照属性	
提交机构	国家卫生信息小组
关系属性	
相关元数据参照	替代 Injury surveillance DSS 2010-13 Health,替代时间 02/05/2013

本 DSS 中的数据条目

数据元名称	可选性	出现的最大次数
损伤时从事的活动	必选	1
损伤时从事的活动(非住院患者)	必选	1
外部原因(住院患者)	必选	99
外部原因——人为的	必选	1
损伤事件的叙述	必选	1
主要损伤的性质(非住院患者)	必选	1
损伤的外部原因发生的地方(ICD-10-AM)	必选	1
损伤的外部原因发生的地方(非住院患者)	必选	1
主要损伤发生的身体部位	必选	1

三、元数据注册与管理平台

元数据注册管理系统,又称为元数据注册管理库,是通过某种受控方法,接收、存储和维护元数据的信息系统,支持卫生信息元数据注册、登记、修改,管理数据规范,促进卫生数据的发现、存储、共享与应用。

(一) 澳大利亚卫生与福利研究院的元数据注册项目

澳大利亚卫生与福利研究院(AIHW)是澳大利亚健康信息采集、发布和管理的官方机构。元数据注册项目(METeOR)是 AIHW 开发和维护的标准管理平台,其设计目标是通过利用网络技术的最新进展提高对大量增长的数据标准的管理能力。METeOR 内容基于元数据注册与管理国际规范 ISO/IEC 11179[19],是澳大利亚卫生与健康、住房和社区服务统计信息的国家元数据标准存储库,用以存储、管理和发布元数据,并通过网络向公众开放。

1. 元数据管理　元数据项目通过严格的审批流程(包括专家数据委员会和技术审查)才能得到注册机构的认可。注册机构负责批准适用于每个部门的数据标准,这些标准可公开用于各种环境。标准的登记机构有国家和非国家登记机关。国家登记机关批准国家数据标准,非国家登记机关支持州和地区的元数据开发工作。随着元数据项目进入注册审核阶段,会为其分配"生命周期"注册状态,表明元数据的发展阶段和质量保证的程度。常见的注册状态包括以下几种。

(1) 候选:元数据项目已提议并通过注册,但可能需要进一步开发完善。

(2) 标准待定:元数据项目已经过审查,并建议注册机构采纳为国家数据标准。

(3) 标准:注册机构已将元数据项确定为国家数据标准。

(4) 被取代:元数据项已替换为涵盖相同数据的新版本。

（5）失效：注册机构已提名元数据项目不再适合或不再需要在相关领域使用。

元数据项的管理包括以下信息：注册级别（如候选、标准、失效等）、负责登记机关（如卫生署）和申请日期。非国家注册机关申请元数据项有不同的状态，包括：已认可（endorsed）（现行标准）和已失效（archived）（被取代和废止的项目）。元数据管理和批准过程可能会随着注册准则和实际的审核而发生变化。

2. 元数据结构　METeOR 具有多种元数据项类型，包括数据集规范、数据元、数据元概念、值域、对象类、特性、分类方案、统计指标集、统计指标、数据源、词表等。元数据组成以及它们之间的关系如图18-14 所示。每个元数据项都有唯一的标识符，在 URL 网址的末尾插入此编号可以导航到已知项目。目前系统中有 2 963 个数据元（包含现行的和以往的），有 2 538 个数据元概念。

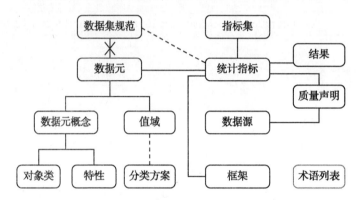

图 18-14　METeOR metadata model

数据元包含完整的定义和表达信息，对应于数据文件中的变量。图18-15 为 METeOR 的元数据结构，展示了所有元数据项目：对象类、特性、数据元概念、数据元、值域、分类方案、数据集规范和词汇表。例如，数据元"人的身高"，可解释为"人-身高（自报），长度厘米 NNN"，由一个对象类（人）、一个特性（身高）、一个数据元概念（人-身高）和一个值域[长度（厘米）NNN]组成[20]。

METeOR 的元数据项目查询界面可以查询和浏览包括数据元、数据集、分类代码、数据元概念、词汇表、对象类、特性、值域在内的所有元数据项目，还包括统计指标，如指标集、医疗服务产出指标、数据质量和数据来源。数据元命名已体现该数据元的名称、表示格式、应用目的、状态及开始时间。单击数据元名称，可直接链接到当前数据元的内容，如点击数据元列表第二个"address-address end date,DDMMYY"，就可以查看数据元规范化描述。每个元数据项均有相应的解释和说明。此外，数据元描述中包含有关其他的元数据项，

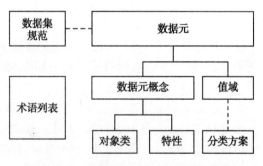

图 18-15　元数据注册系统的元数据结构

均用不同颜色及高亮色表示，点击可以链接至另外页面查看详细元数据项信息。详细过程及元数据项之间的关系见图18-16。

3. 元数据管理平台的作用和功能　元数据注册管理系统具备以下功能：①提交机构能向系统提交元数据草案，并查看已经提交的元数据状态；②注册机构对提交上来的元数据草案进行审核，审核通过后创建元数据投票，并对通过投票的元数据实施发布、公示等操作；③主管机构对通过公示的元数据进行审批；④系统管理员具有用户管理权限，管理系统用户和投票委员会及其成员。

首先，元数据在线注册系统通过制定元数据标准改善了健康相关信息的质量、相关性、一致性和可用性，包括统计信息、管理信息、临床信息等。其次，采用得到广泛认可的元数据，可以避免因重复开发类似标准而产生的资源浪费，而且在国家认可标准的基础上建设信息系统，有助于获取在不同数据集之间具备可比性的数据。再次，元数据注册管理系统可提供有关如何查询、浏览、创建和下载元数据和数

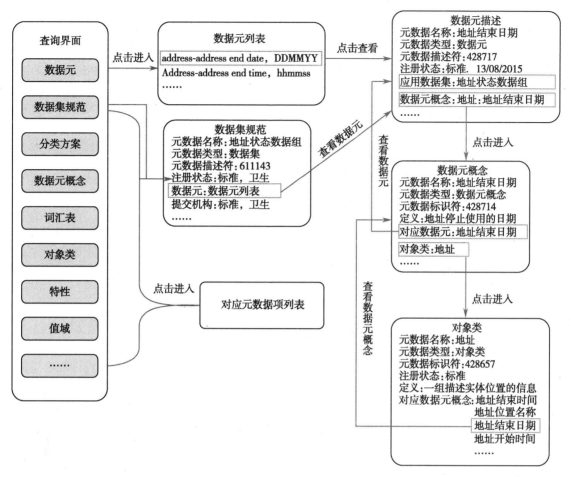

图 18-16 METeOR 元数据项规范化表达形式和相互关系

据标准的在线帮助,以辅助用户迅速找到元数据。如果系统没有所需的元数据,可使用系统提供的工具来创建并提交符合要求的元数据。最后,上述服务均免费提供,非常有利于促进相关领域元数据标准的推广应用。

(二) 英国 NHS 国家数据模型与数据字典

为了规范国家层面的统计数据收集和汇总,加强健康相关信息的管理,英国 NHS 于 20 世纪末制定了国家卫生数据模型与数据字典(data model and dictionary),目前使用的是第 3 版。NHS 国家数据模型与数据字典目前由 NHS Digital 通过 NHS 数据模型和数据字典服务(NHS Data Model and Dictionary Service)制定、发布和维护,并向用户提供必要的技术支持。内容更新由数据协调委员会(Data Coordination Board,DCB)负责,内容变更通过信息标准通知(ISN)和数据字典变更通知(DDCN)公布[21]。

NHS 数据模型由类、属性和关系组成,是信息系统供应商在开发系统时的参考。模型可以实现:①数据结构化:通过将数据归类并在类之间建立关系,可以使一个数据项在其他数据项的上下文(语境)中显示;②详细的数据定义:一致的定义为沟通提供共同的基础;③高水平数据视图:NHS 数据模型通过小图(子模型)分部分展示,代表 NHS 数据模型中的一部分。模型图展示了类、类之间的关系和基数。NHS 数据字典对数据元的描述见表 18-5[22]。

通过数据模型与数据字典管理平台,可以实现以下功能:①完整展示数据模型的结构和内容,包括每个子模型中包含的类及其属性,类与类之间的相互关系;②通过模型中类的属性可以链接到数据字典,查看详细的数据元描述;③可以查看所有数据元及数据元完整描述,数据元描述中涉及的元数据均以超链接形式链接到对应的描述;④数据元应用有具体的语境,保证数据语义表达的准确性;⑤发布数据集等卫生数据标准,促进数据标准的推广和应用,同时管理和维护已有的卫生数据模型和数据字典。

表 18-5 英国 NHS 数据元描述

元数据项	定　义
描述	数据元的定义,提供指向其他相关定义的超链接
数据元格式/长度	定义数据元的格式和长度,用于数据元的字符集是 UTF-8 标准(Unicode 转换格式-8),数字表示数据元的字段长度
国家代码	表示数据元(作为属性)存在国家代码或分类,并描述了如何查看它们。如果数据元没有一致的国家代码或分类,则该字段为空白
默认代码	除了国家代码之外,还有适用于该数据元的默认代码。如果数据元没有默认代码,则字段为空
备注	提供有关数据元及其用法的指导或其他信息
使用	NHS 数据模型和词典中使用该数据元的每个项目
属性	数据元所基于的属性。大多数数据元都可链接到数据模型中的属性,因此可以共享公共属性定义。如 NHS NUMBER、NHS NUMBER(BABY)和 NHS NUMBER(MOTHER)基于 NHS NUMBER 的一个属性。并非所有数据元都基于属性,某些数据元派生自其他项目,如 AGE ON ADMISSION 是派生项目,未链接到属性

（三）我国医疗健康元数据管理的初步探索

我国现有的卫生信息行业标准均通过中国卫生信息标准网向公众发布。用户可上网查询、浏览和下载已经发布的各类卫生信息标准文本,标准管理机构可通过该网络组织有关专家进行标准发布前的表决。该系统目前尚不能结构化描述元数据项目,也无法展示元数据条目之间的关联,标准的研发者、审核者和管理者不能使用该系统实现元数据项目的提交、注册、审核和动态维护。因此,与其他发达国家管理健康元数据的做法相比,该系统还不是真正意义上的元数据注册管理平台。

2014 年以来,国家卫生健康委委托卫生信息标准领域有关专家研发了国家卫生信息概念数据模型和数据字典。首先,通过分类整理现有健康记录(相关数据集)数据项,抽象出对象类,并参考 HL7 参考信息模型建立国家卫生信息概念数据模型,通过设置类的属性和属性的规范化描述,构建了概念数据模型。其次,应用 HL7 数据类型,按照数据类型包含的元素,构建了国家层面健康医疗领域普遍适用的通用数据元。再次,基于 ISO/IEC 11179,对通用数据元进行规范化描述,形成国家卫生信息数据字典。最后,提出了基于通用数据元的领域规范数据元开发方法和路径,即在数据模型约束下将通用数据元特化;对领域规范数据元按照特定主题分别进行组合,即可形成各种业务领域具体应用的数据集[23-25]。

按照上述数据元开发原则和思路,国家卫生健康委统计信息中心联合信息技术开发机构,开展了建立国家卫生信息数据字典注册管理系统的初步探索,并形成了可供试用的软件平台。该平台可立体展示国家卫生信息模型和数据字典的内容,为数据字典及数据集所包含的数据元提供浏览和查询导航,还可提供满足不同用户需求的标准服务,包括以信息系统开发者需要的格式导出数据标准条目,直接用于产品开发。同时,该软件平台也是医疗健康领域各专业数据标准开发和维护的工具。遵照元数据开发流程和标准应用的需要,提供元数据提交、注册、审核、发布等功能。数据标准的研发者可通过该平台提交标准,标准管理部门及授权的标准化专家可利用该平台进行元数据标准的审核、发布、动态更新维护,满足卫生行业各专业领域不断增长和变化的数据标准需要,为卫生信息化的发展提供支撑。

国家卫生信息元数据管理平台的功能设计参照了英国 NHS 国家数据模型与数据字典以及澳大利亚卫生与福利研究院的元数据注册系统构建方法,以《ISO/IEC 11179:信息技术——元数据注册标准》为基本依据。国家卫生信息模型包含 6 个顶层类和 15 个子类,每个类均有自己的属性,属性后面有相应的数据类型。点击任意类的一个属性,可以链接到数据字典中对应的通用数据元。数据字典中数据元的列表,包括每个数据元的标识符、版本、数据类型,点击数据元名称则可进入数据元规范化描述界面。数据元规范化描述中,有一个元数据项"数据元使用",显示此数据元在不同的数据集(即不同的业务应用场景)中的使用情况。值域中表示类型为 code 的属性,均有对应的值域名称,点击可以查看代码表的具体内容。平台的基本功能如图 18-17 所示。

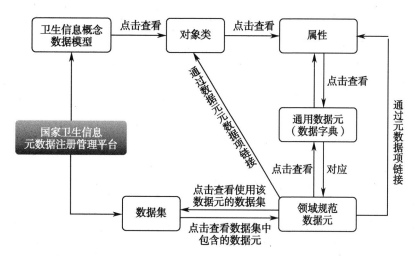

图 18-17　国家卫生信息模型与数据字典系统功能示意图

（杨喆　刘丹红）

参 考 文 献

［1］SNOMED International. SNOMED CT Editorial Guide［EB/OL］.（2020-1-31）［2020-7-20］. https://confluence. ihts-dotools. org/display/DOCEG/SNOMED+CT+Editorial+Guide.

［2］刘丹红,徐勇勇. HL7 互操作框架与语义标准需求分析[J]. 中国卫生信息管理杂志, 2014,11(04)：376-380.

［3］International Organization for Standardization. ISO/IEC 11179-1：2015（en）：Information technology—Metadata registries（MDR）—Part 1：Framework［S/OL］.（2015-12-15）［2020-7-19］. https://www. iso. org/obp/ui/#iso：std：iso-iec：11179：-1：ed-3：v1：en.

［4］HL7 international. HL7 Reference Information Model［EB/OL］.（2015-12）［2020-7-19］. http://www. hl7. org/implement/standards/rim. cfm? ref=nav.

［5］Regenstrief Institute, Inc. Logical Observation Identifiers Names and Codes（LOINC）Committee. Knowledge Base-Users' Guide［EB/OL］.（2020-01-20）［2020-7-19］. https://loinc. org/kb/users-guide/.

［6］National Library of Medicine. UMLS Metathesaurus：Vocabulary Documentation［EB/OL］.（2020-05-04）［2020-7-19］. https://www. nlm. nih. gov/research/umls/sourcereleasedocs/index. html.

［7］Dolin RH,Alschuler L,Beebe C,et al. The HL7 Clinical Document Architecture[J]. Journal of the American Medical Informatics Association；JAMIA,2001,8(6)：552-569.

［8］NHS Digital. Commissioning Data Sets Overview［EB/OL］.（2020-06-29）［2020-7-15］. https://www. datadictionary. nhs. uk/web_site_content/cds_supporting_information/commissioning_data_sets_overview. asp? shownav=1.

［9］中华人民共和国国家卫生与计划生育委员会. 中华人民共和国卫生行业标准. 国家卫生与人口信息概念数据模型：WS/T 672-2020［S］. 北京：2020：5.

［10］HL7 international. Architecture Board Work Group. HL7 Version 3 Development Framework, Release 1［EB/OL］（2018-03-27）［2020-7-24］. http://www. hl7. org/v3ballot/html/help/hdf/hdf. htm.

［11］屠海波,刘丹红,谭志军,等. HL7 V3 数据类型及其应用[J]. 中国卫生信息管理杂志,2009,6(5/6)：27-31.

［12］International Organization for Standardization. ISO/IEC 11179-3：Information technology — Metadata registries（MDR）—Part 3：Registry metamodel and basic attributes［S/OL］.（2013-02-15）［2020-7-24］. https://standards. iso. org/ittf/PubliclyAvailableStandards/c050340_ISO_IEC_11179-3_2013. zip.

［13］中华人民共和国国家卫生与计划生育委员会. 中华人民共和国卫生行业标准. 卫生信息数据集元数据规范：WS/T 305-2007［S］. 北京：中国标准出版社：2009.

［14］中华人民共和国国家卫生与计划生育委员会. 中华人民共和国卫生行业标准. 卫生信息共享文档编制规范：WS/T 482-2016［S］. 北京：中国标准出版社：2016.

［15］ 中华人民共和国国家卫生与计划生育委员会.中华人民共和国卫生行业标准.健康档案共享文档规范:WS/T 483-2016.1-20［S］.北京:中国标准出版社;2016.

［16］ 中华人民共和国国家卫生与计划生育委员会.中华人民共和国卫生行业标准.电子病历共享文档规范:WS/T 500-2016.1-53［S］.北京:中国标准出版社;2016.

［17］ Australian Institute of Health and Welfare. National Health Data Dictionary:version 16. 2［EB/OL］. (2015-03-23)［2020-7-24］. https://www. aihw. gov. au/reports/health-care-quality-performance/national-health-data-dictionary-version-16-2/contents/table-of-contents.

［18］ National Cancer Institute. Center for biomedical informatics & information technology. Metadata for Cancer Data［EB/OL］. (2019-01-23)［2020-7-24］. https://datascience. cancer. gov/resources/metadata.

［19］ Australian Institute of Health and Welfare. AboutMETeOR［EB/OL］. (2013-06-30)［2020-7-24］. https://meteor. aihw. gov. au/content/index. phtml/itemId/181414.

［20］ Australian Institute of Health and Welfare. About Metadata［EB/OL］. (2013-06-30)［2020-7-24］. https://meteor. aihw. gov. au/content/index. phtml/itemId/268284.

［21］ NHS Digital. NHS Data Model and Dictionary Version 3［EB/OL］. (2020-06-29)［2020-7-21］. https://www. datadictionary. nhs. uk/.

［22］ NHS Digital. NHS Data Model and Dictionary Version 3:data element［EB/OL］. (2020-06-29)［2020-7-21］. https://www. datadictionary. nhs. uk/web_site_content/pages/help_pages/data_elements_help. asp? shownav=1

［23］ 杨喆,刘丹红,娄苗苗,等.HL7开发框架在国家卫生数据字典研制中的应用［J］.中国卫生信息管理杂志,2016,13 (04):364-369.

［24］ 杨喆,刘丹红,娄苗苗,等.基于信息建模的数据元标准化方法［J］.中国数字医学,2016,11(02):58-60,70.

［25］ 娄苗苗,杨喆,刘丹红,等.基于领域信息的卫生信息概念数据模型构建方法［J］.中国数字医学,2015,10(01):74-77.

应用篇

第十九章 医学术语的应用

医疗数据散布于病历、文献、教科书、诊疗指南、专家共识、专著等多种类型的知识源中,数量庞大、种类繁多、结构复杂,如何解决医疗数据源间术语异构问题,实现跨系统间数据的有效语义整合和互操作是一个基础性问题,以 SNOMED CT 为代表的医疗术语对医疗数据的规范化和标准化具有重要基础性支撑作用。多种 EHR 数据的二次利用,如数据挖掘、临床辅助决策、智能医疗、病例后结构化处理、医保控费等也需要医疗术语的支撑。

本章首先概要介绍我国当前医疗信息化建设阶段医疗术语应用的现状和问题;其次重点介绍多种主流的术语体系在医疗场景中的应用,主要包含 EHR 数据的标准化、临床数据的二次利用、支持语义检索、促进互操作与数据共享、数据统计与分类、临床决策支持、信息模型中的术语绑定等;最后对我国医疗术语应用的局限性、面临的挑战与问题进行总结,并提出相应的发展展望。

第一节 概　　要

当前,包括中国在内的大多数国家都将信息化发展战略作为国家战略体系的重要组成部分。其中,欧美等国家在医学信息标准化建设方面,特别是医学术语标准化建设方面起步较早且发展迅速,在医疗术语标准及术语集等方面取得了丰富的成果,如《医学系统命名法—临床术语》(Systematized Nomenclature of Medicine-Clinical Terms,SNOMED CT)、《国际疾病分类》(International Classification of Diseases,ICD)、《观测指标标识符逻辑命名与编码系统》(Logical Observation Identifiers Names and Codes,LOINC)、临床药品标准术语 RxNorm 等。这些术语体系在不断演化发展,术语内容和体量都在不断提升(图 19-1),术语的不断发展推动了医疗信息的组织、描述、揭示、整合、共享等方面的快速发展[1]。

经历长期的医疗信息化建设,我国在医疗信息系统中积累了丰富的医疗数据资源,然而当前的医疗环境中充斥着大量分布式的异构数据、信息、仪器设备和医疗信息系统,为医疗信息的表达、存储、交换、共享、系统协同工作带来了诸多障碍,这些数据资源在医疗大数据领域的优质应用稀少,海量的医学数据

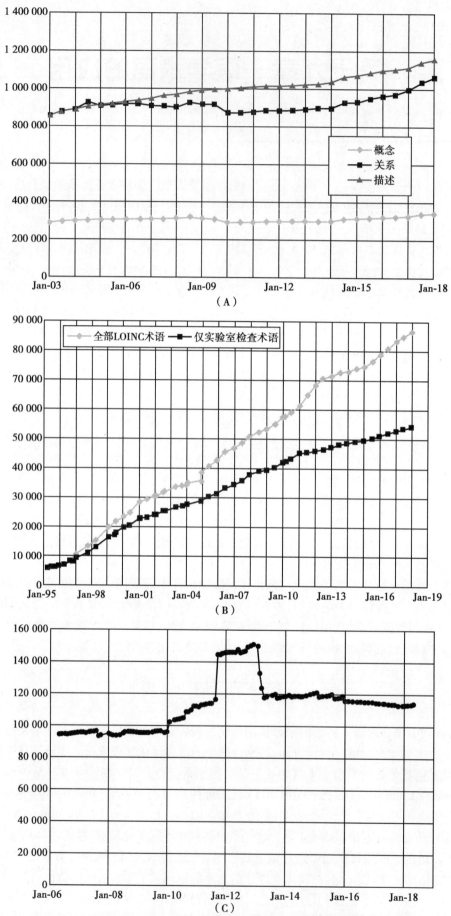

图 19-1　SNOMED CT（A）、LOINC（B）、RxNorm（C）中术语数量的演化发展

依然沉睡在医疗信息系统中,利用率和转化率极低。要促进医疗大数据应用的蓬勃发展,不可避免地要解决医疗数据"信息孤岛"、非结构化程度高、数据类型复杂等问题。医疗领域的术语标准对医疗数据的结构化及标准化具有基础性支撑作用。医疗术语广泛分布在病历、文献、教科书、诊疗指南、专家共识、专著等信息资源中,数量庞大、构词复杂,存在不同表达方式的缩略语、外来语以及大量的一词多义、同义词、歧义词等现象,如何解决医疗数据源间术语表达的复杂问题,实现跨系统间数据的有效整合和互操作都需要医疗术语的参与[2]。进一步的业务应用,如数据挖掘、临床辅助决策、智能医疗、病例后结构化处理、医保支付等,也需要医疗术语的支撑。

尽管国内对医疗术语的研究起步较晚,但目前也有了长足进步,很多国内的标准化组织和研究机构等在积极参与医疗术语的建设,目前有大量的中文版医疗术语集可供使用,其中既包括大量引进和翻译的国际医疗术语标准,如北京协和医院世界卫生组织疾病分类合作中心先后完成了对 ICD-9、ICD-10 的翻译和出版。除此之外,我国还针对自身情况开展了医疗术语的本地化研究和制定,如《临床检验项目分类与代码》《中国中医药学主题词表》《中医药临床术语集》等,但在医疗术语集的推广方面,机构、政府的投入相对较少。

到目前为止,我国对医疗术语的研究进展到了面向实际应用进行特定用途的术语标准开发和知识体系建立阶段,但目前还没有形成一套完整的广泛应用的术语标准。正是由于国内医疗卫生信息化缺乏统一且规范的医学术语标准体系,导致医疗信息不能互联互通,国际医疗术语集由于版权、语种、费用、语言表达等问题,不能直接满足国内临床信息化应用需求,这也导致了目前国内医疗术语应用存在一定的问题。

第二节　SNOMED CT 的应用

SNOMED CT 被认为是具有临床价值、语义内容丰富且满足信息整合需求的临床术语标准集,具备支持国际范围的、多语种的、大规模的医疗数据标准化的能力。SNOMED CT 作为世界上主要的医学术语标准集,定义了多层次概念结构、语义关系、描述逻辑、子集和映射等丰富的语义内容,具有极高的应用价值。美国、英国、加拿大、新西兰和澳大利亚等国家已经指定 SNOMED CT 作为其临床术语标准化参考标准。在澳大利亚,SNOMED CT 被澳大利亚国家电子医疗执行委员会(National E-health Transition Authority,NeHTA)指定为首选国家标准,对开发者免费试用,目前主要用于研究、教育和评估[3]。《IHTSDO 技术应用指南》中定义了 SNOMED CT 的主要应用,包括:临床数据标准化表示和利用、临床知识的标准化表示、临床数据的集成与分析[4]。面向具体临床领域中的实际问题,不同国家也已经探索并实践了 SNOMED CT 的不同应用。例如,欧盟的 ASSESS CT 项目选取了欧洲部分国家,对 SNOMED CT 具体应用场景进行了调研,表 19-1 列出了一些国家应用 SNOMED CT 的医疗领域[5,6]。

表 19-1　应用 SNOMED CT 的主要场景和目的

国家	应用场景和目的
英国	广泛使用于全科医疗、专科医疗、社区医疗以及心理卫生领域;用于记录所有对于医疗保健有意义的可再次使用的信息,尤其常用于手术过程和临床诊断的记录,但仍然需要进一步拓展以适应临床信息量的增大;逐步开始用于提取信息进行二次研究
丹麦	医疗机构和组织的患者登记、微生物学领域、药品注册、护理服务、临床决策支持(处方药)
澳大利亚	互操作的共享健康档案;检验报告、副反应报告、疾病诊断、临床历史等;国家共享的电子共享健康档案和部分大型医院内部报告;在极少数大医院中用于临床决策支持;国家级药品项目
瑞典	安全用药的国家编码系统(尚未启动)、患者数据高质量登记(2015 年启动)
荷兰	用于医院的国家疾病诊断索引(映射)表、眼科诊断和手术索引(映射)表、临床研究数据库
新西兰	门诊、全科医疗、转诊系统、副反应报告,在国家级和大型区域医疗信息系统内强制安装
西班牙	用于 EHR 最小数据集的数据元,在区域之间医学的互操作层面大面积采用
爱沙尼亚	病理学、传染性疾病领域

国家	应用场景和目的
马耳他	基于 SNOMED CT 概念创建临床术语库,同时与 ICD-10、ICD-9-CM 和 ATC 等标准分类体系建立映射;根据需求拓展临床概念;电子病历总结系统中的临床概念编码
乌拉圭	电子健康档案
葡萄牙	病理学、过敏源
加拿大	诊断图像;公共卫生领域(免疫学和传染性疾病);手术过程报告;病理学报告;电子病历内容标准

在医疗大数据时代,SNOMED CT 的应用得到不断扩展,出现了多种多样的新应用,如语义检索、统计分析、临床研究及决策支持等。国内外的典型项目有英国的 Data Migration Workbench 项目、美国的 Kaiser Permanente 项目、丹麦的 National Medical Decision Support System 项目。国内外已有的典型应用如下。

一、EHR 的标准化表示

受益于多年的医疗信息化建设,我国的医疗信息系统积累了丰富的医疗数据资源,越来越复杂的 EHR 系统产生了大量的异构临床数据,需要一套完整、全面的医学术语标准,用来对 EHR 中的内容进行规范化和标准化,使其结构清晰、语义明确,进而支持医护人员快速查询并支持大规模机器处理。术语标准对大规模的临床数据的结构化及标准化具有基础性支撑作用。在多种临床术语表中,SNOMED CT 涵盖了 EHR 中各种类型的信息,以概念为中心,具有丰富的语义关系,可以支持 EHR 数据及基于语义层面的内容表示,也能够支持电子病历结构化内容的唯一化表示。在 EHR 系统中应用 SNOMED CT,可以辅助医务人员进行患者数据的录入工作,提高医务人员的工作效率,同时采用 SNOMED CT 概念,可以从语义层面约束临床知识表达,并实现临床信息的结构化及编码化。

将 EHR 中的临床信息进行标准化表示和存储,为后续检索或获取患者的临床数据提供了极大的灵活性和可扩展性。除了结构化临床数据的标准化,EHR 中的临床信息标准化,还包括非结构化电子病历内容的标准化表示,基于自然语言处理(Natural Language Processing,NLP)技术,将电子病历的内容进行自动编码和标准化已成为一个重要的应用方向。在理想的情况下,当医生遵循医疗原则和书写习惯自由写入病历时,由 NLP 算法自动辅助完成数据的结构化存储并自动映射至 SNOMED CT,完成电子病历的标准化表示。在国内,由于 SNOMED CT 的版权限制问题,中文数据的自动标准化仍面临挑战,但是采用 SNOMED CT 编码直接进行内容标准化映射,已经成为一种 SNOMED CT 本地化应用的新方式。

二、促进临床数据的二次利用

在不同的医疗场景下,每个临床医生每天都会产生大量临床数据,多类型的健康信息系统(HIS、EMR、LIS、PACS、可穿戴生物传感器、监测设备等)已成为临床数据分析的重要来源。SNOMED CT 为医疗健康领域带来的最重要的应用价值就是支持强大的临床分析,从而促进临床数据的再次利用。临床分析帮助临床医生从大量临床数据中发现有意义的结论。基于灵活的前组式和后组式医学术语标准化表示,以及临床术语间的逻辑关系,SNOMED CT 可以支持多角度的语义分析和逻辑推理。基于 SNOMED CT 的高质量的临床分析可以由临床医生或临床研究者独立发起,也可以是由工业界联合发起。临床分析的结果帮助医疗领域了解数据背后的规律,降低成本并改善医疗服务。然而,由于临床环境下生成的数据并不是以分析为目的的,存在一定的数据缺失和质量问题,需要经过大量的前期数据处理工作,来自临床环境的数据才可以用于分析和研究。

SNOMED CT 在临床分析方面的优势体现在其可以支持高质量的研究和分析,例如多维度的历史数据汇总分析,生成多种统计维度的信息列表,趋势图,多维展示图表等;使用 SNOMED CT 作为标准术语集,还能够支持机器处理级别的操作语言,可以构建灵活的查询式和基于逻辑的强大推理。

三、支持语义检索

随着医学文献和临床文本数量的不断增加,能够快速准确地搜索这些信息变得越来越重要。自然语言处理技术的应用,结合 SNOMED CT 丰富的语义关系,如同义关系(Synonym)、属分关系(Is a)、属性关系(Attribute)、先组式概念、后组式概念等,可以对医学文献和医疗文本进行特定概念的语义检索。由于 SNOMED CT 建立了关联关系,将不同概念、同义词联系起来,如 SNOMED CT 将"脑膜结核(疾病)"["tuberculosis of meninges(disorder)"]这一概念的下位概念"脑脊膜结核(疾病)"["tuberculosis of cerebral meninges(disorder)"]、"脊膜结核(疾病)"["tuberculosis of spinal meninges(disorder)"]、"结核性软脑膜炎(疾病)"["tuberculous leptomeningitis(disorder)"]进行了汇总,且赋予关联关系,如图 19-2 所示。

● 脑膜结核(疾患)

　○ 脑脊膜结核(疾患)

　○ 脊膜结核(疾患)

　○ 结核性软脑膜炎(疾患)

图 19-2 SNOMED CT 支持语义扩展检索

在没有语义关联之前在检索时对检索词只进行词形匹配,当查找所有的 tuberculosis of meninges 时(query:<<404684003 |clinical finding| {{ term=". tuberculosis. * meninges. " }}),只能扩展到两个术语:"tuberculosis of cerebral meninges(disorder)"和" tuberculosis of spinal meninges(disorder)"。如果采用 SNOMED CT 定义的语义结构进行扩展检索,则检索词会增加一个"tuberculous leptomeningitis(disorder)"对应的结果,相比未使用 SNOMED CT 的系统,检索结果更加全面、准确。

基于 SNOMED CT 进行语义检索,不仅能够支持概念内涵的语义检索,同时也能够较好支持智能问答方式的语义检索。如查询"benign tumor morphology"的数据时,不仅可以直接查询先组概念"benign tumor morphology",同时也可以通过主体概念"benign tumor morphology"、关系概念"associated morphology"、客体概念"benign neoplasm"的三元组组配表达方式来检索"benign tumor morphology"的相关数据,相应的概念被扩展到"benign tumor of kidney""benign neoplasm of bladder"和"benign tumor of lung"(图 19-2),同时也可以通过主体概念"benign tumor morphology"、关系概念"finding site"、客体概念"kidney"的三元组组配表达方式来检索"benign tumor morphology"的相关数据,相应的概念被扩展到"renal cyst""renal abscess"和"benign tumor of kidney"(图 19-3)。这些后组概念表达方式可以自由组配,其丰富的语义关系可以灵活支持语义查询。

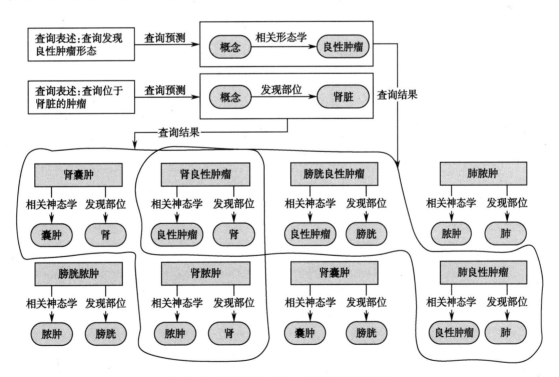

图 19-3 SNOMED CT 支持多维度语义检索

四、支持医疗数据互操作与数据共享

虽然世界各国的信息化建设已经逐步发展了多年,当前仍然普遍存在的一个现象是不同医院使用不同的 HIS、电子病历系统、仪器设备以及其他多类型的信息系统,导致记录信息的方式各不相同,充斥着大量分布式的异构的医疗数据和信息。然而,由于计算机只能识别统一编码和标识符,当医院之间或者医院和其他机构之间需要进行数据交换时,语义层面上的很多数据和信息无法交换与共享。采用 SNOMED CT 作为临床数据的统一编码系统,可实现各医疗机构间 EHR 数据的共享、聚合、存储。在医疗大数据时代,SNOMED CT 一方面能够在语义层面促进临床数据的表示、互操作、交换、共享与协同;另一方面也为将来的研究数据交流与共享,以及进行医疗科研、建立数据仓库提供基础保障。

SNOMED CT 的目标是作为所有的医疗领域之间的一部一致、统一的术语集,可用于精确记录临床信息,且具有内在的固有结构,SNOMED CT 是一项处于不断发展中的国际标准,能很好地解决多个系统间的信息交换问题和不同标准之间的映射问题。

SNOMED CT 与其他信息标准有着广泛合作,其中包括 ICD、LOINC、HL7 等,而且 SNOMED CT 成员国大多数都进行了 SNOMED CT 与本国标准的映射。从整体临床数据互操作的发展趋势来看,基于 SNOMED CT 的医学信息交换能够增强系统间的互操作性,解决多个系统间的信息映射,简化步骤并节省时间,大大提高了效率。

五、SNOMED CT 在药物信息中的应用

美国食品与药品管理局(FDA)于 2018 年 5 月 4 日发文指出,FDA 正在采用 SNOMED CT 来为其药物开发流程和 FDA 批准的产品描述疾病名称,并要求药品开发商在其产品申请所提交的表格中使用 SNOMED CT,其中包括临床试验新药申请表、新药申请表、生物许可证申请表以及简化新药申请表等在内的多个表格。这一策略将有助于 FDA 将其内部数据与编码为 SNOMED CT 的其他数据源(如电子健康记录)相关联,并允许医疗保健专业人员以标准化接口在全国范围内存取数据,加强健康与医疗信息的共享。SNOMED CT 也经常被应用在药物安全事件的监测领域,通过收集、检测、评估,监测和预防与药物产品的体内给药相关的不良反应。药物安全事件领域的应用通常围绕 SNOMED CT 多层次概念结构、定义、概念聚合的关系以及与 MedDRA 之间的映射来开展。

第三节　其他常用术语标准的应用

在医疗术语的应用方面,国内外已经积累了较多的相关研究成果和应用探索经验,本节分别介绍 ICD、LOINC、RxNorm 等核心医疗术语在医疗信息领域的应用情况,也介绍多术语集联合应用的场景和案例。

一、ICD 的应用

作为 WHO 临床编码家族(WHO Family of International Classification,WHO FIC)的重要成员,国际疾病分类(ICD)是疾病健康领域的国际统计分类标准、医疗信息标准体系的重要组成部分,是全球公认的医学诊断统计学分类工具,ICD 被广泛用于报告和追踪死亡率、疾病统计报表以及费用核算和报销。

(一) ICD 在临床和流行病学统计中的应用

ICD 编码体系设计的主要目的是疾病的流行病学统计,用于分析各个国家居民流行病学信息的变化情况。目前,该分类系统被应用于 110 个国家和地区,涵盖全球 60% 的人口。ICD 的主要用途在于死亡和重要疾病的归类统计以便于医疗信息系统资源的规划,对于规范疾病分类、促进信息交换发挥了重要作用。此外,ICD 在出院患者信息上报、医疗质量控制以及门诊、入院、出院统计与诊断符合率分析,现行医疗保险付费信息上报、医疗数据统计分析等方面均有广泛应用,涉及临床管理、医疗保险居民死因统计、公共卫生疾病监测、居民健康管理等方面的其他医疗健康问题。基于各国的统计数据,ICD 还

为 WHO 汇编国家死亡率和统计发病率数据提供基础。

在 ICD 的本地化应用过程中,各个国家对于 ICD 编码进行了翻译、修订和增补。以 ICD-10 为例,目前澳大利亚(ICD-10-AM)、加拿大(ICD-10-CA)、德国(ICD-10-GM)、荷兰(ICD-10-nl)、泰国(ICD-10-TM)、美国(ICD-10-CM)等国家都有自己的本地化版本。我国一直重视 ICD 的推行,在我国 30 余年的使用过程中,ICD 经历了十几个版本的修订和扩展,主要的版本有国家标准版 1.0、国家标准版 1.1、国家临床版 1.0、国家临床版 1.1、国家版 GB/T 14396-2016、全国版疾病分类与代码 2011 年修订版、全国版疾病分类与代码 1.3、北京临床版 V5.0、北京临床版 V6.01、上海更新版 2013 等。ICD-10 被广泛地应用于临床研究、医疗效果监测、卫生事业管理以及卫生资源配置等多个方面,对医疗健康服务体系有着深远和广泛的影响。

(二) ICD 在病案首页中的应用

近年来,我国大力加强医疗机构病案管理,先后明确要求医疗机构在病案书写中统一使用 ICD-9、ICD-10 及 ICD-11。

1. 1987 年,我国正式使用 ICD-9 进行疾病统计与死因统计,国内各个医院、卫生统计中心等机构相继采用 ICD 系列进行疾病编码。1990 年 3 月 20 日,卫生部卫医司字(90)第 15 号文件《关于医院使用统一的病案首页的通知》正式提出病案首页使用 ICD-9 的国际疾病统一编码。1993 年,国家标准局将 GB/Tl4396-1993 修订为"疾病分类与代码",等效采用世界卫生组织 WHO(ICD-9),于 1994 年 1 月 1 日实施,这是我国卫生部制定的第一个国家标准,该版本在 2002 年 6 月 1 日被废止[7]。

2. 2001 年 11 月 20 日,卫生部卫医发〔2001〕286 号文件《卫生部关于修订下发住院病案首页的通知》,明确要求"住院病案首页填写要采用 ICD-10 和 ICD-9-CM3"。同年,国家标准局发布了疾病分类与代码 GB/T14396-2001,等效采用世界卫生组织 WHO(ICD-10),于 2002 年 6 月 1 日实施。

3. 2011 年 11 月 11 日,卫医政发〔2011〕84 号再次发布《卫生部关于修订住院病案首页的通知》,要求疾病编码按照全国统一的 ICD-10 编码执行,于 2012 年 1 月 1 日实施。由此可见,国家卫生管理机构一直重视 ICD 的推行,只是各个地区的实际情况。

4. 2018 年 12 月 21 日,国家卫生健康委发布《关于印发国际疾病分类第十一次修订本(ICD-11)中文版的通知》,要求各级各类医疗机构结合新版疾病分类与代码特点,修订完善电子病案首页填写等相关管理制度,更新电子病历系统。自 2019 年 3 月 1 日起,各级各类医疗机构应当全面使用 ICD-11 中文版进行疾病分类和编码。

5. 2019 年 4 月 17 日卫生健康委医政医管局发文要求各三级公立医院要全面启用《疾病分类代码国家临床版 2.0》和《手术操作分类代码国家临床版 2.0》,实现全国范围内的疾病编码统一和手术操作编码统一。全国所有三级公立医院要及时完成编码字典库的转换工作,按照要求填写病案首页,确保数据采集的一致性和准确性。

(三) ICD 在诊断相关疾病组中的应用

20 世纪 60 年代,诊断相关疾病组(diagnosis related groups,DRGs)最早由耶鲁大学的研究人员提出,现在被广泛应用于医院支付机制,以提高透明度和支付效率,促进医院管理。美国、澳大利亚等一些国家均有较多实践[8]。DRGs 是目前各国医疗改革研究的重点,其主要特点是以病例的诊断和/或操作作为病例组合的基本依据,综合考虑了病例的个体特征,如年龄、主要疾病、并发症和伴随病,将临床过程相近、费用消耗相似的病例分到同一个组。

DRGs 分组的基础就是患者的疾病诊断,是一种根据患者的主要诊断作为主变量进行病例成本效果核算的分类体系[9]。目前 DRGs 疾病分类和手术分类在国内均以 ICD 国际疾病分类体系作为基础,ICD 的分类质量将在很大程度上影响 DRGs 的实施。

2004 年以来,北京市卫生局围绕医疗服务体制改革的需要,从规范病案首页填报与疾病分类编码、实行住院病案首页网络直报入手,提高了住院病案首页信息填写、编码和报告质量,并在此基础上于 2008 年完成了北京版疾病诊断相关分组(BJ-DRGs),为探索基于病案首页信息的医疗质量绩效评价及公立医院付费机制改革奠定了良好的基础。为了进一步深化医药卫生体制改革,加强医疗服务监管与评审评价工作,不断提高医院的服务能力和水平,原卫生部决定在全国卫生系统对北京市的经验做法进行推广,其中就包括"运用诊断相关疾病组(DRGs)方法开展医院评价"。

二、LOINC 的应用

LOINC 是一套通用的代码和名称,用于标识医学检验项目及其他临床观测指标,旨在促进实验室和临床检测项目结果信息的交换、汇集与共享,使其更好地服务于临床医疗护理、患者结局管理以及科学研究工作。LOINC 由美国 Regenstrief 研究院于 1994 年发起和创建,并一直维护和更新。LOINC 数据库实验室部分所收录的术语涵盖了化学、血液学、血清学、微生物学(包括寄生虫学和病毒学)以及毒理学等常见类别或领域;还有与药物相关的检测指标,以及在全血细胞计数或脑脊髓液细胞计数中的细胞计数指标等类别的术语。LOINC 数据库临床部分的术语则包括生命体征、血流动力学、液体的摄入与排出、心电图、产科超声、心脏回波、泌尿道成像、胃镜检查、呼吸机管理、精选调查问卷及其他领域的多类临床观测指标。

LOINC 在加强实验室信息系统(LIS)标准化应用、促进实验室数据共享和提高交换能力方面有重要意义。当前,我国在 LOINC 的应用方面尚未全面普及。本部分归纳总结了 LOINC 在国内外应用的辅助工具和应用场景,以期为 LOINC 在中国的顺利引进和尽快普及做铺垫。

(一) 实验室检查结果的标准化表示

开发 LOINC 代码是为了提高实验室测试结果的互操作性。通用代码可以更有效地促进不同机构之间实验室测试结果的共享、重用、通信、聚合、比较和解释。从 LOINC 的总体应用来看,由政府卫生部门认可或商业性医疗机构大规模实施的应用主要在西方发达国家,LOINC 已被广泛用于国际范围内的实验室临床观察标准。

在全球,目前有 177 个国家的超过 9 万名注册用户正在使用 LOINC 代码,LOINC 已被翻译成 12 种语言的 18 种变体,超过 30 个国家采用 LOINC 作为国家标准。已采用 LOINC 作为检验项目报告代码的大型商业实验室包括 Quest、LabCorp、Mayo Medical Laboratories 和 MDS Labs 等;采用 LOINC 的大型健康维护组织(HMOs)有 Kaiser Permanente 和 Aetna;采用 LOINC 的政府机构包括 CDC、DOD、VA 和 NLM。

在美国,LOINC 与 SNOMED 一起作为美国病理学会(CAP)进行 LIS 调查与综合评价的重要指标。在印度,将启动一个全面的 LOINC 项目,该项目将为其医院信息系统中的实验室测试和测试结果分配正确的 LOINC 代码。在中国香港,香港医院管理局中 LOINC 被用于 16 个临床实验室之间实验室结果交互的标准参考,并将 LOINC 映射到所有可报告的实验室检查,这对香港电子病历系统的发展具有重要作用。

通过实验室结果的 LOINC 编码可以实现实验室检查结果共享,避免重复检查,特别是对于转诊的患者,可以大大节省时间和经济成本。

(二) LOINC 用于标准化临床文档表示

EHR 系统中存在大量的临床文档,当信息系统交换这些文档时,需要一个标准化的文档表示标准来支持,目前 LOINC 定义了一个 Document Ontology(DO)对各种类型的临床文档进行标准化编码,以支持不同类型的文档交换,在来自美国国立卫生研究院(NIH)的一项研究中,研究者将一部分临床文档向 LOINC 的文档类型进行映射[10],如文档类型"生命体征观察文档(Vital Sign Observation Document)"被映射到 LOINC 的标准化文档类型"生命体征(Vital sign)编码 8716-3","疼痛管理文档(Pain Management)"被映射到 LOINC 的标准化文档类型"疼痛管理评估和管理文本(Pain management Evaluation and management note)编码 34858-1"。

(三) LOINC 映射辅助工具 RELMA

RELMA 支持用户查找 LOINC 数据库并辅助用户将本地术语映射到标准 LOINC 编码,在最近发布的版本中,RELMA 又增加了一项关键的功能:支持用户自定义 LOINC 子集,并限定用户查找 LOINC 时只在特定的子集范围内查找。通过为不同的应用定义不同的 LOINC 子集,用户可以更好地关注某个业务领域。具体来看,RELMA 支持的功能有:本地术语的批量导入、支持对已经映射到 LOINC 术语的浏览、多语种术语查询、为新增的实验室检查术语申请新的 LOINC 编码、离线工作模式等,其中的一个示例界面见图 19-4。RELMA 映射程序启动后,首先导入本地术语,窗口中上会显示出本地术语及其详细信息,可逐条滚动和查看这些本地记录,可显示术语中的单词(Show Words),利用该程序搜索所有与其相匹配的 LOINC 数据库中的术语及相应的 LOINC 记录。点击搜索(Search)之后,RELMA 会显示标准检验指标名称中含有所选单词或其同义词的一系列 LOINC 记录,然后可逐条滚动和查看这些搜索结果,找出其中与本地术语匹配的 LOINC 记录。选中并确认目标检验指标后,一条从本地检验记录到标准 LOINC 检验记录的映射就建立起来了。

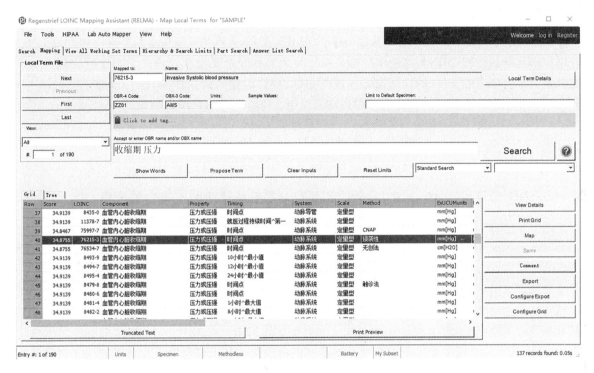

图 19-4　RELMA 的操作界面

三、RxNorm 的应用

药品数据是医疗数据的重要组成部分,药品术语集在药品数据的标准化和共享化中起到了重要作用,药品术语可以用于不同系统之间交换药物信息、发现电子健康档案系统中药品数据、药品临床试验数据的研究及药物上市后不良反应的监测、新药研发支持等多种应用领域。RxNorm 是当前药品领域较有代表性的标准术语集。RxNorm 由美国国立医学图书馆(NLM)编制并于 2004 年发布,其目标是使各种药物信息系统能有效共享和交换数据。RxNorm 目前已广泛应用于美国各类临床药物信息的规范化编码,并支持不同药物术语表之间的映射,也应用在药品相关的临床决策中。

(一)电子处方的标准化表示

国家处方药计划委员会(NCPDP)是一个标准制定组织,其推荐采用 RxNorm 作为电子处方标准化的药物命名法。一些研究证实了 RxNorm 在表示电子处方方面的可行性,如一项研究随机抽样分析了 7 391 家零售药房在同一天收到的 49 997 份电子处方[11],发现 97.9%的电子处方可以用 RxNorm 标识符准确表示。美国医疗保险和医疗补助服务中心(CMS)也在其处方文件中使用 RxNorm 作为推荐标注。

(二)RxNorm 在实现语义互操作中的应用

术语标准的使用有助于将多来源异构数据聚合在一起,从而促进信息的检索、交换与分析。RxNorm 可以管理临床数据仓库中的药品数据,促进异构系统的信息交互。例如斯坦福转化研究整合数据环境项目(STRIDE)采用 RxNorm 药品模型,将药品处方映射到 RxNorm 中,整合了 2 个医院的药房信息系统的药品数据。RxNorm 为药品术语提供了丰富的表达形式和有效的药品表示模型,可显著降低系统整合和维护的难度[12]。此外,RxNorm 还可支持美国国防部(DoD)和美国退伍军人健康管理局(VA)之间的患者数据交换[13],将 VUID(VA 唯一标识符)或 NCID(DOD 使用的数字概念 ID)映射到 RxCUI,实现 DoD 和 VA 之间实时、双向可计算的药品数据交换。为保持数据的关联和及时更新,建议来源于处方内容的术语映射到 RxNom 后同时保留处方内容中的原始药品信息与映射信息。

（三） RxNorm 在药物信息分类与检索中的应用

RxNorm 能够有效组织和关联药品相关信息,实现对药物信息的挖掘、高级检索等功能支持。如 PubMed Health 整合了 RxNorm 数据,用户可进行药品商品名的自动识别。除此之外,通过将 RxNorm 进行药物图片和药品说明书的语义标注,可以支持药物的检索[14]。

（四） RxMix

RxMix 是用于构建基于 RxNorm、RxTerms、NDF-RT、RxClass 和 Interaction API 的应用程序。RxMix 允许用户构建要执行的工作流,这使用户不必编写复杂的程序就能批量处理一个工作流应用。用户可以提供包含输入列表的文件,例如药物名称或药物标识符,以输入到工作流,执行该应用后可以 XML、JSON 或 Text 形式输出,或者作业完成时能自动通过电子邮件通知用户检索结果。

第四节　多种术语体系的联合应用

一、SNOMED CT、RxNorm、LOINC 和 ICD-9 等在临床决策支持中的应用

美国医学信息学会(American Medical Informatics Association)认为临床决策支持系统(clinical decision support system,CDSS)是指能够给临床工作者、患者或其他人员提供知识或统计信息,并可以自动选择适当的时机,智能地过滤和表达这些信息的系统,以促进临床决策、减少人为医疗错误,更好地提高医疗质量和患者安全。

结合临床指南文献构建的知识库为临床提供了全流程临床决策支持,SNOMED CT、RxNorm、LOINC 和 ICD-9 等术语表可用来表示知识库中的综合性全面的临床知识点,促进将 EHR 中的临床数据与临床指南、临床决策支持规则关联起来,实现 CDSS 功能的自动化。基于综合术语表丰富的语义关系及推理机制,形成决策信息供医生选择,例如依据基于 SNOMED CT 表示的临床指南和权威的医学证据,CDSS 可以为医疗机构和临床工作者提供患者的疾病早期评估、风险自动提醒、及时转诊通知,指导临床医生遵循复杂的临床路径,基于某些临床观察自动推荐治疗方案、药物风险提示、药物禁忌提醒、实验室结果异常提醒,并自动生成多种形式的临床报告等。

医疗术语集在数据驱动的 CDSS 中也具有重要的应用价值,可以通过患者数据自动跟踪与分析,辅助临床工作者结合患者的具体情况进行决策。通过直接从标准术语编码的电子病历中挖掘信息,CDSS 可以提供更新的、及时的临床决策支持服务[15]。

此外,通过术语标准的规范化,还能给临床工作者提供智能化病历书写工具,帮助医疗机构控制电子病历的质量,提升电子病历的标准化程度。

二、RxNorm 和 NDF-RT 联合应用对临床药物进行分类

RxNorm 整合美国国家药品文件-参考术语集(The National Drug File-Reference Terminology,NDF-RT)后使得临床决策支持成为可能。基于 RxNorm 和 NDF-RT,Pathak J 等针对来自 Mayo Clinic 和 Olmsted 医学中心的门诊患者 EHR 数据,首先使用 RxNorm 提取患者用药信息并对其进行编码,然后依据 NDF-RT 的药品类目进行分类。结果表明,RxNorm 和 NDF-RT 可以共同用于多个 EHR 系统用药数据的分类[16]。这样同一药品重复用于治疗同一临床案例可被检索出来,通过患者用药列表也可推测患者所患疾病。

三、CHPO、LOINC、SNOMED CT 等在国家罕见病注册登记系统中的应用

国家罕见病注册登记系统(National Rare Diseases Registry System of China,NRDRS)于 2016 年开始

在我国启动建设。在充分借鉴国际及国内先进经验的基础上,NRDRS 纳入了中文人类表型本体(CH-PO)、LOINC、SNOMED CT 等重要的信息学标准,统一内部术语标准,以支持不同平台之间的互操作性及多种多样的数据分析利用。在 NRDRS 中,CHPO 用于辅助表型数据标准化以及分析,SNOMED CT 临床术语体系用于支撑临床数据标准化。

四、信息模型中的术语绑定

术语集越来越多地被联合应用到一个信息模型中,如观察健康数据科学和信息学组织(The Observational Health Data Sciences and Informatics,OHDSI)推荐使用 SNOMED CT 作为疾病和诊断类的标准术语,RxNorm 作为药物的标准术语,LOINC 作为实验室检验的标准术语,这些术语均被集成到统一的信息模型 CDM(Common Data Model)和术语集中。患者为中心的临床研究网络(the National Patient-Centered Clinical Research Network,PCORnet)也在其 CDM 中联合使用了多个术语集[1]。HL7 快捷式健康互操作性资源(Fast Healthcare Interoperability Resources,FHIR)的信息模型也定义了不同数据元素的术语绑定(Terminology Binding),FHIR 鼓励尽可能地使用标准化术语,通过术语相关的多种数据类型全方位支持术语的使用。

第五节　医疗术语应用总结

尽管医疗术语的应用在国际上已经发展多年且日趋成熟,国内科研界也对医疗术语标准的研究较早,但工业界普遍未对术语标准化引起足够的重视,国内医疗卫生信息化仍缺乏统一且规范的医疗术语标准体系,导致医疗信息仍然不能互联互通、信息资源共享程度较低,建立深入、可持续发展的中文医疗术语发展规划和应用落地是当务之急。目前在国内建立成体系的医疗术语标准还存在一定障碍,本部分讨论医疗术语在中国应用的局限性以及对策与展望。

一、我国医疗术语应用的局限性

我国医疗术语标准化建设起步较晚,目前还缺少一套完整的、应用广泛的术语标准,在国际标准的本地化应用过程中又存在语种、版权、费用和语言表达等多方面问题[17,18]。因此,国际上现有的医学术语标准并不能直接适应国内的需求,亦不能直接满足国内医疗卫生信息化和健康医疗大数据应用与发展的需要。

(一) 面临的主要挑战

纵观国外发达国家,医疗术语标准的开发和利用大多由政府牵头,由医疗机构管理层、临床医生、计算机技术人员、数据管理人员、语言学专家、医学信息标准专家等各种角色人员充分协作,共同研制和推广,并不适合单个机构独立研究和使用。我国医疗术语标准的应用目前仍主要以独立组织、研究为主的形式进行,医疗术语的制定和应用均缺乏成熟的经验。然而,标准的落地必须找到匹配的应用场景和使用动力,医疗术语应用的目标是让工业界和医疗机构真正应用术语标准。总体看来,我国短期内建立成体系的临床医学术语标准还存在一些障碍,众多的因素制约着医疗术语在各类卫生信息系统中的应用,面临的挑战主要包括以下几方面。

首先,术语标准的顶层方法学设计需要保证稳定性和可扩展性,国内欠缺临床医学术语体系建立的框架设计、标准研制等经验,医疗术语集在临床概念和不同临床概念之间的关系揭示均显得不足。医学的快速发展使得术语的变化相当频繁、复杂,整体的框架设计和逻辑概念表达必须能够应对未来的变化。术语标准的设计要充分考虑标准使用者的需求,在标准研发阶段和实际应用阶段,积极获得需求反馈,保证标准的易用性和可拓展性,从而进行持续的维护更新,这一过程需要有科学的机制来保证标准研发人员与潜在使用者之间建立有效的协作。

其次,术语标准无法带来直接的利益,医疗术语标准的专业性相当高、工作量大、研发和维护成本高,但却无法为使用者带来直接受益点。对于研制出来的标准,目前卫生信息领域的绝大多数标准没有进行维护更新工作,而不与时俱进的标准注定会被技术的发展所淘汰。因此,如何激发标准开发团队,特别是专业水平较高的从业者,长期、持续、积极地参与到标准的制定中,如何确保持续的标准维护工作,是亟须解决的问题。这些问题的解决需要依赖一套合理的机制来激励不同主体之间的协作,组织和协同层面充满挑战。

最后,则是人才和机制缺乏的问题,缺乏信息标准制定与应用所需的多领域跨界人才来推进标准的顶层设计,也缺乏从整体行业出发的一套科学的机制来研制全局医疗术语标准,并维护术语标准的质量,推广大规模应用。

(二) 国际术语标准本地化面临的问题

大量的医学数据处理和规范化需求推动着我国医疗术语在近年来迅猛发展,主要体现在多种国际术语标准的本地化和应用落地实践方面。尽管国外医学术语集构建的方法论已被认证十分科学和完善,在不同的术语体系本地化过程中,如 SNOMED CT、ICD、LOINC 等,仍然面临着众多不同的问题与挑战。

中国还未出现任何一部类似 SNOMED CT 或更优于 SNOMED CT 的临床术语标准集,然而 SNOMED CT 在非英语体系的国家的应用还不够成熟,在中国的应用亦面临多重挑战。首先,IHTSDO 拥有 SNOMED CT 的版权,若要使用 SNOMED CT,中国需要成为 IHTSDO 的成员国,并且每年都需要向 IHTSDO 缴纳 SNOMED CT 的使用费。目前中国尚未成为 IHTSDO 成员国,并未获得 SNOMED CT 的直接使用授权。其次,在 SNOMED CT 的本地化和推广过程中,语言的翻译存在一定的语义转换问题,同时面临一些中文的特异性问题。

一些国际术语标准由公益机构维护,并不存在版权开放的问题,但仍然存在本地化改造与中国适用的局限性,如 ICD 和 LOINC。目前 ICD-10、ICD-9 在我国被普遍应用于临床诊断编码和临床手术编码,虽然国内已有多家机构对 ICD 标准开展了本地化改造与翻译工作,但临床医生对于 ICD-10 在国内应用的反映并不是完全肯定,原因是 ICD-10 主要目的是服务于疾病统计而非临床诊断,因此在使用过程中每家医院都需对其进行规则的细化,以满足临床使用的要求。

当前中国共有 15 个 ICD-10 扩展版,各省市应用的 ICD 编码版本不统一、各地扩展版之间编码差异大,全国范围的编码交换成为一大难题。ICD 的类目宽泛,国内某些特定病种在 ICD 中无法找到对应的术语表达,也制约了国际标准的大范围推广与应用,ICD 在国内的临床适用性不足导致 ICD 在实际使用中未能发挥其应有的价值。另外,ICD 的修订和应用受制于其固有的体系架构,我国分散的 ICD 各个版本缺乏持续的更新维护机制及整体的管理机制,难以实现全国范围的数据统一编码和应用,也难以满足日益增长的医疗和精细化管理需求。

新版疾病分类体系 ICD-11 在形态架构上与 SNOMED CT 更为相近,在未来 ICD-11 的推广应用中,亟待探索出一套可行的临床术语应用和维护机制来支撑全方位的临床业务需求。LOINC 在国内的应用版本较为统一,但也面临着缺码的情况,我国会有一些特色的检验项目或组合,如便常规,需要向 LOINC 委员会提交增补术语的申请。随着检验医学的不断发展进步,检验项目的种类和数量也会与日俱增,在 LOINC 中文版的应用和推广方面,需要机构和政府的投入和支持。

2015 年 11 月,LOINC 中文版正式被美国国立医学图书馆的一体化医学语言系统(Unified Medical Language System,UMLS)收录,这对 LOINC 的独立应用,特别是和其他术语表整合应用具有重要意义。然而,由于 LOINC 通过组合六个属性(成分、受检属性、时间特征、标本类型、标尺类型和方法)来识别实验室检测结果、临床观察和调查评估,这对数据的质量和完整性有较高要求。我国的实验室数据往往达不到六个维度的信息表示,而且在很多临床信息系统中,医嘱的组合项目往往与检验具体的细目同时开具,并未明确区分,这对我国普遍实施 LOINC 有一定的挑战。

因此,中文 LOINC 在中国应用和推广需要有一个 LIS 中整体数据质量提升的时间历程,同时也可以通过一些策略优先解决一部分问题,如借鉴美国应用 LOINC 的方法,挑选 Top 2 000 条高频次的实验室检验术语优先映射到 LOINC。

二、对策与展望

我国现有的医学术语标准体系尚无法满足大量临床数据的标准化表示需求,我们注意到,众多因素已经开始推动我国术语的标准化发展,政府和临床对于数据分析的需求不断增加,直接推动企业对相关的产品或服务进行术语标准化,随着政策支持力度增加、医疗数据企业的大规模应用推进,中文临床医学术语的应用发展非常可观。一方面面对大量的应用需求,一方面受限于中文医疗术语建设的现状,目前的应对措施包括如下内容。

1. 获得 SNOMED CT 授权并本地化推广　通过获得 SNOMED CT 中文版授权,开发本地化扩展应用。与本地现使用的 ICD 建立映射,采取合理有效的激励和培训机制推广 SNOMED CT 的使用。翻译并本地化 SNOMED CT,推广成为标准化的术语集,通过购买 SNOMED CT 国际版,进行翻译,本地化扩展形成 SNOMED CT 中国版,并推广 SNOMED CT 在医疗行业的大规模应用。

2. 开发中文医疗术语集　面对国外术语集本地化的多重挑战,如持续的高昂费用和术语的本地化问题,直接在医疗领域应用英文术语集存在相当大的阻力。在实践中,经过多年的经验总结,自主研发一套我国自主知识产权、权威且规范的中文医疗术语集具有重要意义。借鉴国外医疗术语方法学层面的理论,搭建适用于我国临床环境的医学术语集,如中国中医科学院中医药信息研究所已构建了多部中医药学术语集,正是借鉴了国外的术语构建方法,其医药学语言系统借鉴了 UMLS、中医临床术语系统借鉴了 SNOMED CT。由于整个临床医学术语的体量庞大,部分自建中文语仍然不能满足应用需求,传统的集中式研发模式在研发速度和体量上受限,众包式研发途径可能是加速标准体系建立的重要方法。

3. 促进医疗术语集间的映射　通过对各医疗术语集间进行有效映射,尝试进行信息和术语集的对齐,不仅包含中文术语集之间的映射,也包含中文到英文术语集的映射,从而促进医疗信息的交换与共享,也促进中国医疗术语与国际标准术语的接轨,从而在更加广泛的领域推广医疗术语的应用。

总体来看,医疗术语集的长期发展一定是从公益和普惠的角度出发支持医疗质量的改善,推动国内外医疗术语与标准化组织、研究人员之间的交流及合作、促进国内医疗术语建设工作与国际接轨。近年来,随着我国卫生信息化建设和医疗大数据建设的步伐加快,医疗术语的重要性凸显,建议统一的疾病诊断编码、临床医学术语、检查检验规范、药品编码等,具有重要的现实意义和长远价值,是推动医疗大数据、临床辅助决策支持以及医疗人工智能应用的基础。然而,构建权威、规范的中文医疗术语集并非一朝一夕,需要科学的构建框架、完善的协作机制、不断的维护更新、持续的资金支持,也需要吸收国内外先进的医学知识表示模型、医疗术语及内容体系经验,并兼容中国医疗术语的实际问题和特殊性,从而实现更加有效的应用。

(徐华　洪娜)

参 考 文 献

[1] Oliver Bodenreider,Ronald Cornet,Daniel J Vreeman. Recent developments in clinical terminologies—SNOMED CT, LOINC, and RxNorm. Yearb Med Inform. 2018,27(01):129-139.

[2] 陆春吉, 李军莲, 郭进京, 等. 医疗人工智能与临床医学术语标准[J]. 医学信息学杂志, 2018,39 (05):12-15,28.

[3] 李莎莎, 董燕, 孟凡红, 等. SNOMED CT 的应用现状及发展趋势[J]. 中国数字医学, 2016, 11(1):100-102.

[4] SNOMED CT Technical Implementation Guide[EB/OL]. [2020-05-01]. https://confluence.ihtsdotools.org/display/DOCTIG/2.+SNOMED+CT+Implementation.

[5] Thiel R,Birov S,Piesche K,et al. The Costs and Benefits of SNOMED CT Implementation:An Economic Assessment Model[J]. Studies in health technology and informatics,2016,228:441-445.

[6] ICD 10 术语映射参考指南[EB/OL]. [2020-05-01]. http://www.omaha.org.cn/index.php? g=&m=article&a=index&id=179&cid=56.

[7] 侯丽, 李亚子, 李姣. 国内健康数据标准 ICD 应用现状及对策探析[J]. 中华医学图书情报杂志, 2014, 23(9):

12-16.

［8］ Zhao C, Wang C, Shen C, et al. Diagnosis-related group（DRG）-based case-mix funding system, a promising alternative for fee for service payment in China. Bioscience trends,2018,12(2):109-115.

［9］ 吴金莉.试述 ICD 在 DRGs 管理中的作用[J]. 智慧健康, 2017,(19):14-15.

［10］ Vojtech Huser, Laritza M Taft, James J Cimino. Suitability of LOINC Document Ontology as a reference terminology for clinical document types: A case report of a research-oriented EHR.［EB/OL］(2020-07-30). https://lhncbc. nlm. nih. gov/ system/files/pub2012-072. pdf.

［11］ Ajit A Dhavle,Stacy Ward-Charlerie,Michael T Rupp, et al. Evaluating the implementation of RxNorm in ambulatory electronic prescriptions[J]. J Am Med Inform Assoc,2016,23:e99-e107.

［12］ 侯丽, 李芳. RxNorm 的词表结构及应用领域[J]. 中华医学图书情报杂志, 2013, 22(8):1-5.

［13］ Bouhaddou O, Warmekar P, Parrish F, et al. Exchange of Computable Patient Data Between the Department of Veterans Affairs（VA）and the Department of Defense(DoD): terminology mediation strategy[J]. J Am Med Inform Assoc,2008, (15):174-183.

［14］ PillBox［EB/OL］.［2020-07-30］. https://pillbox. nlm. nih. gov/.

［15］ Ciolko E, Lu F, Joshi A . Intelligent clinical decision support systems based on SNOMED CT[C]. Engineering in Medicine & Biology Society. IEEE, 2010.

［16］ Pathak J, Murphy S P , Willaert B N , et al. Using RxNorm and NDF-RT to classify medication data extracted from electronic health records: experiences from the Rochester Epidemiology Project[J]. Amia Annu Symp Proc, 2011, 2011: 1089-1098.

［17］ Bodenreider O,Cornet R,Vreeman D. Recent Developments in Clinical Terminologies-SNOMED CT,LOINC,and RxNorm [J]. Yearbook of medical informatics,2018,27(01):129-139.

［18］ 任慧玲,郭进京,孙海霞,等. 医学术语标准化研究的思考[J]. 医学信息学杂志,2018,39(5):2-7.

第二十章 共享文档规范的应用

本章介绍共享文档规范(CDA)的应用原理和技术方法。第一节介绍共享文档规范产生的背景、国内外发展现状及对未来的展望;第二节分别从应用需求、实施策略、应用流程以及应用过程中的注意事项等方面阐述共享文档规范的应用方法;第三节介绍共享文档规范的构建,包括文档头和文档体的构建,并以《电子病历共享文档规范》中的住院病案首页为例,对共享文档规范的应用进行讲解;第四节是共享文档规范的应用范例,包括信息集成平台中的应用、双向转诊系统的应用和临床数据中心的应用。

第一节 共享文档规范概述

一、背景

HL7 CDA 是由 HL7 组织制定的第一个基于 XML 和 HL7 V3 的临床文档标准,是以文档交换为目的的描述临床文档结构和语义的文档标准,但这一标准是框架性的,当表达具体病历内容时,仍需要做很多具体的约束,才能真正实现语义的互操作性。为了解决各个机构间在具体场景下的 CDA 表达一致性问题,在美国,HL7、IHE、HITSP 等机构均制定了一系列 CDA 标准应用指南(Implementation Guide),如 HL7 Continuity of Care Document(CCD)、IHE Patient Care Coordination(PCC)、Consolidated CDA 等。这些指南在医疗信息化建设中起到了重要作用,其中的一些内容已经被美国 Meaningful Use 作为正式要求的标准。加拿大、欧洲等国在具体应用 CDA 时,根据当地情况制定了相应的应用指南。

自 2009 年以来,我国卫生信息化发展迅速,医院间和区域信息共享交换的需求越来越多,且最重要的共享内容就是病历、健康档案等文档类内容,支持共享的文档标准就显得特别重要。2005 年 CDA 标准第二版发布后,很快引起重视,国内许多专家学者进行了深入研究,且已经在一些项目中得到应用。但在实际应用中也发现一些问题,如 CDA 标准学习周期长、项目进展慢、CDA 文档间无法有效共享信息以及如何表达国内特有的内容等,客观形势迫切要求制定符合中国国情的 CDA 标准应用指南。2011 年,在 HL7 中国委员会的统一组织下,开始了《出院摘要》等文档的 CDA 应用指南制定工作。在 CDA 标准本地化的过程中,首先,要做的就是确定一种适合中国国情的标准方法学;其次,是标准如何表达中文本地化的内容;再次,是如何在我国卫生信息标准化基础薄弱的情况下解决迫切问题,建立本地化的CDA 标准。

深化医改要求建立实用、共享的医药卫生信息系统,整合资源、加强信息标准化和公共服务信息平台建设,逐步实现统一高效、互联互通。当前,随着人口健康信息化建设全面推进和新技术快速发展与应用,全国各级各类卫生计生部门采集产生的电子健康档案、电子病历、全员人口信息等人口健康信息数据量越来越大,人口健康信息互联共享范围也越来越广,利用人口健康信息服务群众健康需求也越来越多。

医院信息系统是医疗数据的重要来源,医院信息平台建设规范性是人口健康信息共享和业务协同的重要支撑。规范的共享文档是实现医院信息平台互联互通、电子病历信息共享的基础,WS363、WS364、WS445 等标准已在数据语义层实现了标准化,统一、规范的信息共享文档是进一步实现信息传输与交换层标准化的有效手段。

共享文档规范的建立旨在借鉴国内外成功经验,建立起一套适合中国国情的、科学规范的共享文档规范,从而为卫生信息互联互通标准化成熟度测评提供数据标准支持,进一步提升区域卫生平台的建设质量[1]。

二、现状

(一) CDA 在国内的应用现状

目前我国基于 HL7 CDA 标准的研究主要是参考 HL7 CDA 标准来开发电子病历或健康档案系统或数据中心、临床文档交换与共享的内容规范的构建。

第一类主要是针对医疗信息,尤其是健康档案信息或者电子病历信息的采集、存储和区域医疗信息平台的设计等的研究。主要包括以下内容。

1. 利用 HL7 CDA 标准作为病历信息数据的描述格式,采用混合型的数据存储方法,实现一个高效率的数据查询平台。

2. 在国家现行标准和《健康档案基本构架与数据标准(试行)》的基础上,采用 XML 和 CDA 规范,提供了一种构建符合标准的健康档案 CDA 模板的 XML 编辑器 FS-EHR,能够进行健康档案快速建模,高效快捷地完成数据采集。

3. 参考 HL7 CDA 标准实现了一个个人健康档案管理系统,在数据采集和存储的过程中使用了XML 技术。

4. 遵循 HL7 CDA 标准描述病历信息的 XML 数据格式,设计并实现一个通用的电子病历系统。

5. 设计基于 Web S ervice 的电子病历信息交换架构,其中特别地研究了 XML 格式的电子病历信息数字签名方法。

第二类围绕着医疗信息的交换,主要是基于 CDA 参考国外标准的开发经验,界定信息交换与共享过程中的数据表达形式,目前国内已经有了一些健康档案和电子病历的信息内容标准方面的研究,主要包括以下内容。

1. 以《电子病历基本架构与数据标准》中的信息模型、基础模板与数据集为研究对象,以 XML 为技术手段,采用模块化管理机制构建了定义和约束电子病历文档结构和语义的电子病历信息模型与数据标准的 XML Schema,以此来实现电子病历数据集成与共享,但为了实现更广范围的系统间语义互操作性,与国际接轨,仍需对其与国际标准,如 HL7 CDA R2 或 OpenEHR Archetype 的映射进行研究。

2. 由北京大学人民医院牵头,涉及 10 多家社区服务中心和 40 多个卫生服务站的区域医疗信息平台试点项目中的设计与实现工作,其中根据 IHE PCC 内容模块、ASTM CCD 规范和健康档案基本架构与数据标准(试行),为每种医学文档设计了一种简化的 XML 格式,但并没有对如何构建模板模型的方法和为模板模型定义 XML Schema 及 schematron 作出详细说明,但是简化 CDA 使得供应商能够在 10 天内开发出向区域信息平台提交 CDA 文档的接口模块,这也说明了简化 CDA 的设计思想是很有价值和意义的。

3. 在原卫生部颁布的电子病历基本数据元、数据集标准基础上,探讨了基于 HL7 V3 CDA R2 标准的影像结果报告的 CDA 文档模板的构建思路,提出了定义影像报告结构和语义、临床内容的表达方式以及关键术语与模板绑定的方法,为基于 CDA 结构化模板实现临床文档的跨医疗机构的共享打下了基础。

4. 利用 SOA 体系框架,结合 IHE-Lab 检验报告互操作规范,设计了一个 EHR 临床检验结果共享系统,其中采用 CDA 标准来表达临床文档的内容,生成了一种自定义格式的 XML 文档而并不是符合 CDA R2 规范的 CDA 文档。

(二) CDA 在国外的应用现状

1. 英国　CDA 广泛应用于 NHS 的国家级架构当中。2009 年英国 NHS 中实现语义互操作性的战略发生了巨大转变,由于本地化实施的延迟和政府部门的批评,以前试图用本地服务供应商提供的系统来取代 NHS 医疗服务机构已有信息系统的战略转变为将所有系统连接起来的战略,医疗卫生机构可自由选择 IT 系统来满足它们各自的需求,但是要能够满足国家的互操作性要求。根据互操作性场景的业务需求,NHS 团队开发了基于 HL7 CDA 的详细标准以满足这些需求,供应商只需根据这些标准设计技术解决方案。

ITK 选用的大部分 CDA 文档中文档体部分各不相同,但是文档头部分则是统一的。利用上面的方法,ITK 团队定义并且发布了简化的 header 信息的 XML SCHEMA 和 XSLT 转换文件,简化的 header 文件适用于所有的 CDA 文档。

2. 美国　CDA 大多是作为区域性医疗机构间传输行政的卫生信息,很多学术机构和研究机构使用 CDA 来记录和交换临床信息,最著名的是 Mayo 诊所应用 CDA 作为临床文档技术。

HL7 国际组织的结构化文档工作组赞助了一个叫作"green CDA"的项目,该项目旨在提供一种简化读写 CDA 文档的方法。该项目主要针对在美国广泛使用的 CCD 标准,它是一种 CDA 文档内容规范。美国联邦政府提出的"有意义的使用"条件促使应用厂商积极展开 CCD 和 C32(继承了 CCD 的一种文档内容规范)的接口开发工作。green CDA 项目利用手动设计的 XML 格式,使用业务上有意义的词汇作为元素和属性的标签,产生了一个简化的 CCD,并能够通过一个 XSLT 实现简化形式到完整 CCD/C32 的转换。美国疾病预防与控制中心正在实施一个基于 green CDA 的医源性感染报告项目[2]。

3. 加拿大　在 e-MS 项目中应用了 CDA,医学总结参考了 boone 的《the cda book》一书,并考虑在 iEHR 项目中使用。

4. 澳大利亚　通过 ELGA 项目实施,实现了国家性的 EHR 系统建设,项目中使用了 CDA、DICOM 和 IHE 等相关规范。

5. 日本　Shizuoka Prefecture EHR 项目中使用的 MERIT-9 文档标准中应用 CDA R2 来表达转诊信息的内容。

三、展望

《卫生信息共享文档规范》标准所确立的文档架构是针对卫生行业电子交换文档而制定的一套文档标记语言及规范,借鉴了国际上已有的成熟文档架构标准 ISO/HL7 CDA R2(Clinical Document Architecture R2)三层架构,同时结合我国医疗卫生实际,对 CDA R2 文档架构进行本土化约束和适当扩展,以适合和规范我国医疗卫生环境下的卫生信息共享文档的共享和交换。卫生信息共享文档作为本规范的关键概念,是指以满足医疗卫生服务机构互联互通、信息共享为目的的科学、规范的卫生信息记录,其以结构化的方式表达卫生业务共享信息内容,是对文档架构的具体化。文档架构由文档头、文档体组成,其中文档体又由文档章节和文档条目组成。同时,在具体的共享文档研制上,首先结合中国卫生业务信息共享实际需要,构建可重用的章节模板和条目模板;其次以城乡居民健康档案基本数据集和电子病历基本数据集等规范为基础,选择确定共享文档的章节、条目结合数据集的内容进一步规范约束共享文档的数据元素。

共享文档规范的应用将为医疗卫生机构互联互通、信息共享提供重要支撑,给居民、医疗卫生服务机构、医疗卫生软件厂商、政府及卫生行政部门等各方带来显著效益。

第二节　共享文档规范应用方法

一、应用需求

随着信息技术的快速发展,人们对医疗信息的应用要求也越来越高,大多数医疗机构已经建成了自己的信息系统,社区卫生中心以上规模的医疗机构已基本实现医疗信息化服务与管理,其医院信息系统不断更新完善,大大提升了医疗机构内部的工作和管理效率。但是,由于医疗机构系统的数据结构不同,没有统一的数据交换标准,各个医疗机构之间无法进行临床信息的交换,不同医疗机构的 HIS 是独立存在并不互通的,无法共享医疗数据,患者在一家医院就诊后到另一家医院可能还需要进行相同的检查才能得到该医院医生相应的诊疗,这样的重复检查造成了患者额外的费用支出,同时在一定程度上造成医疗资源的浪费。当前医疗信息的传递与交换主要存在的问题包括:医疗机构内部临床信息的集成与交换、不同医疗机构之间患者临床信息的交换、异构系统中患者临床信息数据的整合。针对临床信息在医疗机构内部、不同医疗机构之间、异构系统中存在的集成和互操作问题,需要基于 HL7 CDA 标准完成以下工作。

1. 基于 HL7 标准,设计基于 XML 的 CDA 作为异构系统中临床消息交换的标准格式。

2. 实现 CDA 和数据库之间的双向转换。

3. 实现 CDA 的生成和解析,实现临床消息的交换。

通过以上工作,实现共享文档规范的应用,其目的是实现医疗信息的共享。患者临床信息的交换,不同医疗机构可以获得患者任何时间在任何医疗机构进行诊疗的信息,整合患者的临床数据信息,可避免患者重复就诊,提高医疗资源利用效率,实现层次化的医疗协同服务体系,临床决策提供丰富的数据,提高临床决策的质量和水平,可以在很大程度上促进医疗机构的信息化建设,进而为"建立健全覆盖城乡居民的基本卫生医疗制度"提供信息化手段[3]。

二、实施策略

临床文档架构(clinical document architecture,CDA)是 HL7 第 3 版标准(HL7 V3)的一部分,专门规定临床文档内容的标准化。CDA 是一种 RIM 模型(RIM 本身也是 HL7 V3 标准的一部分,是一个细分的模型),第二层(L2)CDA 文档包含一个或多个章节,它们采用复合模式的结构,一个章节可以包含子章节,子章节再包含子章节,这样无限继续就可以解决临床文档信息不断细化的问题。CDA 在结构上分为两大类:①头信息:包含文档信息、患者信息、记录日期、服务人员信息、服务机构信息、卫生事件信息等;②体信息:包含实际业务类的详细信息。

通过上面的分析,数据集与 CDA 在结构上具有高度的相似性,都有头信息与体信息,因此将数据集CDA 化拥有极大的可行性。经过 CDA 转化的数据集同时拥有了数据源、数据结构与数据交换 3 层标准。将数据集 CDA 化的一般方法如下。

(一) 熟悉 CDA 节点、属性和含义

CDA 一共有 27 个根节点,但其中只有 9 个为必填,其余可根据情况填写数据。根据 CDA 的规则,根节点拥有下级子节点,具体情况可参考 POCD-000040 文档。typeId、templateId、effectiveTime、recordTarget、author、component 等关键节点和属性中的 root、extension、assigningAuthorityName、value、displayName等需要重点记忆,因为这些是 CDA 的常用节点属性,在数据集 CDA 化中会经常使用。

(二) 了解 CDA 标准的格式和设计思路

在已对 CDA 节点熟悉的情况下,就需学习了解 CDA 标准的格式和设计思路。CDA 和数据集数据组分类有些不同,例如数据集中患者联系人数据组,在 CDA 中放在患者 recordTarget 节点的 guardian 子节点处;数据集中业务类数据组在 CDA 中存放于 component 根节点的 structuredBody_component 子节点处。所以要做好数据集 CDA 化,就需对 CDA 的整体架构有较为深入的了解,才能快速准确地找到对应

的节点。

（三）　编写数据集数据元与 CDA 节点/属性的对应表

在对 CDA 有了了解后,就需将数据元与节点建立对应表。这部分主要关注的问题在于数据元与 CDA 节点的重复次数是否一致。如不一致,将导致实际业务中传输的数据集文档不是标准 CDA 文档,与其他平台交互时会出现信息丢失等严重问题。所以在建立对应表时,应仔细比对双方的差异,找到合适的节点存放数据元信息。

（四）　根据对应表建立 CDA 文档

根据已完成的对应表编写 CDA 文档。编写文档时,可根据编写者的 XML 编程水平自主选择软件,选择的工具软件应能够较直观地看到节点的从属关系,以便对文档有一个整体把握,同时也能自动建立节点/属性的 xml 格式。

三、应用流程

1. 收集业务表单,并进行归并和整理　明确表单名称和含义,对含义相同的表单进行数据元合并,并确定表单名称;参考《卫生信息数据元标准化规则》对合并后的表单中的数据元名称和含义进行明确,符合数据元名称定义的,其相同含义的数据元保留一个,去掉重复的数据元;符合数据元取值定义的,列为数据元允许值表。在对每张表单和每个数据元进行合并和去重时,均由医疗领域专业人员对其进行确认。

2. 以 CDA 的头、体、段的基本结构为框架,参考西医诊断学的体系结构和内容分类,以及我国病历规范的信息分类方式,构建信息模型的第一层设计,并请医疗领域专家讨论、修改。

3. 按照信息模型的第一层设计,对合并后的表单集中的数据元进行信息抽取和分类,通过将这些数据元匹配到信息模型的第一层设计中,进一步形成信息模型的第二层设计。

4. 将表单中分类后的数据元对应到健康档案中的联用数据元,即用健康档案中的数据元组取代表单中的单个数据元,称为数据元的标化。将标化后的数据元组匹配到第二层设计的信息模型中,形成描述信息模型的最小信息单元——数据组。对于不能匹配到健康档案中的表单数据元,对其进行定义和分类,并增加必要的数据元素,使之形成新的标准数据元组。

5. 信息模型的实际应用　利用数据组对业务表单进行重构,形成业务表单的模板。

6. 以一份实际的模板为实例,如病案首页,应用病案首页模板对其进行描述,并以 HL7 CDA 的 Schema 为模式,构建该病案首页实例的 XML 文件,并用可扩展样式单语言编写 XSLT 代码,使该病案首页实例能够在浏览器中得以直观地展现,以此验证数据组信息模型的实用性和普适性[4]。

四、关键事项

虽然《电子病历共享文档规范》能够为系统之间的信息交互提供标准接口,但还需要标准的字典、术语、业务流程和管理流程的支撑。信息共享的实现需要的并不仅是某一项,或某一类标准的支撑,而是需要信息传输标准和术语命名与编码标准等一系列标准之间的协同支持。即使是实现了数据的交换,如果没有可用的术语和编码标准,也很难真正实现所交换数据的共享和利用。由于我国医疗信息字典和业务流程的标准化还处于较低水平,严重影响了《电子病历共享文档规范》等一系列标准的应用进程,导致区域医疗信息系统建设进程缓慢,故需注意以下事项。

（一）　统一编码机制

统一编码机制是实现信息表达、交换与集成的基石,信息分类编码的标准化,是避免对信息的命名、描述、分类和编码的不一致所造成的误解和歧义,作为信息交换和资源共享的统一语言,不仅为信息系统间的资源共享创造了必要条件,而且还使各类信息系统的互联互通、互操作成为可能。目前存在的突出问题是编码标识标准使用的不统一,如文档头部分的 ClnicalDocument.code 其值域规范推荐采用 LOINC 国际编码系统,但是在具体业务文档规范中用于演示的示例采用的均是中国卫生信息文档分类编码系统。

（二）文档应用测评

在美国，ARRA 为医疗卫生机构采用有意义的电子健康档案提供了财政补助，有意义地使用电子健康档案标准须采用一些满足 IT 系统互操作性标准的要求。从《电子病历共享文档规范》示例来看，标准制作组织还未实现基于语义的文档验证功能，由此也可以预知采用语义化的 HL7 V3 级别的互联互通并不容易。如果配套的国家卫生信息交换标准应用测评和监管体系不建立起来，则很难准确有效地评估一系列卫生信息共享文档标准的具体应用情况。因此，探索电子病历共享文档应用测评和监管体系对于推进建立我国电子病历共享文档规范的采纳、应用和实施具有十分重要的意义。

（三）区域信息共享

标准的应用离不开区域卫生信息平台的建设，基于区域的卫生数据共享与交换平台是以区域卫生数据中心为依托，提供包括数据接口、数据采集、数据共享和数据交换等功能的核心应用平台。通过卫生数据共享与交换平台，将分离的医疗卫生数据整合到区域卫生数据中心，使医疗卫生各业务部门可以共享和利用已有的卫生数据，减少重复劳动和相应费用。

实现这个目标首先要解决不同医疗机构间异构型、分散式的患者信息和医疗资源信息管理与信息共享平台统一服务的矛盾；其次要解决就诊者在不同医疗机构不同标识方法如何关联形成以就诊者为中心整体化、标准化的电子病历文档的问题；再次要确定和规范医疗文档共享平台功能和服务接口以实现与不同医疗机构的各类应用的连接；最后要解决整体化的就诊者信息安全及认证授权机制。

第三节　共享文档的构建

基于 HL7 CDA 标准构建的临床文档即为 HL7 CDA 文档。CDA 文档可以分为文档头（Header）和文档体（Body）两部分，封装在<ClinicalDocument>要素中。CDA 头包括四个组成部分：文档的信息、文档相关资料数据、服务的提供者和服务的接受者。①文档信息：包括文档注册类型、文档标识符、文档创建时间、文档机密级别等一系列文档的基本信息；②文档相关资料数据：表明了文档记录何时开始；③服务的提供者：表明文档创作者、医疗机构标识符、文档管理机构等；④服务的接受者：即患者或者其他与患者有可能的关联者。

CDA 文档头在<ClinicalDocument>和<StructuredBody>中，CDA 文档头可以说明文档的类型、患者的基本信息、文档序列号和版本号信息。CDA 文档头中有三个逻辑部分：文档的标识符、文档的分类、文档的参与者以及文档和其他文档之间的关系。文档的标识符以及分类是用来对文档进行标识以及分类的，说明文档的机密级、文档的版本号、文档的类型、文档的创建时间等；文档的参与者用来说明文档的作者、文档的提供者、文档的生成者、患者或者有关联的患者家属等；文档的关系说明当前的 CDA 文档与其他文档间存在的关系等。

CDA 文档体中包含患者完整的临床信息，它既可以是二进制对象，也可以是结构化体。其中，结构化体（StructuredBody）下面有多个<component>子节点，<component>中是具体的医疗信息描述，如既往史、用药、实验室检查等。<component>节点下面还包含多个文档部分（<section>），文档部分中可以是一个叙述块，或者其他条目（entry），既包括需要进一步进行处理的临床信息，还包括与节点<text>中内容相关的临床信息[5]。

一、共享文档头的创建

文档头包括不同的属性：①临床文档标识符（clinical document. id），它唯一标识了文档；②临床文档代码（clinical document. code），通过从 loinc 代码组成的 cwe 值集中提取的代码，规定文档的具体种类（如病史和体格检查、出院总结、过程记录）；③临床文档有效时间（clinical document. effective time），表示创建文档的时间；④临床文档机密性代码（clinical document. confidentiality code），表示全部文档的机密性状态；⑤临床文档语言代码（clinical document. language code），表示与文档的字符数据相对应的人类语言。

虽然这些元素在 XML 文档中都是字符串的形式,但其数据类型是在 HL7 V3 版中规定的。如表 20-1 所示,每个数据类型都有其不同的应用形式,所以在创建文档的各个元素时,要判断其元素属于哪一种数据类型。如临床文档标识符的数据类型是实例标识符型(Ⅱ);临床文档有效时间的数据类型是时间点型(TS);临床文档机密性代码的数据类型是等价编码型(CE)。如果数据类型判断错误,则元素不能被加载到 CDA 文档头中[6]。

表 20-1 数据类型表

名称	符号	描 述
数值型	ANY	它是一个定义所有在此范围内的数据的值公共基础属性抽象类,说明它不属于任何具体的类,每一个具体类型都是它的实例化
布尔型	BL	它是用来表示布尔逻辑的二进制值,可以为真或者为假或者为空和其他值
封装型	ED	此数据类型主要用于 HL7 范围外,表示人类说明或更深层的机器处理
字符串型	ST	它是一个文本数据,主要为了机器的数据处理(如分类、索引、叙述等)
概念描述型	CD	对用编码系统定义的内容进行引用,其中包含了编码值、编码系统代码、编码系统名称、编码值的具体名称等信息
简单编码型	CS	它用来表示只有一项编码值不是预先确定的最简单形式的编码数据,它的编码系统和编码系统版本是上文中出现的,它用来表示一个具有单一的 HL7 定义集的编码属性
等价编码型	CE	CE 数据类型用于交换不允许包含限定符的编码,因此不允许使用协调后按组合方式创建代码。只有在为 exchange 选择的编码系统不支持后协调时才使用 CE
编码字符串型	SC	可能有一个附加码的字符串类型数据
实例标识符型	Ⅱ	一件事情或对象的唯一标识符,例如标识 HL7 参考信息模型对象、标识治疗记录的 ID、标识命令、标识服务种类项目
通讯地址型	TEL	通过 URI(Universal Resource Identifier)来指出一个被指定的资源的位置,TEL 通常用来指定一个可取的资源,如 Web 页面、电话号码、Email,或者一些其他经 URI 指定的资源
邮政地址型	AD	它用来指定家庭或办公地点的邮寄地址,通常由一系列地址组成,如街道、邮箱、城市、邮编、国家等
实体名称型	EN	它用来表示一个人、组织、地点或事情的名称,通常由一系列地址组成,将一个完整的实体名分成几部分来表示,如一个人的姓、名字、前缀和后缀等
对象标识符型	OID	用一个全球唯一的字符串来表示一个 ISO 的对象标识符,对象标识符由纯数字组成,如"2. 16. 840. 1. 113883. 3. 1"依照 ISO 标准,OID 的路径是一个树形结构,最左边的数字表示根,最右边的数表示叶
人名型	PN	用来表示当实体为人时的实体名称
组织名称型	ON	用来表示当实体为一个组织时的实体名称
整数型	INT	表示一些可枚举的准确的整数,如 50、7、19、23、461379 等;整数是离散的,整数集是无穷大的,但也是可列集的
实数型	REAL	表示一个实数
比值型	RTO	表示一个商值,由分子和分母组成,分子和分母的公约数不能约去;RTO 数据类型支持滴定量(如 1:128)和其他实验产生的计量数;RTO 数据类型不是简单的结构化数字,如血压测量值(如"120/60")就不是比值型数据
物理量型	PQ	表达测量结果的容量计量数
时点型	TS	说明一个时间点,这个时间点是在自然时间轴上的,时点型数据的表示形式是日历型

确定每个文档元素对象的数据类型后,就要利用内容类和其子类实例化每个文档元素对象。对象实例化成功之后,利用 SWT 中的文本框接收字符串数据,然后将需要的字符串转换成相应的数据类型,

最后将数据添加到文档元素对象中,还要通过 CDAXMLProcessor 类进行 XML 转换。

创建 CDA 文档关键部分的程序代码:

//创建 CDA 文档元素对象

```
ClinicalDocument doc=CDAFactory. eINSTANCE. createClinicalDocument( );
CE code=DatatypesFactory. eINSTANCE. createCE( );
ST title=DatatypesFactory. eINSTANCE. createST( );
TS effectiveTime=DatatypesFactory. eINSTANCE. createTS( );
……
```

//创建文档元素

在每个文档元素对象创建之后,还要对一些元素进行嵌套来实现标准结构的电子病历文档。为了完成嵌套功能,为每个文档元素类都添加一个 set 函数,用来将子节点元素的属性信息添加到上一级节点中。

创建 CDA 文档关键部分的程序代码:

//接受字符串数据

```
II id=DatatypesFactory. eINSTANCE. createII( );
idstyledText. addModifyListener( new ModifyListener( ){
public void modifyText( ModifyEvent arg0) {
id. setRoot( idstyledText. getText( ) );}});
```

//将对象子节点添加到上一级节点中

```
doc. setId( id);
```

//各级子节点元素对象进行嵌套

```
RecordTarget recordTarget=CDAFactory. eINSTANCE. createRecordTarget( );
doc. getRecordTargets( ). add( recordTarget);
PatientRole patientRole=CDAFactory. eINSTANCE. createPatientRole( );
recordTarget. setPatientRole( patientRole);
II patientId=DatatypesFactory. eINSTANCE. createII( );
patientRole. getIds( ). add( patientId);
Patient patient=CDAFactory. eINSTANCE. createPatient( );
patientRole. setPatient( patient);
patientname=DatatypesFactory. eINSTANCE. createPN( );
patient. getNames( ). add( patientname);
……
```

//保存文档

```
CDAUtil. save( doc,System. out);
```

文档头创建结果示例:

```
<? xml version="1. 0" encoding="UTF-8"? >
<? xml-stylesheet type="text/xsl" href="CDA. xsl"? >
<ClinicalDocument xmlns="urn:hl7-org:v3" xmlns:lab="urn:hl7-org:lab"
xmlns:xsi="http://www. w3. org/2001/XMLSchema-instance"
xsi:schemaLocation="urn:hl7-org:v3 .. /schemas/CDA. xsd">
```

//命名空间是用来组织和重用代码的。

//xsi 是 http://www. w3. org/2001/XMLSchema-instance 的别名。这样用于下面元素

//的时候可以这样<xsi:element/>而不用带上长长的 uri。有了命名空间以后,在

```
//同一级元素就可以使用同一个元素名称而不会混乱:<xsi1:element/>
//<xsi2:element/>
<typeId root="2.16.840.1.113883.1.3" extension="POCD_HD000040"/>
<id extension="999123" root="1.3.6.4.1.4.1.2835.1"/>
<code code="11502-2" display Name="LABORATORY REPORT. TOTAL"
codeSystem="2.16.840.1.113883.6.1" codeSystemName="LOINC"/>
<title>Compte rendu d'analyses médicales du laboratoire Hexalis</title>
<effectiveTime value="20050303171504"/>
<confidentialityCode code="N" codeSystem="2.16.840.1.113883.5.25"/>
<setId extension="999021" root="1.3.6.4.1.4.1.2835.1"/>
<versionNumber value="1"/>
<recordTarget>
    <patientRole>
    <id extension="12345" root="2.16.840.1.113883.3.933"/>
        <addr>
        <streetAddressLine>16 rue Montbrillant</streetAddressLine>
        <city>LYONl</city>
        <postal Code>69003</postal Code>
</addr>
<patient>
    <name>
        <prefix>M. </prefix>
        <given>LOIC</given>
        <family>BRIGANDAT</family>
    </name>
<administrativeGenderCode code="M" codeSystem="2.16.840.1.113883.5.1"/>
        <birthTime value="19600127"/>
        </patient>
    </patientRole>
    </recordTarget>
```

二、共享文档体的创建

文档主体中有临床报告,报告既可以是非结构化的文字,也可以是结构化的标识。结构化文档体是由<Structured Body>开始和结束的,可细分为一个个的文档节,即 Section。文档节包括不同的属性:①文档节标识符(Section.id),仅表示文档节的含义;②文档节代码(Section.code),规定了文档节的特殊种类(如患者主诉、过敏、不良反应、系统反馈等),从 CWE LOINC 中选取代码;③文档节标题(Section.title),表示人类可读文档节的标签;④文档节文本(Section.text),上述的"叙述性模块",包括人类可读的文档节的内容。叙述性模块可以根据用户的需要进行格式编辑。

<content>元素是用来包裹一个文本的一节字符串,所以被它包裹的内容是可以用来作为外部引用的,<content>元素可以递归嵌套;<linkHtml>元素是一个定位元素,和 HTML 中的 anchor 标签类似,但是不完全一样,它用来表示引用的内部或者外部的关联文档;<sub>和<sup>元素分别用来表明上标和下标;
元素用来表示换行;<footnote>元素用来表示脚注;<renderMultiMedia>元素用来表示引用的外部多媒体信息;<paragraph>元素和 HTML 中的 paragraph 相似,它包含了一个可选择的必须出现在字符数据之前的标题;<list>元素和 HTML 中的 list 相似,它包含了一个标题元素和若干个项目元素;<table>元

素和 HTML 中的 table 相似,是为了更清晰地表现一些特殊的数据;<caption>元素是一个段落、表单、表单项、表格或者表格单元的标签。

创建 CDA 文档体关键部分的程序代码:

文档 Section 举例:

```
<section classCode=" DOCSECT" >
<templateId root=" 1. 3. 6. 1. 4. 1. 19376. 1. 3. 3. 2. 1"/>
<code code=" 18725-2" codeSystem=" 2. 16. 840. 1. 113883. 6. 1"
codeSystemName=" LOINC" displayName=" Microbiology Studies"/>
  <title>Public Health Laboratory Report</title>
    <text><table>
          <thead ID=" T1" >
            <tr>
              <th>Species</th>
              <th>Comments</th>
              <th>Date</th>
            </tr>
          </thead>
          <tbody>
            <tr>
              <td>Salmonella enterica group E</td>
              <td></td>
              <td>2009-03-06</td>
            </tr>
          </tbody>
        </table>
</text>
```

CDA 条目(entry)录入是为进一步进行计算机处理而提供的结构化内容(如决策支持应用程序)。它是实现结构化文档的关键,对文档节中文本(Section. text)字段的一些叙述性内容进行了编码,编码采用的是 HL7 协会推荐的国际疾病分类 ICD-10、临床术语 SNOMED-CT、LONIC 的编码系统,这样便把自由化的文本转化成结构化的文本,便于病历的分析和利用。在过去史 Section 中,Section. text 描述了一个患者曾患有哮喘,则在 Entry 中分别通过观察类中的 Observation. code 元素和 Observation. value 元素描述了"感染历史"和"哮喘",通过 Section. text 中<content>元素的 ID 属性和 Observation. value 元素中的<originalText>元素将叙述性内容和被编码实现的结构化内容关联起来。

两个条目之间的语义关系在 entryRelationship. typeCode 中定义,其中包括一个 HL7 定义的代码(CNE)值集。CDA 规范中允许临床陈述中的任何条目都可以通过使用列举出的关系类型来与其他行为建立关系,即使在很多情况下会产生一些无意义的关系。CDA 条目的关系类型如表 20-2 所示。

表 20-2　CDA 条目关系类型

CDA<entryRelationship>Types		
CAUS	(is etiology for)病因学关系	
COMP	(has component)整体-部分关系	
GEVL	(evaluates)评估	
MFST	(is manifestation of)表现	例:荨麻疹是青霉素过敏的表现

REFR	（refers to）参考	
RSOM	（has reason）接受服务的原因	例：胸痛-平板运动试验
SAS	（starts after start）顺序发生的	例：胸痛之后,发汗
SPRT	（has support）映证	
SUBJ	（has subject）修饰	例："持续严重"形容胸痛
XCRPT	（is excerpt of）摘录、引用	

下面一段 XML 文档是对使用条目关系类型的举例,是家族病史的观察集,观察集中包括家族病史节。第一个观察 observation 的值 observation. value 表示患者患有心肌梗死(MI)。observation. subject 编码为"FTH",表示得过心肌梗死的是患者的父亲。如果查看录入关系类型,会发现有一组嵌套的死亡观察,参与者也传送到了这个嵌套的关系中,带有"CAUS"的录入关系类型代码 entryRelationship. Type-Code,表示心肌梗死是导致其父亲死亡的原因。这样就完成了将自由化文本转化成结构化的文本。

```
<entry>
<observation classCode="OBS" moodCode="EVN">
<code    code="84100007"    codeSystem="2. 16. 840. 1. 113883. 6. 96"
codeSystemName="SNOMED CT" displayName="history taking(procedure)"/>
<effectiveTime value="1970"/>
<value    xsi:type="CD"    code="22298006"    code System="2. 16. 840. 1. 113883. 6. 96"
codeSystemName="SNOMED CT" displayName="MI"/>
<subject>
    <relatedSubject classCode="PRS">
    <code code="FTH"/>
    </relatedSubject>
</subject>
<entry Relationship typeCode="CAUS">
<observation classCode="OBS" moodCode="EVN">
<code    code="84100007"    codeSystem="2. 16. 840. 1. 113883. 6. 96"
codeSystemName="SNOMED CT"    displayName="history taking(procedure)"/>
    <effectiveTime value="1970"/>
    <value xsi:type="CD" code="399347008" codeSystem="2. 16. 840. 1. 113883. 6. 96"
codeSystemName="SNOMED CT" displayName="death"/>
    </observation>
</entryRelationship>
</observation>
</entry>
```

三、病案首页构建剖析

依据《电子病历共享文档规范　第 32 部分　住院病案首页》,病案首页文档构建主要完成共享文档头、体、节和条目对象的构建,如表 20-3 所示,接收医疗过程中产生的信息并将其转化为标准类型,从而形成符合《电子病历共享文档规范》标准的病案首页共享文档。构建基于《电子病历共享文档规范》标准的病案首页文档可以分为以下五个步骤。

1. 构建病案首页 Header。
2. 构建病案首页 body。

表 20-3 住院病案首页文档内容构成表

文档构成	信息模块	基数	文档构成	信息模块	基数
文档头	文档活动类信息	1..1		出院诊断章节	1..1
	患者信息	1..1		过敏史章节	0..1
	创作者信息	1..1		实验室检查章节	1..1
	数据录入者信息	0..1		手术操作章节	1..1
	文档管理者信息	1..1		住院史章节	0..1
	关联活动信息	0..*		住院过程章节	1..1
文档体	生命体征章节	1..1		行政管理章节	1..1
	诊断章节	1..1		治疗计划	1..1
	主要健康问题章节	1..1		费用章节	1..1
	转科记录章节	1..1			

3. 构建病案首页 Section。

4. 构建病案首页 Entry。

5. 构建元素信息。

（一）构建病案首页文档头

依据文档活动类、参与者类、关联活动类规范与医疗文档中的字段进行映射,得到病案首页文档头文档,如表 20-4 所示。

表 20-4 文档活动类元素组成及其与数据元的对应关系

元素名称	基数	说明与描述	对应的数据元标识符
realmCode	1..1	地域代码,"CN"代表中国	
typeId	1..1	文档注册模型,缺省值:@ root = " 2. 16. 840. 1. 113883. 1. 3" ,@ extension = " POCD_MT000040"	
templateId	1..1	文档模板编号 OID,其中@ root = "2. 16. 156. 10011. 2. 1. 1. 52"	
Id	1..1	文档流水号标识,其中@ root = "2. 16. 156. 10011. 1. 1" ,而具体的值由机器生成,并置于 id/@ extension 中	
code	1..1	用来说明记录文档的类型,其中@ code = " C0032" @ codeSystem = "2. 16. 156. 10011. 2. 4" ,@ codeSystemName = " 卫生信息共享文档编码体系"	
title	1..1	文档标题,此处为:住院病案首页	
effectiveTime	1..1	文档机器生成时间	
confidentialityCode	1..1	文档密级代码,其中缺省值:@ codeSystem = " 2. 16. 840. 1. 113883. 5. 25"	
languageCode	1..1	文档语言类型编码,其中缺省值:@ code = "zh-CN"	
setId	0..1	文档集合编号,用以追踪修订版次。其值由系统自动产生	
versionNumber	0..1	文档版本号	

病案首页文档头部分代码如下：

```
<? xml version="1.0" encoding="UTF-8"？>
<ClinicalDocument  xmlns="urn:hl7-org:v3"  xmlns:mif="urn:hl7-org:v3/mif"
xmlns:xsi="http://www.w3.org/2001/XMLSchema-instance"
xsi:schemaLocation="urn:hl7-org:v3 .. \sdschemas\SDA.xsd">
<!--
*********************************************************
CDA Header
*********************************************************
-->
<realmCode code="CN"/>
<typeId root="2.16.840.1.113883.1.3" extension="POCD_MT000040"/>
<templateId root="2.16.156.10011.2.1.1.52"/>

<!-- 文档流水号-->
<id root="2.16.156.10011.1.1" extension="RN001"/>

<code code="C0032" codeSystem="2.16.156.10011.2.4" codeSystemName="卫生信息共享文档
编码体系"/>
<title>住院病案首页</title>

<!-- 文档机器生成时间-->
<effectiveTime value="20121024154823"/>

<confidentialityCode code="N" codeSystem="2.16.840.1.113883.5.25" codeSystemName="Confi-
dentiality" displayName="正常访问保密级别"/>
<languageCode code="zh-CN"/>
<setId/>
<versionNumber/>

<!--文档记录对象(患者)-->
<recordTarget typeCode="RCT" contextControlCode="OP">
<patientRole classCode="PAT">

<!-- 健康卡号-->
<id root="2.16.156.10011.1.19" extension="MS201102113366666"/>

<!-- 住院号标识-->
<id root="2.16.156.10011.1.12" extension="HA201102113366666"/>

<!-- 病案号标识-->
<id root="2.16.156.10011.1.13" extension="D2011000001"/>

<!-- 现住址-->
```

```
<addr use = "H">
    <houseNumber>xx 号 xx 小区 xx 栋 xx 单元</houseNumber>
    <streetName>xx 大道</streetName>
    <township>xx 乡镇</township>
    <county>xx 区</county>
    <city>xx 市</city>
    <state>xx 省</state>
    <postalCode>510000</postalCode>

</addr>

<telecom value = "020-87815102"/>
<patient classCode = "PSN" determinerCode = "INSTANCE">

<! --患者身份证号-->
<id root = "2. 16. 156. 10011. 1. 3" extension = "ID420106201101011919"/>
<name>贾小明</name>

<administrativeGenderCode code = "1" codeSystem = "2. 16. 156. 10011. 2. 3. 3. 4" codeSystem-
Name = "生理性别代码表(GB/T 2261. 1)"/>
<birthTime value = "20080101"/>
<maritalStatusCode code = "10" displayName = "未婚" codeSystem = "2. 16. 156. 10011. 2. 3. 3. 5" code-
SystemName = "婚姻状况代码表(GB/T 2261. 2)"/>
<ethnicGroupCode code = "01" displayName = "汉族" codeSystem = "2. 16. 156. 10011. 2. 3. 3. 3" code-
SystemName = "民族类别代码表(GB 3304)"/>
    <! -- 出生地-->
    <birthplace>
        <place classCode = "PLC" determinerCode = "INSTANCE">
            <addr>
                <county>xx 区</county>
                <city>xx 市</city>
                <state>xx 省</state>
                <postalCode>510000</postalCode>
            </addr>
        </place>
    </birthplace>

    <! -- 国籍-->
<nationality code = "156" codeSystem = "2. 16. 156. 10011. 2. 3. 3. 1" codeSystemName = "世界各国和
地区名称代码(GB/T 2659)" displayName = "中国"/>
```

（二）构建病案首页文档体

1. 构建病案首页文档章节　依据生命体征、诊断、主要健康问题、转科记录、过敏史、实验室检查等
章节文档规范,与医疗文档做字段映射,生成病案首页文档章节,文档体章节构成如表 20-5 所示。

表 20-5 文档体章节构成

章节名称	基数	约束	描述
生命体征章节	1..1	R	用于记录新生儿出生或入院时身长及体重信息
诊断章节	1..1	R	记录诊断信息
主要健康问题章节	1..1	R	入院病情、院内感染、损伤和中毒等外部原因和其他诊断等内容
转科记录章节	0..1	O	主要用于描述转科原因、转科科室等内容
出院诊断章节	1..1	R	记录出院诊断信息
过敏史章节	1..1	R	记录过敏源信息
实验室检查章节	1..1	R	主要用于描述住院患者血清学检验结果
手术操作章节	0..1	O	主要用于描述手术相关内容
住院史章节	0..1	O	记录住院史信息
住院过程章节	1..1	R	记录住院过程信息
行政管理章节	1..1	R	主要用于描述住院患者住院天数、住院次数及病案质量控制等方面内容
治疗计划	1..1		记录治疗计划与安排
费用章节	1..1	R	主要用于描述医保和费用相关内容

病案首页文档体部分代码如下：

```
<! --
  ***********************************************
  文档体 Body
  ***********************************************
-->
<component>
  <structuredBody>
<! --
  ***********************************************
  生命体征章节
  ***********************************************
-->
<component>
<section>
<code  code = "8716-3"  displayName = " VITAL SIGNS" codeSystem = " 2. 16. 840. 1. 113883. 6. 1" codeSystemName = "LOINC"/>
  <text/>
  <entry>
<observation classCode = " OBS" moodCode = " EVN" >
  <code  code = "DE04. 10. 019. 00"  codeSystem = "2. 16. 156. 10011. 2. 2. 1"  codeSystemName = " 卫生信息数据元目录" displayName = " 入院体重" ><qualifier><name displayName = " 新生儿入院体重"></name></qualifier></code>
  <value xsi：type = " PQ" value = "3800" unit = " g"/>
  </observation>
```

```
</entry>
<entry>
<observation classCode="OBS" moodCode="EVN">
<code code="DE04.10.019.00" codeSystem="2.16.156.10011.2.2.1" codeSystemName="卫生信息数据元目录" displayName="出生体重"><qualifier><name displayName="新生儿出生体重"></name></qualifier></code>
<value xsi:type="PQ" value="3500" unit="g"/>
</observation>
</entry>
</section>
</component>
<!--
```

2. 构建病案首页文档条目　根据各个章节文档条目规范,与医疗文档字段做映射(表20-6)。

表20-6　生命体征章节中条目构成

条目名称	基数	约束	描述
入院体重条目	0..1	O	新生儿目前体重的测量值,计量单位为 kg
出生体重条目	0..1	O	新生儿出生后1小时内体重的测量值,计量单位为 g

3. 构建病案首页文档元素信息　依据病案首页各个元素组成规范,赋予各个章节元素组成信息,生成相应文档(表20-7)。

表20-7　生命体征章节元素组成

元素名称	属性	基数	约束	说明与描述	对应的数据元标识符
component				生命体征章节根元素	
|--section					
|--|--code	code codeSystem displayName codeSystem Name	1..1	R	生命体征章节代码,其中@code="8716-3",@codeSystem="2.16.840.1.113883.6.1",@displayName="VITAL SIGNS",@codeSystemName="LOINC"	
|--|--text				人读部分	
|--|--entry				体重条目	
|--|--|--Observation		1..1			
|--|--|--|--code	code codeSystem codeSystemName displayName	1..1	R	其中,@codeSystem="2.16.156.10011.2.2.1",@codeSystemName="卫生信息数据元目录",	DE04.10.188.00
|--|--|--|--value	xsi:type value unit	0..1		缺省值@xsi:type="PQ",@unit="kg"	
|--|--entry				出生体重条目	

续表

元素名称	属性	基数	约束	说明与描述	对应的数据元标识符
|--|--|--Observation		1..1			
|--|--|--|--code	code codeSystem codeSystemName displayName	1..1	R	其中,@ codeSystem = " 2. 16. 156. 10011. 2. 2. 1",@ codeSystemName = "卫生信息数据元目录",	DE04.10.019.00
|--|--|--|--value	xsi:type value unit	0..1		缺省值@ xsi: type = " PQ",@ unit = " g"	

第四节 共享文档规范应用范例

一、信息集成平台应用

为实现各异构系统的信息整合与共享,提出了一种基于 HL7-CDA 的医疗信息集成平台方案。以 HL7-CDA 标准和 XML 技术为基础,采用 Webservices 技术实现各信息系统之间的数据整合与流程关联。

医院信息一体化建设促进了医疗服务体系的改革,对于建立合理的医疗服务体系、提高医疗信息的合理共享与信息资源深度利用具有重要意义。但是由于各异构系统间信息的互联互通具有较大难度,为大型集团医院信息集成平台的构建带来较大困难,因此笔者提出了信息集成平台的解决方案。

(一) 信息集成平台简述

传统的信息集成平台往往局限于数据集成,解决了信息集成的技术兼容性问题,但很难实现各异构系统间的业务集成。这种集成方案缺乏标准的临床语意数据集,只能实现数据间点对点的转换,导致集成平台的系统结构复杂,缺乏灵活性与可拓展性,所以笔者提出了一种基于 HL7-CDA 的医疗信息集成平台。

国内医院的信息系统建设大多以实现需求为基础,没有统一的建设标准与临床标准数据集约束,导致各异构系统的封闭性。因此本平台采用 HL7-CDA 与国家卫生计生委临床标准数据集相结合来保障临床数据语义的标准性。

基于 HL7-CDA 的信息集成平台采用 SOA 架构,其是一种粗粒度、低耦合服务架构,能实现各项功能集以服务的形式平滑接入,不涉及底层的系统接口。本信息平台对现有的检验系统、影像系统、电子病历系统等子系统实现了数据的有效整合与共享,保证了院内患者临床信息与管理信息的标准化管理[7]。

(二) 基于 HL7-CDA 标准和 XML 技术的通信模型

1. HL7-CDA 及临床标准数据标准 HL7-CDA 是 HL7 标准的补充协议,是以信息交互为目标的具有特定语法和临床语义的文档标记模型。CDA 文档通过<Clinical Document>标签进行标记,主要包括文档头(Header)和文档体(Body)两部分。其中文档头由文档概要、文档数据、文档提供者和文档接受者 4 部分组成;文档体主要是临床文档的详细内容。CDA 文档体中所包含的临床文档由结构体(Structured Body)构成。每个结构体都可以由多个可递归嵌套的部分(section)组成。

另外为了保障 CDA 标准的本地化,系统同时参考国家卫生计生委临床标准数据集进行补充。标准数据集包含了不同医疗信息的数据元及其值域,如门诊信息、住院信息以及检验信息等不同业务场景。

2. XML 和 Schema 技术 XML(Extensible Markup Language)是一种可拓展性的标记语言,是由 W3C 制定的一种标准。XML 可以定义临床文档的结构信息,便于异构系统进行数据交互,已经成为数据交换领域的通用语言。

使用 XML 语言标记的文档对象称为 XML 文档,并且文档自身的结构关系可以通过文档定义类型(DTD)或 XMLSchema 进行表述。但是 DTD 有独立的语法结构,其支持的数据类型较为有限,DTD 不支持动态扩展。所以本系统采用 XMLSchema 进行文档验证,XML Schema 支持的数据类型丰富;XML Schema 和 XML 使用同样的语法规则,其可扩展性较强。HL7V3 消息格式和 CDA 文本都可以通过 XML 进行描述,它们都可以作为一个 XML 文档。通过 Schema 对文档结构的预定义,保障了异构系统间交换数据的语法和语义的一致性,同时也对 XML 文档进行了数据校验。基于共同的 XML Schema,保障了异构系统间数据的互联互通。

3. 通信模型的构建　通信模型是基于 HL7-CDA 标准,通过 XML 技术构建,实现了院内异构系统的数据交互。其构建流程如下:①将具体的医疗业务场景设计的数据元按照 HL7-CDA 的文档头和文档体进行分类处理,其中文档体部分由多个章节组成,如患者主诉、既往史、现病史等不同部分;②建立 CDA 文档头部分与上述头部相关数据元的映射关系;③参考现有模板章节与 CDA R-MIM 标准进行 CDA 文档体不同章节的定义,同时完成上述数据元与 CDA 文档体的映射;④当业务数据元与 CDA 完成映射时,通过 XML Schema 对 CDA 文档进行校验,形成正确的 CDA 文档。通过上述转换,实现了以数据类型为中心的数据库文档结构到以患者为中心的 CDA 文档结构的转换。

(三) 信息集成平台的实现

本平台采用 mule ESB 实现企业服务总线(ESB)的构建,从而实现异构系统松耦合模式下信息交互,构建 SOA 架构。另外通过 HL7-CDA 引擎实现 CDA 文档的构建与解析。图 20-1 是信息集成平台的系统架构图,该架构可应用于院级医院异构系统的集成,也可建立区域级的医疗信息集成平台。其中数据源可通过 ETL 技术建立统一、规范的数据中心来提供,也可通过不同子系统实时提供。基于 SOA 架构的医疗信息集成平台主要包括集成服务引擎、企业服务总线(ESB)和 HL7-CDA 引擎三部分。

1. 集成服务引擎与 ESB 服务　ESB 服务是基于 SOA 架构的信息集成平台的核心控制模块,它通过对现有的 WebServices 服务进行注册,形成一个服务调度中心,其屏蔽了服务提供者的信息,向外暴露统一的服务接口,从而实现服务的松耦合,保证了服务的平滑接入和修改。

集成服务引擎包含 WebServices 服务的具体实现,为集成平台提供数据请求服务。具体工作流程为:ESB 接收 HL7-CDA 引擎发送的标准化消息请求,ESB 通过 WebSer-

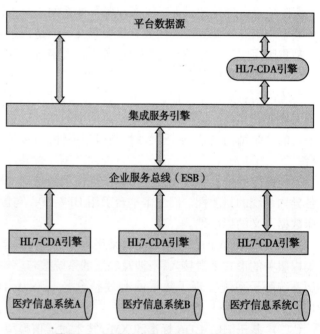

图 20-1　医疗信息集成平台的系统架构图

vices 调度中心完成注册服务的寻址与调用,集成服务引擎接收上述 Web-Services 调用,并通过与后台数据服务系统的交互获得相应数据集,并向 HL7-CDA 引擎返回结果。

2. HL7-CDA 引擎　HL7-CDA 引擎主要是实现数据库数据与 CDA 文档间的相互转换。HL7-CDA 引擎主要分为 HL7-CDA 合成引擎与 HL7-CDA 解析引擎两部分,其结构如图 20-2 所示。

HL7-CDA 合成引擎主要是通过 CDA 文档结构与相关数据元进行映射,形成标准的 HL7-CDA 文档,同时完成 HL7 消息的封装。HL7-CDA 解析引擎主要是解析 CDA 文档,将 CDA 各节点信息通过 XML 解析引擎解析为普通数据格式。为了提高 XML 文档的解析性能,HL7-CDA 解析引擎采用 SAX 解析技术,对大型 XML 文档的解析性能有较大提升,提高了平台的用户体验。

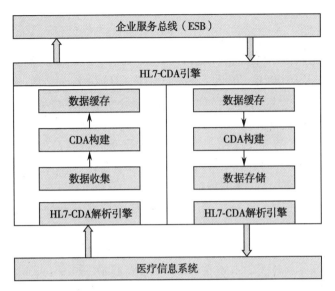

图 20-2　HL7-CDA 引擎结构

医疗信息集成平台以 HL7-CDA 标准为主,同时参考国家卫生计生委临床标准数据集,制定了本地化的 CDA 模板,同时提出了基于 SOA 架构的信息集成框架,具有良好的灵活性和可扩展性。但是由于目前大部分医院的信息系统建设处于发展阶段,患者临床信息难以完全实现结构化,并且缺乏统一的临床标准数据集,所以本平台的 CDA 模板很难实现完全结构化。因此要加快医院基础信息设施建设,构建完全符合 HL7-CDA 文档结构的临床模板,实现更高效率的数据互联互通。

二、双向转诊系统应用

双向转诊系统主要针对"小病进社区,大病进医院"双向转诊制度的有效执行基于区域卫生信息化开发。通过政策的支持,医院间转诊业务的开展以及国内外对于转诊业务信息模型的支撑,使得建立一套完整的基于 HL7、CDA 的双向转诊信息系统势在必行。

(一) 概述

双向转诊制度,简而言之就是"小病进社区,大病进医院"。目前很多患者无论大病还是小病都往大医院跑,导致大医院人满为患,一些社区卫生服务机构却因为没有患者无法发挥其基层医疗职能。

双向转诊政策的优势在于小病分流到社区卫生服务机构后,可以降低小病的医疗费用,使得社区卫生服务机构的医疗资源的闲置现象得到改善。社区患者被诊断为疑难重病,或原有疾病加重时可以及时进行转诊,避免延误诊疗时机;大医院的住院患者在病情稳定后可以转诊到社区卫生服务机构进行后续康复治疗。双向转诊制度既节省了医疗费用,又有效地利用了医疗资源,是深受广大人民群众欢迎的医疗新举措。

双向转诊具体实施办法是根据患者的具体病情进行判断,符合上转指征的患者,社区卫生服务机构开转诊单,转往上级医院。上级医院接收转诊单后进行登记,门诊就诊者免收挂号费,实行优先就诊、检查、交费、取药等。上级医院提供预约门诊检查、组织会诊、优先安排住院等服务。由接诊办公室协调处理住院事宜,安排专人将转诊患者送至病区。

符合下转条件者,在征得患者及家属同意后医生填写转诊单并上报办公室,办公室与社区卫生服务机构联系并取得同意后,由医院安排患者携带诊断证明、辅助检查、治疗方案、预后评估及诊治医生的资料,转到社区卫生服务机构进行后续治疗[8]。

(二) 双向转诊系统的主要功能

我国自新医改以来,通过基层医疗卫生机构与区域卫生信息化平台的结合,逐渐建成了区域卫生一体化的信息网络。双向转诊系统结合新医改的政策,从业务办理、转诊管理、应用支撑三个层次对系统功能进行说明。双向转诊系统按照业务流程与管理的需要,每个层次的功能细化如下。

1. 业务办理层　主要功能包括于转诊申请、转诊审核、接诊处理、就诊确认、出院反馈等转诊业务的全流程进行业务流程操作,业务工作人员通过系统页面完成双向转诊业务办理的操作。

2. 转诊管理层　主要包括转诊查询、转诊统计、患者位置跟踪、转诊关系维护等功能。其中转诊查询服务于个人、医疗机构和卫生监管部门,本人可以查询个人的转诊记录;医院和卫生监管部门可以查询授权的转诊业务和统计信息。

3. 应用支撑层　主要提供转诊的支撑服务,包括用户管理、权限管理、资源管理、人员交叉索引、信息传输、日志跟踪、CDA 转换、解析和展示等功能。这些功能属于系统底层功能,是双向转诊不可或缺的组成部分。

（三） 双向转诊系统转诊单 CDA

双向转诊系统的转诊单是转诊医院间信息互认的载体,涵盖了患者的基本信息、诊断信息、病史信息等。2012 年国家卫生计生委提出电子病历共享文档规范,本身也是基于 HL7、CDA 的基本结构,涵盖患者的诊疗信息和转诊业务模型中所涵盖的内容。本文基于 HL7 CDA 模型,结合健康档案共享文档规范第 18 部分:转诊记录,形成了双向转诊系统普遍适用的 CDA 信息载体。

1. 双向转诊系统以 HL7 RIM 模型为指导　HL7 的主要应用领域是规范 HIS/RIS 及其设备之间的通信。HL7 的宗旨是开发和研制医院数据信息传输协议和标准,规范临床医学和管理信息格式,降低医院信息系统互联的成本,提高医院信息系统之间数据信息共享的程度。

HL7 V3 的核心是 RIM,将医疗业务活动按照域(Domain)、主题(Topic)这样的层次进行分类,方便业务到 HL7 V3 模型的映射。转诊业务映射到 Care Transfer 主题域的 Care Transfer Request 和 Care Transfer Promise 模型。双向转诊所使用的数据元在 RIM 模型中均可以找到对应关系,如活动者(患者)的对应关系,它存放位置对应 Care Transfer Request(REPC_RM002000UV01)模型中"careProvisionRequest"角色的"recordTarget"类型。

2. CDA 是双向转诊系统传递信息的载体　CDA 是 HL7 组织制定的以交换临床文档为目的的一种指定语法结构和语义的文档标记标准。CDA 文档内容在 HL7 RIM 中定义,它只对需要交换的临床文档结构和语义制定标准。CDA 是一个可扩展、分层次、分等级的文档规范集,由两部分组成:文档信息部分和文档结构体部分。①文档信息部分:包括文档说明信息、患者基本信息、医疗机构及医生信息、文档保管单位、参与者(如申请医生、患者家属)、相关文档等信息。②文档结构体部分:由一个或多个专业章节(component)组成,章节之间可以相互嵌套,code 或者 value 中的内容才是真正的医疗数据所在。一个章节包括一个或多个条目(Entries),每个条目中记录不同诊疗项目的名称、结论等信息。CDA 由 XML 语言构成,可以进行信息内容不断扩展。

转诊医疗信息 CDA 建立在 HL7 标准之上,但我国与国外在医疗体制方面存在着一定的差异,因此在应用 HL7、CDA 标准时也需要进行部分修改后才能使用。通常的双向转诊系统依据国内医疗管理机制,采用并完善了绝大部分 CDA 标准文档:文档信息部分的文档说明信息、患者基本信息、医疗机构及医生信息,文档结构体部分的主述信息、诊断信息、用药信息、检验信息等。每份 CDA 文档仅记录就诊者本次就诊的一次完整医疗诊疗记录。

双向转诊系统根据实际业务与国家转诊规范的需要,形成了适用于区域间转诊信息交换的 CDA 文档结构。双向转诊系统采用 CDA 文档作为转诊单核心载体,通过 CDA 的 section 段存储患者的病历信息,并可以不断扩展。利用 XML 的技术手段,既可以通过节点数据校验保证文档信息的准确性,又可以设定 XSL 对文档进行固定格式展示,最大程度保证了病历信息的准确和不可篡改。

本文所述的双向转诊系统根据双向转诊制度,基于 HL7、CDA 医疗信息文档标准的转诊信息部分进行修改与完善,形成了既符合中国国情,又满足国际化文档交互标准的转诊 CDA 文档,实现了医疗机构之间通过双向转诊系统进行转诊信息的互联互通。

在区域医疗信息化的基础上,这种便于患者信息识别、医疗信息传输与保存的标准化 CDA 转诊文档将有更为广阔的用途。利用标准化 CDA 文档,实行统一的医疗信息文档的调阅与管理,是适合中国医疗卫生改革的政策。双向转诊系统将转诊政策转换为系统实践,就其应用价值而言,上利国家,下惠全民,值得深入研究与推广。

三、临床数据中心应用

临床文档共享是整合医院内部异构系统、构建临床数据中心和实现信息集成的重要手段。结合 HL7 CDA 文档架构和国家相关数据标准以及规范,对临床文档的结构和语义进行标准化和本地化定义,支持异构系统之间临床文档的互操作,并基于 IHE XDS 文档共享模式进一步实现跨系统临床文档交互,提高临床质量。

（一）概述

临床数据中心的成功应用很大程度上取决于异构系统的集成程度,而异构的临床数据能够被数据中心采集、解读和二次利用最重要的是基于标准化和结构化的临床文档。基于以上情况,根据"建立实用共享的医药卫生信息系统"的总体要求,满足不同系统之间临床文档的互联互通、数据共享需要,实现以电子病历为基础、可扩展的院内医疗卫生服务协同,实现基于信息标准的临床数据中心临床数据的集成和共享。临床文档是异构系统之间共享患者数据的载体,是医疗活动和业务中医学信息的表达,临床文档的标准化构建不仅可以表现当前和历史的医疗记录,更重要的是将分散的以及片段的临床医学信息(包括主诉、医嘱、临床路径等)整合在一起,对已有的临床数据进行信息格式的标准化转换,通过标准的交互流程来实现临床文档在临床数据中心的采集和解析。

（二）HL7 CDA 临床文档架构标准

CDA 是最基本的文档内容格式的标准,是 HL7 在临床文档方面的补充。CDA 只规定了以交换为目的的临床文档的结构和语义,其语义内容源自 HL7 的 RIM 参考信息模型,并且统一使用 HL7 V3 的数据类型。CDA 主成分为头元素和体元素,头元素(文档头)包含文档的元数据,用以说明文档本身,体元素(文档体)包含文档的具体内容和医疗数据。

参照 CDA 标准在具体的临床文档交换业务中进行的模板构造,首先要对 CDA RMIM 模型进行详细的分析,然后根据 HL7 V3 标准定义详细的数据类型,通过适当的约束和裁剪,规范系统之间文档交互的信息基础,使之完全符合临床文档的应用需要。虽然 CDA 文档定义了一个完整的信息对象,但 CDA 本身不对文档内容建模,只对需要交换的临床文档的结构制定标准,因此根据临床需要基于 CDA 构造的实例文档其内容是灵活多变的[9]。

（三）临床文档互操作的实现

HL7 是由美国发起、多个国家共同参与制定的卫生信息传输标准,但实际上我国的医疗环境更为复杂,而美国的医疗制度与中国存在很大差别,因此 HL7 在本地应用时不仅要适应这种差异,更多的是要结合本地或本医院的实际情况对 HL7 的消息传输内容和临床文档中当实例的构造进行本地化改造。

临床文档要符合语义、语法、语用这三个要求的系统之间的交互才能实现互操作,实现临床文档的良好互通性,因此提出临床文档构建基于 CDA 旨在促进语义互操作性。实现 CDA 标准的本地化首先要清楚了解中国的病历文书书写规范,了解中国的电子病历模板内容,结合国家发布的病历数据元和数据集标准,分析典型的病历文档的 CDA 结构的 XML 文件,以此为系统接口的数据规范标准,定义系统间交换的数据格式。

1. 临床文档的结构化语义 CDA 定义了一个可扩展分级的文档规范集,归纳了三个不同级别的数据标准,表示临床文档对其语意和结构的约束集合的定义,分别描述了语义互操作的程度,整个三层结构包含了从纯文本到完全结构化的编码信息(图 20-3)。

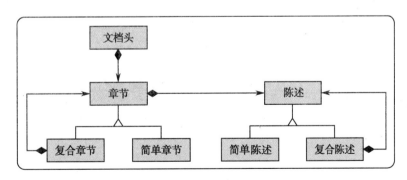

图 20-3 CDA 三层结构

第一层指完整的文档结构,是文档的根元素<ClinicalDocument>,包含了头元素和体元素,但不包含结构化的内容,或者包括一个<nonXMLBody>非结构化内容;第二层包含一个或多个章节,每个章节可以包含多个子章,章节采用复合设计模式(Composite)的结构。第二层定义了文档的叙述块(Humanreadability),能够帮助提高某些内容的显示能力,但仍然没有结构化,因此缺乏机读能力。第三层 CDA 的每个章节可能包含多个临床陈述(Entry),这些用 RIM 模型表达的最小单元(Entry)依赖于 RIM 的行为(Act)类中的值是否由某个受控词表(如 LOINC)中的字码来赋值,机器不仅能理解章节中描述的内容主题,而且还可以知道它们的值,如生命体征、检查检验等测量值。

利用 CDA 定义文档的结构,利用受控术语对 Act 类的编码赋值,临床文档信息的明确性和语义的清晰完善性都能得到很好的定义;临床文档的语义描述了信息本身的意义和含义,相当于数据字典,如 SNOMED CT、LOINC,原卫生部临床基本数据集 BDS 等可控术语的表达,组成临床文档的结构化数据就需要依靠这些编码来定义它的语义。

2. 临床文档的构建方法分析　要实现临床文档互操作的有效性和高效性,第一层必须对最相关的文档进行标识,第二层对这些文档内最相关的章节进行标识,第三层对这些临床数据元完全结构化和编码,让计算机可以完全读懂,根据原卫生部发布的《电子病历基本架构与数据标准(试行)》中临床文档基础模板数据进行定义,以手术记录为例,其具体信息模型如图 20-4 所示。

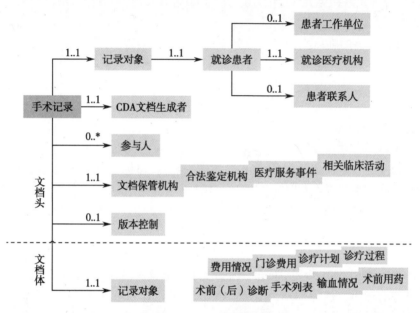

图 20-4　手术记录信息模型

首先,CDA 文档的元数据必须存在且编码;其次,大多数章节必须定义一个章节标签用来标识该章节,根据 IHE PCC 集成规范把章节按 ContentModule 进行分类组织,如手术章节,该章节主要包含手术操作的系列事件的叙述性描述<title></title>叙述块;最后,对手术列表的章节内容,还需要包含更小的分层来定义离散数据,即 PCC 内容模板指导临床文档的数据项定义和存放位置(每个数据项必须至少包含一个 PCC 的 Entry 模板 ID)来标识,PCC 模板没有涵盖的临床文档按 W3C XML Schema 定义实现,使用标准术语和词汇对文档中的 section 或 entry 进行定义,最后通过 XMLSpy 工具形成实例 XML 文档。

3. 临床文档的 Web 展现　围绕患者组织所有的临床数据,根据 CDA. xsd 格式写临床文档的 XML 样式(XMLschema),即 .xsl 约束文件,约束相应的临床文档 xml 文件,形成 CDA 文档层次样式;对于病历的 Web 展现,异构系统通过注册平台服务查看患者完整病历或者其他医院的临床数据中心调阅患者的完整病历,都需要经过 HL7 适配器,从异构系统收集患者的病历数据,根据 HL7 CDA 第三层数据标准打包,上传至临床数据中心平台,将文档转化为标准化的存储格式统一存储在临床数据中心数据库中这一过程。

随着医疗术语标准不断变化和扩展,需要不断丰富或修改临床文档模板 CDA 的内容以适应医学知识变化,确保数据的长期可用性,并且根据院内电子病历的实际情况,整理符合临床需求的文档模板,按照数据结构的要求,基于临床文档架构进行调整。

因此,如果各异构系统上传的临床文档都符合 CDA 标准,临床文档的数据元都已经完成结构化定义,那么计算机就可以自动地传输并理解语义,医生可以全面集中地了解患者分散在各个系统中的临床信息,在后续的科研检索、数据统计、疾病分析和控制上都可以取得很好的效果,从而实现所有临床诊疗数据的集中展现,最后为产生源于精准临床信息的临床知识、基于知识的临床决策和临床诊疗服务。

（陈联忠　赵霞　刘汇文）

参 考 文 献

［1］国家卫生健康委员会法规司.《电子病历共享文档规范》解读［EB/OL］.［2020-05-01］. http://www.nhc.gov.cn/zwgk/jdjd/201609/cf3fe4947766490fbc95a482b47f9112.shtml.

［2］王海生.医疗信息共享与交换模型的研究与实现［D］.成都:电子科技大学,2012.

［3］王雯璟,沈绍武.电子病历共享文档规范应用研究［J］.湖北中医杂志,2014,03:78-80.

［4］屠海波.电子病历信息模型及其应用［D］.西安:第四军医大学,2010.

［5］杨一鸣.分布式环境下的临床信息交换与决策支持［D］.武汉:湖北工业大学,2017.

［6］于宁.基于 HL7 标准的电子病历构建及相关技术研究［D］.内蒙古:内蒙古科技大学,2012

［7］翟西华.基于 HL7_CDA 的医疗信息集成平台技术研究［D］.徐州:徐州医科大学,2018

［8］王洋.HL7、CDA 在双向转诊系统中的应用［J］.科学中国人,2017,15:134,136.

［9］徐静,周毅,森干,等.基于 CDA 的临床数据中心文档构建及 XDS 共享模式研究［J］.中国数字医学,2013,05:67-71.

第二十一章　医疗机构信息标准应用

本章从护理数据、药品数据、医用耗材数据和固定资产管理数据四个方面,介绍医疗机构信息的数据标准化应用。详细介绍各类数据标准的概念、特点,并在各类数据标准中分别通过实例阐述了数据标准化的过程。第一节通过分析护理系统并以护理评估数据如何转化为标准数据为例进行介绍;第二节通过药品管理去分析数据的标准化,详细介绍药品编码的标准化过程;第三节通过医用耗材管理去分析数据的标准化,详细介绍医用耗材编码的标准化过程;第四节通过固定资产管理去分析数据的标准化,详细介绍固定资产编码的标准化过程。

第一节　护理数据标准应用

一、护理数据标准概念

护理数据标准主要是指对护理管理过程中产生的信息进行定义、分类与编码以及规范"信息"间的相互关系。即对护理管理工作中涉及的基础性数据和指标,采用科学的方法提取核心数据元,并经过数据元规范化描述形成的最小数据集[1]。

护理数据标准主要分为两类:护理操作记录和护理评估与计划。

1. 护理操作记录　主要包括一般护理记录、病危(重)护理记录、手术护理记录、生命体征测量记录、出入量记录、高值耗材使用记录,即患者在医疗机构就诊时的护理操作信息。护理操作记录的数据集特征数据元有护理等级代码、护理类型代码、导管护理描述、气管护理代码、体位护理、皮肤护理、营养护理、护理观察项目名称、护理操作名称、护理操作结果、发出手术安全核对表标志、收回手术安全核对表标志、呼吸机监护项目、术前清点标志、关后核对标志、起搏器心率(次/分)、排尿困难标志、植入性耗材标志等[2]。

2. 护理评估与计划　主要包括入院评估、护理计划、出院评估,即患者入院后所接受的护理评估、护理计划以及入出院评估。护理评估与计划的数据集特征数据元有入病房方式、Apgar 评分值、饮食情况代码、发育程度代码、精神状态正常标志、睡眠状况、特殊情况、心理状态代码、营养状态代码、自理能力代码、患者传染性标志、吸烟标志、饮酒标志、护理问题、护理操作项目类目名称、用药指导、生活方式指导、宣教内容、复诊指导等[3]。

二、护理数据标准特点

护理数据标准化建设是卫生信息标准化的重要组成部分,实现护理数据标准化对外可实现跨机构的护理数据共享,同时有利于在互联网环境下的跨区域护理数据共享;对内可与医疗、医技数据进一步整合,为临床决策支持提供更精细数据,从而节省大量人力、物力、财力。同时在护理术语、护理理论以及护理流程上与国际接轨,促进国内护理学科的发展。

三、护理数据标准应用

(一) 护理系统管理分析

下面通过分析护理系统的流程去介绍护理数据的标准化应用。

1. 病区护士站　即传统的护士工作站部分,执行日常病区管理业务,主要包括病区床位管理、患者管理、医嘱审核、医嘱分解、非药品(耗材)收费、非药品(耗材)退费、护嘱管理和各类执行单打印。

2. 护士长管理　主要协助护士长完成病区及病区护士管理,主要包括护士排班、护士交接班、护理记录质控、护士长查房、护士长工作手册、病区护士工作量和病区护士工作情况。

3. 移动护理　满足护士在护理业务过程中的移动应用需求,使得护士在床边也同样能获得信息系统的支持,实现床边执行、床边记录、床边护理评估和床边生命体征采集。

4. 护理病历　实现普通护理记录、专科护理记录、护理评估和护理表格等各类护理文书电子化。

5. 护理计划与护理任务　采用任务推送方式主动将护士每日需完成的护理工作主动推送到责任护士的手持移动终端上;从护理评估、护理记录过程的信息化支持推进护理过程持续改善和护理质量的持续提升。

6. 护理管理　通过护理病历与护理计划、护理任务收集的相关记录,协助护理部和护士长完成部门护理业务的垂直管理,并且通过不良事件网上填报、护理人员期望排班等功能使人员能够进行扁平化管理。

(二) 标准的选择和融合

护理系统在整个运作流程过程中,涉及多个业务,多个系统的对接,对接医生工作站、护士工作站、电子病历、PACS 等系统,标准的选择与融合对其运作是非常重要的。

1. 标准的选择　国内相关标准(表 21-1),涉及基础类标准、数据类标准、技术类标准、管理类标准,护理信息系统应该参照执行。涉及范围包括标准化指南、术语、模型、数据类、技术规范等方面。

表 21-1　国内住院系统相关标准

WS/T 303-2009	卫生信息数据元标准化规则
WS/T 305-2009	卫生信息数据集元数据规范
WS/T 306-2009	卫生信息数据集分类与编码规则
WS 370-2012	卫生信息基本数据集编制规则
WS 372.3-2012	疾病管理基本数据集第 03 部分:重性精神疾病患者管理
WS 372.2-2012	疾病管理基本数据集第 02 部分:高血压患者健康管理
WS 373.2-2012	医疗服务基本数据集第 02 部分:住院摘要
WS 372.1-2012	疾病管理基本数据集第 01 部分:乙肝患者管理
WS 373.3-2012	医疗服务基本数据集第 03 部分:成人健康体检
WS 445.5-2014	电子病历基本数据集第 5 部分:一般治疗处置记录
WS 445.5-2014	电子病历基本数据集第 7 部分:护理操作记录
WS 445.8-2014	电子病历基本数据集第 8 部分:护理评估与计划
WS 445.9-2014	电子病历基本数据集第 9 部分:知情告知信息
WS 445.11-2014	电子病历基本数据集第 11 部分:中医住院病案首页
WS 445.12-2014	电子病历基本数据集第 12 部分:入院记录
WS 445.14-2014	电子病历基本数据集第 14 部分:住院医嘱
WS 445.15-2014	电子病历基本数据集第 15 部分:出院小结
WS/T 452-2014	卫生监督业务信息系统基本功能规范
WS/T 449-2014	慢性病监测信息系统基本功能规范
WS/T 447-2014	基于电子病历的医院信息平台技术规范
WS/T 448-2014	基于居民健康档案的区域卫生信息平台技术规范

2. 标准的融合

（1）标准的融合所需要的技术路线：任何一个标准都有它的适用范围。世界上开发互操作类标准（互联互通类标准）的常规方法是采用场景描述驱动法，即有一个明确的用例引导，把要解决的问题具体化，包括环境、任务、角色、活动以及它们之间的关系，用自然语言以及模型描述清楚。

（2）标准融合过程中的难点：标准的融合过程中需要丰富的业务管理人员和技术人员共同参与。然而业务的正确描述不一定能被正确地理解，因而每个标准制定组还需要配备一名或以上既熟悉管理、业务，又了解信息技术的复合型人才，而目前这类人才缺乏，成为标准融合工作中的障碍之一，也是过去几年制定的标准落地性差的原因之一。

（三）标准实施

护理系统已经成为支撑医院业务运行的重要工具，本节以 PDCA 循环管理方法介绍护理系统的实施过程中进行标准的融合，并以非标准化的护理评估数据转化为新系统中标准化数据的过程为例进行说明。

1. 计划阶段

（1）分析现状，找出问题：实施新的护理系统，首先要进行调研，分析现有系统存在的问题。例如，现有护理系统功能单一，包含的流程不完整、不顺畅，护理评估数据等不全、不标准等。

（2）定目标，分析产生问题的原因：如护理系统护理评估表单存在数据记录不全、漏写、少写，以及没有统一规范的数据元标识符等问题。制订目标：新护理系统中的护理评估表单数据必须参照相关标准进行规范化、标准化。

（3）找到问题，确定目标后，提出解决方案：参照标准《电子病历基本数据集》进行建设，如入院评估应完整包含患者基本信息、主要症状、体重、体温、血压、过敏史、手术史等记录以及对应的统一、规范的数据元标识符。

（4）制订对策、计划：有了好的方案，其中的细节也不能忽视，计划的内容如何完成好，需要将方案步骤具体化，逐一制订对策，明确回答出方案中的"5W1H"，即：为什么制订该措施（why）、达到什么目标（what）、在何处执行（where）、由谁负责完成（who）、什么时间完成（when）、如何完成（how）。使用过程决策程序图或流程图，方案的具体实施步骤将会得到分解。

2. 执行阶段 新护理系统执行前，已经分析出问题、问题产生的原因、需达到的目标、优选的方案后，就可以开始执行了。对旧系统好的地方予以保留，不足的地方改善或更新。

3. 检查阶段 检查验证、评估效果。护理系统完成后，需进行相关测试验证。如系统中的护理评估表单是否按照标准文件要求的相关数据元进行建设，系统数据库中保存的护理评估表单数据是否对应有规范的数据元标识符等。

4. 处理阶段 实施过程中，现有的流程是否与标准流程有冲突或者现有条件很难完成的问题，通常做法是需要衡量部分流程标准化带来的变化以决定是否标准化的程度。

第二节 药品数据标准应用

一、药品数据标准概念

药品数据标准化是确保药品信息准确性、实时性、安全性的关键，主要是指删除冗余数据、补充缺省信息，保证数据的完整性、简洁性，以便高效、合理地进行入库、管理、查询以及统计分析。其过程需要对药品名称、剂型、规格、包装规格、包装材料、包装单位、物价单位、生产企业、价格等关键字段进行处理。药品数据的标准化是药品信息系统完美整合于其他信息系统的最终也是必备措施[4]。

药品数据标准的数据元一般有免疫接种疫苗名称代码、消毒产品种类、消毒剂加药方式代码、药敏试验所用药物代码、药物类型、药物疗程、药物名称、药物使用次剂量、药物使用剂量单位、胰岛素用药次剂量（U）、胰岛素用药使用频率（次/日）、胰岛素用药种类、乙肝疫苗种类、疫苗接种单位名称、疫苗名称代码、疫苗批号、引起预防接种后不良反应的可疑疫苗名称代码[5]。

二、药品数据标准特点

药品数据的标准化建设是卫生信息标准化的重要组成部分,实现药品数据标准化可提高信息系统运行过程中计算机处理效率,有利于药品数据共享、交换和管理,有利于提高用药安全,增强药品生产、流通、使用中的监督管理,实现医院外部药品供应链系统以及医院内部药品信息的快速流转。便于药品供应商核对药品销售数据,大大提高药品库存管理人员、药品核算人员的工作效率,有效防止错漏。

三、药品数据标准应用

（一）药品管理分析

下面通过分析药品管理的流程去介绍药品数据的标准化应用。

药品管理指对药品的采购、仓储和使用三个环节的有机整合。传统模式下药品管理出现了诸多问题。

1. 药品采购不规范　随着招标的不断深入,参加招标的企业越来越多,品种的覆盖面也越来越广,制药企业多,伪劣药品不时冲击市场,这使医院在执行招标的过程中遇到困难。

2. 医药物流管理困难　纵观20年来我国药品数据标准编码的发展历史,由于医药卫生领域的专业性较强、分支学科多,相应的组织从各自业务需要出发制定了适合自己的药品数据标准编码方式。但是由于药品基本信息不完整、编码存在缺陷,给医药物流管理带来困难,阻碍了药品供应链上各方的物流一体化运作。

3. 库存管理混乱　由于对药品缺乏合理的分类和科学编码,导致药房无法及时发药、收费程序无法正常进行;由于放松药品盘点,导致实物与账面不符。针对传统药品管理模式导致的效率低、差错多等问题,利用现代物流和信息技术,对药品流程管理进行优化。

通过标准化的药品数据对药品管理流程进行优化,理想目标如下。

1. 根据我国国情,借鉴国际通行做法,编制出覆盖相应领域与部门的、全国统一的药品数据标准,在复杂药品编码环境中解决"一药多名"和"一名多药"的问题,实行"一物一码"。

2. 让每项数据或信息由一个部门专人负责,定时录入存储到指定的系统数据库,并按一定的运算

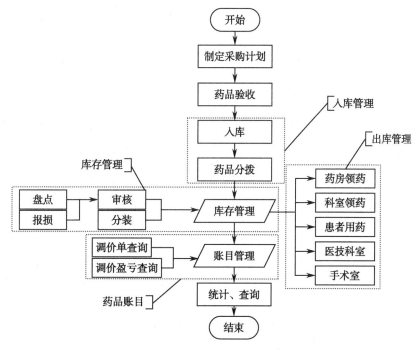

图21-1　药品管理流程图

方式进行信息处理,从而避免差错、提高效率,实现信息的有效共享。

(二) 标准的选择和融合

1. 药品管理流程 就医院药品管理而言,药品采购流程、仓储流程和用药流程是一个环环相扣的动态过程。药库管理用于实现药库数量管理和金额管理的需要;门诊和住院药房管理用于满足医院对"二级药库"分别为门诊和住院药房实现数量管理和金额管理的需要。围绕药品的采购、仓储和使用三大环节,将药品管理流程细分为 7 个关键环节。药品管理的主要功能包括:药品发放管理、药品入库管理、药品报损管理,进而实现药房药品全方位管理。在整个管理流程中,涉及药品基本信息、药品入库信息、药品报损信息、药品盘点信息和库存情况的查询,以及药库/房、病区、医技科室、手术室、住院处、收费处等的数据共享,同时对药房药品的消耗情况和各科室药品的收入情况作出统计并制表。药品管理流程图如图 21-1 所示。

下面详细介绍门诊发药、住院摆药和药库管理过程中涉及的管理流程(图 21-2)。

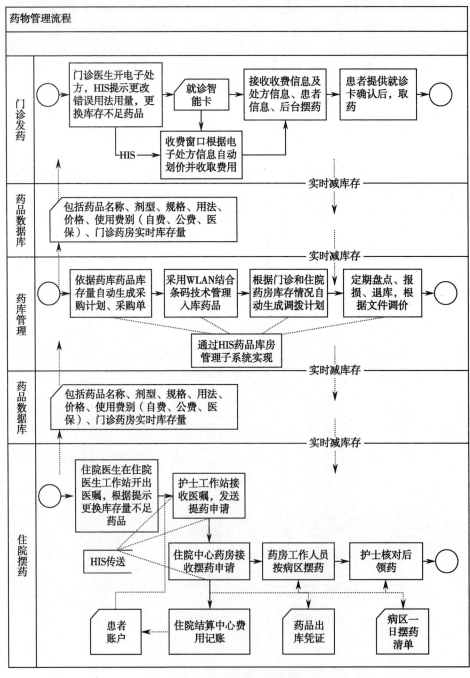

图 21-2 门诊-住院-药库药品管理流程

（1）门诊发药:门诊医生工作站开门诊处方时,会涉及缺药提醒、用药配伍,缺药时 HIS 会自动提示换药,同时 HIS 自动检查处方有无配伍禁忌,处方合格后系统直接计价。患者交费时,计价后的处方直接传输至门诊药房,药剂人员配方后,在药房前的电子显示屏上提示患者取药。患者刷卡确认身份和收费情况后取药离开,系统自动减库存。

（2）住院摆药:住院医生在病区医生工作站上开长期和临时医嘱,通过 HIS 传送至病区护士工作站,病区护士发送摆药申请,中心药房获取医嘱后,系统自动划价确认后生成摆药单、药品出库单,药房发药后系统自动减库存。口服药品由全自动摆药机自动按病区、病房、病床、患者和用药时间进行摆药,一个患者同一时间用药摆放于同一个药袋中,药袋印有患者的基本信息,药品由专人送至各病区。

（3）药库管理:药品的清点、核对可通过药物条码识别设备扫描完成,目前信息系统已经完全支持药品实时库存管理。药库管理与一般的库房管理类似,通过扫描条码录入药品信息和医保信息的医保类别和处方药标志等信息,进行药品入库、出库、调价、调拨、盘点、报损丢失、退药等管理,判断识别处理特殊药品、毒麻药品、精神药品、贵重药品、院内制剂,核算并统计分析各药房消耗、库存,自动对药品有效期报警和统计过期药品的品种数和金额,生成药品的入库明细、出库明细、盘点明细、调价明细、调拨明细、报损明细、退药明细及汇总。

2. 药品基本信息标准化　在传统型医药管理体系下,药品管理效率普遍较低,由于 HIS 系统的大量应用和普及、信息技术的发展、相关软件的升级以及计算机中心、住院处、监护治疗中心、医院中心药房等相关的 HIS 的建立,医院药品管理逐渐朝着一体化的方向发展。HIS 在整个医院药品管理中的应用不仅使管理者、药剂科的工作负担得到减轻,同时使药品管理工作的效率得到明显提高(图21-3)。

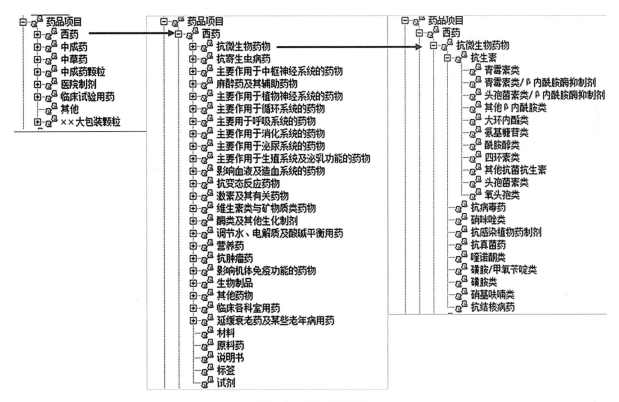

图 21-3　HIS 药品目录

各医疗单位目前使用的 HIS 都有其药品字典,《新型农村合作医疗基本用药目录》中只列出某药的一个品种,如阿莫西林,而 HIS 字典中的阿莫西林按名称、规格、单价进行组合又分为好几种具体的药,两者间是一对多的关系(表21-2)。由于省市级医院 HIS 字典的记录数都在万条以上且变动频繁,如果用手工来做标识,既花时间,又难免出错,必须借助计算机技术规范药品的编码,将药品的基本信息、价格属性及其他属性信息考虑在内,形成唯一的标识符。

表 21-2 阿莫西林种类

项目编码	项目名称	分类名称	规格	助记符	使用方式	单价
010101010101	阿莫西林分散片	青霉素类	250mg＊10 片	AMXL	门诊和住院（面向患者）	1.58
010101010102	阿莫西林胶囊（阿莫仙）	青霉素类	500mg＊24 粒	AMX	门诊和住院（面向患者）	1.14
010101010103	阿莫西林胶囊	青霉素类	0.25g＊20 粒	AMXLJN	门诊和住院（面向患者）	0.11

（1）药品基本信息：包括药品的分类、药品的使用名称、药品中文通用名称、药品英文通用名称、药品剂型、规格、装量和包装以及根据药品的这些因素依据药品编码规则形成的药品编码。本部分在分析药品基本信息标准化的同时，借助参考信息模型（Reference Information Model，RIM）的框架，简要介绍药品信息标准化如何满足不同应用领域的需要。

1）药品的分类：西药按《国家基本药物目录》（2018 年版）的分类标准进行分类，中药按国家《基本医疗保险药品目录》的分类标准进行分类。目前的医院中普遍存在着不同程度的重医不重药的现象，如在很多医院，急诊药房对精神药品和麻醉药品分类管理的重视力度不够、管理人员的专业性不够，造成医院急诊室精神药品和麻醉药品分类管理的准确性偏低，影响了医院的整体医疗水平和管理效率。有效利用医院建设现代化的计算机管理系统，通过网络信息技术的便利，加强使用医院药品分类管理系统，借助药品分类标准化体系，更好地实现对药品的规范化分类管理。

2）药品名称：原卫生部药典委员会编写的《中国药品通用名称（CADN）》是中国药品命名的依据。书中主要包括以下内容：中国药品通用名称命名原则、英汉对照药名、汉英对照药名和英汉药名药效分类。医疗保险制度实施后，患者在医院所用药品如收录于《基本医疗保险药品目录》，由医院向社保中心申报，其药品费用由社保中心向医院支付。由于《基本医疗保险药品目录》只列出了药品的通用名称，而医院在药品应用过程中，为了便于管理，常使用药品的商品名称，并以药品的商品名称向社保中心申报。如此一来，医院所申报的药品因在《基本医疗保险药品目录》中找不到而致申报不成功。因此，需要规范医院药品名称和编码。

3）药品剂型：为了达到最佳的治疗效果，根据用药途径不同，同一种药物还可加工成不同的剂型供临床使用。品种的剂型主要依据 2010 年版《中华人民共和国药典》"制剂通则"等有关规定进行归类处理，未归类的剂型以目录中标注的为准。药品剂型的分类和分类码见表 21-3。

表 21-3 药品剂型的分类和分类码

剂型代码	相关剂型分类代码	剂型代码	相关剂型分类代码
片剂 0101	其他片剂 010101	丸剂 0105	大蜜丸 010501
	肠溶片 010102		水丸 010502
	分散片 010103		滴丸 010503
	速释片 010104		蜡丸 010504
	缓释片 010105		糖丸 010505
	控释片 010106		煎膏 010506
	浸液片 010107	吸入制剂 0106	吸入气雾剂 010601
	咀嚼片 010108		吸入粉雾剂 010602
	泡腾片 010109		吸入喷雾剂 010603
	口含片 010110		吸入干粉剂 010604
	口腔崩解片 010111		吸入雾化溶液 010605

剂型代码	相关剂型分类代码	剂型代码	相关剂型分类代码
胶囊剂 0102	其他胶囊 010201	外用制剂 0301	外用粉散剂 030101
	肠溶胶囊 010202		外用膏剂 030102
	缓释胶囊 010203		外用凝胶 030103
	控释胶囊 010204		外用贴剂 030104
	软胶囊、胶丸 010205		外用膜剂 030105
口服液体 0104	其他口服液体 010401		外用擦剂 030106
	溶液剂 010402		外用滴剂 030107
	混悬液 010403		外用洗剂 030108
	露剂 010404		外用酊剂 030109
	合剂 010405		外用含漱剂 030110
	糖浆剂 010406		外用油剂 030111
	滴剂 010407		外用消毒剂 030112
	乳液 010408		外用喷剂 030113
	酒剂 010409		外用栓剂(阴道泡腾片)030114
注射剂 0201	溶液型针剂 020101		润滑剂 030115
	混悬型针剂 020102	口服粉散剂 0103	颗粒剂 010301
	乳剂型针剂 020103		粉剂 010302
	粉末型针剂 020104		散剂 010303

4）药品规格:药品规格包括制剂规格和包装规格。制剂规格指基本生产单位(每粒、片、克、毫升、丸)药品中含有药物的量。有很多中药制剂,因成分复杂,没有明确标明制剂规格,但在处方和生产工艺中有明确的规定,即投入定量的饮片、按规定工艺条件,生产出一定数量的产品,如牛黄解毒片、强力枇杷露就属于这种情况。

（2）药品的价格属性:药品基本信息加药品生产商的属性。同一个药品,若属于不同的生产商,可以有不同的药品价格。药品的价格属性不包含在药品基本信息内。

（3）药品的其他属性:如是否为《国家基本用药目录》内的药品、是否为 OTC 药品,是否为《医疗保险药品目录》内的药品,是医疗保险甲类还是乙类药品等。

信息化的基础是信息的标准化,是实现信息存储、交换、分析和利用的首要条件。医院信息系统的使用可以让医院各部门积累大量药品使用数据,充分利用这些数据是卫生机构和医院科学管理的基础、正确决策的前提和有效调控的手段。能否及时、准确、全面地利用这些信息关系到医院的进一步发展;深层次地挖掘这些数据资源并进行分析,可以为卫生决策机构和医院管理部门提供信息咨询服务,可以为制定计划、确定发展规划提供依据,可以为医药研究提供信息技术支持。

3. 药品编码方法与结构　一套合理的药品编码方案可为系统正常运行和药品的信息处理提供方便,反之会引起人力和数据资源的浪费。然而,长期以来,国内在药品编码问题上一直得不到统一,究其主要原因,除了没有一套完善的编码方案外,还存在药学人员和计算机编程人员对药品编码缺乏足够的认识。药品编码的不合理和缺乏统一,不仅限制了药品信息的处理和交流,而且浪费了大量的信息资源。

我国药品编码包括本位码、监管码和分类码。本位码共 14 位,由药品国别码、药品类别码、药品本位码和校验码依次连接组成,不留空格,其结构如图 21-4 所示。

国家药品编码本位码国别码为"86",代表在我国境内生产、销售的所有药品;国家药品编码本位码

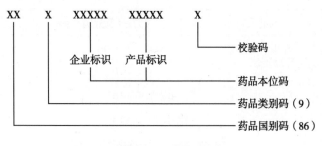

图 21-4　本位码结构

类别码为"9",代表药品;国家药品编码本位码的前5位为药品企业标识,根据《企业法人营业执照》《药品生产许可证》,遵循一照一证的原则,按照流水的方式编制;国家药品编码本位码的后5位为药品产品标识,是指前5位确定的企业所拥有的所有药品产品。药品产品标识根据药品批准文号,依据药品名称、剂型、规格,遵循一物一码的原则,按照流水的方式编制。

（三）标准实施

在药品管理的过程中,数据标准至关重要。对药品合理的分类和科学编码,可以使药房及时发药,减少患者就医时间;实现药库/房、病区、医技科室、手术室、住院处、收费处等的数据共享,提高医院工作效率,减少查错,降低医院损失。

1. 计划阶段

（1）规范药品编码:尽管国内的药品编码已有国家标准,但在各医疗单位中应用不多。目前,各单位的药品编码往往自成体系,表现为药品分类不统一、编码形式不一致,由此给单位之间的信息交流或跨地区大范围的药物利用研究带来不便和困难,因此亟需按国家标准规范药品编码。

（2）药品编码转换:从目前看,国家标准编码包含了较多的信息,但在实际的药品管理系统软件中应用不多,当利用这些编码进行跨地区多样本的分析时就需要有一个编码转换的机制。随着应用软件的更新和信息需求的增加,各单位内部也存在新旧系统间药品编码转换的问题。

2. 执行阶段

（1）药品分类编码:药品编码是药品基本信息的重要组成部分,是药学信息计算机化管理的关键。第1、2位数代表药品的类别（西药、中草药、中成药）,西药应以《中国药品通用名称》（1997年版）分类标准进行分类并编码,中药以《国家基本医疗保险药品目录》的分类标准进行分类并编码。

（2）药品剂型分类编码:根据临床的需要和药物的特性,因采用不同的生产工艺而形成的药品剂型有50多种,如片剂（含浸膏片、糖衣片、肠溶片等）胶囊剂、胶丸剂、注射剂、粉针剂、颗粒剂、丸剂等,需将药品剂型进行规范编码。第3、4位数代表药品的剂型。

（3）药品编码方法:由于各医院的计算机软件系统不同,药品编码的长度要求也不同,每位由不同的数字代表不同的含义。一般来说,药品分类码、剂型码应列在药品编码的前几位,药品编码的位数可由医院根据系统的要求进行调整,但总的要求是必须满足药品编码标准的规定。

（4）药品编码转换:建立一个包含大量标准药品名称、拼音码和目标编码字段的数据库,利用计算机快速检索的特点,通过程序设计的操作,采用多种方式,如自动匹配、模糊匹配、顺序查找等方式实现目标码与待转换代码的一对多映射,用待转换的数据库记录来与这个标准库的记录进行匹配,然后选择与其匹配最好的字段的标准码作为目标码,经过进一步的人工确认,从而实现药品编码的快速转换。

图21-5展示了批处理地修改、产生和维护药品编码转换的流程。在编码转换前,首先对需要转换的对象库数据进行转换和修改,并导入到系统数据表中。

确定编码之间是否满足一一对应关系,当对象库数据包含药品信息较为全面时,如包含剂型、规格、产地、厂家等,可选择药品码的转换,若包含不足则无法实现对应关系。当对象库中包含标准的或相对标准的药品名时,可在标准库中找到其对应的形式,因此采取自动转换或顺序匹配的形式,即从标准库中直接获得其目标码;如果对象库与标准库中的各字段内容不能完全符合,但它们之间可能有对应关系,进行模糊识别,并在此基础上进行一定程度的人工判别。依据两个数据库表的字段对应关系和参数设定,调用数据库查询语言进行字段级映射,并完成对象表或中间库相应字段的替换。

3. 检查阶段　规定每月的质量控制评价时间。提供上述匹配产生的源编码与目标码的对照表,供药剂师进行编码转换结果的合理性检查。一方面,某种药品的名称可能包含在另一种药品的名称中,但

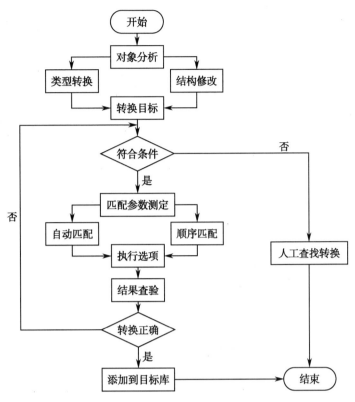

图 21-5　药品编码转换流程

它们却不是同一种药品,如"青霉素注射剂"与"氨苄西林注射剂",计算机会误认为是同一种药品加以替换,这会给自动匹配的结果带来错误;另一方面,非标准名称带来的不精确性与多义性也给计算机自动编码转换带来了困难。因此,需对不理想的转换加以放弃,重列入待转换的源编码序列,确保被转换结果的正确性。

4. 处理阶段　如果对象库与标准库中的各字段内容不能完全符合,但它们之间可能有对应关系,只能部分地利用计算机的检索功能进行模糊识别,并在此基础上进行一定程度的人工判别。为实现上述步骤,上述过程需要进行参数设定,即用一定的参数对转换方式加以规定,可截取中文名的某几位汉字或相应的拼音码组合加以匹配。另外,计算机系统中的药品标准库需包含更多的信息,如尽可能多地录入一些相关名称,使其满足更多匹配条件,减少错误的产生,以增加编码转换的精确性并减少工作量。

第三节　医用耗材数据标准应用

一、医用耗材数据标准概念

医用耗材数据的标准化:研究制定统一的医用耗材分类编码体系,使其适用于耗材准入、采购、存储、使用、收费及报销等各个流程环节,尽可能涵盖我国医疗市场当前使用的所有医用耗材,实现一物一码。同时建立全国统一的医用耗材通用名清单,对医用耗材名称进行规范,使不同地区、不同部门的数据能够有效联通[6]。

医用耗材数据标准的数据元一般有耗材编码、耗材名称、耗材类型、耗材规格、计量单位、库存地、制造商、供应商、最低库存、最大库存水平等。

二、医用耗材数据标准特点

医用耗材数据的标准化建设是卫生信息标准化的重要组成部分,实现医用耗材数据标准化可提高信息系统运行过程中计算机处理效率,促进信息资源的交流和共享,实现系统之间的兼容性,使医用耗材信息系统与标准化卫生信息系统数据整合,避免信息系统重复开发,节省大量人力、物力、财力。医用耗材数据标准化管理有利于达到最佳经济效益状态,降低医用耗材采购成本、减少运营成本、加强流程管理、提高内部服务,保障医用耗材的使用安全。

三、医用耗材数据标准应用

最近几年,我国医用耗材管理有了长足发展,国内外对医用耗材管理系统进行的研究也取得了一定成绩。对于医院医用耗材管理来说,医用耗材的品种正日益丰富,应用的范围日益扩大。因此,对于医用耗材的管理要求也日益严格。下面通过分析医用耗材管理来介绍医用耗材数据的标准化应用。

(一) 医用耗材管理分析

近年来,随着医学技术的进步,医院采用了大量一次性医用耗材,使用的品种、范围和金额越来越大,如何管好、用好这部分医用耗材,避免浪费和流失现象的发生,成为医院管理者的当务之急。

现阶段医院医用耗材管理的特点如下。

1. 没有统一的标准　长期以来行政部门对医用耗材实行多头管理,涉及质量监督、标准化、海关、商品检验检疫、卫生等部门,至今没有形成一个统一的规范。涉及具体的医用耗材分类项目,越细分,其管理规定的差异性越大,无法进行统一标准化管理,从行政管理层面就很难做到规范统一。

2. 医用耗材管理与财务管理的分离　绝大部分医院医用耗材管理部门与财务核算部门是分属于两个不同的机构。从大的行政管理上分:有配置管理、计划管理、采购管理、财务管理等,分别属于医政部门和财务部门,而这些不同的行政部门对应于医院物资流程管理的对象、要求、目标都不同,其制定的流程管理就有较大差异。有些管理规定在这个机构是规范的、可操作的,在另一个机构却可能严重脱离实际、无法实际操作,甚至会影响医院医用耗材的正常使用。

3. 医用耗材流程周期短、变化快　医用耗材服务对象是患者,用于辅助患者的治疗,所以从开始到终结的过程周期非常短暂。随着科学技术的进步,其新的品种、同一品种的不同规格型号、同一规格型号的不同系列分类日新月异,用常规的医用耗材流程规范来管理无法跟上变化。

(二) 标准的选择和融合

物资档案在整个医用耗材管理系统的作用十分重要,它贯穿于每一种医用耗材的采购计划、采购、使用等全过程。主要包含物资编码、物资名称、型号规格、物资分类、生产厂家、参考成本、供应商、批次管理、保质期等记录。医用耗材编码是对医用耗材进行规范化、标准化管理的基础,在实际工作中会涉及多种形式的医用耗材编码,这些编码由不同的管理部门制定,从不同的角度对医用耗材进行规范,彼此间既有关联,各有侧重。各企业产品编码无统一标准,各自为政、互不通用,不利于医疗机构的统一使用管理。因此,通过对医用耗材的统一编码,实现对医用耗材从注册、生产、流通和使用的全生命周期监管。

1. 医用耗材的分类　对医用耗材进行管理,关键是要将其进行归类管理,即对医用耗材进行分类。依据国家和行业标准,实行将医用耗材按属性、材质或用途的基本分类原则。依据国家标准 GB7635-87《全国工农业产品(商品、物资)分类与代码》,其中代码 68 类是医疗器械(表 21-4)。

2. 医用耗材名称　2012 年版《全国医疗服务价格项目规范工作手册》中出现的一次性医用耗材名称的规范和分类,使用的医用耗材名称为某一类一次性医用耗材的通用名。所有出现的分类名称均采用通用名称的写法,尤其注意不得以专有厂家注册名称及厂家专有的中、外文名称命名。如规定了"置入""植入"的概念。各种组织、器官和具有生物功能的装置和物质为植入类医用耗材(如各种人工器官、假体、补片、悬吊材料等);各种非生物功能的器材为置入类医用耗材(如支架、球囊、起搏器、栓塞材料、内固定材料等),并据此规范的项目名称,如支架置入术,因支架为无生命的、非生物功能的器材,故项目名称取"置入",而非"植入",同时,支架这个医用耗材也归入了"置入类材料"。

表 21-4　医用耗材分类编码

编号	分类名称	名称	品名举例	管理分类
6801-2	6801 基础外科手术器械	基础外科用刀	手术刀柄和刀片、皮片刀、疣体剥离刀、柳叶刀、	I
6801-3	6801 基础外科手术器械	基础外科用剪	普通手术剪、组织剪、综合组织剪、拆线剪、石膏剪	I
6801-4	6801 基础外科手术器械	基础外科用钳	普通止血钳、小血管止血钳、蚊式止血钳、组织钳	I
6801-5	6801 基础外科手术器械	基础外科用镊夹	小血管镊、无损伤镊、组织镊、整形镊	I
6803-1	6803 神经外科手术器械	神经外科脑内用刀	脑神经刀、可拆卸式脑膜刀、脑神经刀、脑膜刀	II
6803-2	6803 神经外科手术器械	神经外科脑内用钳	肿瘤摘除钳、脑组织咬除钳	II
6803-3	6803 神经外科手术器械	神经外科脑内用镊	脑膜镊、垂体瘤镊、肿瘤夹持镊	II
6803-4	6803 神经外科手术器械	神经外科脑内用钩、刮	脑膜钩、脑膜拉钩、神经钩、神经根拉钩、交感神经钩	II
6803-5	6803 神经外科手术器械	神经外科脑内用其他器械	脑活检抽吸器、脑膜剥离器	II
6804-6	6804 眼科手术器械	眼科手术用其他器械	玻璃体切割器	III
68213	6821 医用电子仪器设备	有创医用传感器	各种植入体内的医用传感器	III
68219	6821 医用电子仪器设备	无创监护仪器	心律失常分析仪及报警器、带 ST 段的监护仪	III
682111	6821 医用电子仪器设备	医用刺激器	心脏工作站电刺激器	III
682116	6821 医用电子仪器设备	体外反搏及其辅助循环装置	气囊式体外反搏装置	III

3. 医用耗材的规格型号　编码除了包含分类信息外,还要包含医用耗材的基本信息,如规格型号、生产厂家等。规格型号是生产企业根据医用耗材的性状、用法用量、贮存、运输、销售、使用的情况,选择适宜的内、外包装材料材质和包装数量,并将版式、标示内容等报省药监局审批、国家局网站公示后执行的备案包装。

4. 医用耗材编码原则　医用耗材分类编码应层次分明、分类清晰及便于使用和推广,应遵循五个原则。

（1）唯一性:保证编码的唯一性,是编码的根本原则。

（2）通用性:编码结构要简单明了,位数尽量少。

（3）使用性:便于使用,容易记忆。

（4）扩展性:便于追加,追加后不引起体系混乱。

（5）适宜性:适宜计算机处理、快速录入和辨认。

通常将医用耗材分为两大类:低值耗材和高值耗材。低值耗材品种繁多、命名不一,常见同一种产品有多个名称,价格相对便宜,需求量大。高值耗材价值高、技术含量高,用途单一、用量少。医用耗材都是直接供应给临床使用,关系到科室的成本核算,也关系到医院的成本支出,因此数据、品名、价格等信息的准确性是医院关注的焦点。下面详细介绍高值耗材、低值耗材管理过程中涉及的相关标准。

（1）高值耗材:一般指种植、埋藏、固定于机体受损或病变部位,支持、修复、替代其功能的特殊医用消耗性材料,主要包括骨科内固定植入器材、人工关节、人工晶体、人工乳房、植入式心脏起搏器、人工心脏瓣膜、血管或腔道内导管支架、介入性治疗导管器材、其他金属或高分子植入器材等。由于国家强制将其纳入全程可追溯管理,因此:加强医用高值耗材全程监控管理成为医用耗材管理的重点和难点。

高值耗材的特点是品种繁多、材质多样、规格型号复杂且专业性强,很多耗材必须根据患者术中实际情况才能确定规格和型号。高值耗材管理分为 4 部分:库房管理、临床科室使用管理、财务管理、信息查询和跟踪管理,见图21-6。①库房管理:包括目录维护、入库登记和高值耗材原厂信息登记;②临床科室使用管理:分为计费部分(使用确认部分)及科室库存核查部分,其中计费部分分为门诊患者使用确认和住院患者计费、使用确认;③财务管理:包括供应商结款和财务报表等;④信息查询和跟踪管理:提供各种查询报表,包括高值耗材从生产厂家条码到最终患者使用信息、费用信息等全程跟踪信息的查询,还可对供应商以及生产厂家的资质和招标信息等进行统一管理。

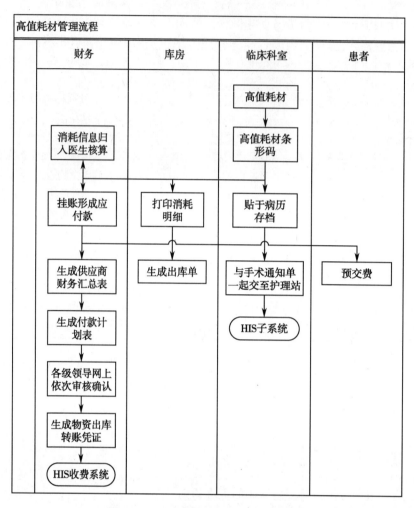

图 21-6 医院高值耗材条形码管理流程

对高值耗材,特别是植入性耗材,进行追溯管理是保障医疗安全的有效手段。高值耗材从进入医院到最终完成临床使用,整个过程必须纳入医院管理体系,这样包含医疗管理的产品条码唯一性就被赋予了更深的内涵。追溯系统通过与医院 HIS 接口,将患者信息与产品信息关联。通过产品的条形码可以对患者使用的内植入物进行全程追溯,做到每个耗材都能向上追溯到生产厂商、向下追溯到患者个体,可对全过程进行一对一的质量管理和质量跟踪。同时可以完成厂商资质的审查、高值耗材注册证信息管理,提供各种证件有效期提醒,供应商评估,以及科室使用耗材情况评估等综合查询功能,为成本核算打下基础。

(2)低值耗材:可分为两部分:一部分是医疗服务过程中,一次使用,价格较低、数量较大,如一次性输液器、注射器等;另一部分是指医疗服务过程中,经一次使用,作为消耗品计入科室费用的医用物资,如纱布、酒精等。

(三)标准实施

数据标准化是对业务运作的规范,在医用耗材管理的过程中,数据标准至关重要。对医用耗材合理的分类和科学编码可以减少系统内部损耗,提高管理效率,不断提升医院核心竞争力,是提升医院管理品质、实现资源成本最小化、提高效益的有力方法和途径。

1. 计划阶段

（1）规范医用耗材编码：目前，各单位的医用耗材编码往往自成体系，表现为医用耗材分类不统一、编码形式不一致，由此给单位之间的信息交流或跨地区大范围的医用耗材利用、研究带来不便和困难，因此亟需按国家标准规范医用耗材编码。

（2）医用耗材编码转换：从目前看，国家标准编码包含了较多的信息，但在实际的医用耗材管理系统软件中应用不多，当利用这些编码进行跨地区多样本的分析时就需要有一个编码转换的机制。随着应用软件的更新和信息需求的增加，各单位内部也存在新旧系统间医用耗材编码转换的问题。

2. 执行阶段

（1）根据药监部门管理规范，通过物品名称维护建立医用耗材基本数据库。基本数据库包括产品名称、产品条形码、产品价格、规格型号、供应商资质、生产许可证有效期、产品注册证有效期和厂商联系方式等。

（2）医用耗材编码转换：利用计算机快速检索的特点，通过程序设计的操作，采用多种方式如自动匹配、模糊匹配、顺序查找等方式实现目标码与待转换代码的一对多映射，用待转换的数据库记录来与这个标准库的记录进行匹配，然后选择与其匹配最好的字段的标准码作为目标码，经过进一步的人工确认，从而实现医用耗材编码的快速转换。

3. 检查阶段　检查验证、评估效果。检查医用耗材基本数据库的数据元的完整性以及对照匹配产生的源编码与目标码，核对编码转换结果的合理性。非标准名称带来的不精确性和多义性，给计算机自动编码转换带来了困难，因此需对不理想的转换加以放弃，重列入待转换的源编码序列，确保被转换结果的正确性。

4. 处理阶段　计算机无法准确自动匹配的编码需分两类进行处理。其中，对象库与标准库中完全无匹配的编码需要通过人工去匹配。对于能够部分字段匹配的编码，需要进行模糊识别，并在此基础上进行一定程度的人工判别。

第四节　固定资产管理数据标准应用

一、固定资产管理数据标准概念

固定资产管理数据的标准化主要是指在固定资产管理系统相关功能模块中涉及的相关数据元的规范化。数据元是可以用一组属性描述其定义、标识、表示和允许值的数据单元，具有数据元名称、数据元允许值、数据类型等多个方面的不同属性，将数据元的诸多属性根据相关国家标准的要求进行规范，是各个信息系统实现资源共享、信息交流的必要条件。固定资产管理数据的标准化使固定资产管理标准化术语和标准化流程在固定资产管理信息系统中得以广泛应用，是固定资产管理信息系统整合于其他信息系统的必备的保障。固定资产管理数据标准的数据元一般有固定资产名称、资产编码、资产用途、折旧方式等[7]。

二、固定资产管理数据标准特点

固定资产管理数据的标准化建设是卫生信息标准化的重要组成部分，实现固定资产管理数据标准化可提高信息系统运行过程中计算机的处理效率，促进信息资源的交流和共享，实现系统之间的兼容性，使固定资产管理系统与标准化卫生信息系统整合。固定资产数据标准化管理，可以大大地降低核算工作量，加快收集信息的速度，通过加强管理，保护固定资产完整无缺，充分挖掘潜力，不断改进固定资产利用情况，提高固定资产的使用经济效益。

三、固定资产管理数据标准应用

（一）固定资产管理分析

下面通过分析固定资产管理介绍固定资产数据的标准化应用。

　　固定资产管理系统是医院管理中的一个重要组成部分,固定资产具有价值高、使用周期长、使用地点分散、管理难度大等特点。该系统主要实现对固定资产的数量、金额、库存变动的数量和金额以及管理固定资产在科室的使用成本、固定资产的变动情况的管理;具体包括固定资产的采购管理、出入库管理、库存盘点管理、发票管理,固定资产折旧、报废、调拨、回退处理等管理,以及生成库存统计报表、财务统计报表。实现了医院日常使用设备从采购到入库、领用、使用、维护保养、报废的全生命周期管理。

　　传统模式下固定资产管理存在诸多问题。

　　1. 固定资产具有数量大、种类多、价值高、使用周期长、使用地点分散等特点,管理难度大。

　　2. 很多单位目前仍然依赖手工记账的管理方式,由于管理单据众多、盘点工作繁重,需占用大量的人力、物力,而且固定资产的历史操作和资产统计工作异常困难,导致资产流失和资产重复购置,使单位成本大幅增加。

　　3. 存在账、卡、物不相符合,难于满足现代管理的需要,由于缺乏有效的资产实物的日常管理手段,即使单位花大力气进行了资产清查,没多久,账实不符的情况又会重新出现,因此必须有一套有效的管理手段对实物进行管理。

　　4. 固定资产缺乏中间跟踪管理,没有固定资产的历史记录,如安装、验收、移动、调拨、报废、维修等。

　　5. 折旧计算繁复,准确性差,导致固定资产流失。

　　一个标准的固定资产管理系统要涉及库房、资产管理部门和资产使用部门。主要流程应该包括采购计划—采购审批—合同签订—采购入库—科室领用—设备安装—日常维护维修—设备报废的资产生命全过程管理等功能。固定资产管理系统流程图如图 21-7 所示。

　　1. 计划管理　计划管理模块根据设备的在用情况、资产的效能分析以及科室资产的使用情况,各科室制订对设备的购置申请单,包括年度预算申请和临时性的追加申请。

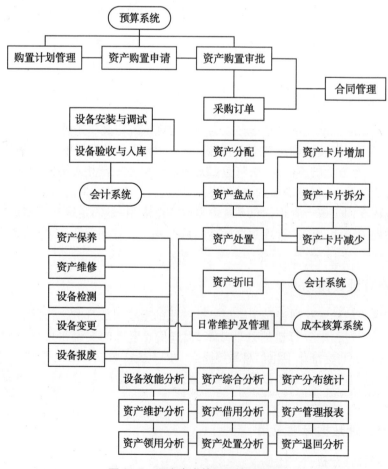

图 21-7　固定资产管理系统流程图

2. 合同管理　提供合同档案登记、合同变更、合同结算、合同付款以及合同进度管理等业务的增加、修改、删除、打印、审核、查询等功能。

3. 资产变动　资产变动模块通过对资产增加、资产转移、资产处置、资产清查等应用来记录医院资产的增减变动以及在院内的流转、使用情况。一般包含如下模块：①资产安装；②资产验收；③资产增加；④资产转移；⑤资产处置；⑥资产清查。

4. 资产卡片　是指登记固定资产各种资料的卡片。它是每一项固定资产的全部档案记录，即固定资产从进入医院开始到退出医院的整个生命周期所发生的全部情况，都要在卡片上予以记载。固定资产卡片上的栏目有类别、编号、名称、规格、型号、建造单位、年月、投产日期、原始价值、预计使用年限、折旧率、存放地点、使用单位、大修理日期和金额，以及停用、出售、转移、报废清理等内容。

5. 日常管理　为了帮助工作人员有计划、无遗漏地对资产进行日常维护，日常管理模块提供了资产保养、资产维修、设备检测、设备变更、设备报废等功能。

6. 条码管理　由于固定资产使用地点分散的特点，即使在管理系统的支持下，固定资产标签的制订、填写或打印、粘贴、资产状态的跟踪、盘点等工作的性质和工作量并没有得到很好的改善，固定资产管理依然是手工和计算机管理相结合。因此，需要引入条码来有效解决固定资产数据分散采集输入的瓶颈难题，这样才能将固定资产管理系统的功能充分发挥出来。

7. 财务管理　财务管理模块提供系统的初始化维护、初始化建账以及月末结账的功能。

8. 资产查询　资产查询模块可以从全院和科室两个视角来查询资产的增加、减少以及本期结存和累计折旧的功能。

9. 分析统计　提供丰富的分析功能。

（二）标准的选择和融合

1. 标准的选择　医院的发展，需要依靠医院资产的有效管理。传统的固定资产管理模式无论从质量上还是效率上，都难以适应经营管理新形式的需要。因此，选择一种简便、高效的管理标准成为必然。固定资产管理系统实现了医院日常使用设备从采购到入库、领用、使用、维修保养、报废的全生命周期管理。在该系统应用过程中，应当遵循相关标准。国内固定资产管理数据常用的标准如表21-5所示。

表21-5　国内常用标准

标准编号	名　称
WS/T 118-199	《全国卫生行业医疗器械、仪器设备（商品、物资）分类与代码》
GB/T 14885-2010	《中华人民共和国国家标准：固定资产分类与代码》
财社〔2010〕306号	《医院财务制度》
中华人民共和国财政部令第36号	《事业单位国有资产管理暂行办法》
WS 599.4-2018	《医院人财物运营管理基本数据集 第4部分：医院固定资产管理》

2. 标准的融合

（1）标准的融合所需要的技术路线：医院在建立自己的固定资产管理系统时，可以参照这些已有的国标或行业标准建立自己的基础字典库，而且可以为其他系统所用，成为全院统一的固定资产字典。在充分研究分析医院固定资产管理业务需求的基础上，许多软件开发商开发固定资产管理条码（二维码）解决方案，把条码引入固定资产管理中，开发了一套固定资产管理条码管理系统，改变了固定资产清查数据的采集方式，解决了固定资产实物清查的瓶颈问题，大大提高了清查效率，同时也增加了固定资产的形态方面的管理，有效解决了医院资产的管理难题，使医院能够更便捷、更有效地管理固定资产。如能在医院内部建立固定资产管理，将使各级相关管理人员及有关领导快速查询、统计固定资产情况，实现合理配置资源，为决策提供依据，提高工作效率。

（2）标准融合过程中遇到的困难：由于医院涉及物资与资产的品种、规格繁多，将所有设备归类整理的工作非常繁重，必须设计好编码规则，即建立好设备编码的结构，这样编码工作才能提高效率。

（三）标准实施

固定资产管理系统是医院管理的一个重要组成部分,固定资产具有价值高、使用周期长、使用地点分散、管理难度大等特点。本部分介绍 PDCA 循环管理方法来解决固定资产管理系统在实施过程中的问题。

1. 计划阶段

（1）分析现状,找出问题:实施一个新的固定资产管理系统首先要进行医院业务调研,分析现有固定资产管理过程中存在的问题。

1）医院资产管理中账、卡、物不相符。

2）不清楚每个资产所在的位置,也无法得知某个位置上究竟有多少资产。

3）资产管理缺乏基础数据以及相对应的管理手段。

4）当前状态无法跟踪,如调拨、借用、维修等,没有 IT 系统支持相关的工作流程。

5）资产的报废无法及时处理,财务上无法及时销账,无法形成报废清单,实物拆下来后无法与资产上的实物卡片进行核对。

6）折旧计算繁复、准确性差,导致固定资产流失。

7）资产缺乏中间跟踪管理,没有资产的历史记录,如安装、验收、移动、调拨、报废、维修等,没有和资产——对应的设备编码。

8）资产的保修无法进行管理。

（2）定目标,分析产生问题的原因。

1）固定资产具有数量大、种类多、价值高、使用周期长、使用地点分散等特点,管理难度大。

2）由于医院涉及物资与资产的品种、规格繁多,将所有材料归类整理的工作是非常繁重的,必须设计好材料编码规则,即建立好材料编码的结构。

3）解决资产管理中经常出现的实物与账务、账目不符的情况,减少管理中对固定资产管理存在的盲区,让系统可以做到管理人员在办公室里就能了解医院所有资产的全面情况。

（3）找到问题,确定目标后,提出计划方案。

1）在固定资产管理的实际工作中,根据自身的特点,结合固定资产管理的相关标准,制定一套《医院固定资产管理办法》。

2）做到账务一致:同时满足物流、账务双方面的要求,实现账务一体化管理,与财务账保持一致,实现动态账实核对。

3）做到信息预警:以资产卡片为龙头和索引,实现条形码全过程跟踪,实现固定资产维护、使用等信息的预警提示。

4）做到数据同步:与国资委资产管理系统无缝对接,实现国资委资产数据与资产管理系统数据实时同步。

5）做到完善资产体系:通过该系统,医院资产管理部门可以建立起完整的资产管理体系,实现各类资产的增加、变动、报表统计等业务管理工作,可以全面掌握本单位及其所管辖单位的资产存量、结构、分布及变动等情况,做到以账管物,账、卡、物三位一体。

6）做到完善查询机制:对资产状况进行各种类型数据汇总、统计、分析及核查,为防止资产流失、提高资产的使用效益,制定有关资产管理制度、规则和有计划购置调剂资产提供科学依据,辅助领导决策,实现资产管理工作的信息化、科学化、规范化。

7）做到实时跟踪:建立对固定资产的全生命周期管理和全过程跟踪,为资产的管理、分配、购置提供有力的数据支持。

（4）制订对策、计划:有了好的方案,其中的细节也不能忽视,计划的内容如何完成好,需要将方案步骤具体化,逐一制订对策,明确回答出方案中的"5W1H",即:为什么制订该措施(Why)、达到什么目标(What)、在何处执行(Where)、由谁负责完成(Who)、什么时间完成(When)、如何完成(How)。使用过程决策程序图或流程图,方案的具体实施步骤将会得到分解。

2. 执行阶段　固定资产管理系统执行前,已经分析出了问题、问题产生的原因、需达到的目标优选的方案,之后就可以开始去执行了。固定资产管理的执行阶段就是系统的软件开发和研发阶段。研发过程中确定好系统架构、各种模块设计、数据库表的设计、表间关系、系统应有的功能、处理好其他系统的对接。

3. 检查阶段　检查验证、评估效果。系统完成后,需进行相关测试验证,如录入固定资产卡片时,固定资产编号不能自行修改;固定资产增加业务,录入系统卡片时录入失败;固定资产系统日常处理——批量制单时,制单设置后按"制单"按钮,提示"外部凭证不能制单",像以上遇到的实际问题,应该记录下来,留在行动阶段解决。

4. 处理阶段　在检查阶段后,对问题总结,处理遗留问题。

（陈玉兵　吴庆斌　刘子强）

参 考 文 献

[1] 赵瑜,万长秀. 中医医院护理管理信息基本数据集标准研究初探[J]. 护理研究, 2017(31):3156-3158.

[2] 中国医科大学附属盛京医院,中国人民解放军第四军医大学卫生信息研究所,上海中医药大学附属曙光医院,等. 电子病历基本数据集 第7部分:护理操作记录:WS 445.7-2014 [S].北京:中国标准出版社,2014.

[3] 中国医科大学附属盛京医院,中国人民解放军第四军医大学卫生信息研究所,卫生部统计信息中心. 电子病历基本数据集 第8部分:护理评估与计划:WS 445.8-2014 [S]. 北京:中国标准出版社,2015.

[4] 李真,李飞立,王妍. 医院药品流通中的数据标准化表达[J].中国合理用药探索, 2014(9):40-44.

[5] 卫生部卫生信息标准专业委员会.卫生信息数据元目录 第16部分:药品、设备与材料:WS 363.16-2011 [S]. 北京:中国标准出版社,2014.

[6] 常欢欢,周海龙,于丽华. 建立我国医用耗材分类编码体系的设想与思考[J].中国卫生经济, 2018(6):59-61.

[7] 国家卫生标准委员会信息标准专业委员会.医院人财物运营管理基本数据集 第4部分:医院固定资产管理:WS 599.4-2018 [S]. [2018-04-17]. http://www.nhc.gov.cn/ewebeditor/uploadfile/2018/05/20180523103420319.pdf.

第二十二章 区域卫生信息标准应用

区域卫生信息标准是为区域医疗卫生信息的产生、处理、管理及研究等卫生信息领域制定的相关规范和准则。区域卫生信息标准化是区域卫生信息标准从开发到落地应用的一个过程，是区域卫生信息化的一个重要组成部分，也是实现不同医疗卫生信息系统之间互联互通、信息共享的基础。本章从概念入手，对区域卫生信息标准化有一个清晰的介绍，分析现状、说明意义，再列举解释区域卫生信息标准化所应用的标准或规范，重点结合区域卫生信息标准化的实践经验，阐述各标准的应用场景，为区域卫生信息标准化的实施提供思路和方法。

第一节 概 述

随着我国医药卫生体制改革的逐步深化，医药卫生信息系统建设进入关键时期。"十二五"以来，我国医疗健康信息化建设成效显著，已有 283 项国家健康信息标准完成。2017 年，根据《"十三五"全国人口健康信息化发展规划》，要不断完善标准应用管理机制，推进互联互通信息标准落地应用。区域卫生信息标准是整个区域卫生信息化顶层设计的重要组成部分，紧密围绕我国卫生改革与信息化发展总体需求，统筹规划，有针对性地研制、推广和普及应用区域卫生信息标准，对顺利实现区域卫生信息化建设目标具有重要的支撑保障意义。

一、区域卫生

区域卫生是在一个特定的区域范围内，根据经济发展、人口结构、地理环境、卫生与疾病状况、不同人群需求等多方面因素，来确定区域卫生发展方向、发展模式与发展目标，合理配置和培植卫生资源，合理布局不同层次、不同功能、不同规模的卫生机构，使卫生总供给与总需求基本平衡，形成区域卫生的整体发展。

二、区域卫生信息

（一）区域卫生信息的内涵

1. 区域卫生信息化的定义 区域卫生信息化是指在一定区域内，应用计算机技术、网络技术和通信技术,为医疗卫生服务提供方、接受方、支付方、管理方以及医疗卫生产品供应商,提供医疗卫生信息的采集、存储、传输、分析、处理和表达,建立新型数字化医疗卫生服务模式和业务流程,改造、创新传统的医疗卫生服务体系和服务模式,进而全面优化、整合区域医疗卫生资源,实现区域内各医疗卫生系统之间信息的网上交换、集中存储与管理、资源的共享,从而提高医疗卫生服务效率和质量,降低医疗卫生服务成本。

2. 基本内容 区域卫生信息化建设可分为基于居民健康档案的、基于医疗业务协同的、基于政府监督管理的、基于卫生监测的和包含上述所有内容的综合区域卫生信息化等几种类型,其中又以基于居民健康档案的和基于医疗业务协同的区域卫生信息化意义较大。主要包括电子政务、医保互通、社区服务、双向转诊、居民健康档案、远程医疗和网络健康教育与咨询等内容,其目标是要实现预防保健、医疗服务和卫生管理一体化的信息化应用系统。

（二）区域卫生信息化的意义

1. 对于各级政府 可以提高决策水平和管理效率,提供应急指挥信息支撑系统,达到为人民办实事的目的。相关级别的政府可以结合社会各方资源,加强对突发公共卫生事件的检测和预警,提高对应急事件的反应处理能力。同时,政府还能通过网络加强宏观管理,提高对全市卫生资源的调配能力。

2. 对于疾病预防控制中心 可以对区域卫生状况进行有效的评价、公共卫生检测,有效地为公共卫生管理部门提供全面信息;可以加强对疾病与疫情的控制,提高应变指挥处理能力,提高应对突发公共卫生事件的处理决策能力。

3. 对于各医疗机构 可以节省医疗资源、提高医疗水平、提高工作效率。各级医院、社区卫生服务机构可以利用居民健康信息系统进行医疗、健康信息共享,增大医疗健康资源的利用效率;医护人员通过网络查看患者的健康档案、电子病历,可以优化服务质量,提高工作效率。

4. 对于居民 患者的资料、检查、检验、病历、病史和过敏史等医疗信息在一定的区域内共享,有利于病情诊断、治疗的准确,档案的完整,避免重复检查、检验,使患者可以得到更高效、更准确、更便捷的医疗服务。如果有了居民健康信息系统,普通居民可以通过网络在家里查询自己的健康资料,使用全市统一的健康卡在各医疗机构极其便捷地进行就诊,还能主动接收各医疗、卫生部门提供的健康服务。

5. 对于教学和科研 可以使科研和教学的区域变得更广阔,更大范围地交流经验,将局部的特色发挥得更广阔,使诊疗的经验在更广的平台上进行交流,可以有效地促进医疗事业的发展,医院之间互相学习,互通有无,互为补充。

（三）区域卫生信息化建设的现状及问题

近年来,医疗卫生信息化建设快速发展,各级各类医疗卫生机构都建立了内部的卫生信息化应用系统,在公共卫生信息系统、医院信息系统、基层医疗卫生信息系统以及妇幼健康信息系统建设等方面取得长足的进步,加强了对医疗卫生工作的信息化管理,特别是各级医院都完成了基于电子病历为核心的医院信息系统建设。区域卫生信息化建设相对滞后,很多地域的省、市、县三级卫生信息平台建设才刚刚起步[1]。目前还存在一些问题。

1. 投入不足 区域卫生信息化建设的投入机制不健全,建设体制不完善,在医疗系统内部对卫生信息化建设的积极性很高,但外部参与力度较小,缺乏全社会参与建设的体制和机制,建设经费投入不足,抑制了人口健康信息产业的良性发展。

2. 技术人才短缺 信息化专业队伍从数量和质量上尚不能满足区域卫生信息化建设的需要,缺乏既懂卫生健康业务又懂信息技术的人才。同时,信息化从业人员在医疗机构中被视为从事"非主流"业务,在培训、进修、职称评定、职位升迁等方面缺少倾斜和保护性政策,也导致这类人才发展动力不足,流失严重。

3. 信息化标准不统一 信息标准化是区域信息化平台数据准确性的保证。我国卫生信息系统的发展速度远远快于标准的建立,因阶段性发展条件以及信息标准应用滞后等原因,造成了众多信息系统各自为政,分别制定了各自的标准体系。一些纵向信息系统建设也客观上导致大量存在"孤岛"和"烟囱"现象。医疗卫生各信息系统之间因数据来源不同、统计方法不同、分析算法不同,导致数据的完整性和差异性较大,影响了数据的规范性和准确性,制约了区域卫生数据信息的采集、分析和处理,抑制了数据的交换和共享,从而降低了区域卫生信息系统优势的发挥。

三、区域卫生信息标准

(一) 区域卫生信息标准定义

区域卫生信息标准是专门为医学信息产生、信息处理及信息管理与研究等信息领域制定的各类规范和行动准则,包括整个医学事务处理过程中在信息采集、传输、交换和处理等各环节所应遵循的统一规则、概念、名词、术语、代码及技术标准、管理标准等。研究、制定和推广应用信息标准的业务活动过程称为信息标准化。信息社会的发展进步必须依赖信息化,信息能够得以交流、共享和再利用是信息化技术应用的最终目的,信息标准化有利于实现不同领域、不同层次、不同部门间的信息系统兼容和信息共享。

(二) 区域卫生信息标准发展存在的问题

1. 对信息标准的重要性和紧迫性认识不够　我国区域卫生领域信息化建设起步较晚,且区域信息标准建设长期处于空白和无序状态,旧的体制机制、传统观念、部门间利益等因素,导致当前各级卫生主管部门和医疗卫生机构包括医疗 IT 企业,对制定和应用统一的卫生信息标准的形势要求依然认识不够,紧迫感不强,各地信息化建设中仍然存在各自为政、条块分割等现象。

2. 卫生信息标准工作起步较晚、欠账较多　尽管近年来我国卫生信息标准开发工作得到了长足发展,但总体来看还处于初级阶段,空白点较多,有关基础理论和方法学尚在逐步建立完善过程中,应用水平也较低,与主要发达国家间的差距依然较大。

3. 信息标准工作缺乏制度保障、投入不足　从全国整体情况看,目前标准研制工作主要依靠起草单位自筹经费,缺乏稳定的资金来源和制度保障。标准应用方面也缺乏必要的激励和监管机制,不论标准开发速度还是标准应用推行的力度,均不能适应医改下的卫生信息化建设快速推进的要求。

四、区域卫生信息标准体系

卫生信息标准体系是将所有的卫生信息标准,按照其内在联系以一定形式组织、排列起来,并用图表方式进行表达,是卫生信息标准的全面科学组成[2]。

(一) 基础标准

1. 标准化指南　目前我国已研制、发布的标准化指南有关行业标准 5 项,研制、报批标准 1 项。

(1) WS/T 304《卫生信息数据模式描述指南》

(2) WS/T 306《卫生信息数据集分类与编码规则》

(3) WS 370《卫生信息基本数据集编制规范》

(4) WS/T 303《卫生信息数据元标准化规则》

(5) WS/T 305《卫生信息数据集元数据规范》

(6) 卫生统计指标(报批稿)

2. 术语标准　目前我国暂时未发布有关术语标准,但在进行医疗卫生信息化建设时,普遍采用国际常用的术语标准是系统医学命名法(The Systemized Nomenclature of Human and Veterinary Medicine, SNOMED),SNOMED 是一部国际性的医学系统术语的信息编码全集。SNOMED 最初由美国病理学家学会提出,是一个综合性的临床术语,用多轴编码的命名方法,形成了完整的医学术语体系,目的是精确表达医学概念,可用来编码、提取和分析临床数据,支持医学数据的一致性索引、存储、调用和跨专业、跨机构集成,促进 EHR 系统的语义互操作。

3. 卫生信息模型　信息模型标准旨在为一定区域内的医疗信息系统开发提供一个统一的参考信息模型,作为医疗卫生信息系统开发和实现系统互联互通的公共基础。目前世界上应用最为广泛的信息模型标准是 HL7(Health Level 7),包括 HL7 V3 和 HL7 CDA R2。HL7 V3 信息模型体系图如图 22-1 所示。

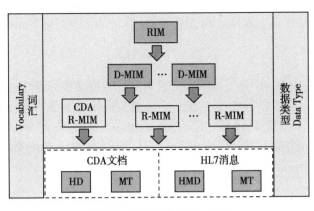

图 22-1　HL7 V3 信息模型图

（二）数据类标准

数据类标准作为信息标准体系中关于数据表达类的标准，是实现信息共享交换、互联互通的重要保障。标准规定了必须包含的基本信息内容，并通过对基本数据集中各个数据元在定义、描述、表达、值域上进行一致性规范，确保在数据与信息交换、数据协同与共享中数据的统一。

1. 数据元标准　数据元（data element, DE）是数据的基本单元，数据元标准就是对对象的属性进行一致性和精确性规范的标准，以便在跨系统过程中，通过定位、获取和交换，增加其可用性和共享性。提出数据元标准的目的，就是规范对象的属性数据层面，使得所有信息系统的数据模型、交换格式等数据结构的基本组成成分采用统一标准，不同应用领域的信息系统对基本数据项达成共识，从而达到各应用系统之间可以交换数据、互操作数据和数据共享，在无二异的、共同理解的前提下自动处理数据。

目前我国已研制、发布的数据元标准 2 项：WS 363《卫生信息数据元目录》（17 个部分）、WS 364《卫生信息数据元值域代码》（17 个部分）。

2. 分类与代码标准

（1）国际常用标准

1）ICD-10：ICD-10 是世界卫生组织（WHO）对国际疾病分类法（international classification of diseases, ICD）的第 10 次修订版，是通过不断拓展、细化、补充形成的用于疾病发生率、死亡率、流行病学及保健评估、临床诊断与手术操作的分类、存储、检索及统计应用的国际标准。

2）解剖-治疗-化学代码：解剖-治疗-化学代码（anatomical therapeutic chemical, ATC）；是世界卫生组织对药品的官方分类系统。在 19 世纪 70 年代初，挪威医学供应部扩展了已有的欧洲制药市场研究协会解剖和治疗 3 级分类系统，并增加了 2 个化学级。后来，ATC 分类获得 WHO 药物应用研究组认可，并由在奥斯陆的 WHO 药物统计方法合作中心（WHO Collaborating Centre for Drug Statistics Methodology）负责维护。

3）通用过程术语学：通用过程术语学（current procedural terminology, CPT），是美国的付账赔偿编码体系中使用的一套编码系统，基于消费来定义诊断和治疗过程，提供了编码策略。是医院所使用的临床操作与提供服务的分类编码与术语体系，在美国的付款和应用评估方面广为使用。

4）逻辑观测指标标识符命名与编码系统（LOINC）：LOINC 是由美国 Regenstrie 研究院创建，并一直维护和更新至今的一项临床词表标准。LOINC 数据库提供了一套通用的名称和标识代码，用于标识实验室检验项目和临床观察指标的医嘱和结果的概念表示。

（2）国内已发布的相关标准：2014 年国家卫生计生委研制、发布了 WS 446-2014《居民健康档案医学检验项目常用代码》标准。

（3）数据集标准：中国医院信息基本数据集标准（Basic Data Set Standard of Chinese Hospital Information, BDSS）是原卫生部信息化工作领导小组委托卫生部医院管理研究所和中国医院信息管理专业委员会研究、制定的。

此外，我国已研制、发布的数据集包括 WS 445-2014《电子病历基本数据集》、WS 373-2012《医疗服务基本数据集》、WS 374-2012《卫生管理基本数据集》、WS 375-2012《疾病控制基本数据集》、WS 377-2013《妇女保健基本数据集》、WS 376-2013《儿童保健基本数据集》、WS 365-2011《城乡居民健康档案基本数据集》等。

（三）信息传输标准

信息传输标准包含了传输格式、数据要素和结构的规范，此类标准可以使得事务始终如一地流动，从而实现数据通讯。

1. 共享文档规范　共享文档规范用以满足医疗卫生机构之间互联互通、信息共享为目的的科学、规范的医疗信息记录。

2. 信息交换标准

（1）医疗信息交换标准（Health Level Seven,HL7）：HL7 是目前医疗机构电子数据交换标准中应用最为广泛的国际标准,在我国亦于 2000 年建立了 HL7 中国协作中心。目前很多机构的卫生信息标准与卫生信息系统建设都遵循 HL7。

（2）医学数字成像与通讯标准（digital imaging and communications in medicine,DICOM）：DICOM 标准是一个专门用于数字化医学影像采集、传输、显示和存储的重要标准。

（四）信息安全与隐私标准

信息安全标准是确保信息安全的产品和系统在设计、研发、生产、建设、使用、测评中解决其一致性、可靠性、可控性、先进性和符合性的技术规范、技术依据。

参照美国的健康保险携带和责任法案（Health Insurance Portability and Accountability Act,HIPAA）,其对有关医疗信息安全和隐私明确规定,HIPAA 安全与隐私保护条例是技术中立的、可升级的。系统安全可在系统的建立、实现、监控、测试和管理过程中不断提高,并且每个环节都可采用多种工具。

（五）技术规范标准

1. 系统功能规范

（1）WS/T 452—201《卫生监督业务信息系统基本功能规范》

（2）WS/T 451—2014《院前医疗急救指挥信息系统基本功能规范》

（3）WS/T 450—2014《新型农村合作医疗管理信息系统基本功能规范》

（4）WS/T 449—2014《慢性病监测信息系统基本功能规范》

（5）已研制、报批的规范 3 项。

2. 系统建设技术规范

（1）WS/T 448-2014《基于居民健康档案的区域卫生信息平台技术规范》

（2）WS/T 447-2014《基于电子病历的医院信息平台技术规范》

（3）正在研制的规范 6 项

（六）业务规范与管理标准

1. 业务规范

目前我国已研制、发布的国家级的业务规范包括如下内容。

（1）原卫生部《病历书写规范》

（2）原卫生部《电子病历基本规范（试行）》

（3）原卫生部《国家基本公共卫生服务规范》

此外,根据地方业务实际需求,研究制定的地方标准还包括如下内容。

（1）《双向转诊业务规范》

（2）《远程医疗业务规范》

（3）《区域影像业务规范》

（4）《区域检验业务规范》

2. 管理标准　目前我国已研制、发布的国家级的管理标准包括如下内容。

（1）原卫生部《卫生标准管理办法》

（2）《卫生信息标准化成熟度等级测评管理办法》

（3）《卫生信息标准符合性检测机构管理办法》

（4）《电子病历与医院信息平台标准符合性测试规范（报批稿）》

（5）《电子健康档案与区域卫生信息平台标准符合性测试规范（报批稿）》

（七）电子健康卡标准

居民健康卡及电子健康卡标准与规范包括如下内容。

1.《电子健康卡技术规范》

2.《电子健康卡建设与管理指南》

3.《居民健康卡用户卡命令集》

4.《居民健康卡应用规范》

5.《居民健康卡个人化管理办法》

6.《居民健康卡安全存取模块(SAM)卡检测规范》

7. GB/T 17172-1997 四一七条码

8. GB/T 18284-2000 快速响应矩阵码

9. GB/T 21049-2007 汉信码

10. GB/T 27766-2011 网格矩阵码

11. GB/T 27767-2011 紧密矩阵码

12. GM/T 0003-2010 SM2 椭圆曲线公钥密码算法

13. GM/T 0009-2012 SM2 密码算法使用规范

14.《居民健康卡管理办法(试行)》

15.《电子健康卡技术规范》

16.《居民健康卡密钥管理系统技术方案》

第二节 需 求 分 析

一、区域卫生信息交换平台标准需求分析

过去,各医疗卫生机构各自开发、各自建设了大量的卫生业务支撑系统,主要包括了医院信息系统、基层医疗卫生信息系统、公共卫生信息系统等。这些分散建设的业务信息系统,由于缺乏统一标准和规划,导致各业务信息系统之间无法互联互通,数据及信息无法共享,各机构之间无法开展业务协同,形成了一座座的信息孤岛和信息烟囱,也造成了大量的重复建设。为有效解决和突破这些问题,打破传统的分散建设、各自为政局面,制定统一的信息标准和规划,建立可以连接区域内的各医疗卫生机构、行政业务管理单位及各相关卫生机构的"统一、高效、互联互通、数据共享"的区域卫生信息交换平台显得十分必要。

目前我国医疗卫生资源分配非常不合理,大型医院大部分集中在大城市,基层医院或者较为偏远的农村地区的医院往往缺乏优质的资源。如何整合区域医疗卫生资源,实现大型医院与基层医院、偏远医院之间的信息共享交流,促进大型医院的优质资源下沉社区或农村,也是区域卫生信息交换平台标准化建设和实施运营的需求之一。实现信息共享交流的关键在于拥有共同的信息标准,因此区域内各级医院、基层医疗卫生机构、公共卫生机构的信息系统建设过程中需遵从统一的标准,并按照区域卫生交换的统一标准和规范接入区域卫生信息交换平台,基于平台实现信息交互共享,促进系统互联互通,提升区域医疗卫生业务协同服务。

目前,全国各地大力推进区域卫生信息化建设,并取得初步成效。但存在问题仍然比较凸显[3]。

1. 区域卫生信息化统筹协调管理力度不足,总体上未能进一步发挥信息技术的资源整合优势和管理优势。

2. 以统一卫生网络平台为目标的卫生虚拟专网要求接入单位配套硬件设备。受此限制,卫生虚拟专网的推广速度慢,导致信息交换和共享平台的覆盖范围较小。

3. 缺乏完善的信息标准。满足区域内信息交换和共享的信息标准尚未形成,资源共享程度不高,造成了大量的重复建设和信息孤岛。

4. 各级各类医疗卫生机构的行政隶属关系复杂,属地化管理、全行业管理仍存在较大困难,也一定程度影响了区域卫生信息的统筹协调。

综上所述,各地在推进区域卫生信息化建设方面取得了众多成绩的同时,也存在众多问题。要解决这些问题,迫切需要统一标准,统一规划,建立起机构之间的共享机制,体现以人为本的基于健康档案为核心的区域卫生信息平台的需求日益迫切。

二、区域诊断中心标准需求分析

由于各医疗机构所处的地区和所占有的医疗资源不同,导致了患者在就诊时经常出现重复检验检查、就诊流程烦琐和诊断质量参差不齐等问题。区域内患者检验检查产生的影像、报告数据都存在不同医院,由于医院之间还未建成数据交互桥梁,导致患者检查数据不能够跨机构、跨地域共享,造成患者重复检验检查、重复收费,增加了就医成本。

为进一步优化卫生资源结构,提高卫生资源利用效率,可根据实际情况,规划建设区域诊断中心,充分利用现有的区域卫生信息平台,为区域内各级医疗机构提供统一的临床检验、影像诊断等信息化服务,将区域内二三级医疗机构和社区医疗机构所属的检验科室资源、业务、信息和服务纳入基于区域的管理体制,以实现区域资源优化、业务协同、信息共享、均质和专业化应用/服务的管理目标[4]。区域诊断中心可以实现社区医疗资源与二三级优质医疗资源的整合和流程再造,提高区域整体检验医疗诊断质量,进一步优化居民就医流程,全面提升居民的就医体验,使卫生信息化真正服务于民。

重复检查、重复检验,是造成"看病难、看病贵"的原因之一,大部分地区都无法实现跨区域的检验检查信息共享,通过研究和探索统一、共享、标准的业务流程规范和医学影像、临床检验质量的控制标准,可以推进区域内医疗机构之间医学检验、医学影像检查结果的互认,推进区域内各医疗机构间诊疗资源的双向交互,提高社区医院检查/检验服务水平,减少重复检查检验费用,满足居民的医疗卫生需求。

三、医疗卫生监管标准需求分析

医疗卫生监管是保障医疗卫生事业健康发展的重要基础,是国家进行医疗卫生事业管理的重要手段。近年来,医疗卫生领域的问题突显,具体表现在:医疗服务市场混乱、医疗保障分配不公、社会公共卫生问题日益严峻、医疗与食品安全事故层出不穷、医患关系日益紧张等。这些问题的出现,一方面是医疗卫生领域的复杂性特殊性的结果,另一方面也与相关部门管理缺位和监管失灵有关。如果不重视加强监管,会导致所有现行的医疗卫生问题更趋恶化。因此,医疗卫生改革必须重视医疗卫生监管体系的建设。

由于医疗卫生具有健康价值无可比拟、需求不确定、信息不对称等特点,医疗卫生监管难度较大,整体监管水平不高,主要存在监管滞后、效能低下、信息不共享、多头监管难以形成监管合力等问题。区域卫生信息平台作为区域信息共享的重要支撑,有利于将分散在不同机构的数据整合为一个逻辑完整的信息整体,满足与其相关的各种机构和人员需要,有效避免了"技术孤岛""业务孤岛""信息孤岛"等现象的出现。随着卫生信息化的进一步深入,以区域卫生信息平台为基础建设医疗卫生监管系统成为医疗卫生监管体制改革建设中的一种全新模式。通过区域卫生信息平台,统一资源、共享信息、各监管主体职能明确、定位清晰、综合协同、权责统一,既促进监管工作透明公开,又方便行业组织与社会公众监督的参与,有利于建立统一高效、资源整合、信息共享、透明公开、实时协同的医疗卫生监管系统。

四、电子健康档案标准需求分析

居民健康档案是以居民个人健康为核心、贯穿整个生命过程、涵盖各种健康相关因素、实现信息多渠道动态收集、满足居民自身需要和健康管理的信息资源。居民健康档案内容主要由个人基本信息、健康体检记录、重点人群健康管理及其他卫生服务记录组成[5]。通过居民健康档案调阅,医生可以查看患者以往的、完整、准确的资料,可以通过历史诊断信息提示和警示医疗人员,给予正确的临床决策服务,避免漏诊误诊等。

另外,个人健康档案数据在科研、医疗、公共卫生等领域的应用是十分广泛的,重点包括个人健康状况相关因素分析,疾病地域分布、年龄分布、个人生活史、遗传史等流行病学分析,疾病转归相关因素分析等与个人健康、疾病转归、流行病学特征等统计和展示工具,各种疾病多种治疗手段疗效及费用对比分析,各医疗机构三日确诊率、各种诊断符合率、切口感染率、床位周转率、医疗事故与差错等各种医疗质量和医疗效率指标统计工具,并按医疗卫生政策决策、教学、科研、医疗、公共卫生管理、医疗卫生行业相关产业的要求进行查询和展示。

因此,构建统一的居民电子健康档案是规范、科学进行居民健康管理(疾病防治、健康保护、健康促进等)的需要。电子健康档案是记录健康相关信息的系统化文件,由于其能够向卫生保健者提供及时准确的健康信息,因而可作为全科医生全面掌握居民健康状况的基本工具。目前居民的健康档案信息与诊疗信息分散在各家社区和医院,没有形成一个统一的居民电子健康档案,而居民对自己健康档案信息的了解需要和医疗机构提高诊疗质量的需要都希望能够构建统一的居民电子健康档案。只有通过区居民电子健康档案数据中心的建设才能将分散在各家医疗卫生机构各项健康档案资料通过统一的标准汇总存储起来共享,从而形成全市统一的居民电子健康档案,更好地为居民健康提供服务。

居民电子健康档案标准化建设也是提高医疗卫生业务质量和效率的需要。为了满足居民日益增长的医疗服务需要,各医疗卫生机构都积极采取各种措施在有限的医疗资源下提高医疗效率和质量,但由于本身资源限制,以及患者流动性的特点,单纯通过某个医疗机构的自身努力已经很难大幅提高其服务质量和服务效率,而医疗资源紧张和居民对医疗服务需求的矛盾日益体现,必须通过其他的高效手段将区域内所有的医疗资源整合起来。通过建设电子健康档案能够对区域内各医疗机构间的业务进行整合与优化,使区域内的诊疗信息全面共享,加强区域内各医疗卫生机构间的业务合作和交流,改善传统的医疗卫生服务模式和服务流程,从而提高医疗卫生业务的服务质量和效率。

居民电子健康档案主要包括两方面的数据,即公共卫生数据和医疗卫生数据。前者由市、区疾控中心、卫生监督所等卫生机构创建生成;后者是各级医院和医疗机构生成。数据产生和使用的分布如图22-2所示。医疗数据和公共卫生数据是居民电子健康档案中最主要最核心的部分,目前,各医疗卫生机构信息系统不同,医学表达迥异,所生成的诸多医疗卫生信息内容和结构千差万别,不可能直接被组合成组织成居民电子健康档案。因此,必须进行统一规划,建立统一的电子健康档案数据共享和交换标

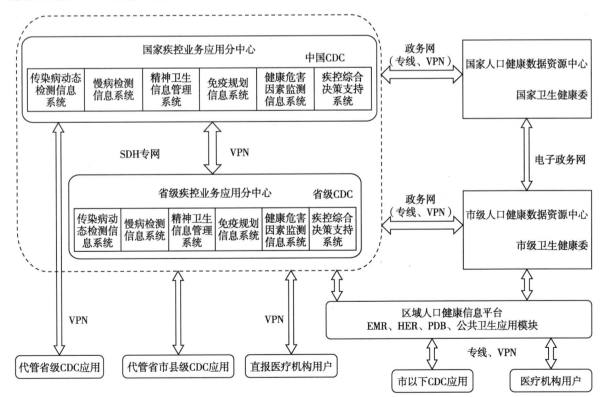

图 22-2　区域卫生信息交换平台的架构

准,建立起机构之间的共享机制,并建立标准化的电子健康档案系统,才能有效地建立贯穿居民全生命周期的、动态更新的电子健康档案。

五、电子健康卡标准需求分析

为有力破解"一院一卡、重复发卡、互不通用"就医堵点问题,居民健康卡作为卫生健康部门面向城乡居民设计发放的全国统一标准的就诊服务卡,自2012年推广实施以来,已在全国28个省份发行应用,在推动跨机构跨区域诊疗服务一卡通用、新农合跨省异地就医结报、促进区域医疗业务协同等便民惠民服务方面,取得了积极成效。为顺应"互联网+医疗健康"服务新业态、新趋势,推动医疗健康服务线上线下融合发展,需要创新拓展居民健康卡建设应用,以电子健康卡为新载体,有效建立互联网时代居民健康统一身份凭证,完善居民享受"互联网+医疗健康"线上线下便民惠民服务统一入口,实现跨机构、跨区域健康服务"一卡通"[6]。普及电子健康卡应用具有重要意义,主要体现在以下三个方面:

1. 有利于破解"多卡互不通用"堵点问题,推动实名制就医 电子健康卡采用国密算法和安全二维码等国产自主可控技术,建立居民健康标识主索引及统一身份认证体系,结合智能终端和移动互联网应用,可以实现跨机构跨地域健康服务"一卡通"和实名制就医,助力解决各地医疗机构一院一卡、重复发卡、互不通用等问题。

2. 有利于推动"互联网+医疗健康"便民惠民服务 患者凭电子健康卡可在任一医疗机构挂号就诊、检查检验、信息查询等,实现区域内医疗机构就诊"一卡通"。通过电子健康卡可打通医疗、医保、银行等服务通道,实现多卡融合应用,促进实现患者自费和医保基金报销便捷支付,实现结算支付服务更便利。

3. 有利于健康医疗大数据汇聚集成和开放共享 通过健康卡跨域主索引标识和授权安全机制,可以有效汇聚形成居民全生命周期电子健康记录,促进跨部门、跨机构、跨区域的数据资源整合,有助于电子健康档案向居民个人开放使用。

第三节　标准化应用

一、区域卫生信息交换平台标准化

(一)标准的选择与本地化研究

为了实现区域内异构的医疗卫生信息系统交互和医疗卫生资源共享的互操作目标,区域卫生信息交换平台的标准化建设实施过程中用到了很多项标准(表22-1)。对表22-1的标准进行限定、合成区域卫生信息交换平台互操作规范,以此为基础开发的区域卫生信息交换平台能够支撑电子健康档案的构建,电子处方、电子病历等数据的实时性交互需求,满足行政、管理以及监督的决策支持需要。

表22-1　区域卫生信息交换平台建设所遵循的标准

标准分类	序号	标准规范名称
数据标准	1	WS/T 303-2009 卫生信息数据元标准化规则
	2	WS/T 304-2009 卫生信息数据模式描述指南
	3	WS/T 305-2009 卫生信息数据集元数据规范
	4	WS/T 306-2009 卫生信息数据集分类与编码规则
	5	WS 370-2012 卫生信息数据集编制规范
	6	WS 363-2011 卫生信息数据元目录
	7	WS 364-2011 卫生信息数据元值域代码
	8	WS 365-2011 城乡居民健康档案基本数据集
	9	WS 371-2012 基本信息基本数据集

标准分类	序号	标准规范名称
	10	WS 372-2012 疾病管理基本数据集
	11	WS 373-2012 医疗服务基本数据集
	12	WS 374-2012 卫生管理基本数据集
	13	WS 375-2012 疾病控制基本数据集
	14	WS 376-2012 儿童保健基本数据集
	15	WS 377-2012 妇女保健基本数据集
	16	卫生应急管理基本数据集
	17	医学数字影像通信基本数据集
	18	新型农村合作医疗基本数据集
	19	卫生信息共享文档编制规范
	20	电子病历共享文档规范
	21	健康档案共享文档规范
技术规范	1	卫生监督信息系统功能规范
	2	妇幼保健信息系统基本功能规范
	3	基层医疗卫生信息系统功能规范
	4	院前医疗急救指挥信息系统基本功能规范
	5	新型农村合作医疗信息系统基本功能规范
	6	慢性病监测信息系统基本功能规范
	7	远程医疗信息系统基本功能规范
	8	医院感染管理信息系统基本功能规范
	9	基于健康档案的区域卫生信息平台技术规范
	10	基于电子病历的医院信息平台技术规范
	11	居民健康卡技术规范
	12	远程医疗信息系统技术规范
	13	妇幼保健服务信息系统技术规范
	14	医学数字影像中文封装与通信规则
	15	区域疾病控制业务应用子平台技术规范
	16	基层医疗卫生信息系统技术规范
交换标准	1	HL7(美国医疗服务信息网络通信协议)3.0 版
	2	DICOM(医学数字成像与通讯标准)
	3	X12N(美国医疗保险业电子数据交换标准)
术语标准	1	临床检验项目分类与代码
	2	LOINC(观测指标标识符逻辑命名与编码)
	3	SNOMED(国际系统医学术语全集)3.5 版
	4	ICD-10(国际疾病分类标准)
	5	CPT(美国医院临床操作服务分类编码和术语标准)

在标准规范的选择方面,主要遵循以下原则。

1. 有国家(行业)标准的,优先遵循国家(行业)标准。

2. 即将形成国家(行业)标准的,争取在标准基本成熟时,将该标准率先引入试用。

3. 无国家(行业)标准,等效采用或约束使用国际标准。

4. 无参照标准,按标准制定规范,自行进行研制。

5. 在编写卫生信息交换标准时,需特别考虑到未来的发展和变化。

6. 在此基础上形成区域医疗卫生信息交换标准。

（二）技术实现

区域卫生信息数据交换平台承担着数据采集与使用的职责,主要涉及医疗服务数据、医疗保障数据、公共卫生数据以及其他类数据等,需要在采集、汇总、清洗、优化、分析这些数据的基础上以各个使用方需要的形式展现出来。如何在信息标准不完全一致的各个异构系统之间实现数据的采集与交换,是区域卫生信息交换平台需要解决的问题。因此,区域卫生信息共享与交换平台的建立是解决区域内各医疗卫生机构内异构数据库互联、数据分布、数据交换与共享等一系列问题的简单而有效的办法,是建设区域医疗卫生业务协同应用、优化区域医疗卫生资源配置的基础设施和技术支撑。区域卫生信息交换平台的架构如图 22-3 所示。

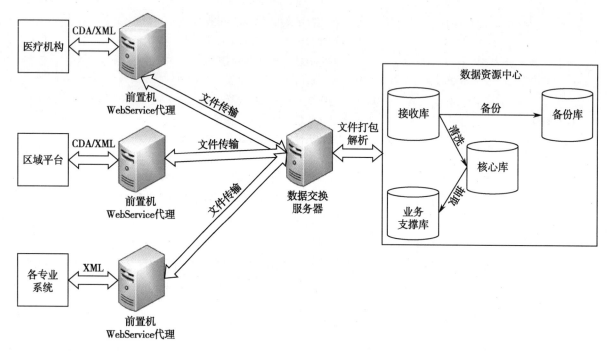

图 22-3　区域卫生数据交换流程

区域卫生信息交换平台是遵循统一的标准规范、基于 SOA 架构、建立在有序的数据结构之上的安全、可靠、高效、可管理、可扩展的数据交换平台,它由分布在各子系统的数据交换服务系统和在数据中心的数据交换监控系统组成。各业务子系统之间的数据交换,和对共享数据库的访问都要通过数据交换平台来完成。平台系统架构在统一的 HCN-XML 消息交互协议框架基础上,由消息交换中心、多种类型适配器、监控系统、管理平台等组成。

基于互操作的区域卫生信息交换平台的标准化实施可充分利用存在于交换客户端和中心端之间的前置机作为中间介质,不仅可以从物理上实现客户端和中心端的数据交换松耦合,不影响客户端系统业务的正常办理,而且支持在不同的通信协议、数据格式或开发语言之间相互转换。在区域卫生信息交换平台的实际应用过程中,对于符合 HL7 接入条件的医疗卫生机构,采用 HL7 CDA 数据采集标准进行采集交换;对于未按 HL7 界定的文档交换方式来建设内部系统或院内整合平台的医疗机构,采取数据库中间表的数据交换方式。即平台基于前置机的数据交换方式包括两种,一种是前置机服务接口交换的方式,另一种是前置机数据库接口交换的方式。

前置机服务接口交换方式主要是在采集数据时,在前置机上部署注册和采集服务接口(服务遵循 IHE ITI 技术规范),由接入系统将系统内数据清洗,并按照标准 XML Schema 文件(同时符合 HL7 CDA)进行格式转换,将其转换为 XML 文档,然后调用前置机注册服务或采集服务实现文档的注册和上传。共享数据时,平台在前置机上部署各种查询服务接口(交叉索引查询、人口学统计信息查询、文档索引查询以及文档查询等),接入系统调用前置机各种查询服务接口实现文档共享。

如图 22-4 所示,前置机服务接口交换方式以 WebService 方式实现。交换的数据被封装成 HL7 CDA

区域影像平台

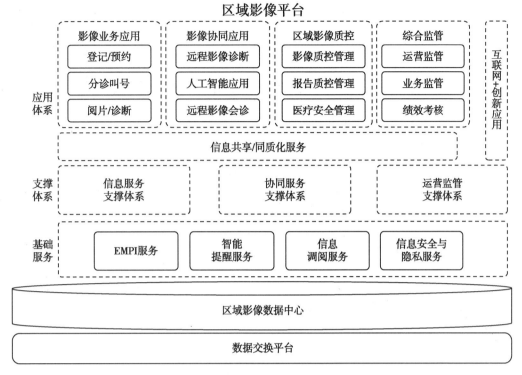

图 22-4　区域诊断中心总体架构

格式。此模式是双向的:一方面,各医疗机构、区域平台以及专业系统通过调用前置机上的 WebService 代理向数据交换服务器实时传输 CDA/XML 文件,这些文件在数据交换服务器上解析后存入数据资源中心;另一方面,各医疗机构、区域平台以及专业系统通过调用前置机上的 WebService 代理向数据交换服务器实时请求 CDA/XML 文件,这些数据从数据资源中心取出并在数据交换服务器上打包后传回。

该方式的主要优点是数据交换实时性、可扩展性非常高。不会因为交换业务的增加调整服务接口。标准的 Web Services 服务接口可以满足各类异构系统接入的需求。缺点是如果交换的数据内容很大,对网络和交换服务器压力会非常大。一旦在忙时产生大并发量的数据交换业务,对服务器运行效率和交换质量会是非常大的考验。

前置机数据库接口交换方式主要是在采集数据时,平台在前置机上安装数据库,按照数据交换业务数据接口规范各业务数据集要求建立交换中间表结构。由接入系统将系统内数据清洗、转换,之后将数据写入前置机接口库。再由前置机上传程序定时、批量将接口库中的数据通过同步或异步的方式调用平台采集数据服务,实现业务数据向平台的上传。共享数据时,由平台的共享服务定时批量将共享数据写入前置机接口库,再由接入系统从接口库中抽取数据到本地数据库服务器,实现数据共享。

在区域卫生信息数据交换平台中,为保证数据交换的数据质量,要求交换数据严格遵循各类标准规范,并通过完整性、准确性、关联性、及时性、稳定性五大维度进行综合的数据质控,从而确保数据质量不断得到改善。区域卫生信息数据交换平台符合国家信息安全等级要求,充分考虑交换数据的物理安全、应用安全、网络传输安全并且重点加强数据的隐私保护。

二、区域诊断中心标准化

(一) 标准的选择与本地化研究

在与各医疗机构、第三方检验机构对接过程中,区域诊断中心系统会与 PACS、LIS、医院集成平台等系统存在诸多交互,需完成相关标准接口建设,包括影像检查数据采集上传接口、平台服务调阅接口等,同时需要遵循国家与国际相关技术规范与数据标准(表 22-2),结合实际情况,研究制定相关数据标准和标准化接口文档,指导基层和医院信息系统标准化改造,实现区域医学检查、检验在联网机构之间的结果互认。

表 22-2　区域诊断中心建设所遵循的标准

标准分类	序号	标准规范名称
数据标准	1	WS/T 303-2009 卫生信息数据元标准化规则
	2	WS/T 304-2009 卫生信息数据模式描述指南
	3	WS/T 305-2009 卫生信息数据集元数据规范
	4	WS/T 306-2009 卫生信息数据集分类与编码规则
	5	WS 370-2012 卫生信息数据集编制规范
	6	WS 363-2011 卫生信息数据元目录
	7	WS 364-2011 卫生信息数据元值域代码
	8	WS 365-2011 城乡居民健康档案基本数据集
	9	WS 371-2012 基本信息基本数据集
	10	WS 372-2012 疾病管理基本数据集
	11	WS 373-2012 医疗服务基本数据集
	12	WS 374-2012 卫生管理基本数据集
	13	WS 375-2012 疾病控制基本数据集
	14	WS 376-2012 儿童保健基本数据集
	15	WS 377-2012 妇女保健基本数据集
	16	卫生应急管理基本数据集
	17	医学数字影像通信基本数据集
	18	卫生信息共享文档编制规范
	19	电子病历共享文档规范
	20	健康档案共享文档规范
技术规范	1	卫生监督信息系统功能规范
	2	基层医疗卫生信息系统功能规范
	3	新型农村合作医疗信息系统基本功能规范
	4	慢性病监测信息系统基本功能规范
	5	远程医疗信息系统基本功能规范
	6	基于健康档案的区域卫生信息平台技术规范
	7	远程医疗信息系统技术规范
	8	医学数字影像中文封装与通信规则
	9	基层医疗卫生信息系统技术规范
交换标准	1	HL7(美国医疗服务信息网络通信协议)3.0 版
	2	DICOM(医学数字成像与通讯标准)
	3	X12N(美国医疗保险业电子数据交换标准)
术语标准	1	临床检验项目分类与代码
	2	LOINC(观测指标标识符逻辑命名与编码)
	3	SNOMED(国际系统医学术语全集)3.5 版
	4	ICD-10(国际疾病分类标准)
	5	CPT(美国医院临床操作服务分类编码和术语标准)

在标准实施和落地之前,往往需要进行标准的本地化研究工作。通常,由本地政府部门牵头,成立标准规范本地化研究小组,以本地需求为导向,参考遵循国家、国际相关标准,制定符合本地需求的数据与信息交换地标。遵循国家与国际相关技术规范与数据标准,结合地区实际情况,研究制定相关数据标准和标准化接口文档,指导基层和医院信息系统标准化改造,实现区域医学检查、检验在联网机构之间的结果互认。

（二）技术实现

区域诊断中心系统为区域医疗机构之间的数字化医学影像、数字化检验项目业务协作和数据共享提供一个有效的平台,以医联体为单位,将区域内大型医院建设成多个区域临床影像诊断、会诊中心、区域临检中心。二级、三级医院加大对社区卫生服务中心的定向帮扶,以信息化为载体,实行一体化服务。区域诊断中心可以实现区域范围内患者资料、影像检查资料(包括 CR、DR、CT、MR、超声等)的全面共享,实现医疗机构向第三方检验机构或上级医疗机构的检验委托业务流转。通过远程诊断等统一的公共平台,提升基层的影像诊断水平。实现区内检验医疗资源的整合,提高社区医院的检验能力。

下面以区域影像中心为例,具体说明平台建设的技术方案。

采用 SOA(面向对象的设计方法)设计思路,实现两个影像闭环。首先,基层医院采用 B/S 的架构,只需要部署相应的客户端,即可实现从检查登记、拍片、写报告、临床调阅这一闭环,满足电子病历评审要求;其次,满足区域影像协同闭环需求,基层医院对患者进行登记、拍片、患者影像上传、诊断中心诊断报告书写、报告返回这一闭环。该平台总体包含三个模块,即基础服务模块、支撑体系模块、应用体系模块(图 22-5),基于标准的医学系统架构(IHE)、标准的医学数据交换(HL7)以及影像交换标准(DICOM)等,实现平台内部、平台与外部系统之间无缝融合。

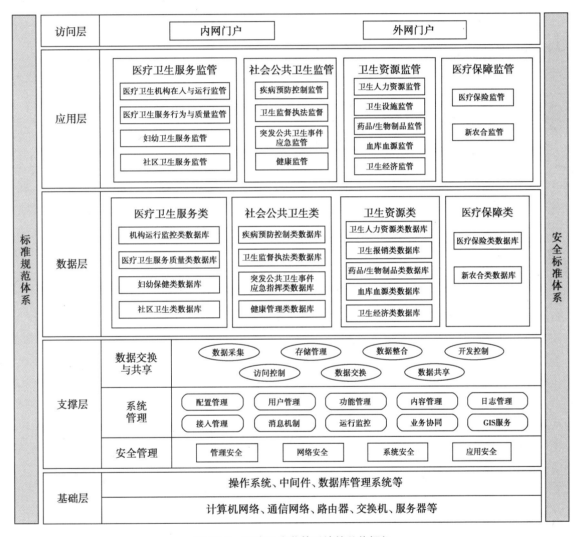

图 22-5 医疗卫生监管系统的总体框架

集中式存储方案以诊断中心医院现有 PACS 为影像数据中心,所有影像都存储在诊断中心医院,对区域 PACS 影像信息进行集中存储,提供影像信息查询调阅服务,也是区域影像的数据中心。分布式存储方案以诊断中心医院现有 PACS 组建影像数据检索中心,该中心为所有的二级和社区医院提供影像信息检索服务,所有影像都存储在各社区医院自身的 PACS 中,通过网络只上传影像索引,中心通过影像索引调阅各社区医院 PACS 中的影像信息。其他社区医院可以通过影像数据中心授权,调阅其他医院的影像信息和检查报告等相关数据。

针对区域内各个医疗机构信息化建设现状,采用集中分布式的影像数据存储方式,针对区域内大型的二级、三级医院,采用分布式的存储方式,二级、三级医院影像数据存放在本地,只上传影像索引即可;

针对基层医疗机构,无须每个医疗机构都购置存储设备,产生的影像将集中存放在影像数据中心,利用EMPI、IHE XDS-I、PIX 等技术实现影像数据共享。

区域诊断中心能够整合区域内优质的医疗资源,利用信息化的手段,对医疗资源重新分配,不仅可以扩大优质医疗服务覆盖范围,还大大提升了基层医院医疗业务能力,真正实现了"信息多跑路,患者少跑路"的目标,推进"基层首诊、双向转诊、急慢分治、上下联动"的落地,为健康中国添砖加瓦。

三、医疗卫生监管标准化

(一) 标准的选择与本地化研究

为了实现医疗资源监管,我国已研制、发布了 4 项卫生信息系统功能规范:WS/T 452—201《卫生监督业务信息系统基本功能规范》,在卫生资源监管标准化建设实施过程中用到了很多项标准(表 22-3)。对以下标准进行限定、合成区域卫生资源监管建设规范,以此为基础开发的区域卫生资源监管平台能够满足行政、管理以及监督的决策支持需要。

表 22-3　区域卫生资源监管建设所遵循的标准

标准分类	序号	标准规范名称
数据标准	1	WS/T 303-2009 卫生信息数据元标准化规则
	2	WS/T 304-2009 卫生信息数据模式描述指南
	3	WS/T 305-2009 卫生信息数据集元数据规范
	4	WS/T 306-2009 卫生信息数据集分类与编码规则
	5	WS 370-2012 卫生信息数据集编制规范
	6	WS 363-2011 卫生信息数据元目录
	7	WS 364-2011 卫生信息数据元值域代码
	8	WS 371-2012 基本信息基本数据集
	9	WS 372-2012 疾病管理基本数据集
	10	WS 373-2012 医疗服务基本数据集
	11	WS 374-2012 卫生管理基本数据集
	12	WS 375-2012 疾病控制基本数据集
	13	WS 376-2012 儿童保健基本数据集
	14	WS 377-2012 妇女保健基本数据集
	15	卫生应急管理基本数据集
	16	卫生信息共享文档编制规范
	17	电子病历共享文档规范
	18	健康档案共享文档规范
技术规范	1	卫生监督信息系统功能规范
	2	慢性病监测信息系统基本功能规范
交换标准	1	HL7(美国医疗服务信息网络通信协议)3.0 版
术语标准	1	LOINC(观测指标标识符逻辑命名与编码)
	2	SNOMED(国际系统医学术语全集)3.5 版
	3	ICD-10(国际疾病分类标准)
	4	CPT(美国医院临床操作服务分类编码和术语标准)

在标准规范的选择方面,优先遵循国家(行业)标准。同时,在标准实施和落地之前,结合本地区实际情况,需要进行标准的本地化研究工作,制定符合本地需求的居民健康卡地方标准。

(二) 技术实现

《中共中央、国务院关于深化医药卫生体制改革的意见》中明确提出要建立实用共享的医药卫生信息系统、建立严格有效的医药卫生监管体制。医疗卫生监管与医疗卫生信息化作为医改"四梁八柱"中

"八柱"的重要组成部分,医疗卫生监管信息化的重要性不言而喻。通过 GIS 平台与区域卫生信息平台的应用以及 J2EE 技术、XML 技术、GPS 技术、RFID 技术、GPRS 技术、工作流管理/流程化和 Web Service技术等信息技术的推广,打破地域性、时间性等的限制,区域内各监管主体间实时进行交流沟通并获得信息,及时掌握医疗卫生领域各方面的动态变化,从而有效、快速发现违规行为并采取相应措施,实现网络化、智能化、实时动态监管。

完整的医疗卫生监管系统涵盖医疗卫生供给、需求和支付等各方,包括政府内监管、行业监管和社会监督三个类别,以及医疗卫生服务监管、公共卫生监管、卫生资源监管和医疗保障体系监管四大部分。①医疗卫生服务监管:主要包括医疗卫生机构准入与运行、医疗卫生服务行为与质量监管以及妇幼卫生与社区卫生等特定领域卫生服务的监管;②公共卫生监管:主要包括疾病预防与控制、突发公共卫生事件应急指挥、食品卫生、传染病卫生、学校卫生、公共场所卫生、化妆品卫生、消毒卫生、生活饮用水卫生、职业卫生和放射卫生等公共卫生监管以及健康监管;③卫生资源监管:主要包括药品、生物制品、卫生设施、卫生人力资源、血库血源、卫生经济等方面的监管;④医疗保障体系监管:主要包括医疗保险监管、新农合监管等。医疗卫生监管系统的总体框架由五个层次(图 22-6)。

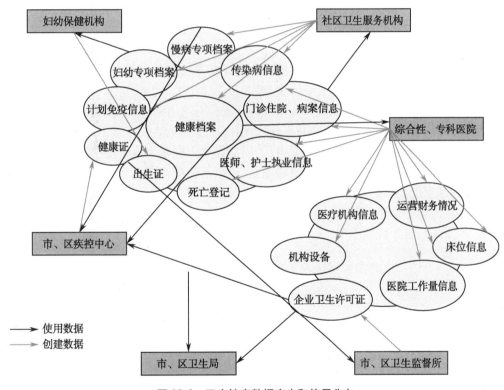

图 22-6 卫生健康数据产生和使用分布

1. 基础层 基础层是指支撑系统的硬件设备和网络平台,是系统的基础设施,包括计算机网络、通讯网络、操作系统、中间件、数据库、数据库管理系统等。

2. 支撑层 支撑层包括三部分:安全管理支撑、系统管理支撑、数据交换与共享支撑。①安全管理:包括物理安全、网络安全、系统安全和应用安全四个层次;②系统管理:为系统的管理提供支撑,包括配置管理、用户管理、功能管理、内容管理、日志管理、接入管理、消息机制、运行监控、业务协同、GIS 服务等;③数据交换与共享:为系统数据的交换与共享提供支撑,包括数据的采集、存储、整合、交换与共享以及并发控制和访问控制。

3. 数据层 数据层主要为系统实现其业务功能提供相关数据,数据由区域卫生信息平台中的数据中心从各医疗卫生机构获取整合后提供,主要包括四方面数据。①医疗卫生服务类:包括机构运行监控类、医疗卫生质量类、妇幼保健类、社区卫生类;②公共卫生类:包括疾病预防控制类、突发公共卫生事件应急类、卫生监督执法类、健康管理类;③卫生资源类:包括卫生人力资源类、卫生设施类、药品/生物制品类、血库血源类、卫生经济类;④医疗保障:包括医疗保险类和新型农村合作医疗类。

4. 应用层 应用层主要是系统所提供的业务服务功能,主要包括:①医疗卫生服务监管:包括医疗卫生机构准入与运行监管、医疗卫生服务行为与质量监管、妇幼保健监管、社区卫生监管;②公共卫生监管:包括疾病预防控制监管、突发公共卫生事件应急指挥监管、卫生监督执法监管、健康监管;③卫生资源监管:包括卫生人力资源监管、卫生设施监管、药品/生物制品监管、血库血源监管、卫生经济监管;④医疗保障:包括医疗保险监管和新型农村合作医疗监管。

5. 访问层 访问层包括内网门户和外网门户两部分。①内网门户:是基于数据共享基础上对内(指卫生监管机构范围内)的信息的发布和使用。建立卫生监管系统内统一的业务应用访问界面,可以消除系统内机构间点对点复杂的连接。把医疗卫生监管事务之间、业务之间相关的部分集中到一起,有利于统筹安排,相互衔接。②外部门户:作为医疗卫生监管系统统一的外部访问界面,表现为监管信息发布及监管业务应用的门户站点,把原来分散的监管业务与信息集中到一个平台上,增加灵活性和通用性,方便公众和各监管机构获得全面的监管信息。

医疗卫生监管系统的建设还包括安全体系和标准规范体系两大支柱。

四、电子健康档案标准化

(一) 标准的选择与本地化研究

为了支持全国居民电子健康档案建设,我国从国家层面上规范数据元的描述和表示等标准化问题,卫生部于2009年颁布了《健康档案基本架构与数据标准》,根据有关业务规范,对健康档案中涉及的数据项进行了全面整理和初步规范化。2011年,卫生部标准委员会颁布了卫生行业标准《卫生信息数据元目录》(WS.363)和《卫生信息数据元值域代码》(WS.364),不但统一了卫生领域的数据元及其属性描述,也规范了数据元值域代码,为电子健康数据交换和共享及区域卫生信息平台建设打下了良好的基础。

电子健康档案(electronic health record,EHR)是以居民个人健康为核心,贯穿整个生命过程,涵盖各种健康相关因素,不仅包括人民接受医疗服务的记录,还包括免疫接种、接受保健服务、参与健康教育活动的记录等,实现信息的多渠道动态收集,满足居民自身需要和健康管理的信息资源。因此,居民电子健康档案数据标准的选择需涵盖医疗卫生活动、健康管理活动的各个环节,技术规范则主要选择了基于健康档案的区域卫生信息平台技术规范(表22-4)。

表22-4 居民电子健康档案系统建设所遵循的标准

标准分类	序号	标准规范名称
数据标准	1	WS/T 303-2009 卫生信息数据元标准化规则
	2	WS/T 304-2009 卫生信息数据模式描述指南
	3	WS/T 305-2009 卫生信息数据集元数据规范
	4	WS/T 306-2009 卫生信息数据集分类与编码规则
	5	WS 370-2012 卫生信息数据集编制规范
	6	WS 363-2011 卫生信息数据元目录
	7	WS 364-2011 卫生信息数据元值域代码
	8	WS 365-2011 城乡居民健康档案基本数据集
	9	WS 371-2012 基本信息基本数据集
	10	WS 372-2012 疾病管理基本数据集
	11	WS 373-2012 医疗服务基本数据集
	12	WS 374-2012 卫生管理基本数据集
	13	WS 375-2012 疾病控制基本数据集
	14	WS 376-2012 儿童保健基本数据集
	15	WS 377-2012 妇女保健基本数据集
	16	健康档案共享文档规范
技术规范	1	基于健康档案的区域卫生信息平台技术规范
交换标准	1	HL7
	2	DICOM

在标准规范的选择方面,电子健康档案数据共享和交换标准优先遵循国家(行业)标准。在标准实施和落地之前,结合本地区实际情况,需要进行标准的本地化研究工作,制定符合本地需求的居民电子健康档案建设相关地方标准。例如结合本地区的业务实际,进一步确认居民电子健康档案的信息处理和服务的细目,以发布的健康档案基本架构与数据标准(试行)等相关标准规范为基础,基于本地实际情况,确立个人健康档案和医疗卫生机构分析统计最小数据集和数据交换规范,确定公共接口标准和交互准则,逐步建立配套的功能管理规范和信息安全规范,切实保障个人隐私保护和信息共享权限的合法性;对 HL7、LOINC 等国际标准进行本地化研究,使其适用于本地区电子健康档案建设。

(二) 技术实现

我国在电子健康档案建设方面存在着政府主导力不够、缺乏规范化标准化、共享机制不健全等问题。国内绝大多数的医疗信息系统都是按医疗专业的组织结构而设计的。在这样的结构中,系统自然就产生了很多"信息孤岛"。每个系统仅能管理患者整个医疗周期中的一部分信息,而要访问系统外部的患者信息则非常困难。由于缺乏系统互操作性,医生常常在患者信息不完整的情况下进行诊断和治疗,而这造成了重复的检查,或低质量的治疗。为了安全、有效的医疗,覆盖整个医疗服务周期中各个活动的连续性以及安全可靠的患者病史数据检索是至关重要的。具有互操作性的电子健康档案则会很好地满足这种需求。

电子健康档案系统支持居民电子健康档案的建立、传输、处理和利用的物理支持和管理法规。把个人的健康记录以约定的标准格式,收集和存储在系统内形成居民电子健康档案,依法依规在专用网络内,供授权机构和人员共享,更快、更准、更完整地获取和利用社会医疗卫生信息资源,为提高人民的健康水平服务。系统通过统一的信息交换平台,社区、医院及公共卫生服务机构能够将患者的健康档案基于统一电子健康档案数据标准和接口标准进行共享。

电子健康档案系统标准化的数据整合交换体系结构如图 22-7 所示。平台的核心主要包括硬件网络基础设施层、数据中心数据层、业务服务层、数据交换层四个层次,还包括贯穿四个层次的标准规范体系和安全保障体系两大体系。硬件网络基础设施层是指支撑电子健康档案平台的硬件设备和网络平台,其是电子健康档案平台的基础设施。数据中心数据层主要是实现基于健康档案的区域卫生信息平台的数据存储,需要解决数据存储的结构、模型、内容、数据库管理软件的选型等。业务服务层和数据交换层主要实现基于健康档案的区域卫生信息平台的数据采集、交换与共享,数据交换层是直接与外部系统进行沟通的技术层,业务服务层是基于数据交换层,根据数据结构设计各种业务服务组件来完成平台

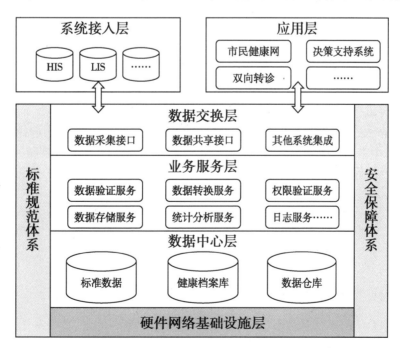

图 22-7　电子健康档案互联互通系统体系结构

数据的采集、存储与共享。

标准规范体系是区域卫生信息平台中必须遵循和管理的数据标准,是平台运行和应用的数据基础。安全保障体系是从物理安全到应用安全保障整个平台的正常运营。平台的外围主要包括系统接入层和应用层,系统接入层主要是指各医疗机构基础业务系统的接入,应用层是对采集数据的应用及其他功能的扩充。

居民电子健康档案系统需要实现区域内以患者为中心的健康档案的采集交换、档案授权、隐私保护、档案模板管理、档案管理策略、档案统计分析等基本功能,还可以实现基于内容和语义的档案检索、基于档案的实时疾病预警监控引擎等高级功能。

居民电子健康档案主要子系统以及功能如下。

1. 健康档案注册库 包括档案注册、档案查询、档案检索、档案管理等功能。

2. 健康档案存储库 包括档案发布、档案存储、档案获取等功能。

3. 患者主索引 包括患者唯一号管理、基本信息管理、患者关系管理、ID 映射管理、主索引查询、主索引数据维护、重复信息匹配等功能。

4. 档案授权 授权策略管理、临时授权、授权校验等功能。

5. 元数据管理 包括档案数据集管理、档案模板管理、档案内容合规校验等功能。

6. 档案隐私保护 包括隐私保护策略管理、档案隐私保护处理等功能。

7. 健康档案数据仓库 包括数据模型管理、数据 ETL(Extract-Transform-Load,即填充、更新数据仓库的数据抽取、转换、装载的过程)、主题数据集市、联机分析查询、数据挖掘、报表管理等功能。

其中患者主索引(EMPI)是居民电子健康档案系统的重要子系统之一,负责维护区域内患者的唯一识别号,并能够建立患者在不同医疗服务机构的识别号之间的映射关系,同时维护权威的患者基本信息。

五、电子健康卡标准化

(一) 标准的选择与本地化研究

基于区域卫生信息平台,普及和应用居民健康卡是为了让居民健康卡成为群众享受各项卫生计生服务的连接介质,通过统一的个人信息基础载体实现医疗卫生服务跨系统、跨机构、跨地域互联互通和信息共享。为加快推进居民健康卡的覆盖面,自 2011 年开始,国家卫生计生委先后颁布了《居民健康卡技术规范》(卫办发〔2011〕60 号)和《居民健康卡管理办法(试行)》,统一了居民健康卡的技术规范,明确了芯片信息、终端改造、系统建设、数据交换的统一标准,有力推动了居民健康卡在各级各类医疗卫生机构及公共服务领域的联网通用。电子健康卡是居民健康卡的线上应用新形态,实现了由"单一线下实体"向"线上线下一体化"创新发展,共同构成居民健康卡"虚实结合"服务网络,为不同适用人群与适用业务提供形式多样的便捷就医服务。健康卡是居民在各区内各医疗机构看病就医的身份凭证,为了实现居民身份信息有效共享、识别这一互操作目标,居民健康卡的标准化实施选择了在居民健康卡制卡、办理、管理、使用中涉及的数据标准、技术标准、交换标准、安全隐私及设备检测标准(表 22-5)。

表 22-5 居民健康卡建设所参考和遵循的标准

标准分类	序号	标准规范名称
数据规范	1	卫生信息数据元目录
	2	卫生信息数据元值域代码
	3	城乡居民健康档案基本数据集
	4	中华人民共和国行政区划代码
	5	人的性别代码、婚姻状况代码
	6	中国各民族名称的罗马字母拼写法和代码
	7	学历代码

续表

标准分类	序号	标准规范名称
	8	职业分类与代码
	9	居民身份证号码
	10	户口类别代码
	11	国际疾病分类第九版临床修订
	12	国际疾病与相关健康问题分类代码第十版
	13	全国组织机构代码编制规则
	14	信息交换用汉字编码字符集-基本集
	15	128 条码
技术规范	1	居民健康卡技术规范
	2	识别卡 非接触式集成电路卡接近式卡
	3	识别卡 记录技术 第2部分
	4	识别卡 物理特性
	5	中国金融集成电路(IC)卡规范
	6	银行卡卡片规范
	7	银行卡发卡行标识代码及卡号
	8	电磁兼容 试验和测量技术
	9	集成电路(IC)卡读写机通用规范
	10	自助服务终端通用规范
	11	中国金融集成电路(IC)卡规范
		识别卡 非触点集成电路卡 接近式卡 第2部分:射频能量与信号接口
	12	识别卡 非触点集成电路卡 接近式卡 第3部分:初始化和防碰撞
	13	机电设备机电器件规范
安全、隐私、设备检测规范	1	信息技术设备的安全
	2	信息技术设备的无线电骚扰限值和测量方法
	3	识别卡 物理特性
	4	集成电路(IC)卡读写机通用规范
	5	低压电气及电子设备发出的谐波电流限值
	6	识别卡无触点集成电路卡 第一部分物理特性
		识别卡 无触点集成电路卡 第三部分电信号和复位规程
		识别卡 无触点集成电路卡 第四部分 传输协议

在标准规范的选择方面,优先遵循国家(行业)标准。同时,在标准实施和落地之前,结合本地区实际情况,需要进行标准的本地化研究工作,制定符合本地需求的居民健康卡地方标准。

（二）技术实现

电子健康卡是以居民健康跨域主索引为核心的居民健康统一身份认证体系,电子健康卡跨域主索引系统(图22-8),数据资源中心主要提供居民信息、卡管信息、跨域主索引信息等数据实体的存储,平台服务主要包括居民注册服务、交叉索引服务、居民身份匹配引擎、隐私保护与安全模块、业务统计。电子健康卡的应用可以实现对医院院内患者主索引在区域范围与健康全程两个层面的延伸扩展,在更高层次上创新实现对医院就诊卡、妇幼保健卡、计划免疫卡以及身份证、社保卡、银医卡等各类居民就医服务介质的兼容使用和关联注册。电子健康卡脱离了与其他医疗服务卡竞争使用的局面,有效解决了多卡难以集成统一的现实问题。

电子健康卡要求各接入单位在所有涉及用户的业务系统进行改造,并在用户信息登记功能场景(如诊疗业务的挂号、入院登记、体检登记、预约,社区公卫业务中的建档,计划免疫业务中的建卡等)中支持"发卡""读取卡信息""修改卡信息"接口,在用户身份识别功能场景(如诊疗业务的收费、检查登记、取药,社区公卫业务中的档案调取、预约随访,计划免疫业务中的报到登记、预约等)中支持"读取卡信息""验证码校验"接口,在用户管理功能场景中支持"换卡""绑定卡""挂失""解挂失""修改密码""重置密码""注销卡"接口。

◎ 应 用 篇

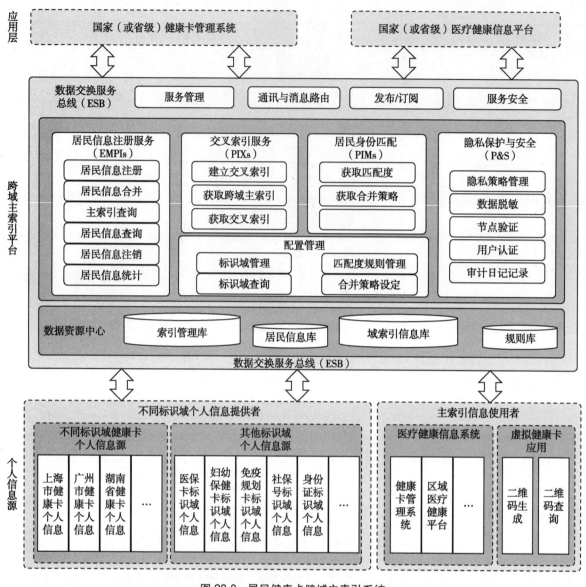

图 22-8 居民健康卡跨域主索引系统

（高昭昇　李翠华　徐静）

参 考 文 献

[1] 佟子林,吴皓达.我国卫生信息标准化建设现存问题及建议[J].中国医药指南,2011,9(13):172-173.

[2] 华悦,王晓丽.区域卫生信息化建设标准体系初探[J].软件产业与工程,2012(04):36-39.

[3] 许培海.我国区域卫生信息平台建设现状及趋势研究[J].中国数字医学,2016,11(05):23-26.

[4] 徐珂,何萍.基于 PACS 共享平台的远程影像协同服务的应用研究[J].中国卫生信息管理杂志,2016,13(02):177-180.

[5] 周拴龙,孙齐梦.我国电子健康档案建立与应用进展[J].医学信息学杂志,2017,38(08):2-5,10.

[6] 张学高,周恭伟,汤学军.电子健康卡的设计与应用[J].中国卫生信息管理杂志,2018,15(03):237-241.

第二十三章　中医药信息标准应用

本章的内容包括中医药信息标准应用概述、中医药信息标准体系以及中医药信息标准应用三个部分，主要从中医药信息标准建设的现状、中医药信息标准体系的概念、作用以及中医药数据标准三个方面阐述了中医药信息标准应用，中医药信息标准是中医药信息化建设的基础，在中医药信息化中发挥了关键性作用。本章重点介绍了已发布的中医药相关数据标准的内容及应用，包括《中医病证分类与代码》《全国主要产品分类与代码》（中药部分）、《中药编码规则及编码》三个国家标准。

第一节　概　　述

中医药是我国医药卫生事业的重要组成部分，大力推进中医药信息化是中医药事业发展的重要保障，是贯彻落实科学发展观、全面建设小康社会、构建和谐社会的重要措施[1]。加强中医药信息化建设是目前我国中医药改革创新的重大部署，也是中医走向现代化的必经阶段。中医药信息服务能力和水平不断提高，中医药信息化带来的巨大经济效益和社会价值日益显现[2]。中医药信息化建设是一项复杂的系统工程，包含的领域多、应用的范围广。在这项系统工程的建设中，如何有效地开发、利用信息资源和信息技术，实现资源共享；如何确保信息化基础设施建设的优质高效和信息网络的互联互通，保证信息的安全性和可靠性；如何加强规范和管理，提高信息化服务的质量和工作效益，都是中医药信息化建设面临的关键问题。我国信息化建设实践表明，这些问题的解决离不开标准化[3]。

标准作为衡量学科成熟度、学术发展水平的重要标志，在理论基础上是对法律法规的补充和完善，具有极强的规范性，在具体实践中也是指导实践最重要的依据[4]。标准化是全面推进信息化的技术支撑和重要基础，是构成国家信息化的六个关键因素之一。

中医药信息标准化是中医药发展事业的重要组成部分。国家中医药管理局以中华人民共和国国民经济和社会发展五年规划为依据，规划制定中医药事业发展五年规划，指导中医药事业的发展。中医信息标准化是以简化、统一、协调、优选为原则，对中医医疗、教育、科研、管理的各个环节、过程和对象，制定各项规范性文件并予以贯彻实施的活动。中医药信息标准更是规范中医药业务应用信息系统建设、搭建信息平台、共享和交换中医药信息的关键，运用现代标准化的技术和方法，以标准的形式固定中医药行业应用系统的建设模式、数据元信息、基本功能、数据库建设、信息安全等，有效推进、指导和规范各级各类中医药机构开展中医药信息化建设。开展中医药信息标准化研究，将信息化建设中涉及的大量标准和规范,按其内在联系进行系统地、有序地整理和规划,可以进一步明确信息化、标准化建设的工作重点,为中医信息标准化建设指明方向,为中医药信息化建设提供切实的保障[5]。

中医药信息标准化是贯彻落实传承发展中医药事业的重要举措,是推进中医药信息化跨越式发展的基础保障,有利于加快信息技术在中医医疗、保健、科研、教育、文化、产业、国际交流中的应用,有利于激发中医药五种资源的活力。将信息化建设中涉及的大量标准和规范,按其内在联系进行系统地、有序地制定,为中医药现代化建设与发展提供切实的保障。

一、中医药信息标准建设的现状

《中华人民共和国中医药法》的颁布、《中医药发展战略规划纲要(2016-2030)》的出台,表现了国家对中医药事业发展的重视。我国从 20 世纪 70 年代末就开始信息分类编码标准化工作。20 世纪 90 年代至今,我国发布《中医病证分类与代码》《全国主要产品分类与代码》(中药部分)、《中医基础理论术语》等中医药国家标准,《中医病证诊断疗效标准》等行业标准和团体标准,涉及中医医疗、保健、科研、教育、产业等领域。编制印发《中医药信息标准体系表(试行)》《中医药信息化建设基本规范》和《中医医院信息系统基本功能规范》,开展《中医结构化电子病历功能技术规范》《中医药信息数据元目录及值域代码》等标准的研制,参与世界卫生组织《国际疾病分类代码(ICD-11)》传统医学部分的编制工作。2014 年,国际标准化组织(ISO)发布《中医药学语言系统语义网络框架》和《中医药文献元数据》两项中医药信息国际标准。

2015 年,国际标准化组织(ISO)发布《ISO/TS 18790-1:2015 中医药信息标准体系框架与分类》国际标准。该标准实现了中医药信息标准体系的顶层设计,有助于中医药行业内部共识及其与大健康信息标准之间的衔接,对于中医药信息标准体系建设、信息标准制(修)订、规划计划制定等,具有深远意义。该项标准对中医药信息标准的范围进行了清晰界定,提出了中医药信息标准类别的全面定义和分类方法,建立了中医药信息标准应用和内容描述的共识,区分出不同信息标准的制定过程及其相互关系。明确了"中医药信息标准"的研究范围主要是中医药信息领域的标准化,目的是使中医药信息和数据达到兼容和一致,减少信息和数据的重复和冗余,促进各个独立信息系统间的互操作,以及与其他健康信息系统之间的兼容与协调。该项标准规定了中医药信息标准体系的三维框架,即业务域维、信息化要素维和特异度维。①业务域维:主要指中医药信息涉及的业务主题域范围,包括医疗保健、临床研究、文化教育、中药生产流通、中药资源监测、信息管理六个方面;②信息化要素维:划分为术语资源、数据资源、信息系统、电子设备通讯四个类别;③特异度维:指从抽象概念模型过渡到具体操作规范的水平,分为概念层、逻辑层、物理层三个层次。

2015 年,国家中医药管理局立项研究与制定 101 项中医药信息的基础标准、数据标准、技术标准和管理标准,研究和制定中医药数据元、数据集、功能规范、建设指南、信息分类与代码等信息标准,涉及中医药电子政务、临床医疗、临床药物、临床护技、医院管理和中医馆等领域,由全国 13 个省市的 36 所中医药机构(大学、医院、科研院所)承担。目前首批 54 项标准已于 2019 年 3 月 20 日由中国中医药信息学会以团体标准形式发布,2019 年 5 月 1 日正式实施。初步构建了与卫生信息标准相融合的中医药信息标准体系。

中医药信息标准化建设还存在一些问题,如信息标准体系不尽合理,信息标准数量较少,中医电子病历、中医药健康服务等领域的行业标准和团体标准缺失,缺乏有效的信息标准宣传和推广应用措施,机房建设、信息安全等通用标准未能有效应用,中医药信息标准专业人才缺乏,中医药信息标准制(修)订技术与方法掌握不足[6]。

二、中医药数据标准

中医药信息标准化工作是推动中医药信息化发展、规范中医药业务应用信息系统建设、实现信息共享和交换的基本需要,对新时代推进中医药信息化建设踏上新征程、中医药振兴发展意义深远。中医药作为我国独具特色的卫生资源,在信息化发展历程中同样面临着标准化程度不高、数据定义不一致造成的信息孤岛、信息烟囱、数据鸿沟、数据垃圾和数据冲突等问题。中医药信息数据标准化促进了数据之间的共享,方便快捷地完成了中医临床数据的收集、储存、数据处理等工作,在很大程度上促进了医疗、临床教学、科研工作的发展。

数据标准广义上指标准化的数据定义及表示,是信息语义互联互通的关键,数据标准化是信息化的基础工程,但中医药数据标准研究目前滞后于业务发展和应用需求,当前我国全面实施健康中国战略,大力发展健康医药产业,健康医疗领域不断拓展,新兴信息技术广泛应用,中医药医疗数据急剧增长,现有数据标准难以支撑新业务和技术的发展。随着时代发展,应准确把握新时代中医药发展方向,对准国际先进标准,围绕业务应用需求,加强顶层设计,创新标准化方法,加快推进中医药数据标准研究,针对中医药健康医疗大数据发展需求,加快构建中医药数据标准体系,研制可有效落地的标准数据,提高标准使用的广度与深度。中医药数据标准化工作是一项长期的、复杂的任务,随着医疗信息化工作的深入拓展,中医药信息应用需求不断增加,数据标准需要不断地修订、补充和完善。

三、《中医病证分类与代码》

(一) 内容简介

国家标准《中医病证分类与代码》(Classification and codes of diseases and ZHENG of traditional Chinese medicine)GB/T 15657—1995 于 1995 年 7 月 25 日颁布,1996 年 1 月 1 日实施[7]。

该标准分别规范了临床常用的中医病名和证候名称及分类原则,并根据中医学术特点,明确规定了中医疾病采用"中医病名+中医证候名"并列诊断的模式。共收录中医病名 624 个、证候名称 1 625 个,其分类原则、编码方法和编目方法简介如下:

1. 中医病证分类

(1) 病名分类原则:病名的分类以该病所属的临床科别和专科系统进行类目和分类目分类;病名的科属类别为内科、外科、妇科、儿科、眼科、耳鼻喉科、骨伤科共计 7 个类目;病名的专科系统分类目以病名科属中的二级专科划分为据分类,如肺系病类、肝系病类、疮疡病类等 52 个专科系统分类目。

(2) 证候分类原则:证候分类以中医学辨证系统归划类目,分为病因、阴阳气血津液痰、脏腑经络、六经、卫气营血六大类,并将某些属性不明确而暂无法归类的证候均归入"其他证候类"中;以各类目中的证候属性为分类目、细类目进行证候分类,如风证类、风毒证类等共计 259 个。

2. 中医病证的分类编码方法　病名分类编码采用汉语拼音字母和阿拉伯数字混合编码方式,由病名标识位、科别类目位、专科系统分类目各占 1 位,病名序号占 2 位,尾码占 1 位,共 6 位码长(图 23-1)。

(1) 病名标识位:以汉字"病"的拼音首字母"B"作为病名标识符。

(2) 科别类目位:以各科别名称的第一个汉字的拼音首字母为科别类目标识符。

(3) 专科系统分类目:以其专科系统名称的第一个汉字的拼音首字母为专科系统分类目标识符。

(4) 病名序号位:在同一个科别类目和专科系统分类目中的多种病名序号位,以保证每一个病名有一个不重复的独立编码。

(5) 病名尾码位:当一个病名需要进一步细分而进行标识的码位,标识符为阿拉伯数字。

证候分类编码采用汉语拼音字母和阿拉伯数字混合编码方式,由证候标识位、证候类目、证候分类目、证候细类目、证候序号、证候尾码各占 1 位,共 6 位码长(图 23-2)。

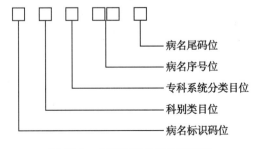

图 23-1　中医病名分类代码结构

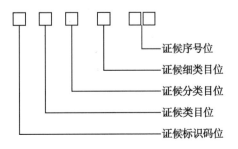

图 23-2　中医证候分类代码结构

（1）证候标识位：以汉字"证"的拼音首字母"Z"为证候标识符。

（2）证候类目位：以该证候的辨证系统名称的第一个汉字的拼音首字母作为证候类目标识符。

（3）证候分类目位：以该证候的第一个内涵属性名称的第一个汉字的拼音首字母作为该证候分类目标识符。

（4）证候细类目位：以该证候的第二个内涵属性名称的第一个汉字的拼音首字母作为该证候的细类目标识符。若该证候仅内涵一个证候属性，则以所有仅含概述性的证候在本码位和证候序号位所构成的双码位上，以阿拉伯数字符编制顺序号。

（5）证候序号位：在一个证候分类中，相同证候属性的一组证候的顺序号位（0~9数字顺编，可继以A~Z字母符续编）。当某些证候的分类目项目相同而细类目标识符也相同时，为避免重码，本标准规定在本序号位上采用数字和字母按序分段编码的方法。第一节段为0~9；第二节段为A~K；第三节段为L~Z。

（6）证候尾码位：当一个证候需要进一步细分或几个证候意义相似时，在尾码位进行标识，起标识符为阿拉伯数字。

3. 中医病证分类编目方法　采用病名分类代码及证候分类代码并列编目。每一个病证分类皆由它的病名分类代码和它的证候分类代码组成。

其结构为：病证分类代码=病名代码+证候代码。

（二）推广应用

《中医病证分类与代码》作为第一个中医学术国家标准，它的应用不仅促进中医临床诊断的规范化和标准化，而且在建立全国统一的中医医疗质量监测网络、开展疾病监测、跟踪临床疾病动态、应用现代科学技术加速实现中医现代化等诸多领域都将发挥重要作用和产生重大影响。国家标准《中医病证分类与代码》建立了中医病证分类体系，该体系应用于中医药卫生综合统计领域，可以获得全国中医院诊治患者人群的中医病证诊断分布状况等综合统计资料和大量中医临床流行病学的数据，为中医疾病监测、临床科学研究与教学、新药开发等提供依据；可以按病种管理办法协助实施单病种质量和费用控制管理，为卫生经济学服务，协助完成医疗改革、医疗保险工作任务等；根据病与证的内涵逻辑关系，还可获取大量具有特色的中医临床病证属性信息，通过对这些信息之间的复杂关系的研究，将能从更深层次上揭示中医疾病发生、发展的演变规律，有利于提高中医临床医疗质量和治疗水平。标准的实施规范了中医临床诊断方式和名称，为实现对中医病案的标准化、信息化管理奠定了基础。

该标准是中医学术标准化工作及中医药信息化、现代化的一项重大成果，在多年的推广应用实践中得到实践的检验，取得了可喜的社会经济效益，是我国具有独立自主知识产权的中医药技术标准之一。2009年，《中医病证分类与代码》获得国家标准化管理委员会颁发的中国标准创新贡献奖二等奖。

四、《全国主要产品分类与代码》（中药部分）

（一）内容简介

国家标准《全国主要产品分类与代码》（中药部分）（Classification and codes for national central products of TCM）GB 7635.1-2002 于2002年8月9日颁布，2003年4月1日实施[8]。

该标准收载了国家药典和药品标准全部中药品种，根据中医药学理论，采用现代中药分类方法和联合国商品统计编码（CPC）的基本原则，确立了中药（药材、饮片、中成药）分类编码系统，规定了中药（药材、饮片、中成药）的分类与代码，体现了中药的基本属性和主要应用属性。

该标准采用层次分类法对中药产品进行分类，其代码采用六层八位结构，前五层等效采用联合国统计委员会制定的《主要产品分类》（Central Product Classification,CPC）（1.0版，1998年）的代码结构体系，在第五层下延拓一层，用阿拉伯数字表示。

中药产品被列入《全国主要产品分类与代码》的06部类，其中061~064大类为药材、饮片产品类，065~069大类为中成药产品类。

1. 药材、饮片部分　药材、饮片部分由药材及其饮片产品的分类与代码组成,其具体分类原则与代码规定如下。

(1) 药材、饮片分类:药材是按其来源(植物、动物、矿物)和药用部位属性进行分类。饮片是药材通过炮制(净制、切制、炮炙)操作,制成一定规格的药品。其分类是在药材分类的基础上,再以其炮制方法细分类。

(2) 药材、饮片代码结构和编码方法如图23-3所示。

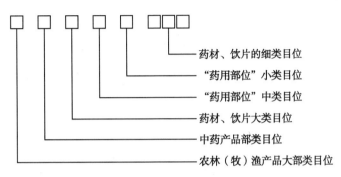

图23-3　药材、饮片产品编码结构

药材、饮片产品采用CPC代码结构体系,在第五层下延拓一层,其代码为六层八位结构,用阿拉伯数字表示。

第一层:农林渔业中药产品大部类代码为0。

第二层:中药产品部类代码为6。

第三层:药材、饮片大类代码为:1~4,共4个。其中植物类药材大类代码为1;动物类药材为2;矿物类药材为3;其他类药材为4。

第四层:药用部位中类目是按植物、动物和矿物3个类别划分。

第五层:药用部位小类。

第六层:药材、饮片的细类为3位,从000~999,分为100个码段,每一种药材及其经过不同炮制方法加工而成的饮片,共同占有一个码段(如010~019),其中药材末位序号为0,饮片则按加工方法不同,在末位从1~9顺编序号细分类。

2. 中成药部分　中成药部分由中成药产品的分类与代码组成,分类原则与代码规定如下。

(1) 中成药分类:中成药产品是按其功用属性分类。相同功用属性,且其处方构成也相同的中成药品种,则再以其不同剂型顺编序号细分类。

(2) 中药分类代码结构:中成药产品前五层采用CPC代码结构体系,在第五层下延拓一层,其代码为六层八位结构,用阿拉伯数字表示,如图23-4所示。

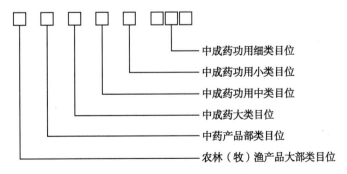

图23-4　中成药产品编码结构

第一层:农林渔业中药产品大部类代码为0。

第二层:中药产品部类代码为6。

第三层：中成药大类代码为 5~8,共 4 个。

第四层：中成药功用中类目分为解表剂、泻下剂和解剂等 37 个类目。

第五层：中成药功用在其中类目下又细分为 155 个小类目。

第六层：中成药细类,用 3 位阿拉伯数字表示,从 000~999,分为 100 个码段。相同处方构成,而剂型不同的中成药品种共同占有一个码段(如 010~019),其中按剂型不同,在末位从 1~9 顺编序号细分类。

该标准将相同药物处方的中成药有不同剂型的产品作为不同品种收载。

(二) 推广应用

国家标准《全国主要产品分类与代码》(中药部分)是国家标准《全国主要产品分类与代码》的一个组成部分,是中医药信息标准化的重要内容。该标准结构简单明了,适用于中药产品的生产、经营、科研、教学、临床用药分析、统计和管理等工作的信息处理和信息交换。其颁布实施使中药分类和信息处理有了全国统一的标准,为实现中药网络传递、网上交易、中药信息资源开发与利用创造了条件并提供了工具,使中医药在标准化、规范化方面向前迈进一大步。该标准的提出,对于推进中医药行业现代化、促进中医药技术进步,提高中医药科学管理的水平,具有十分重要的意义,也利于生产企业、经营单位和医疗机构对医药市场的预测分析,有利于中药资源的利用与研究,并为我国制定研究、分析社会医疗保险政策、公费医疗药品目录提供科学的分析方法和依据。该标准研究获得了国家标准化管理委员会、原卫生部和国家中医药管理局的充分肯定。

五、《中药编码规则及编码》

(一) 内容简介

国家标准《中药编码规则及编码》(coding rules for Chinese medicines and their codes) GB/T 31774-2015 于 2015 年 5 月 29 日发布,2015 年 12 月 1 日实施[9]。

本标准由中药编码规则和编码构成,其中编码规则为通用标准,中药材、中药饮片等的编码是专业分类标准,适用于中药的分类编码,以及各省、自治区、直辖市《中药饮片炮制规范》《中药材标准》等收载的中药材、中药饮片等的品种和名称。其对中药材 1 219 种、中药饮片 1 603 味、中药配方颗粒 1 364 味、中药超微饮片 1 337 味、中药超微配方颗粒 1 337 味等进行了分类与编码,中药编码是用阿拉伯数字编码,以编码数字传输,表达中药信息信号的电子信息化编码体系。

1. 编码结构　国家标准《中药编码规则及编码》由中药编码规则和编码两部分构成,中药编码规则的结构是以 10 层结构,17 位阿拉伯数字作为编码,每一层都有编码依据,包含了科学属性、商品属性、专业属性和药用属性,并与国际标准的编码规则及其结构相衔接,保持一致,具有唯一性、稳定性、兼容性和可扩展性,兼容将来新增的中药品种的编码,如图 23-5 所示。

2. 中药编码结构分层说明(表 23-1)

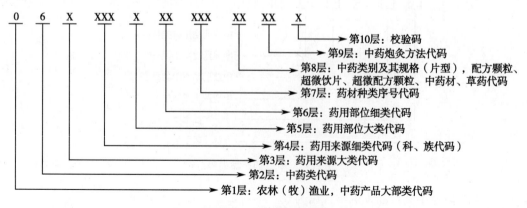

图 23-5　中药编码结构

表 23-1　中药编码结构分层说明

层数	代码名称	代码位数	编码依据与代码取值
第1层	农林(牧)渔业:中药类产品大部类代码	1位	按 GB/T 7635.1 的规定,固定值"0"
第2层	中药类代码	1位	按 GB/T 76351.1 的规定,固定值"6"
第3层	药用来源大类代码	1位	按 GB/T 76351.1 的规定,参照 GB/T 14467。植物类为"1";动物类为"2";矿物类为"3";真菌类为"4";地衣类为"5";藻类为"6";混合类为"7"
第4层	药用来源细类代码(科、族代码)	3位	植物类药,按 GB/T 14467 的规定,植物学分类规则从低等植物到高等植物进行细分。其中第 1 位数字表示植物所在的类,序号分配如下:1 表示苔类植物;2 表示藓类植物;3 表示蕨类植物;4 表示裸子植物;5 和 6 表示双子叶植物离瓣花亚纲;7 表示双子叶植物合瓣花亚纲;0 和 8 作为将来进一步扩充使用;9 表示单子叶植物 动物类药,按照动物学分类规则,从低等动物到高等动物的门、纲、科等进行细分; 矿物类药,按照矿物学分类规则,从单一矿物材料到符合矿物材料,结合矿物化合物或阴离子类型等进行细分。取值范围为 001~999
第5层	药用部位大类代码	1位	按《国家药品标准工作手册》规定,取值范围为 1~9,"药用部位"类目是按植物、动物和矿物等 8 个类别划分,例如植物类药材"药用部位"类目分为"根及根茎类""茎木皮叶类""花类""果实种子类""全草类""植物类其他产品"6 个
第6层	药用部位细类代码	2位	按《国家药品标准工作手册》规定,取值范围为 1~99,"药用部位"小类是按药用部位类目分别进行二级划分。如植物类药材"药用部位"中"根及根茎类"的小类类目分别为"直根、须根……"等 7 个,"花类"的小类类目分别为"花序类、单花类……"等 6 个
第7层	药材种类序号代码	3位	按药材在编码表中出现的顺序依次编码。取值范围为 001~999,例如 001 代表来源于该科该药用部位的第 1 种药材
第8层	中药类别及其规格(片型),配方颗粒、超微饮片、超微配方颗粒、中药材、草药代码	2位	按《中华人民共和国药典》(一部)及《国家药品标准工作手册》(第四版)等规定,取值范围为 00~99。按中药切制类型和外观形态分类,例如:09 与 12 为配方颗粒代码,10 为超微饮片代码,11 为超微配方颗粒,13 为药用植物,14 为草药,99 指中药材。如果同一种中药有两种切制规格,为做到一种中药一个代码,以常用的规格作为代码,例如大黄,《中华人民共和国药典》规定为切片或块,统一以"块"的规格作为中药代码
第9层	中药炮炙方法代码	2位	按《中华人民共和国药典》(一部)及《国家药品标准工作手册》(第四版)等规定,取值范围为 00~99。按中药炮炙的方法分类,如本层的第 1 位数字的 1 代表清炒,其中 11 代表炒黄,12 代表炒焦,本层的第 1 位数字的 2 代表加固体辅料炒,其中 21 代表麸炒,22 代表砂炒,23 代表滑石粉炒,24 代表蛤粉炒,25 代表米炒,26 代表土炒,27 代表蒲黄炒。本层的第 1 位数字的 3 代表炙法,其中 31 代表酒炙,本层的第 1 位数字的 4 代表制碳,其中 41 代表炒炭,42 代表煅炭等。99 指其他中药炮炙方法
第10层	校验码	1位	按 GB 12904 及 GB/T17710 检验码计算方法算出,取值范围 0~9

(二) 推广应用

中药编码规则结构的特点在于,选择中药、中药方剂最稳定的本质属性或特征作为分类的基础和依据,分类与编码应体现中药、中药方剂的基本属性、商品属性和主要应用属性。

1. 确定品种来源,收载植物、动物、矿物等 437 个科属来源,将科属来源复杂的中药品种进行编码,实现"一名、一物、一码",其结构体现了编码的唯一性、科学性、可扩展性及其稳定性。

2. 把中药药用部位也包含到信息编码里面,大类、细类代码共 60 个药用部位的编码信息进行数字化、标准化分类编码。

3. 把中药的类别进行分类编码,如中药材、中药饮片、中药配方颗粒、中药超微饮片、中药超微配方颗粒等类别和品种等信息进行数字化、标准化分类编码。

4. 对中药饮片切制的厚片、薄片、切断、切丝等规格,以及 52 种常用的和特殊的加工炮制方法、性味归经等信息,进行数字化、标准化分类编码,并以计算机语言的形式确定和固化下来,凸显了中医药的特色和优势,有利于中医药传承、传播、共享。

中药作为防病治病的特殊商品,应该纳入条形码中进行管理,其条形码不仅应与一般的流动商品对接,而且要作为溯源和品质监管的重要手段。确定中药的编码规则,对每味中药配备一个"身份证"。构建中药编码系统,有利于推进中医药标准化、规范化和信息化建设。

在中医医疗服务领域和中药产业方面,构建一个自主创新的中药分类编码体系,对于中医药标准化、信息化、规范化,落实国家中医药服务政策和产业结构,对建立中药质量认证体系和标志制度、构建我国中药质量溯源体系、监督和管理中医药市场、确保人民用药安全与有效,提升中医医疗服务、中药产业现代化水平和信息化管理效率具有里程碑意义。

该标准在中国乃至全球首创并书写了中药编码规则及编码,解决了中药品种来源繁杂的分类编码,建立中药编码认证体系、标识制度、溯源体系,使中医药编码规则与编码落地。

第二节 中医药信息标准体系

有效地开发与利用信息资源和信息技术,确保信息化基础设施建设的优质高效和信息网络的互联互通,提高各信息系统间的互操作和信息安全的可靠性,信息标准化工作显得尤为重要。中医药数据资源博大精深、源远流长,需要有效整合,迫切需要构建中医药信息标准体系。中医药信息化建设涉及大量的标准和规范,范围广、领域宽,需进一步按照内在联系整理这些标准和规范,构建一套完整的信息标准体系[10]。

一、中医药信息标准体系的概念

按照国家标准 GB/T 13016—2018《标准体系构建原则和要求》,标准体系是一定范围内的标准按其内在联系形成的科学的有机整体,也可以说标准体系是一种由标准组成的系统。标准是构成标准体系的基本元素,是对标准化对象某一方面属性或行为的规范和约束。与某个标准化对象相关的所有标准,按照标准化对象的内在属性和运动规律联系起来,彼此间相互参照和引用,就形成了标准体系[11]。

中医信息标准体系是指由中医信息建设范围内的、具有内在联系的标准组成的科学的有机整体,由多个相互制约、相互作用、相互依赖和相互补充的分体系构成,并用体系表的形式表达,主要由中医信息标准体系编制说明、中医信息标准体系框架和中医信息标准体系表三部分构成。中医信息标准体系由多个子体系构成,各子体系与整体间有确定的从主关系,并且是各中医信息标准按正确的关系有序结合的有机整体。从系统的动态观点看,中医信息标准体系是一个包含现有标准、正在制订标准和应予制订标准的完善体系,并随着信息建设的要求而不断扩充,也随着技术的发展和需求的变化而不断更新和完善[12]。

二、中医药信息标准体系建设的作用和意义

信息化是一项既依赖于信息技术,又与信息应用直接关联的复杂系统工程。如何协调好技术和应

用之间的关系,保证信息的共享和互联互通,其关键在于建立健全信息相关标准,标准化是全面推进信息化的技术支撑和重要基础。构建中医信息标准体系是中医发展自身的需要,信息技术在中医领域中的广泛应用促进了中医信息标准的发展。

信息标准体系建设是中医药信息化工作的核心,对于促进中医药信息化发展具有十分重要的战略意义和作用。通过开展中医信息标准体系建设工作,逐步建立覆盖中医信息管理、建设、应用、安全以及运行维护等各方面的完备的信息标准体系,不断提高信息化建设与管理水平,更好地推进中医药信息化工作。进一步明确标准化建设的工作重点,为中医信息标准化建设指明方向,为中医信息建设提供切实的保障。

中医信息标准体系建设符合我国标准化战略部署,有助于提高中医在卫生事业、经济中的作用。中医信息标准体系建设给中医信息标准的建设提供指导和框架,能够满足中医工作中对信息标准的需求。

三、中医药信息标准体系构建及框架

中医信息标准体系的构建主要是整理现有的中医信息标准,搭建中医信息标准体系框架,列出中医信息标准体系表,构建中医信息标准体系关联模型、结构模型、框架。

标准体系表是一定范围的标准体系内的标准按其内在联系排列起来的图表,是表达标准体系概念的模型,是标准体系的图示表达方式。标准体系表是层次结构式图表,如序列式、矩阵式标准体系表,可看作是层次结构式标准体系表的特例。标准体系表是标准化工作领域中,运用系统工程理论创造的一种科学的工作方法,是用科学的方式组织标准化工作的重要工具。

根据中医药自身发展规律和行业规范管理的实际需要,按照标准化科学和分类学的基本技术要求,确立中医药信息化标准的分类原则和方法,形成中医信息标准体系架构结构,完成具有科学性、系统性、可扩延性等要求的中医信息标准体系层次结构的设计。中医信息标准体系层次结构以方框图形式表示,它由信息基础标准、信息技术标准、信息管理标准和信息工作标准四个分体系组成[13]。中医信息标准体系如图 23-6 所示。

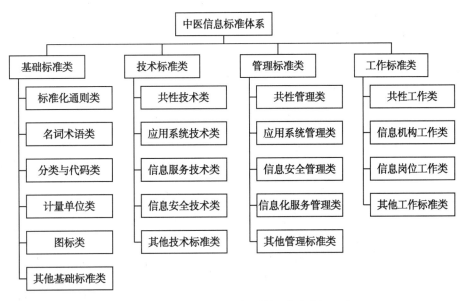

图 23-6　中医信息标准体系框架图

中医信息标准体系是一个有机联系的中医药标准共同体,也是中医药标准化建设的主要内容,是中医药标准化体系的核心组成部分,是在现有中医药标准体系的基础上,以现代标准化科学理论和方法为指导,以中医药现代化为目标而建立起来的具有现代特征的标准化体系。其特征主要体现在体系的规划性、协调性、统一性、完整性、继承性、动态性、可操作性、最优化等多个方面。中医信息标准体系建设,将立足当前、面向长远,提升水平、注重实效,对于保障中医信息标准化工作顺序开展、提高标准制(修)

订水平、全面发挥中医信息标准化在中医药事业发展中的引领和支撑作用具有深远意义[14]。

（一）信息基础标准类

信息基础标准是在中医药信息化范围内作为该领域其他类别标准的基础并普遍使用,具有广泛指导意义的标准。其类目下分为:标准化通则类、名词术语类、分类与代码类、计量单位类、图标类和其他信息基础类6个中类目。

1. 标准化通则类　中医信息标准制(修)订中需要共同遵循的标准,主要用于指导和规范标准的制(修)订工作。其类目下分为:标准体系表、标准制(修)订通则和其他标准化通则3个小类目。

2. 名词术语类　对中医信息领域中的名词及用语的名称和定义进行规范。其类目下分为:通用名词术语、专用名词术语和其他名词术语3个小类目。

3. 分类与代码类　将具有共同属性或特征的信息归并在一起,通过其类别的属性或特征对信息进行分类,并对分类后的信息科学赋予代码或某种符号体系,以满足中医药信息化建设互联互通、资源共享和信息交换与处理的需要。其类目下分为:通用分类与代码、专用分类与代码和其他分类与代码3个小类目。

4. 计量单位类　对中医信息领域内所使用的各种计量单位进行规范的标准。其类目下分为:通用计量单位、专用计量单位和其他计量单位3个小类目。

5. 图标类　对中医信息领域内所使用的各类图形、标志、符号的使用、式样及其含义进行规范的标准。其类目下分为:通用图标、专用图标和其他图标3个小类目。

（二）信息技术标准类

信息技术标准是为规范中医药信息化领域中需要协调统一的技术事项所制定的标准。本技术标准大类分为:信息通用技术类、信息资源技术类、基础设施技术类、应用系统技术类、信息服务技术类、信息安全技术类和其他信息技术类7个中类目。

1. 信息通用技术类　是指在中医信息技术标准类中具有通用性的标准。

2. 信息资源技术类　是指按照特定目的和规则采集、加工和创造的信息数据的集合。其类目下分为:信息资源通用技术、元数据、数据元、数据字典、数据集和其他信息资源技术6个小类目。

3. 基础设施技术类　适用于基础设施和网络建设,为信息传输、交换和资源共享提供技术支撑。其类目下分为:基础设施通用技术、硬件系统技术、基础软件技术、网络技术和其他基础设施技术5个小类目。

4. 应用系统技术类　主要包括中医药行业管理信息系统、业务系统以及相应子系统建设所需的技术标准。其类目下分为:应用系统通用技术、应用系统规划设计技术、应用系统建设实施技术、应用系统运行维护技术和其他应用系统技术5个小类目。

5. 信息服务技术类　主要包括中医信息交换共享与信息服务的相关技术标准。其类目下分为:信息服务通用技术、信息传输服务技术、信息存储服务技术、信息共享服务技术、信息处理服务技术和其他信息服务技术6个小类目。

6. 信息安全技术类　是保障中医药信息化建设安全运行、确保信息和系统的保密性、完整性和可用性,为中医药信息化建设提供安全方面所需的标准和规范。其类目下分为:信息安全通用技术、信息资源安全技术、基础设施安全技术、应用系统安全技术、信息服务安全技术和其他信息安全技术6个小类目。

（三）信息管理标准类

信息管理标准是对中医药信息化领域中需要协调统一的管理事项所制定的标准。本管理标准大类下分为:信息通用管理类、信息资源管理类、基础设施管理类、应用系统管理类、信息服务管理类、信息安全管理类、信息资质管理类和其他信息管理类8个中类目。

1. 信息通用管理类　是指中医信息管理标准类中具有通用性的标准。

2. 信息资源管理类　主要包括信息资源通用管理、信息资源建设管理、信息资源利用管理和其他信息资源管理4个小类目。

3. 基础设施管理类　主要包括基础设施通用管理、基础设施建设实施管理、基础设施评估监督管理、基础设施运行维护管理和其他基础设施管理5个小类目。

4. 应用系统管理类　主要包括应用系统通用管理、应用系统建设实施管理、应用系统评估监督管理、应用系统运行维护管理和其他应用系统管理5个小类目。

5. 信息服务管理类　主要包括信息服务通用管理、信息传输服务管理、信息存储服务管理、信息共享服务管理、信息处理服务管理和其他信息服务管理6个小类目。

6. 信息安全管理类　主要包括信息安全通用管理、信息资源安全管理、基础设施安全管理、应用系统安全管理、信息服务安全管理和其他信息安全管理6个小类目。

7. 信息资质管理类　主要包括信息资质通用管理、信息机构资质管理、信息人员资质管理、信息技术资质管理和其他信息资质管理5个小类目。

（四）信息工作标准类

信息工作标准是对中医药信息化领域中需要协调统一的工作事项所制定的标准。其类目下分为：信息通用工作类、信息机构工作类、信息岗位工作类和其他信息工作类4个中类目。

第三节　中医药信息标准应用

一、中医药相关标准应用

加强中医药信息化建设是目前中医药事业发展改革创新的重要部署，也是中医药走向现代化的必经阶段。中医药信息化建设是一项复杂的系统工程，包含的技术杂、领域多、应用范围广。在这项系统工程的建设中，中医药信息化建设面临以下关键问题：①如何有效地开发、利用信息资源和信息技术，实现资源共享；②如何确保信息化基础设施建设的优质高效和信息网络的互联互通，保证信息的安全性和可靠性；③如何加强规范和管理，提高信息化服务的质量和工作效率。我国信息化建设实践表明，这些问题的解决都离不开标准化。

2007年，《中医药信息化建设"十一五"规划纲要》出台，提出了四大主要任务，实践证明"十一五"期间，中医药信息化建设成效显著，中医药信息技术日益普及，信息化基础建设得到改善和加强，以医院管理和临床医疗服务为重点的中医医院信息化建设取得了重要进展。在此期间，中医信息标准体系和技术规范研究取得了一定成效，制（修）订了《中医医院信息化建设基本规范》《中医医院信息系统基本功能规范》和其他一系列中医电子病历相关标准，初步建立了中医临床研究信息共享与开发技术平台。

中医药信息化建设取得了一定成效，但是中医信息标准体系尚需完善，信息资源共享和有效利用不够，信息孤岛依然存在。

"十二五"是中医药实现跨越式发展的重要时期，也是深化医改、实现中医药信息化快速发展的关键时期。为适应医药卫生体制改革和中医药事业发展的新形势，全面推进中医药信息化建设，2012年，国家中医药管理局印发了《中医药信息化建设"十二五"规划》（以下简称"《规划》"）。《规划》明确强调了中医药信息化建设"统一规范、统一代码、统一接口"的任务，首次提出中医药信息标准化建设，提出构建中医药标准信息平台和中医信息标准体系，以推进中医药信息资源共享和互联互通的实现。

2013年7月19日，国家中医药管理局组织制定并颁发了《中医药信息标准体系表（试行）》（国中医药办发〔2013〕41号，以下简称"《体系表》"），旨在贯彻落实《中医药标准化中长期发展规划纲要（2001—2020年）》和《中医药信息化建设"十二五"规划》，做好对中医信息标准制（修）订工作的统筹协调和技术指导。

2016年，国家中医药管理局印发《中医药信息化发展"十三五"规划》，强调加强中医药信息标准体系建设。建立科学实用、符合中医药特色与规律的中医药信息标准体系。加强中医药信息资源共享和交换、中医药与人口健康信息融合协同的标准制定，开展与居民健康档案、电子病历、医保、新农合等互联互通相关的中医药信息标准制（修）订，完善中医药术语标准、数据集标准等基础标准。加强与国际标准化组织合作，开展中医药名词术语与信息学领域国际标准制订。成立中医药信息标准技术委员会，发挥学术组织、行业协会的作用,开展中医药信息标准推广培训,鼓励中医医院开展医院信息互联互通标准化成熟度测评、电子病历应用水平分级评价等,推动中医药信息标准有效实施。

中医药信息化的标准问题已经成为影响中医药信息化发展的瓶颈问题,阻碍了互联互通的实现。在国家卫生健康委出台的一系列卫生信息标准中,特别是在《卫生信息数据元目录》《卫生信息数据元值域代码》等 35 项强制性卫生信息标准中,中医药内容亟待补充。

二、中医药数据标准应用

中医药数据标准在中医药信息标准体系中处于基础性地位,在中医药信息化中发挥关键性作用。中医药数据标准规定了数据采集、传输、交换和利用时所采用的统一的规则、概念、名词、术语、代码和技术。中医药信息领域的数据标准化旨在使中医药信息和数据达到兼容和一致,减少信息和数据的重复和冗余[15]。

(一) 中医药术语标准化

术语是专业领域中概念的语言指称(GB/T 10112—1999《术语工作:原则与方法》)。中医药术语标准是中医药信息化建设的基础,只有在统一概念和术语的基础上,才能实现信息的规范化表达和有效传播,进而实现信息的深度共享和综合利用。为此,我国研制了一系列中医术语标准,包括全国科学技术名词审定委员会 2005 出版《中医药学名词》,以及发布的国家标准 GB/T 20348—2006《中医基础理论术语》、GB/T 16751.1—1997《中医临床诊疗术语·疾病部分》、GB/T 16751.2—1997《中医临床诊疗术语·证候部分》、GB/T 16751.3—1997《中医临床诊疗术语·治法部分》、GB/T 12346—2006《腧穴名称与定位》、GB/T 13734—2008《耳穴名称与定位》等,2019 年中国中医药信息学会发布 TCIATCM 001-2019《中医药信息化常用术语》团体标准。

(二) 中医药分类代码标准

分类代码标准通过赋予代码方式规定了一系列类别或范畴,进行合理分类。这方面有国家标准 GB/T 15657—1995《中医病证分类与代码》、GB/T 7635.1—2002《全国主要产品分类与代码第一部分:可运输产品》(中药部分)、国家军队标准 GJB 791.22—1990《全军后勤物资分类与代码·中药类》。近几年发布了 5 个中药编码相关的标准,其中上海市质量技术监督局发布了 DB31/T 703—2013《小包装中药饮片包装剂量规格与色标》、DB31/T 826—2014《中药饮片包装编码与条码表示》。国家质量监督检验检疫总局 2015 年发布了 3 项国家标准,GB/T 31773—2015《中药方剂编码规则及编码》、GB/T 31774—2015《中药编码规则及编码》、GB/T 31775—2015《中药在供应链管理中的编码与表示》。2019年,中国中医药信息学会发布 TCIATCM 010-2019《中医舌象诊断信息分类与代码》、TCIATCM 011-2019《中医脉象诊断信息分类与代码》、TCIATCM 020-2019《中医临床基本症状信息分类与代码》、TCIATCM 022-2019《中医特色治疗项目信息分类与代码》等团体标准。

(三) 数据元标准

数据元是用一组属性描述其定义、标识、表示和允许值的数据单元(GB/T 18391.1—2009)。数据元标准为数据交换提供了在“数据”层面上统一且可共同遵守的数据交换规范。我国在完成健康档案和电子病历基本框架与数据标准研制的基础上,通过提取公用数据元,初步形成了卫生信息数据字典。2014 年,卫生部发布的《电子病历基本数据集》中包括了中药处方子集、中医住院病案首页子集等面向中医的数据元子集,适用于指导和规范中医电子病历基本信息采集、存储、共享及信息系统的开发。中医药信息数据元标准遵循 WS/T 303—2009《卫生信息数据元标准化规则》、WS 363—2011《卫生信息数据元目录》、WS 364—2011《卫生信息数据元值域代码》等卫生行业标准。2019 年,中国中医药信息学会发布 TCIATCM 002-2019《中医药信息数据元目录》、TCIATCM 003-2019《中医药信息数据元值域代码》团体标准以及其他相关中医药信息数据元标准。

(四) 功能规范

功能规范标准为规范中医医院信息系统建设、加强信息化工作的规范管理、指导各级中医医院进行信息系统建设,以及评价各级医院信息系统建设程度的基本标准,2011 年国家中医药管理局印发《中医医院信息化建设基本规范》和《中医医院信息系统基本功能规范》,进一步加强和规范中医医院信息化建设,提高中医医院信息化水平,推进中医药信息化发展。2019 年,中国中医药信息学会发布 TCIATCM 017-2019《治未病管理信息系统基本功能规范》、TCIATCM 018-2019《中医医院移动医疗系统基本功能规范》、TCIATCM 035-2019《中医医院资源管理信息系统基本功能规范》等团体标准。

三、中医信息系统建设相关标准应用

中医医院信息系统是利用计算机软硬件技术、网络通信技术等现代化手段,对中医医院的人流、财流、物流进行综合管理,对中医医疗活动各阶段产生的数据进行采集、储存、处理、分析、传输及交换,为中医医院的整体运行提供全面的、自动化的管理及各种服务的信息系统。

参考国家中医药管理局印发的《中医医院信息系统基本功能规范》,中医医院信息系统分为医院信息集成平台、临床服务部分和医院管理部分。

(一) 医院信息集成平台

医院信息集成平台是以集成院内业务系统及院外第三方业务系统为基础,自动采集、分发、推送工作任务清单,为医务人员开展医疗服务活动提供支撑,是连接医院信息系统和院外第三方业务系统的数据交换和共享平台,是不同系统间信息整合的基础和载体。

主要功能包括用户授权与认证、使用审计、隐私保护、注册服务、字典数据与元数据、流程配置、运行监控、患者主索引以及医院信息各业务系统与第三方业务系统进行信息交换等。

(二) 临床服务部分

临床服务部分包括中医电子病历分系统、门(急)诊医生工作站分系统、住院医生工作站分系统、门(急)诊护士工作站分系统、住院护士工作站分系统、手术麻醉管理分系统、医学影像分系统、临床实验室分系统、医技科室管理与诊断报告分系统、输血管理分系统、心电管理分系统、重症监护管理分系统、合理用药监测分系统、健康体检管理分系统、静脉药物配置管理分系统、医院感染管理分系统、患者查询服务分系统、药库管理分系统、门(急)诊药房管理分系统、住院药房管理分系统、制剂管理分系统、中医临床研究分析分系统、名老中医经验传承分系统、新药临床试验分系统、中医辅助诊疗分系统、中医特色治疗管理分系统等。

(三) 医院管理部分

医院管理部分包括门(急)诊挂号分系统、预约挂号分系统、门(急)诊分诊叫号分系统、门(急)诊划价收费分系统、住院患者入出转管理分系统、住院收费分系统、医院成本核算与绩效管理分系统、医疗统计分系统、综合查询与分析分系统、设备管理分系统、物资管理分系统、消毒供应管理分系统、病案管理分系统、档案管理分系统、医院网站分系统、协同办公分系统、客户关系管理分系统等。

中医医院信息系统建设分为基本分系统和推荐分系统。基本分系统是必需建设的系统;推荐分系统是可选择建设的系统。基本分系统功能分为基本和推荐两个等级。基本功能是指分系统必须具备的功能;推荐功能是指目前可以暂不具备,但在下一步发展中应当重点扩展的功能。中医医院信息系统各分系统与功能可根据业务需求和业务流程进行分类和组合。根据业务发展和实际应用的变化,中医医院信息系统功能需要不断补充和完善,鼓励中医医院、医院信息系统软件开发商等共同研发新系统。

随着医疗卫生体制改革及信息技术的飞速发展,尤其是随着移动互联网、物联网、云计算、大数据和智慧管理等新兴技术在医疗卫生领域应用的不断深入,中医药正经历着一场信息化革命,不断改变着传统的信息传播、传承研究、健康管理、医疗服务模式。

没有信息化就没有中医药的现代化,中医药借助于现代科学技术、网络技术、云计算、大数据来实现跨越式发展已然成为中医药各行各业的统一认识。构建全面完善的中医医院信息系统标准体系,建设具有中医药特色的信息系统(如中医临床科研一体化系统、中医知识管理系统、中医健康与疾病管理信息系统等信息系统),发挥中医药在养生保健康复等优势领域的特色,为中医药信息化提供强劲动力与支撑,是中医药信息化发展的重要基础。

(傅昊阳　易传亮　曾宇平　王茂)

参 考 文 献

［1］ 中医药信息化建设"十一五"规划纲要［R］.北京:国家中医药管理局,2007.

［2］ 中医药标准化发展规划(2006-2010年)［R］北京:国家中医药管理局,2006.

［3］ 中医药信息化发展"十三五"规划［R］.北京:国家中医药管理局,2016.

［4］ 李春田.标准化概论.第4版［M］.北京:中国人民大学出版社,2005.

［5］ 国家标准化体系建设工程指南［R］.北京:国家标准化管理委员会,2009.

［6］ 舒亚玲,沈绍武,肖勇,等.我国中医药信息标准化建设现状及其思考［J］.医学信息学杂志,2018,39(07):46-49,65.

［7］ 国家技术监督局.中医病证分类与代码:GB/T 15657-1995［S］.北京:中国标准出版社,1995.

［8］ 中华人民共和国国家质量监督检验检疫总局.全国主要产品分类与代码 第1部分:可运输产品 GB/T 7635.1-2002［S］.北京:中国标准出版社,2002.

［9］ 中华人民共和国国家质量监督检验检疫总局.中药编码规则及编码:GB/T 31774-2015［S］.北京:中国标准出版社,2015.

［10］ 吴志刚.我国信息化标准体系建设的思考［J］.信息技术与标准化,2005(8):50-55.

［11］ 岳高峰,张成宇.浅析标准体系的原理和基本概念［J］.中国标准化,2011(11):53-56.

［12］ 常凯.中医药信息标准体系构建［D］武汉:湖北中医药大学,2012.

［13］ 邓文萍,常凯,毛树松,等.中医药标准体系表编制依据和方法［J］.医学信息学杂志,2011,32(11):41-43.

［14］ 黄江荣,杨帆,李晓东,等.中医药标准体系构建研究［N］.湖北中医学院学报,2008,11(1):20-22.

［15］ 董燕,于彤,朱玲,等.中医药信息标准化研究进展［J］.中国中医药信息杂志,2016,23(01):124-129.

第二十四章 公共卫生信息标准应用

公共卫生信息化是卫生信息化的重要组成部分,在医疗卫生信息化整个环节中,医院信息化建设是一颗颗珍珠,而公共卫生信息化是串起珍珠的线,因此公共卫生信息化的标准建设和应用尤为重要。本章基于公共卫生业务信息标准,介绍公共卫生信息标准原理、制定和应用,并以公共卫生系统-疾病控制-传染病控制-传染病疫情报告为主线,阐述公共卫生信息标准化的研究和应用。

第一节 概　　述

一、体系简介

(一) 公共卫生业务体系特点

目前,我国的公共卫生体系从横向来看主要包括疾病预防控制、妇幼保健和卫生监督 3 个公共卫生服务网络。纵向来看,公共卫生服务的形式是"三级服务网"。机构状况是乡或街道卫生院或保健站为第一级机构,在此机构中包括医疗和疾病控制内容;县区医院和妇幼保健站或院、疾控中心等为第二级机构;医疗、疾病控制相分离地区或市医院、妇幼保健院、疾控中心等,在直辖市、省市、经济计划单列市和省辖市中还有部属或省属的医学院校附属医院综合或专科等更高一层的医疗保健机构,在这一层中的机构为第三级机构。

可简单认为纵向分为三级:省、地级市的疾控中心、妇幼保健医院和卫生监督所及省部属、市属医院为 3 级;县区疾控中心、妇幼保健医院和卫生监督所及县区级医院为 2 级;其他医院,如乡镇街道医院为 1 级机构。其中医院、卫生院内部的几个部门,如院感科、防保科或保健科是在医院内承担公共卫生服务的主要部门。同时法律也赋予了每个医务工作者承担公共卫生的职责。

(二) 公共卫生工作的业务主要特点

以疾病控制为例,公共卫生工作的主要业务特点为纵向垂直、横向交汇。

从广义来讲,公共卫生业务范围涵盖了疾病控制、卫生行政、卫生监督等几乎所有的卫生业务;但单从疾病控制来说,又分为传染病控制、慢性非传染病控制、免疫预防、寄生虫、艾滋病;还有食品安全、环境卫生、职业卫生、学校卫生、放射卫生等许多领域。

在国家和省级疾控部门、妇幼保健或卫生监督部门,其专业分工和研究领域细分业务部门多;市县级就针对省级专业和自身的业务特点配置相应的部门来完成交办的工作,公共卫生的一个业务特点就是业务相对垂直。比如疫情报告的业务体系就是中国疾病预防控制中心传染病预防控制所(处)—省疾控中心传染病防治所—市疾控中心传染病预防控制部门—县疾控中心防疫科—医院(卫生院)防保科或院感科。其他的业务系统也类似。各级疾控中心横向业务联系就是综合各业务系统的信息,提供人员和技术支持,控制疾病流行。

(三) 公共卫生的层级业务特点不同

国家和省级公共卫生业务主要是根据各业务系统获得的信息,为控制疾病,制定业务指南、方案和标准;同时国家和省级的检验能力是最高的,最新的检验方法和部分病种最终的检验结果往往是国家和省级实验室确认的,是以方法学的研究(科研)为主的工作。

地级市级和县级疾控中心业务主要是落实国家和省级制定的业务方案,或细化变成进一步可执行的方案,便于本单位执行或下发辖区内的医疗机构承担公共卫生服务的部门执行。

(四) 卫生行政部门的支撑

我国的卫生体制为各级卫生行政部门,是同级公共卫生部门或下级卫生行政部门的行政领导机构。

各级卫生行政部门为了控制疾病,提出了一系列的目标和工作内容,通过制定各种业务工作方案、考核办法和督导措施,以条例、规定、办法的形式层层落实。其中的业务工作方案和考核办法等一系列涉及具体业务工作的内容是由上级或同级的公共卫生业务部门制定的。

同级公共卫生业务机构会将本单位掌握的业务情况或上级业务部门的业务要求,及时向同级卫生行政部门汇报,并提出针对性的解决方案,通过卫生行政部门下发执行。因此我国公共卫生工作是由政府(卫生行政部门)主导,业务部门提出方案,通过行政部门的行政手段,要求下级卫生行政部门和业务部门来执行的,具有很强的命令性和执行力。

公共卫生信息化作为公共卫生工作的重要组成部分,需要具备执行力强、快速、统一的特点。当然,公共卫生信息业务部门在公共卫生信息化建设方面首先是按照信息化建设的基本原则和方法进行。

二、公共卫生业务标准

从概念上来讲,法律、条例(规定)、管理办法、业务规范等都属于标准的范畴。

1. 法律　法律是由全国人大或其常委会制定,在全国范围内普遍适用的规范性法律文件,一般称为"法"。

2. 由国务院、国务院各部委、地方人大、地方政府以及中央军委制定和颁布的行政法规、地方性法规、规章等多命名为条例、实施细则、规定、办法等。论效力,国务院的行政法规高于国务院各部委的规章和地方法规。

(1) 规定:规定是为实施贯彻有关法律、法令和条例,根据其规定和授权,对有关工作或事项作出局部的具体的规定。是法律、政策、方针的具体化形式,是处理问题的法则。规定重在强制约束性。

(2) 办法:办法是对有关法令、条例、规章提出具体可行的实施措施;是对国家或某一地区政治、经济和社会发展的有关工作、有关事项的具体办理、实施提出切实可行的措施。办法重在可操作性,它的制发者是国务院各部委、各级人民政府及所属机构。

(3) 条例:条例是具有法律性质的文件,是对有关法律、法令作辅助性、阐释性的说明和规定;是对国家或某一地区政治、经济、科技等领域的某些重大事项的管理和处置作出比较全面、系统的规定;是对某机关、组织的机构设置、组织办法、人员配备、任务职权、工作原则、工作秩序和法律责任作出规定或对某类专门人员的任务、职责、义务权利、奖惩作出系统的规定。它的制发者是国家最高权力机关、最高行政机关(国务院各部委和地方人民政府)。

3. 规程 简单来说,规程就是"规则+流程"。主要是指生产生活中的固定的操作原则和流程,所谓流程即为实现特定目标而采取的一系列前后相继的行动组合,也即多个活动组成的工作程序。规则则是工作的要求、规定、标准和制度等。因此规程可以定义为:将工作程序贯穿一定的标准、要求和规定。

4. 规范 规范是指群体所确立的行为标准。它们可以由组织正式规定,也可以是非正式形成。标准、规范、规程都是标准的一种表现形式,习惯上统称为标准。

三、公共卫生(疾病控制)相关标准

公共卫生的行为方式都是根据相关标准开展的,它们是公共卫生工作的法律保障、行为准则及行动路线。

(一) 法律层面

1.《中华人民共和国传染病防治法》

2.《中华人民共和国职业病防治法》

3.《中华人民共和国食品安全法》

4.《中华人民共和国食品卫生法》

5.《中华人民共和国母婴保健法》

6.《中华人民共和国国境卫生检疫法》

7.《中华人民共和国电子签名法》

(二) 行政层面(传染病控制部分)

国家卫生行政部门制定了一些条例、规定和管理办法,来解释和落实法律精神。如针对《中华人民共和国传染病防治法实施办法》,原国家卫生计生委制定了一系列政策性文件,它们以国务院令或国家卫生行政部门令形式下发,内容具体并有很强的贯彻力度。

1.《突发公共卫生事件与传染病疫情监测信息报告管理办法》(原卫生部令第 37 号)

2.《突发公共卫生事件应急条例》(国务院令第 376 号)

3.《医疗机构传染病预检分诊管理办法》(原卫生部令第 41 号)

4.《职业健康检查管理办法》(原国家卫生计生委令第 5 号)

5.《性病防治管理办法》(原卫生部令第 89 号)

(三) 业务层面

国家和省级卫生行政部门的具体管理部门和业务指导部门(国家、省级疾控中心等),会根据上位条例、办法等行政命令结合业务工作需要对具体的工作提出详细的技术方案,使之成为具体可操作的、实施性极强的技术标准文件,供各级业务部门严格执行。例如,由原国家卫生计生委、国家疾病预防控制中心印发的:

1.《传染病信息报告管理规范》,原国家卫生计生委疾控局编制。

2.《全国传染病信息报告管理工作技术指南》,中国疾病预防控制中心编制。

3.《国家基本公共卫生服务规范》

第二节 公共卫生信息标准化

一、中国卫生信息标准化

(一) 卫生信息标准定义

卫生信息标准是专门为医学信息产生、信息处理及信息管理与研究等信息领域制定的各类规范和行动准则,包括整个医学事务处理过程中在信息采集、传输、转换和处理等各环节所应遵循的统一规则、概念、名词、术语、代码及技术标准、管理标准等[1]。

(二) 经历的阶段

1. 起步阶段 2003 年以来,为了加速卫生信息标准化的研究与信息标准的推广应用,卫生部信息

化工作领导小组逐步强化了对卫生信息标准研制的领导与组织。2006 年,卫生部批准组建了卫生部卫生标准委员会卫生信息标准专业委员会,负责卫生信息标准研制的规划、组织和标准的审批及宣传推广工作。在此前后,相继启动了诸项卫生信息标准的研究,如 2003 年启动的《中国医院信息基本数据集标准研究》和《中国公共卫生信息分类框架与基本数据集标准研究》,2004 年启动的《国家卫生信息标准基础框架》研究,2005 年启动的社区卫生服务技术规范及标准研究,2006 年的电子病历标准、国家卫生统计指标体系研究,以及 2008 年 3 月启动的《卫生监督信息基本数据集标准》研究和《居民健康档案基本数据集标准》的研究。这些研究为解决不同领域、不同层次的卫生信息标准化奠定了基础[2]。

2. 规范管理和重点突破阶段　初步建立了国家层面卫生信息标准管理组织,成立卫生部卫生信息标准专业委员会。2009 年 8 月发布实施的 WS/T 303-2009《卫生信息数据元标准化规则》、WS/T 304-2009《卫生信息数据模式描述指南》、WS/T 305-2009《卫生信息数据集元数据规范 》、WS/T 306-2009《卫生信息数据集 分类与编码规则》4 项基础类标准,以及有关数据元目录和数据集编制规范等,其中,"卫生信息数据元标准化规则"等四个标准已经于 2008 年底作为卫生行业推荐标准正式颁布。2009～2010 年间相继制定完成和发布了《健康档案基本架构与数据标准》《电子病历基本架构与数据标准》。

2011～2018 年间相继制订完成和发布了 WS363-2011《卫生信息数据元目录》、WS364-2011《卫生信息数据元值域代码》、WS365-2011《城乡居民健康档案基本数据集》、WS370-2012《卫生信息基本数据集编制规范》、WS371-2012《基本信息基本数据集 个人信息》、WS445-2014《电子病历基本数据集》、WS/T 448-2014《基于居民健康档案的区域卫生信息平台技术规范》、WS/T 482-2016《卫生信息共享文档编制规范》、WS/T 483-2016《健康档案共享文档规范》、WS/T 500-2016《电子病历共享文档规范》、WS 537-2017《居民健康卡数据集》、WS/T 543-2017《居民健康卡技术规范》、WS/T 598-2018《卫生统计指标》,构建了卫生信息数据类顶层标准。

二、中国公共卫生信息标准化

(一) 公共卫生信息标准定义

公共卫生信息标准是专门为公共卫生领域信息产生、处理及管理与研究等制定的各类规范和行动准则,包括整个公共卫生领域事务处理过程中在信息采集、传输、转换和处理等各环节所应遵循的统一规则、概念、名词、术语、代码及技术标准、管理标准等。

(二) 发展历程

1. 起步阶段　中国公共卫生信息分类框架与基本数据集标准研究。2004 年,卫生部信息化领导小组委托中国疾病预防控制中心承担《中国公共卫生信息分类与基本数据集标准》课题,该课题是公共卫生领域首次在国家层面启动的信息标准化研究项目,其主要目的如下。

(1) 为公共卫生信息资源规划提供科学的分类技术与框架。

(2) 为公共卫生信息系统建设顶层设计提供模型支持。

(3) 为各级卫生管理决策机构评价公共卫生服务绩效提供规范的统计口径和统一的指标内容。

(4) 为中国疾病预防控制领域各业务部门应用系统的设计与开发提供基本数据元标准和数据规范化描述规则,促进公共卫生信息的有效交换和广泛共享。

作为一项数据类标准的研究,《中国公共卫生信息分类框架与基本数据集标准》主要研究内容包括卫生信息的分类与代码、顶层概念模型、卫生服务评价指标体系框架、基本数据集和数据元目录。目前基本完成了公共卫生信息分类与编码、概念模型框架、公共卫生服务评价指标体系框架、50 个基本数据集标准和 1513 个决策层数据元标准的研究。

2. 发展阶段　2009～2014 年,卫生部卫生信息标准委员会又委托中国疾控中心和部分省市疾控中心对公共卫生信息标准进行了扩充,主要是妇幼卫生、疾病控制中的慢性病和少儿卫生系列标准的制定,包括 WS376-2013《儿童保健基本数据集》、WS377-2013《妇女保健基本数据集》、WS/T 449-2014《慢性病监测信息系统基本功能规范》,以及 WS/T 452-2014《卫生监督业务信息系统基本功能规范》、WS/T

458-2014《卫生监督现场快速检测通用技术指南》。2014 年,国家卫生计生委批准发布《慢性病监测信息系统基本功能规范》,慢性病监测信息系统主要包括业务功能、系统管理功能和接口功能[3]。2018年,批准发布了 WS/T 596-2018《人口死亡登记信息系统基本功能规范》。

公共卫生领域卫生信息标准的开发与应用,自 2003 年 SARS 事件后进入了一个较快发展阶段[4]。2004 年初建成并投入运行的中国疾病预防控制信息系统在其研制开发过程中,充分引用国际标准、国家标准和行业标准,从而在横向实现了平台上各个不同监测系统之间的数据互通和交换,在纵向则实现了全国各级卫生行政部门、疾病预防控制机构以及 6 万多家医疗机构在采集、报告和使用中对数据理解的一致性。统一的信息技术标准实现了数据在传递、使用中的安全和隐私保护。这些有力地推动了我国疾病预防控制工作的开展,实现了我国疾病监测工作质的飞跃。

三、信息标准特点

公共卫生信息含义十分广泛,一般包括以下几方面内容:疾病信息(包括传染病信息,以及突发公共卫生事件的发生、发展和结果等信息);重点人群,如儿童、妇女、老年人和精神疾病患者等的健康信息;公众对健康或对疾病认识的程度和态度;卫生服务供给方面的信息,包括各种卫生资源、卫生服务的利用等;影响健康、疾病和卫生服务利用的因素。

四、标准分类

(一) 内容和范围

公共卫生信息标准体系建设的任务重、内容庞杂、牵涉面广,是一个复杂的系统工程。目前初步建立的公共卫生信息科学分类体系、公共卫生服务评价指标体系框架和包括疾病预防控制信息、公共卫生服务、公共卫生管理、卫生监督四个主题域在内的公共卫生信息概念模型,其完整性、正确性都还需要长期实际工作和时间的反复验证。公共卫生基本数据集标准不仅涉及公共卫生领域内部的信息交换,而且涉及与其他系统如卫生系统内部的临床、药品系统等以及卫生系统外部的如环境、人口、劳动保护、保险等部门的数据交换,因此要有"全国一盘棋"的思想。要积极开展与这些业务关联方对于数据元标准的合作研究,尽可能保持全国范围内标准的一致性,确保跨学科、跨部门、跨地区、跨行业在数据获取、收集、汇交、存储、管理、分发、生产和共享等一系列活动中的互操作。

(二) 分类

1. 国家标准　按照公共卫生分类,建立了 9 大类 50 个基本数据集,覆盖了公共卫生 8 大类基本活动及关于人员、物资、地址等信息的公用类数据集。在每个大类中又建立了不同的基本数据集,如免疫规划类中又分为儿童免疫接种基本数据集、疫苗相关疾病(如麻疹、乙脑、流脑、脊髓灰质炎等)监测数据集、疫苗监测数据集等[5],见表 24-1。

表 24-1　公共卫生基本数据集

序号	领域	基本数据集数	数据元数
1	公用类	7	183
2	免疫规划类	7	326
3	职业卫生与中毒类	5	158
4	实验室管理类	9	118
5	突发公共卫生类	3	47
6	传染病监测类	4	177
7	慢性病监测类	3	64
8	妇幼卫生类	14	724
9	环境卫生类	4	72

2012 年,国家卫生计生委在上述研究基础上正式发布 WS 370-2012《卫生信息基本数据集编制规范本标准》,规定了卫生信息数据集的内容结构、数据集元数据、数据元属性、数据元索引表示方法。本标准适于指导卫生信息相关数据集的编制与使用。

《中国公共卫生信息分类与基本数据集》

WS 370-2012 卫生信息基本数据集编制规范

WS 371-2012 基本信息基本数据集个人信息

WS 372.1-2012 疾病管理基本数据集 第 1 部分:乙肝患者管理

WS 372.2-2012 疾病管理基本数据集 第 2 部分:高血压患者健康管理

WS 372.3-2012 疾病管理基本数据集 第 3 部分:重性精神疾病患者管理

WS 372.4-2012 疾病管理基本数据集 第 4 部分:老年人健康管理

WS 372.5-2012 疾病管理基本数据集 第 5 部分:2 型糖尿病患者健康管理

WS 373.1-2012 医疗服务基本数据集 第 1 部分:门诊摘要

WS 373.2-2012 医疗服务基本数据集 第 2 部分:住院摘要

WS 373.3-2012 医疗服务基本数据集 第 3 部分:成人健康体检

WS 374.1-2012 卫生管理基本数据集 第 1 部分:卫生监督检查与行政处罚

WS 374.2-2012 卫生管理基本数据集 第 2 部分:卫生监督行政许可与登记

WS 374.3-2012 卫生管理基本数据集 第 3 部分:卫生监督监测与评价

WS 374.4-2012 卫生管理基本数据集 第 4 部分:卫生监督机构与人员

WS 375.1-2012 疾病控制基本数据集 第 1 部分:艾滋病综合防治

WS 375.2-2012 疾病控制基本数据集 第 2 部分:血吸虫病病人管理

WS 375.3-2012 疾病控制基本数据集 第 3 部分:慢性丝虫病病人管理

WS 375.4-2012 疾病控制基本数据集 第 4 部分:职业病报告

WS 375.5-2012 疾病控制基本数据集 第 5 部分:职业性健康监护

WS 375.6-2012 疾病控制基本数据集 第 6 部分:伤害监测报告

WS 375.7-2012 疾病控制基本数据集 第 7 部分:农药中毒报告

WS 375.8-2012 疾病控制基本数据集 第 8 部分:行为危险因素监测

WS 375.9-2012 疾病控制基本数据集 第 9 部分:死亡医学证明

WS375.10-2012 疾病控制基本数据集 第 10 部分:传染病报告

WS375.11-2012 疾病控制基本数据集 第 11 部分 结核病报告

WS375.12-2012 疾病控制基本数据集 第 12 部分 预防接种

WS375.13-2017 疾病控制基本数据集 第 13 部分 职业病危害因素监测

WS375.14-2016 疾病控制基本数据集 第 14 部分 学校缺勤缺课监测报告

WS375.15-2016 疾病控制基本数据集 第 15 部分 托幼机构缺勤监测报告

2016~2017 年,国家卫生计生委疾控局重新编制了涵盖整个疾控业务的 15 个公共卫生信息系统的业务功能规范、信息报告采集规范及最小数据集。

2. 地方标准 有些省和市标准根据公共卫生管理功能与对象,将指标体系分为七部分。在充分体现国家卫生健康委和当地公共卫生信息化管理的需求和相关业务流程的前提下,参照"卫生监督信息系统""卫生统计信息系统""疾病控制信息系统"等业务系统的公共卫生管理功能与对象,将指标体系分为公用信息、公共卫生资源信息、疾病监测信息、公共卫生事件监测信息、卫生监督信息、妇幼卫生信息和血液信息七个部分[6]。

(1)公用信息:公共卫生信息系统主体上分为卫生监督、疾病监测、妇幼保健、献血调配、医政管理等相关业务大类,各类对于同一个登记内容有不同的称呼,为方便使用,标准将称呼不同、内涵基本相同的数据项进行了合并处理,并提取形成"公用信息"部分。具体包含 4 小类,共 46 个指标项,见表 24-2。

(2)公共卫生资源信息:是指突发公共卫生事件应急处理依赖的卫生资源,在应急指挥时对辅助指挥决策发挥重大作用。具体包含 9 小类,共 236 个指标项,见表 24-3。

（3）疾病监测信息:包含 8 小类,共 268 个指标项,见表 24-4。

（4）公共卫生事件监测信息:包含 41 类,共 69 个指标项,见表 24-5。

（5）卫生监督信息:包含,8 小类,共 292 个指标项,见表 24-6。

（6）妇幼卫生信息:包含 7 小类,共 260 个指标项,见表 24-7。

（7）血液信息:包含 3 小类,共 63 个指标项,见表 24-8。

表 24-2　公用信息分类

序号	类别	指标项	序号	类别	指标项
1	卫生机构综合信息	2	3	突发公共卫生事件报告信息	11
2	人员综合信息	25	4	卫生监督报告信息	8

表 24-3　公共卫生资源信息分类

序号	类别	指标项	序号	类别	指标项
1	卫生机构信息	69	6	住院床位动态信息	9
2	人力资源信息	18	7	救护车辆动态信息	10
3	医疗设备信息	14	8	医疗机构运营信息	62
4	应急药品信息	19	9	医院分科动态信息	19
5	应急物资信息	16			

表 24-4　疾病监测信息分类

序号	类别	指标项	序号	类别	指标项
1	传染病监测信息	24	5	死亡监测信息	26
2	慢性非传染病监测信息	21	6	职业病监测报告信息	17
3	门诊医疗记录信息	14	7	尘肺病监测报告信息	17
4	住院医疗记录信息	138	8	农药中毒监测报告信息	11

表 24-5　公共卫生事件监测信息分类

序号	类别	指标项	序号	类别	指标项
1	食品卫生事件报告信息	12	3	职业卫生重大事件报告信息	24
2	生活饮用水卫生事件报告信息	18	4	放射卫生事件报告信息	15

表 24-6　卫生监督信息分类

序号	类别	指标项	序号	类别	指标项
1	预防性卫生监督报告信息	10	10	职业卫生经常性监督报告信息	24
2	食品安全经常性监督报告信息	12	11	职业卫生被监督单位报告信息	35
3	食品卫生被监督单位报告信息	13	12	学校卫生经常性监督报告信息	12
4	公共场所卫生经常性监督报告信息	21	13	放射卫生经常性监督报告信息	14
5	化妆品卫生经常性监督报告信息	26	14	放射卫生预防性监督报告信息	11
6	生活饮用水卫生经常性监督报告信息	23	15	放射卫生被监督单位报告信息	22
7	公共场所卫生被监督单位报告信息	13	16	卫生地方性法规、规章、标准登记信息	7
8	化妆品卫生被监督单位报告信息	18	17	卫生行政诉讼案件报告信息	4
9	生活饮用水卫生被监督单位监督报告信息	23	18	卫生行政复议案件报告信息	4

表 24-7 妇幼卫生信息分类

序号	类别	指标项	序号	类别	指标项
1	计划生育手术信息	49	5	医院产科工作质量信息	58
2	孕产妇和新生儿保健信息	27	6	围产保健管理信息	48
3	儿童保健信息	21	7	婚前医学检查信息	34
4	妇科疾病查治信息	23			

表 24-8 血液信息分类

序号	类别	指标项
1	血站库存信息	12
2	采供血血液信息	26
3	用血单位信息	25

第三节 公共卫生信息标准的制定方法

一、标准研究方法

公共卫生数据元标准化的研究是公共卫生数据集标准化研究的核心内容,是构建最小数据集的基本单元。

(一) 具体研究内容

1. 进行公共卫生事务层数据元标准研究,规范公共卫生信息系统的开发。

2. 制定公共卫生交换层数据元标准,实现公共卫生数据在系统内及系统间的有效交换和广泛共享。

3. 提交公共卫生信息系统决策层数据元标准,发挥公共卫生信息在管理评价中的支持作用。数据元不是一般的数据概念,它是可以用一组属性描述其定义、标识、表示和允许值的数据单元,它由对象类词、特性类词及表示类词(值域)3 部分组成。

(二) 数据元的提取及标准化

对抽取的数据项,增加对象类词及表示类词,就称为数据元,如性别、年龄等,在这里其对象均为患者。对象类词与数据元概念相关,如患者性别这个数据元概念的表示类词为编码,患者年龄的表示类词则为一个值域,单位为岁。确定了数据元,就要按照国家有关数据元的要求进行数据元的规范化描述,再上报有关部门批准发布。数据元经国家有关单位批准确认,就成为大家在信息系统的建设、数据的收集、分析、报告以及项目评价中共同遵守的标准。

公共卫生系统十分庞大,就数据的收集而言,就包含对各种疾病及病原的监测(如传染性疾病、非传染性疾病、意外伤害)、各种突发公共卫生事件的报告处理、健康危险因素的监测(如环境、食品、职业及各种行为危险因素等)、死亡监测等,随着对其信息需求的不断扩展,不同的业务领域对信息系统的开发提出了极高的要求。数据标准化只有走在信息系统的开发之前,才能避免出现新的信息孤岛现象。

二、传染病监测数据标准化的技术路线

以传染病监测为例来说明数据元标准化的技术路线,从需求分析开始进行公共卫生基本数据集标准的研究。基本数据集,顾名思义是在国家层面必须收集的最小数据集合,而收集数据的根本目的是提供信息,满足不同领域疾病预防控制决策(如疫情报告)的需要。从这一点出发,确定需求分析作为基本数据集研究技术路线的关键所在,即首先从所要建设的系统功能需求分析开始,从分析系统建设的目的、系统要提供何种决策信息着手,进行业务需求分析。

（一）业务需求分析

业务需求分析的目的是了解系统的主要任务,为进行数据采集的分析提供依据。传染病疫情监测系统是面向基层传染病疫情信息采集报告部门、疾控中心疾病监测业务部门、各级疾病预防控制行政管理部门的信息需求,满足传染病疫情及其相关信息的实时采集、报告、查询、分析和信息管理,满足对突发传染病事件的及时预警,满足对传染病预防控制以及与其他信息系统(如医疗机构现有信息化系统)进行数据交换的需求。

1.通过业务视图分析,确定系统目标和基本数据集范畴　疫情报告的业务视图分析如图 24-1 所示。根据业务视图分析,可明确疫情报告信息系统建设目标及数据集范畴。其目标为:通过规范全国各级各地疫情数据的采集,实现国家对于各地数据的统一汇交、管理、信息交换、信息发布,以及实施对全国疫情发生的情况评估。

2.信息系统建设用例分析和功能建模　对信息系统进行业务用例分析和功能分析可以理清业务、业务实体关联以及系统须实现的功能,是数据收集的依据。

以疫情报告信息系统用例分析为例(图 24-1、图 24-2),该系统需实现疫情报告的医院内传染病病例报告流程、内容时限等要素,还分析了各级疾控部门的疫情管理工作流程等要素。

（二）基本数据采集内容分析

信息系统的建设首先关心的是数据的收集,即要收集什么样的数据。在完成业务需求分析的基础上,对要收集的数据进行具体分析。但要注意的是,对拟收集的数据进行分析时必须同时考虑需要与实际可能,收集最基本的数据。同时应该根据业务分析,将必需收集的数据按照特性分成不同模块。在传染病疫情监测系统中,必须收集的基本信息模块有:患者人口学特征及联系的基本信息、医院/医疗机构的基本信息、患者症状的基本信息、患者诊断与治疗的基本信息、实验室的检验信息、流行病学调查的基本信息以及审核的信息等。对信息采集的每个模块进行分析,确定每个模块中的基本数据项。这些数据项必须满足上述的业务需求。例如在上面提到的患者人口学特征及联系的基本信息模块中(表 24-9),要考虑满足对传染病进行分析的基本需要(出生日期、性别、地区等信息)、寻找患者进行流行病学

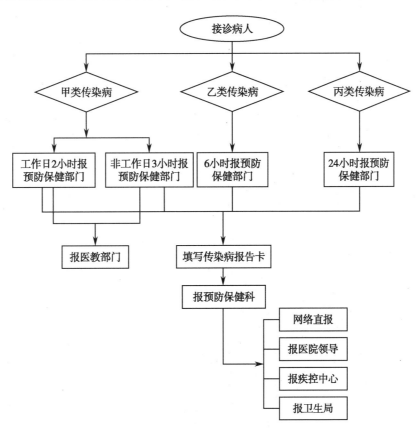

图 24-1　疫情报告业务流程图

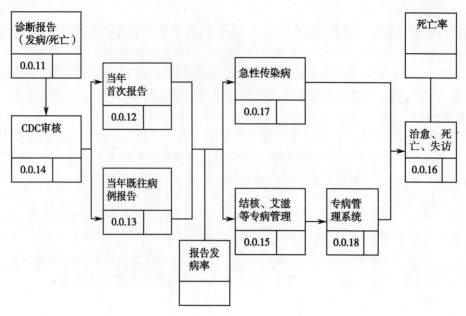

图 24-2 疫情报告业务视图

调查的需要(如患者的身份证号码、必要的联系信息等)。

表 24-9 患者人口学特征及联系的基本信息模块(部分)

序列号	变量	序列号	变量
1	姓名	10	国籍
2	身份证号码	11	现住址
3	性别	12	地区编码
4	出生日期	13	户口所在地
5	年龄	14	户口所在地编码
6	民族	15	联系电话
7	种族	16	父母或监护人姓名
8	职业	17	文化程度
9	工作单位/学校	18	婚姻状况

（三）数据项属性描述

确定了数据项后就要对每个数据项进行标准化的描述[7],描述的主要内容见表 24-10。

表 24-10 数据项属性说明

编号	名称	说明
1	数据项编号	标志每一个数据项的唯一编号,编码方法:共 10 位,前缀 PH-,编号的第 1~2 位是组号,3~4 位是子系统号,末尾 3 位为本组内流水号,该项必填
2	组号	公共卫生基本数据集项目组组号,两位
3	子系统号	各项目组内子系统编号,两位
4	子系统名称	各项目组内子系统名称
5	交叉引用	指在各项目组中,数据项格式以及属性可以引用前述数据项
6	中文名称	数据项的单个或多个字词的中文名称
7	中文简称	数据项的中文简称
8	英文名称	数据项的英文名称全称

编号	名称	说明
9	英文简称	数据项的英文名称简称
10	数据类型	数据项的数据类型,包括字符型(C)、数值型(N)、日期型(D)、日期时间型(DT)、布尔型(BL)、二进制型(BIN)
11	数据长度	表示数据项可选值的长度
12	数据项值域数据类型	数据项的值域的数据类型,这里参照 HL7 RIM 中的数据类型,包括 29 个数据类型
13	数据项定义	该数据项的用途、意义、范围等信息的详细描述
14	值域字典名称	数据项值域字典名称,如果没有请注明自定义
15	字典依据	值域字典来源的依据,包括国际标准、国家标准、行业标准及自定义
16	分类代码列表编号	值域字典中分类代码标准表的编号
17	分类代码列表名称	分类代码标准表的名称
18	备注	用于补充说明数据项以及数据项著录过程中所需补充的内容

（四）建立数据集、数据元和代码集的规范化描述规则

根据标示和管理需求,定义出数据集的描述内容为:数据集的名称、分类、代码、摘要、提交部门、版本。数据元的描述规则在遵循国家标准的基础上进行剪裁,其中数据类型采用 HL7 参考信息模型(RIM)定义的内容。数据元代码集的描述定义 4 个数据项,它们分别是代码表名称、代码、代码名称和代码说明。对代码型数据元的值域确定给出如下原则。

1. 已经存在国家标准的,按照国家标准执行,如性别代码。

2. 国际标准已被国家采纳的,参照执行,如国际疾病分类代码。上述两类数据类型属性用 CE 表示。

3. 自定义代码　一些既无国家标准又无国际标准,以及标准不适合公共卫生需要的数据元代码,按照业务需自行定义。例如婚姻代码,现有的国家标准将其分为未婚、已婚、丧偶和离婚 4 类。这样的分类显然已经难以满足公共卫生与疾病预防控制对于婚姻状况类别的需要(如研究疾病在人群间的传播等),也难以概括目前社会的发展导致婚姻状况多样化的实际。因此参照国际标准对此进行了修改,将其分为单身、分居、丧偶、离婚、同居、在婚及其他,并给予确切的定义。

三、公共卫生信息系统数据元集内容与规范

描述参照国家数据元标准,选择几个必须属性对提取的数据元进行描述(表 24-11)。由于目前的数据元集中,每个数据元都具有相同的管理属性,这里未对管理类属性进行描述。该类属性将在今后正式注册标准时一并补充[7]。

表 24-11　传染病疫情监测主要数据项部分属性描述

中文名称	数据类型	值域数据类型	值域长度	字典名称	分类列表代码
姓名	字符型	人名数据类型 PN	40	无	无
性别	字符型	集合数据类型 SET	1	个人基本信息分类与代码	人的性别代码
年龄	数值型	整数数据类型 INT	3	无	无
职业	字符型	集合数据类型 SET	25	职业分类与代码	GB/T6565
民族	字符型	集合数据类型 SET	12	民族字典	GB3304
身份证号	字符型	编码字符串数据类型 SC	18	无	无
出生日期	日期型	时间点数据类型 TS	8	无	无
文化程度	字符型	集合数据类型 SET	10	文化程度字典	GB4658
婚姻状况	字符型	集合数据类型 SET	2	个人基本信息	婚姻状况代码信息分类与代码
联系电话	字符型	通讯地址数据类型 TEL	40	H17 电话号码字典	无

公共卫生信息系统数据元代码集内容与规范描述代码,即数据元的值域,是数据元标准化的重中之重,为方便使用,将它与数据元描述分列[5]。表24-12为自定义代码数据元值域的代码表示例。

表24-12 自定义代码举例:婚姻状况代码

代码	代码名称	说明
1	单身	从未结过婚
2	分居	目前有配偶,但与配偶分开居住
3	丧偶	丧偶未再婚
4	离婚	离异未再婚
5	同居	没有婚姻关系,与他人同居
6	在婚	目前与配偶共同生活
9	其他	婚姻状况不详或未说明

四、公共卫生信息标准化应用展望

卫生信息标准化研究已成为全球卫生信息化关注和行动的重要内容,越来越受到国内外政府组织、卫生管理部门、业务机构和IT界的高度重视,并对其加大投入。公共卫生信息标准化研究工作不断发展和完善,其成果将会在卫生信息系统全面建设和信息资源广泛应用中发挥越来越重要的作用。

(一) 在国家公共卫生信息化建设和应用中的作用

1. 促进公共卫生各领域信息系统的统筹规划和顶层设计 公共卫生领域涵盖了疾病预防控制、公共卫生服务、公共卫生管理和卫生监督等众多领域。国家公共卫生数据字典的建立将使得各个领域在建设各自的信息系统时,具有统一的信息标准的指导,有助于在进行信息系统的规划设计时统筹规划。从顶层开始,确保从最基本的数据采集开始的一系列数据运行过程,如从传输、存储到数据的分析、利用和结果的解释的一致性。规范化的描述保证了不同信息系统之间对于数据元的认识不会产生歧义。在此基础上的规划和建设,可以降低开发强度,提高开发效率,促进系统间的互联互通。

2. 促进系统间数据交换与共享 公共卫生领域有着丰富的数据资源,包括业务实践和科研活动中产生的所有原始数据、加工产品和相关信息,涉及预防、基础、临床、环境、经济、社会、人文等众多方面。数据元的标准化是公共卫生数据交换和信息共享的基础。公共卫生信息基本数据集和数据字典的标准化研究,将在国家层面统一公共卫生数据收集的标准与规范,使公共卫生信息元素实现标准化的表达,进而实现公共卫生数据在系统内及系统之间的有效交换和广泛共享。

(二) 在公共卫生科学数据共享平台建设中的应用

公共卫生信息共享数据平台是公共卫生信息高速公路的典型体现,也是公共卫生信息标准化最实际、最直接的应用。公共卫生信息共享数据平台的总体目标是以公共卫生信息资源为基础,坚持公共卫生信息标准化、构建结构合理、面向全社会的网络化、智能化的公共卫生信息科学数据管理与共享的服务体系,实现公共卫生信息资源的规范化管理与高效利用。

1. 促进公共卫生数据共享资源体系建设 建立公共卫生科学数据管理与共享服务资源体系是公共卫生数据共享平台建设的核心内容。公共卫生领域有着丰富的数据资源,包括业务实践和科研活动中产生的所有原始数据、加工产品和相关信息,涉及疾病监测、干预与控制信息,卫生检测与防护信息,卫生资源、社会、人文信息等多方面内容。只有在坚持公共卫生信息标准化的基础上,对共享信息资源进行归纳、汇总和描述,才能建立满足共享服务的资源体系。

2. 促进公共卫生数据共享资源的管理 公共卫生数据服务体系包括对分布式数据库和数据集的统一管理、目录服务、数据服务、延伸服务等。数据管理利用分布式数据库技术、数据仓库管理技术、元数据技术和网络技术,建立以分布式为主、集成式为辅的数据管理系统,这些必须基于元数据标准、数据元标准、分类与编码标准和数据模式标准进行数据汇交、整理加工、存储和数据更新等操作,才能真正实现对共享数据资源的有效管理。

3. 目前公共卫生信息重点建设内容如下。

（1）以疾病监测为主的中国疾病控制信息系统。

（2）儿童预防接种管理的预防接种信息系统。

（3）慢病管理系统。

（4）妇幼保健系统。

（5）突发公卫应急管理。

（6）居民电子健康档案。

第四节　中国疾病预防控制信息系统标准的应用

一、应用简介

目前,中国疾病预防控制信息系统是中国疾病预防控制体系的主要信息收集与信息分析门户,覆盖了全国所有直报医院、疾控中心及部分社区服务机构。系统目前主体业务涵盖:传染病报告信息管理系统、突发公共卫生事件管理信息系统、基本信息系统、标准编码管理系统、症状监测直报系统、高温中暑病例报告信息系统、出生登记信息系统、鼠疫防治管理信息系统、救灾防病信息报告系统、人感染 H7N9禽流感信息管理系统、霍乱/乙脑/麻疹/流脑监测信息报告管理系统、重点慢性病监测信息系统、中国流感/禽流感监测信息系统、历史数据综合查询统计分析系统、传染病自动预警信息系统、人口死亡信息登记管理系统、艾滋病综合防治信息系统、全国饮用水水质卫生监测信息系统、结核病信息管理系统、职业病与职业卫生监测信息系统、AFP 监测信息报告管理系统。

二、数据标准

依托中国疾病预防控制信息系统随之产生的信息化标准数据集,是《中国公共卫生信息分类与基本数据集》第一版的重要组成部分。随着国家人口健康信息化工程的推进,公共卫生领域正在人群流行病学监测的基础上,丰富和完善以人为主线的公共卫生健康档案体系,以疾病为主线的卡片监测模式正在向"个人基本信息+疾病监测"过渡,在此基础上初步讨论制定了《公共卫生传染病、慢病及死亡信息交换数据集规范》,推进与医疗机构现有信息化系统(HIS、LIS、社区平台等)等的信息互联互通。

三、数据结构与程序过程

1. 数据结构　传染病、慢病及死亡报告卡数据集标准及规范,用于实现各医疗机构、区域平台与中国疾病预防控制中心之间的传染病、慢病及死亡数据的信息共享与交换。针对中国疾病预防控制中心《传染病报告信息管理系统》中传染病报告卡信息,《国家重点慢性病监测信息系统》中高血压、糖尿病、心脑血管及肿瘤个案信息,《人口死亡信息登记管理系统》中死亡报告卡的各项内容进行描述与说明,供各省疾控、各医疗机构、区域平台与中国疾病预防控制中心之间数据的信息共享与交换。

2. 数据集规范结构(见《中国疾病预防控制信息系统数据交换技术指导方案》,已下发至各省疾控中心)。

3. 程序过程　目前与医疗机构对接的方案主要包括以下内容:由于地区发展不平衡和公共卫生信息化投入不同,同时各地医疗机构的公共卫生职能业务量差异等问题,因此在很长一段时间内会存在松紧耦合的对接方式共存局面。

四、区域管理层面对接

该种模式是目前正在推动的主要模式,通过完成区域公共卫生信息平台的共享和集成,实现统一的公共卫生职能信息化标准改造,达到互联互通的目的。

首先要满足医疗卫生机构所在的上级行政区域内形成面向区域公共卫生管理的支撑平台,服务于疾病预防控制中心等公共卫生职能机构,提供针对医疗机构院外接入模块的公共卫生信息采集数据中心,并对各类公共卫生信息管理系统实现无缝对接,优化目前公共卫生职能机构在管理审核、防控处理等方面存在的薄弱环节,并构建区域公共卫生主题数据仓库,提供疫情监测、统一标化公共卫生信息采集入口等职能。

医疗机构层面对接

该层面的对接为大型三甲医院提供了公共卫生职能的突破口,三甲医院接诊人群量大、公共卫生业务负担重,公共卫生信息采集存在重复、漏报、质量较低、人工量大等问题,为此在医院层面建立对应的接口交换和数据共享机制具有重要的意义。图 24-3 是医院信息系统与国家疫情报告系统对接图。图24-3 的部分模块描述如下。

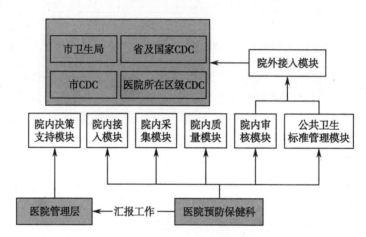

图 24-3 医院信息系统与国家疫情报告系统对接图

1. 公共卫生信息标准管理模块　对于面向公共卫生各个主题的信息集合构建标准管理体系,分两个层面进行管理:①对内标准管理:对医院的 HIS、LIS 等信息系统与公共卫生传染病相关诊断标准进行对接和推送,满足 HIS、LIS 等系统对公共卫生信息集进行自动预警判断和提示完善功能的需求;②对外传输标准管理:不断完善医院 HIS、LIS 等系统数据标准化应用,例如规范行政区划、传染病病种等字典,能够接入相应的国家系统并动态更新,使之符合区域公共卫生信息采集的实时要求。

2. 公共卫生信息院内质量模块　在采集过程中按照迭代的方式对各类公共卫生质量管控信息进行动态采集,例如对不符合标准的字段类型、编码等内容能够侦测并反馈给公共卫生职能科室,杜绝错报、漏报、迟报等质量问题。

3. 公共卫生信息院内审核模块　对于院内采集模块形成的各类信息,进行院外接入前的最后审核工作,并订正完善在 HIS、LIS 端的填报内容,审核规则应按照各级逻辑校验体系进行显式设置并固化,与质量模块进行互联互通,及时发现审核过程中的质量问题,为提高院外接入成功率做好准备。

4. 公共卫生信息院外接入模块　对于院内审核通过的各类公共卫生信息,定义统一管理按频率分发的对外接入体系,按照新增、修改(含删除)模式对外按照统一调度频率进行交换,并能够完整管理院外接入的各类公共卫生信息状态,对于接入质量问题及时预警并推送至质量管理模块提醒。

五、与区域及医院卫生信息平台的数据关系

在本领域,通过对区域卫生信息平台的公共卫生标准化对接,完善了区域健康档案中公共卫生部分的薄弱数据集现状,同时强化了医院的公共卫生职能,未来医院可以在院内公共卫生平台基础上与区域公共卫生平台依托公共卫生信息标准实现互联互通、迭代式升级,减少对 HIS 厂商的依赖,同时对医院统一集成平台建设和医院互联互通成熟度认证有着积极作用。

图 24-4 是区域卫生信息系统与国家疫情报告系统对接图,其核心的数据交换职能如下。

(一) 公共卫生信息院内接入模块

建设统一的院内公共卫生集成平台,利用集成平台的数据抽取策略实现与医疗机构 HIS、LIS 等院

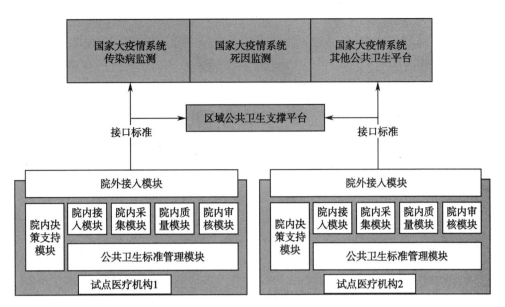

图 24-4 医院信息系统-区域卫生信息系统与国家疫情报告系统对接图

端信息管理系统的稳定接入,构建时效允许的面向公共卫生采集与分析的原始数据。

(二) 公共卫生信息院内采集模块

通过对采集库中采集信息面向公共卫生信息集合分类,形成面向各个公共卫生业务的业务主题数据,并进行信息标准化、流程化的对接和完善。

(三) 公共卫生信息院内决策支持模块

最终建立医疗机构院内基于公共卫生分类的辅助决策支持体系,建立各类公共卫生历史信息库,例如对于传染病等信息建立本院的历史库,为本院面向公共卫生各分类的科研或卫生决策服务。

(徐 勇)

参 考 文 献

[1] 孟群. 我国卫生信息标准体系建设[J]. 中国卫生标准管理,2012,(12):24-30.

[2] 刘丽华,金水高,张黎黎. 我国卫生信息标准化工作进展[J],中国卫生信息管理杂志,2009,6(1):28-32.

[3] 《慢性病监测信息系统基本功能规范》等 4 项推荐性卫生行业标准的解读[J]. 中国质量与标准导报,2014(5):35-39.

[4] 金水高. 公共卫生信息标准应用前景[N]. 计算机世界,2006.

[5] 金水高,刘丽华,郭赟,等. 公共卫生信息系统基本数据集的研究[J]. 中华预防医学杂志,2007,41(5):353-356.

[6] 屈建国.《公共卫生信息系统指标代码体系与数据结构》标准的制定与应用[J]. 中国数字医学,2008,3(9):35-37.

[7] 金水高,刘丽华,王骏,等. 公共卫生信息系统数据元的标准化研究[J]. 公共卫生与预防医学,2006,17(1):30-32.

第二十五章　医疗保障信息标准应用

　　2019 年国家医疗保障局印发的《医疗保障标准化工作指导意见》指出:我国医疗保障制度建立运行 20 多年,尚未形成统一的标准化体系,难以适应医疗保障治理现代化要求。各地要充分认识医疗保障标准化工作的重要性和紧迫性,进一步统一思想、明确目标,运用科学手段,采取有效措施,扎实推进医疗保障标准化工作。因此,医疗保障信息标准化研究与应用将成为我国医疗保障领域的基础性和关键性任务。本章从概述、内容和应用三个方面,详细介绍医疗保障信息标准化技术与应用。

第一节　概　　述

　　1988 年,我国开始对机关事业单位的公费医疗制度和国有企业的劳保医疗制度进行改革。1998年,国务院颁布《关于建立城镇职工基本医疗保险制度的决定》,在全国建立城镇职工基本医疗保险制度,之后又分别在 2005 年和 2007 年启动了新型农村合作医疗与城镇居民基本医疗保险。2016 年 1 月,国务院印发《关于整合城乡居民基本医疗保险制度的意见》,要求推进城镇居民医保和新农合制度整合,逐步在全国范围内建立起统一的城乡居民医保制度。2018 年,国家成立医疗保障局,整合了城镇职工和城镇居民基本医疗保险、生育保险、新型农村合作医疗、药品和医疗服务价格管理和医疗救助等职责。

一、医疗保障信息标准体系

　　目前国内尚未建立统一的医疗保障信息标准体系,各地医保信息系统存在数据不统一、编码不一致、功能不齐全、管理不规范、新技术应用不充分等问题,很大程度上制约了医保服务水平和治理能力的提升,影响了我国医疗保障事业的高质量发展。

　　医疗保障领域与医疗卫生领域的信息标准有很多共同之处,在医疗保障信息标准化过程中,国内现有的卫生信息标准可以借鉴或同等采用。

　　信息标准体系是系列相关标准的综合模型,用于指导和规范标准的研究、开发和应用。本节参考国家卫生部卫生信息标准化专业委员会提出的卫生信息标准体系框架,对医疗保障信息标准体系的相关内容进行介绍[1]。

卫生信息标准体系框架包括基础类标准、数据类标准、技术类标准、信息安全与隐私保护类标准、管理类标准五大类,如图 25-1 所示。

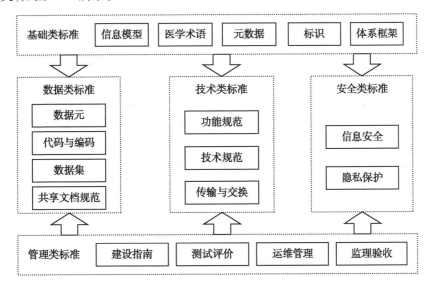

图 25-1　卫生信息标准体系架构

二、基础类标准

基础类标准主要包括信息模型、术语、元数据、标识和体系框架等。

在模型和术语方面,医疗保障信息标准与医疗卫生信息标准有高度的共性,例如:GB/T 30107-2013《健康信息学 HL7 V3 参考信息模型》、SNOMED CT、中医临床诊疗术语等。

在元数据方面,国家医疗保障局发布了《医保疾病诊断和手术操作编码规则和方法》《医保药品编码规则和方法》《医疗服务项目编码规则和方法》《医保医用耗材编码规则和方法》《医保门诊慢特病病种编码规则和方法》《医保按病种结算病种编码规则和方法》《医保日间手术病种编码规则和方法》7 项标准,规范相关数据的编码方式。

在标识方面,国家医疗保障局发布了《定点医疗机构编码规则和方法》《医保医师编码规则和方法》《医保护士编码规则和方法》《定点零售药店编码规则和方法》《医保药师编码规则和方法》《医保系统单位编码规则和方法》《医保系统工作人员编码规则和方法》等相关标准。

三、数据类标准

数据类标准主要包括数据元、分类、编码、数据集、共享文档规范等标准,是医疗保障信息标准体系的核心内容。

在编码方面,与国家医疗保障局发布了《国家医疗保障疾病诊断相关分组(CHS-DRG)细分组(1.0版)》,医保疾病诊断和手术操作编码分别采用了医保规范后的 ICD-10 和 ICD-9-CM3,中医诊断编码则采用国家标准《中医病证分类与代码》;医保药品编码采用国家医疗保障局发布《国家基本医疗保险、工伤保险和生育保险药品目录》。

四、技术类标准

国家医疗保障局发布了 XJ-A01-2019《医疗保障信息平台-云计算平台规范》、XJ-B01-2019《医疗保障信息平台-应用系统技术架构规范》、XJ-C01.1-2019《医疗保障信息平台-用户界面规范-PC 端》。

五、信息安全与隐私保护类标准

信息安全与隐私保护类标准包括医疗保障信息网络和医疗保障信息安全相关的标准,以及患者隐私保护相关的标准。医疗保障信息既涉及国家和地区层面,也涉及公民和具体个体层面,其安全与隐私保护具有重要意义。

国家先后发布了一系列信息安全与隐私保护的相关标准规范,医疗卫生行业也制定了多项规范和管理办法,可供医疗保障信息安全与隐私保护采用和参考。

六、管理类标准

管理类标准是实现对标准化对象的协调、统一管理的规范。管理类标准是医疗保障信息应用和管理层面上的标准,用于规范医疗保障信息和信息系统的使用、管理、实施、验收和测评等。

医疗保障关乎国计民生,是一个政策性强、与时俱进的领域。因此,医疗保障信息管理类标准在促进医疗保障信息化实施、保障和发展方面,具有重要意义。

第二节　医疗保障信息标准

我国医保信息化经历了 20 多年的应用和发展,在不同的层面和时期制定和发布过许多标准规范,对促进我国医保事业的发展发挥了积极作用。因篇幅所限,本部分主要介绍国家医疗保障局 2019 年以来发布的医疗保障信息相关标准规范。

一、医疗保障信息业务编码标准

医疗保障信息业务编码标准包括编码规范和方法和编码两部分,在信息标准分类中,前者属于基础类标准的元数据,后者属于数据类标准的代码和编码。

(一)《疾病诊断和手术操作编码规则和方法》

1. 疾病诊断编码　医疗保障信息疾病诊断编码采用 ICD-10 医保版编码,该版编码是在 ICD-10 的基础上,参考了国内目前使用的国家和地方版本,通过整理和规范编制而成。解决多种版本存在的"一病多码"和"多码一病"等问题,实现全国范围内的编码统一。

ICD-10 医保版编码的前 3 位为"类目",由 1 位大写英文字母加 2 位阿拉伯数字表示疾病大类;第 4 位为"亚目",用 1 位阿拉伯数字表示疾病大类的细分;第 5、6 位为"延拓的区分码(条目)",用 2 位阿拉伯数字表示临床疾病诊断名称。疾病诊断编码主要结构见图 25-2。

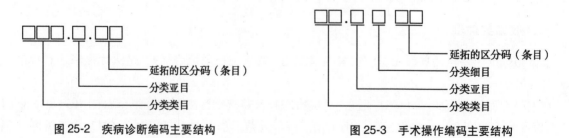

图 25-2　疾病诊断编码主要结构　　　　图 25-3　手术操作编码主要结构

2. 手术操作编码　医疗保障信息手术操作编码采用 ICD-9-CM3 医保版编码。与 ICD-10 医保版编码相同,该版编码是在 ICD-9-CM 的基础上,参考了国内目前使用的国家和地方版本,通过整理和规范编制而成。解决多种版本存在的"一病多码"和"多码一病"等问题,实现全国范围内的编码统一。

ICD-9-CM3 医保版编码全部由阿拉伯数字组成,前 2 位为"类目",代表手术章节;第 3 位为"亚目",代表手术大类;第4位为"细目",代表手术大类的细分;第5、6位为"延拓的区分码(条目)",代表具体手术操作名称。手术操作编码结构见图25-3。

3. 中医诊断编码　中医诊断编码采用 GB/T 15657-1995《中医病证分类与代码》,包含中医病名和中医证候名编码,均为由阿拉伯数字和大写英文字母组成的 6 位码。中医病名和证候名编码结构见图25-4 和图 25-5。

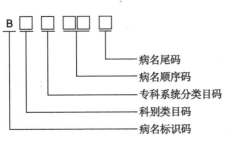

图 25-4　中医病名编码结构

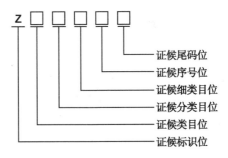

图 25-5　中医证候名编码结构

医保版疾病诊断和手术操作编码的制定和发布,为下一步实施 DRG(诊断相关分组)医保付费奠定了基础。

(二)《医保药品编码规则和方法》

参照 LD/T 90-2012《社会保险药品分类与代码》、CFDA 发布的《国家药品编码本位码》、国家卫生健康委发布的《国家药品供应保障综合管理信息平台 YPID 编码》等核心要素,结合国家医疗保障局职能,国家医疗保障局、人力资源社会保障部印发了《国家基本医疗保险、工伤保险和生育保险药品目录》(医保发〔2019〕46 号),该药品目录分为凡例、西药、中成药、协议期内谈判药品、中药饮片五部分,覆盖了经药品监督管理部门批准上市的全部药品,包括:西药、中成药、中药饮片和医疗机构制剂等分类。

《医保药品编码规则和方法》对医保药品的编码规则如下。

1. 西药编码　西药编码分 6 个部分共 23 位,通过大写英文字母和阿拉伯数字按特定顺序排列表示。其中,第 1 部分是西药药品识别码(用大写英文字母"X"表示),第 2 部分是西药药品类别码,第 3 部分是西药药品名称码,第 4 部分是西药药品剂型码,第 5 部分是西药药品规格包装码,第 6 部分是西药药品企业码。西药编码结构见图 25-6。

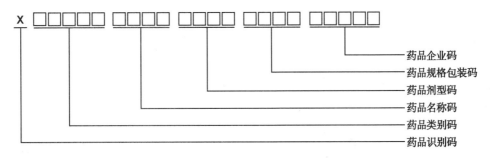

图 25-6　西药编码结构

2. 中成药编码　中成药编码分 5 个部分共 20 位,通过大写英文字母和阿拉伯数字按特定顺序排列表示。其中,第 1 部分是中成药药品识别码(用大写英文字母"Z"表示),第 2 部分是中成药药品类别码,第 3 部分是中成药药品名称码,第 4 部分是中成药药品规格包装码,第 5 部分是中成药药品企业码。中成药编码的结构见图 25-7。

(三)《医疗服务项目编码规则和方法》

国家医疗保障局在《全国医疗服务价格项目规范(2001 年版)》《全国医疗服务价格项目规范(2007

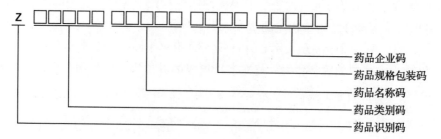

图 25-7 中成药编码结构

年版)》和《全国医疗服务价格项目规范(2012 版)》的基础上,通过梳理国内各地区制定的医疗服务项目,按照最大公约数和最小公倍数原则,形成全国统一的医疗服务项目分类与编码,包括:综合医疗诊疗类、医技诊疗类、临床诊疗类、中医及民族医诊疗类。

《医疗服务项目编码规则和方法》对医疗服务项目编码规则如下:医疗服务项目编码分 4 个部分共 15 位,通过阿拉伯数字按特定顺序排列表示。其中,第 1 部分为行政区划编码,第 2 部分为基础编码,第 3 部分为项目分解编码,第 4 部分为项目加收编码。医疗服务项目编码结构见图 25-8。

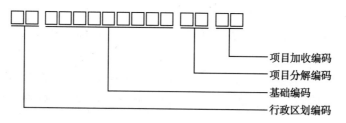

图 25-8 医疗服务项目编码结构

(四)《医保医用耗材编码规则和方法》

借鉴国内现行医用耗材编码,对医疗服务项目中可单独收费的一次性医用耗材形成统一分类与编码,包括非血管介入治疗类材料、口腔材料、中医类材料等,共 17 大类。

《医保医用耗材编码规则和方法》对医保医用耗材编码规则如下:医保医用耗材编码分 5 个部分共 20 位,通过大写英文字母和阿拉伯数字按特定顺序排列表示。其中第 1 部分是耗材标识码(用大写英文字母"C"表示),第 2 部分是分类码(包括部位、功能、品种;用途、品目;学科、品类 3 层),第 3 部分是通用名码,第 4 部分是产品特征码(指材质、品规),第 5 部分是生产企业码。医保医用耗材编码结构见图 25-9。

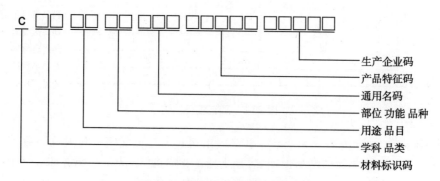

图 25-9 医保医用耗材编码结构

(五)《医保门诊慢特病病种编码规则和方法》

医保门诊慢特病病种编码分 3 部分共 6 位,通过大写英文字母和阿拉伯数字按特定顺序排列表示。

其中,第1部分是医保门诊慢特病病种标识码(用大写英文字母"M"表示),第2部分是病种类别码,第3部分是病种顺序码。医保门诊慢特病病种编码结构见图25-10。

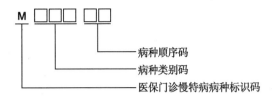

图25-10　医保门诊慢特病病种编码结构

（六）《医保按病种结算病种编码规则和方法》

医保按病种结算病种编码分2部分共7位,通过大写英文字母和阿拉伯数字按特定顺序排列表示。其中,第1部分是医保按病种结算病种标识码(用大写英文字母"B"表示),第2部分是医保按病种结算病种代码。医保按病种结算病种编码结构见图25-11。

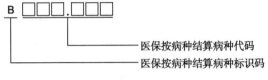

图25-11　医保按病种结算病种编码结构

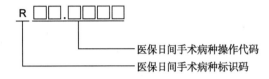

图25-12　医保日间手术病种编码结构

（七）《医保日间手术病种编码规则和方法》

医保日间手术病种编码分2部分共7位,通过大写英文字母和阿拉伯数字按特定顺序排列表示。其中,第1部分是医保日间手术病种标识码(用大写英文字母"R"表示),第2部分是医保日间手术病种操作代码。医保日间手术病种编码结构见图25-12。

二、医疗保障信息标识标准

依据《中华人民共和国行政区划代码》等标准,建立覆盖全国医疗保障相关机构及人员的统一分类与编码。包括:定点医疗机构代码、定点零售药店代码、医保系统单位,以及医保医师、医保护士、医保药师代码、医保系统工作人员编码代码。

（一）《定点医疗机构编码规则和方法》

定点医疗机构编码分3个部分共12位,通过大写英文字母和阿拉伯数字按特定顺序排列表示。其中,第1部分是定点医疗机构标识码(用大写英文字母"H"表示);第2部分是行政区划代码;第3部分是定点医疗机构顺序码。定点医疗机构编码结构见图25-13。

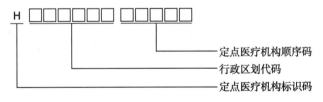

图25-13　定点医疗机构编码结构

（二）《医保医师编码规则和方法》

医保医师编码分3部分共13位,通过大写英文字母和阿拉伯数字按特定顺序排列表示。其中,第1部分是医保医师标识码(用大写英文字母"D"表示);第2部分是行政区划代码;第3部分是医保医师顺序码。医保医师编码结构见图25-14。

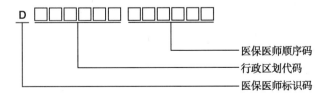

图25-14　医保医师编码结构

（三）《医保护士编码规则和方法》

医保护士编码分 3 个部分共 13 位,通过大写英文字母和阿拉伯数字按特定顺序排列表示。其中,第 1 部分是医保护士标识码(用大写英文字母"N"表示);第 2 部分是行政区划代码;第 3 部分是医保护士顺序码。医保护士编码结构见图 25-15。

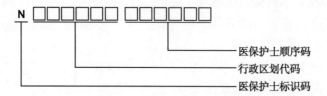

图 25-15　医保护士编码结构

（四）《定点零售药店编码规则和方法》

定点零售药店编码分 3 个部分共 12 位,通过大写英文字母和阿拉伯数字按特定顺序排列表示。其中,第 1 部分是定点零售药店标识码(用大写英文字母"P"表示);第 2 部分是行政区划代码;第 3 部分是定点零售药店顺序码。定点零售药店编码结构见图 25-16。

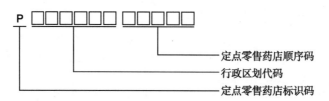

图 25-16　定点零售药店编码结构

（五）《医保药师编码规则和方法》

医保药师编码分 3 个部分共 13 位,通过大写英文字母和阿拉伯数字按特定顺序排列表示。其中,第 1 部分是医保药师标识码(用大写英文字母"Y"表示);第 2 部分是行政区划代码;第 3 部分是医保药师顺序码。医保药师编码结构见图 25-17。

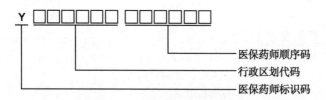

图 25-17　医保药师编码结构

（六）《医保系统单位编码规则和方法》

医保系统单位编码分 4 个部分共 12 位,通过大写英文字母和阿拉伯数字按特定顺序排列表示。其中,第 1 部分是医保系统单位标识码(用大写英文字母"S"表示);第 2 部分是行政区划代码;第 3 部分是机构类别码;第 4 部分是机构顺序码。医保系统单位编码结构见图 25-18。

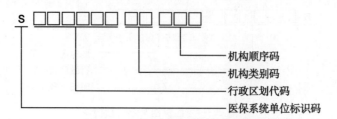

图 25-18　医保系统单位编码结构

（七）《医保系统工作人员编码规则和方法》

医保系统工作人员编码分 4 个部分共 13 位,通过大写英文字母和阿拉伯数字按特定顺序排列表示。其中,第 1 部分是医保系统工作人员标识码(用大写英文字母"E"表示);第 2 部分是行政区划代码;第 3 部分是机构类别码;第 4 部分是人员顺序码。医保系统工作人员编码见图 25-19。

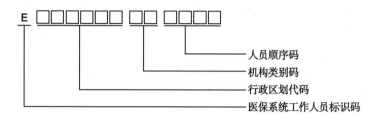

图 25-19　医保系统工作人员编码结构

三、医疗保障基金结算清单

《医疗保障基金结算清单》用于定点医疗机构在开展门诊特慢病诊疗、住院诊疗等医疗服务,向医保部门申请医保费用结算时所需提交的数据内容。《医疗保障基金结算清单》见图 25-20。

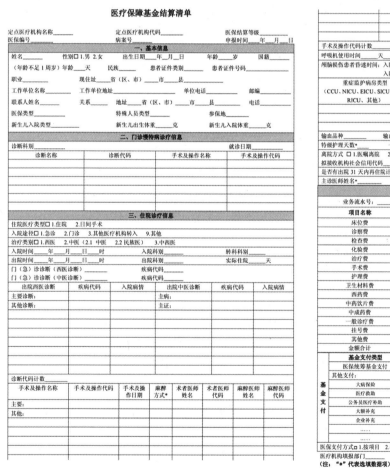

图 25-20　医疗保障基金结算清单

《医疗保障基金结算清单》包括 185 个数据指标。其中,基本信息 31 项、门诊慢特病诊疗信息 6 项、住院诊疗信息 57 项、医疗收费信息 91 项。

《医疗保障基金结算清单》的结构与内容与医疗机构的住院病案首页十分相似,其中许多数据指标两者是一致的,这对于医疗机构内部、医疗机构之间,以及政府医保部门的信息互联互通是非常有利的。

《医疗保障基金结算清单》中的数据编码,一部分由国家医疗保障局制定,如本部分介绍的内容;一部分可采用现有的卫生行业标准,如 WS 363-2011《卫生信息数据元目录》、WS 445-2014《电子病历基本数据集》等;还有小部分需要进行定义和规范。进一步可以参考卫生行业标准,建立医疗保障信息数据元目录、医疗保障基金结算清单基本数据集、医疗保障基金结算清单共享文档规范,实现高水平的、标准化的医疗保障信息共享与交互。

四、医保电子凭证

继发布《医保疾病诊断和手术操作编码规则和方法》《医保药品编码规则和方法》《医疗服务项目编码规则和方法》《医保医用耗材编码规则和方法》《定点医疗机构编码规则和方法》《医保医师编码规则和方法》《医保护士编码规则和方法》《定点零售药店编码规则和方法》《医保药师编码规则和方法》《医保系统单位编码规则和方法》《医保系统工作人员编码规则和方法》《医保门诊慢特病病种编码规则和方法》《医保按病种结算病种编码规则和方法》《医保日间手术病种编码规则和方法》和《医疗保障基金结算清单》15 项标准规范后,国家医疗保障局在 2019 年 11 月开始实施医保电子凭证。

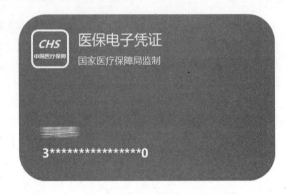

图 25-21 医保个人电子凭证式样

医保电子凭证是国家医疗保障信息平台核心身份认证体系。医保电子凭证由国家医保信息平台统一签发,分为个人电子凭证、机构电子凭证和终端电子凭证,分别对个人进行身份认证和业务办理、对机构进行管理、对监管医保服务终端进行管理。

目前推出的医保个人电子凭证是基于医保基础信息库为全体参保人员生成的医保身份识别电子介质。个人医保电子凭证采用居民身份证号码,通过实名/实人认证技术,采用加密算法形成电子标识,具备安全可靠、认证唯一等重要特点。参保人可通过医保个人电子凭证,在医保个人电子凭证的实施范围内享受各类在线医疗保障服务,包括医保业务办理、医保账户查询、医保就诊和购药支付等。医保个人电子凭证已经在山东、福建实现就医购药、无卡结算等应用,随后将陆续在河北、吉林、黑龙江、上海、福建、山东、广东 7 个省(市)开通使用。图 25-21 是医保个人电子凭证式样。

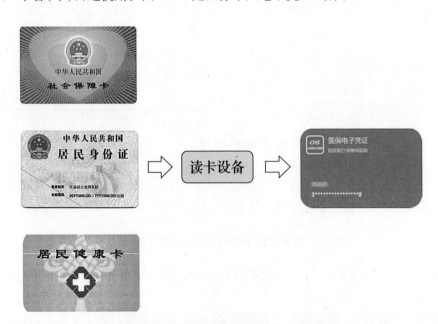

图 25-22 医保电子凭证与居民身份证、社会保障卡、居民健康卡对接示意图

医保个人电子凭证的 3 项对接功能如下。

1. 与居民身份证、社会保障卡、居民健康卡(医疗卡、诊疗卡)等实体卡,通过读取身份信息,传输到医保信息平台,实现医保电子凭证对接,如图 25-22 所示。

2. 第三方平台,通过实名/实人认证与医保电子凭证对接,如图 25-23 所示。

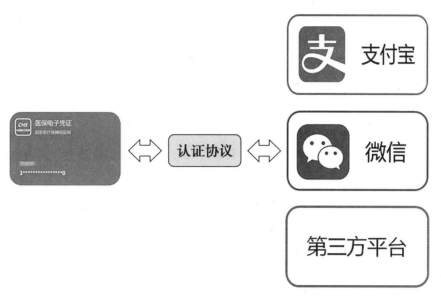

图 25-23　医保电子凭证与第三方平台对接示意图

3. 电子政务服务平台,通过身份信息认证与医保电子凭证对接,如图 25-24 所示。

实现上述对接后,医保电子凭证就可以满足医保多应用场景和监管服务的需要,实现线上医疗保障服务,如线上医保信息服务、线上医保预约服务、线上医保结算和支付、跨区域医保信息共享等功能。

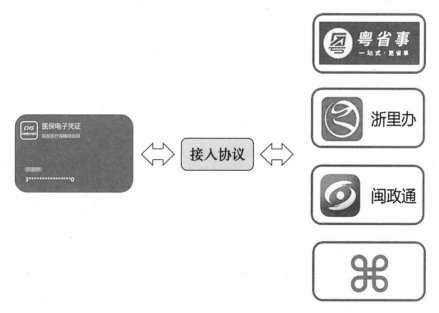

图 25-24　医保电子凭证与电子政务平台对接示意图

五、医疗保障疾病诊断相关分组 DRG

2019 年 10 月,国家医疗保障局公布了《国家医疗保障 DRG(CHS-DRG)分组方案》(以下简称《分组方案》),明确了国家医疗保障疾病诊断相关分组(CHS-DRG)是全国医疗保障部门开展 DRG 付费工作的统一标准。《分组方案》采用主要诊断大类 MDC、核心分组 ADRG、分组 DRG 三类层次,对 DRG 分组逐类细化。《分组方案》包括了 26 个主要诊断大类 MDC,376 个核心分组 ADRG。ADRG 包括 167 个外科手术操作 ADRG、22 个非手术操作 ADRG 和 187 个内科诊断 ADRG。

2020 年 6 月,国家医疗保障局公布《国家医疗保障疾病诊断相关分组(CHS-DRG)细分组方案(1.0 版)》,在《分组方案》基础上,将 376 个核心分组 ADRG 细化为 618 个分组 DRG(付费的基本单元)。分组 DRG 包括 229 个外科手术操作分组 DRG、26 个非手术操作分组 DRG 和 363 个内科诊断分组 DRG。

CHS-DRG 的应用基于《医疗保障基金结算清单》数据,以及国家医保版《医疗保障疾病分类与代码》(ICD-10)和《医疗保障手术及操作分类与代码》(ICD-9-CM-3)。

CHS-DRG 采用的国家医保版 ICD-10 编码包含疾病诊断 2 048 个类目,10 172 个亚目,33 324 个条目;国家医保版 ICD-9-CM-3 编码包含手术和操作 890 个亚目,3 666 个细目,12 995 个条目。

第三节 医疗保障信息标准应用

医保患者已经成为医院就诊人群的主体。医院作为医疗保险的具体参与和服务者,更是医疗保障的关键环节。医院对于广大人民群众来说是保障患者利益和改善患者疾病的途径,是医疗保障的具体执行者,在医院扎实推进医疗保障信息标准化应用,对实现医疗保险的规范化、精细化管理有着重要意义[2]。

一、医保信息业务编码标准应用

编码标准化是医疗保险信息系统之间实现数据交换的基础,是掌握医疗费用信息的有效途径,也是实现异地就医结算的必由之路。2019 年,国家医疗保障局制定和发布了医保疾病诊断和手术操作编码、医疗服务项目编码、医保药品编码、医保医用耗材编码、医保系统单位编码、医保系统工作人员编码、定点医疗机构编码、定点零售药店编码、医保医师编码、医保护士编码、医保药师编码、医保门诊慢特病病种编码、医保按病种结算病种编码、医保日间手术病种编码 14 项信息业务编码标准和医疗保障基金结算清单,为实现医保业务"纵向全贯通、横向全覆盖"提供了保障。

医保信息业务编码标准应用作为医院医保管理信息化的重要组成部分,其重点是将医院的疾病诊断和手术操作编码、医疗服务项目编码、药品编码、医用耗材编码等编码和医保标准进行对照,实现医院数据向标准化的医保数据进行转换。当然,医院数据和医保数据的关联不仅是上述业务编码标准的对照关联,同时也包含"两定"机构及人员编码、医保病种编码、医疗保障基金结算清单等其他需要标准化的内容。

(一) 医疗保障业务信息编码标准应用

1. 医保疾病诊断和手术操作编码 疾病诊断编码(ICD-10)和手术操作编码(ICD-9)在医院的临床路径、病历模板、单病种、重点手术和重点疾病监测、院内感染监测、传染病上报以及临床辅助决策支持和 DRG 应用等领域被广泛使用,同时也是医保部门付费的基础和依据。医院上报医保部门的疾病诊断、手术操作编码的准确性直接关系到医保机构支付给医院的医保患者的费用。医保定点医院及时、准确地上传 ICD 编码,对保障参保人员、定点医院和医保部门三方利益都至关重要。

因此,医院在 ICD 编码方面,如未采用任何标准,也未自定义标准,可直接采用医保标准。医院从国家医疗保障局网站上下载统一的医保疾病诊断、手术操作编码标准,并导入医院的临床业务系统中,作为医院的 ICD 编码标准使用,这样不仅可以减轻医院在编码对照方面的工作量,还可以避免医院在做编码对照时,因为对病种理解上的主观差异以及未经过专业的病案编码人员审核而导致的对照错误[3]。

医院已确定使用的标准或自定义的标准,可以通过标准对照实现医院 HIS 和医保系统数据交换。医院需安排专业的编码人员进行编码的对照和审核,保证医保编码上传质量。表 25-1 是医院进行诊断编码对照的例子,可以通过对照程序实现医院疾病诊断编码和医保疾病诊断编码的对照。

表 25-1 疾病诊断编码对照

医院疾病诊断编码	医院疾病诊断名称	医保疾病诊断编码	医保疾病诊断名称
A01.003	伤寒杆菌性败血症	A01.003	伤寒杆菌性脓毒症
A09.001	感染性胃肠炎	A09.001	感染性胃肠炎
A09.003	痢疾	A09.003	痢疾
A09.903	婴儿腹泻	A09.903	婴儿腹泻
C11.900	鼻咽恶性肿瘤	C11.900	鼻咽恶性肿瘤
C16.200	胃体恶性肿瘤	C16.200	胃体恶性肿瘤
C16.902	胃溃疡癌变	C16.902	胃溃疡癌变
C22.000	肝细胞癌	C22.000	肝细胞癌
D50.900	缺铁性贫血	D50.900	缺铁性贫血
E10.103	1型糖尿病酮症	E10.103	1型糖尿病酮症
F20.000	偏执型精神分裂症	F20.000	偏执型精神分裂症
G00.100	肺炎球菌性脑膜炎	G00.100	肺炎球菌性脑膜炎
H40.001	高眼压症	H40.001	高眼压症
Q00.100	颅脊柱裂	Q00.100	颅脊柱裂

2. 医疗服务项目编码 医疗服务项目是医疗机构提供医疗服务的基本单位,也是医疗保险进行费用补偿计算时的基本单位之一。医院的医疗服务项目信息包含项目代码、项目名称、单位、规格、单价、类别、各种标志、归属大项目等,医疗服务项目代码尽量直接应用国家医疗保障局制定的医疗服务项目编码标准,可以降低对照的工作量和差错率。但是出于医院核算的需要,医院需要自定义部分项目,在自定义项目时,对于项目代码的延展性要有一定的考虑,自定义的项目代码和医保标准的医疗服务项目代码需要建立对照关系,项目名称应该遵循统一命名规则。

3. 医保药品编码 药品编码是医院对药品实行分类管理及进销存统计的关键字段,是在"药品利用分析"中对药品药理、作用或用途等方面进行分类处理的关键元素。医院的药品目录信息包含药品编码、药品名称、药品规格、剂型代码、药库单位、系数及门诊住院单位/系数、药品类别、价格及取整、其他信息等,药品编码采用国家医疗保障局制定的医保药品编码标准,一方面可以降低药品目录对照的工作量和差错率,另一方面可以实现药品在生产、流通、使用、监管等各个环节的信息共享。

医院的医保目录对照程序可根据医院药品目录中每种药品的包装、规格、生产厂家、批准文号、药品本位码等信息作为区分,自动进行对照并核查,不能自动进行对照的药品信息,可筛选出来再进行人工对照,降低药品目录对照的工作量和差错率。

在医院的药品流通、使用过程中,全国统一的医保药品编码也有着十分重要的应用,如医院可直接通过网上采购平台将药品采购计划传递到药品经营企业,而医院和药品经营企业不需要再做额外的药品编码对照,提高了药品采购效率。药品经营企业的药品出库信息可以通过医保药品编码与医院信息系统的药库入库信息实现无缝对接,减少药品采购入库的工作量,避免工作差错。

4. 医保医用耗材编码 医用耗材分类和编码是医用耗材信息化、规范化管理的基础,也为数据统计分析与利用的准确性和唯一性提供了有力保障。随着医用耗材类型和品种不断增多,临床医疗工作使用数量不断增多,医用耗材的管理也变得更加烦琐,由于原来国内尚无统一的、权威的医用耗材分类编码体系,各级医疗机构大都根据自身的实际情况自主制定医用耗材分类规则及编码。因此,在医院推行国家医疗保障局制定的统一的医保医用耗材编码标准,对于规范有关信息系统的建设,真正实现医疗机构和医保局之间医用耗材编码的互联互通具有重要意义,同时有利于医疗卫生机构医用耗材的采购、使用、质控和管理工作的顺利开展。

现阶段各医疗卫生机构都是根据自身工作需要进行医用材料分类和编码,编码体系尚存在较大差异。医保医用耗材编码标准应用的初始阶段可通过将医疗机构相关数据与规定的医用材料标准目录进行对照、转换,实现医院数据向标准化的医保数据转换,达到信息共享、互联互通的目的。

5. 医保病种编码 医保病种编码是依据《医保疾病诊断、手术操作编码》基本原理和分类规则,梳理各地医保病种结算政策,根据行业专家共识,形成统一编码。病种分类包括:医保门诊慢特病病种、医保日间手术病种、医保按病种结算病种。

医院可根据当地的医保病种结算政策,在医院 HIS 根据患者的医保疾病诊断、手术操作编码,自动匹配统一的医保病种分类和代码,与医保实现对接。

6. 医保"三大目录"上传 我国基本医疗保险"三大目录"包括药品目录、诊疗项目目录和医疗服务设施标准,是医疗保险基金支付医疗费用和强化医疗管理的政策依据及标准。医院完成医疗服务项目编码、药品编码、医用耗材编码与国家医疗保障局标准代码的对应关系后,要将对应关系形成"三大目录"对应库,并上传至医保部门。

根据各地医保部门的要求,上传方式一般有以下两种。

(1) 医保前台程序上传,医院在 HIS 中导出 Excel 格式的"三大目录"对应库文件,再使用医保前台程序上传,提交给医保部门。

(2)"三大目录"对应库上传接口,医院信息系统通过调用医保的接口,将"三大目录"对应库上传给医保系统。

医院的收费项目因各种原因经常会出现调价、停用、新增、换名等情况,HIS 可设置及时提醒功能,让医院工作人员第一时间参照国家医疗保障局标准代码进行匹配对照,并按医保提供的医保前台程序或者医保接口,对"三大目录"对应库进行修改。

(二) 医疗保障信息标识标准应用

"两定"机构及人员编码是国家医疗保障局依据《中华人民共和国行政区划代码》制定,覆盖全国医保"两定"机构及人员的统一编码。包括:定点医疗机构代码、定点零售药店代码、医保医师代码、医保药师代码、医保护士代码。

医院需要在医院信息系统中维护医院的统一社会信用代码以及定点医疗机构代码,便于协议监管。另外,医院信息系统的人员信息设置模块,每一个医师、药师、护士需要分别对应设置其医保医师编码、医保药师编码、医保护士编码,实现人员信息共享。

(三) 医疗保障基金结算清单

医疗保障基金结算清单是定点医疗机构在开展门诊慢特病、住院等医疗服务时向医保部门申请医保费用结算时所需提交的数据清单,包括:基本信息、门诊慢特病诊疗信息、住院诊疗信息、医疗收费信息、医保支付信息等。

医疗保障结算清单中的基本信息、门诊慢特病诊疗信息、住院诊疗信息从医院电子病历系统的病案首页数据中提取;医疗收费信息从医院 HIS 收费明细中提取;医保支付信息则在调用医保结算接口后,获取接口返回的支付信息,最后医院信息系统汇集各项指标数据生成医疗保障基金结算清单。

(四) 患者的医保属性

目前,大体上患者的医保属性(也称为患者类型)可划分为两种类型,一种是自费患者,另一种是医保患者。医保患者又可根据不同医保地的不同待遇进行进一步细分,公费医疗患者属于一种特定的医保属性的医保患者。表 25-2 为患者分类的一个例子。

表 25-2 患者分类

医保编码	名称	人群分类	职退情况	保健情况
1001	公费退休 10%	公费	退休	非保健
1002	公费在职 20%	公费	在职	非保健
1003	公费家属 20%	公费	其他	非保健

医保编码	名称	人群分类	职退情况	保健情况
1004	公费门优免自负	公费	退休	非保健
1005	公费离休免自负	公费	离休	非保健
1011	儿童公费 20%	公费	其他	非保健
1012	特约记账单位	自费	其他	非保健
1014	本院合同	医保	在职	非保健
1015	门诊特病医保	医保	其他	非保健
1016	生育保险全记账	生育保险	其他	非保健
1017	医保卡	医保	其他	非保健
1018	本院退休 10%	公费	退休	非保健

二、医疗保险系统的对接

医保信息接口系统主要是在医院信息管理系统(以下简称 HIS)中对于特殊类型患者,即医保患者的相关费用结算审核计算机管理系统,是 HIS 中不可分割的一部分;由于各地医保政策的差异,各地医保处理流程和接口的不同,在 HIS 中主要通过医保接口系统进行医保费用结算的处理和发票的打印,以及医保相关事务的处理,保证其他子系统业务的独立性。

在费用结算时调用医保提供的接口进行相应的处理,主要有实时和非实时两种处理方式,对于 HIS 的接口开发和调用来说是相同的。目前,医院和医保中心的连接方式有三种,即文件交换、数据交换和 API 接口交换。无论采用哪种交换方式,除交换服务项目和药品处方信息外,应该交换部分共用信息,如医保对应目录、医保费别、计算方式等,避免医院药品和项目目录需要在医保系统、HIS 分别对应,避免两方的信息不一致,统一数据字典信息,使标准化能够落地。

医院 HIS 和医保系统的接口设计方案涉及两个部分,分别由医院和医保中心分别完成相应的程序设计,这两部分程序都放在 HIS 客户端使用,共同完成医保相关业务。

(一)医保接入框架

医保标准化是实现异地就医医保结算的前提,以广东省为例,广州市内各定点医疗机构通过广州市医保结算系统和广东省平台相连,和其他地市进行信息交换,然后由各地市医保系统连接各定点机构,实现了数据的统一共享、交换。图 25-25 为广州市异地医保结算平台框架。

广州市省内异地就医直接结算联网模式

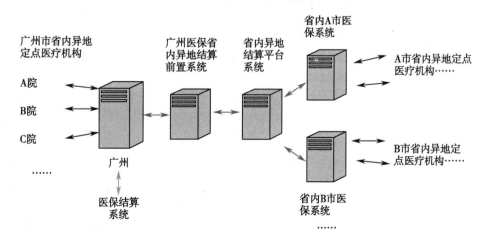

图 25-25 广州市异地医保结算平台框架图

（二）定点医疗机构联网与接入接口改造

按照统一接口规范,医院需要和医保交互的信息主要包括参保人基本信息、参保人在医院发生的费用信息、首页信息和诊疗信息。这些信息内容需要遵循国家医疗保障局医疗保障信息业务编码标准（表25-3）。

表 25-3　医保数据标准数据结构简例

代码	名称	类型	可否为空	备注
AKB020	医院编号	VARCHAR2(20)	NOT NULL	
YKC700	就诊登记号	VARCHAR2(20)	NOT NULL	就诊业务标识+参保地统筹地市区编号（6位）+日期（6位 YYMMDD）+流水号（7位）
YZY201	排序	NUMBER(10)	NOT NULL	FPX
YZY202	诊断类型	VARCHAR2(20)	NOT NULL	FZDLX
AKC185	疾病名称	VARCHAR2(100)	NOT NULL	FJBNAME
AKC196	ICD 码	VARCHAR2(20)	NOT NULL	FICDM
YZY205	入院病情编号	VARCHAR2(20)	NOT NULL	FRYBQBH
YZY206	入院病情	VARCHAR2(20)	NOT NULL	FRYBQ
BZ1	备注 1	VARCHAR2(20)		存放记录产生时间,格式为 yyyymmddhhmmss
BZ2	备注 2	VARCHAR2(20)		
BZ3	备注 3	VARCHAR2(20)		
DRBZ	读入标志	NUMBER(3)		0 未读 1 成功 2 失败

（三）医保系统的接口设计

现在许多医院建立起了自己的医院管理信息系统,但是多数医院属于封闭独立的系统,而且没有统一的标准,各种 HIS 的数据库结构也存在很大差异,使得医院与医保中心之间普遍存在数据接口不一致,传输、交换数据难等问题。

在考虑两个系统接入的解决方案时,如何充分利用现有医院系统资源,提高数据传输的效率就显得特别重要。同时,医疗保险制度又处在不断发展和完善的过程中,如何在医保政策变化时尽量减少 HIS 相关软件的修改内容,这也是接口方案需要认真考虑的地方。因此,采用接口技术开发接口应用程序是一个比较有效的解决方案,医保中心统一设计医院接口部分完成医保政策相关业务,各医院根据自己 HIS 的特点,开发相应接口程序,接收和传输相关医疗信息给医保中心,从而完成医保的所有业务。

医保中心在考虑与医院的接口问题时,既要满足医保中心的业务要求和数据安全,又要符合地方医院的实际情况,尽可能利用医院自身 HIS 的功能和数据。一般来说,医保中心和医院的接口方式有动态链接库、WebService 接口、数据库或者文件传输等。下面介绍采用了动态链接库的定点医疗机构的解决方案。

该方案的动态链接库由医保中心统一开发维护、定期更新,供联网的定点医院使用。医保接口动态链接库向医院的 HIS 提供若干供调用的函数集,帮助医院的 HIS 完成医保待遇的计算和数据的存储与传输,医院系统改造过程中,原来的开发商在不用理解医保政策的情况下,按照一定的规则,即可快速、安全地完成 HIS 与医保系统的接口改造工作,能够最大程度地利用医院原有的设备资源,操作人员的操作习惯不会受到较大影响,培训周期短。

动态链接库中的函数全部采用被动调用的方式操作数据,即将动态链接库嵌入原来的 HIS 中,由 HIS 调用动态链接库中的函数来完成某个指定的动作。动态链接库操作的数据只限制在医保前置机数据库中的数据,它不会对原 HIS 数据库造成任何影响。医保前置机安装专用数据库,运行医保中心的数据传输软件,数据的上传、下载都在医保前置机完成,医保前置机与医院的 HIS 数据库处于相对独立状态,相互之间没有数据的直接操作和交流,保证了原 HIS 数据的安全。在 HIS 调用动态链接库中的函数时,每个函数执行不管是否成功,都将给予回应,以便于 HIS 根据接口的操作成功与否作出下一步操作的判断。

另外,动态链接库接口系统是医保中心管理业务在定点医疗机构的体现,它将医保政策体现在具体的医疗机构中,不管医保政策如何改变,只需要医保中心改变动态链接库的函数就能实现,不需要医院 HIS 软件进行修改,这样 HIS 软件的升级、改造和维护的成本很低。

动态链接库在向医保中心发送消息时,通过经过加密的 HTTP 数据包向医保中心应用服务器发送请求,并等待医保中心主服务器的响应,根据响应的结果进行下一步的处理。动态链接库向医保中心发送请求消息的过程,也是通过被动调用的方式工作,由 HIS 的前台客户端调用动态链接库中的函数,根据不同的业务交易,动态链接库来判断是否需要向医保传送相应信息。

(四) HIS 端的接口改造技术

由于医保中心提供了动态链接库接口软件,定点医疗机构的 HIS 要顺利与医保中心连接并进行数据交换,也需要对原 HIS 的相关程序进行接口改造,通过这些改造过的接口动态库去调用医保中心的业务函数,从而实现数据的有效交换。HIS 端的接口改造同样可采用"嵌入连接模块"的接口程序方案,该方案对原 HIS 软件主程序不进行任何修改,也不影响 HIS 软件的整体升级。

主程序升级只需要将相应医保接口程序拷贝过去即可,所有涉及接口改造的软件对用户操作习惯不作任何调整,这样就方便操作人员掌握新程序,缩短培训时间。该方案分别针对原 HIS 的门诊挂号、门诊收费、住院登记和住院收费四个管理系统开发了接口程序,医保业务处理都是通过这些接口程序调用医保中心的动态链接库来完成,不会因为医保中心的政策和程序改变而受到任何影响。同时,HIS 原程序的功能没有任何改变,只有当就诊患者的费别为"医疗保险"时,才会使用 HIS 端的医保接口程序,通过 HIS 端的医保接口程序去调用医保中心的动态链接库,从而完成相应的医保业务。

(五) 完善 HIS 功能

为使参保患者的相关医疗数据能够准确、及时传输地到相关医保中心,医院的 HIS 除了需要根据医保系统的接口方案做接口改造外,还需要医院对自身 HIS 进行一定的设计与改造,以此确保信息传递的安全性及准确性。如医保药品目录中规定了部分药品为限制药品,为了与医保接口要求对应,需要在本院 HIS 中完善医生工作站功能,使得医生在录入医嘱时可根据实际诊疗及用药情况,在医嘱处理中勾选限制条件的结算标识(即监控使用标志),通过 HIS 将限制条件标识经由就医地接口和省平台接口传至参保地。

三、基本医疗保险异地就医的实现

长期以来,国内医疗保障实行的是属地管理。异地的医疗机构不受所属医保统筹地区的政策约束和具体管理,甲地医保机构难以对乙地医疗机构的医疗行为进行监督管理。在此背景下,各地只好实行医保定点管理制度,给患者就医带来种种不便。各个城市间人口流动性很强,有不少大城市的流动人口已经超过了本地人口,医保制度和异地就医之间的矛盾日益突出。因此,医保异地结算成为国家亟须解决的重点和难点问题。

(一) 异地就医的政策支持

目前,各地普遍实现了统筹地区内基本医疗保险医疗费用直接结算,解决了参保人员看病先垫付资金、再到医保经办机构报销的问题。为解决参保人员异地就医时的医疗费用结算问题,2009 年人社部印发了《关于基本医疗保险异地就医结算服务工作的意见》(人社部发〔2009〕190 号)。各地按照文件精神积极探索,取得了一定的成效,积累了不少经验。目前,已有 27 个省份建立了省内异地就医结算平台,其中有 22 个省份基本实现了省内异地就医直接结算;一些地方通过点对点联网结算、委托协作等办法,进行了跨省异地就医的探索。2016 年政府提出要推进全国医保联网和异地就医结算,要在年内实现省内就医异地直接结算,争取用两年时间实现跨省异地就医住院费用直接结算。

自 2016 年国家异地就医结算系统上线以来,总体运行平稳,结算人次、结算资金稳步上升,系统故障率持续下降,为越来越多的群众带来了直接结算的便利,取得了阶段性成效,但在政策机制、管理措施、定点范围、服务手段、信息系统等方面仍存在不少问题和障碍,亟需加大力度,逐步妥善解决。2019年《政府工作报告》明确要求,抓紧落实和完善跨省异地就医直接结算政策,尽快使异地就医患者在所有定点医院能持卡看病、即时结算,切实便利流动人口和随迁老人。为贯彻落实2019年《政府工作报告》部署要求,做好2019年跨省异地就医直接结算工作,国家医疗保障局、财政部发布了《关于切实做好2019年跨省异地就医住院费用直接结算工作的通知》。

《关于切实做好2019年跨省异地就医住院费用直接结算工作的通知》指出,要稳步扩大跨省定点医院覆盖范围。2019年底前,力争将全国85%以上三级定点医院、50%以上二级定点医院、10%以上其他定点医院接入国家异地就医结算系统,基本满足跨省异地就医住院参保人员直接结算需求。随着统一的国家医疗保障信息平台建设,2020年底前,基本实现符合条件的跨省异地就医患者在所有定点医院住院能直接结算。

通知还要求,要加强部门协调,推进数据共享,加快推进基本医保、大病保险及城乡医疗救助等跨省异地就医住院费用"一站式"结算。此外,还应升级完善就医地智能监控系统,结合打击欺诈骗保工作要求,实现费用审查全覆盖。

当前我国医疗资源配置还很不平衡,分级诊疗模式尚未建立,医保基金支撑能力也比较有限,解决异地就医问题不可能一步到位、一蹴而就,应调动各方面积极性,充分利用各级资源,避免因过分强调就医和结算的便利性而加剧就医人员向大城市、大医院过度集中,导致医疗费用过快增长,影响基本医疗保险制度的长期可持续发展,最终影响广大参保人员医疗保障待遇。

（二）异地医保结算的实施

1. 制定异地医保接续办法　建立异地就医结算机制,探索异地安置的退休人员就地就医、就地结算办法。制定基本医疗保险关系转移接续办法,解决农民工等流动就业人员基本医疗保障关系跨制度、跨地区转移接续问题。做好城镇职工医保、城镇居民医保、新农合、城乡医疗救助之间的衔接。探索建立城乡一体化的基本医疗保障管理制度,并逐步整合基本医疗保障经办管理资源。在确保基金安全和有效监管的前提下,积极提倡以政府购买医疗保障服务的方式,探索委托具有资质的商业保险机构经办各类医疗保障管理服务。

2. 异地结算的实现方式　目前的医保还是属地化管理,各统筹地报销方式不同,有的按床头报销、有的按病种报销、有的按人头报销,医保起付线、报销比例、报销额度等标准千差万别,医保的信息接口没有统一,操作流程也不一样,有的省连市级统筹都没有实现,这些都是需要改造的内容,最后需要建成一个成熟的全国性医保异地结算平台。需要研究的有主要业务流程、系统主要功能、数据架构、数据库设计、系统软硬件、关键技术策略,这些均需要标准化的支持。

3. 异地医保结算的实现策略

（1）需加强政策整合、信息互通,关键在国家层面的顶层设计。从国家层面上衔接、完善和统一有关的医保政策,打破现有医保制度条块分割的局面,消解地方之间的利益冲突。力争用3年的时间在15个省份100个地市试点的基础上,在全国推广,使全民受惠共享,实现全民省外异地"漫游"。

（2）逐步提高医保报销的统筹层次。力争用3年的时间实现全国同省内医疗报销的制度、政策统一,实现省内异地"漫游"。对于劳动力输出省和劳动力输入省之间统筹水平的差距,可以先尝试选取几个大医院作为异地结算定点医疗机构,再逐步扩大范围。

（3）加快建立省级医保信息系统和跨省结算平台。各地医保政策不同,经济发展水平有差异,可以通过建立异地就医省级平台来实现各地市之间的医保互联互通。通过这个平台,可以将省级的医保信息系统连接起来,省内医保信息共享,实现医保一卡通。在此基础上,各省级平台再与国家医保信息平台连接,形成全国联网,实现跨省就医即时报销。

（4）制定、完善相应的配套政策措施,确保医保基金使用安全。建立省级统一的异地就医经办管理工作制度,包括异地就医刷卡流程、各级医保局的工作职责、异地医疗费用监管制度、统一清算制度等,从制度和机制上保证异地就医结算的落实。

四、诊断相关分组 DRG 标准

目前医院主要采用总额预付、项目付费、单病种付费等多种医保方式付费,但这些付费方式或者计算规则复杂,或者覆盖范围有限,使得在控制医疗费用方面依然与理想存在很大差距。DRGs 通过对疾病治疗进行精细化分类,使得医疗付费和控制更具有可操作性,更易于让广大医务人员积极主动地合理控制医疗消费[4]。

（一）系统关联

DRGs 与医院其他应用系统之间的关联如图 25-26 所示。

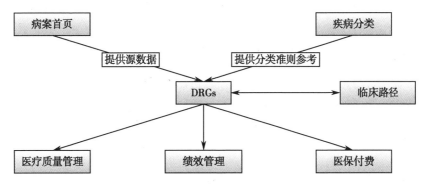

图 25-26 DRGs 与医院相关应用系统的关联

1. 病案首页 病案首页中包含了 DRGs 所需的原始数据,行政部门通常根据病案首页内容,依据 DRGs 分类方式对数据进行统计分析,病案首页的准确性直接影响 DRGs 费用标准的制定。

2. 疾病分类 疾病分类为 DRGs 分组过程提供准则参考,使得最终的分类结果与医学常识相符合。

3. 临床路径 临床路径与 DRGs 相辅相成。两者的共同点为激励医院加强医疗管理,减少医院浪费,提高质量、效率和效益。但不同之处在于,DRGs 重在控制费用,而临床路径则更关注保障医疗安全。DRGs 的控制费用以临床路径的规范诊疗行为为保障,而 DRGs 的实施又可进一步推动临床路径的管理,两者的共同管理帮助医院在控制费用的同时保证医疗质量。

4. 医疗质量管理 传统的医疗质量管理通常通过统计分析病例数、死亡人数、死亡率、平均住院日等指标管理医院的医疗质量,但由于患者千差万别,将所有的患者进行统一统计分析无法体现疾病治疗的特殊性。DRGs 的优势可通过将同质、资料消耗相近的病种分类,且通过风险调整,提高医疗质量管理的有效性。

5. 绩效管理 同医疗质量管理类似,DRGs 可帮助医院管理者更好地根据各科医生的治疗难度、差异性等衡量工作人员的工作绩效,使得评价结果更可靠、客观、公平。

6. 医保付费 目前医院主要采用总额预付、项目付费、单病种付费等多种医保方式付费,但这些付费方式或者计算规则复杂,或者覆盖范围有限,使得在控制医疗费用方面依然与理想存在很大差距。

（二）病案首页数据上传

病案首页是整份病历的精华,全国标准统一,病案首页的主要诊断是疾病分类、疾病分析、病种费用、统计报表、医疗服务监管等重要统计元素。病案首页是 DRGs 统计数据的重要根据,对于 DRGs 的高效实施意义重大。

国家医疗保障疾病诊断相关分组（CHS-DRG）实施要求医院的疾病诊断分类编码（ICD-10）和手术与操作编码（ICD-9）,需要使用国家医保版《医疗保障疾病诊断分类及代码（ICD-10）》和《医疗保障手术操作分类与编码（ICD-9-CM-3）》等技术标准。医院的病案首页数据要按照国家病案管理规范,病案首页信息填写完整,主要诊断和辅助诊断填写和选择正确,手术和操作填写规范,满足 DRG 分组和付费要求。CHS-DRG 的数据变量主要包括两部分。

1. 患者病案信息变量

（1）个人信息:包括医保个人编号、姓名、性别、出生时间、出生体重（婴儿）、身份证号、参保类型、住址、联系电话等。

（2）患者住院诊疗基本信息:包括住院唯一识别号、住院号、医保住院登记号（需与医保结算系统

453

唯一关联）、医保个人编码、就诊医疗机构、住院类型、入院日期、出院日期、住院天数、结算日期、入院科室、出院科室、入院途径、离院方式、入院诊断、入院诊断编码、出院主要诊断、出院主要诊断编码、出院次要诊断、出院次要诊断编码（提交所有出院诊断）、主要手术和操作名称、主要手术和操作编码、主要手术和操作时间、主要手术和操作级别、次要手术和操作名称、次要手术和操作编码（提交所有手术和操作）、抢救次数、抢救成功次数、是否有出院31天再入院计划、出院31天再入院计划目的、是否实行临床路径管理、是否完成临床路径管理、是否日间手术、医疗总费用、分类医疗费用信息等。

2. 医保结算信息变量

（1）医疗费用与结算信息：包括住院唯一识别号、医保患者登记号（需与医院信息系统唯一关联）、住院总费用、起付线、报销比例、列入报销范围费用、基本医保补偿金额、患者自付金额、不予报销金额（自费费用）、大病保险补偿金额、其他补偿金额、单病种编码、单病种名称、单病种补偿标准等。

（2）患者住院诊疗服务明细（清单信息）：包括住院唯一识别号、医保病人登记号（需与医院信息系统唯一关联）、项目流水号、服务项目名称、服务项目代码、、服务项目类别、使用数量、计价单位、单价、剂型、规格、费用小计、医保报销目录类别、医保政策支付比例、医保政策支付金额等。

由于当前多数地区和医院无法做到患者出院即完成病历病案书写，故此部分医疗机构的病历提交均来自病案归档后。患者在定点医疗机构住院就诊完毕，临床下发出院通知，患者在医院结算窗口根据医保报销相关政策进行即时报销结算。临床医师根据患者本次住院诊疗过程据实填写病案首页及完成病历相关文件，按照医院规定的病历提交要求及时提交病历至病案室（病历质控科）进行审核归档，病案室（病历质控科）对于存疑病历需要及时反馈并与临床医师进行充分沟通，对发现的问题由临床医师进行整改并再次提交病案室（病历质控科）进行审核，无异议后对病历进行归档。

经病案室（病历质控科）审核后的病例信息，最多可以有一次修改机会。在患者出院结算后生成医疗保障基金结算清单，首次提交分组数据至医保经办系统（简称经办系统），经办系统在收到医院提交的结算清单及时推送至分组服务平台分组，分组服务平台实时返回分组结果至经办系统，经办系统记录并反馈医院分组结果等信息。医院可以通过经办系统或者登录分组服务平台查看已经提交分组的病例相关信息和已结算未提交的病例情况。如有需要整改的病例，需要 Y 日内完成整改并重新生成结算清单再次提交至经办系统，经办系统再次提交分组并记录分组器返回的分组结果并锁定分组信息作为付费依据。

整体的数据上传流程如图 25-27 所示。

（三）DRGs 在医保控费中的应用

现行政府医疗定价、以药养医、医疗服务按项目付费等政策带来了刺激过度就医、过度用药、过度诊疗等弊端，导致医疗费用快速上升；医疗支出严重失衡，医务人员劳动价值得不到体现。

由于 DRGs 把医院对患者的治疗和所发生的费用联系起来，从而为付费标准的制定，尤其是预付费的实施提供了基础。

一方面，尽管医院在医保费用方面没有决策权，但医院可通过对 DRG 历史数据的收集和分析，同时医院可以利用分析结果，与商业保险公司进行合作与谈判，降低医院医保控费风险，降低医院控费负担。

另一方面，DRG 的分析结果为医院加强费用控制提供了借鉴资料，使得医院管理有据可依，激励医院进行内部控制成本、调整费用结构。应用 DRG 分组费用模型，可以帮助医院根据历史数据制定相应的费用，从而帮助医院管理者提供衡量每个病种的费用管理。

制定 DRG 分组的费用标准，从目前收集的研究资料来看，一般采用病组费用的中位数作为医院住院收费控制标准参考值，并以每个 DRG 分组的住院费用的 75% 加 1.5 倍四分位间距（P75+1.5Q）作为该组的费用控制上限，定义为超标费用。也有文献推荐以该组住院费用的 75% 为衡定是否超标的阈值：低于该值的病例费用作为正常费用，高于该值的病例费用属于超标范围。具体的衡量标准参考用户意见，并据此扩展 DRG 分组的数据分析内容，提醒医疗机构对异常病例进行核查、审核，确定其住院医疗费用的合理性。

五、医疗收费电子票据的实施

财政部、国家卫生健康委、国家医疗保障局联合印发了《关于全面推行医疗收费电子票据管理改革的

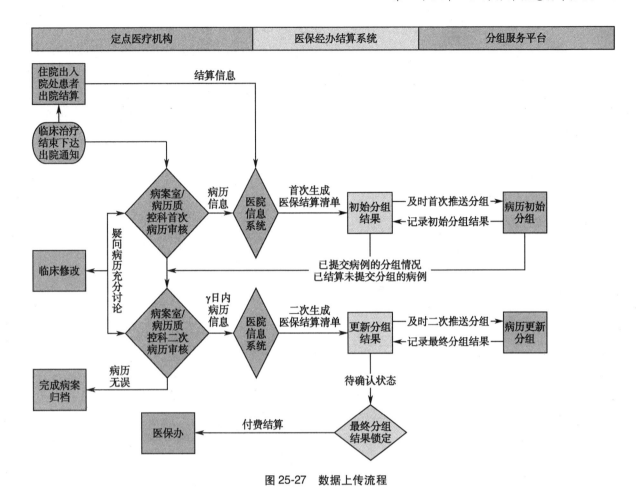

图 25-27 数据上传流程

通知》,指出各地应在 2020 年年底前全面推行医疗收费电子票据管理改革,推广医疗收费电子票据。自《通知》发布之日起,启用全国统一的医疗收费票据式样,包括医疗门诊收费票据(电子)式样、医疗住院收费票据(电子)式样、医疗门诊收费票据(机打)式样和医疗住院收费票据(机打)式样。同时,启用全国统一的医疗收费明细(电子)式样,配合电子票据使用。根据《通知》要求,各医疗卫生机构要改造信息系统,调整业务流程,实现与财政、卫生健康、医保部门系统的对接,按规定启用全国统一的医疗收费票据。

因此,各个医院需要对医院信息系统进行改造,在给患者结算时,与财政部系统接口对接,支持医疗收费电子票据的开具,并同步将原来机打的医疗收费票据样式改成全国统一的医疗门诊收费票据(机打)式样和医疗住院收费票据(机打)式样。医院信息系统在开具医疗收费票据时,应规范填列医疗收费项目、其他信息等内容。其中,交款人统一社会信用代码应填列患者有效证件号码,并隐去涉及患者隐私的部分字段。

(一) 规范医疗门诊收费票据填列

医疗门诊收费票据填列的收费项目包括诊察费、检查费、化验费、治疗费、手术费、卫生材料费、西药费、中药饮片、中成药费、一般诊疗费、挂号费以及《政府会计制度》和《医院执行<政府会计制度——行政事业单位会计科目和报表>的补充规定》(财会〔2018〕24 号)、《基层医疗卫生机构执行<政府会计制度——行政事业单位会计科目和报表>的补充规定》(财会〔2018〕25 号)所列其他门急诊收费项目;"其他信息"栏填列的项目信息包括业务流水号、医疗机构类型、性别、门诊号、就诊日期、医保类型、医保编号、医保统筹基金支付、其他支付、个人账户支付、个人现金支付、个人自付、个人自费等。

医疗卫生机构在开具医疗门诊收费票据时,应按照上述收费项目中有发生的项目及其明细顺序填列,先填列本次有发生的全部收费项目,再按照有发生的项目顺序填列每项项目所包含的具体明细。明细项目较多,填写不下时,应将全部明细项目列入医疗收费明细。

(二) 规范医疗住院收费票据填列

医疗住院收费票据填列的收费项目包括床位费、诊察费、检查费、化验费、治疗费、手术费、护理费、卫生材料费、西药费、中药饮片、中成药费、一般诊疗费以及《政府会计制度》和《医院执行<政府会计制度——行政事业单位会计科目和报表>的补充规定》(财会〔2018〕24号)、《基层医疗卫生机构执行<政府会计制度——行政事业单位会计科目和报表>的补充规定》(财会〔2018〕25号)所列其他住院收费项目;"其他信息"栏填列的项目信息包括业务流水号、医疗机构类型、性别、病历号、住院号、住院科别、住院时间、预缴金额、补缴金额、退费金额、医保类型、医保编号、医保统筹基金支付、其他支付、个人账户支付、个人现金支付、个人自付、个人自费等。

医疗卫生机构在开具医疗住院收费票据时,应按照上述收费项目中有发生的项目顺序填列,并将每项项目所包含的具体明细列入医疗收费明细。

(三) 明确"其他信息"栏项目信息

1. 业务流水号　医疗卫生机构收费系统自动生成的流水号码。

2. 医疗机构类型　按照《医疗机构管理条例实施细则》和《卫生部关于修订<医疗机构管理条例实施细则>第三条有关内容的通知》确定的医疗卫生机构类别。

3. 医保类型　取值范围包括职工基本医疗保险、城乡居民基本医疗保险(城镇居民基本医疗保险、新型农村合作医疗保险)和其他医疗保险等。

4. 医保编号　参保人在医保系统中的唯一标识。

5. 医保统筹基金支付　患者本次就医所发生的医疗费用中按规定由基本医疗保险统筹基金支付的金额。

6. 其他支付　患者本次就医所发生的医疗费用中按规定由大病保险、医疗救助、公务员医疗补助、大额补充、企业补充等基金或资金支付的金额。

7. 个人账户支付　按政策规定用个人账户支付参保人的医疗费用(含基本医疗保险目录范围内和目录范围外的费用)。

8. 个人现金支付　个人通过现金、银行卡、微信、支付宝等渠道支付的金额。

9. 个人自付　患者本次就医所发生的医疗费用中由个人负担的属于基本医疗保险目录范围内自付部分的金额;开展按病种、病组、床日等打包付费方式且由患者定额付费的费用。该项为个人所得税大病医疗专项附加扣除信息项。

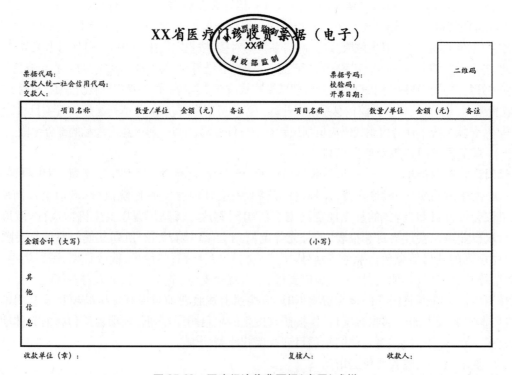

图 25-28　医疗门诊收费票据(电子)式样

10. 个人自费 患者本次就医所发生的医疗费用中按照有关规定不属于基本医疗保险目录范围而全部由个人支付的费用。

11. 上述部分项目勾稽关系 金额合计=医保统筹基金支付+其他支付+个人账户支付+个人现金支付。

图25-28~图25-30分别为医疗门诊收费票据(电子)式样、医疗住院收费票据(电子)式样、医疗收费明细(电子)式样

医疗收费明细（电子）

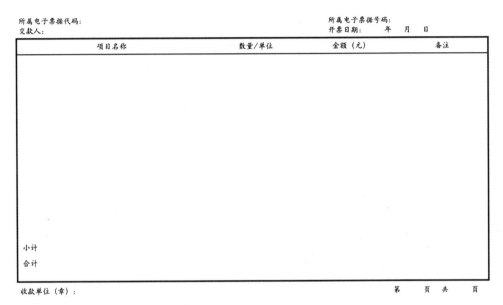

图 25-29 医疗住院收费票据(电子)式样

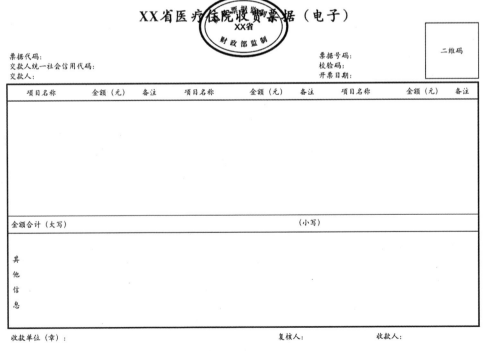

图 25-30 医疗收费明细(电子)式样

（赵霞 李自强 潘智）

参 考 文 献

[1] 李小华.医疗卫生信息标准化技术与应用[M].北京:人民卫生出版社,2016.

[2] 杜燕,于姗姗.医院医保精细化管理[J].卫生经营管理,2018(6):61-62.

[3] 刘春,刘梅,邹小颜,等.茂名市医保定点医院疾病分类编码标准化研究[J].现代医院,2016,16(9):1386-1387.

[4] 邓小虹,张大发,吕飞,等.北京DRGs-PPS的组织实施[J].中华医院管理杂志,2011,27(11):809-812.

第二十六章　医疗卫生信息标准体系应用

本章围绕医疗卫生信息标准体系应用进行介绍,其中主要以省级基层医疗卫生信息标准体系来展开介绍。本章第一节主要介绍目前我国医疗卫生信息标准体系,包括国家医疗卫生信息标准体系、中医药信息标准体系、物联网标准体系以及大数据标准与人工智能标准体系等。第二节重点介绍我国基层医疗卫生信息标准体系。第三节主要以某省级基层医疗卫生信息体系应用来展开介绍,让读者充分了解信息标准体系的落地应用过程。

第一节　卫生信息标准体系介绍

一、国家医疗卫生信息标准体系介绍

进入 21 世纪以来,我国开始逐步重视医疗卫生信息标准体系研究与搭建,并于 2009 年由国家卫生部卫生信息标准化专业委员会提出了国家医疗卫生信息标准体系架构[1],该体系架构涵盖了基础类标准、资源类标准、技术类标准及管理类标准四个大类标准,四个大类标准下又分别包括若干个子标准。随着医疗卫生信息标准体系的落实与实践,信息安全的重要性越发明显,因此信息安全及隐私保护规范被从原来属于技术类标准中单列出来,成为信息安全与隐私保护类标准,从而形成"五位一体"有机结合、相辅相成的我国医疗卫生信息标准体系。我国医疗卫生信息标准体系如图 26-1 所示。

二、我国中医药信息标准体系介绍

2013 年,中华人民共和国国家中医药管理局发布了《中医药信息标准体系表(试行)》[2],该信息标准体系共分四大类标准,分别是信息基础标准类、信息技术标准类、信息管理标准类及信息工作标准类。

1. 信息基础标准类　细分为标准化通则类、名词术语类、分类与代码类、计量单位类、国际类与其他信息基础类标准。

2. 信息技术标准类　细分为信息通用技术类、信息资源技术类、基础设施技术类、应用系统技术类、信息服务技术类、信息安全技术类及其他信息技术类。

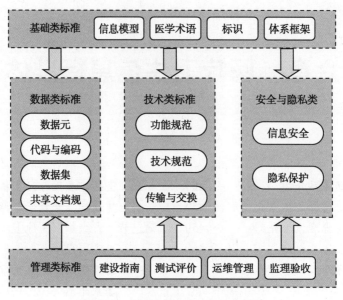

图 26-1 我国医疗卫生信息标准体系

3. 信息管理标准类 细分为信息通用管理类、信息资源管理类、基础设施管理类、应用系统管理类、信息服务管理类、信息安全管理类、信息资质管理类与其他信息管理类。

4. 信息工作标准类 细分为信息通用工作类、信息机构工作类、信息岗位工作类及其他信息工作类。我国中医药信息标准体系见图 26-2。

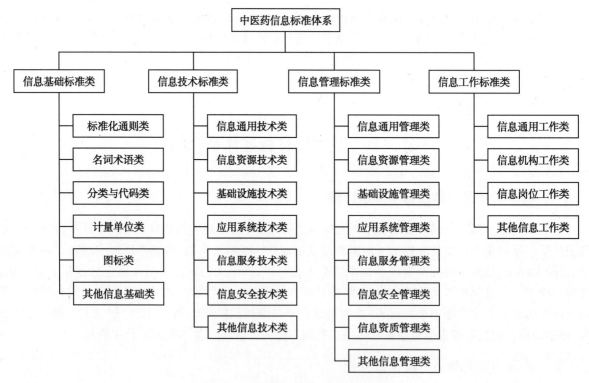

图 26-2 中医药信息标准体系结构图

三、我国物联网标准体系介绍

随着物联网应用的不断深入与扩展,制定我国物联网技术方面的标准体系显得迫在眉睫。因此,由中国电子技术标准化研究院、国家物联网基础标准工作组牵头研究,并于 2016 年发布了我国《物联网标准化白皮书》,依据全面、明确、兼容、可扩展的四大原则,提出了我国物联网标准体系。

该体系架构共分五大类标准,分别是感知类、网络传输类、服务支撑类、业务应用类及共性技术类。其中,①感知类标准:细分为传感器标准、多媒体标准、条码标准、射频识别标准、生物特征识别标准;②网络传输类标准:细分为接入技术标准与网络技术标准;③服务支撑类标准:细分为数据服务标准、支撑平台标准、运维管理标准、资源交换标准;④业务应用类标准:细分为公众应用标准、行业应用标准、跨行业金融应用标准;⑤共性技术类标准:细分为标识解析标准与信息安全标准。医疗卫生领域物联网标准归属于第四大类业务应用类中。我国物联网标准体系架构如图26-3所示。

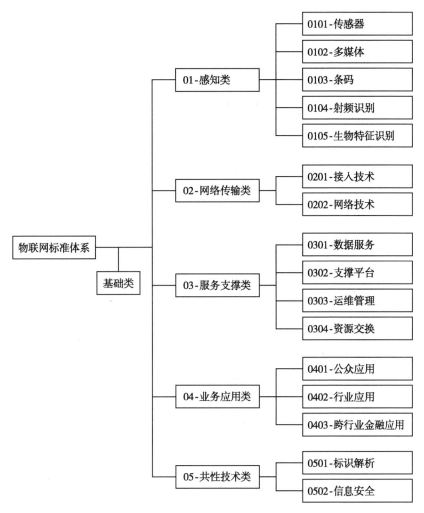

图26-3 我国物联网标准体系架构图

四、我国大数据标准与人工智能标准体系介绍

随着近年来大数据挖掘与应用的兴起,我国也加大对大数据领域标准体系的研究与建设。2018年,由全国信息技术标准化委员会大数据工作组发布的《大数据标准化白皮书(2018版)》[3]提出我国大数据标准体系。该体系共分基础标准、数据标准、技术标准、平台/工具标准、管理标准、安全与隐私标准及行业应用标准及其他标准。医疗大数据的应用将成为我国大数据应用的重要领域之一,为国民医疗健康提供基于大数据的支撑与研究。我国大数据标准体系如图26-4所示。

由国家标准化管理委员会工业二部及中国电子技术标准化研究院于2018年联合发布的《人工智能标准化白皮书》中提出了我国人工智能标准体系。该体系架构分为基础标准、平台/工具标准、关键技术标准,医疗可穿戴设备[4]、产品及服务标准,应用标准、安全/伦理标准及其他标准。在《白皮书》中针对智能医疗领域国内所面临数据模型、数据安全、隐私保护及数据质量等难题提出了相关建设性意见。图26-5是我国人工智能标准体系图。

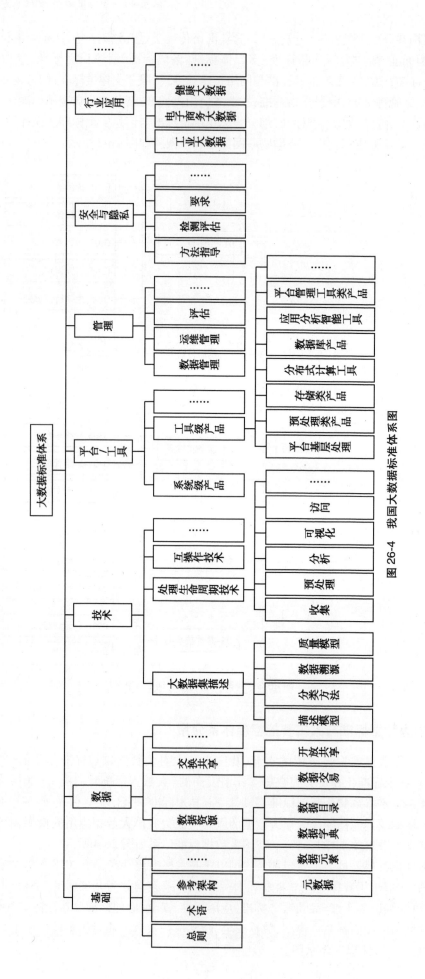

图 26-4 我国大数据标准体系图

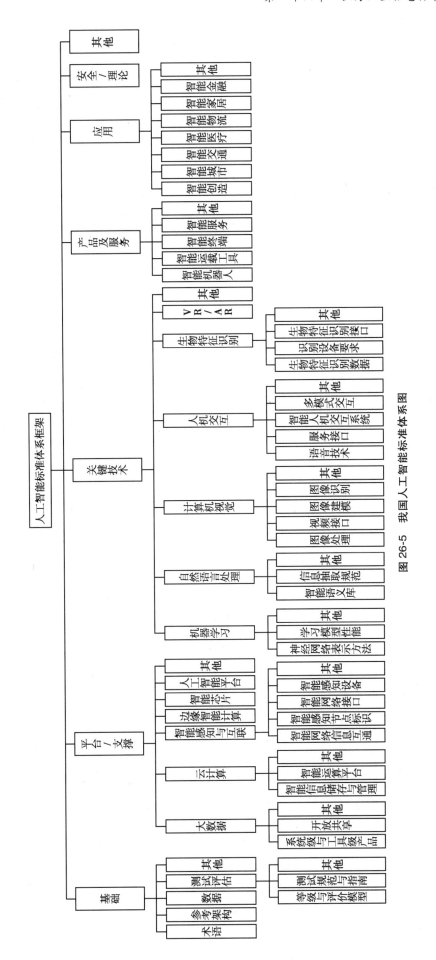

图 26-5 我国人工智能标准体系图

第二节　我国基层医疗卫生信息标准体系介绍

一、概述

基层医疗卫生信息系统是指以城乡居民基本卫生服务需求为目的,实现集城乡居民基本医疗服务、基本公共卫生服务、健康信息服务、居民健康档案管理、基层医疗机构信息管理及基层医疗卫生监管于一体的信息系统。基层医疗卫生信息系统服务对象主要是我国社区卫生服务站、乡镇卫生院以及村卫生室等基层医疗卫生机构。2016 年,国家卫生计生委发布了《基层医疗卫生信息系统基本功能规范》[5],其中对基层医疗卫生信息系统功能作出了明确的规范要求,其主要包括:健康档案管理、基本公共卫生服务、基本医疗服务、健康信息服务、机构运营管理、监管接口六个大类,共 36 项基本功能。

二、基层医疗卫生信息标准体系介绍

参照国家卫生计生委卫生信息标准化专业委员会提出的卫生信息标准体系基本框架,采用层次结构形式,设计出我国基层医疗卫生信息标准体系结构,其标准体系主要分为五大子标准模块,分别是基础类标准、资源类标准、技术类标准、安全与隐私类标准和管理类标准。各子标准模块又继续细分为若干二级类目与三级类目[6]。

①基础类标准:细分为信息模型、医学术语、标识与框架体系等标准;②资源类标准:细分为数据源与元数据标准、代码与编码、数据集及共享文档规范标准;③技术类标准:细分为功能规范、技术规范、传输与交换标准;④安全与隐私类标准:细分为信息安全与隐私保护标准;⑤管理类标准:细分为建设指南、测试评价、运维管理与监理验收等标准。我国基层医疗卫生信息标准体系如图 26-6 所示。

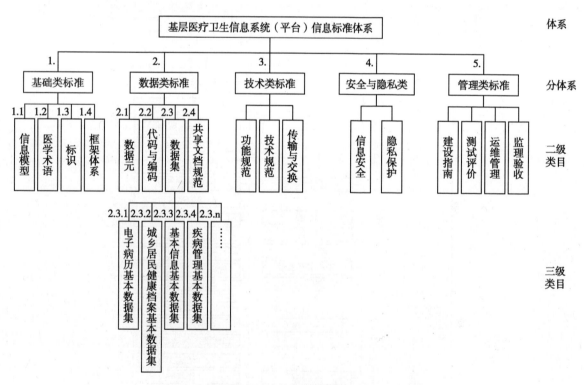

图 26-6　我国基层卫生信息标准体系层次结构模型图

三、全国基层医疗卫生机构信息化建设标准与规范介绍

2019 年 4 月,国家卫生健康委与国家中医药管理局联合下发《全国基层医疗卫生机构信息化建设标准与规范(试行)》,通知要求全国基层医疗卫生机构要依据《全国基层医疗卫生机构信息化建设标准

与规范(试行)》开展信息化建设。在信息化建设过程中,要符合电子健康档案、电子病历基本数据集和共享文档规范等卫生健康行业信息标准和电子病历系统功能规范(试行)、电子病历应用管理规范(试行)、GB/T 15657-1995《中医病证分类与代码》等要求。基层医疗卫生机构信息系统建议部署在县级或以上全民健康信息平台,鼓励基层医疗卫生机构根据自身情况,积极推进云计算、大数据、人工智能等新兴技术应用,探索创新发展,更好地服务广大老百姓。《全国基层医疗卫生机构信息化建设标准与规范(试行)》(以下简称《建设标准与规范》)针对目前基层医疗卫生机构信息化建设现状,着眼未来 5~10年全国基层医疗卫生机构信息化建设、应用和发展要求,满足全国社区卫生服务中心(站)、乡镇卫生院(村卫生室)的服务业务、管理业务等工作需求,覆盖基层医疗卫生机构信息化建设的主要业务和应用要求,从便民服务、业务服务、业务管理、软硬件建设、安全保障等方面规范了基层医疗卫生机构信息化建设的主要应用内容和建设要求。《建设标准与规范》分为服务业务、管理业务、平台服务、信息安全 4部分 58 类共 212 项建设内容和建设要求。

第一部分服务业务:包括便民服务、健康教育、预防接种、儿童保健、妇女保健、孕产期保健、老年人健康服务、基本医疗服务、慢病患者服务、康复服务、中医药服务、家庭医生签约服务、计划生育技术服务、健康档案管理服务、医学证明服务 15 项内容。

第二部分管理业务:包括家庭医生签约管理、突发公共卫生事件管理、老年人健康服务管理、预防接种管理、妇幼健康管理、传染病管理、慢性病管理、精神卫生管理、医疗管理、药事管理、中医药服务管理、健康扶贫管理、双向转诊管理、医疗协同管理、帮扶指导管理、医学证明管理、计划生育巡查、非法行医和非法采供血巡查、食源性疾病巡查、饮用水卫生安全协管巡查、学校卫生服务巡查、人力资源管理、财务管理、运营管理、后勤管理、协管机构和人员管理 26 项内容。

第三部分平台服务:包括基层机构门户、业务及数据服务、数据访问与储存、业务协同基础、服务接入与管控、电子证照管理、基础软硬件 7 项内容。

第四部分信息安全:包括身份认证、桌面终端安全、移动终端安全、计算安全、通信安全、数据防泄露、可信组网、数据备份与恢复、应用容灾、安全运维 10 项内容。

第三节　省级基层医疗卫生信息标准体系应用介绍

一、省级基层医疗卫生信息标准体系介绍

遵循 GB/T13016-2018《标准体系构建原则和要求》,参照卫生计生委卫生信息标准化专业委员会提出的卫生信息标准体系基本框架,采用层次结构形式,设计某省级基层医疗卫生信息系统标准体系。图26-7 是该省级基层医疗卫生信息系统标准体系的结构图。

省级基层医疗卫生信息标准体系在引用我国基层医疗卫生信息标准体系中所应用的核心标准的基础上,还参考引用了表 26-1 中的标准与规范。

表 26-1　省级基层医疗卫生信息标准体系参考引用标准表

标准(文件)编号	标准(文件)名称
基础标准	
GB/T 16751. 3-1997	中医临床诊疗术语
WS 307-2009	医疗机构标志
HL7 International 发布	HL7 V3 RIM
GB/T 25515-2010	健康信息学-护理参考术语模型集成
GB/T 1. 1-2009	标准化工作导则-第 1 部分
SNOMED RT	系统医学命名法—参考术语
SNOMED CT	系统医学命名法—临床术语
IOS/TS 13852	医疗信息共享标识

续表

标准(文件)编号	标准(文件)名称
资源标准	
T/CHIA 001-2017	手术、操作分类与代码
DBJ 440100/T2-2007	药品分类与编码规范
DBJ 440100/T3-2007	药品剂型分类与编码规范
WS 365-2011	城乡居民健康档案基本数据集
WS 371-2012	基本信息基本数据集
WS 372.6-2012	疾病管理基本数据集 第6部分
WS 373-2012	医疗服务基本数据集
WS 375x	疾病控制基本数据集
WS 376.1-5-2013	儿童保健基本数据集 第1~5部分
WS 377.1-7-2013	妇女保健基本数据集 第1~7部分
WS 445.x-2014	电子病历基本数据集
WS 537-2017	居民健康卡数据集
WS 538-2017	医学数字影像通信基本数据集
WS 539-2017	远程医疗信息基本数据集
ICD-10	国际疾病分类 第10版
ICD-9-CM-3	国际疾病分类 第9版 临床手术和操作分类与代码
RegenstriefInstitute,Inc. and LOINC® Committee 发布	观测指标标识符逻辑命名与编码系统(LOINC)
	LOINC 用户指南(中文版)
技术标准	
国卫办规划函〔2016〕1036号	省统筹区域人口健康信息平台应用功能指引
国卫办规划函〔2016〕1110号	医院信息平台应用功能指引
国卫办规划函〔2017〕1232号	医院信息化建设应用技术指引(2017)
国卫办规划函〔2018〕4号	全国医院信息化建设标准与规范(试行)
卫医政发〔2010〕114号	电子病历系统功能规范(试行)
卫办发〔2002〕116号	医院信息系统基本功能规范
国中医药办发〔2011〕46号	中医医院信息系统基本功能规范
WS/T529—2016	远程医疗信息系统基本功能规范
HL7 International 发布	HL7 V2
ISO 12052	DICOM 3.0
WS/T 447-2014	基于电子病历的医院信息平台技术规范
WS/T 448-2014	基于居民健康档案的区域卫生信息平台技术规范[7]
卫办综发〔2009〕230号	基于健康档案的区域卫生信息平台建设指南(试行)
卫办综发〔2011〕39号	基于电子病历的医院信息平台建设技术解决方案(1.0版)
国卫办规划函〔2016〕1036号	省统筹区域人口健康信息平台应用功能指引
国卫办规划函〔2016〕1110号	医院信息平台应用功能指引
国卫办规划函〔2017〕1232号	医院信息化建设应用技术指引(2017)
信息安全与隐私保护标准	
卫办发〔2009〕125号	卫生系统电子认证服务管理办法(试行)
卫办发〔2010〕发布	卫生系统电子认证服务体系系列规范
卫办发〔2011〕85号	卫生行业信息安全等级保护工作的指导意见
国卫规划发〔2014〕24号	人口健康信息管理办法(试行)
卫办发〔2009〕125号	卫生系统电子认证服务管理办法(试行)
卫办发〔2010〕发布	卫生系统电子认证服务体系系列规范

标准（文件）编号	标准（文件）名称
管理标准	
国卫办医发〔2017〕8号	电子病历应用管理规范（试行）
国家卫生计生委〔2017〕发布	国家基本公共卫生服务规范（第三版）
GB/T 20158-2006	信息技术软件生存周期过程配置管理
GB/T 25000.51-2010	软件工程软件产品质量要求与评价（SQUARE）商业现货（COTS）软件产品的质量要求和测试细则
WS/T 502-2016	电子健康档案与区域卫生信息平台标准符合性测试规范
WS/T 501-2016	电子病历与医院信息平台标准符合性测试规范
国家卫生计生委统计信息中心发布	国家医疗健康信息区域卫生信息互联互通标准化成熟度测评方案（2017年版）
国家卫生计生委统计信息中心发布	国家医疗健康信息医院信息互联互通标准化成熟度测评方案（2017年版）
中华人民共和国财政部发布	中华人民共和国财政部信息化建设项目验收管理办法
GB/T 9386-2008	计算机软件测试文档编制规范
国卫办医发〔2017〕8号	电子病历应用管理规范（试行）
国家卫生计生委〔2017〕发布	国家基本公共卫生服务规范（第三版）

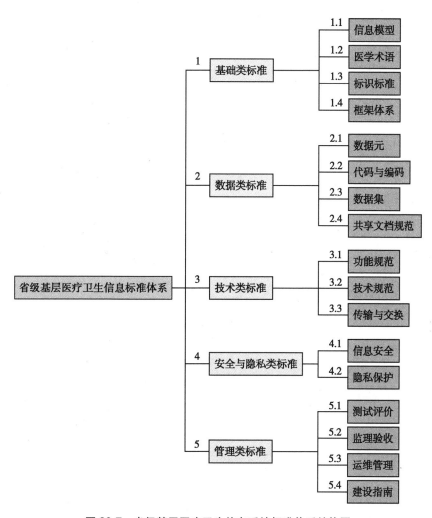

图 26-7 省级基层医疗卫生信息系统标准体系结构图

下面11项是根据省级基层医疗卫生信息标准体系标准化需求所新增开发的标准,如表26-2所示。

表26-2　省级基层医疗卫生信息标准体系新增开发标准列表

标准类型	序号	标准名称
基础标准	1.3.8	省级基层医疗卫生信息基本数据集编制规范
	1.4.3	省级基层医疗卫生信息标识标准
资源标准	2.1.2	省级基层医疗卫生信息数据元目录
	2.3.16	省级基层医疗卫生信息基本数据集
	2.4.3	省级基层卫生信息共享文档规范
技术标准	3.1.11	省级基层医疗卫生信息系统功能规范
	3.2.5	省级基层医疗卫生信息系统技术指南
信息安全与隐私保护标准	4.2.4	省级基层医疗卫生信息安全与隐私保护指南
管理标准	5.1.2	省级基层医疗卫生信息系统管理规范
	5.3.2	省级基层医疗卫生信息系统运维规范
	5.5.3	省级基层医疗卫生信息系统测试与验收规范

二、省级基层医疗卫生信息标准体系应用介绍

(一) 基础类标准

省级基层医疗卫生信息标准体系的基础类标准细分为信息模型、医学术语、标识与框架体系等标准[8]。下面是省级基层医疗卫生信息标准体系基础类所用到的信息模型、医学术语、标识与框架体系等标准介绍(表26-3)。

表26-3　我国基层医疗卫生信息标准

标准(文件)编号	标准(文件)名称
基础标准	
GB/T 30107-2013	健康信息学 HL7 V3 参考信息模型
WS/T 303-2009	卫生信息数据元标准化规则
WS/T 304-2009	卫生信息数据模式描述指南
WS/T 305-2009	卫生信息数据集元数据规则
WS/T 306-2009	卫生信息数据集分类与编码规则
WS 370-2012	卫生信息基本数据集编制规范
WS/T482-2016	卫生信息共享文档编制规范
GB/T 7027-2002	信息分类和编码的基本原则与方法标准
资源标准	
WS 363.x-2011	卫生信息数据元目录
GB/T 14396-2016	疾病分类与代码
LD/T 90-2012	社会保险药品分类与代码
LD/T 01-2017	社会保险医疗服务项目分类与代码
WS 364.x-2011	卫生信息数据元值域代码
WS/T 102-1998	临床检验项目分类与代码
GB/T 2261-2003	个人基本信息分类与代码
GB/T 15657-1995	中医病证分类与代码
WS 218-2002	卫生机构(组织)分类与代码
GB/T 3304-2003	中国各民族名称的罗马字母拼写法和代码
技术标准	
WS/T 517—2016	基层医疗卫生信息系统基本功能规范

标准(文件)编号	标准(文件)名称
信息安全与隐私保护标准	
GB/T 20988-2007	信息系统灾难恢复规范
GB/T 21028-2007	信息安全技术 服务器安全技术要求
GB/T 22239-2008	信息安全技术 信息系统安全等级保护基本要求
GB/T 15843-2016	信息技术 安全技术 实体鉴别
GB/T 35273-2017	信息安全技术 个人信息安全规范
GB/Z 28828-2012	信息安全技术公共及商用服务信息系统个人信息保护指南

1. 信息模型(表 26-4)

表 26-4　基础类标准信息模型标准表

1.1.1	HL7 Version 3 Product Suite	基于 HL7 的参考信息模型(RIM)规范
1.1.2	GB/T 30107-2013	健康信息学 HL7 V3 参考信息模型
1.1.3	GB/T 25515-2010	健康信息学 护理参考术语模型集成
1.1.4	GB/T 1.1-2009	标准化工作导则 第1部分

2. 医学术语(表 26-5)

表 26-5　基础类标准医学术语标准表

1.2.1	WS 307-2009	医疗机构标志
1.2.2	WS/T 203-2001	输血医学常用术语
1.2.3	WS/T 466-2014	消毒专业名词术语
1.2.4	WS/T 476-2015	营养名词术语
1.2.5	GB/T 16751.3-1997	中医临床诊疗术语
1.2.6	SNOMED RT	系统医学命名法—参考术语
1.2.7	SNOMED CT	系统医学命名法—临床术语

3. 标识(表 26-6)

表 26-6　基础类标准标识标准表

1.3.1	IOS/TS 13852	医疗信息共享标识
1.3.2		省级基层医疗卫生信息标识标准(申报稿)

4. 架构体系　医疗卫生信息系统的框架体系分为基础设施层、数据资源层、系统支撑层、应用层，以及信息标准体系、信息安全体系、运行维护体系。其中数据资源层、系统支撑层、应用层属于基层医疗卫生信息系统的软件部分，主要服务于系统的业务应用、业务协同、业务整合、数据存储、数据交互等需求。基础设施层为基层医疗卫生信息系统的软件运行提供硬件设备和网络平台。信息标准体系、信息安全体系和运行维护体系为医疗卫生信息系统软件、硬件和网络提供标准、安全和运维支撑。

（二）资源类标准

省级基层医疗卫生信息标准体系资源类标准为数据源与元数据标准、代码与编码、数据集及共享文档规范标准[9]。下面是省级基层医疗卫生信息标准体系资源类标准相关数据源与元数据标准、代码与编码、数据集及共享文档规范等标准的介绍。

1. 数据源与元数据(表 26-7)

表 26-7　资源类标准数据源与元数据标准表

2.1.1	WS/T 303-2009	卫生信息数据元标准化规则
2.1.2	WS/T 304-2009	卫生信息数据模式描述指南
2.1.3	WS/T 305-2009	卫生信息数据集元数据规则
2.1.4	WS/T 306-2009	卫生信息数据集分类与编码规则
2.1.5	WS/T482-2016	卫生信息共享文档编制规范
2.1.6	GB/T 7027-2002	信息分类和编码的基本原则与方法标准
2.1.7		省级基层医疗卫生信息基本数据集编制规范(申报稿)
2.1.8	WS 363.x-2011	卫生信息数据元目录
2.1.9		省级基层医疗卫生信息数据元目录(申报稿)

2. 代码与编码(表 26-8)

表 26-8　资源类标准代码与编码标准表

2.2.1	ICD-9-CM-3	国际疾病分类　第 9 版临床修订第 3 卷
2.2.2	ICD-10	国际疾病分类　第 10 版
2.2.3	GB/T 14396-2016	疾病分类与代码
2.2.4	WS 364.x-2011	卫生信息数据元值域代码
2.2.5	WS/T 102-1998	临床检验项目分类与代码
2.2.6	GB/T 2261-2003	个人基本信息分类与代码
2.2.7	GB/T 15657-1995	中医病证分类与代码
2.2.8	WS 218-2002	卫生机构(组织)分类与代码
2.2.9	GB/T 3304-2003	中国各民族名称的罗马字母拼写法和代码
2.2.10		LOINC(Logical Observation Identifiers Names and Codes)观测指标标识符逻辑命名与编码系统

3. 数据集(表 26-9)

表 26-9　资源类标准数据集标准表

2.3.1	WS 365-2011	城乡居民健康档案基本数据集
2.3.2	WS 371-2012	基本信息基本数据集
2.3.3	WS 372.6-2012	疾病管理基本数据集 第 6 部分
2.3.4	WS 373-2012	医疗服务基本数据集
2.3.5	WS 375.10-23	疾病控制基本数据集
2.3.6	WS 376.1-5-2013	儿童保健基本数据集 第 1~5 部分
2.3.7	WS 377.1-7-2013	妇女保健基本数据集 第 1~7 部分
2.3.8	WS 445.x-2014	电子病历基本数据集
2.3.9	WS 537-2017	居民健康卡数据集
2.3.10	WS 538-2017	医学数字影像通信基本数据集
2.3.11	WS 539-2017	远程医疗信息基本数据集
2.3.12	WS 540-2017	继续医学教育管理基本数据集
2.3.13	WS 541-2017	新型农村合作医疗基本数据集
2.3.14	WS 542-2017	院前医疗急救基本数据集
2.3.15	WS 599-2018	医院人财物运营管理基本数据集
2.3.16		卫生业务信息基本数据集 第 2~8 部分(地方标准)
2.3.17		省级基层医疗卫生信息基本数据集(申报稿)

4. 共享文档规范(表 26-10)

表 26-10　资源类标准共享文档规范标准表

2.4.1	WS/T 483.x-2016	健康档案共享文档规范
2.4.2	WS/T 500.x-2016	电子病历共享文档规范

(三) 技术类标准

省级基层医疗卫生信息标准体系技术类标准细分为功能规范、技术规范、传输与交换标准。下面是省级基层医疗卫生信息标准体系技术类标准相关功能规范、技术规范、传输与交换标准的介绍。

1. 功能规范(表 26-11)

表 26-11　技术类标准功能规范标准表

3.1.1	国卫办规划函〔2016〕1036 号	省统筹区域人口健康信息平台应用功能指引
3.1.2	国卫办规划函〔2016〕1110 号	医院信息平台应用功能指引[10]
3.1.3	国卫办规划函〔2017〕1232 号	医院信息化建设应用技术指引(2017)
3.1.4	国卫办规划函〔2018〕4 号	全国医院信息化建设标准与规范(试行)
3.1.5	国卫办医发〔2017〕8 号	电子病历应用管理规范(试行)
3.1.6	卫医政发〔2010〕114 号	电子病历系统功能规范(试行)
3.1.7	卫办发〔2002〕116 号	医院信息系统基本功能规范
3.1.8	国中医药办发〔2011〕46 号	中医医院信息系统基本功能规范
3.1.9	WS/T 529-2016	远程医疗信息系统基本功能规范
3.1.10	WS/T 517-2016	基层医疗卫生信息系统基本功能规范
3.1.11		省级基层医疗卫生信息系统功能规范(申报稿)

2. 技术规范(表 26-12)

表 26-12　技术类标准技术规范标准表

3.2.1	WS/T 447-2014	基于电子病历的医院信息平台技术规范
3.2.2	WS/T 448-2014	基于居民健康档案的区域卫生信息平台技术规范
3.2.3	卫办综〔2009〕230 号	基于健康档案的区域卫生信息平台建设指南(试行)
3.2.4	卫办综发〔2011〕39 号	基于电子病历的医院信息平台建设技术解决方案(1.0 版)
3.2.5		省级基层医疗卫生信息系统技术指南(申报稿)

3. 传输与交换

(1) 数据互联互通的技术

1) 基于面向服务的体系结构或面向服务架构(service-oriented architecture,SOA)的整合技术:SOA是指为了解决在 Internet 环境下业务集成的需要,通过连接能完成特定任务的独立功能实体实现的一种软件系统架构。SOA 是一个组件模型,它将应用程序的不同功能单元(称为服务)通过这些服务之间定义良好的接口和契约联系起来。接口是采用中立的方式进行定义的,它独立于实现服务的硬件平台、操作系统和编程语言,这使得构建在各种这样的系统中的服务可以以一种统一和通用的方式进行交互。

服务总线支持把异构的、孤立的业务数据转变成集成的、双向的、可重复使用的信息资源。例如,数据服务通过统一的方式访问平台上的所有数据,数据服务的开发者可以集中精力处理数据的加工问题,而不必关注访问不同来源的数据的实现细节。在智慧医疗信息平台中,健康档案整合服务、数据仓库等主要在数据服务体现。服务总线层通过对业务服务层的访问服务、数据服务、业务服务的编排来实现,流程编排的规则在该层内定义,通过服务的编排组合就可以快速搭建出新的业务应用系统。

2) 遵循 IHE XDS/XDS-1 标准接:由于区域内医疗卫生保健业务可能发生在各个不同的医疗卫生

服务机构,其产生的档案信息也可能存放在各个不同的医疗卫生机构。同样在社区对居民健康档案的组织存储时,不同的社区也可能以不同的信息形式存放,采用建设标准统一的文档共享服务系统,并维护共享文档的最新索引。

文档共享服务系统的任务是为区域内各医疗卫生机构相互调阅位于其他系统的患者诊疗(健康)记录提供服务,以解决区域范围内医疗卫生(健康)信息共享和交互问题。文档共享服务系统方便区域内各级医疗服务人员在得到居民授权的情况下,能够调阅和检索患者诊疗档案,查看患者在区域范围内各机构的诊疗服务及社区卫生保健服务记录,主要内容包括医疗摘要、检查检验报告、身体健康检查报告和居民健康档案等。

文档共享服务系统主要包括文档调阅服务系统和前置机系统两部分,它需要在区域医疗卫生数据中心提供患者医疗卫生文档目录服务,存储和更新各医疗卫生服务机构的患者就诊信息目录,并维护一个较新的索引,为跨系统跨平台调阅患者诊疗信息奠定基础。

(2)信息采集技术:信息采集技术指的是对网络上各种信息源(数据库、网页等),可以自动、定时地从系统指定的多个应用中把它上面的某些栏目、列表中的内容下载,对这些信息的数据结构进行简单分析后,设置相应的采集规则,然后将这些信息进行收集、整理、归类,建立索引,并保存到数据库中,支持自动分类、编目,分类的目的是数据便于管理,便于统计分析。其核心功能是对指定的信息源进行定向周期性检索,检查收录最新内容,并下载、建立索引、按照用户定义的组织方式进行存储管理。

(3)信息交换技术:信息交换技术是数据流转共享平台的应用集成中间件的核心关键技术之一,

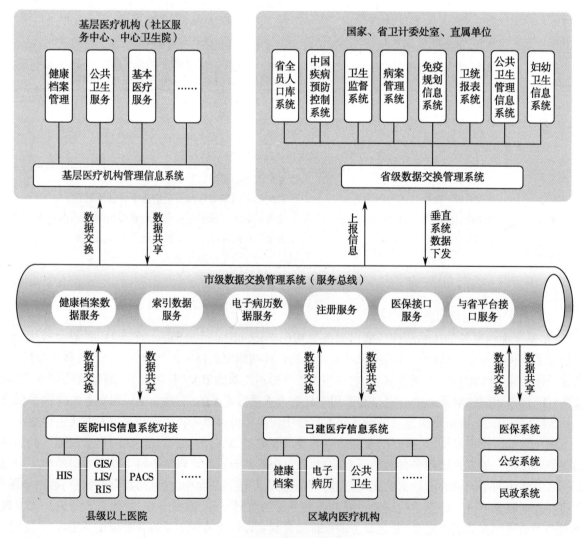

图 26-8 系统接口架构图

解决跨多系统之间根据相互关系和访问需求建立有序的信息交换流程的问题。

集成技术在不同系统之间就可以构筑一个相互进行数据汇集的环境。但来自不同系统和不同数据源的信息,具有完全不同的属性。集成实现了数据间的转换和格式处理,但实际的信息需要在不同系统之间进行有序、受控的流动,实现真正意义的交换。

交换过程可以实现不同的交换策略,在数据流转共享平台中任意系统之间可以实现主动发送、请求/应答、订阅/发布交换模式,并通过路由控制对实现交换网络中的节点相互提供对方所需要的数据信息。

(4)接口架构:基层医疗卫生信息业务系统通过市级数据中心对接的系统包括:国家、省级数据中心、地市医保结算系统、二级以上医院的信息系统等。各系统间通过省、市两级数据中心,实现数据的交换与共享,如图 26-8 所示。

A. 基层医疗卫生业务系统通过市级数据中心实现查阅居民健康档案数据、查阅电子病历数据、获取共享医学文件地址信息、查阅共享医学文件等信息,同时向数据中心提供上传共享医学文件地址信息、提供医学共享文件、医保结算、卫生监管、健康档案数据上传等信息。

B. 二级以上医院可向市级数据中心上传电子病历数据、共享医学文件地址信息、公共卫生服务数据、提供共享医学文件、系统授权/注册等信息,同时获取查阅居民健康档案数据、查阅电子病历数据、获取共享医学文件地址信息、查阅共享医学文件等信息。

C. 省级数据中心通过网络与省级数据中心对接,获取人口、公卫、药品监管等数据,并下发到对应市级数据中心;市级数据中心将接收到的数据同步下发到基层医疗卫生信息系统。

D. 基层医疗卫生信息系统将需要上报卫生直报系统的公共卫生等数据上传到市级数据中心,由市级数据中心上传到省级数据中心,省级数据中心通过接口实现与公共卫生直报系统等省级系统交换。

1)省级数据中心接口:与省级数据中心对接交换的数据包括:健康档案、电子病历相关的数据,妇幼保健信息、计划免疫信息、卫生监督管理信息,直报系统上报的信息,基层医疗机构的业务服务信息等。与省级数据中心的接口列表如表 26-13 所示。省、市两级数据中心之间的数据通过 ETL 工具实现交换,如图 26-9 所示。

表 26-13　省级数据中心接口列表

序号	接口名称	接口说明	接口方式	交换频率	数据量
1	获取公卫管理数据	接收公共卫生管理数据,包括妇幼保健信息、计划免疫信息、卫生监督管理信息等	WS	实时	批量、单笔
2	上报信息	向国家、省公共卫生直报系统上报的信息	WS	实时	单笔
3	基层医疗机构业务服务信息	上传基层医疗机构的业务服务信息等	ETL	定时	批量或单笔

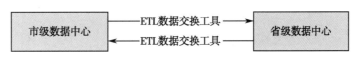

图 26-9　省、市两级数据交换示意图

2)二级以上医院信息系统接口:与市级区域内二级以上医院信息系统(HIS)进行对接,实现双向转诊、医疗协同等业务。二级以上医院信息系统调用平台的接口内容主要包括市级数据中心的健康档案信息相关接口、电子病历相关接口、全员人口信息相关接口(只有身份识别部分);调用省级数据中心的标准基础数据字典相关接口、远程医疗接口、双向转检接口、转诊接口、CA 验证接口、在线支付接口及全员人口信息相关接口。与二级以上医院对接交换的数据包括患者的基本信息、电子病历、健康体检等诊疗信息。与二级以上医院信息系统的接口列表如表 26-14 所示。

表 26-14　二级以上医院信息系统接口列表

	接口名称	接口说明	接口方式	交换频率	数据量
1	门诊处方	获取门诊医生所开立的处方信息	WS/ETL	定时	批量
2	门诊病历	获取门诊医生所书写的门诊电子病历信息	WS/ETL	定时	批量
3	门诊治疗	获取门诊医生所开立的治疗信息	WS/ETL	定时	批量
4	病案首页	获取住院患者的病案首页信息	WS/ETL	定时	批量
5	检查报告	获取患者的检查报告信息	WS/ETL	定时	批量
6	检验报告	获取患者的检验报告信息	WS/ETL	定时	批量
7	住院病历	获取患者住院的电子病历信息,包括病程记录、出院小结等	WS/ETL	定时	批量
8	住院医嘱	获取患者的住院医嘱信息	WS/ETL	定时	批量
9	护理记录	获取患者的护理记录信息	WS/ETL	定时	批量
10	健康检查报告	获取健康体检的报告信息	WS/ETL	定时	批量

3）医疗保险信息系统接口：与医疗保险进行对接,实现医保患者就诊费用的实时结报。汇总辖区业务数据,实现对新农合工作的监管和统计分析,以及解决异地结算等问题,对参保情况分析、费用监测、基金监管、转诊管理、缴费情况等进行实时监管。与医疗保险信息系统的接口列表如表 26-15 所示。

表 26-15　医疗保险信息系统接口列表

序号	接口名称	接口说明	接口方式	交换频率	数据量
1	医保结算信息	传送医保结算的相关信息	WS	实时	单条

4）市级卫生信息系统的接口：与市级卫生信息系统,包括妇幼保健系统、计划免疫系统、卫生监督系统等进行对接,实现数据传输交换。市级卫生信息系统接口内容主要包括市级数据中心的健康档案信息相关接口、电子病历相关接口、全员人口信息相关接口(身份识别)、省级数据中心的标准基础数据字典相关接口、CA 验证接口、在线支付接口及全员人口信息相关接口。与市级卫生信息系统的接口列表如表 26-16 所示。

表 26-16　市级卫生信息系统接口列表

序号	接口名称	接口说明	接口方式	交换频率	数据量
1	医疗服务信息	包括门诊记录、住院记录、健康体检记录、转诊记录等	WS/ETL	定时	批量
2	基本公共卫生服务信息	包括慢病管理、孕产妇健康管理、儿童健康管理、预防接种等方面信息	WS/ETL	定时	批量
3	电子健康档案信息	包括个人电子健康档案信息(个人基本信息、建档信息)、家庭健康档案信息、各类卫生服务活动记录等	WS/ETL	定时	批量
4	机构运营及绩效数据	包括收入/支出、库存信息、医疗卫生服务数量、满意度	WS/ETL	定时	批量
5	管理指标数据	包括各类管理指标统计数据,如健康率、慢病规范化管理率等数据信息	WS/ETL	定时	批量
6	标准规范数据	与基层医疗卫生机构管理信息系统的数据交互,实现各类数据字典(机构编码、基本药物目录等)的同步	WS/ETL	定时	批量

（四）安全与隐私类标准

信息安全及隐私保护是医疗信息平台需要重点解决的问题。图 26-10 为参考的信息安全及隐私保护安全模型。基层医疗卫生机构管理信息系统的安全可分为技术层面的安全和管理层面的安全两个部分。技术层面的安全主要包括应用安全、数据安全、系统安全、网络安全、物理安全等，其中应用安全是系统业务安全防护体系的核心。管理层面的安全主要包括安全组织及人员保证、安全管理制度、安全技术规范、安全考核及监督等内容。

安全保障体系是从物理安全到应用安全保障整个平台的正常运营。作为系统安全组件，必须保证数据信息的安全性和保密性。保证系统在运营过程中管理的各种资料的信息安全；保证系统与其他相关系统信息交换过程的安全；保证系统业务管理体系的安全。

整个系统的安全遵循国家标准《信息系统安全等级保护定级指南》（GB/T22240-2008）二级标准有关要求。个人医疗信息隐私又称患者个人隐私，主要指的是患者在接受医疗服务时所表现出的涉及患者自身，因诊疗服务需要而被医疗机构及医务人员合法获悉，但不得非法泄露的个人秘密。医疗信息具有非常高的敏感性和隐私性，如果发生泄露及窜改或被非法窃取，将会给患者生命、健康和财产带来重大损失，甚至威胁国家安全。所以，在医疗卫生信息系统平台中必须提供医疗信息隐私保护的功能。

因此，对个人医疗信息隐私的保护，需要覆盖到其整个生命周期过程中。将个人医疗信息的生命周期划分为"概念设计—创建—保存—交换共享—利用"五个阶段。概念设计阶段主要提出个人医疗隐私保护功能需求以及个人医疗隐私保护相关系统的功能设计；创建阶段主要是个人医疗信息的产生阶段；保存阶段要保证存储平台或系统上的个人医疗信息不被窃取、篡改；交换共享阶段要保证在多个系统交互及数据传输时防止个人医疗信息的泄露和失真；利用阶段主要是确保个人医疗信息利用隐私安全（图 26-10）。

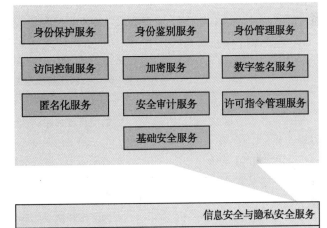

图 26-10　信息安全及隐私保护安全模型

1. 基础安全服务　基础安全服务包括在网络安全、系统安全、数据安全，以及在网络设计和系统设计层次实现的各种安全和可用性服务，比如网络安全隔离、网络入侵防御和监测、网络恶意代码防护、数据安全存储、恢复和销毁等。

2. 身份保护服务　这项服务将一个患者或居民的身份解释为一个医疗卫生信息标识符。患者或客户通常由一个如社保卡号码的通用标识码来标识，这样的卡号关联到每个包含医疗卫生信息标识域中的医疗卫生信息标识符。医疗卫生信息标识符是一个受保护信息，只有交换层之上平台系统才能知道。

3. 身份鉴别服务　这项服务验证用户的身份，在执行医疗卫生应用与区域卫生信息平台之间的事务的场景下被调用，以验证参与事务用户的合法性。

4. 身份管理服务　这些是面向更高层次服务提供的基础服务，例如用户注册、认证、授权，其中包括用户的唯一标识、查找用户的标识、挂起/取消用户访问权。

5. 访问控制服务　这些服务确定对信息平台应用功能的基于角色的访问权限。这些服务还提供配置和管理用户及角色访问功能和数据的授权，比如根据病种、角色等多维度授权。

6. 加密服务　加密服务包括三个方面内容：①密钥管理服务：创建和管理数据存储的加密密钥；②数据库加密服务：加密和解密数据库表中的数据字段（列）和记录（行）以保护医疗卫生信息以及信息平台中处于使用状态的其他保密的关键系统数据；③数据存储加密服务：加密和解密文件和其他数据块，用于保护在联机存储、备份或长期归档中的数据，以实现关键信息（字段级、记录级、文件级）加密存储。

7. 数字签名服务 数字签名由医疗卫生应用程序的用户创建,以确保临床数据的不可否认性,这样的临床数据,如数据文件、报告、记录中的字段域、安全声明、XML 文档,包括被转换为 XML 文档的 HL7 消息或对象中的元素。这项服务在生成签名之前先验证数字证书没有被撤销。

8. 匿名化服务 这些服务保护患者的隐私和安全,确保在信息平台中以及提供正常医疗服务以外的(如医疗保险、管理以及某种形式的研究)传递中使用的患者资料不向非授权用户透露患者的身份。

9. 安全审计服务 这些服务提供对每个事务所涉及的系统、用户、医护工作者、患者/居民、健康数据等的报告功能。这些服务对于满足其他业务需求,如系统管理、事务监控、记录重要的与隐私和安全有关的事件等,也是至关重要的。

10. 许可指令管理服务 许可指令管理服务转换由立法、政策和个人特定许可指令带来的隐私要求,并将这些需求应用到区域卫生信息平台环境中。在提供访问医疗卫生信息或经过区域卫生信息平台传输医疗卫生信息之前,这些服务应用于医疗卫生信息以确定患者或个人的许可指令是否允许或限制医疗卫生信息的公开。这些服务还允许信息平台用户管理患者/居民的特定许可指示,如根据法律法规的需要和允许,阻止和屏蔽某一医疗服务提供者访问医疗卫生信息或者在紧急治疗情况下不经许可直接开放医疗卫生信息。

(五) 管理类标准

省级基层医疗卫生信息标准体系管理类标准为建设指南、测试评价、运维管理与监理验收等标准。下面是管理类标准测试评价、监理验收、运维管理和建设指南的介绍。

1. 测试评价(表 26-17)

表 26-17 管理类标准测试评价标准表

5.1.1	GB/T 25000.51-2010	软件工程软件产品质量要求与评价(SQUARE)商业现货(COTS)软件产品的质量要求和测试细则
5.1.2	WS/T 502-2016	电子健康档案与区域卫生信息平台标准符合性测试规范
5.1.3	WS/T 501-2016	电子病历与医院信息平台标准符合性测试规范
5.1.4	国家卫生计生委统计信息中心	国家医疗健康信息区域卫生信息互联互通标准化成熟度测评方案(2017年版)
5.1.5	国家卫生计生委统计信息中心	国家医疗健康信息医院信息互联互通标准化成熟度测评方案(2017 年版)

2. 监理验收(表 26-18)

表 26-18 管理类标准监理验收标准表

5.2.1	中华人民共和国财政部	中华人民共和国财政部信息化建设项目验收管理办法
5.2.2	GB/T 9386-2008	计算机软件测试文档编制规范
5.2.3		省级基层医疗卫生信息系统测试与验收规范(申报稿)

3. 运维管理(表 26-19)

表 26-19 管理类标准运维管理标准表

5.3.1	GB/T 20158-2006	信息技术软件生存周期过程配置管理
5.3.2	国卫办医发〔2017〕8 号	电子病历应用管理规范(试行)
5.3.3	国家卫生计生委〔2017〕	国家基本公共卫生服务规范(第三版)
5.3.4		省级基层医疗卫生信息系统管理规范(申报稿)
5.3.5		省级基层医疗卫生信息系统运维规范(申报稿)

4. 建设指南

(1) 省级基层卫生信息系统项目的建设与管理必须严格遵守国家和地方的有关法律、法规和管理制度。信息化项目应当严格执行国家、行业及地方规定的标准和规范;遵循并采用国际和国家标准。确保项目建成后能实现互联互通、资源共享,防止形成信息孤岛或造成重复建设。

（2）省级基层卫生信息系统建设是指以计算机和通信技术以及其他现代信息技术为主要手段的信息网络、信息应用系统建设、信息资源开发等工程,含基层医疗信息系统、市级交换系统与省级交换系统建设及其应用软件开发、相关硬件设备配置。

（3）承接本省基层卫生信息系统项目的单位,应具有相应资质证明,并只能在其核定的资质许可和规定范围内从事建设活动。

（4）项目推广应用的计算机应用软件系统必须有相关版权证明。

（5）省级基层卫生信息系统建设项目必须符合国家基层医疗卫生信息系统工作发展规划和技术规范要求。项目招标采购前,省级卫生信息主管部门要对项目进行论证,并配有专门的项目管理机构、项目负责人及工程技术专职管理人员,确保项目所需的人员、技术、资金和管理措施到位。

（6）项目建设方案应经过省级卫生信息主管部门组织的专家评审会审核备案,并遵照专家意见修改完善后方可执行。

（7）信息工程项目建成后,省级卫生信息主管部门应组织并参与项目验收,验收报告复印件报批准立项部门备案。省级卫生信息主管部门应定期组织专家对项目运行情况进行评估与反馈。

（8）对省级基层卫生信息系统建设工作成效显著的单位和个人将给予奖励与表彰。对未按规定程序进行信息化工程项目建设的单位或部门,在全省范围内给予通报批评,给国家或集体造成经济损失的,将依法追究责任。

5. 管理类标准在省基层医疗卫生信息系统应用　项目管理涉及立项管理、项目计划和监控、配置管理、合作开发管理和结项管理。软件工程涉及需求管理、系统设计、系统实现、系统测试、用户接受测试、试运行、系统验收、系统上线和数据迁移。除特别指定,项目组包括业务组（或需求提出组）、IT组（可能包括网络管理员和合作开发商）。

（1）立项管理

1）省级卫生信息主管部门根据国家规范要求,收集全省集成医疗卫生信息化建设,并组织立项的技术可行性分析,明确项目的范围和边界,开展前期筹备工作。

2）省级卫生信息主管部门将立项技术可行性分析报告提交省级卫生健康委员会进行立项审批。

3）立项审批通过后,省级卫生信息主管部门开始成立省级基层卫生信息系统项目组,项目组人员的选择应满足项目对业务及技术要求,项目组人员应有足够的业务和IT技术方面的专业知识来胜任项目各方面的工作。

（2）需求分析

1）立项后业务组对用户需求进行汇总整理,出具业务需求说明书,并确保业务需求说明书中包含了所有的业务需求。经省卫生信息主管部门审批确认,作为业务需求基线。

2）IT组在获得业务需求说明书后,提出技术需求和解决方案,并对系统进行定义,出具系统需求规格说明书。

3）对于合作开发的项目,当业务需求发生变更时,业务组应提交需求变更申请,IT组组长审批后交给合作开发商实施。

4）项目组应对需求变更影响到的文档及时更新。

（3）项目计划和监控

1）软件开发采用项目形式进行管理。项目经理负责整个项目的计划、组织、领导和控制。

2）需求分析过程中,项目经理组织制订详细的《项目计划书》,包括具体任务描述和项目进度表等。

3）在项目的各个阶段,业务组组长和IT组组长需配合项目经理制订阶段性项目计划。业务组组长和IT组组长需配合项目经理对项目计划执行情况进行监控,确保项目按计划完成。

4）项目计划需要变更时,项目经理填写项目计划变更说明,并提交省卫生信息主管部门审批,通过审批后,交给业务组组长和IT组组长执行。

（4）系统设计

1）系统设计应分为概要设计和详细设计,系统设计要遵循完备性、一致性、扩展性、可靠性、安全性、可维护性等原则。

2）在系统设计阶段中,用户应充分参与,确保系统设计能满足系统需求。

3）项目组进行详细设计,出具设计说明书和单元测试用例。设计说明书中需要定义系统输入、输出说明和接口设计说明。

4）设计评审均以业务需求说明书和系统需求规格说明书为依据,确保系统设计满足全部需求。

5）对已确认通过的系统设计进行修改需获得管理部门、业务组组长和IT组组长的审批后方可进行。

6）对系统设计的修改的文档须由文档管理人员进行归档管理。

（5）系统实现

1）项目组根据设计说明书制定系统实现计划,并提交项目经理对计划可行性进行审批。

2）系统实现包括程序编码、单元测试和集成测试。

3）项目组进行单元测试和集成测试,测试人员签字确认测试结果。

（6）系统测试和用户测试

1）项目组制订系统用户测试计划,并提交项目经理对计划可行性进行审批。

2）系统/用户测试计划必须定义测试标准,并明确各种测试的测试步骤和需要的系统设置要求。

3）项目组向数据拥有部门申请获取测试用业务数据的使用权,对获取的数据进行严格的访问控制,确保只有相关项目人员才能访问及使用。

4）项目组负责测试数据准备,测试用数据要足够模拟生产环境中的实际数据。对已评定为敏感信息的数据进行敏感性处理和保护。

5）IT组或合作开发商建立测试环境进行系统测试。出具系统测试报告,测试人员签字确认测试结果。

6）系统测试通过后,IT组配合业务组建立用户测试环境,业务组根据用户测试用例进行用户测试,出具用户测试报告。

7）项目组完成系统帮助文档(其中包括《用户操作手册》和《安装维护手册》)。凡涉及应用系统的变更,应对系统帮助文档及时更新。

（7）试运行

1）系统主要使用部门根据项目规模及影响决定试运行策略。

2）项目组制订试运行计划,并制订试运行验收指标,上报省卫生信息主管部门审批。试运行计划中应包含问题应对机制、明确问题沟通渠道和职责分工。

3）项目组联合试运行单位进行相关系统部署工作,准备培训资料,对相关用户和信息技术人员进行培训。用户培训的完成度应为实施后评估的指标之一。

4）项目组根据试运行计划进行系统转换和数据迁移。系统转换前,检查系统环境,确保运行环境能满足新应用系统的需要。系统参数、设置的转换工作作为系统上线的验收的评估指标之一。

5）试运行达到试运行计划规定的终止条件时,项目组编写试运行报告。

（8）系统验收:请参照《省级基层医疗卫生信息系统测试与验收规范》。

（9）系统上线

1）系统上线应遵循稳妥、可控、安全的原则。

2）通常情况下,系统上线包含数据迁移工作。

3）项目组制订系统上线计划,上报省卫生信息主管部门审批。在上线计划得到批准后才能开始部署上线工作。

4）系统上线计划应包括但不限于以下内容。

A. 部署方式和资源分配(包括人力资源及服务器资源)。

B. 上线工作时间表。

C. 上线操作步骤以及问题处理步骤。

D. 项目阶段性里程碑和成果汇报（项目执行状态的审阅、进度安排等）。

E. 数据迁移的需求和实施计划。

F. 完整可行的应急预案和"回退"计划。

G. 用户培训计划（包括培训计划、培训手册、培训考核等）。

H. 系统标准参数配置。

5）上线单位在上线初期需加强日常运行状态监控，出现问题时应及时处理，对重大问题应启动紧急预案。

6）在完成上线后要填写系统验收评估报告，上报省卫生信息主管部门汇总整理。系统验收评估报告内容包括：数据准确性、系统性能及稳定性、接口问题、权限问题、业务操作影响度、问题处理情况、备份、批处理等。

7）上线单位管理层要对系统验收评估报告进行审批签字。

8）省卫生信息主管部门批准结项后，业务组和 IT 组将整理的文档提交各自部门统一管理。

（10）合作开发管理：以下各要求需要在开发合同中明确。

1）合作开发商的选择应遵循公司相关规定，合作商资质认定参见第三方管理制度。

2）项目经理同合作开发商明确规定项目变更的范围和处理方式，重点关注需求和设计变更。

3）项目经理负责监控合作开发商的项目管理及软件开发活动。合作开发商应按计划定期向项目经理报告进展状态，并提交阶段性成果文档。发生重大问题时，合作开发商需及时向项目经理汇报。

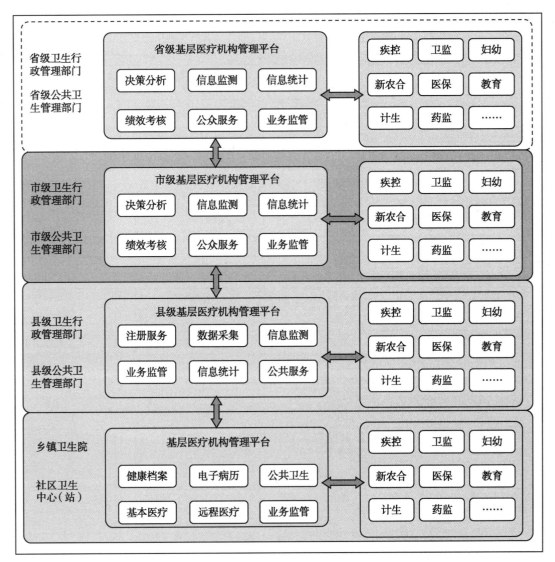

图 26-11　总体架构设计图

4）IT 组组长派专人监控合作开发商的质量保证过程。

5）项目组同合作开发商商定验收的标准和方法。

三、省级基层医疗卫生信息系统(平台)介绍

（一）总体架构

省级基层医疗卫生机构管理信息系统,从业务方面分为三级:基层医疗机构医疗服务、业务管理、业务监督共三大业务,市县级卫计局主要是业务考核、统计等方面,如图 26-11 所示。

数据中心按照目标需建成基于统一平台的数据架构,在地市分别建设数据中心,每个市级数据中心划分不同的虚拟数据中心作为每个县区的数据中心,在每个县区划分不同的数据区域作为基层医疗机构的虚拟数据中心,如图 26-12 所示。每个地市数据中心数据通过网络将数据备份到省数据交换系统。

（二）总体网络

系统网络要求运行在电子政务外网上,每个地市可根据本地实际情况选择不同的网络结构、不同的运营商网络,但要求所有基层医疗机构都有网络联通到市数据中心。

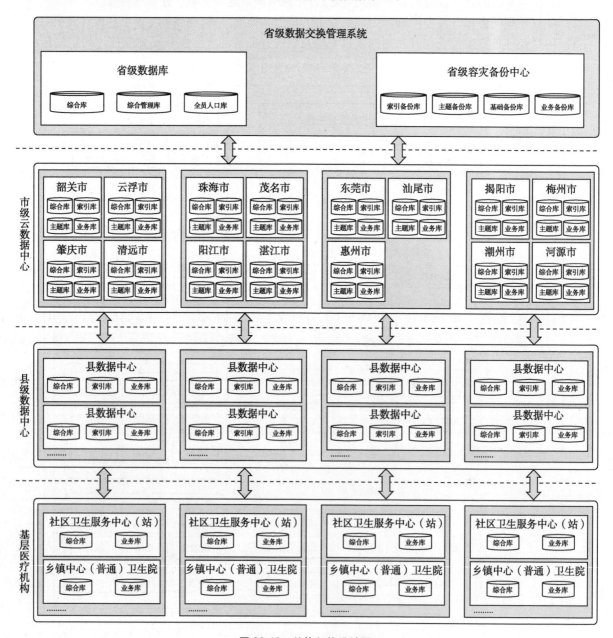

图 26-12　总体架构设计图

各地市网络连接建议可分为以下几种情况。

1. 利用社保光纤专网,组建基层医疗卫生机构网络,在市级通过电子政务外网对接。

2. 利用运营商光纤网络,自行建设基层医疗卫生机构网络。

3. 如有县区已经集中建设了基层医疗机构网络,则由县区卫计局通过电子政务外网与市卫计局联网。

4. 条件较好的县区,所有基层医疗机构均通过电子政务外网与市卫计局数据中心联网。

5. 大部分地市的计生系统利用电子政务网络已经延伸到乡镇计生办,可在此基础上将光纤网络延伸至基层医疗机构。

6. 电子政务外网、社保光纤专网以及运营商光纤网络都不具备的基层医疗机构,可通过运营商 3G/4G 无线虚拟专用网接入市电子政务外网。

7. 通过运营商 3G/4G 无线虚拟专用网,构建基层医疗卫生机构的无线备份网络。

8. 优质的网络承载直接影响到项目建设的效果,因此需要建设医疗专网,且网络建设须符合项目设计要求。建方负责协调项目相关的网络建设事宜,由于项目涉及未来的移动医疗和移动端设备及应用;对于移动通信制式的标准,建方负责建议使用国际主流通用且稳定成熟的制式,由于在村镇 4G 覆盖并不完全,所以建方负责建议选择 3G/4G(FDD-LTE)较为科学合理,方便未来对于终端设备的选择。系统总体网络架构图如图 26-13 所示。

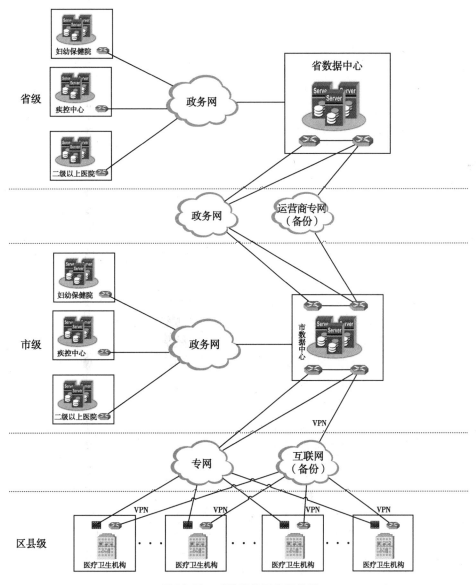

图 26-13　系统总体网络架构图

（三）系统部署

本项目应用系统的部署分为两部分（图 26-14），一是省级数据交换管理系统，用于全省范围内电子病历、健康档案的交互和调阅，部署在现有的省卫生健康委信息中心；二是基层医疗卫生机构管理信息系统，用于基层医疗机构业务办理、地市电子病历和健康档案的交互和调阅，部署在市级数据中心。

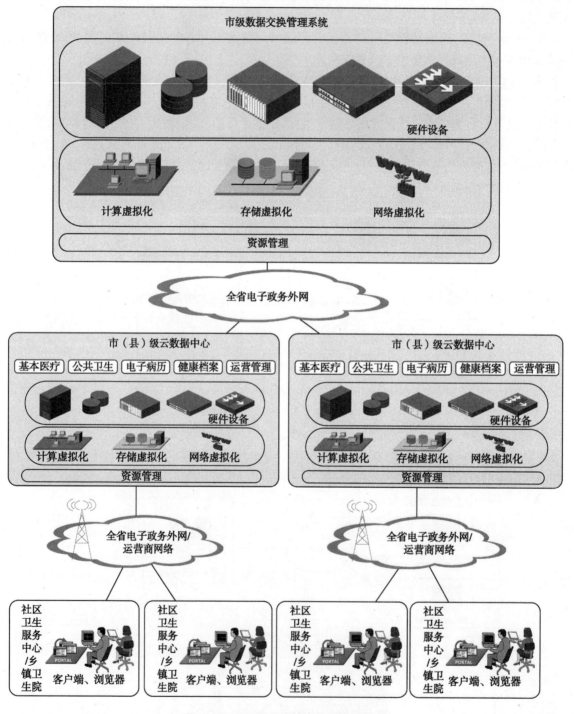

图 26-14　市级数据交换系统部署设计图

（四）系统体系架构

基层医疗卫生机构管理信息系统关联的系统包括国家、省直报系统（主要是公共卫生部分）、地市医保结算系统、各县区/基层医疗机构自行建设的医疗卫生信息系统、县级以上医院的 HIS 等。

各系统间通过市级交换系统/服务总线进行对接,实现数据的交换与共享。

1. 基层医疗机构管理信息系统可通过市级交换系统实现查阅居民健康档案数据、查阅电子病历数据、获取共享医学文件地址信息、查阅共享医学文件等信息,同时向交换系统提供上传共享医学文件地址信息、提供医学共享文件、医保结算、卫生监管、健康档案数据上传等信息。

2. 县级以上医院可向市级交换系统上传电子病历数据、处方及医嘱数据、共享医学文件地址信息、公共卫生服务数据、提供共享医学文件、系统授权/注册等信息,同时获取查阅居民健康档案数据、查阅电子病历数据、获取共享医学文件地址信息、查阅共享医学文件等信息。

3. 已经建有系统的基层医疗机构可向市级交换系统电子病历数据上传、处方及医嘱数据、共享医学文件地址信息、公共卫生服务数据、卫生监管等信息,同时获取居民健康档案数据、电子病历数据、共享医学文件地址信息、共享医学文件等信息。

4. 省级交换系统通过与公共卫生直报系统、省全员人口系统等省级系统对接,获取人口、公卫、药品监管等数据,并下发到对应市级交换系统;市级交换系统将接收到的数据同步下发到基层医疗机构管理信息系统。

5. 基层医疗机构管理信息系统将需要上报卫生直报系统的公卫等数据,上传到市级交换系统,由市级交换系统上传到省级交换系统,省级交换系统通过接口实现与公共卫生直报系统等省级系统交换。设计省基层卫生医疗机构管理信息系统项目整体系统架构,采用行业内主流的技术架构,并以国家相关标准为指导。通过进行关键需求分析,从而构建省基层卫生信息化整体建设的系统架构,包括各系统的交互接口设计,规范数据和服务标准。

项目总体采用基于多层构架,应用平台符合开放性、流行的网络技术和标准,构造完整的多层架构应用体系。基层卫生医疗机构管理信息系统,采用集中模式部署,因此应采用 SOA 开发框架。

基层医疗卫生信息系统构架设计的目标是建立一个以人为本的可扩充的、开放的、可持续发展的构架,其包括以下方面。

(1) 卫生服务业务的扩充:建立扩展新的卫生服务业务,从公共健康管理的角度来看可以建立不同的疾病监控系统,从医疗服务者的角度看,可以查询、调用以不同组织方式呈现的个人电子医疗档案。

(2) 卫生信息存储的扩充:在系统中增加新的卫生信息种类的存储,根据每种存储信息的特点对信息内容进行优化,通过统一的接口对新的信息可以和已有的信息进行查询、调阅。

(3) 接入方式的扩充:能够满足各种现有的和未来的应用系统的接入,能扩充对各种接入方式的支持。

(4) 系统容量的扩充:系统是一个数据量庞大的信息系统,在设计时需要考虑对数据存储容量的横向扩充。

(5) 系统处理能力的扩充:随着系统使用者的增加,系统将承受大量的服务请求压力。系统将使用分布式服务和集群等方式实现系统处理能力的扩充。

如图 26-15 所示,基层医疗卫生信息系统主要包括硬件网络基础设施层、数据中心数据层、业务服务层、数据交换层四个层次,还包括贯穿四个层次的标准规范体系和安全保障体系两大体系。

硬件网络层是指支撑基层医疗卫生信息系统的硬件设备和网络平台,其是基层卫生信息化的基础设施。

数据中心层主要是实现基层医疗卫生信息系统的数据存储,需要解决数据存储的结构、模型、内容、数据库管理软件的选型等。

数据交换层和业务服务层主要实现基层医疗卫生信息系统的数据采集、交换与共享,数据交换层是直接与外部系统进行沟通的技术层。数据交换组件将现有的分布、异构的多个业务应用系统,通过先进的中间件技术进行集成,建立整合数据平台;在整合的数据中心的基础上,对信息资源进行综合利用,提供完整、统一的数据展现;能够支持对整合后的原始数据进行多维分析、深度挖掘,加强信息的分析和监

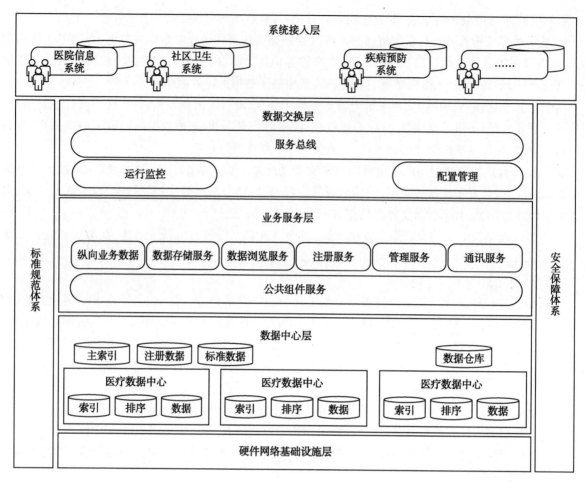

图 26-15　系统架构图

控能力。

　　业务服务层是基于数据交换层根据数据结构设计各种业务服务组件来完成平台数据的采集，存储与共享。各应用系统组件化设计使得组件之间逻辑隔离，采用标准的接口系统有机的整合在一起。

　　标准规范体系是基层医疗卫生信息系统中必须遵循和管理的数据标准，是系统运行和应用的数据基础。标准规范组件遵循国家卫生部和地方相关标准规范，由基本数据集标准、数据代码规范标准、数据传输规范标准、数据交换接口标准组成。

　　安全保障体系是从物理安全到应用安全保障整个平台的正常运营。作为系统安全组件，必须保证数据信息的安全性和保密性，保证系统在运营过程中管理的各种资料的信息安全、系统与其他相关系统信息交换过程的安全和系统业务管理体系的安全。

（曹晓均　赵霞　王锴　吴绮莉）

参 考 文 献

［1］汤学军,董方杰,张黎黎.我国医疗健康信息标准体系建设实践与思考［J］.中国卫生信息管理杂志,2016,13(1)：31-36.

［2］李海燕.中医临床信息标准体系框架与体系表的构建研究［D］.北京:中国中医科学院,2012.

［3］陈敏,牟海燕,秦健.健康医疗大数据标准体系框架研究［J］.中国数字医学.2018,13(4)：14-16.

［4］张泽.生态系统视角下健康医疗可穿戴设备数据标准体系框架研究［D］.北京:中国医学科学院,2017.

［5］金琰,赵移畛,谢双保.河南省全民健康信息平台数据标准研究［J］.中国数字医学.2018,13(9)：54-56.

［6］赵霞,李小华,周毅,等.基层医疗卫生信息标准体系研究［J］.医学信息学,2018,39(8)：47-50.

［7］孟群,王才有.医疗健康信息互联互通标准化成熟度测评指南［M］.北京:人民卫生出版社,2016.

［8］孟群.我国卫生信息标准体系建设［J］.中国卫生标准管理,2012,3(12):24-28.

［9］李小华.医疗卫生信息标准化技术与应用［M］.北京:人民卫生出版社,2016.

［10］张黎黎,汤学军,刘丹红,等.卫生信息互联互通数据标准化方法研究［J］.中国卫生信息管理杂志,2016,13(5):467-472.

第二十七章　临床数据中心标准化应用

临床数据中心(clinical data repository,CDR),又称临床数据存储库。在我国发布的《基于电子病历的医院信息平台建设技术解决方案》和在美国最有影响的医疗卫生信息化组织 HIMSS 给出的电子病历(EMR)架构中,CDR 均处于中心位置,是医院信息平台(系统)的核心部件。CDR 的数据来自医院信息平台各个业务系统,并为医院信息平台提供服务,CDR 建设的关键核心是标准的应用,同时也确保临床数据中心实现信息共享。

第一节　CDR 标准现状概述

一、CDR 的定义

CDR 是医院为支持临床诊疗、教学、科研业务及以患者为中心重新构建的新一层数据存储结构。CDR 通过将以患者为中心组织的所有临床数据进行标准化、结构化地表达、组织和存储,以及在此基础上开放各种标准的、符合法律规范和安全要求的数据访问服务,为医院的各类信息化应用提供统一的、完整的数据视图,最终实现辅助改善医疗服务质量,减少医疗差错,提高临床科研实力和降低医疗成本的主要目标。

美国学者 Dean F·Sittig 对 CDR 的定义:CDR 是一个实时数据库,综合来自各种临床数据源的数据,如电子病历系统、实验室系统、PACS 等,提供一个患者的综合视图。数据类别包括患者基本信息、实验室结果、用药信息、影像报告和影像、病理报告、入出转信息、诊断信息、转归及治疗记录。

国际上通常认为 CDR 本身并不提供数据分析功能,只是类似于数据库一样保存临床数据,一般不与非临床系统集成,因此不能提供患者连续医疗的跟踪。因为这些主要因素,CDR 不能提供每个患者每次的费用视图,不能显示患者每次就诊的满意度评分,也就不适合质量和成本改善项目。但随着大家对数据价值认识的提高,很多医疗机构扩展了 CDR 的内涵,将与患者相关的所有数据都在 CDR 中存储,为后续整体机构数据利用和对外共享提供了数据的集中存储。

二、CDR 标准建设现状

我国医院信息化已经历了近三十年的时间,各医院信息化建设已经具有较高的水平。随着国家医疗健康信息互联互通标准化成熟度测评的实施,以及"互联网+"、大数据、云计算、人工智能等新兴信息技术的应用,集成平台建设成为医疗卫生信息化建设热点。作为集成平台核心的 CDR,是医疗机构及区域卫生信息平台建设的重点和难点工程。

在临床数据中心的建设过程中,我们逐步认识到临床数据中心的建设是从"数据集成共享"到"标准规范建设"的一个转变过程[1],单纯的数据集成共享已经满足不了医疗行业快速发展的需要。同时国家加大了卫生信息标准的建设,近几年国家发布的 60 多项基础类信息标准(卫生信息数据元目录、卫生信息数据元值域代码、疾病分类与代码等)、80 多项医院信息化标准(电子病历基本数据集、电子病历共享文档规范、电子病历与医院信息平台标准符合性测试规范等)、70 多项区域卫生信息化标准(健康档案共享文档规范等)作为临床数据中心建设依据,然而在实际的建设过程中医院源数据质量差和实际建设的厂商标准遵循问题,导致目前大多数医院的 CDR 建设仍然不规范,根据清华大学统计学研究中心统计显示[2],有 80% 的数据是非结构化的数据。从这些结果来看,临床数据标准的建设仍是困扰着各大医疗机构的难题,CDR 标准建设将会是一个长期的过程。

三、CDR 标准的必要性

临床数据中心的核心资产是标准的数据,数据质量是 CDR 建设的关键,临床数据的质量保证是规范和标准的支撑。从临床数据的类型来看,包括数字、文字、图片、影像、视频、纸质文件等数据类型;从临床数据的业务来看,包含患者的基本资料、家庭信息、家族患病史、患者健康摘要、手术史、预防接种史、过敏史、月经史、生育史、历史诊疗记录、历史用药记录、体格检查、检查检验记录、检查影像数据、病程记录、诊疗记录、医嘱记录、费用记录、用药记录、手术记录、诊断信息、随访信息、组织标本信息、生物信息等业务过程产生的数据。

从这两个方面来看,临床数据具有数据来源多样、数据类型复杂的特点。临床数据的产生是临床使用的信息系统,由于临床信息系统在医院发展过程中建设时间跨越大,建设时无统一标准,导致临床系统产生的数据标准各异,给共享、使用带来了巨大的难题。临床系统在使用的过程中由于临床人员的地域差异、临床数据涉及范围广、患者症状多样,医务人员在记录临床信息时多是自由发挥,数据的描述等非常不规范,导致临床数据源的质量非常差。临床数据来源多、数据复杂、标准不统一等问题已经成为阻碍临床应用发展的重大问题(图 27-1)。CDR 标准规范数据来源、统一数据标准是解决这一难题的突破口。

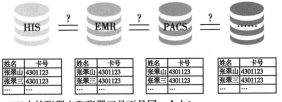

HIS 中的张翠山和张翠三是不是同一个人?
HIS 和 PACS 中的张翠山是不是同一个人?
这个人是叫张翠山还是张翠三?
数据不统一无法统计分析!
共享张翠山还是张翠三?

图 27-1　数据来源多、数据不统一

要解决临床数据来源的复杂、多样、标准不统一的问题,就必须按照 CDR 标准构建符合标准的数据中心,为临床的数据利用提供基础支持。

面向临床应用,CDR 标准能建立以患者 EMPI 为主线获取患者临床数据,实现患者临床数据的模型化存储,构建临床数据中心,医护、医技在各自业务系统中通过调用能够查看患者全过程诊疗时序的数据,包含门诊、历史就诊及本次就诊的所有诊疗数据。同时,基于临床知识库,辅助临床决策,能够提高临床诊疗效率和质量。

面向科研,CDR 标准为临床医疗人员研究疾病分类、各种患者的生存率、慢性病诊疗结果、诊疗方法评估等科研项目的筛选和结果分析提供标准数据支撑[3]。

面向上级医疗机构,CDR 标准能提升居民档案数据的积累,帮助提升远程医疗、远程会诊的服务能力。同时,CDR 标准的构建使用可以改善公众健康监控,通过覆盖全国的患者电子病历数据库,快速检测传染病,进行全面的疫情监测,并通过集成疾病监测和响应程序,快速进行响应,为疾病监控提供基础[4]。

CDR 标准的构建从各方面来看有着重要的作用,是临床信息化必不可缺的一部分。

第二节 CDR 标准建设实践

一、CDR 构建

作者参考国外对 CDR 架构的定义,结合当前各大医疗机构基于集成平台和基于大数据的临床数据中心建设情况,整合了如下 CDR 的架构图(图 27-2)。CDR 通过医院数据交换总线从业务系统获取数据,形成医院完整的临床数据集,并为各业务系统、大数据应用和外部系统提供数据服务,实现数据的标准化共享和业务的互联互通。

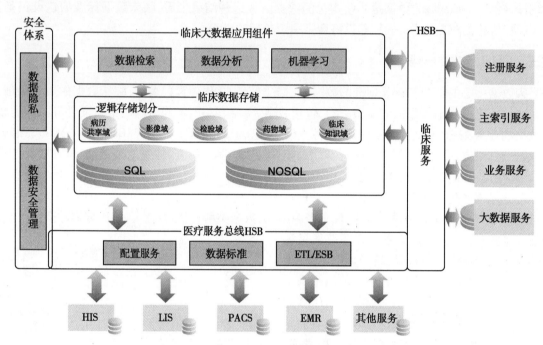

图 27-2 CDR 逻辑架构

(一) CDR 的基本构成

CDR 基本架构从逻辑上看主要包括如下几部分。

1. 医院服务总线 医院服务总线(hospital service bus,HSB)是 SOA 基础架构的关键组件,提供通信、整合、安全、事务支持和服务质量控制等 SOA 要求的基础架构。HSB 支持主流的开放标准和规范,提供可靠的消息传输机制,建立服务之间的通信、连接、组合和集成的服务动态松耦合机制,为集成遗留系统和新建基于 SOA 的应用系统的服务集成提供支撑。在此基础上,开发面向应用的业务适配器组件,实现各集成应用之间可管理的透明接口,为医院临床提供了便捷、一致、安全并符合标准的丰富接口,保证服务之间信息的可靠传送,实现不同操作系统、不同数据库、中间件运行平台及其基于这些平台上开发的应用软件的服务集成。

HSB 具备可插拔的服务协议、传输协议转换、消息转换和路由的能力。HSB 的主要功能特征如下。

(1) 支持广泛开放标准:符合 Web service、XSLT、XPATH、WS-Security、SSL、WPDL、BEPL4WS、HL7、DICOM 等标准。

(2) 可靠的服务事件传输:服务总线的可靠消息传输和异步通讯特征通过基于消息的基础中间件实现。服务总线应该支持 JMS 或 MSMQ 等接口的第三方消息中间件等。

(3) 支持可插拔服务组件:支持引擎扩展和传输绑定扩展。

(4) 内置丰富引擎组件:包括 BPEL、XSLT、Rules、Script、SCA 组件等。

(5) 支持多种传输构件:实现组件包括 SOAP(HTTP)、JMS(MQ)、EMAIL、FTP、电子病历适配器等。

（6）支持集中管理和分布部署。

（7）支持同步和异步服务调用：同步采用 Web 服务直接调用，采用消息队列传输支持异步服务调用[5]。

2. 临床数据存储库 存储、管理和保持患者所有临床相关的长期记录信息，实现各应用系统数据的共享。这些数据能为每个患者/客户提供的医疗服务的完整性、及时性和准确性。

3. 临床服务 临床使用的服务主要有以下几个部分。

（1）注册服务：是对患者、医生、医疗机构、医疗卫生术语等对象的注册管理服务，为他们提供唯一的标识，用以识别系统中各类用户和资源的身份。针对各类对象，系统形成各类注册库，如医疗机构注册库、医疗术语注册库等。是患者、医疗服务提供方、用户关键属性的标识和临床术语集，用以识别系统中用户和资源的身份，确保正确的医生或用户能够访问和提供正确的信息。

（2）主索引服务：通过唯一的标识将多个医疗信息系统有效地关联在一起。以实现各个系统之间的互联互通，保证对同一个事物，分布在不同系统中的信息采集的完整性和准确性。在临床构建主索引时常用的有机构主索引、患者主索引、术语主索引、医务人员主索引等。

（3）业务服务：业务服务是临床数据在各业务系统交换过程中通用的业务过程服务，例如检查申请单服务、报告查询服务、病历查询服务等。

（4）大数据服务：从大量的临床数据中能获取丰富的信息，通过大数据的分析组件能准确地识别出数据之间的医疗关联、趋势和模式。通过统一的数据服务为临床应用提供疾病诊断服务、疾病检测服务、智能知识库提醒服务、实时数据统计服务等。

4. 临床大数据应用组件 临床大数据应用组件是通过临床数据中心数据将大数据的计算能力进行整合，最后形成对外部应用数据检索、数据分析，并通过机器学习等技术将临床治疗经验归入临床知识库。

（二）CDR 服务模块

临床数据中心除数据存储外，对数据操作和外部互联应用主要分为数据集成接口、公共数据字典同步和临床数据存储调阅服务三个部分。系统应该实现以下功能模块。

1. 临床公共基础数据管理服务 基础数据管理提供国际疾病分类代码（ICD-10、ICD-11）、手术操作编码（ICD-9-CM）、物料编码、诊断编码、操作部位编码、收费项目编码、地区代码、人员编码、角色编码、科室编码、DRG 编码、医学术语编码等基础代码的管理与维护功能，并与各个临床信息系统内部的字典对照，在数据进入临床数据中心时保证数据的规范性和一致性，并对这些基础代码的新增、修改、删除等操作产生订阅消息。其他应用系统通过订阅基础代码的变更主题消息，即可即时获得基础代码更新的最新情况。

2. 临床集成服务 对医院现有实验室管理系统（LIS）、医学影像归档与传输系统（PACS）、心电网络系统（ECG）、放射信息系统（RIS）、超声信息系统（UIS）、病理信息系统（PIS）、内镜信息系统（PIS）、核医学信息系统（NIS）、医生工作站、护士工作站、手术麻醉系统、重症监护系统、血液净化管理系统、心血管中心管理系统等提供基于 WebService 的数据服务接口，实现各临床数据、检验结果、检查报告及影像等数据的集中存贮。

3. 临床规则引擎服务 对来自业务系统的重要医嘱、临床事件做业务规则配置，根据业务规则作出业务决策，如医疗术语知识库、智能诊断、临床决策等。

4. 主索引服务 根据系统提供的患者、人员、科室、物料、病历等信息，在临床数据存储库内建立对应的患者主索引、人员主索引、科室主索引、物料主索引、病历主索引，保证不同来源的数据在临床数据存储库中归档到同一索引下。同时不同的主索引提供人工处理功能对主索引进行合并和拆分等操作。

5. 患者信息安全模块 提供患者的信息安全管理模块，在临床数据科研教学、对外公共应用时，能对患者的关键隐私数据进行脱敏保护。

6. XDS 文档库服务模块 遵从 XDS 规范，为第三方系统提供临床数据文档级别的存储和注册服务,对于影像信息系统提供影像数据的集中注册和分布存储调阅功能。

7. 系统运行维护模块　为系统管理员提供系统全方位的运行监控,如服务日志监控、服务异常监控、服务告警。同时提供服务的服务配置、服务维护等功能。

(三) CDR 的分层

CDR 中的数据从存贮到应用集成可分三个层次(图 27-3),即数据层、信息交互层、业务集成层,这三个层次对应支持了临床数据在语义级、文档级和区域内的互通共享。分层结构保证了系统架构的松耦合,利于系统按照不同层级的应用和共享需求使用相应的标准进行设计和部署。

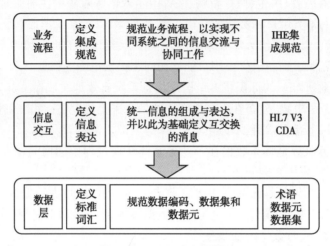

图 27-3　CDR 的分层结构

1. 数据层　数据层中的数据包括数据元(DataElement)和数据组(Data Group)。

数据元是在特定的语义环境中被认为是不可再分的最小数据单元。描述数据单元的属性一般包括数据元标识、数据元名称、定义、数据元值数据类型、表示格式、数据元允许值。数据组是将相关数据元组织起来,并通过这些数据元而赋值。数据组的例子:症状、用药、手术、文档标识等。数据组可以只包括数据元,也可以具有层次性结构,包含嵌套的数据组及数据元。

数据层中的数据存储在一个层次结构都十分完整清晰的以患者为中心的数据结构中,它与各前台以业务为中心的数据结构设计完全不同。数据结构的设计应该参照已经成为国家标准的 HL7 V3 RIM 模型。

CDR 中患者临床数据存储的粒度究竟是数据组级(类似传统数据库的记录)还是数据集/文档级,或者两者并存,学术界没有统一的认识,取决于实际的需要和可能。

在 CDR 中,数据层是所有系统和上层信息模型层的基础,为了在数据层上规范临床数据元和数据组及相关编码,CDR 尽可能采用国际、国内已经公布的数据标准。存储方式推荐采用结构化存储,可以用关系型数据库、后关系型数据库。

2. 信息交互层　信息交互层是实现临床数据在异构信息系统中传递而保持语义准确性和完整性的基础,是计算机准确识别和处理临床信息的前提。基于临床信息模型构建结构化临床文档,不仅保证了信息传输中临床数据在语义上的唯一性、一致性和完整性,而且极大地方便了临床信息在医疗服务过程中的首次利用以及在医学科学和政策研究中的二次利用。

3. 业务集成层　在统一数据标准与信息模型标准的基础上,提供统一的业务流程集成规范,以实现不同系统之间的信息交流与协同工作。

二、CDR 数据标准的建设

从 CDR 的层次来看,CDR 的数据层是 CDR 构建的基础环节,数据层的标准化是构建 CDR 模型和 CDR 集成的基础。

在构建 CDR 数据标准时,尽量采用国际、国家、行业的标准规范并进行分类,如基于 SNOMED、Med-DRA、ICD 的国际准术语集;如行政编码、性别代码、婚姻状况代码的国家标准;如分娩方式代码、ABO 血型代码、诊断状况代码的卫生行业的标准。

（一）数据规范采用的标准

在构建临床数据中心的数据规范时,采用的主要标准有 WS 数据标准、HL7 数据类型标准、国家国际术语标准、SNOMED CT/LOINC 等。同时,在构建医院系统时需要定义好医院信息系统的基础标准,如机构代码、科室代码、人员代码、职位代码、医嘱项目代码等。构建基于标准的字典查询服务,在新建系统时采用统一的字典代码。

（二）数据规范的建设使用

在 CDR 标准构建时标准的使用和遵循是非常重要的一个过程,因此在构建时需要采用一系列的信息化手段来规范标准的执行。

首先,数据规范的管理主要是负责数据从定义到数据值域规范,再到数据元、数据组形成,这是一个连贯的管理过程,保证每个数据的定义保持一致性。其次,数据规范管理需要维护和管理临床数据中心每个版本规范的生成、审核、发布。同时需要对进入业务系统、进入 CDR 的数据规范,如类型、值域、数据集规范等进行校验,从而保证 CDR 数据中的数据质量的规范。

1. 数据元标准管理模块　数据元,通过定义、标识、表示以及允许值等一系列属性描述的数据单元。本模块主要是对国家数据元和机构内部数据元进行管理,包括数据元的增、删、改功能。系统维护的国家卫生数据元目录主要有以下部分(表 27-1)。

表 27-1　卫生数据元目录

标准号	元数据目录名称
WS363. 1-2011	卫生信息数据元目录第 1 部分:总则
WS363. 2-2011	卫生信息数据元目录第 2 部分:标识
WS363. 3-2011	卫生信息数据元目录第 3 部分:人口学及社会经济学特征
WS363. 4-2011	卫生信息数据元目录第 4 部分:健康史
WS363. 5-2011	卫生信息数据元目录第 5 部分:健康危险因素
WS363. 6-2011	卫生信息数据元目录第 6 部分:主诉与症状
WS363. 7-2011	卫生信息数据元目录第 7 部分:体格检查
WS363. 8-2011	卫生信息数据元目录第 8 部分:临床辅助检查
WS363. 9-2011	卫生信息数据元目录第 9 部分:实验室检查
WS363. 10-2011	卫生信息数据元目录第 10 部分:医学诊断
WS363. 11-2011	卫生信息数据元目录第 11 部分:医学评估
WS363. 12-2011	卫生信息数据元目录第 12 部分:计划与干预
WS363. 13-2011	卫生信息数据元目录第 13 部分:卫生费用
WS363. 14-2011	卫生信息数据元目录第 14 部分:卫生机构
WS363. 15-2011	卫生信息数据元目录第 15 部分:卫生人员
WS363. 16-2011	卫生信息数据元目录第 16 部分:药品、设备与材料
WS363. 17-2011	卫生信息数据元目录第 17 部分:卫生管理

对于在医院 CDR 标准建设中,国家定义标准中未包含的部分,系统采用国家卫生信息数据元标准化规则进行数据元的标化维护。

2. 数据元值域管理模块　数据元值域,是给一个指定有效的取值范围,包含两个值,一个事存储在数据库中实际值,一个是申明数值意义的用户描述,也是我们在医院信息化过程常叫的字典。本模块需要对国家数据元和机构内部数据元值域进行管理,包括数据元值域的增、删、改功能,数据元值域的基础是需要在数据元管理模块建立对应关系,保证标准定义的一致性。同时模块还需支撑不同应用系统间不同的值域标准映射转换功能。系统维护的国家卫生数据元值主要有以下几部分(表 27-2)。

表 27-2 卫生信息数据元值域

标准号	标准名
WS364.1-2011	卫生信息数据元值域代码第 1 部分:总则
WS364.2-2011	卫生信息数据元值域代码第 2 部分:标识
WS364.3-2011	卫生信息数据元值域代码第 3 部分:人口学及社会经济学特征
WS364.4-2011	卫生信息数据元值域代码第 4 部分:健康史
WS364.5-2011	卫生信息数据元值域代码第 5 部分:健康危险因素
WS364.6-2011	卫生信息数据元值域代码第 6 部分:主诉与症状
WS364.7-2011	卫生信息数据元值域代码第 7 部分:体格检查
WS364.8-2011	卫生信息数据元值域代码第 8 部分:临床辅助检查
WS364.9-2011	卫生信息数据元值域代码第 9 部分:实验室检查
WS364.10-2011	卫生信息数据元值域代码第 10 部分:医学诊断
WS364.11-2011	卫生信息数据元值域代码第 11 部分:医学评估
WS364.12-2011	卫生信息数据元值域代码第 12 部分:计划与干预
WS364.13-2011	卫生信息数据元值域代码第 13 部分:卫生费用
WS364.14-2011	卫生信息数据元值域代码第 14 部分:卫生机构
WS364.15-2011	卫生信息数据元值域代码第 15 部分:卫生人员
WS364.16-2011	卫生信息数据元值域代码第 16 部分:药品、设备与材料
WS364.17-2011	卫生信息数据元值域代码第 17 部分:卫生管理

3. 数据集标准管理模块　数据集模块维护的功能主要是针对国家和机构内部数据集模型标准,提供数据集标准的增、删、改功能。数据集中数据元的来源是在前面模块统一定义的,只能基于定义的内容进行构建,以此保证数据集的标准是规范、统一的。

数据集中对于数据元的引用需要进行规范,例如同一个数据集中会引用到性别,医生性别和患者性别在数据元定义时是一样,值域范围也是相同的,在数据集中引用同一个数据元的定义,从而保证临床数据中心的标准一致性。在构建 CDR 数据集标准时采用的国家标准有以下几部分(表 27-3)。

表 27-3 基本数据集

标准号	标准名
WS 365-2011	城乡居民健康档案基本数据集
WS 445.10-2014	电子病历基本数据集第 10 部分:住院病案首页
WS 445.11-2014	电子病历基本数据集第 11 部分:中医住院病案首页
WS 445.1-2014	电子病历基本数据集第 1 部分:病历概要
WS 445.12-2014	电子病历基本数据集第 12 部分:入院记录
WS 445.13-2014	电子病历基本数据集第 13 部分:住院病程记录
WS 445.14-2014	电子病历基本数据集第 14 部分:住院医嘱
WS 445.15-2014	电子病历基本数据集第 15 部分:出院小结
WS 445.16-2014	电子病历基本数据集第 16 部分:转诊(院)记录
WS 445.17-2014	电子病历基本数据集第 17 部分:医疗机构信息
WS 445.2-2014	电子病历基本数据集第 2 部分:门(急)诊病历
WS 445.3-2014	电子病历基本数据集第 3 部分:门(急)诊处方
WS 445.4-2014	电子病历基本数据集第 4 部分:检查检验记录
WS 445.5-2014	电子病历基本数据集第 5 部分:一般治疗处置记录
WS 445.6-2014	电子病历基本数据集第 6 部分:助产记录

标准号	标准名
WS 445.7-2014	电子病历基本数据集第 7 部分:护理操作记录
WS 445.8-2014	电子病历基本数据集第 8 部分:护理评估与计划
WS 445.9-2014	电子病历基本数据集第 9 部分:知情告知信息
WS 376.1-2013	儿童保健基本数据集第 1 部分:出生医学证明
WS 376.2-2013	儿童保健基本数据集第 2 部分:儿童健康体检
WS 376.3-2013	儿童保健基本数据集第 3 部分:新生儿疾病筛查
WS 376.4-2013	儿童保健基本数据集第 4 部分:营养性疾病儿童管理
WS 376.5-2013	儿童保健基本数据集第 5 部分:5 岁以下儿童死亡报告
WS 377.1-2013	妇女保健基本数据集第 1 部分:婚前保健服务
WS 377.2-2013	妇女保健基本数据集第 2 部分:妇女常见病筛查
WS 377.3-2013	妇女保健基本数据集第 3 部分:计划生育技术服务
WS 377.4-2013	妇女保健基本数据集第 4 部分:孕产期保健服务与高危管理
WS 377.5-2013	妇女保健基本数据集第 5 部分:产前筛查与诊断
WS 377.6-2013	妇女保健基本数据集第 6 部分:出生缺陷监测
WS 377.7-2013	妇女保健基本数据集第 7 部分:孕产妇死亡报告
WS 372.6-2012	疾病管理基本数据集第 6 部分:肿瘤病例管理
WS 375.10-2012	疾病控制基本数据集_第 10 部分:传染病报告
WS 375.11-2012	疾病控制基本数据集_第 11 部分:结核病报告
WS 375.12-2012	疾病控制基本数据集_第 12 部分:预防接种
WS 375.14-2016	疾病控制基本数据集 14 部分:学校缺勤缺课监测报告
WS 375.15-2016	疾病控制基本数据集第 15 部分:托幼机构缺勤监测报告
WS 375.13-2017	疾病控制基本数据集第 13 部分:职业病危害因素监测
WS 540-2017	继续医学教育管理基本数据集
WS 537-2017	居民健康卡数据集
WS 541-2017	新型农村合作医疗基本数据集
WS 538-2017	医学数字影像通信基本数据集
WS 539-2017	远程医疗信息基本数据集
WS 542-2017	院前医疗急救基本数据集

4. 标准发布模块　标准的发布是对定义标准的发布功能,标准发布后会生成对应的标准版本,方便后续临床标准的管理更新,如疾病编码 ICD-10 更新到最新的 ICD-11。这样能保证标准的准确性和延续性。

5. 标准校验管理模块　根据 CDR 标准的定义,对数据在临床使用过程中进行校验,如数据类型的校验、数据值域的校验、数据集中非空项的校验,从而规范标准使用过程中的合规性。

三、CDR 模型标准建设

(一) CDR 模型标准

CDR 信息模型是 CDR 标准的一个重要组成部分,它关系着每个业务场景需要交互的信息规范,是数据标准执行的关键步骤。信息模型是一种用来定义信息常规表示方式的方法。通过使用信息模型,可以使用不同的应用程序对所管理的数据进行重用、变更以及分享。临床的信息模型是用来描述临床事件和其产生的结果及相间的上下文关联,用来规范各流程数据。在临床模型的标准建设中,参照的标准为 HL7 RIM 和 HL7 CDA。

(二) CDA 模型的建设使用

实际上,CDA 标准在医院信息系统交互中使用很少,主要原因是:首先,CDA 是以整个文档形式在信息系统中交互,里面涉及文档、语音、图像等,在就诊高峰期、高并发量时可导致系统宕机;其次,CDA

文档较复杂,在数据解析和校验时需要对整个文档进行解析,会大量消耗系统资源。对于国内大型三甲医院,高峰时期日门诊量在两万人次左右,与国外几十人次的日门诊量处于不同量级,所以完全照搬国外标准在国内使用还是有一定的难度。

但要实现电子病历数据的共享,必须要有一套规范来制约。因此,从国家层面出台了相应的规范,如《基于电子病历的医院信息平台建设技术解决方案》《电子病历基本数据集》《电子病历基本架构与数据标准》《电子病历共享文档规范》《健康档案共享文档规范》等,并包括医院中经常使用各类电子病历模板。根据发布的电子病历结构规范可以看出,国家制定的病历规范中 Section 为两层、Entry 为一层(CDA Level3 Section 和 Entry 采用 Composite 模式,设计中允许无穷层次的嵌套),简化了 CDA 文档结构,使使用成为有可能。为了推广国家制定的电子病历标准和共享文档标准,国家在医院等级评审中明确了互联互通要求和电子病历评级要求,采用以评促用的方式对标准进行推广。

医院在实际建设过程中如何使用共享文档模型,根据以往的项目和医院的实际做法,一般是在数据交互共享过程中使用电子病历的标准将数据进行标化,然后通过常用的接口方式将数据共享。在对医院外和医院内必须要使用 CDA 文档时,一般会构建一套异步转换机制,利用 CDA 文档转换模块将不同系统的数据整合生成一个完整的 CDA 文档保存起来。建立相关的索引,可以根据查询服务查询到生成的 CDA 文档。

除了国家需要共享的文档,临床实际应用中也可能需要构建临床的信息模型,以手术记录为例,讲述一个临床 CDR 模型的构建。要实现临床文档互操作的有效性和高效性,第一层必须对最相关的文档进行标识;第二层对这些文档内最相关的章节进行标识;第三层对这些临床数据元完全结构化和编码,让计算机可以完全读懂。根据原卫生部发布的《电子病历基本架构与数据标准(试行)》中临床文档基础模板数据的定义,以手术记录为例[6],其具体信息模型如图 27-4 所示。

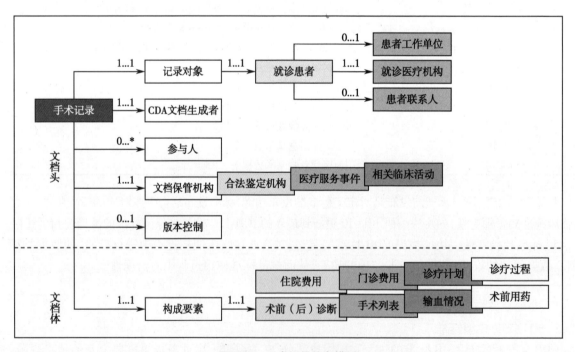

图 27-4　手术记录信息模型

首先,CDA 文档的数据元必须存在且编码;其次,大多数章节必须定义一个章节标签用来标识该章节,根据 IHE PCC 集成规范把章节按 Content Module 进行分类组织,例如手术章节,该章节主要包含手术操作的系列事件的叙述性描述<title> </title>叙述块;最后,对手术列表的章节内容,还需要包含更小的分层来定义离散数据,即按 PCC 内容模板指导临床文档的数据项定义和存放位置(每个数据项必须至少包含一个 PCC 的 Entry 模板 ID)来标识,PCC 模板没有涵盖的临床文档按 XML Schema 定义实现,最后通过 XMLSpy 工具形成实例 XML 文档,因此基于 CDA 构造手术章节的 xml 编码[7],如图 27-5

```
▼<ClinicalDocument xmlns="urn:hl7-org:v3" xmlns:mif="urn:hl7-org:v3/mif"
  xmlns:xsi="http://www.w3.org/2001/XMLSchema-instance" xsi:schemaLocation="urn:hl7-org:v3
  ..\sdschemas\CDA.xsd">
    ▼<!--

    *************************************************
    CDA Header
    *************************************************
    -->
    <realmCode code="CN"/>
    <typeId root="2.16.840.1.113883.1.3" extension="POCD_MT000040"/>
    <templateId root="2.16.156.10011.2.1.1.29"/>
    <!-- 文档流水号 -->
    <id root="2.16.156.10011.1.1" extension="RN001"/>
    <code code="C0009" codeSystem="2.16.156.10011.2.4" codeSystemName="卫生信息共享文档规范编码体
    系"/>
    <title>一般手术记录</title>
    <!-- 文档机器生成时间 -->
    <effectiveTime value="20121024154823"/>
    <confidentialityCode code="N" codeSystem="2.16.840.1.113883.5.25"
    codeSystemName="Confidentiality" displayName="正常访问保密级别"/>
    <languageCode code="zh-CN"/>
    <setId/>
    <versionNumber/>
    ▼<!--
      文档记录对象（患者）[1..*] contextControlCode="OP"表示本信息可以被重载
    -->
    ▼<recordTarget typeCode="RCT" contextControlCode="OP">
      ▼<patientRole classCode="PAT">
        <!-- 门诊号标识 -->
        <id root="2.16.156.10011.1.11" extension="HA201102113366666"/>
        <!-- 住院号标识 -->
```

图 27-5　手术记录的 XML 编码

所示。

四、CDR 集成标准建设

从以往的 CDR 集成项目中了解到,目前在 CDR 标准建设时大家往往只关注技术类标准,忽略了其他标准的建设。笔者认为,在 CDR 集成标准建设时单靠一个技术类标准是无法实现 CDR 集成到应用的,应该需要一个标准体系来支撑整个 CDR 集成标准建设。CDR 标准集成体系根据使用的场景应该分为技术标准、业务标准、数据标准等。

（一）集成标准体系建设

1. 技术标准建设

（1）面向服务体系架构(service-oriented architecture,SOA):面向服务架构是一种架构模型,其基本思想是以服务为核心,将企业的 IT 资源整合成可操作的、基于标准的服务,使其能被重新组合和应用。SOA 的应用对突破企业信息化建设过程中长期存在的瓶颈,诸如信息孤岛、适应需求能力差、重复建设、新应用周期长等问题提供了有力的解决手段。因此,基于 SOA 方法和技术实施的应用集成项目也逐渐成为应用集成的主流。

（2）企业服务总线(enterprise service bus,ESB):ESB 是一个实现系统间集成和互联互通的重要技术架构,可以理解为是一种消息和服务集成的中间件平台。ESB 采用广为接受的开放标准为基础来支持应用之间在消息、事件和服务级别上动态的互联互通,是一种在松散耦合的服务和应用之间标准的集成方式。ESB 在企业的服务调用者和提供者之前起到中介作用,实现服务调用关系之间的松耦合。

（3）WebService:Web Service 是一个平台独立的、低耦合的、自包含的、基于可编程的 Web 的应用程序,可使用开放的 XML(标准通用标记语言下的一个子集)标准来描述、发布、发现、协调和配置这些应用程序,用于开发分布式的互操作的应用程序。WebServic 很容易部署,减少了应用接口的花费,为整个企业甚至多个组织之间的业务流程的集成提供了一个通用机制。

（4）网络标准:在构建 CDR 时涉及内外网的数据共享,在构建标准时,内外网的数据交换通过网络隔离闸,实现主机端口对主机端口的访问或者实现数据库对数据库或者文件系统对文件系统的数据搬移,避免直接将内网核心交换机和外网核心交换机通过网闸连接,以减少内网向外网暴露的节点,并尽可能采用内网向外网发起申请的单向访问策略,避免外网对内网发起安全攻击。

（5）安全标准:信息安全等级保护要求不同安全等级的信息系统应具有不同的安全保护能力。一方面,通过在安全技术和安全管理上选用与安全等级相适应的安全控制来实现;另一方面,分布在信息系统中的安全技术和安全管理上不同的安全控制,通过连接、交互、依赖、协调、协同等相互关联关系,共同作用于信息系统的安全功能,使信息系统的整体安全功能与信息系统的结构以及安全控制间、层面间和区域间的相互关联关系密切相关。

2. 业务标准规范　与业务相关的操作规范、管理章程、规章制度、行业标准等,都可以称为业务规则(business rules,BR)。业务规则可以从宏观层面上理解,包括业务操作规程、信息管理操作规范、业务流程规范等。

（1）业务管理组织体系,根据实际组织情况,从最佳配置、最优服务角度出发,制定业务管理组织体系规范。

（2）业务流程规范,制定业务流程规范,为 CDR 业务流程提供支撑。

（3）业务操作规程,制定业务操作规程,为 CDR 业务操作和共享提供支撑。

（4）信息管理操作规范,制定信息管理操作规范,确保信息安全、一致。

3. 数据规范建设　数据规范是构建整个标准体系的最基本内容,可以参照前面 CDR 数据标准规范来构建。

（二）集成标准的使用

在实际的 CDR 集成时,涉及的集成方式有多种,如数据集成、服务集成、流程集成。

1. 流程集成　当对业务过程进行集成的时候,医院必须在各种业务系统中定义、授权和管理各种业务信息的交换,以便改进操作、减少成本、提高响应速度。流程集成包括业务管理、进程模拟以及综合任务、流程、组织和进出信息的工作流,还包括业务处理中每一步都需要的工具。

2. 服务集成　为两个应用中的数据和函数提供接近实时的集成。

3. 数据集成　为了完成服务集成和流程集成,必须首先解决数据和数据库的集成问题。在集成之前,必须首先对数据进行标识并编成目录,另外还要确定元数据模型。这三步完成以后,数据才能在数据库系统中分布和共享。

对于 CDR 集成标准建设,目前主流程的做法是构建医院信息集成平台,通过医院信息集成平台来实现数据集成、服务集成、流程集成。

1. 数据集成的功能　ETL(extract-transform-load)集成是 ETL 是将业务系统的数据经过抽取、清洗转换之后加载到目标数据库的过程,目的是将分散、零乱、标准不统一的数据整合到一起提供标准数据的一个过程,如图 27-6 所示。因此,在整合临床历史数据时采用 ETL 集成的方式。将原有数据进行清洗,标准的转换存入临床数据中心,从而通过服务的方式提供对外共享。

（1）数据清洗与标准化模块:在数据从原始数据资源库到标准数据资源库的转移过程中,通过代码转换、大小写转换、数据类型转换、自定义转换规则等手段,对数据进行标准化转换处理;同时使用数据检验规则进行数据清洗,分离出有问题的数据。

（2）主数据整合模块:主数据是对各个系统之间共享数据进行标准化管理,例如患者基本信息。由于同一患者会在多个医院分别登记患者信息,甚至同一医院也可能登记多条患者信息,导致目前在数据综合利用过程中难以将同患者的医疗信息串在一起。需要通过患者索引技术将同一数据资源的多个来源数据通过匹配合并,在数据资源中心得到一份唯一的、权威的主数据集,同时建立主数据记录与各来源记录的对应关系,主数据合并是数据集成的主要内容。

主数据合并技术,先配置各数据来源的匹配字段,设定匹配规则与相似度阈值,通过自动匹配算法,相似度高的记录自动合并,相似度为可疑的,则需要人工处理完成主数据的合并操作,如把 GZ、DH 和 XB 字段合成到新数据信息中,如图 27-7 所示。

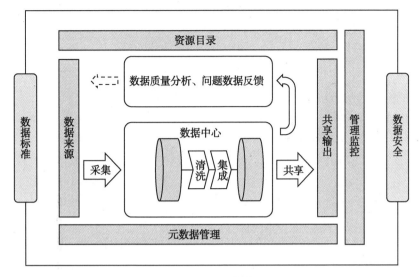

图 27-6　ETL 集成图

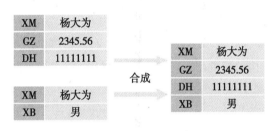

图 27-7　主索引合成示意图

（3）数据质量管理模块：数据质量管理针对数据资源中心采集的各类数据资源，通过数据标准的定义进行数据质量检测、数据质量问题发现、跟踪以及修正，确保临床数据中心的数据标准统一。

2. 服务集成的功能　首先，医院实现统一的服务集成能简化其他业务系统集成的难度、减少集成时代码的编写量和编写难度，提高集成速度；其次，统一的集成服务能规范数据的标准和数据模型的使用，减少医院的维护难度。

在医院实现 CDR 服务集成时应该具备的功能如下。

（1）患者主索引服务：患者主索引（MPI）是指在特定域范围内，用以标识该域内每个患者实例并保持其唯一性的编码。患者唯一标识是指用于临床实际业务并且能够辅助进行患者信息唯一性识别，在本域或跨域涉众均可见的患者唯一编码。患者主索引服务是指为保持在多域或跨域中用以标识患者实例所涉及的所有域中患者实例的唯一性，所提供的一种跨域的系统服务。各地可采用身份证、社保卡、医保卡、市民卡、健康卡等来进行唯一标识的加载与识别。

患者标识交叉索引（patient identifier cross-reference，PIX）集成规范，是指为保持在多域和跨域中，用以标识患者实例所涉及的所有域中患者实例的唯一性所提供的一种跨域服务。MPI 通常是和患者主 ID 域的建立联系在一起的。这个主 ID 域相对其他的 ID 域，通常可以在更大范围内适用，是一个机构级别的 ID 域。将多个患者 ID 域分级包含一个"患者主 ID 域"中的方法，可以被看成是交叉索引的特殊用法，其中的多个 ID 域中的 ID 都和主 ID 域中的 ID 建立 PIX 机制。

目前，已知的跨域 MPI 的协同方式主要分为两类，一类为下发模式，跨域的 MPI 下发的工作模式将 MPI Service 产生的患者唯一标识下发给各个域，并被子域进行应用。国外很多厂商提供 EMPI 产品一般都是按照此类模式处理，另一类为注册模式，各个子域都会在内部通过自己的 MPI 维护在子域范围内的患者唯一表示。注册模式的 MPI 协同模式具有更佳的可扩展性。

图 27-8 显示了两种 PIX 方式，假设有 A、B、C 三个患者 ID 域：第一种方式（A 图）是将其中一个域（如 C 域）作为主域，主域的 MPI 通过 PIX 管理机制覆盖到另外两个域，即 C 域中的系统不仅要管理本域的 ID，还需要知道 A 域和 B 域中的 ID；第二种方式（B 图）是三个独立的患者 ID 域，指定一个（如 C 域）作为主域，主域的 MPI 通过 PIX 管理器与另外两个域建立交叉索引，在三个域的内部仍使用各自的 MPI。

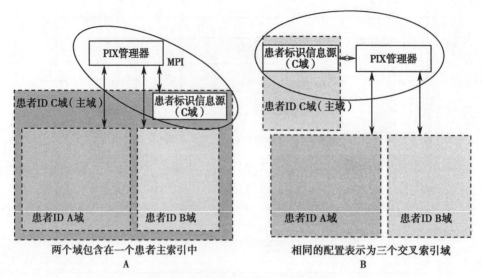

图 27-8　PIX 集成规范与 MPI 的关系

图 27-8 中用椭圆标注的部分是指患者标识信息源角色和 PIX 管理器角色的混合体,称为 MPI 实体。PIX 集成规范可以和一个已经部署了 MPI 的环境共存,还可以进一步为此环境提供更大的扩展性。PIX 集成规范还支持其他部署配置方式,尤其是在一个覆盖其他 ID 域的主 ID 域并不是必需的情况下(如存在多个域的联合体,但其中并没有主 ID 域)。为了利于实现患者数据互联互通,医院内部使用的患者主索引(机构级 MPI)通常应该采用区域范围内使用的患者主索引。

不同医疗机构采用不同的标识码标识同一个患者,当患者在不同医疗机构间转诊,需要交换转诊或协作信息进而共享医疗文档时,首先要求能够准确识别患的身份,这就需要一个交叉索引系统,把患者在不同医疗机构的标识码通过索引联系起来,在需要访问某个系统时可以提供患者在该系统的识别码。

图 27-9 展示了不同系统通过交叉索引系统注册和提供患者标识,从而顺利完成跨机构信息访问的任务。

1)A 医院向交叉索引管理系统输入患者标识信息。

2)交叉索引系统将输入的信息与系统中的现有患者进行匹配,形成 A 医院患者标识与现有患者的交叉索引。

3)B 医院向交叉索引管理系统输入患者标识信息。

4)交叉索引系统将输入的信息与系统中的现有患者进行匹配,形成 B 医院患者标识与现有患者的交叉索引。

5)A 医院系统需要访问一位患者在 B 医院的资料,向 B 医院系统发送请求。

6)A 医院的请求中只有 A 医院的患者标识,因此 B 医院收到请求后首先到交叉索引管理系统查询该患者在本院的标识。

7)B 医院系统获得请求的患者在本院的标识后,可以在本院系统查找该患者的资料。

8)B 医院系统将结果回复给请求的 A 医院系统。

如上面的一般场景所述,交叉索引系统主要提供索引注册和索引查询服务,另外还有一些保证系统运转的系统管理和维护需求[7]。

(2)注册服务:注册服务包括对患者、医护人员、医院科室、医疗卫生术语的注册管理服务,系统对这些实体提供唯一的标识。针对各类实体形成各类字典库(如人员字典、科室字典、ICD-10 字典等),为集成平台提供统一的公共数据字典服务。

(3)业务系统服务:医院与临床相关的常见业务系统包括信息平台、HIS、电子病历、PACS、LIS、移动护理、血透系统、血库系统、手麻系统、体检系统等。在构建 CDR 服务过程时,需要规范各服务的适

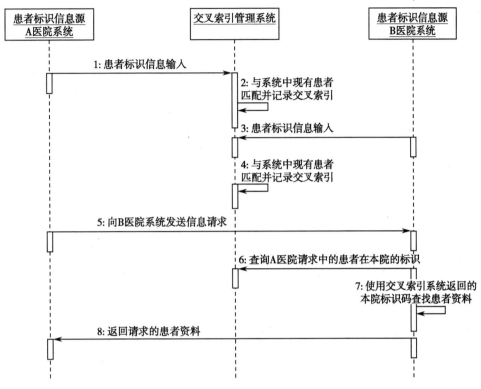

图 27-9 交叉索引注册和使用

配,实现院内系统之间和医院与区域卫生信息平台、医疗协同间的松耦合,为数据共享提供统一的渠道。通常情况下,CDR 的系统以及对应的接口服务如表 27-4 所示。

表 27-4 临床 CDR 业务服务

系统名称	服务分类	服务名称
信息平台	患者信息服务	新增个人身份注册服务
		个人信息更新服务
		个人身份合并服务
		个人基本信息查询服务
	医疗人员信息服务	新增医护人员注册服务
		医护人员信息更新服务
		医护人员信息查询服务
	医疗机构信息服务	新增医疗卫生机构(科室)注册服务
		医疗卫生机构(科室)信息更新服务
		医疗卫生机构(科室)信息查询服务
	病历文档服务	电子病历文档检索服务
		电子病历文档注册服务
		电子病历文档调阅服务
	区域信息服务	医疗卫生人员注册服务调用
		医疗卫生人员更新服务调用
		医疗卫生机构注册服务调用
		医疗卫生机构更新服务调用
		调用区域个人身份注册服务
		用区域个人基本信息查询服务
		历文档上传服务调用

系统名称	服务分类	服务名称
HIS		病历数据检索服务调用
		病历数据查询服务调用
	术语服务	疾病术语信息服务
		手术术语信息服务
	主数据服务	药品信息服务
		设备信息服务
		物资耗材信息服务
		标本信息服务
		字典信息服务
	预约挂号服务	值班科室查询服务
		值班医生查询服务
		医生可用号源查询服务
		医生时段服务
		锁定号源服务
		取消锁号服务
		挂号服务
		取号服务
		取消挂号服务
	门诊诊疗服务	门诊就诊登记服务
		门诊就诊查询服务
		入出留观信息服务
		入出留观信息查询服务
	住院诊疗服务	住院就诊登记服务
		住院就诊查询服务
		患者信息变动登记服务(转科、转床变更等)
		患者信息变动查询服务
		出院登记服务
		出院信息查询服务
	医嘱信息服务	医嘱接收服务
		医嘱撤销和停止服务
		医嘱执行状态变更服务
		医嘱执行状态查询服务
		医嘱查询服务
	申请信息服务	检查申请信息服务
		检验申请信息服务
		手术申请信息服务
		输血申请信息服务
		诊疗处置信息服务
		申请信息查询服务
		申请单状态变更服务
		申请单状态查询服务
	缴费信息服务	获取患者医嘱费用信息服务
		缴费信息服务
		缴费信息查询服务

系统名称	服务分类	服务名称
	门诊结算信息服务	门诊结算信息服务
		门诊日结信息服务
	住院结算信息服务	住院结算信息服务
		住院日结信息服务
	药品信息服务	药品调价历史信息服务
		药品库存信息服务
		药品厂家信息服务
		药品出入库信息服务
		摆发药信息服务
	高值耗材	高值耗材使用信息服务
	字典服务	诊疗项目信息服务
		医用耗材信息服务
		床位信息服务
		检验项目信息服务
电子病历系统	诊断信息	诊断信息服务
	病历概要	病历概要信息服务
	门(急)诊病历	门(急)诊病历信息服务
		急诊留观病历信息服务
	门(急)诊处方	西药处方信息服务
		中药处方信息服务
	检查检验记录	检查报告信息服务
		检验报告信息服务
	一般治疗处置记录	治疗记录信息服务
		一般手术记录信息服务
		麻醉术前访视记录信息服务
		麻醉记录信息服务
		麻醉术后访视记录信息服务
		输血记录信息服务
	助产记录	待产记录信息服务
		阴道分娩记录信息服务
		剖宫产记录信息服务
	护理操作记录	一般护理记录信息服务
		病重(病危)护理记录信息服务
		手术护理记录信息服务
		生命体征测量记录信息服务
		出入量记录信息服务
		高值耗材使用记录信息服务
	护理评估与计划	入院评估信息服务
		护理计划信息服务
		出院评估与指导信息服务
	知情告知信息	手术知情同意书信息服务
		麻醉知情同意书信息服务
		输血治疗同意书信息服务
		特殊检查及特殊治疗同意书信息服务

续表

系统名称	服务分类	服务名称
		病危(重)通知书信息服务
		其他知情同意书信息服务
	住院病案首页	住院病案首页信息服务
	中医住院病案首页	中医住院病案首页信息服务
	入院记录	入院记录信息服务
		24 小时内入出院记录信息服务
		24 小时内入院死亡记录信息服务
	病程记录	住院病程记录首次病程记录信息服务
		住院病程记录日常病程记录信息服务
		住院病程记录上级医师查房记录信息服务
		住院病程记录疑难病例讨论记录信息服务
		住院病程记录交接班记录信息服务
		住院病程记录转科记录信息服务
		住院病程记录阶段小结信息服务
		住院病程记录抢救记录信息服务
		住院病程记录会诊记录信息服务
		住院病程记录术前小结信息服务
		住院病程记录术前讨论信息服务
		住院病程记录术后首次病程记录信息服务
		住院病程记录出院记录信息服务
		住院病程记录死亡记录信息服务
		住院病程记录死亡病例讨论记录信息服务
	住院医嘱	住院医嘱信息服务
	出院小结	出院小结信息服务
	转诊(院)记录	转诊(院)记录信息服务
	其他服务	出生医学证明信息服务
		死亡医学证明信息服务
		传染病报告卡信息服务
PACS	预约登记	检查登记服务
		医嘱执行状态信息服务
	报告服务	检查报告信息服务
		危急值信息服务
LIS	预约登记	标本信息服务
		医嘱执行状态信息服务
	报告服务	检验报告信息服务
		危急值信息服务
移动护理	护理医嘱	医嘱执行状态信息服务
	护理操作	生命体征测量记录信息服务
		出入量记录信息服务
		护理记录信息服务
	护理评估与计划	入院评估信息服务
		护理计划信息服务
		出院评估与指导信息服务
		每日护理评估信息服务

续表

系统名称	服务分类	服务名称
		跌倒坠床压疮护理单信息服务
血透系统	血透医嘱	血液透析医嘱信息服务
	血透记录	血液透析信息服务
血库系统	其他	用血信息服务
		配血信息服务
		血液在库信息服务
手麻系统	手麻排班	手麻排班信息服务
	手术医嘱	医嘱执行状态信息服务
	麻醉记录	麻醉记录信息服务
体检系统	预约登记	体检预约信息服务
		体检登记信息服务
	体检记录	体检记录信息

3. 流程集成的功能 医院在信息化建设初期,建设者缺乏对医院信息化建设的整体规划,内部往往存在多个相互独立的、面向特定职能的应用系统。实际应用中,一项就医流程要跨多个机构、多套业务系统,如在就诊过程中挂号收费涉及的是 HIS,操作机构是收费科室;就诊开医嘱是 EMR 系统,操作机构是临床科室;做检验是 LIS,操作机构是医技科室。实际上,整个就医流程是一个闭环的业务过程,如何实现各个机构、各业务系统有效的结合,就是业务流程集成需要考虑的。

(1) 服务编排模块:业务流程集成的基础是各业务系统提供的服务,通过企业服务总线 ESB 将各个业务系统的服务进行组合编排后,加入一定的规则,将各业务过程有效结合形成一个闭环的过程,如图 27-10 所示。

下面我们用一个预约挂号的示例来讲述一个流程集成的过程,如图 27-11 所示。

流程说明:本业务是患者向一个医院进行预约挂号的整体业务流程,业务过程如下。

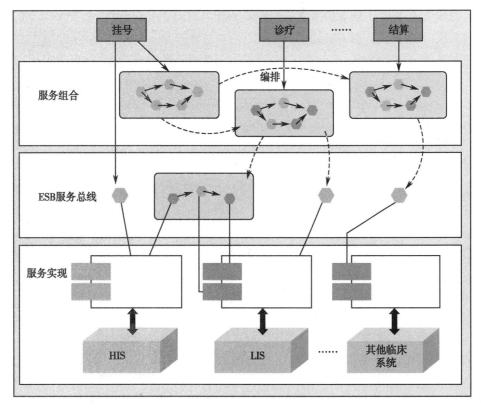

图 27-10 流程集成技术架构

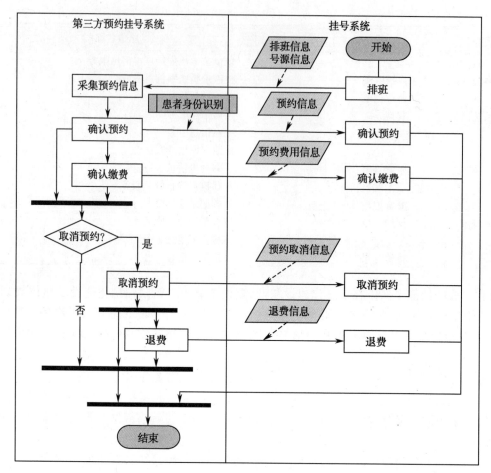

图 27-11　预约挂号流程

1）第三方预约挂号：泛指所有的平台，如 APP、网站等。

2）挂号系统：一般在医院由 HIS 提供。

3）预约信息/预约取消信息、预约费用信息/退费信息，其预约与取消功能可以根据不同医院的情况整合或分设。

4）医院内部的挂号排班系统（一般是 HIS）完成医院内部门诊医生看诊的排班，确定开放预约挂号的科室、医生及对应的挂号数量。

5）第三方挂号系统获取医院内部的门诊排班表信息。

6）患者通过第三方挂号系统进行预约挂号，填写个人基本信息、预约挂号信息。

7）第三方挂号系统定期（每天）或实时向 HIS 提交预约挂号的信息（挂号的费用可与预约挂号信息一起提交）。

8）HIS 定期（或实时）向第三方挂号系统返回预约挂号的状态（包括费用缴纳情况）。

9）取消挂号时，由第三方挂号系统发起，定期（或实时）向 HIS 发起取消预约的请求，HIS 定期（或实时）返回是否取消成功。

10）取消挂号时，如果已经缴费，则费用同时退掉。

在做流程梳理时涉及的跨系统的交互节点如表 27-5 所示。

在每个信息的交互节点，要在 ESB 中将各个节点根据不同的服务规则进行编排，然后形成一个完整的预约挂号服务流程，从而形成一个不同环节的闭环流程，达到流程集成的目的。

（2）规则引擎模块：规则引擎是指使用预定义的语义模块编写业务规则、接受数据输入、解释业务规则，并根据业务规则作出相关的判断，最后输出结果。规则引擎将数据和验证规则进行了解耦，互不影响，同一条规则可以应用于多份数据。同时，通过规则引擎，可以将这些业务规则固化下来，形成医疗

表 27-5　预约挂号交互节点

信息交互节点	服务提供方	服务承载方	服务消费方
门急排班信息	HIS	ESB	第三方预约挂号系统
预约挂号信息	HIS	ESB	第三方预约挂号系统
预约费用信息	HIS	ESB	第三方预约挂号系统
预约取消信息	HIS	ESB	第三方预约挂号系统
退费信息	HIS	ESB	第三方预约挂号系统
预约状态查询	HIS	ESB	第三方预约挂号系统
患者身份信息查询	EMPI	ESB	第三方预约挂号系统

数据整合的规则知识库,被重复利用。

五、CDR 存储

临床数据中心的存储规划是构建临床数据中心的关键步骤,临床数据中心的数据有来自 HIS、LIS 等应用系统的结构化数据,有来自 PACS、ERM 等应用系统的图片、病理文档的半结构化和非结构化数据,在构建 CDR 的存储规划时需考虑三种不同模式的数据存储标准。

(一)结构化数据存储

结构化数据是指可以使用关系型数据库表示和存储,表现为二维形式的数据。一般特点是:数据以行为单位,一行数据表示一个实体的信息,如电子病历患者基本信息子集,如表 27-6 所示。

表 27-6　结构化数据

内部标识符	数据元标识符（DE）	数据元名称	定义	数据元值的数据类型	表示格式	数据元允许值
HDSD00.02.003	DE01.00.009.00	城乡居民健康档案编号	城乡居民个人健康档案的编号	S1	N17	—
HDSD00.02.025	DE02.01.030.00	患者身份证件号码	患者的身份证件上的唯一法定标识符	S1	AN..18	—
HDSD00.02.026	DE01.01.031.00	身份证件类别代码	患者身份证件所属类别在特定编码体系中的代码	S3	N2	WS364.3-2011 表 1CV20.01.101 身份证类别代码表
HDSD00.02.035	DE01.00.021.00	居民健康卡	患者持有的全国统一的居民健康卡的编号	S1	AN18	—
HDSD00.02.052	DE02.01.044.00	医疗保险类别代码	患者本人参加的医疗保险类别在特定编码体系中的代码	S3	N2	CV02.01.204
HDSD00.02.027	DE02.01.039.00	患者姓名	患者本人在公安户籍管理部门正式登记注册的姓氏和名称	S1	A..50	—
HDSD00.02.004	DE02.01.005.01	出生日期	患者出生当日的公元纪年日期的完整描述	D	D8	—
HDSD00.02.050	DE02.01.040.00	性别代码	患者生理性别在特定编码体系中的代码	S3	N1	GB/T2261.1-2003

内部标识符	数据元标识符 （DE）	数据元名称	定义	数据元值的 数据类型	表示 格式	数据元 允许值
HDSD00.02.028	DE02.00.018.00	婚姻状况代码	患者当前婚姻状况在 特定编码体系中的 代码	S3	N2	GB/T2261.1-2003
HDSD00.02.042	DE02.01.025.00	民族	患者所属民族在特定 编码体系中的代码	S3	N2	GB/T3304-1991
HDSD00.02.060	DE02.01.052.00	职业类别代码	患者当前从事的职业 类别在特定编码体系 中的代码	S3	N2	GB/T2261.4-2003
HDSD00.02.019	DE02.00.004.00	工作单位名称	患者所在的工作单位 名称	S1	AN..70	-
HDSD00.02.018	DE02.01.010.00	工作单位电话 号码	患者当前所在的工作 单位的电话号码，包括 国际、国内区号和分 机号	S1	AN..20	-

结构化数据的存储和排列是很有规律的，对于这类临床数据可以采用目前市面流行的 Oracle 数据库、MYSQL、DB2、Sybase、SQL Server 等，进行关系型数据的存储。

（二）半结构化和非结构化数据存储

半结构化数据是结构化数据的一种形式，它并不符合关系型数据库或其他数据表的形式关联起来的数据模型结构，但包含相关标记，用来分隔语义元素以及对记录和字段进行分层，因此它被称为自描述的结构。常见的半结构数据有 XML 和 JSON，临床文档是常见的半结构化数据，如图 27-12 所示。

```
▼<recordTarget typeCode="RCT" contextControlCode="OP">
  ▼<patientRole classCode="PAT">
    <!-- 健康档案标识号 -->
    <id root="2.16.156.10011.1.2" extension="HR201102113366666"/>
    <!-- 健康卡号 -->
    <id root="2.16.156.10011.1.19" extension="MS201102113366666"/>
    ▼<addr use="H">
      <houseNumber>xx号xx小区xx栋xx单元</houseNumber>
      <streetName>x大道</streetName>
      <county>xx区</county>
      <city>xx市</city>
      <state>xx省</state>
      <postalCode>02368</postalCode>
    </addr>
    <!-- 患者电话 -->
    <telecom value="020-87815102"/>
    ▼<patient classCode="PSN" determinerCode="INSTANCE">
      <!-- 患者身份证号标识 -->
      <id root="2.16.156.10011.1.3" extension="4201062011010111919"/>
      <!-- 患者姓名 -->
      <name>贾小明</name>
```

图 27-12 半结构化数据

非结构化数据，就是没有固定结构的数据，各种文档、图片、视频/音频等都属于非结构化数据。在临床中最常见的非结构化数据有影像文档、心电图等（图 27-13）。

半结构化和非结构化的数据形态，传统的关系型数据库无法满足存储的要求，存储时需采用非结构化数据库。非结构 NOSQL(Not Only SQL)数据库是指那些非关系型数据库。NOSQL 数据库分为 Key-

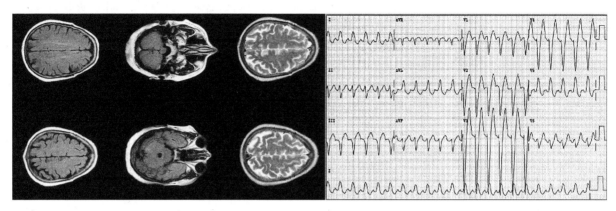

图 27-13 非结构化数据

Value、Key-Document 和 Key-Column 这三类。典型的 NOSQL 产品有 Google 的 BigTable、基于 Hadoop HDFS 的 HBase、Amazon 的 Dynamo、CouchDB、MongoDB、Redis 等。

第三节 CDR 标准的应用

一、CDR 标准信息共享的应用

CDR 标准的建设规范院内应用系统的互联互通,形成全院级的患者主索引和电子病历,并在此基础上实现对医院信息资源的二次利用,为患者提供公众服务,建立与外部系统互联的统一接口,满足区域的信息共享与协同以及医疗行为监管的要求。基于 CDR 标准的信息应用支持医院信息系统中纵向和横向的数据交换及信息共享。

从纵向看,在医院内部患者的电子病历信息,是一个纵向不断增加的信息集合,标准、准确、连续的病历信息是高质量医疗活动的基础和保障。在医院外部,患者电子病历能向区域卫生信息平台提供最新的治疗记录和检验报告,能向上级医疗卫生部门上报重要的个案信息和管理统计信息。从不同医疗机构协同方面,CDR 标准规范了医院和其他医疗相关机构之间的协同和信息交换、医院和患者的信息交换和沟通,而根据这些要求又催生了不少应用,如远程医疗、双向转诊、远程会诊等[8]。

从横向看,医院内部各科室使用的应用系统也需要大量的信息交换,比如计费和门诊药房系统之间需要共享患者信息、药品信息等。医生工作站系统需要和手术系统共享手术安排信息和患者体征信息等[8]。CDR 标准的应用规范了这些数据的共享。

二、CDR 标准的临床应用

CDR 标准在临床的建设应用,能将分散在各系统的医疗数据通过标准化的过程将数据进行整合,为临床提供决策支持、科研支持等服务。

临床的决策支持,是在对疾病诊断和治疗过程中相关指标进行数学建模的基础上,利用计算机软件,为医务工作者、患者或任何个人提供知识、特定个体或人群信息,在恰当的时间,智能化的过滤和表达信息,为的是提供更好的健康、诊疗和公共卫生服务。基于 CDR 标准建设的临床决策支持系统,能将多种不同结构的临床数据及各种术语进行标准化和优化处理,以达到对临床数据的快速存储、检索,从而解决临床决策支持系统(CDSS)所依赖的规范化临床数据的来源问题。CDR 标准的建立能更好地规范各类临床病历文档,从而提供各类病例、历史病例、相似病例等,为临床提供方便,总结相似病例经验、降低就医误诊率、简化病例学习过程[8]。

医学科研方面需要研究者搜集大量的医疗信息、填写各种复杂的科研量表,包括体格表、生存量表分析、疾病评估量表等,增加工作负担,也是目前很多临床医生面临科研和临床工作无法兼顾的主要原因[9]。临床 CDR 标准的建立,为临床科研提供了信息共享标准,根据标准可以将临床和科研数据整合,使临床医疗和科研更好结合,减少重复劳动,使得临床科研工作能够更好、更高效地进行。

三、CDR 标准 AI 的应用

伴随着人工智能(AI)技术的新一轮发展,图像识别、深度学习等关键技术正逐渐渗透到医疗领域,成为新医疗的一个发展方向。通过人工智能实现较高准确率的医疗影像识别,可以辅助医生进行癌症诊断;智能诊疗工具可以根据病历和症状及大量医疗数据和知识帮助医生改善诊断结果,制订个人化、精确化的治疗方案;人工智能在新药研发中的应用可以显著降低研发成本、缩短研发周期、辅助发现新药;机器人辅助手术可以提高手术的精度和成功率;虚拟护士、可穿戴设备可以实现健康自我管理;人工智能用于医院管理,可将行政管理工作和重复性工作自动化,提高医院运行效率并优化各方面流程,为医护人员和患者节约时间。此外,人工智能还可用于预测、防控重大流行疾病,实现精准医疗等[10]。

人工智能在医疗领域的应用前提是海量的医疗临床数据作为支撑,临床数据的共享和标准统一是人工智能发展的关键。CDR 标准在 AI 中的应用能规范临床数据,为机器学习提供更多可靠的数据,进一步推动人工智能的快速发展。

(王亚南 胡亮)

参 考 文 献

[1] 孙立峰. 谈谈人工智能与数据治理:我们的系统为谁而建?（上）e 医疗［EB/OL］.［2019-02-21］. https://www. shangyexinzhi. com/article/79045. html.

[2] 清华大学统计学研究中心. 医疗大数据［EB/OL］.［2020-07-27］. http://www. stat. tsinghua. edu. cn/research/medical-big-data/.

[3] 王雪萍. 基于医疗大数据的临床科研平台应用设计［J］. 中国卫生产业, 2017, 14(17): 59-60.

[4] 周光华,辛英,张雅洁,等. 医疗卫生领域大数据应用探讨［J］. 中国卫生信息管理杂志,2013,10(04):296-300,304.

[5] 申刚磊,沈崇德,童思木. 基于 SOA 的医院信息系统集成平台建设与思考［J］. 中国数字医学,2013,8(09):60-63.

[6] 徐静,周毅,森干,等. 基于 CDA 的临床数据中心文档构建及 XDS 共享模式研究［J］. 中国数字医学,2013,8(05): 67-71.

[7] 国家卫生健康委员会. 基于电子病历的医院信息平台建设技术解决方案(1. 0 版)［S/OL］.［2011-03-23］. http:// www. nhc. gov. cn/mohwsbwstjxxzx/s7968/201103/51079. shtml.

[8] 葛小玲,孙利,薛颜, 等. 基于 CDR 的临床决策支持系统设计及应用初探［J］. 中国数字医学,2014,9(08):2-4,34.

[9] 曾宪涛,朱凤雷,任学群,等. 基于临床科研一体化技术的临床研究［J］. 中国循证心血管医学杂志,2017,9(10): 1156-1161.

[10] 曹建峰. 人工智能在医疗领域的应用建议:普惠、精准,打通"最后一公里"［EB/OL］.［2018-03-09］. https://www. sohu. com/a/225230682_455313.

第二十八章 医疗卫生信息标准化测评

随着医疗信息化应用的广泛与深入,相关的信息标准和测评标准相继颁布,对医疗机构进行信息化测评是当前卫生管理部门以及医疗机构的重点工作之一。经过几年的努力,国内医疗卫生信息标准化测评工作有了显著进步,逐步走向规范化和常态化,部分国外的医疗信息标准化测评项目也在国内得到推广应用。

本章主要介绍国内目前开展的医疗互联互通成熟度、信息安全等级保护、电子病历等级评定等信息标准化测评,以及国外 HIMSS 相关标准化测评和在国内的应用。

第一节 概　述

一、医疗卫生信息标准化测评的定义

医疗卫生信息标准化测评是指相关测评机构依据国内外标准化组织制定的有关管理规范和技术标准,对医疗卫生机构的信息化建设进行检测评估的活动。

医疗卫生信息标准化测评,是利用具体的、可操作的标准,来衡量在医疗卫生信息化建设过程中是否遵循了国际和国家的相关标准体系,客观评价医院信息系统的用途和积极作用,客观展示医院的信息系统建设和资源共享利用情况,并对医院业务系统和基于平台的业务应用、医院平台与区域平台互联互通情况、基础设施及信息安全等内容进行评估。

二、医疗卫生信息标准化测评的作用及其意义[1,2]

（一）医疗卫生信息标准化测评的作用

随着计算机技术、社会发展的需要,我们面临的任务是要把管理信息系统转换为临床信息系统。所谓临床信息系统是指信息化建设要为患者服务,把患者看病、检查、治疗的过程,通过信息化的手段有机结合起来。更进一步对患者信息的采集、储存、开发和利用(或者说信息共享),要有机结合起来,消除单个患者的信息孤岛、单个医院的信息孤岛,形成一个整体的信息工程[3]。当前医学信息技术发展较快,许多医院和区域卫生机构都在积极升级换代信息系统。由于标准化的原因,医疗机构间信息系统存在不少问题:首先,缺乏统一标准,就会使系统的信息资源难于互换和共享;其次,各自拟定标准,若不及

时通过标准化工作加以引导和控制,不仅造成人、财、物的极大浪费,也会对发展带来影响。信息系统要能及时、准确地提供信息,首先必须有一个"共同语言",这个共同语言就是信息标准,这是达到信息资源共享和综合分析应用的先决条件。所谓医院信息标准化,是大家共同遵循的规范,包括数字的格式等,通过统一的接口,形成统一的输出。

医疗卫生信息标准化测评就是检测、评价一家医疗卫生机构在信息标准化执行方面是否达到相关标准的活动。通过信息标准化评测:①促使医疗卫生机构对不够完善的标准进行改善,使其能有效服务于医疗信息共享和系统建设质量;②通过测评来比较各标准之间的差异,找出医疗卫生机构信息系统功效发挥的不足,为改进系统提供准确方向;③为生产信息系统的厂家提供一个统一的标准,使其产品能更快、更有效地应用于各类医疗机构,加快我国医疗信息化建设步伐,促进医疗资源的科学共享。

(二) 医疗信息标准化测评的意义

1. 测评体系能明确我国医院信息化建设方向　医院信息化建设是国家信息化的一个重要组成部分,科学的测评体系能对医院信息化整体建设的总体目标进行分解,对建设任务不断具体化,细化为医院信息化建设的分类目标和各项操作性很强的具体建设任务,使国家卫生信息化建设落到实处。系统、完善的信息化水平测评体系,为制定科学的医院信息化发展规划提供清晰的思路。

2. 测评结果是医院信息化建设成果的重要依据　通过建立医疗卫生机构信息化建设水平测评体系,定量分析和测评医疗卫生机构信息化发展的现状,对国内外、军内外医疗卫生机构信息化进行客观比较,可以科学地测评医疗卫生机构信息化建设水平,确定医疗卫生机构信息化所处的发展阶段。指标体系能使医疗卫生机构更加准确地认识信息化的内涵,明确信息化的目的,对比总结在实施信息化建设中的"短板",及时调整方向,固强补弱[4]。同时,量化的测评结果更容易引起相关部门领导的重视,激发落后单位加大建设力度,改进建设方法,从而提高医疗卫生机构信息化建设水平。

3. 测评体系是信息化建设的重要内容　测评就是对某事物的考核,就是根据确定目标来测定对象系统的属性,并将这些属性变为客观的定量数值或主观效用的行动。在医疗卫生机构信息化的构成要素中,信息化建设水平测评属于信息化法规标准的范畴,没有测评的医疗卫生机构信息化不是完整的信息化。测评体系是医院信息化总目标的具体体现,是医疗卫生机构信息化建设过程中控制的标准,是衡量医疗卫生机构信息化建设成果的客观指标。所以说测评体系本身就是信息化建设中不可或缺的重要内容。

三、医院信息标准化测评的主要原则

医院信息标准化测评与传统的测评相比,是建立在客观的、量化的和科学的基础上,因而评定的结果会更可靠、更有效。为了实现测评的目标,要根据下面五大原则来进行。

1. 普遍性与特殊性相结合　医疗卫生机构信息标准化测评是针对一定的信息系统和医院的管理进行的,这就要求在设计测评要素和编制测评标准时,一方面要遵循测评工程的技术要求,另一方面也要充分体现信息系统和医疗卫生机构的管理特点与要求。认真做好分析工作,是合理选择测评要素、保证测评效度的重要基础。

2. 测评与评定相结合　在对测评信息进行统计处理和解释测评结果时,要注意测试与评定相结合。测试是对医疗卫生机构信息化的定量描述,而评定则是超过这一描述权衡其符合医疗卫生机构信息标准化的程度。在医疗卫生机构信息标准化测评工作中,定量的测试和定性的评定是一个有机的整体,测试是评定的基础,评定是测试的继续和深化。没有准确客观的测试,就不会有科学合理的评定;同样,离开了科学合理的评定,即使有准确客观的测试也难以发挥有效的作用。

3. 科学性与实用性相结合　在进行医疗卫生机构信息标准化测评时,一方面应尽可能提高测评的科学性,另一方面也要考虑现有的技术水平和测评条件,注重实用性。在实际测评工作中,应在这两者之间较好地谋求一种协调。那种只追求测评的科学性,而忽视现有的技术水平和应用条件,可能会导致对大量测评工作的抹杀,反而不利于测评的开展和测评技术水平的进一步提高[5]。

4. 精确与模糊相结合　在医疗卫生机构信息标准化测评中,有些测评要素是可以很精确地进行测

评的,例如相关制度、流程;有些则是很难进行测评的,例如口头表达能力和自我认识,这时就需要进行模糊测评。模糊测评有两种:一种是损失一定的精确性,寻求实用性;另一种是利用模糊数学原理进行貌似模糊,实则更精确的测评。在人才测评中应该是在模糊之中求精确,在精确之中蕴模糊。能精确处求精确,不能精确之处则模糊。精确测评与模糊测评相结合,应体现在测评要素的设计、标准的制定、方法的选择、信息分析、结合评定与解释的全过程中[6]。

5. 静态与动态相结合 在医疗卫生机构信息标准化测评中,静态与动态相结合的原则首先表现在测评要素和测评标准的设计与编制上,静态测评是以相对统一的测评方式在特定的时空条件下进行测评,不考虑测评要素的动态变化性。静态测评的优点是易于看清被测者之间的相互差异,以及它们是否达到了某种标准的要求,这样便于横向比较,其缺点是忽视了被测者的原有基础和今后的发展趋向。动态测评则是从要素形成与发展的过程,以及前后发展的情况进行测评,这种动态测评有利于了解被测者的实际水平,但不利于对不同被测者测评结果的相互比较。静态测评与动态测评相结合还表现在测评方法的选择上[7]。

四、医疗卫生机构信息标准化测评的流程

根据各医疗卫生机构信息化建设情况,通常可以把医院信息标准化测评流程分为三个阶段(图 28-1):实验室定量测试阶段(定量)、专家文件审查阶段(定性)和现场查验阶段(定量+定性)。

1. 在实验室定量测试阶段,要对数据集、共享文档和交互服务三种定量指标在实验室中进行符合性的模拟测试,测评内容包括值域代码、数据集、共享文档及服务调用四个大类。

2. 在专家文件审查阶段,要针对申请机构的申请材料,对测试申请单及附件、评估问卷及相关证明材料进行审查。

3. 在现场查验阶段,要针对专家文件审查疑点及关注点、运行性能、指定指标、定量测试指标等进行抽查验证。

医院信息标准化测评,要对医院业务系统、基于平台的业务应用、医院平台与区域平台互联互通情况、基础设施及住处安全等内容进行评估,并要对不够完善的标准进行改造,使其能有效服务于医疗信息共享和系统建设质量。主要流程为:完成平台搭建,完成标准、服务建设,基于平台应用建设,平台优化完善。期间,要秉承充分调研、标准先行、总体规划、分步实施、先易后难的思想。

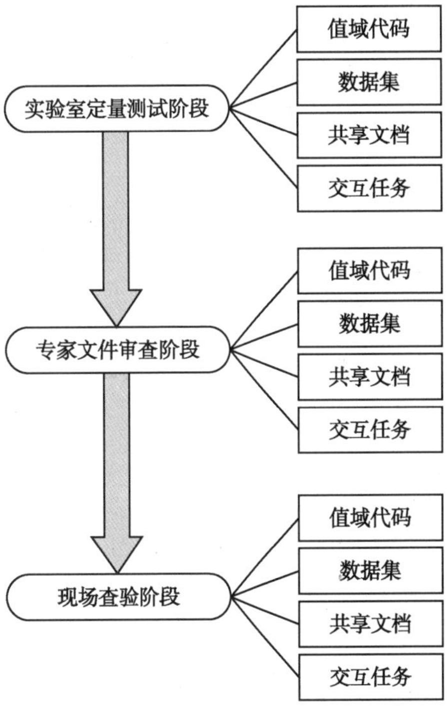

图 28-1 测评流程

五、医疗卫生信息标准化测评的基本要求

进行医疗卫生信息标准化测评必须满足如下基本条件。

1. 统一全国医疗卫生机构管理模式,规范管理行为,规范职能操作。对同一事务,要根据不同级别医疗卫生机构,规定明确的管理模式和职能操作行为。

2. 建立不同级别医疗卫生机构的信息系统的各种数据库(数据结构、字段、属性),这样才能保证全国各医疗卫生机构的信息基本上实现共享。

3. 规定不同级别医疗卫生机构的网络协议、数据接口语言和标准,便于全国联网。

4. 制定全国统一的数据相关代码标准(尽量采用国际标准或国家标准)。

5. 规范基本查询(检索)功能标准,规定基本报表格式和基本内容。

6. 规范医药卫生学信息管理文档的模式、内容,这样才能使全国医院的信息资源实现全社会的共

享,加速我国医院信息化建设的步伐,从而形成卫生行业机构设置规范、管理模式基本一致、信息处理标准统一、系统开发集中配套的局面[8,9]。

第二节 国内医疗信息标准化测评

一、互联互通标准化成熟度测评

2013 年,国家卫生计生委开始试点信息互联互通标准化成熟度测试,先后出台了 WS/T 502-2016《电子健康档案与区域卫生信息平台标准符合性测试规范》、WS/T 501-2016《电子病历与医院信息平台标准符合性测试规范》《国家医疗健康信息区域卫生信息互联互通标准化成熟度测评方案(2017 年版)》《国家医疗健康信息医院信息互联互通标准化成熟度测评方案(2017 年版)》等文件,在国内开展信息互联互通标准化测评,指导、规范和促进医疗卫生信息的互联互通和数据共享。

互联互通标准化成熟度测评分为区域和医院两部分,本章介绍医院信息互联互通标准化成熟度测评的原理与方法。区域卫生信息互联互通标准化成熟度测评的原理与方法基本类似。

医疗卫生机构信息互联互通标准化成熟度测评主要通过对医院电子病历与信息平台标准符合度测试以及互联互通实际应用效果的评价,构建医疗卫生机构信息互联互通成熟度分级评价体系。医院信息平台标准符合性测试时针对医疗卫生机构所采用产品的数据、共享文档、平台交互服务分别与对应卫生信息标准的符合度进行测试。互联互通实际应用效果的评价是针对医疗机构内部、医疗机构与上级信息平台之间的应用效果等情况进行评价。

(一) 评级方案

医院信息互联互通标准化成熟度评价分为七个等级,由低到高依次为一级、二级、三级、四级乙等、四级甲等、五级乙等、五级甲等(表 28-1),每个等级的要求由低到高逐级覆盖累加,及较高等级包含较低等级的全部要求。

表 28-1 医院信息互联互通标准化成熟度分级方案

等级	分级要求
一级	部署医院信息管理系统,住院部分电子病历数据符合国家标准
二级	部署医院信息管理系统,门(急)诊部分电子病历数据符合国家标准
三级	初步建成医院信息集成系统或平台,实现电子病历数据整合 简称独立的电子病历共享文档库,住院部分电子病历共享文档符合国家标准 实现符合标准要求的电子病历档案服务 集成系统或平台上的应用功能(公共服务应用、医疗服务应用、卫生管理系统)数量不少于 6 个 联通的业务系统(临床服务系统、医疗管理系统、运营管理系统)数量不少于 6 个 连通的外部机构数量不少于 2 个
四级乙等	初步建成基于电子病历的医院信息平台 建成独立的电子病历共享文档库,门(急)诊部分电子病历共享文档符合国家标准 平台实现符合标准要求的注册服务以及与上级平台的基础交互服务 平台上的应用功能(公共服务应用、医疗服务应用、卫生管理系统)数量不少于 13 个 联通的业务系统(临床服务系统、医疗管理系统、运营管理系统)数量不少于 15 个 联通的外部机构数量不少于 3 个
四级甲等	建成较完善的基于电子病历的医院信息平台 建成基于平台的独立临床信息数据库 平台实现符合标准要求的电子病历整合服务,就诊信息查询及接受服务,基本支持医疗机构内部标准化的要求 连通的业务系统(临床服务系统、医疗管理系统、运营管理系统)数量不少于 24 个 联通的外部机构数量不少于 4 个

等级	分级要求
五级乙等	法定医学报告及健康体检部分共享文档符合国家标准
	平台实现符合标准要求的术语和字典注册,与上级平台交互的共享文档检索及获取服务
	平台实现院内术语和字典的统一,实现与上级平台共享文档形式的交互
	平台上的应用功能(公共服务应用、医疗服务应用、卫生管理系统)数量不少于15个
	平台初步实现与上级信息平台的互联互通
	联通的外部机构数量不少于5个
五级甲等	平台实现符合标准要求的与上级交互的术语和字典调用及映射服务、预约安排及预约服务
	通过医院信息平台能够与上级平台进行丰富的交互,实现医院与上技术与和字典的统一
	平台实现丰富的跨机构的业务协同和互联互通应用
	联通的外部机构数量不少于6个

（二）测评内容

1. 数据资源标准化建设情况　数据资源标准化建设情况依据实验室测试结果,在实际应用环境中进行定量指标抽测,以验证数据集和共享文档的标准化应用情况。数据资源标准化建设要针对电子病历相关数据标准进行符合性测评,测评指标包括两个方面:数据集标准化建设和共享文档标准化建设。

2. 互联互通标准化建设情况　互联互通标准化建设主要是针对基于电子病历的医院信息平台或信息管理系统在互联互通标准化方面的测评,测评指标包括三个方面:技术架构情况、互联互通服务功能和平台运行性能情况。

3. 基础设施建设情况　基础设施建设主要是对信息平台数据中心的基础设施建设进行测评,测评指标包括四个方面:硬件基础设施情况、网络及网络安全情况、信息安全情况和业务应用系统(生产系统)建设情况。

4. 互联互通应用效果　互联互通应用效果主要针对基于电子病历的医院信息平台或管理系统在互联互通应用效果方面的测评,测评指标包括两个方面:基于平台的应用建设情况及利用情况、平台联通业务范围。

（三）测评方法

医疗卫生信息互联互通标准化成熟度测评工作分为定量测试和定性评审两部分。

1. 定量测试　现场查验环节的定量指标抽测主要采用定量测试的方式,抽样比例为数据集、共享文档、交互服务测试的申请测评等级指标的20%。

（1）电子病历数据测试方法:根据抽样原则在测评对象中选择样本数据。由测评对象将样本数据按照测试所要求的格式导出,测试工具判断测评对象导出的数据是否符合电子病历数据标准,并打印测试结果。

（2）电子病历共享文档测试方法:抽取测评对象中已经存在的电子病历共享文档,提交给测试工具,测试工具执行测试用例,验证共享文档是否符合标准。

（3）互联互通服务功能测试方法:采用"黑盒测试"方法,将信息平台视为"黑盒",通过测试工具向测评对象发送服务请求;测评对象处理服务请求并返回处理结果给测试工具;测试工具分析校验返回的结果,判断测评对象是否符合医院信息平台技术规范。生产环境仅抽测查询、调阅类交互服务功能的测试。

（4）平台运行性能测试方法:医院信息平台运行性能测试采用专用性能测试工具、查看日志等方式进行测试,根据专用工具的测试结果,或采用人工验证方法测试的结果,并通过申请机构提供的相关技术文档等对测评指标进行测试。

2. 定性评审　定性评审主要根据指标体系中的定性指标,通过文件审查、现场验证、现场确认和演示答疑等形式对被测系统实际生产环境进行验证测评和打分,根据最终得分确定医院信息互联互通标准化成熟度级别。定性评审指标主要包括互联互通标准化建设中的技术架构、基础设施建设以及互联互通和创新服务应用效果三部分。

（四） 等级评定

医院信息互联互通标准化成熟度测评的分数包括两部分：等级分和可选分。等级分由当前所在等级和高一级指标的汇总得分组成：可选分由高两级及以上得分和性能指标的汇总得分组成。当前所在等级是指所有等级指标全部满足的最高等级，例如测评指标中所有三级要求指标全部得分，四级乙等指标部分得分，则当前所在等级为三级。

汇总测评指标的等级分和可选分后，由等级分判定医疗机构所在的测评等级。一级等级分区间在10~14.99分之间，二级等级分区间在15~59.99分之间，三级等级分区间在60~69.99分之间，四级乙等等级分区间在70~79.99分之间，四级甲等等级分区间在80~89.99分之间，五级乙等等级分区间在90~94.99分之间，五级甲等等级分区间在95~100分之间。

《医院信息互联互通标准化成熟度测评评估问卷》中每部分的最低等级分的要求如表28-2所示。

表28-2　测试内容的指标达标要求

	一级	二级	三级	四级乙等	四级甲等	五级乙等	五级甲等
数据标准建设情况（满分15分）	10	15	15	15	15	15	15
共享文档建设情况（满分15分）	——	——	13	14	14	14	15
平台技术架构（满分10分）	——	——	6	7	8	9.9	10
平台服务功能（满分25分）	——	——	10.5	13.2	19.9	23.8	25
运行性能（满分5分）	——	——					
硬件基础设施情况（满分5分）	——	——	3	3.8	4	4.9	5
网络及网络安全情况（满分5分）	——	——	3.6	4.4	4.8	5	5
信息安全情况（满分2分）	——	——	1.4	1.6	1.7	1.8	2
业务应用系统建设情况（满分3分）	——	——	1.5	1.9	2.2	2.5	3
基于平台的业务应用建设情况（满分9分）	——	——	5	7	7	8.4	9
平台联通业务范围（满分6分）	——	——	1	2.1	3.4	4.7	6
各等级最低等级分（达标分数）	10	15	60	70	80	90	95

二、电子病历系统应用水平分级评价

为落实《国务院办公厅关于促进"互联网+医疗健康"发展的意见》（国办发〔2018〕26号）和国家卫生健康委《关于进一步推进以电子病历为核心的医疗机构信息化建设工作的通知》（国卫办医发〔2018〕20号），持续推进以电子病历为核心的医疗机构信息化建设（以下简称电子病历信息化建设），国家卫生健康委组织制订了《电子病历系统应用水平分级评价管理办法（试行）》和《电子病历系统应用水平分级评价标准（试行）》。

（一） 测评目的

1. 全面评估各医疗机构现阶段电子病历系统应用所达到的水平，建立适合我国国情的电子病历系统应用水平评估和持续改进体系。

2. 使医疗机构明确电子病历系统各发展阶段应当实现的功能。为各医疗机构提供电子病历系统建设的发展指南，指导医疗机构科学、合理、有序的发展电子病历系统。

3. 引导电子病历系统开发厂商的系统开发朝着功能实用、信息共享、更趋智能化方向发展，使之成为医院提升医疗质量与安全的有力工具[10,11]。

（二）测评方法

采用定量评分、整体分级的方法,综合评价医疗机构电子病历系统局部功能状态与整体应用水平。

对电子病历系统应用水平分级主要评价已经由原来的三个方面拟修改为以下四个方面:①电子病历系统所具备的功能;②电子病历系统有效应用范围;③电子病历应用的技术基础环境;④电子病历系统的数据质量。

1. 局部功能状态评价　局部功能评价是针对医疗卫生机构中各个环节的医疗业务信息系统情况进行的评估。

评价项目:根据《电子病历系统功能规范(试行)》《电子病历基本规范(试行)》等规范性文件,确定了医疗工作流程中的 10 个角色,39 个评价项目。

局部功能状态评价方法:就 39 个评价项目分别对电子病历系统功能、有效应用、数据质量方面进行评分,将三个得分相乘,得到此评价项目的综合评分。各项目实际评分相加,即为该医疗机构电子病历系统评价总分。

（1）电子病历系统功能评分:对 39 个评价项目均按照电子病历应用水平 0~8 等级对应的系统局部要求,确定每一个评价项目对应等级的功能要求与评价内容(评为某一级别必须达到前几级别相应的要求)。根据各医疗机构电子病历系统相应评价项目达到的功能状态,确定该评价项目的得分。

（2）电子病历系统有效应用评分:按照每个评价项目的具体评价内容,分别计算该项目在医疗机构内的实际应用比例,所得比值即为得分,精确到小数点后两位。

（3）电子病历系统数据质量评分:按照每个评分项目中列出的数据质量评价内容,分别评价该项目相关数据的质量指数,所得指数为 0~1 之间的数值,精确到小数点后两位。

2. 整体应用水平评价　整体应用水平评价是针对医疗机构电子病历整体应用情况的评估。整体应用水平主要根据局部功能评价的 39 个项目评价结果汇总产生医院的整体电子病历应用水平评价,具体方法是按照总分、基本项目完成情况、选择项目完成情况获得对医疗机构整体的电子病历水平评价结果。电子病历系统的整体应用水平按照 9 个等级(0~8 级)进行评价,各个等级与各评价分级中的要求相对应。当医疗机构的局部评价结果同时满足"电子病历分级评价基本要求"所列表(表 28-3)中对应某个级别的总分、基本项目、选择项目的要求时,才可以评价医疗机构电子病历应用水平整体达到这个等级,具体定义如下。

表 28-3　电子病历分级评价基本要求

等级	内容	基本项目数(项)	选择项目数(项)	最低总评分(项)
0 级	未形成电子病历系统	——	——	——
1 级	独立医疗信息系统建立	5	20/32	28
2 级	医疗信息部门内部交换	10	15/27	55
3 级	部门间数据交换	14	12/25	85
4 级	全院信息共享,初级医疗决策支持	17	9/22	110
5 级	统一数据管理,中级医疗决策支持	20	6/19	140
6 级	全流程医疗数据闭环管理,高级医疗决策支持	21	5/18	170
7 级	医疗安全质量管控,区域医疗信息共享	22	4/17	190
8 级	健康信息整合,医疗安全治疗持续提升	22	4/17	220

注:选择项目中"20/32"表示 32 个选择项目中需要至少 20 个项目达标

(1) 电子病历系统评价总分:评价总分即局部评价时各个项目评分的总和,是反映医疗机构电子病历整体应用情况的量化指标,评价总分不应低于该级别要求的最低总分标准。例如,医疗机构电子病历系统要评价为第3级水平,则医疗机构电子病历系统评价总分不得小于85分。

(2) 基本项目实现情况:基本项目是电子病历系统中的关键功能,在电子病历系统应用水平分级评分标准中列出的各个级别的基本项是医疗机构整体达到该级别所必须实现的功能,且每个基本项目的有效应用范围必须达到80%以上,数据质量指数在0.5以上。例如,医疗机构电子病历系统达到第3级,则电子病历系统中列为第3级的14个基本项目必须达到或超过第3级的功能,且每个基本项目的评分均要超过3*0.8*0.5=1.2分。

(3) 选择项目实现情况:考察选择项的目的是保证医疗机构中局部达标的项目数(基本项+选择项)整体上不低于全部项目的2/3,选择项目的有效应用范围不低于50%,数据质量指数在0.5以上。例如,医疗机构电子病历系统达到第3级,则电子病历系统必须在第3等级25个选择项中,至少12个选择项达到或超过3级,且这12个选择项评分必须超过3*0.5*0.5=0.75。

(三) 等级评定

电子病历系统应用水平分级评价基本要求如表28-3所示。

三、信息安全等级保护测评

国家标准 GB 17859《计算机信息安全保护等级划分准则》是建立安全等级保护制度、实施安全等级管理的重要基础性标准,与之配套的包括 GB/T22239、GB/T22240、GB/T20270、GB/T20271、GB/T20272 等10余个标准,涵盖了定级指南、基本要求、实施指南、测评要求等方面。

2011 年12月,国家卫生部印发《关于全面开展卫生行业信息安全等级保护工作的通知》,要求卫生行业"全面开展信息安全等级保护工作",各医疗卫生机构完成信息安全等级保护建设整改工作,并通过等级测评。

2019 年国家发布 GB/T 22239-2019《信息安全技术 网络安全安全等级保护基本要求》、GB/T 25070-2019《信息安全技术 网络安全等级保护安全设计技术要求》和 GB/T28448-2019《信息安全技术 网络安全等级保护测评要求》,于2019年12月1日开始实施。

(一) 测评目的

为了衡量所达到的指标,需要由第三方进行评测,对全流程进行监控,测评机构最终得出一个测评结果,其目的是发现存在的不足。

安全直接产生效益,包含:①符合国家法律和政策要求,避免法律风险;②掌握信息系统安全现状;③降低内部重要信息系统的安全风险;④提高组织管理层和技术人员的信息安全风险意识;⑤全面提高信息安全保障水平。板块之二是安全推动效益,其包含:①提高服务质量、增强委托单位满意度;②明确今后信息技术安全工作的方向;③为行业信息技术安全工作作出有益的探索。

(二) 测评内容

信息安全等级保护测评内容如图28-2所示。

1. 技术安全测评 包括安全物理环境、安全通信网络、安全区域边界、安全计算环境、安全管理中心。

2. 管理安全测评 包括安全管理制度、

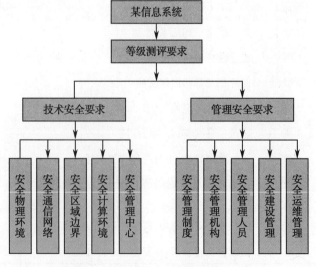

图 28-2 信息安全等级保护测评内容

安全管理机构、安全管理人员、安全建设管理、安全运维管理。

3. 综合测评　包括安全控制间安全测评、层面间安全测评、区域间安全测评、系统结构安全测评。

（三）测评过程

整个测评流程分为申请受理阶段、准备阶段、实施阶段、综合评估阶段和结题阶段共五个阶段,如图 28-3 所示。

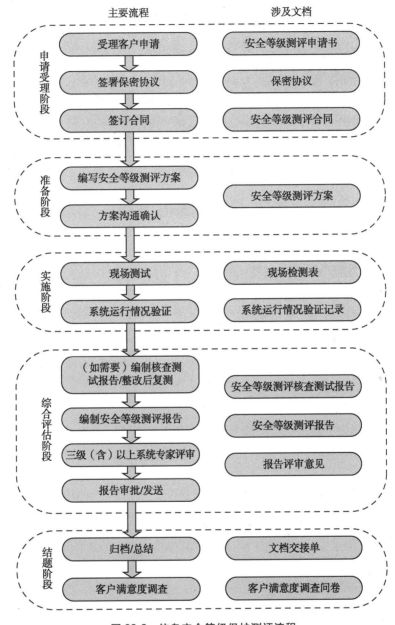

图 28-3　信息安全等级保护测评流程

1. 申请受理阶段　实施单位与委托单位就等级测评项目进行前期沟通,签署《保密协议》,接收委托单位提交的资料,协助委托单位提交《信息系统安全等级测评申请书》,必要时由相关技术部门为委托单位提供技术咨询。前期沟通结束后,双方签署《信息系统安全等级测评合同》。

2. 准备阶段　项目进场实施前的准备工作,实施方项目负责人组织召开由双方参与的首次工作安排会议、编写制定《信息系统安全等级测评方案》和《信息系统安全等级保护测评项目报告书》。报告书撰写完成后统一报送主管信息安全等级保护办公室备案。项目负责人在与委托单位确定现场核查测试的具体日期、委托单位方配合的人员、现场配合等注意事项后方可准备进场实施测试。

3. 实施阶段　项目组成员进入委托单位现场实施现场检查工作。现场检测时,由项目负责人提出测评工作要求,明确项目组成员承担的测试内容,检测人员填写《现场检测表》。

4. 综合评估阶段　项目组依据核查测试数据,形成检测结果汇总表,并根据检测结果编写《信息系统安全等级测评报告》,形成等级测评意见。若在检测过程中发现有不符合项,则编写《信息系统安全等级核查测试报告》提交委托单位,由委托单位对不符合项进行整改并提交《信息系统等级测评整改报告》。项目组依据《信息系统安全等级测评整改报告》编写《信息系统安全等级测评复测记录表》并进行复测,复测合格后出具《信息系统安全等级测评报告》。若被测系统安全等级在三级以上(含三级),中心将组织外部专家组对《信息系统安全等级测评报告》进行评审,填写《信息系统安全等级测评报告评审意见》。项目组根据《信息系统安全等级测评报告评审意见》,调整该系统的等级测评结果和结论,形成完整的《信息系统安全等级测评报告》。

5. 结题阶段　由项目负责人组织撰写《信息系统安全等级保护测评完成项目报告书》,并统一上报主管信息安全等级保护办公室备案。项目组将测评过程中生成的各类文档、过程记录进行整理,并交档案管理员归档保存。中心质量专员请委托单位填写《委托单位满意度调查表》,收集委托单位反馈意见。

第三节　HIMSS 评级

一、HIMSS 评级标准和评审

(一) HIMSS 简介

医疗卫生信息和管理系统协会(Healthcare Information and Management Systems Society, HIMSS)是一个不以营利为目的的组织,通过对信息技术和管理系统的最佳使用,致力于提高医疗质量、安全、成本效益和访问。协会个人会员超过 50 000 个,团体会员超过 570 个,协会还有超过 225 个不以营利为目的的组织。

(二) 评级目的

HIMSS 的等级评审主要是推进医疗保健领域的信息技术和管理系统发展,使其得到最适当及最佳的应用,从而有效地使用医疗保健信息技术,引领医疗保健蜕变。

(三) 评级标准

HIMSS Analytics 于 2005 年开发电子病历采纳模式(SM),用来评价 HIMSS Analytics 数据库中医院电子病历系统的进展和影响。通过跟踪其完成 8 个等级(0~7 级)的进展,医院可以审查对信息技术应用的实施和利用状况,目标是达到 7 级水平,7 级代表着先进的电子病历环境。

(四) 等级要求

HIMSS 等级要求如表 28-4 所示。

表 28-4　HIMSS 评级要求

等级	指 标 要 求
0	医院 3 个主要医技科室系统部分或全部未上线(检验科、药房和放射科)
1	医院 3 个主要医技科室系统全部上线运行(检验科、药房和放射科)。放射科和心脏放射 PACS 全面上线,医生通过内网调阅医学影像资料,全面取代影像胶片,非 DICOM 格式影像资料以患者为中心方式存储
2	医院主要临床医技系统具备内部互操作性,并将数据汇入一个临床数据中心(CDR)或者多个高度整合的数据存储,临床工作者可通过一个统一的用户界面无缝调阅所有医嘱、结果、放射和心脏放射影像资料;CDR 或多个整合存储包含受控医学字典,利用临床决策支持(CDS)规则引擎对医嘱进行审核,进行基础性冲突查验;在本级,文书图像系统数据可接入 CDR;医院具备针对物理接触、合理使用、移动设备安全、加密、杀毒软件、防恶意病毒软件和数据销毁的制度和技术能力

等级	指 标 要 求
3	50%以上的护理和辅助科室文书(如生命体征、三测单、护理记录、护理任务、护理计划等)完成实施并接入CDR(医院确定百分比算法);急诊科具备上述系统功能,但不计入50%比例要求;电子用药记录(eMAR)上线;实现基于角色的系统使用管控
4	50%以上的医嘱由具有医嘱权限的临床人员使用电子医嘱(CPOE)下达;利用临床决策支持规则引擎为电子医嘱提供基础性冲突查验,医嘱自动加入护理和CDR功能模块;急诊使用CPOE,但不计入50%比例要求;护理和辅助科室文书上线比例达到90%以上(不包括急诊);有条件的地区,医生可获取国家或地区患者数据库数据,为其临床决策提供支持(如用药、影像、免疫接种、检验结果等);在发生系统宕机时,临床工作者可获得患者的过敏信息、问题/诊断清单、用药信息和检验结果等;具备网络入侵监测系统,发现可能的网络入侵;为护理提供二级临床决策支持功能,包括循证护理规范(如风险评估分数触发护理任务建议)
5	全面的医生文书(如病程录、会诊记录、出院小结、问题/诊断清单等)实施并达到全院50%的覆盖率,其中包括结构化模板和离散数据;急诊科具备上述系统功能,但不纳入50%比例要求;医院可追溯并报告护理的医嘱完成及时性;具备入侵防御系统,不仅能发现可能的攻击,并能对攻击进行防御;可识别属于医院的移动设备,并对其进行授权进入内网操作,在设备丢失时可对设备进行远程擦除
6	采用技术手段实现用药、输血、母乳以及检验血液标本采集和追溯的闭环流程;上述闭环流程全院覆盖率达到50%以上;急诊应实现相应的闭环流程,但不计入50%比例要求;利用eMAR和必要的技术手段,与CPOE、药房和检验系统进行整合,最大程度确保执行流程和结果的安全性;利用更高水平的CDS功能进行用药"5个正确"和输血、母乳和检验标本的其他正确性核查;具有至少一例由医生文书触发的、针对临床路径/组套和临床结局的高级CDS功能,其形式采用变异和依从性提示(如VTE风险评估触发相应的VTE临床组套建议);具有移动设备安全制度,并覆盖使用者的个人设备;医院每年开展风险评估,并向其治理单位提交报告,以采取相应措施
7	医院不再使用纸质病历开展和管理患者照护,其电子病历系统包含离散数据、文书图像和医学影像;利用数据仓库技术分析临床数据中的趋势,以改进医疗质量、患者安全和诊疗效率;可通过标准化电子交互(即CCD)与有权对患者进行诊疗的所有单位和个人共享临床信息,或实现健康信息交换(即同处于数据分享环境中的其他非关联医院、诊所、亚急性诊疗机构、用人单位、支付方和患者);医院具备本院各诊疗层级(如住院、门诊、急诊和自有或托管诊所)之间的病历小结数据连续性;医生文书和CPOE覆盖率达到90%以上(不包括急诊),闭环流程覆盖率达到95%以上(不包括急诊)

二、HIMSS 评级在医院的应用

HIMSS评审通过目标管理促进质量的持续改进,不仅使得患者安全质量理念深入人心,推动了医院信息化建设,更重要的是在评审过程中全员参与增强了医院的凝聚力和团队精神。

传统观念认为,医院的信息化建设完全依靠信息部门,但是在实践过程中发现,信息部门的系统设计往往无法适应临床需求,医院信息化建设需要既懂医疗又懂信息,还懂管理的复合型人才。最开始学习信息技术的从业者对医疗并不了解,同样,医疗行业的从业者也不了解信息技术。信息技术行业和医疗行业都属于较为复杂的领域,彼此间有很多差异。在信息时代,医疗行业发现信息技术能够为其提供广阔的发展和进步空间,因此医院或者雇佣信息技术人员,或者组织医疗从业者去学习信息技术,这样的情况越来越普遍。在美国推行电子病历的过程中,医院意识到电子病历的实施并非简单的软件部署,而是医疗流程再造的过程,需要医护人员、信息技术人员合力才能完成这个过程。未来一定会有更多的人参与到医疗与信息技术的跨界中,这是社会进程的需求。在跨界的过程中,知识会得到整合,专业技能将不断提升,医疗行业和信息技术行业也将迎来全新的发展。

(一) HIMSS 评级对医院信息化的促进

HIMSS EMRAM认证标准是目前应用较为广泛的医院信息化等级评审标准。HIMSS标准强调互操作性,各业务系统均以临床业务使用者为核心,集成各自系统的功能,从而提高使用者的操作体验。通过HIMSS EMRAM评审可以让信息化的方式固化医疗制度,帮助医院节省时间和经济成本,提高医院的社会效益,真正实现"以患者为中心"的高品质医疗服务。通过HIMSS EMRAM标准也可实现区域信息平台的数据共享,为医院分级诊疗、深化医药卫生改革提供数据支撑[12]。

HIMSS 通过对信息技术和管理系统的测评,指导提高医疗质量、改善医疗安全、降低成本效益等。HIMSS EMRAM 电子病历模型评审标准是将 JCI 标准信息化、固态化的过程,要求以患者为中心来监管医疗行为执行的过程安全性和程序合理性。HIMSS EMRAM 模型在框架设计上是构建基于电子病历系统的数字化集成平台,建立统一的信息管理体系,涵盖医院主体业务流程和主体管理流程,实现资源整合、互联互通和信息共享。

HIMSS 评审标准要求医院在开展和管理医疗服务的过程中不再使用纸质病案,电子病历环境采用离散数据、文档影像技术和医学影像相结合的应用方式,实现全院医疗仪器数据自动采集与记录,所有科室(如住院病区、门诊、急诊、日间手术等)实现数据连续性汇总,形成跨部门的数据知识库。在电子病历系统中可实时监控病历质量、合理用药、感染控制、费用控制、临床决策支持等,建立统一的诊疗过程标准和信息传送体系,通过信息共享来追踪医疗流程的关键节点与闭环管理。

HIMSS 评价体系在促进医院信息安全和医疗安全建设、促进医院闭环管理的同时,为医疗大数据应用奠定了良好基础。

（二） HIMSS 评级的目标与效果

谈及 HIMSS 评级的目标,许多医院认为主要有以下几个方面。

首先,医院的信息化遇到瓶颈,在完成国内传统的等级评审、重点专科、高水平医院等标准情况下,下一步和推广需要一个目标。

其次,医院希望通过这个目标来以评促建、以评促改,在一段时间内集中建设和完善这个自己设定的目标。

再次,提升医院的领导力和执行力,进行自上而下的全院动员、全员参与,将医院信息化建设贯穿全院每个环节。

最后,验证和完善医院每个业务环节的系统,用自己的实际情况与 HIMSS 做校验,从而不断地查漏补缺、不断完善自己,通过信息化建设完善每个医疗环节的闭环管理。

通过 HIMSS 评级,医院致力于使患者治疗更加高效、更加安全;医生的有效工作时间更长、无效时间更短。信息系统不只是给医患提供的一个平台,更是一种决策支持,将在分级诊疗、患者就医习惯的改变、疾病预防和大健康概念的建立等方面发挥积极作用。信息化远不只是一个简单的工具、一项和信息科有关的工作,还是一种思维方法和理念,这种理念应该渗透到医院管理的每一个环节和医院的每一个部门,只有这样才能发挥信息化的推动甚至引领作用。

通过 HIMSS 评级,让医院了解信息化发展的趋势和前沿,分享国际上医院信息化建设最高水平的卫生信息化发展成功经验,并结合医院信息化建设的需要,高屋建瓴、综合全面地制定医院信息化发展蓝图和演进计划。HIMSS 可以帮助医院全面分析目前阶段信息系统发展的主要问题、信息系统水平等级和行业内的主要差距;帮助医院明晰信息化主要改进方向,理顺业务发展、IT 建设与 IT 管控的关系;帮助医院信息化现状调研与分析;帮助医院进行信息化建设标准化分析;帮助医院完成 HIMSS EMRAM 模型和评估程序;提供医院信息系统能力模型和 HIMSS 模型的蓝图规划等。

（潘晓雷　吴桂良　谢杰）

参 考 文 献

[1] 李包罗,迟宝兰. 医学信息标准化的理论与实践[J]. 中国信息导报,1999(09):40-41.

[2] 陈方平,袁洪,王安莉,等. 互联互通标准化测评对医院信息化的作用[J]. 中国卫生信息管理杂志,2014,11(6):588-592.

[3] 饶克勤. 力推医院信息标准化[J]. 中国医疗前沿,2006(01):11.

[4] 宋斌,陈立富,陈海东. 军队医院信息化水平评估现状及作用研究[J]. 东南国防医药,2013,2(37):194-195.

［5］ 廖玲.企业人才测评的分析与探索[J].经济研究导刊,2013(20):25-26.

［6］ 赵毅.现代商业银行继任管理内部培养模式研究[D].天津:南开大学,2010.

［7］ 张榍榍.营销人员选拔性测评的预测模型研究[D].北京:首都经济贸易大学,2005.

［8］ 董建成,胡新平.医学信息标准化分析与研究[C].第十二次全国医学信息学术会议,2006:76-79.

［9］ 董建成,周董,胡新平.我国医学信息标准化建设存在的主要问题及建议[J].中国医院管理,2007,27(2):59-60.

［10］ 何萍,赵蓉,宫克奇.市级医院电子病历应用水平分级评价的研究与评估[J].中国数字医学,2013,8(6):2-5.

［11］ 舒婷,杨威.电子病历系统评价的未来展望[J].中国数字医学,2012,7(5):25-27.

［12］ 李庆丰,宋燕燕,杨秀峰,等.基于HIMSS EMRAM 7级标准的医院信息化实践[J].中国卫生质量管理,2017,24(6):1-4.

第二十九章　健康医疗大数据标准化

健康医疗大数据是指健康医疗活动产生的数据集合,涵盖整个生命周期多方面的数据汇聚集合。健康医疗大数据应用发展将带来健康医疗模式的深刻变化,有利于激发深化医药卫生体制改革的动力和活力,提升健康医疗服务效率和质量,扩大资源供给,不断满足人民群众多层次、多样化的健康需求,有利于培育新业态的经济增长点。

本章侧重讲解健康医疗大数据标准化,就标准化概述、标准化体系,以及健康医疗大数据标准化过程的问题及展望进行阐述,介绍健康医疗大数据标准化的科学内涵、发展现状和意义,结合健康医疗大数据标准化的体系与应用场景,说明了健康医疗大数据标准化进程中亟待解决的问题、面临的挑战,以及未来发展和应用的方向。

第一节　健康医疗大数据标准化概述

一、健康医疗大数据的科学内涵

(一) 健康医疗大数据及其分类

美国国家标准技术研究所(National Institute of Standards and Technology, NIST)的大数据工作组在《大数据:定义与分类》中认为:大数据(big data)是指那些采用传统架构无法有效处理的新数据集。2015年国务院发布的《促进大数据发展行动纲要》中指出:"大数据是以容量大、类型多、存取速度快以及应用价值高为主要特征的数据集合,正快速发展为对来源分散、数量巨大、格式多样的数据进行采集、存储的关联分析,从中发现新知识、创造新价值、解决以往存在的"信息孤岛"问题,提升人们的洞察力和统筹规划能力"。《推进"互联网+"行动的指导意见》指出:"到2018年社会服务将更加便捷惠民,医疗健康、交通、教育等民生领域互联网应用更加丰富,线上线下结合更加紧密,公共服务更加多元,社会服务资源配置不断优化,公众享受到更加公平、高效、优质、便捷的服务"[1]。

健康医疗大数据是指健康医疗活动产生的海量数据的集合,涵盖人的全生命周期,既包括个人健康,又涉及医药服务、疾病防控、健康保障和食品安全、养生保健等多方面数据的汇聚融合[2]。

健康医疗数据可以分为个人属性数据、健康状况数据、医疗应用数据、医疗支付数据、卫生资源数据以及公共卫生数据等。

个人属性数据指能够单独或者与其他信息结合识别特定自然人的数据。包括:①人口统计信息:包括姓名、年龄、性别、民族、国籍、职业、住址等;②个人身份信息:包括姓名、身份证、工作证、居住证、社保卡、可识别的个人的影像图像、健康卡号、住院号、各类检查检验相关单号等;③个人通讯信息:包括个人电话号码、邮箱、账号及关联信息等;④个人生物识别信息:包括基因、指纹、声纹、掌纹、耳廓、虹膜、面部特征等;⑤个人健康监测传感设备 ID 等。

健康状况数据是指个人健康情况或同个人健康情况有着密切关系的数据,包括主诉、现病史、既往病史、体格检查(体征)、家族史、症状、健康体检数据、遗传咨询数据、症状、现病史、既往病史、可穿戴设备采集的健康相关信息、生活方式等。

医疗应用数据是指医疗保健、门诊、住院、出院和其他医疗服务情况的数据,包括门(急)诊病历、门(急)诊处方、住院医嘱、检查检验报告、用药信息、病程记录、手术记录、麻醉记录、输血记录、护理记录、入院记录、出院小结、转诊(院)记录、知情告知信息、基因测序、转录产物测序、蛋白质分析测定、代谢小分子检测、人体微生物检测等。

医疗支付数据是指医院在提供医疗服务过程中所有与费用相关的数据。包括:医疗交易信息:包括医保支付信息、交易金额、交易记录等;保险信息:包括保险账号、保险状态、保险金额等。

卫生资源数据是指那些可以反映卫生服务人员、卫生计划和卫生体系能力和特点的数据,包括医院基本数据、医院运营数据、医院公共卫生数据等。

公共卫生数据是指关系到国家或地区大众健康的公共事业相关数据,包括环境卫生数据、传染病疫情数据、疾病监测数据、疾病预防数据、出生死亡数据等。

（二）　健康医疗大数据的特点

业界通常应用国际数据公司(International Data Corporation,IDC)定义的 4V 来描述大数据的特征:多样性(variety)、速度快(velocity)、体量大(volume)和数据价值高(value)。健康医疗大数据完全符合大数据的 4V 特征,除此之外,健康医疗大数据根据其自身特点,还具备了真实性(veracity)、实时性(real time)、冗余性(redundancy)、隐私性(privacy)等特点。

1. 多样性　大数据呈现结构化、半结构化和非结构化的多样性、来源多样性,健康医疗大数据的主要来源广,包括:电子病历、公共卫生数据、人体基因组数据、社交网络数据、搜索引擎数据等。

2. 速度快　产生和处理快是大数据处理技术与传统数据处理最大的区别。数据产生快是指有的数据是爆发式产生,有的数据是涓涓细流式产生,但短时间内产生的数据量依然非常庞大;数据处理快是指大数据有批处理和流处理两种范式,以实现快速的数据处理。

3. 体量大　大数据最明显的特征就是数据体量巨大,传统的数据计量单位已经难以描述其体量。大数据的计量单位从目前常用的 TB(2^{40}Bytes)扩展到 PB(2^{50}Bytes),甚至 ZB(2^{70}Bytes),增加了千倍和十亿倍。健康医疗大数据涉及亿万人群,其体量巨大不言而喻。

4. 价值高　大数据技术使得人们可以从海量价值密度低的数据中挖掘出具有高价值的数据,这一特性突出表现了大数据的本质是获取数据价值。通过大数据技术,对患者的健康医疗数据进行采集和分析,可以获得针对特定患者的最佳治疗途径,实现个性化治疗和精准治疗。

5. 真实性　健康医疗大数据在现实生活中具有真实性高而密度较低的特点。如新药研发或医学试验会产生海量的试验数据,而成功的试验往往是经过无数次的尝试,海量的数据中真正有价值的信息仅部分而已。

6. 实时性　健康医疗大数据的实时性反映在数据的快速产生及数据变更的频率上。

7. 冗余性　冗余性指的是健康医疗大数据中包含了大量相同或相似的被重复记录的数据,如对某种疾病的多次检查诊断、疾病症状的描述及与疾病无关的其他信息被重复记录。

8. 隐私性　信息时代数据泄露事件已是屡见不鲜,健康医疗大数据中包含了大量患者的个人隐私内容、需要保密的临床实验与试验数据等。因此,健康医疗大数据分析时确保数据的隐私与安全至关重要。

二、健康医疗大数据标准化现状

标准化是指对重复性事物和概念通过制定和实施标准,使得各参与方能够对事物的认知和应用达到统一从而获得最佳秩序和社会效益。从大数据的生命周期来看,大数据从产生到收集处理,再到分析和可视化,是一项复杂的系统工程,涉及不同的参与方、多样化的处理系统平台并且有着多元化的应用需求和应用场景,这就要求整个大数据系统在不同的维度实现高度的一体化和规范化,而大数据标准化正是解决上述问题的有效手段。

截至目前,ISO/IEC、ITU 和 NIST 等国外标准组织已经积极开展大数据标准化工作,涉及大数据术语、总体架构、处理流程和安全、应用等方面;在国内,工业和信息化部组织成立了全国信息技术标准化技术委员会(简称:信标委)大数据标准工作组,牵头制定大数据国家标准并对接 ISO/IEC 标准组织,CCSA 在各个委员会开展了大数据研究工作,探讨大数据在云计算、物联网、移动互联网等方面的应用并对接 ITU 方面的标准。

(一) 国外健康医疗大数据标准化研究现状

1. ISO/TC215 国际标准化组织(International Organization for Standardization,ISO)于 1998 年成立健康信息技术委员会(Technical Committee 2015,ISO/TC215),其工作范围为开展健康信息学领域标准化研究,推动健康相关数据、信息与知识的采集、交换与利用,从而为卫生信息系统的各个方面提供支持。该机构开展卫生健康信息系统建设与应用标准研发,已发布和正在研制的 230 余项国际标准主要涉及架构框架和模型类、信息安全类、系统和设备互操作类、语义内容类、质量和单位类标准等。

2. ISO/IECJTC1/WG9 国际大数据标准化工作主要集中在大数据工作组(ISO/IECJTC1/WG9)以及数据管理和交换技术委员会(JTC1/SC32)。2014 年 ISO 与国际电工委员会(International Electrotechnical Commission,IEC)联合成立 ISO/ IECJTC1/WG9。WG9 致力于研制大数据基础性标准,对各国大数据标准发展具有重要意义。目前 WG9 在研制《大数据概述和术语》和《大数据参考架构》两项国际标准,其中《大数据参考架构》包括 5 部分:框架和应用、用例和需求、参考架构、安全和隐私、标准路线图,第 4 部分安全和隐私于 2016 年移交给 ISO/IECJTC1/SC27,以上标准均已发布草案。WG9 编制的两项大数据基础性国际标准(参考架构、 概念和术语)以及 SC32/WG2 元数据工作组对于相关行业标准的制定具有重要的参考和借鉴意义。

3. ISO/IECJTC1/SC27WG5ISO/IECJTC1/SC27WG5 工作组负责身份管理和隐私保护相关标准的研制和维护。结合其工作范围和重点,SC27WG5 开发了标准路线图(WG5SDI),概括了 WG5 已有标准项目、新工作项目提案,以及将来 WG5 可能涉及的标准化主题等内容,并通过一个关联关系图来阐明这些标准项目之间的关系。通过对该路线图内容的研究和分析,发现从其结构来看,WG5 试图通过一个明确的层次模型来阐述有关身份管理和隐私标准所有项目之间的相关依赖和关联关系。但由于身份管理和隐私保护涉及内容的复杂性,最终未能明确刻画出所有项目之间的依赖与关联关系,而是采用一个 2 层的模型来说明各标准项目的作用,同时描述了各项标准与管理层或工程层视角的对应关系。

4. ISO/IECJTC1/SC32 数据管理和交换分技术委员会(ISO/IECJTC1/SC32,以下简称 SC32)是与大数据关系最为密切的标准化组织。SC32 持续致力于研制信息系统环境内及之间的数据管理和交换标准,为跨行业领域协调数据管理能力提供技术性支持,其标准化技术内容涵盖以下几方面:①协调现有和新生数据标准化领域的参考模型和框架;②负责数据域定义、数据类型和数据结构以及相关的语义等标准;③负责用于持久存储、并发访问、并发更新和交换数据的语言、服务和协议等标准;④负责用于构造、组织和注册元数据及共享和互操作相关的其他信息资源(电子商务等)的方法、语言服务和协议等标准。SC32 下设 WG1 电子业务工作组、WG2 元数据工作组、WG3 数据库语言工作组、WG4SQL 多媒体和应用包工作组。SC32 现有的标准制定和研究工作为大数据的发展提供了良好基础。

5. IEEEBDGMM 在 IEEE 新倡议委员会(NIC)的 IEEE 大数据倡议(BDI)下,IEEE 大数据治理和元数据管理(Big Data Governance and Metadata Management,BDGMM)于 2017 年 6 月成立,主导大数据标准化工作。BDGMM 的工作是指导如何开展大数据治理和大数据交换工作,使得大数据消费者能更好地了解和访问可用数据,帮助大数据生产者正确设定期望值并确保按照期望值维护和共享数据集,帮助拥有大数据的组织作出如何存储、策划、提供和治理大数据的决策,以便更好地服务于大数据消费者和生产者。

6. NBD-PWG　美国国家标准技术研究院(National Institute of Standards and Technology,NIST)于2013年成立大数据公共工作组(NIST Big Data Public Working Group,NBD-PWG),NBD-PWG由产业界、学术界和政界人员共同组成,对大数据的发展和应用及标准化进行研究。工作范围包括建立来自业界、学术界和政府的公共环境,形成达成共识的定义、术语、安全参考体系结构和技术路线图,提出数据分析技术应满足的互操作、可移植性、可用性和扩展性需求,有效地支持大数据应用的技术基础设施。该工作组下设术语和定义、用例和需求、安全和隐私、参考体系结构和路线图5个分组,目前正在研制NIST大数据互操作框架,该标准由9卷组成,现已发布第5卷:架构调研白皮书,其余8卷已发布V2.0版定义。大数据分类、用例和总体需求、安全和隐私、参考架构、标准路线图、参考架构接口、采纳和现代化,以上8项标准于2017年9月21日完成征求意见并同时进行V3.0版工作。

7. HITSC　美国医疗卫生信息技术标准委员会(HITSC)主要解决医疗数据共享和互操作问题,协调不同标准的差异,以形成一系列广泛接受的、促进互操作的规范。HITSC研究开发互操作规范(IS),每个IS包含若干基本标准。

8. CSA　国际云安全联盟(CSA)在2012年成立大数据工作组,目的在于寻找针对数据中心安全和隐私问题的解决方案。截至目前,CSA的大数据安全工作组集成云计算支撑大数据系统的应用实践,陆续发布了《大数据安全与隐私十大挑战》《大数据安全和隐私手册》《大数据安全最佳实践》《大数据和未来隐私评论》和《基于大数据的安全情报分析》等文档。

9. ITU-T　国际电信联盟电信标准分局(International Telecommunication Union,ITU)的电信标准化部门(Telecommunication Standardization Sector,ITU-T)重点研究与大数据密不可分的云计算相关标准,2013年11月发布《大数据:今天巨大,明天平常》的技术观察报告。该报告分析了大数据相关的应用实例,指出大数据的基本特征、促进大数据发展的技术,同时还分析了大数据面临的挑战和ITU-T可能开展的标准化工作。ITU-T的大数据标准工作主要集中在第13研究组(SG13),具体包括该研究组下设的Q2(第2课题组)涉及的研究课题"针对大数据的物联网具体需求和能力要求"、Q17(第17课题组)涉及的研究课题"基于云计算的大数据需求和能力"以及Q18(第18课题组)涉及的研究课题"大数据即业务的功能架构",并由Q17牵头开展ITU-T大数据标准化路标的制定工作并负责向电信标准化咨询委员会(Telecommunication Standardization Advisory Group,TSAG)汇报。2015年ITU-T发布首项大数据标准《大数据:基于云计算的需求和能力》,该标准基于大数据生态系统角色,确定了大数据在其不同生命周期对云计算的具体需求和能力要求。ITU-T还有许多在研大数据标准,例如大数据路线图、大数据交易框架和需求、大数据服务的安全指南等。

10. CEN/TC251　欧洲标准化委员会/健康信息学技术委员会(CEN/TC251)于1990年成立,其工作范围为健康信息和相关信息技术的标准化,以实现不同健康信息系统之间的相互兼容、互联互通以及模块化。截至2018年2月已发布98项健康信息学相关标准,如健康信息学包含工作流与数据管理的DICOM等。

11. 卫生信息标准管理机构　英国国家卫生局于1999年成立卫生信息标准管理机构,负责卫生信息标准制定和管理。英国卫生信息标准体系包括技术标准、数据标准、信息标准和专业应用标准。

12. SAIT-014　澳大利亚健康信息标准化组织颁布的SAIT-014标准涉及健康概念表达、信息安全、消息与通讯、电子健康记录互操作、远程医疗、临床决策支持6部分。

(二)　国内健康医疗大数据标准化研究现状

国内大数据标准化工作主要集中在大数据标准工作组与大数据安全标准特别工作组。

1. 大数据标准工作组　全国信标委于2014年成立大数据标准工作组,工作组组织机构如图29-1所示。工作组主要负责制定和完善我国大数据领域标准体系,组织开展大数据相关技术和标准的研究,申报国家、行业标准,承担国家、行业标准制(修)订计划任务,宣传、推广标准实施,组织推动国际标准化活动。

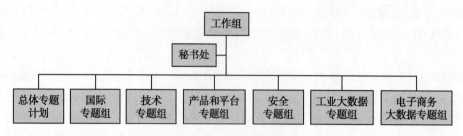

图 29-1　工作组组织机构

工作组 2014 年完成大数据标准立项 10 项,2015 年完成 19 项大数据标准立项。工作对口 IEC-JTC1/WG9,与国际大数据标准化接轨,负责制定和完善我国大数据领域相关标准。截至 2018 年 1 月已发布信息技术大数据术语、信息技术大数据技术参考模、信息技术学数据引用等 6 项大数据国家标准(表 29-1),正在制定信息技术大数据分类指南等多项标准,并提出结合数据全周期管理的大数据标准体系框架,包括基础、数据、技术、数据安全、数据质量、产品和平台以及应用和服务标准等方面。2016 工作组发布大数据标准化白皮书(2016 版),文中指出大数据标准体系框架由基础标准、数据标准、技术标准、平台和工具标准、管理标准、安全和隐私标准、行业府用标准 7 类组成。

表 29-1　工作组标准研制情况

序号	标准号	标准名称	状态	所属专题组
1	GB/T35295-2017	信息技术大数据术语	发布	总体专题组
2	GB/T35589-2017	信息技术大数据技术参考模型	发布	总体专题组
3	GB/T34952-2017	多媒体数据语义描述要求	发布	技术专题组
4	GB/T34945-2017	信息技术数据溯源描述模型	发布	技术专题组
5	GB/T35294-2017	信息技术科学数据引用	发布	技术专题组
6	GB/T36073-2018	数据管理能力成熟度评估模型	发布	总体专题组

2. 大数据安全标准特别工作组　2016 年全国信息安全标准化技术委员会成立大数据安全标准特别工作组,主要负责制定和完善我国大数据安全领域标准,组织开展大数据安全相关技术和标准研究。截至 2018 年 1 月已发布信息安全技术大数据服务安全能力要求、信息安全技术个人信息安全规范、云计算服务安全能力评估方法、信息安全技术云计算安全参考架构 4 项大数据安全标准,正在制定大数据基础平台安全要求等多项大数据安全国家标准。

我国国家卫生标准委员会信息标准专业委员会提出以互联互通标准为重点的医疗健康信息标准体系概念模型,从业务领域、标准内容和标准级别 3 个维度划分出基础类、数据类、技术类、安全与隐私类、管理类 5 大类标准。

全国科技平台标准化技术委员会 SAC/TC486 是与我国科学数据共享关系最为密切的标准开发组织,已发布和立项科技平台标准化指南、元数据标准化基本原则与方法、通用术语、科技资源标识、元数据注册与管理、核心元数据、统一身份认证等 30 余项国家及行业标准,相关标准为科学数据资源共享利用发挥了重要作用。综合上述分析,健康医疗科学数据共享相关标准化工作取得了长足的进步,较好地满足了健康医疗科学数据采集、加工、描述、汇交、传输、存储、整合及再利用等的标准化需求。然而,健康医疗科学数据共享标准研制缺乏顶层设计,也尚未形成统一的标准体系。

3. 各省份大数据标准化工作　福州、湖北、四川、广东、天津等地为进一步贯彻落实国家健康医疗大数据融合共享与开放应用发展,相继提出构建包括基础类、数据类、技术类、应用类、管理类以及安全与隐私保护类标准等在内的省(市)级人口健康信息化和健康医疗大数据标准体系。如贵州省出台的《政府数据数据分类分级指南》《政府数据数据脱敏工作指南》《贵州省政府数据第 1 部分:元数据》等;成都就数据采集、数据共享、数据开放和安全方面制定了项目标准,目前正在修订四川省(区域性)地方标准《成都市政务信息资源交换标准体系》;湖北省发布了《政务数据服务度量计价规范》;陕西省也在平台、应用、管理、隐私等方面开展大数据标准体系的建设工作。

三、健康医疗大数据信息标准化意义

健康医疗大数据应用都需要标准化的支撑,从大数据的采集与存储、分析和处理、展示和应用到安全和管理都离不开信息标准化。

首先是数据采集和存储的标准化,包括遵循数据标准的医疗数据、遵循信息内容标准的医疗文档的采集和存储,为下一步的数据分析和处理奠定了基础。当然在大数据应用中还有大量的非结构化的数据,如音视频、点击流量等,这些数据则需要在分析处理前进行标准化处理。

其次是数据的提取、转换和加载处理(ETL)的标准化。将数据从源系统中提取,对数据进行标准化处理后,再发往相应的数据分析处理系统中。ETL 是数据处理过程中的关键环节。在传统数据库环境中,ETL 相对直接,因为分析的对象往往是为人们熟知的医疗统计报表、检查检验结果、医院运营数据等。然而在大数据的应用下,ETL 可能会变得相对复杂,因为 ETL 对于不同类型的数据源处理方式是不同的。ETL 的转换主要包括:①数据格式规范;②数据编码规范;③数据粒度分解;④数据的约束等标准化、规范化处理。可见 ETL 实际上是一个数据的标准化环节。在大数据应用中,除了非结构化的数据需要进行 ETL 处理外,原本结构化的数据也需要 ETL 处理,以适合大数据环境下的应用。

再次是大数据的安全与隐私保障。医疗、卫生是政府优先推动向社会开放大数据的领域,大数据开放应用既要保障个人权利(隐私),也要保证他人权利(共享)。因此要建立规范有序、安全可控的健康医疗大数据开放和保护法规制度,以及标准和安全体系,提高数据开放共享标准化程度,增强安全技术支撑能力,有效保护个人隐私和信息安全。

最后是作为健康医疗大数据应用的支撑。健康医疗大数据应用发展将带来健康医疗模式的深刻变化,有利于激发深化医药卫生体制改革的动力和活力,提升健康医疗服务效率和质量,扩大资源供给,不断满足人民群众多层次、多样化的健康需求,有利于培育新的业态、新的经济增长点。要实现这些新业态和经济增长,则必须要有标准化的支撑。

第二节　健康医疗大数据标准化

一、健康医疗大数据标准化体系

(一) 大数据标准体系框架

结合国内外大数据标准化情况、国内大数据技术发展现状、大数据参考架构及标准化需求,根据数据全周期管理、数据自身标准化特点、当前各领域推动大数据应用的初步实践,以及未来大数据发展的趋势,提出了大数据标准体系框架[3],如图 29-2 所示。

大数据标准体系由七个类别的标准组成,分别为基础标准、数据标准、技术标准、平台和工具标准、管理标准、安全和隐私标准、行业应用标准。

1. 基础标准　为整个标准体系提供包括总则、术语、参考模型等基础性标准。

2. 数据标准　该类标准主要针对底层数据相关要素进行规范。包括数据资源和数据交换共享两部分,其中数据资源包括元数据、数据元素、数据字典和数据目录等;数据交换共享包括数据交易和数据开放共享相关标准。

3. 技术标准　该类标准主要针对大数据相关技术进行规范。包括大数据集描述及评估、大数据处理生命周期技术、大数据开放与互操作、面向领域的大数据技术四类标准。

(1) 大数据集描述及评估标准:主要针对多样化、差异化、异构异质的不同类型数据建立标准的度量方法,以衡量数据质量,同时研究标准化的方法对多模态的数据进行归一处理,并根据我国国情制定相应的开放数据标准,以促进政府数据资源的建设。

(2) 大数据处理生命周期技术标准:主要针对大数据产生到其使用终止这一过程的关键技术进行

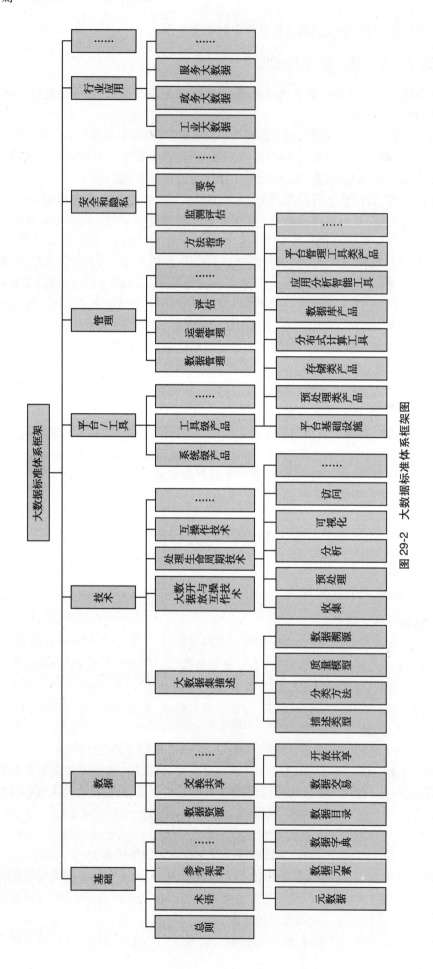

图 29-2　大数据标准体系框架图

标准制定,包括数据产生、数据获取、数据存储、数据分析、数据展现、数据安全与隐私管理等阶段的标准制定。

（3）大数据开放与互操作标准:主要针对不同功能层次功能系统之间的互联与互操作机制、不同技术架构系统之间的互操作机制、同质系统之间的互操作机制的标准化进行研制。

（4）面向领域的大数据技术标准:主要针对电力行业、医疗行业、电子政务等领域或行业的共性且专用的大数据技术标准进行研制。

4. 平台和工具标准　该类标准主要针对大数据相关平台和工具进行规范,包括系统级产品和工具级产品两类,其中系统级产品包括实时计算产品（流处理）、数据仓库产品（OLTP）、数据集市产品（OLAP）、数据挖掘产品、全文检索产品、非结构化数据存储检索产品、图计算和图检索产品等;工具级产品包括平台基础设施、预处理类产品、存储类产品、分布式计算工具、数据库产品、应用分析智能工具、平台管理工具类产品的的技术、功能、接口等进行规范。相应的测试规范针对相关产品和平台给出测试方法和要求。

5. 管理标准　管理标准作为数据标准的支撑体系,贯穿于数据生命周期的各个阶段。该部分主要是从数据管理、运维管理和评估三个层次进行规范。其中数据管理标准主要包括数据管理能力模型、数据资产管理以及大数据生命周期中处理过程的管理规范;运维管理主要包含大数据系统管理及相关产品等方面的运维及服务等方面的标准;评估标准包括设计大数据解决方案评估、数据管理能力成熟度评估等。

6. 安全和隐私标准　数据安全和隐私保护作为数据标准体系的重要部分,贯穿于整个数据生命周期的各个阶段。大数据应用场景下,大数据的4V特性导致大数据安全标准除了关注传统的数据安全和系统安全外,还应在基础软件安全、交易服务安全、数据分类分级、安全风险控制、电子货币安全、个人信息安全、安全能力成熟度等方向进行规范。

7. 行业应用标准　行业应用类标准主要是针对大数据为各个行业所能提供的服务角度出发制定的规范。该类标准指的是各领域根据其领域特性产生的专用数据标准,包括工业、政务、服务等领域。

（二）健康医疗大数据标准体系框架

根据健康医疗大数据发展与应用需求,基于大数据参考架构和全民健康信息标准体系框架,提出健康医疗大数据标准体系框架[4],由基础类、数据类、技术类、应用与服务类、安全与隐私类、管理类组成,如图29-3所示。

1. 基础类标准　是制定其他各类标准的基础与支撑,包括标准体系与标准化技术指南、术语、元数据、参考模型。术语标准不仅应涉及西方医学和传统中医领域的医学术语,还应涵盖健康医疗与大数据

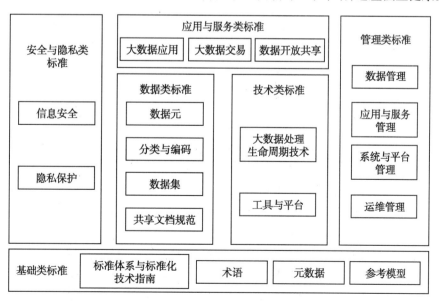

图 29-3　健康医疗大数据标准体系框架

融合产生的新的专业概念与术语。参考模型包括高层卫生信息模型和技术参考模型。

2. 数据类标准　指健康医疗大数据采集、表达、处理、传输、交换等过程中涉及的相关数据标准,是保证语义层无歧义的重要基础。包括数据元标准、分类与编码标准、数据集标准共享文档规范等,不包括对数据进行处理、分析等过程中使用的技术、方法等标准规范。

3. 技术类标准　对应大数据参考架构中大数据框架提供者和大数据应用提供者一级逻辑构件的相关活动。对健康医疗领域大数据生命周期中涉及的技术、工具、系统与平台的技术和功能等予以规范,包括大数据处理生命周期技术、工具与平台标准。大数据处理生命周期技术标准对健康医疗大数据的采集、预处理、分析、可视化、访问等环节中涉及的技术进行规范。工具与平台标准对健康医疗大数据相关工具和系统平台的设计、开发、实施、运行等各建设环节的技术要求、系统与平台架构、技术实现方式、功能等予以规范。

4. 应用与服务类标准　对应大数据参考架构中数据提供者和数据消费者一级逻辑构件的相关活动。对大数据交易、数据开放共享等数据提供方式、数据消费者的应用需求等予以指引,包括大数据应用标准、大数据交易标准、数据开放共享标准。大数据交易标准和数据开放共享标准对健康医疗大数据交易、开放共享的方法、流程、数据估值等方面提供了指引。该类标准旨在促进健康医疗大数据发展与应用,提升数据服务质量。

5. 安全与隐私类标准　对应大数据参考架构中安全与隐私一级逻辑构件,对相关安全技术、数据安全、个人隐私保护、系统与平台安全、应用与服务过程中的安全和隐私等方面予以规范约束,包括信息安全标准和隐私保护标准。

6. 管理类标准　对应大数据参考架构中管理一级逻辑构件,用于指导各级各类医疗卫生机构合理应用相关标准以及对标准应用实施水平进行评价与监督管理。应用与服务管理标准和应用与服务类标准的本质区别在于前者旨在规范健康医疗大数据应用与服务,而后者旨在促进健康医疗大数据应用与服务,两类标准相辅相成共同促进大数据应用与服务健康、有序、快速发展。

二、健康医疗大数据相关标准

根据大数据标准体系框架,目前已发布的大数据相关国家标准共有 33 项,如表 29-2 所示。

表 29-2　已发布的大数据标准明细表

序号	一级分类	二级分类	国家标准编号	标准名称	采用标准号及采用程度
1	基础	术语	GB/T35295-2017	信息技术大数据术语	
2		参考架构	GB/T35589-2017	信息技术大数据技术参考模型	
3	数据	数据资源	GB/T18142-2000	信息技术数据元素值格式记法	ISO/IEC14957:1996,IDT
4			GB/T18391.1-2009	信息技术元数据注册系统(MDR)第1部分:框架	ISO/IEC11179-1:2004,IDT
5			GB/T18391.2-2009	信息技术元数据注册系统(MDR)第2部分:分类	ISO/IEC11179-2:2005,IDT
6			GB/T18391.3-2009	信息技术元数据注册系统(MDR)第3部分:注册系统元模型与基本属性	ISO/IEC11179-3:2003,IDT
7			GB/T18391.4-2009	信息技术元数据注册系统(MDR)第4部分:数据定义的形成	ISO/IEC11179-4:2004,IDT
8			GB/T18391.5-2009	信息技术元数据注册系统(MDR)第5部分:命名和标识原则	ISO/IEC11179-5:2005,IDT
9			GB/T18391.6-2009	信息技术元数据注册系统(MDR)第6部分:注册	ISO/IEC11179-6:2005,IDT
10			GB/Z21025-2007	XML 使用指南	

续表

序号	一级分类	二级分类	国家标准编号	标准名称	采用标准号及采用程度
11			GB/T23824.1-2009	信息技术实现元数据注册系统内容一致性的规程第1部分:数据元	ISO/IECTR20943-1：2003,IDT
12			GB/T23824.3-2009	信息技术实现元数据注册系统内容一致性的规程第3部分:值域	ISO/IECTR20943-3：2004,IDT
13			GB/T32392.1-2015	信息技术互操作性元模型框架(MFI)第1部分:参考模型	
14			GB/T32392.2-2015	信息技术互操作性元模型框架(MFI)第2部分:核心模型	
15			GB/T32392.3-2015	信息技术互操作性元模型框架(MFI)第3部分:本体注册元模型	
16			GB/T32392.4-2015	信息技术互操作性元模型框架(MFI)第4部分:模型映射元模型	
17			GB/T30881-2014	信息技术元数据注册系统(MDR)模块	ISO/IEC19773:2011
18			GB/T30880-2014	信息技术通用逻辑(CL):基于逻辑的语言族框架	ISO/IEC24707:2007
19		大数据集描述	GB/T34952-2017	多媒体数据语义描述要求	
20			GB/T35294-2017	信息技术科学数据引用	
21			GB/T34945-2017	信息技术数据溯源描述模型	
22		处理生命周期技术	GB/T12991-2008	信息技术数据库语言SQL第1部分:框架	ISO/IEC9075-1:2003,IDT
23	平台和工具	工具级产品	GB/T28821-1012	关系数据管理系统技术要求	
24			GB/T30994-2014	关系数据库管理系统检测规范	
25			GB/T32633-2016	分布式关系数据库服务接口规范	
26			GB/T32630-2016	非结构化数据管理系统技术要求	
27	管理	评估	GB/T36073-2018	数据管理能力成熟度评估模型	
28	大数据安全和隐私	要求	GB/T20009-2005	信息安全技术数据库管理系统安全评估准则	
29			GB/T20273-2006	信息安全技术数据库管理系统安全技术要求	
30			GB/T22080-2008	信息技术安全技术信息安全管理体系要求	ISO/IEC27001:2005,IDT
31			GB/T22081-2008	信息技术安全技术信息安全管理实用规则	ISO/IEC27002:2005,IDT
32			GB/T31496-2015,IDT	信息技术安全技术信息安全管理体系实施指南	ISO/IEC27003:2010,IDT
33		方法指导	GB/Z28828-2012	信息安全技术公共及商用服务信息系统个人信息保护指南	

　　从现有大数据国家标准进行分析可以看出,目前我国在大数据领域的基础术语、数据资源、交换共享、数据管理、大数据安全和隐私等方面已开展了国家标准研制工作。在数据资源方面,我国已具备一定的标准基础,相关国家标准在大数据领域下同样适用。下一步需要根据大数据技术、产业现状适时修订已有国家标准,保证标准紧跟技术、产业发展;同时推进相关数据资源标准的推广与应用,保证标准的落地实施。

　　在交换共享方面,依托全国信标委大数据标准工作组,已经开展了相关标准的研制工作,并发布数据交易国家标准2项。下一步需要推进相关数据开放共享国家标准的报批工作;同时围绕国家对于政府数据开放共享的任务要求,加快适用于政府数据开放共享的国家标准研制。

在数据管理方面,GB/T36073-2018《数据管理能力成熟度评估模型》作为我国首个数据管理领域的国家标准已经发布。下一步急需从数据管理能力评估方法的角度开展标准化研究,落实标准在产业中的应用,推动整个行业数据管理能力的提升。

在平台和工具标准方面,目前已立项《信息技术大数据系统通用规范》(计划号:20171082-T-469)等5项国家标准,标准范围覆盖大数据通用系统、大数据存储与处理系统、大数据分析系统。下一步需要围绕大数据系统功能模块,完善数据收集、数据访问等功能模块的相关标准研制;同时围绕国家标准,开展大数据系统产品的标准符合性测试评估工作。

三、健康医疗大数据标准化的应用场景

(一) 健康医疗大数据标准化应用场景的角色介绍

2018 年,国家卫生健康委发布了《关于印发国家健康医疗大数据标准、安全和服务管理办法(试行)的通知》,明确了健康医疗大数据的定义、内涵和外延,各级卫生健康行政部门、各级各类医疗卫生机构及相应应用单位的边界和权责。试行通知中明确指出健康医疗大数据指在人们疾病防治、健康管理等过程中产生的与健康医疗相关的数据。在疾病防治、健康管理等健康医疗大数据的应用场景中数据标准化是这些业务的前提与保障。本部分重点介绍这些应用场景中涉及的角色。

1. 医疗提供方面　向个人提供医疗服务的各级医院、社区卫生服务中心、卫生站、诊所、医疗健康咨询顾问、体检中心、检验中心等。

(1) 医生:本角色特指执业医师。药师、营养师、健康管理师、轻问诊顾问等角色可参考执业医师。

(2) 医院:本角色特指各级医院。具体功能时可能由医院内的检验科、病案科、信息科等职能科室代表医院执行。社区卫生服务中心、卫生站、诊所、为个人提供医疗服务的企业或个人等面向个人提供医疗服务的情况,可参考医院。

(3) 体检中心:本角色特指体检中心。医院、社区卫生服务中心、卫生站、第三方检验中心等单位面向个人开展体检业务的情况,可参考体检中心。

2. 个人　健康或患病的单个自然人。

(1) 当事人:本角色特指接受医疗健康服务的个人。为便于称呼,在本文的医院内的场景里当事人被称为"患者",在医院外的场景里当事人被称为"居民"。

(2) 非当事人:本角色特指除接受医疗健康服务的个人之外的其他相关个人,如患者的家属、朋友。为便于称呼,在本文内非当事人被称为"相关个人"。

3. 医疗健康相关企业　保险机构、医药企业、医疗器械企业、医疗 IT 企业、健康管理企业、医疗健康大数据采集分析企业等。

(1) 保险机构:本角色特指商业保险机构,含社会保险机构和商业保险机构。

(2) 药械企业:本角色特指医药企业和医疗器械企业。医疗 IT 企业、健康管理企业等单位的情况,可参考药械企业。

(3) 第三方检验中心:本角色特指第三方检验中心为医疗机构提供第三方医学检验的情况。

(4) 医疗健康大数据采集分析企业:本角色特指主要业务为医疗健康数据的采集、分析和提供数据服务的企业。

4. 研究机构　高等院校、研究机构等。

(1) 研究人员:本角色特指高等院校与研究机构的研究人员。

(2) 研究机构:本角色特指高等院校和研究机构。

5. 医疗卫生管理监测机构　各级医疗卫生的管理与监测相关的部门。

(1) 医疗卫生管理部门:本角色特指出于监管目的收集医疗机构信息的各级医疗卫生管理机构。

(2) 公共卫生机构:本角色特指出于公共卫生目的收集医疗卫生信息的公共卫生机构,如疾病控制机构、卫生监督机构、精神卫生机构、慢性病防治机构等。

（二）标准化在健康医疗机构数据间共享场景的应用

健康医疗大数据是国家重要的基础性战略资源[5]。健康医疗大数据应用发展将带来健康医疗模式的深刻变化,有利于激发深化医药卫生体制改革的动力和活力,提升健康医疗服务效率和质量,扩大资源供给,不断满足人民群众多层次、多样化的健康需求,有利于培育新的业态和经济增长点[6]。为贯彻落实《国务院关于印发促进大数据发展行动纲要的通知》（国发〔2015〕50 号）要求,顺应新兴信息技术发展趋势,规范和推动健康医疗大数据融合共享、开放应用,健康医疗大数据的应用场景也在不断地扩充,而健康医疗大数据的标准化在其中扮演着重要的角色。

标准化在健康医疗机构数据间共享场景的应用是指在不同健康医疗机构间产生的健康医疗大数据间共享的场景下,标准在其中所体现的作用。不同医疗机构间共享包括医疗机构间报告共享、医疗机构上传报告给区域平台、医院共享给患者亲属。

图 29-4 为医院共享数据给患者、亲属的时序图。①流程的前置条件:业务应用系统中已经生成数据,患者报告发送时检验记录都能正确地关联到患者的主索引标识上,报告共享获得患者的同意。检验报告的发起者如果更新其报告信息,由新版报告替换先前版本的报告。医疗机构之间约定了共享方式,各自系统能识别医疗机构标识,判别医院是否有权将检验报告发送给转入医院或是否有权获取检验报告。②流程的后置条件:当检验结果使用者查询检验报告时,检验报告存储库自动提供新版的报告内

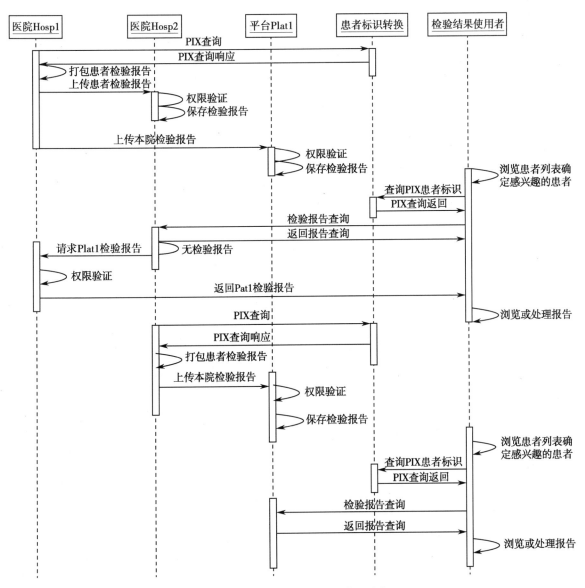

图 29-4　医院共享数据给患者亲属时序图

容。医生收到请求的检验结果,可及时地用于临床医疗或存储在请求者的患者病历中。

图 29-4 主要说明报告传送过程及浏览报告的流程。报告共享传送分为机构之间传送和平台之间传送。报告使用者可以从机构处获取检验报告,或者从平台端获取检验报告。健康医疗大数据的产生、存储、传送和最后的共享,整个流程的可执行性由标准提供技术保障,健康医疗大数据的标准化程度决定了上述流程的信息化程度。健康医疗大数据标准化的推动鼓励了各类医疗卫生机构推进健康医疗大数据采集、存储,加强应用支撑和运维技术保障,打通了数据资源共享通道。加快建设和完善以居民电子健康档案、电子病历、电子处方等为核心的基础数据库。建立卫生计生、中医药与教育、科技、工业和信息化、公安、民政、人力资源社会保障、环保、农业、商务、安全监管、检验检疫、食品药品监管、体育、统计、旅游、气象、保险监管、残联等跨部门密切配合、统一归口的健康医疗数据共享机制[7]。

(三) 标准化在居民获取健康数据场景的应用

居民获取健康数据的场景,包括居民从不同途径获取健康数据的流程,如从医疗机构、医疗企业以及医疗企业提供检测的便携设备、区域平台等。

图 29-5 是居民获取健康数据的时序图。①流程的前置条件:业务应用系统中已经生成数据。检验

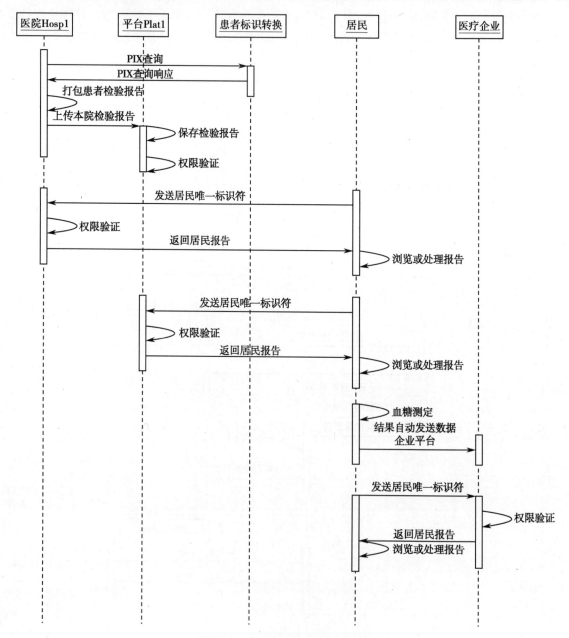

图 29-5　居民获取健康数据时序图

报告的发起者如果更新其报告信息,由新版报告替换先前版本的报告。居民本人查询时已经知道自己的报告查询主索引标识,并且知道获取报告的方式或途径,如 APP、网站、自助机。检验报告存储库系统能够识别、验证患者查询报告的安全性。②流程的后置条件:当检验结果浏览者查询检验报告时,检验报告存储库自动提供新版的报告内容。需要根据检验报告存储库系统能够设置展示的方式,如不能下载、不能打印等限制,也可以设置成可以打印、可以分享传阅。

时序图主要说明报告怎么共享给患者,患者已经从检验机构或者平台端获取检验报告。患者进行报告查询浏览时,必须知道查询路径和查询的患者索引标识。报告处理可以是居民自助打印或浏览。

第三节　健康医疗大数据标准化的问题与展望

一、健康医疗大数据标准化的问题与挑战

(一)健康医疗大数据标准化面临的问题

1. 数据开放共享标准化缺乏顶层设计　政府开放数据不是政府信息公开,开放数据要把底层的、原始的数据进行开放,更多是要保障公众对政府数据的利用。真正的开放数据要满足完整性、可机读、一手、非歧视、及时、非私有、可获取、面授权等标准[8]。数据开放、共享是数据运用的前提,许多地方政府不知道怎样开放、开放什么、开放程序是什么、管理方式是什么、考核评价标准是什么……在推进数据开放工作上无所适从。我国政府数据开放共享时存在数据量少、价值低、可机读比例低、开放的数据多为静态数据等问题。数据开放共享标准化缺乏顶层设计以及自上而下的执行标准、开放标准等[9]。

2. 健康医疗大数据质量缺少规范　数据质量是影响大数据产业健康有序发展的重要因素之一。如何从海量的数据中快速分析出有价值的信息,很大程度上取决于分析处理的数据能否真实地反映实际情况、分析的数据是否按一定要求在相同条件下收集、不同数据之间是否具有同质性、最终获得的数据是否具备合并统计分析的基础。然而,大数据时代下的数据质量应满足什么样的规范、是否达到规范的要求、大数据时代的数据质量与普通的数据质量之间的区别是什么、大数据时代的数据质量评估维度是什么,这些都是需要从标准的角度去解决的问题[10]。

3. 大数据系统评估标准缺乏　面向大数据需求的新硬件、软件和服务将形成巨大的市场空间。目前,开源软件平台为大数据存储管理和处理提供了基础,国内外主流解决方案提供商纷纷基于这些开源软件推出商用解决方案。在国家层面建立统一的测试方法,对大数据平台产品与服务的功能进行评价,是引导技术研发、系统建设、系统调优、采购选型等工作,促进大数据产品成熟的关键。为此,需要建立一套评价大数据系统产品的指标体系和评价方法。需要广泛吸取学术界和开源测试软件的成果,联合国内外厂商和用户,共同建立一套评价大数据系统和服务的测试标准,在确保测试结果能够充分反映系统特性的同时,简化测试配置,降低测试成本。

4. 驱动机制问题　在信息化工作中,目前尚未出台具体的、针对标准化应用的激励或惩罚政策或措施,缺乏应有的驱动力,导致地方和机构缺乏信息标准应用的动力,标准实际上并没有得到应有的重视。在标准研制方面,仍由政府主导制定,缺乏鼓励多方参与标准研发的政策;在标准应用方面,虽然近年来开展的区域及医院信息互联互通标准化成熟度测评试点工作对促进信息标准的落地实施应用略有成效,但仅是从技术的角度推动了标准的落地应用,尚未建立标准化成熟度测评的长效机制,更缺乏与之配套的政策支撑和制度要求。

5. 协调协作问题　标准制(修)订及应用管理过程协调协作机制不健全,相关业务行政部门对标准的认识和主动参与标准化工作的意识不够。另外,企业或企业联合体作为卫生信息标准的用户和实施者,尚未作为主体有效参与卫生信息标准制(修)订及应用工作中。此外,我国在卫生信息标准管理原则和理念方面基本与国际社会一致,但受制于经费、政策、体制等因素的影响,仍存在卫生信息标准制定过程中参与者的职责不够分明、卫生信息标准评审缺乏科学量化的质量标准、卫生信息标准行政审查程序过长等问题。

6. 资源投入问题　人才培养方面,我国还没有经过权威认证的卫生信息标准研发专门机构,医学信息学的学科定位不能很好地满足卫生信息化建设的需要,医学信息学、卫生信息管理学等学科的专业人才培养体系尚未形成,面向卫生领域信息化建设需要的复合型人才非常缺乏;资金投入方面,中央层面卫生信息标准化经费极其微薄,标准研发经费投入严重不足;信息化基地建设方面,虽然先后建立了一批具有鲜明专业特色的信息化基地,如医疗物联网无锡研究院、浙江数字医疗卫生技术研究院、电子科技大学医疗健康大数据研究院等,但由于缺乏必需的经费支持,导致许多急需研究的科研项目无法开展,严重制约了基地作用的发挥。

（二）健康医疗大数据标准化面临的挑战

信息化时代的到来,健康医疗数据的剧烈增长,为大数据在医疗卫生行业的应用带来了机遇与挑战,健康医疗大数据标准化建设挑战主要体现在以下三个方面。

1. 相关法规与标准体系建设的挑战

（1）制定完善健康医疗大数据应用发展的法律法规,强化居民健康信息服务规范管理,明确信息使用权限,切实保护相关各方合法权益。

（2）完善数据开放共享体系、支持服务体系,建立"分级授权、分类应用、权责一致"的管理制度。

（3）规范健康医疗大数据应用领域的准入标准,建立大数据应用诚信机制和退出机制,严格规范大数据开发、挖掘、应用行为。

（4）建立统一的疾病诊断编码、临床医学术语、检查检验规范、药品应用编码、信息数据接口和传输协议等相关标准,促进健康医疗大数据产品、服务流程标准化。

2. 医疗行业网络可信体系的建设挑战

（1）健康医疗数字身份管理:建设全国统一标识的医疗卫生人员和医疗卫生机构可信医学数字身份、电子实名认证、数据访问控制信息系统。

（2）电子签名应用:逐步建立服务管理留痕可溯、诊疗数据安全运行、多方协作参与的健康医疗管理新模式。

3. 医疗数据的安全保障挑战

（1）健康医疗数据安全体系建设:建立数据安全管理责任制度,制定标识赋码、科学分类、风险等级、安全审查规则。

（2）制定人口健康信息安全规划:强化国家、区域人口健康信息工程技术能力,注重内容安全和技术安全,确保国家关键信息基础设施和核心系统自主可控稳定安全。

（3）开展大数据平台及服务商的可靠性、可控性和安全性评测以及应用的安全性评测和风险评估,建立安全防护、系统互联互通、公民隐私保护等软件评价和安全审查制度。

（4）加强大数据安全监测与预警:建立安全信息通报和应急处置联动机制,建立健全"互联+健康医疗"服务安全工作机制,完善风险隐患化解和应对工作措施,加强对涉及国家利益、公共安全、患者隐私、商业秘密等重要信息的保护,加强医学院、科研机构等方面的安全防范。

二、健康医疗大数据标准化工作展望

总体来看,在大数据技术发展进入成熟期后,大数据标准化工作驶入了快车道,从大数据的基础标准（包括术语、架构、平台、角色定义）到大数据具体处理技术的标准,再到行业大数据标准,已有和在研的标准工作基本覆盖了大数据生态系统的所有方面。在国际上,以 ISO/IEC 和 ITU 为代表的标准组织已经明确了大数据标准工作的方法和工作路线图,后续的大数据相关系列标准应该会快速涌现。在国内,信标委大数据工作主要负责制定大数据基础性和通用性标准,通过对接现有的 ISO/IEC 大数据标准工作,推动并制定本地化的大数据标准;CCSA 通过吸收和借鉴互联网企业以及电信运营商已有的大数据工作成果,充分考虑大数据与云计算、大数据与物联网的关联性,制定面向通信行业的大数据标准工作,制定的大数据相关标准对通信行业的大数据发展具有指导意义[11]。我的健康医疗大数据标准化体系研制工作可通过以下几方面开展[12]。

1. 完善大数据标准化工作平台建设,力争做到及时、准确、高效、有序,使得工作平台更具人性化和便利性。以我国大数据应用需求为基础,充分凝聚相关"产学研用"的力量,对我国医疗大数据领域的大数据源、数据量、数据模型、存储架构、数据开放等方面展开调研,梳理我国健康医疗大数据应用场景和需求。研究我国的健康医疗大数据标准体系,加强健康医疗大数据标准化顶层设计,积极出台相关建设指南,指导健康医疗大数据标准化后续工作。加强研制健康医疗大数据产业及应用急需的总体性标准草案,同时开展关键支撑技术标准、工程实施标准以及重点行业领域应用标准的预研工作。

2. 国家级标准组织机构牵头建立健康医疗大数据标准化工作组,政府、产业界、学术界多方参与,针对大数据定义、分类、数据模型、架构、关键技术、数据开放和隐私、盈利模式等议题定期展开讨论,对外发布研究报告及大数据标准化体系纲要。

3. 研究我国数据开放和隐私相关政策法规,调研产学研用各方对大数据隐私的要求和已有数据开放接口规范。

4. 推进国际标准化　我国拥有丰富的数据资源和应用市场优势,应尽量深入地进入国际标准化工作,大力推动标准化工作的国际化开放程度,加强我国标准化组织与相关国际组织的交流合作。组织我国"产学研用"资源,加快国际标准提案的推进工作。支持相关单位参与国际标准化工作并承担相关职务,承办国际标准化活动,扩大影响并争取国际关键标准的主导权。

5. 加强重点标准研制和验证推广　结合大数据产业发展需求,建立并不断完善涵盖基础、数据、技术、平台/工具、管理、安全和应用的大数据标准体系。加快基础通用国家标准和重点应用领域行业标准的研制。选择典型企业、重点行业、重点地区开展标准试验验证和试点示范,加强标准的宣贯、实施和应用推广。建立标准符合性评估体系,强化标准对市场培育、服务能力提升和行业管理的支撑作用。加强国家标准、行业标准和团体标准等各类标准之间的衔接配套。

三、健康医疗大数据标准化文化及思考

我国作为数据大国,在互联网、工业制造、金融、医疗等各个领域均有着庞大的数据基础,整体数据量大、数据品种丰富,这为我国大数据领域的发展提供了重要的基础支撑。当前我国大数据领域已步入快速推进期,核心技术逐步突破、涉及行业不断拓展,产业应用逐渐深入,呈现出资源集聚、创新驱动、融合应用、产业转型的新趋势。

健康医疗大数据作为大数据重要的组成部分,不仅涉及诊断治疗、医疗服务、健康管理、临床科研、公共卫生、管理决策,而且还关系到便民惠民利民、健康产业发展等核心应用实践。医疗健康信息标准是我国医疗健康信息化"46312"顶层设计的重要组成部分,信息标准工作的有效开展是贯彻落实深化医改跨地域信息互联互通和业务协同战略目标的重要保障。

健康医疗大数据应用都需要标准化的支撑,从大数据的采集与存储、分析和处理、展示和应用到安全和管理都离不开信息标准化。健康医疗大数据标准化所带来的经济文化方面的改变推动着行业的不断前行,以下是关于健康医疗大数据标准化经济文化方面的思考。

1. 健康医疗大数据标准化与实体经济深度融合　依托云计算、大数据、物联网、移动互联网、人工智能等信息技术,将大力带动居民电子健康档案、电子病历、医学影像、临床检验、人体生物信息、医疗保险及卫生资源等基础数据的采集、存储、挖掘、分析、开发、应用、交易、服务外包和健康医疗大数据安全等核心业态以及构建完整的大数据产业体系。研究健康医疗、公共卫生、疾病防控、健康管理、食品安全、养生保健等多维数据有效聚合,构建全生命周期数据采集与分析、数据共享与开放、数据安全与保护生态链,打造以产业化、生态化、系统化、可持续化为特色的健康医疗大数据生态体系,实现全生命周期预防、治疗、康复、保健一体化服务。研究健康医疗大数据核心业态、关联业态和衍生业态组合要素,搭建政、产、学、用合作平台,形成健康医疗大数据产业体系,实现健康医疗大数据产业链、价值链和生态链的有机融合。

2. 健康医疗大数据发展开启数字中国建设　大数据重塑传统经济形态,数字经济将成为未来发展的新模式;健康医疗大数据推动建立和完善健康医疗大数据基础体系,整合多方位卫生资源的基础数

据,链接相关标准规范、文献资料等信息资源,构建全方位、全要素健康医疗大数据基础体系,为实现健康医疗数据汇聚、汇总提供开放共享的资源平台。

3. 大数据将向智能化、智慧化发展 在以大数据驱动的人工智能时代,海量数据经过预处理之后抽取出可用信息,可用信息经过加工后成为知识。依托高等院校、科研单位、医疗机构、学术团体和产业联盟等组织,结合人工智能技术,围绕相关基础理论、标准规范、行为规则、方式方法、运作运维等,深入开展基础理论研究和关键技术研究。在基础理论层面,深入研究健康医疗大数据资源开发应用新理念和新方法;在关键技术层面,研究探讨多源异构大数据获取技术、传递技术、存储技术和处理技术,以及相关语言文字表达技术、图形图像识别技术、规划决策实现技术,构建健康医疗大数据研究体系,解决应用实践难题。人工智能将成为大数据生态中的重要组成部分,相关方面的应用将呈现爆发态势,并将在医疗健康领域取得突破,最终从"大数据"演变为"大智慧"。

4. 数据治理将成为重点发展领域 伴随大数据的热潮,大量的组织对大数据平台建设、分析应用等方面盲目投入,缺乏对大数据资源的整体规划和综合治理。健康医疗数据包含个人标识、健康状况以及医疗情况等相关信息,这些数据的合理使用对于健康管理、医疗救治以及科学研究具有积极的促进作用。但鉴于健康医疗数据的特殊性,一方面,这些数据如被泄露、篡改或滥用,会影响健康管理、医学治疗救治以及科学研究效果,在更严重的情况下会导致医疗事故发生。另一方面,健康医疗数据大量涉及个人信息,数据的泄露、滥用和不正当披露会对个人信息安全造成侵害,甚至可能影响个人正常生活。进一步,健康医疗数据还和公众利益、国家安全密切相关,如涉及特殊疾病、基因等健康医疗数据如果被泄露或滥用,还可能对公众利益和国家安全造成严重后果。因此数据治理是基础,技术是承载,分析是手段,应用是目的,随着国家政策支撑以及产业实际需求的增长,如何通过数据治理提升组织数据管理能力,消除数据孤岛,挖掘数据潜在价值将成为重点发展领域。

(周毅　李琳　马梦楠)

参 考 文 献

[1] 韩晶,王健全.大数据标准化现状及展望[J].信息通信技术,2014(6):38-42.

[2] 李小华,赵霞,周毅."互联网+医疗"催生医疗卫生大资源时代[J].中国数字医学,2016,11(1):8-11.

[3] 李赞梅.健康医疗科学数据共享标准体系框架构建[J].医学信息学杂志,2018,39(11):49-53.

[4] 陈敏,牟海燕,秦健.健康医疗大数据标准体系框架研究[J].中国数字医学,2018,13(4):19-21,38.

[5] 韩亦舜.健康医疗大数据应用研究[J].中国国情国力,2019(2):60-61.

[6] 赵霞,李小华,周毅,等.基层医疗卫生信息系统标准体系研究[J].医学信息学杂志,2018,39(8):47-50,57.

[7] 舒影岚,陈艳萍,吉臻宇,等.健康医疗大数据研究进展[J].中国医学装备,2019,16(1):143-147.

[8] 张群.大数据标准化现状及标准研制[J].信息技术与标准化,2015(7):25-28.

[9] 金兴,王咏红.健康医疗大数据的应用与发展[J].中国卫生信息管理杂志,2016,13(2):187-190.

[10] 许培海,黄匡时.我国健康医疗大数据的现状、问题及对策[J].中国数字医学,2017(5):24-26.

[11] 李华才.扎实推进健康医疗大数据应用研究的几点思考[J].中国数字医学,2018,13(3):1.

[12] 孟群,毕丹,张一鸣,等.健康医疗大数据的发展现状与应用模式研究[J].中国卫生信息管理杂志,2016,13(6):547-552.

第三十章　医学人工智能标准化

随着医学人工智能的发展,标准化的重要性日渐凸显,目前国内外已经有部分标准化政策实行,并在各医疗应用场景中发挥着关键作用。随着技术的深度发展,医学领域对人工智能的标准化要求将日渐增高。

本章主要分为三节,第一节主要讲述标准化的需求、国际和国内标准化现状以及标准化体系结构;第二节主要讲述在医学自然语言处理、医学影像分析、医学语音交互、医学数据挖掘等领域的应用和相对应的临床科研平台、影像辅助诊疗系统、语音电子病历和临床质控平台等的实际应用;第三节主要讲述当前医学人工智能标准化面临的挑战以及对应的策略。

第一节　医学人工智能标准化概述

人工智能的概念诞生于 1956 年,在半个多世纪的发展历程中,由于智能算法、计算速度、存储水平等多方面的发展,人工智能技术和应用发展经历了多次浪潮[1,2]。1959 年 Arthur Samuel 提出了机器学习,推动人工智能进入第一个发展浪潮。20 世纪 80 年代到 90 年代,随着美国和日本立项支持人工智能研究,人工智能进入第二个发展浪潮,期间人工智能相关的数学模型取得了一系列重大突破,如著名的多层神经网络、BP 反向传播算法等,算法模型的准确度和专家系统进一步提升。得益于算法、数据和算力三方面的共同发展,当前人工智能正处于第三个发展浪潮。

随着人工智能的发展以及人类对健康的逐渐重视,人工智能在医学领域的应用日渐增多,包括医学影像智能判读[3,4]、医学辅助诊断[5]、手术机器人[6]与人工智能辅助药物发现[7]、决策支持与院感监测等。从发展相对成熟的源于 IBM Watson 自然语言理解技术的智能辅助诊断,到基于深度学习技术的放射学影像诊断,再到可预期的将人工智能与量子计算结合起来应用到医学领域的诊断假设,人工智能的应用在医疗行业呈现数据爆发式增长。

医学人工智能的关键核心技术有机器学习、医学知识图谱、医学自然语言处理、语音交互、医学图像理解等。

1. 机器学习　机器学习(Machine Learning)是一门涉及统计学、系统辨识、逼近理论、神经网络、优化理论、计算机科学、脑科学等诸多领域的交叉学科[8],研究计算机怎样模拟或实现人类的学习行为,以获取新的知识或技能,重新组织已有的知识结构,使之不断改善自身的性能,是人工智能技术的核心。基于数据的机器学习是现代智能技术中的重要方法之一,研究从观测数据(样本)出发,寻找规律,利用这些规律对未来数据或无法观测的数据进行预测。

2. 医学知识图谱[9,10]　医学知识图谱本质上是结构化的医学语义知识库,是一种由节点和边组成的图数据结构,以符号形式描述医学领域中的概念及其相互关系,其基本组成单位是"实体-关系-实体"三元组,以及实体及其相关"属性-值"对。不同实体之间通过关系相互连接,构成网状的知识结构。在医学知识图谱中,每个节点表示医学领域的"实体",每条边为实体与实体之间的"关系"。通俗地讲,医学知识图谱就是把医学领域中所有不同种类的信息连接在一起而得到的一个关系网络,提供了从关系的角度去分析问题的能力。

3. 医学自然语言处理 医学自然语言处理[11]是计算机科学领域与人工智能领域中的一个重要方向,研究能实现人与计算机之间用自然语言进行有效通信的各种理论和方法,主要包括电子病历文本阅读理解和医学问答系统等。电子病历文本阅读理解技术是指利用计算机技术实现对医学电子文本的理解,并且提取关键医学信息的过程;医学问答系统是指让计算机像人类一样用自然语言文本与人交流的技术。

4. 语音交互 语音交互是一种高效的交互方式[12,13],是人以自然语音或机器合成语音同计算机进行交互的综合性技术,结合了语言学、心理学、工程和计算机技术等领域的知识。语音交互不仅要对语音识别和语音合成进行研究,还要对人在语音通道下的交互机理、行为方式等进行研究。医学语音交互主要有两类应用场景:利用语音进行电子病历录入和智能语音导诊。语音电子病历录入指将医生的口述转换为标准的医学文本录入到病历中,并针对多音字结合语境进行自动识别。智能语音导诊指用语音与患者的语言交流的技术。

5. 医学图像理解 医学图像理解是通过用计算机系统解释医学图像[3,4],实现类似人类视觉系统理解外部世界的一门科学。通常根据理解信息的抽象程度可分为三个层次:①浅层理解:包括图像边缘、图像特征点、纹理元素等;②中层理解:包括物体边界、区域与平面等;③高层理解:根据需要抽取的高层语义信息,可大致分为识别、检测、分割、姿态估计、图像文字说明等。目前高层图像理解算法已广泛应用于人工智能系统,如病灶自动识别、放疗靶区自动选择、细胞病理筛查等。

一、医学人工智能标准化需求

(一) 标准化的价值

标准化方法是人类在改造自然和社会实践的基础上积累起来的,它是智慧的结晶,是科学的方法论[14]。从古代到现代,标准化活动对技术革新和新产品创造的作用从来没有停止过。医学人工智能作为医生的智能助手,是代表新时代最前沿科技的新医学产品,与以往任何一个时代的医学产品的实现过程类似,智能产品的产生过程也与标准化活动紧密结合:①在设计研究过程中,运用标准化的方法为正确、有效、最佳的技术指标提供依据;②在制造生产过程中,统一、协调技术参数、规范要求、管理程序,使得产品产销环节顺利进行。医学人工智能标准化与传统的标准化相比,有其共性,又有其自身的特点。在医学人工智能"类人"的特点上,标准化可以从多个角度发挥其重要作用。

1. 广泛应用,深度融合 医学人工智能是一项结合工程学、心理学、医学、信息学、视觉学等多学科的技术,它正快速发展并作用于从医学影像、智能问诊、医学文本分析到辅助决策、临床质量监测等越来越多的领域。如此众多的学科、专业前沿、行业风向都与智能科技产生千丝万缕的联系,丰富的医学智能产品也大量涌现,以至于要捕捉它们共同的动脉,需要大量的跨专业、跨学科的通识和广泛适用的技能方法。标准化正是这样一种科学方法,它涉及的知识面广泛、细节深入,可与任何传统行业进行多层面的深度融合。从标准化的概念可知,标准化的作用对象(现实的或潜在的问题)非常广泛,可以是产品、制度、服务、技术、信息数据等,也可以是任何对象的某个特定方面。因此,"标准化+"与"人工智能+"一样,应并行发展,在医学领域充分发挥其技术支撑作用。

2. 转变模式,促进变革 当前新一轮科技革命和产业革命正在进行,物质结构、生物起源、智能制造、智能材料、大数据、云计算、移动互联网等技术领域中新兴技术和颠覆性技术层出不穷,医学人工智能产品正逐步出现在医学各个领域,将极大地改变医生和患者的诊疗就医方式。历史上,从农业社会进入工业社会的发展进程中,重大的变革之一是进行了劳动的标准化和产品的标准化,人类的生产模式由自己创作转化为机器流水线作业。当前,人类社会正处在工业自动化向人工智能转变的时代边缘,将要和正在发生的变革是思维的标准化和人格的标准化,这个过程是历史进程的惊人重现。标准化工作正处在继往开来的历史节点,必须树立发展的眼光,加强战略思维,运用系统思想,牢牢把握大局,促进时代变革。

3. 基于标准,良性创新 技术进步,强调创新。创新是在前人研究成果的基础上实现的,标准化正是对成熟经验和成果的总结。标准化活动的过程是由特异化向标准化过渡的过程,而创新的过程是把一切重新向非标准化过渡的过程,这是一个螺旋上升、不断巩固和开创的过程。标准化与创新的关系犹如自律和自由的关系,看似是破与立的两面,其实却一直相依相存、互相促进,共同推动人类社会的技术进步。在新技术的发展进程中,技术创新的同时不能忽视使用价值的本质,标准化活动正是通过对科学技术、成功的工作经验进行简化、统一、协调、优化,获得最佳秩序的结果,突出其使用价值,对整体而言就是产生最大的经济效益和社会效益。

4. 统一规划,优化产品 在医学人工智能产品的快速发展初期,产品受到市场规律的支配。一方面,医院为了满足求新求异的需要,总是喜欢得到更新颖的产品;另一方面,厂商为了占领市场获得更大利益总是尽力推出新的产品。众多"智能+"的医学产品将在医学领域中百花齐放,但这里需要强调的是,如果医学产品不加以控制,其生产便会出现自由泛滥的趋势。大量的事实证明,如不加控制地自由发展,必然导致产品杂乱无章,造成质量低下、效率不高、资源浪费。对医学智能产品进行标准化,需在智能技术进步的基础上对医学智能产品作出统一的规划,以防止产品盲目发展可能产生的诸多问题,并且可优化产品系统结构、保证智能产品健康、高效的产生和应用。

5. 合理规范,整合协调 医学智能产品可以和医生共同协作,更快捷、更安全、更好地完成对患者的诊疗,但往往因为技术要求的差异、数据标准的差异、检验方法的差异等各种因素,导致产品指标确定的基础数据存在差异。如何从差异中寻找共同点,最终达到一致、确定正确的技术指标,需要预设完成特定任务的工作程序,需要对整个过程进行合理规范。标准化活动过程正是如此:一方面,需要利益相关方共同参与相关数据的汇集和分析、技术材料的佐证等,利用先进技术、实践经验和综合成果,在一定范围内对重复性事物和概念进行择优、固化和推广,最终达到简化或统一,促进产品的科学化发展;另一方面,需要利益相关方运用系统工程的思想,对相关的事物和概念进行顶层规划与整合协调,促进整个系统的优化和有机统一,规范市场环境,克服无组织、无序化发展对人类社会进步造成的浪费和阻碍。

(二) 标准化的需求

标准是人类在历史发展中摸索出来的宝贵经验和重要规律,它能为新时代的技术变革和组织社会产品的生产指明方向。当今时代,人类正在进入医学人工智能的大潮中,处于技术变革的关键时期,标准化已成为医学人工智能竞争力和软实力的核心要素。通过分析国内外人工智能的发展现状,可以初步得到以下标准化需求分析[14,15]。

1. 界定医学人工智能需要研究的范围 医学人工智能从实验室研究转向医学各领域的实用系统,呈现快节奏增长的态势,这需要通过统一的术语进行界定,明确医学人工智能的内涵、外延和需求的核心概念,引导行业内正确认识和理解医学人工智能技术,便于厂商和医务人员广泛和正确使用人工智能技术。

2. 描述医学人工智能系统的框架 无论是医务人员还是厂商,在面对医学人工智能系统的功能和实现时,普遍将医学人工智能系统看成是一个"黑盒子",但有必要通过技术框架规范来增强医学人工智能系统的透明度。由于医学人工智能系统在医院的应用范围广泛,可能很难给出通用的医学人工智能框架,比较容易的是针对特定场景给出特定的框架。例如,目前以机器学习、医学自然语言处理、医学知识图谱为基础的医学人工智能系统是主流技术,并依赖于包括大数据在内的技术资源,就可以以此为基础构建一个基于机器学习、医学自然语言处理、医学知识图谱在内的人工智能系统框架,并对其中组件的功能进行界定。

3. 评价医学人工智能系统的智能等级 按智能程度对医学人工智能系统进行划分一直存在争议,给出一个标杆来衡量它的智能等级是困难且具有挑战的工作。随着不同的医学应用场合对智能等级评价需求的进一步明确,需要标准化工作来逐步解决该问题。

4. 促进医学人工智能系统的互操作性　医学人工智能系统及其组件有一定的复杂性,不同的应用场景涉及的系统及组件不同。系统与系统之间,组件与组件之间的信息交互与共享需要通过互操作性来保证。医学人工智能互操作性涉及不同的智能模块产品之间的互用性,达到数据互通,也就是不同的智能产品需要有标准化的接口。标准化工作保证了医学人工智能系统的应用程序接口、服务及数据格式,通过标准和兼容接口,定义可互换的组件、数据和事务模型。

5. 进行医学人工智能产品的评估　医学人工智能系统作为可实际使用的工业产品,需要在功能、性能、安全性、兼容性、互操作性等多方面进行评估,才能确保产品的质量和可用性,并为产业的可持续发展提供保障。评估工作一般包括测试、评价等一系列活动,评估对象可以是临床质量监测系统、导诊机器人等产品,按照规范化的程序和手段,通过可测量的指标和可量化的评价系统得到科学的评估结果,同时配合培训、宣贯等手段推进标准的实施。

6. 对关键技术进行标准化　对已经形成模式,并广泛应用的关键技术,应及时进行标准化,防止版本碎片化和独立性,确保互操作性和连续性。例如深度学习框架绑定的用户数据,应当通过明确神经网络的数据表示方法和压缩算法,确保数据交换且不被平台绑定,保障用户对数据拥有的权益,其他如语音交互技术、传感器接口、基本算法等基础标准也需要尽快制定。

7. 确保安全及伦理道德　医学人工智能从各种设备、应用和网络中收集了大量的患者、生物或者其他特征数据,这些数据并不一定从系统设计之初就能够很好地组织、管理并采取恰当的隐私保护措施。对患者的安全有直接影响的医学人工智能系统,可能会对患者人身安全构成威胁,需要在这类医学人工智能系统得到广泛应用之前,就通过标准化等手段对系统进行规范和评估,保障安全性。

8. 针对不同应用特点的标准化　除了共性技术外,在特定应用场景中实施医学人工智能还存在个性化的需求与技术特色,典型的如影像读片、患者导诊、临床质控等,需考虑特定产品的功能/性能特征、系统组成结构和相互关系等。

二、医学人工智能标准化现状

(一) 国际标准化现状

1. ISO/IEC JCT1　ISO/IEC JTC1(国际标准化组织和国际电工委员会第一联合技术委员会)在人工智能领域的标准化工作已有20多年的历史,制定了4项人工智能词汇标准:ISO/IEC 2382-28:1995《信息技术 词汇 第28部分:人工智能基本概念与专家系统》、ISO/IEC 2382-29:1999《信息技术 词汇 第29部分:人工智能语音识别与合成》、ISO/IEC 2382-31:1997《信息技术 词汇 第31部分:人工智能机器学习》和ISO/IEC 2382-34:1999《信息技术 词汇 第34部分:人工智能神经网络》。目前这些标准已经被修改并纳入ISO/IEC 2382:2015《信息技术 词汇》,这将是今后AI标准的基础[16]。

ISO/IEC JTC1研究范围涵盖的人工智能技术领域有很多,许多分技术委员会(SC)和工作组(WG)工作受到人工智能的影响。从2017年7月29日到2017年8月31日,JTC1通过在线调查,了解共有11个SC(SC7/17/22/24/27/28/29/36/37/40/41)开展的工作和1个WG(WG9)开展的工作与人工智能标准化相关联的程度,具体如表30-1所示。

表30-1　SC/WG开展的工作与人工智能标准化相关联的程度(★)

JTC1议题	SC7	SC17	SC22	SC24	SC27	SC28	SC29	SC36	SC37	SC40	SC41	WG9
互操作性			★		★		★			★	★	★
社会安全		★			★			★	★	★		★
可用性			★			★		★		★	★	★
隐私		★			★			★		★		★
范围及领域			★					★		★	★	★
系统性能					★		★	★				★
软件工程	★							★	★	★		★

JTC1 议题	SC7	SC17	SC22	SC24	SC27	SC28	SC29	SC36	SC37	SC40	SC41	WG9
度量指标								★	★	★		★
生产安全								★		★		★
可追溯性								★		★		★
风险分析								★		★		
伦理道德								★		★		
其他			★					★		★		

注:
互操作性:通过标准和兼容接口,定义可互换的组件、数据和事务模型
社会安全:处理信息的机密性、完整性和可用性以及网络安全
可用性:确保接口和控制是有效、高效及直观的
隐私:在处理信息时,要控制信息的保护;在运输过程中,信息需要被妥善储存
范围及领域:定义特定领域的标准词汇和相应的框架
系统性能:确保准确性、可靠性、鲁棒性、可访问性和可伸缩性
软件工程:管理系统的复杂性、可维护性、安全性、监测和控制突发行为
度量指标:量化影响性能和符合性的标准
生产安全:评估风险管理和对系统的风险进行分析,评估人机交互与控制系统的合法性
可追溯性:提供事件的记录(实现、测试以及完成)和数据管理
风险分析:评估人工智能系统的可控性风险,需要努力验证和确认其有效性
伦理道德:指导人权、责任、透明度和教育等

2. 国际电工委员会(International Electrotechnical Commission,IEC)　IEC 主要在可穿戴设备领域开展人工智能标准化工作。IEC TC100(音频、视频、多媒体系统和设备分技术委员会)针对可穿戴设备领域开展了标准化工作,建立了由 SS8 研究小组负责的"可穿戴设备使用场景"议题,研制可穿戴设备,包括虚拟现实的标准化工作。IEC TC 124(可穿戴技术分技术委员会)负责开展与可穿戴相关的电工、材料、人身安全等技术标准的研制工作。

3. 国际电信联盟(International Telecommunications Union,ITU)　ITU 从 2016 年开始开展人工智能标准化研究。2017 年 6 月,ITU 和 XPRIZE 基金会共同举办了"人工智能优势全球峰会"。ITU-T 提出了对于人工智能建议的草案,包括 ITU-TY. AI4SC 人工智能和物联网以及 ITU-T Y. qos-ml 基于机器学习的 IMT-2020 的服务质量要求。

(二) 国内标准化现状

目前,我国人工智能标准化工作处于快速发展时期。2017 年,我国发布了《新一代人工智能发展规划》,提出了"加强人工智能标准化框架体系研究"的重点工作。因此,全面梳理人工智能技术、应用和产业的演进方向,提出标准体系建设方案,对于支撑人工智能技术创新与应用具有重要意义。针对人工智能标准跨行业、跨专业、跨领域的特点,需要凝聚人工智能领域产学研单位的力量,加强顶层设计,共同建立人工智能标准化协调推进工作机制。目前,全国信息技术标准化技术委员会(SAC/TC28)在人工智能标准化方面开展了以下工作[17]。

1. 编制人工智能标准化白皮书　对人工智能涉及的政策、技术、产业和标准化情况展开分析和讨论:人工智能的技术研究和发展趋势、人工智能的产业形态和发展趋势以及国内外标准化工作的现状,根据标准需求提出标准化工作的具体建议。白皮书将结合人工智能技术和产业现状、标准化需求及已有标准化基础,研究并提出人工智能标准体系框架,该框架由基础共性、平台/支撑、关键技术、产品及服务、应用及安全六个部分组成。

2. 成立国家人工智能标准化总体组和专家咨询组　为推动人工智能与实体经济深度融合,全面推进人工智能标准化工作,国家标准化管理委员会联合相关部门成立国家人工智能标准化总体组和专家咨询组,统筹规划和协调管理我国人工智能标准化工作。

3. 加强人工智能的标准研制工作　全国信息技术标准化技术委员会在术语、人机交互、用户界面、计算机图形图像处理、大数据、云计算、生物特征识别等领域开展了人工智能标准化工作。已经将四项人工智能术语的国际标准全部转化为国家标准:GB/T 5271. 28-2001《信息技术 词汇 第 28 部分:人工智

能 基本概念与专家系统》、GB/T 5271.29-2006《信息技术 词汇 第 29 部分：人工智能 语音识别与合成》、GB/T 5271.31-2006《信息技术 词汇 第 31 部分：机器学习》和 GB/T 5271.34-2006《信息技术 词汇第 34 部分：神经网络》。全国音频视频和多媒体标准化技术委员会（SAC/TC242）围绕虚拟现实、智慧家庭、智慧医疗和健康开展了相关标准化工作。

三、医学人工智能标准化体系

医学人工智能涉及多领域的多技术融合，医学人工智能标准之间存在着相互依存、相互制约的内在联系。因此有必要以系统科学的理论和方法为基础，运用标准化的工作原理，统筹协调不断优化标准之间的关系，避免标准之间不配套、不协调及组成不合理等问题。

（一）医学人工智能标准体系结构

医学人工智能专注于医学领域，故其标准体系有别于人工智能标准体系结构。医学人工智能标准体系结构包括 A 基础、B 平台/支撑、C 关键技术、D 产品及服务、E 安全/伦理五个部分，主要反映标准体系各部分的组成关系。医学人工智能标准体系结构如图 30-1 所示。

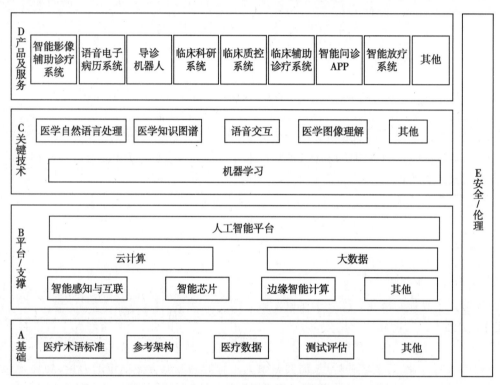

图 30-1　医学人工智能标准体系结构

（二）五大标准类

1. 基础标准　该类标准主要针对医学人工智能基础进行规范，包括医疗术语标准、参考架构、医疗数据、测试评估等。针对已有医疗术语相关标准，需根据医学人工智能发展特点和情况进行修改；同时要深入研究医学人工智能相关技术，开展医学人工智能参考架构等标准研制工作；结合医学人工智能的应用方向，针对需要用于数据训练的医疗数据的数据格式、标签、数据模型、质量要求等数据资源制定相关标准；针对医学人工智能产品，需要提取测试评估的共性需求，并制定通用性测试指南、评估原则以及智能等级分级要求等标准。

2. 平台/支撑标准　该类标准主要针对医学人工智能底层平台和支撑进行规范，包括大数据、云计算、智能感知及互联、边缘智能计算、智能芯片、人工智能平台等。目前大数据、云计算、智能感知及互联等标准化工作已有了一定的进展，为医学人工智能的标准化奠定了基础。①大数据标准化在医疗方面主要体现在医疗数据开放共享、医疗数据采集工具等方面；②云计算标准化主要体现在面向人工智能的异构计算等虚拟和物理资源池化、调度和管理标准;③智能感知及互联标准化主要体现在高精度传感器、新型 MEMS 传感器、RFID 传感器等,为医学人工智能的硬件发展提供标准支撑;④边缘智能计算标准化主要体现在参考架构、轻量级运行环境要求等;⑤智能芯片标准化主要体现在开展芯片性能测试要求等标准研制;⑥人工智能平台标准化主要体现在研制人工智能计算框架、人工智能算法任务调度等通用功能要求,以及支持机器学习、医学知识图谱等不同计算模式的通用计算能力要求等相关标准。

3. 关键技术标准　这一类标准主要针对医学人工智能相关技术进行规范,包括机器学习、医学自然语言处理、医学知识图谱、语音交互、医学图像理解等。①机器学习标准化主要包括开源与标准化协调发展、机器学习算法性能评估等方面;②医学自然语言处理标准化主要体现在语义库标准化、结构化表达标准化、词性标注及其描述标准化、词法和句法分标准化以及文本内容是否正确的判断标准等方面;③医学知识图谱标准化主要体现在实体描述的标准化和实体关联描述的标准化;④语音交互标准化主要体现在语音识别技术和接口测试标准研发及搭建智能语音交互系统标准符合性评估平台;⑤医学图像理解标准化主要体现在图像数据库、图像采集设备的类型及对应参数的标准化。

4. 产品及服务标准　产品及服务标准包括智能影像辅助诊疗系统、语音电子病历系统、导诊机器人、临床科研系统、临床质控系统、临床辅助诊疗系统、智能问诊 APP、智能放疗系统等医学人工智能现有的产品和服务标准。

①智能影像辅助诊疗系统标准化主要体现在针对不同病种制定不同的图像分析与诊断标准,制定病灶标注的标准和规范,对所生成的结构化报告进行标准化规范;②在语音电子病历系统方面,需要制定标准化的语言与文字映射库;③在导诊机器人方面,主要是采集患者信息的标准化、医学知识图谱的标准化;④在临床科研系统方面,主要体现在医疗数据采集的标准化、数据治理的标准化以及产品业务流程的标准化等方面;⑤在临床质控系统方面,需重点考虑与其他系统数据传输接口的标准化、针对不同病种的医疗变量参数的标准化等;⑥在临床辅助诊疗方面,需考虑医学知识图谱的标准化、与医生交互的标准化、给出诊疗方案的标准化等;⑦在智能问诊 APP 方面,同样需要标准化的医学知识图谱作为支撑,并对采集和分析医疗数据进行规范化;⑧在智能放疗系统方面,主要体现在机器学习所需数据的标准化获取、靶区勾画的标准规范以及放疗方案自动设计的标准规范。

5. 安全/伦理标准　安全/伦理标准包括与医学人工智能安全、伦理、隐私保护等相关的标准规范。医学人工智能安全与伦理标准研究,一方面要加强人工智能基础标准研究,重点开展人工智能安全的参考架构、安全风险、伦理设计、安全评估等标准研究,提出人工智能算法、产品和系统的安全要求和测评方法;另一方面,在产品及服务领域,针对已有的标准进行安全方面的补充和完善,加强患者的人身安全和隐私保护。

第二节　医学人工智能标准化的应用

一、医学人工智能标准化应用场景

(一) 医学自然语言处理的应用场景

据统计,在医疗机构中约有 80% 的医疗数据为非结构化的文本数据,难以被机器直接解析和理解。面对这样的现状,有必要利用一些自动化的工具帮助医生在海量的医疗信息源中迅速找到真正需要的信息。医学自然语言处理的主要功能是从非结构化医学文本中抽取出特定的事实信息。在医疗场景下,从患者的医疗记录中抽取出症状、诊断、检验结果、检查结果、处方等。通常,被抽取出来的信息以结构化的形式描述,可以直接存入数据库中,最终形成知识本体或者知识网络,从而为后续的各种文本挖掘任务提供标准和便利,以便用户搜索、查询、统计分析以及进一步分析利用。

医学自然语言处理技术[18,19]当前主要用于以下方面。

1. 诊断过程的相似案例搜索方面　传统的搜索方法是通过关键字进行匹配,难以有效应对实际临床场景中多义词、同一种疾病的不同表述等情况,以致搜索效果不佳。基于医学人工智能的搜索则可以先利用医学自然语言处理技术对一段医学病历文本进行分词、词性分析、命名实体识别、语义分析、实体关联等操作,使得机器可以读懂文本,从而在进行检索时可以把所有相关的结果都检索出来。比如糖尿病病历资料,不管病历写的是"2型糖尿病病",还是"先天性糖尿病",甚至是"T2DM",各种相关病历都能解析出来。

2. 进行科研病历结构化处理方面　传统的手段是靠医生读病历再进行填入,在面对海量需要填入的医疗数据时,医生需要耗费大量的时间和精力,且难以避免犯低级错误。通过医学自然语言处理技术,可以在对医学文本进行解析后,基于科研所需的科研数据模型提取特定的医疗信息,以结构化形式进行存储并实现相关科研表单的自动填充。在后期科研应用中,医生可基于多个条件进行检索,快速定位和筛选满足特定条件的患者,大幅提高临床科研数据的筛选效率。

3. 关于疾病相关问题的自动问答方面　自然语言处理可以理解患者所输入的问题,并在标准问答库中找到对应的答案,大幅减少患者服务所需的人力,同时可以实现24小时不间断服务。

(二) 医学影像分析的应用场景

医疗影像数据占医疗数据量的80%以上,是临床诊断治疗中重要的信息来源,具有不可替代的临床价值。目前医疗影像数据量年增长率约30%,医生对自动化、智能化医学影像分析工具的需求日益迫切。随着卷积神经网络等技术的发展,人工智能技术在影像场景下的进展迅速,在分类、识别、分割等视觉任务中均取得良好的表现。在医学影像领域,人工智能影像分析工具也有广阔的场景,从二维医学图像到三维医学影像都有应用。由于大量影像检查资料属于客观资料,而且信息标准化程度较好,早在人工智能技术出现之前,人们已经尝试通过各种方式提高影像诊断效率,其中以计算机辅助决策系统(CAD)应用最为广泛。CAD通过专家提取特征,制定分类规则,建立各种复杂严密的数学模型,实现了对影像的自动分析。但被固定的分析模型仅能处理和识别非常有限的影像表现,无法自主学习和优化。基于深度学习的人工智能影像分析技术解决了这一不足,深度学习通过广泛的图像训练,从底层提取特征,能够实现对更加多样化的影像表现的识别并不断自动优化。

医学人工智能在医学影像分析方面的应用场景主要体现在以下方面。

1. 智能影像诊断方面　通过对病理影像的处理,比如说病灶的标注、定性判断、定量测量、三维建模等来辅助医生进行疾病判定,可大幅度减少医生读片的工作量,减少因医生疲劳导致的失误[3]。

2. 放疗靶区智能勾画方面　基于海量历史患者影像数据、历史放疗靶区勾画等数据进行机器学习和建模优化,可制定出最适合该患者的定制化放疗计划,提高医生制订治疗计划的效率[20]。

3. 健康管理的食物识别方面　如通过食物照片判断食物的种类、测算食物质量及所含热量,从而告知患者是否可以食用该食物以及食用量,为患者的健康管理提供建议[21]。

(三) 医学语音交互的应用场景

人们主要以语音的形式进行交流,一方面,语音交流传播信息的速度非常快速,不需要借助额外工具;另一方面,语音能够双向沟通,富有弹性,可以随机应变。在实际的医疗场景中,来就医的大多是年纪较大的患者,他们文本录入能力较弱,难以在机器上输入特定的信息进行查找和问诊;医院的医生通常非常忙碌,没有足够的时间进行电子病历的手工录入和填写。在这样的背景下诞生了医学智能语音交互需求,基于对大量的语音数据资料进行深度学习并构建语音交互模型,通过对语音的识别和理解,基于已构建的知识库给出特定的答复或者进行语音转文本的操作。

医学人工智能在语音交互的应用场景主要体现在以下方面。

1. 智能问诊APP的使用方面　集成了内嵌的丰富医学知识图谱和语音语义理解能力。机器通过语义识别与用户进行沟通,识别患者语音语义,基于医学知识图谱给出对应的挂号、诊疗及提醒建议从而提升了医生的接诊效率[22]。

2. 导诊机器人方面　导诊机器人通过内置感应设备获取患者数据,在进行分析之后给出导诊建议。同时导诊机器人能够通过与患者进行对话理解患者的需求,实现智能的院内导诊,告诉患者科室位置、应就诊的科室,并解答患者就诊过程中遇到的其他问题[23]。

3. 语音电子病历填写方面　语音电子病历可协助医生在诊疗的同时,通过话筒进行语音讲述,转化为文本信息。语音电子病历录入技术可以很好地解决电子病历的信息采集和输入问题,且不受模板的限制,无须复制、粘贴,提高病历质量安全,同时也真正实现针对患者的个性化录入[24]。

（四）　医学数据挖掘与认知计算的应用场景

医院通常存有海量的诊疗数据,但所存储的数据往往难以被有效利用。一方面,缺少有效的工具对数据进行深度分析挖掘;另一方面,缺少特定的应用需求方向。

目前医学数据挖掘和认知计算方面的应用主要体现在以下场景。

1. 临床辅助诊疗方面　需要基于全院患者历史就诊数据构建医学知识库和决策分析模型。当有新患者就诊时,系统将基于患者的症状、检查检验结果等给出治疗建议,同时会针对医生的不适当操作进行必要的提醒,有效减少误诊、漏诊情况,提高整体诊疗效率和质量。

2. 临床质量监控方面　系统可有效地对患者的临床数据进行实时监控并通过风险预测模型对患者的疾病状况进行评估,从而可在节约人力成本的同时,进行实时监控,及时发现异常状况,提醒医生进行及时干预。

3. 临床科研方面　海量的科研数据需要有效的工具来分析挖掘,患者的疾病症状与哪些因素相关,所使用的药物/手术是否对疾病有治疗作用等均需要科研数据的支撑。临床科研平台可搜索特定疾病的患者,并针对患者的疾病症状和病因、药物/手术和治疗效果进行相关性分析,大大提高了科研效率。

（五）　其他方面的应用场景

除了上述的四类主要的应用场景外,医学人工智能也在医疗图文识别(OCR)、多组学 AI 诊断分析、药物研发等方面有一定的应用。①医疗图文识别方面,主要通过对化验报告单进行拍照识别,并将其转换为医学电子文本;②多组学 AI 诊断分析方面,结合基因组学、转录组学、蛋白质组学及代谢组学的数据和 AI 算法解析,为患者疾病的精准治疗提供新方案;③药物研发方面,将深度学习技术应用于药物研究,通过大数据分析等技术手段快速、准确地挖掘和筛选出合适的化合物或生物,达到缩短新药研发周期、降低新药研发成本、提高新药研发成功率的目的。

二、技术融合与工程化应用

（一）　临床科研平台

临床科研平台分为临床科研数据治理模块和临床科研应用模块两大部分。临床科研数据治理模块重点在于对各医院信息系统的数据集成以及随访数据集成并自动结构化、标准化成可被临床研究直接分析、利用的科研数据。临床科研应用模块主要满足从科研数据检索到统计分析的科研全流程需求。

1. 临床科研数据治理模块　首先是根据需要采集数据的范围及要求,以患者为中心设计标准统一的临床研究大数据中心数据模型。基于数据模型对医院的历史数据和实时数据进行集成和治理。该模块基于科研数据模型对临床文本数据做颗粒化、后结构化处理,运用自然语言处理结合医学知识图谱自动转化非结构化文本数据,以满足回顾性查询所需的数据细化程度。同时针对提取出的医学信息,结合医学知识图谱自动完成数据的标准化,进一步提升数据的可用性、可交互性。

2. 临床科研应用模块　包括如下功能。

（1）智能科研检索:智能科研检索将基于自然语言处理和机器学习方法,以及数据治理的成果,对患者进行精准的、细颗粒度的建模,从而快速定位和筛选满足特定条件的患者。

（2）科研队列管理:队列是符合某些特定条件或者具有某些一致特征的患者列表,医生可将患者按不同特征加入不同的队列中。

（3）科研统计分析:利用科研统计分析功能可以直接在系统中进行统计分析而不需要进行数据的导出、导入等重复工作。

（4）科研数据导出:科研平台中的数据要能够实现导出功能,并能够以 Excel、CSV、SAS、SPSS、CDISC 等多种数据格式导出,兼容常用的统计软件。

（5）科研项目管理:项目管理者可使用科研项目管理对整个医院的科研项目进行综合查看。科研项目管理接受各系统传入的数据,对它们进行整合加工,并以可视化的形式展现,提供直观的支持科研决策的信息。

（二）影像辅助诊疗系统

大量影像检查资料都属于客观资料,且信息标准化的程度较好,利用影像辅助诊疗系统进行影像结果辅助判断,可有效减轻影像医生的工作量,减少医生漏诊、误诊等问题。

影像辅助诊疗系统主要包括病灶自动识别与标注、基于深度学习的优化两个方面。

1. 病灶自动识别与标注　该功能是影像辅助诊疗系统的核心,主要包括针对医学影像进行图像分割、特征提取、定量分析、对比分析等工作。利用图像识别技术对患者的影像进行识别,标注病灶关键信息,给出初步诊断结果,助力影像医生提升诊断效率。

2. 基于深度学习的优化　通过对大量的临床影像数据、临床诊断信息和影像学专家知识来训练人工智能影像诊疗系统,使其具有独立进行诊断疾病的能力,在目前诊疗体系的基础上进一步降低复杂疾病的误诊率,从而带来医学影像总体诊断水平的提升。目前主要应用于肺癌、脑卒中、冠心病、乳腺癌和食管癌等病种。

（三）胸部 CT 结节检出系统

胸部 CT 结节检出系统从 DICOM 格式医学图像中获取三维 CT 影像数据,经过处理后给出检测结果和参考用的文本报告,主要分为以下几个模块:信息系统通讯模块、图像预处理模块、结节检测模块、候选结节处理模块、可视化模块、自然语言报告生成模块等,主要功能如下。

1. 信息系统通讯模块　负责与医院 PACS 等系统对接,获取必需的图像数据和基本信息。

2. 图像预处理模块　对不同设备、扫描参数、重建参数的图像进行必要的预处理。

3. 结节检测模块　在处理后的图像上检出候选结节。

4. 候选结节处理模块　将候选结节分类细化,并分析成分构成、肺内相对位置等属性。

5. 可视化模块　为前端工作站提供可视化展示结果。

6. 自然语言报告生成模块　按照影像报告格式生成影像描述,供医生参考和使用。

（四）眼底照相诊断系统

基于眼底图像的人工智能辅助糖尿病视网膜病变分级是目前流行的一类产品。其主要技术大多基于在自然图像分类中取得较好效果的算法的迁移学习应用,在数万到数十万量级的标注数据上进行分类训练后,得到可对糖尿病视网膜病变分级的模型。更加先进的眼底照相诊断系统通过模型级联或者多任务模型,纳入青光眼、老年性黄斑变性等多种眼底疾病的筛检。大多数眼底照相诊断系统包括质量控制模块、病种诊断模块、病灶检测分割模块和自然语言诊断报告生成模块四个主要模块,功能如下。

1. 质量控制模块　对输入图片质量控制,拒绝非眼底、模糊、存在明显色差等不合格图像,保障输入数据的质量。

2. 病种诊断模块　即系统核心模块,对产品范围内的一种或多种疾病进行人工智能诊断分类。

3. 病灶检测分割模块　对渗出、出血、微血管瘤等病灶进行检测和分割,提供诊断证据、增强诊断结果的可信性和模型可解释性。

4. 自然语言诊断报告生成模块　基于病灶和诊断结果,生成结构化的自然语言报告,供医生审核修改使用。

（五）细胞病理自动诊断分析

细胞病理自动诊断分析系统通过对取得的标本细胞进行全自动智能分析,实现对标本自动扫描细胞、自动识别细胞并分类、自动分析预后全过程。在取得患者标本细胞,完成制片、染色前期过程后,在系统显微镜下自动扫描视野内细胞并进行数据储存,同时根据诊断需求对扫描记录到的所有细胞进行分类,最后根据诊断结果完成分析预后全过程。该系统可实现从标本登记、制片、染色、扫描、诊断、发放报告的全流程管理,满足对于开展远程医疗和远程技术的支持。

（六）智能放疗系统

智能放疗系统利用机器学习、医学图像分析等人工智能技术,为患者自动勾画放疗靶区,并进行放疗计划设计、提供放疗实施方案等。靶区勾画由系统自动给出,不受医生经验、情绪、耐心等因素的影响,保证不同医生勾画同一个患者的医学影像靶区完全相同。在制订肿瘤放疗计划时,通过系统后台大量的计算和机器学习建模,给出最合适的放疗计划,提高医生制订治疗计划的效率。

（七）语音电子病历系统

利用语音电子病历系统,医生可一边为患者进行治疗,一边用语音进行电子病历录入,系统自动转化为电子文本信息,该系统不但可以提高医生录入效率,也能够实现针对患者的个性化录入,采集有效的患者数据,提高数据的可分析性。

语音电子病历系统包含语音语料库、语音识别引擎模块、无监督自学习引擎、自然语言处理模块、传统电子病历模块,分别具有以下功能。

1. 语音语料库　是语音电子病历的核心。系统将集成海量的语音语料库,使得所定制的语音模型能够覆盖各个科室常用的病症、药品名称、操作步骤等关键信息。

2. 语音识别引擎模块　是让计算机能够"听懂"人类的语音,将语音中包含的文字信息提取出来。

3. 无监督自学习引擎　可在医生不断使用语音电子病历的过程中,使识别准确率逐渐提高,从而有效解决口音问题。

4. 自然语言处理模块　通过语音识别技术转化为医学文本之后,再通过医学自然语言处理技术提取特定的医学信息,实现文本的后结构化转换。

5. 传统电子病历模块　传统电子病历模块的功能将全部保留,医生仍可以传统手段对电子病历进行录入,从而保证在环境太过嘈杂、不适合语音录入时可用传统方法录入。

（八）导诊机器人

导诊机器人基于其丰富的医学知识图谱和数据采集分析能力可以为刚来医院就诊的患者提供相对精准的导诊服务,能够在一定程度上缓解医院导诊人员的工作压力,提高了工作效率,同时节约了患者的就诊时间、提升了导诊效率、增加了医院的效益、提升了医院形象。

导诊机器人包括常规检查、院内挂号、科室分布、就医流程引导等功能。

1. 常规检查　导诊机器人根据自身的智能传感以及前置平板摄像头可获取患者体温、心率、血氧、血压四大体征数据和面色、舌苔等图像数据,经过3~5分钟的数据分析就可以完成导诊建议,推荐患者挂号和就诊科室。

2. 院内挂号　导诊机器人与院内挂号系统对接,为患者提供挂号服务。患者可根据推荐的科室或者自主讲述预挂号科室,导诊机器人实现自助挂号。

3. 科室分布　导诊机器人内嵌医院科室分布图,患者进行询问时,可以告知患者所在科室的方向和路径。

4. 就医流程引导　导诊机器人根据内嵌的就医流程知识库,能够通过与患者进行对话理解患者的需求,为患者提供就医流程引导。

（九）智能问诊APP

智能问诊APP的语音问答形式完美契合医生问诊时的习惯,模拟再现真实就诊环境的同时,让患者遵循医生的医学逻辑思维,亲身感受层层深入的问诊过程。智能问诊APP通过语义识别与患者进行沟通,听懂患者对于症状的描述,再根据医疗信息数据库进行对比和深度学习,为患者提供诊疗建议,包括用户可能存在的健康隐患、应当在医院进行复诊的门诊科目等。

智能问诊 APP 主要包括院内预问诊和院外自诊两大功能。

1. 院内预问诊　主要是在患者挂号之前或者在等待门诊的过程中进行患者相关疾病信息的采集,节约了医生的时间,提高了工作效率。

2. 院外自诊　智能问诊 APP 内嵌丰富的医学知识,涵盖内、外、妇、儿等多个科室的常见病症状、体征。在患者进行提问后,可以告知患者可能患病的概率。

(十) 临床质控平台

临床质控平台要求系统可有效地对患者的临床数据进行实时监控并通过风险预测模型对患者的疾病状况进行评估。当前市场上的临床质控平台产品较少,目前已有的相关质控平台主要是针对静脉血栓(VTE)的产品。导致 VTE 的危险因素众多,仅靠人工统计分析和甄别判断,不仅耗时、耗力,且临床效果并不明显。研究发现,临床上深静脉血栓(DVT)的发生经常是无症状的,易被漏诊;VTE 导致的相关死亡中,仅有少数是在发生前被诊断的,大多数发生前未诊出肺动脉血栓栓塞症(PTE),容易被临床医生忽视,所以 VTE 的早期识别、早期诊断和规范治疗可以有效降低 VTE 的风险。

通过智能化,即人工智能学习的方式,可从海量数据中抓取关键数据指标,及时发布预警信息,预防患者不良结局的发生,不仅能够降低医院、医生的医疗风险、减少医疗纠纷,同时减少患者的医疗费用、减轻医疗卫生负担。因此通过机器学习等人工智能技术建立一套 VTE 临床质控平台尤为重要。

VTE 临床质控平台包括 VTE 风险预测模型、VTE 辅助诊疗模型、人工智能自动化评估模块、VTE 重点指标监控等模块,功能如下。

1. VTE 风险预测模型　根据对医院患者历史数据的分析,建立一套准确率高的 VTE 预测模块。

2. VTE 辅助诊疗模型　通过对以往发生 VTE 患者的治疗措施进行分析,挖掘适合不同人群的最佳的个性化治疗措施,并建立 VTE 诊疗规范模型,用于指导临床和护理诊疗。

3. 人工智能自动化评估模块　基于数据治理,筛选来自病历与检验、检查等变量,采用经数据验证最适合当前医院的 AI 评估模型,得到 AI 模型评分。

4. VTE 重点指标监控模块　VTE 重点指标的监控与反馈是临床质控平台的核心功能。主要可针对单个住院患者、群体患者、患者诊疗过程进行规范性监控及终末指标和重点指标的监控和分析。

(十一) 健康管理 AI 系统

健康管理 AI 系统借助图片分析识别、自然语言处理、医学语音交互、健康管理知识图谱及机器学习等人工智能技术,为患者提供精准的健康管理。图片分析识别技术解决了人体、行为、事物的认知问题;自然语言处理和医学语音交互技术优化了人机交互效率;知识图谱技术在健康管理的实际使用中提供了全部相关内容的支撑;最后利用机器学习技术,整合健康数据和关联技能于管理平台之上,构建成自有的分析决策系统。

健康管理 AI 系统主要包括健康管理和疾病管理等应用,功能如下。

1. 健康管理　健康管理主要从饮食、运动、生活方式、心理等多个维度进行有效的闭环健康管理。例如通过运动姿态来判断患者的运动情况,通过制定运动计划来改善患者身体健康。

2. 疾病管理　涵盖了患者病前咨询、辅助诊疗和病后康复三个阶段。系统内嵌丰富的医学图谱,可以实现自助问答,以及给患者提供一定的医疗辅助建议和病后康复建议。

三、典型应用案例

(一) 自然语言处理在临床科研领域的应用

医学自然语言处理的主要功能是从非结构化医学文本中抽取出患者症状、诊断、检验结果、检查结果、处方等。通常,被抽取出来的信息以结构化的形式描述,可以直接存入数据库中,最终形成知识本体或者知识网络,从而为后续的各种文本挖掘任务提供标准和便利,以便用户搜索、查询、统计以及进一步分析利用。

图 30-2 是全院级临床科研一体化平台,该平台基于先进的医学自然语言处理、医学知识图谱、机器学习等 AI 引擎,将医院积存的海量临床数据自动结构化、标准化成可被临床研究直接分析、利用的科研数据,并通过科研一体化平台实现从科研数据检索到统计分析的科研全流程服务。

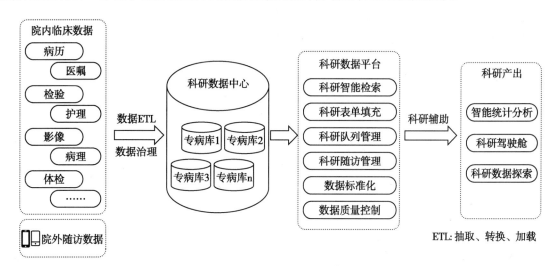

图 30-2 全院级临床科研一体化平台

科研一体化平台于 2017 年在上海某医学中心使用,该医学中心是一所集医、教、研于一体的三级甲等专科医院,具有较完善的临床信息平台,但缺乏医疗大数据科研应用、分析的信息化支撑平台,导致基于医疗数据驱动的临床科研受限。科研一体化平台上线后,集成了全院数十个临床信息系统的历年诊疗数据,为全院 10 余个专科构建了专病注册库,为全院 30 余个临床研究项目提供支持,同时面向全院开放统一的临床研究平台,为进一步构建专病库打下了坚实的数据基础,实现了从临床数据到科研数据的实时自动转换,加速了医院的学科建设和科研发展(图 30-3)。

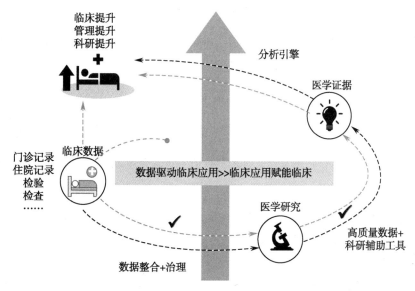

图 30-3 数据驱动的学习型医疗系统

(二) 医学影像分析在临床诊断领域的应用

食管癌是国内常见恶性肿瘤之一,目前我国早期食管癌检出率低于10%。国内某肿瘤专科医院建立了食管癌影像辅助诊疗系统,系统通过采集数十万张食管癌影像进行特征识别和机器学习,建立影像辅助诊断模型,实现基于模型的智能识别诊断。系统在获得患者影像图片后,第一步是对图片进行预处理,识别出食管;第二步将图片放到一个模型中,判断图片是否存在病变;第三步也是最关键的一步,利用一个新的模型来分辨病变是炎症还是癌症。

自该肿瘤专科医院上线了食管癌影像辅助诊疗系统后,仅用时数秒即可完成图片预处理、病变判断和症状识别,对早期食管癌的检出准确率高达90%,可以有效帮助医生筛查疾病。

(三) 数据挖掘与认知计算在临床质控领域的应用

医学数据挖掘与认知计算可在海量无序的临床医学数据中挖掘潜在规律,并利用深度学习算法对临床医学数据、临床诊断标准指南、临床专家知识库等进行分析,构建符合应用需求的风险预测模型、辅助决策模型等。

图30-4是智能化的静脉血栓(VTE)风险预测及管控系统结构图,通过VTE临床质控平台的建设,改变了传统的VTE风险手工评分模式。一方面,利用内嵌的电子评分量表,通过自然语言处理提取电子病历的关键变量信息,实现电子评分量表的自动填充与打分;另一方面,根据医生实际情况制订VTE危险指标,并对研究变量进行机器学习,通过各种机器学习方法最终确定有意义的危险指标和变量,从而建立一套准确率高的VTE预测模型。

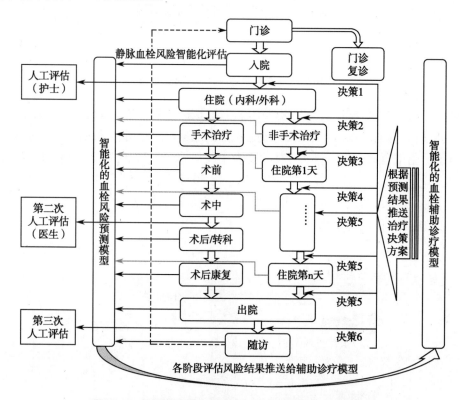

图30-4 智能化的静脉血栓(VTE)风险预测及管控系统

上海某综合医院在上线VTE风险预测及管控系统之后,VTE确诊检出人数中检出率提高了1倍,而且通过系统自动评分,在提高患者安全性的同时也解放了护士人员的劳动力。本系统的原理还可以应用于儿科重症监护病房(PICU)领域基于机器学习模型的脓毒症(sepsis)患者死亡风险预测以及新生儿sepsis患病风险预测等方面。

(四) 医学语音交互在临床领域的应用

医学语音交互以语音语料库为核心,在语音识别引擎模块、无监督自学习引擎等辅助下,可有效识别和理解用户的语音信息,与用户进行互动式问答或者是将语音转化为文字信息进行存储。

某医院在上线语音电子病历系统之前,医院口腔科医生需要针对每个患者记录主诉、病史、检查、诊断等内容。然而在诊疗过程中,医生在牙椅旁戴着手套的双手经常被占用,不便对病历信息进行记录。

诊疗结束后,绝大多数医生通过手写完成病历,容易导致记录不全。此外,手写病历还存在文字潦草的情况,因无法获知准确的病历信息而导致后续诊疗错误的风险一直存在。

医院使用语音电子病历系统,在医生与患者沟通、检查、处置过程中使用专门定制的医学麦克风设备全程录音,医生只要以口述的方式记录病历内容,经过后台语音识别和自然语言理解处理,就可在医生工作站实时展现医患交流内容,自动生成结构化的电子病历。随后,医生只需对电子病历内容进行简单修改、确认,即可打印提供给患者,并完成电子文档保存。这样就能做到更快、更准确、更方便地记录患者信息,高效完成门诊电子病历的制作。

第三节　医学人工智能标准化的发展

一、面临的问题与挑战

目前,医学人工智能标准化工作虽然在部分领域具备一定的基础,但仍面临一系列现实问题,与医疗行业的要求相比仍存在一定差距[25]。

1. 标准化工作基础薄弱　医学人工智能技术、产品还在快速发展中,不同厂商、不同医疗机构对医学人工智能的概念、内涵、应用模式、智能化水平以及要求等各不相同,呈现百花齐放的态势,现有标准化工作基础较为薄弱。

2. 参与标准化的厂商不足　目前我国参与标准化的厂商相对固定、单一。一方面是由于部分厂商对医学人工智能标准化普遍缺乏必要认知;另一方面是由于引导厂商参与标准化的工作及活动宣贯较少,厂商对于相关工作及活动存在信息不对称的问题,极大制约了厂商参与标准化工作。

3. 与国外存在较大差距　医学人工智能作为国内外关注的前沿技术,国外行业巨头正在加快谋篇布局,我国厂商无论在人工智能领域创新能力方面,还是在产品的应用方面仍有待进一步提升,机器学习、自然语言处理等标准化工作需要国内技术研发机构和行业的有力支撑。

4. 国际交流合作不足　目前我国实质性参与国际标准制定的程度相对较低,参与国际标准活动的力度与发达国家相比还有较大差距,这将导致我国所获的信息滞后于其他国家。

5. 伦理/安全标准易引争议　医疗行业不同于其他行业,相关的伦理、安全及患者隐私非常重要。与医学人工智能相关的伦理道德、安全标准往往滞后于技术发展,这将引发更多分歧和争议,给标准制定工作带来新的挑战。

二、对策与展望

针对以上存在的问题和挑战,结合医学人工智能产业发展现状和需求,对照现有标准化工作情况,可初步得到如下的标准化发展策略。

（一）加强医学人工智能标准化顶层设计,完善医学人工智能标准体系

医学人工智能关键技术及产业应用范围涉及众多部门和标准化技术组织,建议在国家人工智能国家标准化总体组、专家咨询组的统筹规划下,集聚好业界主流产学研单位资源,营造良好的标准化氛围。同时,梳理医学人工智能产业生态体系脉络,把握产业未来重点发展方向,以"基础统领、应用牵引"为原则,建立完善的医学人工智能标准体系,并且动态更新医学人工智能综合标准化体系,及时满足医疗行业对人工智能发展的急迫需求。

（二）加大人工智能标准化宣贯力度,营造标准氛围

要强化对厂商的宣传引导,为科学发展医学人工智能标准化营造良好的观念文化氛围。充分利用网络、会议等各类新闻媒体的舆论导向作用,全方位、多层次大力宣传医学人工智能标准化工作的重要意义,普及标准化工作机制及流程等基础知识,提高厂商对人工智能标准化建设的认识。结合医学人工智能标准体系,组织策划标准化研讨推广活动,打破信息不对称格局,鼓励厂商发挥其作为标准化工作

主体的作用。

（三） 加强人工智能核心关键技术的研究，以技术突破带动标准改革

针对自然语言处理、机器学习等人工智能核心技术，要实施重大关键技术攻关工程，以技术突破带动核心技术标准突破，并及时进行标准化，防止版本碎片化和独立性，确保互操作性和连续性。

（四） 推进人工智能重点标准研制，积极参与国际标准制定

落实《新一代人工智能发展规划》《促进新一代人工智能产业发展三年行动计划》等政策文件标准化部署和要求，围绕医学人工智能标准化需求，按照"急用先行、成熟先上"的原则，开展术语、参考框架、算法模型、技术平台等重点急需标准的研制；要研究设立我国人工智能国际交流委员会，推动建立国际组织机构、政府及企业间的广泛合作关系。积极参与引领国际组织各领域研究及标准化工作。推动医学人工智能国际标准化工作，集聚国内产学研优势资源参与国际标准研制工作，提升我国的国际话语权。

（五） 针对不同领域继续标准化，满足个性化需求

除了机器学习等共性技术外，针对自然语言处理、图像理解、语音交互等不同领域的产品应用都存在着个性化的需求和技术特色，如自然语言处理更关注医疗文本，图像理解更关注医学影像，语言交互关注语言方面的数据，故有必要针对性地制定标准，从而满足个性化需求。

（六） 完善安全、伦理和隐私等相关标准法律政策

医学人工智能的发展带来各种社会问题，应充分考虑医学人工智能在开发和诊疗应用过程中的责任和过错问题，制定、完善相关安全法规；依托医疗机构及厂商对医学人工智能伦理的广泛共识，设定人工智能技术的伦理要求；从医疗数据的收集和使用开始进行规制，对患者医疗数据管理应该采取延伸式保护，保护患者隐私。在此过程中，完善安全、伦理和隐私等相关标准、法律、政策。

（薛颜波）

参 考 文 献

[1] 罗凤,陈金鹰,李果村.人工智能技术在医学领域的应用分析[J].通信与信息技术,2018(06):27-28.

[2] 周慧明.人工智能的发展及其在医学领域的应用前景[J].经贸实践,2018(12):333-334.

[3] 金子日.人工智能在医学影像分析中的应用[J].科技传播,2018,10(20):155-156.

[4] 金征宇.人工智能医学影像应用:现实与挑战[J].放射学实践,2018,33(10):989-991.

[5] 孔鸣,何前锋,李兰娟.人工智能辅助诊疗发展现状与战略研究[J].中国工程科学,2018,20(02):86-91.

[6] 刘晓征,田晓晓.人工智能辅助诊疗技术(手术机器人)临床应用调研报告[J].中国医学装备,2011,8(08):20-24.

[7] 沈建苗.运用人工智能的9家计算药物发现初创公司[J].IT经理世界,2017(11):22-23.

[8] 许祖铭.基于人工智能的机器学习历史及展望研究[J].电子世界,2018(15):70+72.

[9] 聂莉莉,李传富,许晓倩,等.人工智能在医学诊断知识图谱构建中的应用研究[J].医学信息学杂志,2018,39(06):7-12.

[10] 袁凯琦,邓扬,陈道源,等.医学知识图谱构建技术与研究进展[J].计算机应用研究,2018,35(07):1929-1936.

[11] 王志勇,高白,张少典,等.病历智能分析系统的研究与实现[J].中国数字医学,2017,12(10):72-74.

[12] 李智勇.解剖语音交互背后的层级[J].现代企业文化,2018(11):14-15.

[13] 赵邦宇.机器人语音交互系统的设计[J].电子技术与软件工程,2018(15):66.

[14] 张慧荣,李波,冯丽娜.论标准化在人工智能进程中的重要作用[J].中国标准化,2018(09):90-93,106.

[15] 雷静,王佳胜.基于关键要素的人工智能标准化研究[J].标准科学,2018(11):68-72.

[16] 代红,王燕妮,董建.ISO/IEC JTC1人工智能领域标准化动态[J].信息技术与标准化,2017(11):14-18.

[17] 赵波.统筹规划 扎实做好人工智能标准化工作[J].信息技术与标准化,2018(Z1):7-9.

[18] 易应萍,张志强,王强.基于自然语言处理技术的医学命名实体解析研究[J].中国数字医学,2018,13(12):20-22.

[19] 卢延鑫.基于自然语言处理技术的循证医学信息提取研究[D].复旦大学,2011.

[20] 沈天乐,杜向慧.人工智能在恶性肿瘤放疗领域中的应用与前景[J].浙江医学,2018,40(08):783-785,795.

［21］贾丽雅.运动与营养健康管理专家系统的构建［A］.中国大学生田径协会.2012 国际体育科学与学校体育学术会议论文集［C］.中国大学生田径协会:中国大学生体育协会田径分会,2012:59.

［22］薛芹,陈柯.基于微信公众号的智能预问诊系统的应用研究［J］.中国管理信息化,2018,21(08):134-135.

［23］李洪磊,王彦芳.基于自然语言理解的智能导诊系统设计［J］.信息系统工程,2017(07):12-13.

［24］蒋盼,王搂,徐冬,等.基于语音入口的电子病历在口腔科中的应用与改进［J］.中国数字医学,2018,13(10):75-77.

［25］颜媚.人工智能产业健康发展亟待破解标准化难题［N］.人民邮电,2018-08-23(005).

索　引

致　谢

感谢以下公司参与本书编写并提供技术资料（排名不分先后）

上海森亿医疗科技有限公司

医利捷（上海）信息科技有限公司

和宇健康科技股份有限公司

依据数据（湖南）科技有限公司

08

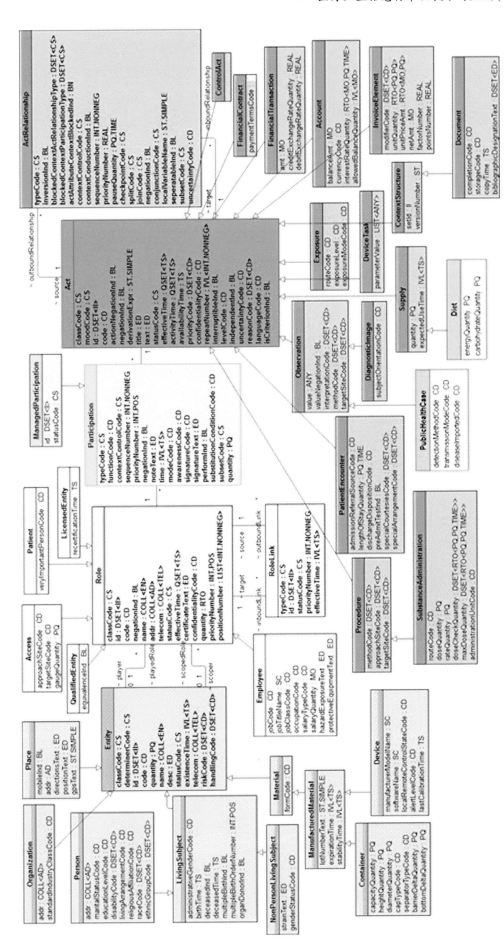

彩图 8-8　HL7 RIM 核心类关系图

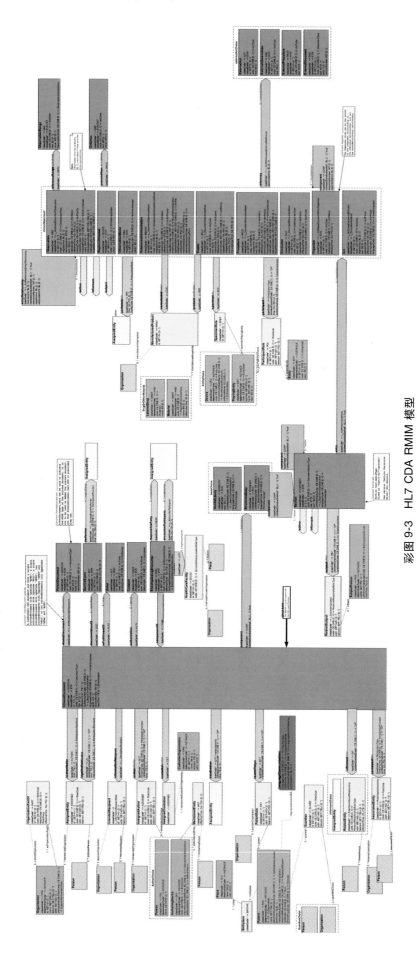

彩图 9-3 HL7 CDA RMIM 模型

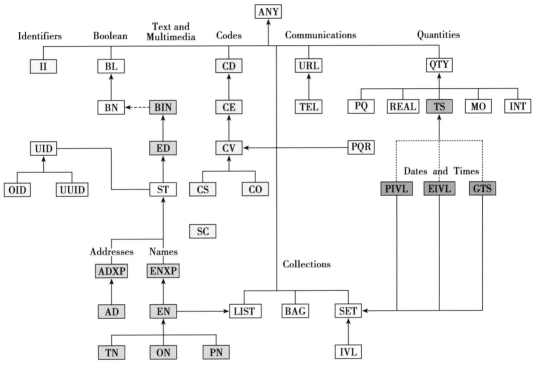

彩图 9-4 数据类型图

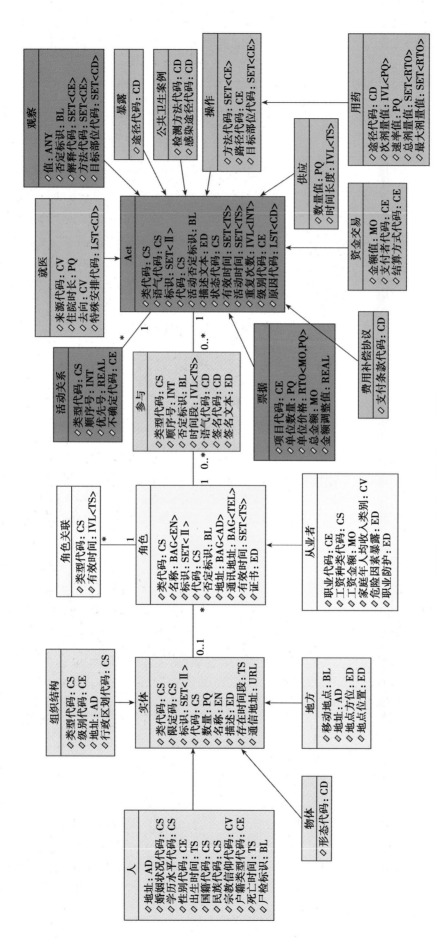

彩图 18-4 国家卫生信息概念数据模型